TRAITÉ

D'ANATOMIE HUMAINE

II

PREMIER FASCICULE

DIVISIONS

DU

TRAITÉ D'ANATOMIE HUMAINE

TOME I. — **Introduction. — Notions d'Embryologie. — Ostéologie. — Arthrologie.** *Deuxième édition.* 1 fort volume, grand in-8, avec 807 figures, noires et en couleurs. . . . . **20** fr.

TOME II. — 1er fascicule : **Myologie.** *Deuxième édition.* 1 volume grand in-8 avec 331 figures. **12** fr.

2e fascicule : **Angéiologie** (Cœur et artères). Histologie. *Deuxième édition.* 1 volume grand in-8 avec 150 figures. **8** fr.

3e fascicule : **Angéiologie** (Capillaires. Veines). *Deuxième édition.* 1 volume grand in-8 avec 75 figures . . . . . **6** fr.

4e fascicule : **Les Lymphatiques.** 1 volume grand in-8 avec 117 figures. . . . . **8** fr.

TOME III. — 1er fascicule : **Système nerveux.** Méninges. Moelle. Encéphale. Embryologie. Histologie. *Deuxième édition.* 1 volume grand in-8 avec 265 figures. . . . . **10** fr.

2e fascicule : **Système nerveux.** Encéphale. *Deuxième édition.* 1 volume grand in-8 avec 131 figures. . . . . **10** fr.

3e fascicule : **Système nerveux.** Les nerfs. Nerfs crâniens. Nerfs rachidiens. 1 volume grand in-8 avec 205 figures. . . . . **12** fr.

TOME IV. — 1er fascicule : **Tube digestif.** Développement. Bouche. Pharynx. Œsophage. Estomac. Intestins. *Deuxième édition.* 1 volume grand in-8 avec 201 figures. . . . . **12** fr.

2e fascicule : **Appareil respiratoire.** Larynx. Trachée. Poumons. Plèvre. Thyroïde. Thymus. *Deuxième édition.* 1 volume grand in-8 avec 120 figures. . . . . **6** fr.

3e fascicule : **Annexes du Tube digestif.** Dents. Glandes salivaires. Foie. Voies biliaires. Pancréas. Rate. **Péritoine.** 1 volume grand in-8 avec 361 figures. **16** fr.

TOME V. — 1er fascicule : **Organes génito-urinaires.** Vessie. Urètre. Prostate. Verge. Périnée. Appareil génital de l'homme. Appareil génital de la femme. 1 volume grand in-8 avec 431 figures . . . . **20** fr.

2e fascicule : **Les Organes des Sens.** . . . . (sous presse).

49215. — Imprimerie LAHURE, 9, rue de Fleurus, à Paris.

TRAITÉ
D'ANATOMIE HUMAINE

PUBLIÉ PAR

P. POIRIER ET **A. CHARPY**

Professeur agrégé à la Faculté de Médecine de Paris
Chirurgien des Hôpitaux

Professeur d'anatomie
à la Faculté de Médecine
de Toulouse

AVEC LA COLLABORATION DE

AMOËDO — BRANCA — B. CUNÉO — P. FREDET — P. JACQUES
TH. JONNESCO — E. LAGUESSE — L. MANOUVRIER
A. NICOLAS — M. PICOU — A. PRENANT — H. RIEFFEL
[illegible] SIMON — A. SOULIÉ

TOME DEUXIÈME

PREMIER FASCICULE

MYOLOGIE : P. POIRIER
(DESSINS DE P. RICHER)
Embryologie : A. PRENANT. — Histologie : A. NICOLAS
Peauciers et Aponévroses : A. CHARPY

DEUXIÈME ÉDITION ENTIÈREMENT REFONDUE

331 FIGURES DANS LE TEXTE EN NOIR ET EN COULEURS

PARIS
MASSON ET Cie, ÉDITEURS
LIBRAIRES DE L'ACADÉMIE DE MÉDECINE
120, BOULEVARD SAINT-GERMAIN
—
1901

TRAITÉ

D'ANATOMIE HUMAINE

DÉVELOPPEMENT DU SYSTÈME MUSCULAIRE

par A. PRENANT

---

§ 1. — GÉNÉRALITÉS SUR LE DÉVELOPPEMENT DES MUSCLES

Chez les Métazoaires inférieurs (Spongiaires, Cœlentérés) [1], les cellules qui limitent le corps extérieurement et celles qui en tapissent l'intérieur, les cellules ectodermiques et les cellules entodermiques en un mot [2], outre qu'elles fonctionnent comme cellules de revêtement et sont des éléments épithéliaux, se distinguent encore par une remarquable propriété physiologique et présentent une structure autre que celle des cellules épithéliales ordinaires. En effet elles produisent dans leur portion basale, c'est-à-dire opposée à la surface qu'elles recouvrent, une ou plusieurs fibrilles susceptibles de se contracter; elles sont en d'autres termes des *cellules musculaires* (fig. 1). Cumulant ainsi les fonctions de cellules protectrices et de cellules contractiles de l'organisme, elles méritent le nom d'*épithélio-musculaires* qui leur a été imposé.

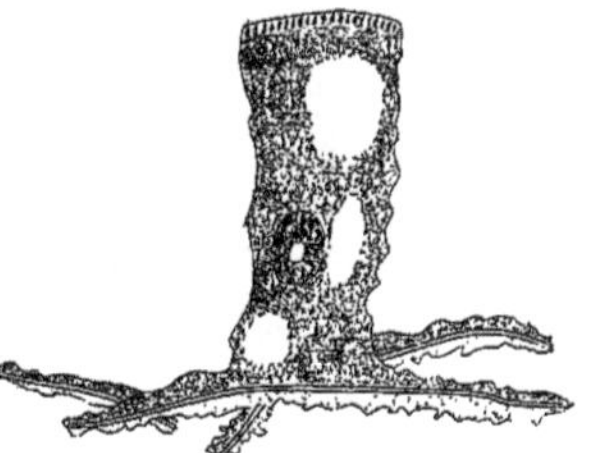

Fig. 1. — Cellule épithélio-musculaire de l'Hydre (d'après C. Schneider).

Les Vertébrés s'écartent des Spongiaires et des Cœlentérés à deux points de vue.

Chez eux d'abord, la forme épithélio-musculaire est exceptionnelle, si même elle se rencontre, dans l'animal adulte. Elle n'existe, comme on le verra plus

1. On peut distinguer deux grands groupes dans la série animale : celui des Protozoaires ou êtres unicellulaires, et celui des Métazoaires ou animaux pluricellulaires dérivés des précédents.

2. Nous avons dit (tome Ier, p. 22) que le corps des Cœlentérés conservait à l'état adulte la forme, transitoire chez les Vertébrés, que nous avons appelée gastrula et qui consiste en un germe caliciforme à double paroi ectodermique et entodermique.

loin, que chez l'embryon. Elle n'est donc qu'une forme embryonnaire de l'élément musculaire. En effet à cette forme succède une autre, par transformation presque totale de la cellule épithélio-musculaire; c'est la *fibre musculaire*; le protoplasma presque tout entier de la cellule ayant été utilisé pour la formation de substance musculaire fibrillaire, il ne reste plus, dans la fibre musculaire, que le noyau cellulaire et une très faible portion de protoplasma, pour attester l'origine cellulaire de la fibre. Nous donnerons le nom de *myoblaste* ou de *cellule myogène* à la cellule de laquelle dérive une fibre musculaire. Un certain nombre de fibres musculaires ainsi produites par transformation de myoblastes forment par leur juxtaposition et leur réunion un organe qui est le *muscle*.

En second lieu, les Vertébrés diffèrent des Cœlentérés quant à la nature et à l'origine des cellules qui produisent le muscle. En effet la propriété myogène se retrouve bien, chez les Vertébrés, comme chez les Cœlentérés, dans les cellules ectodermiques et entodermiques. Mais les unes et les autres ne prennent qu'une part tout à fait insignifiante à la formation de la musculature des Vertébrés; encore discute-t-on sur le fait même de cette participation. La plupart des muscles des Vertébrés sont fournis, non point directement par l'ectoderme ou l'entoderme, mais par le mésoderme, c'est-à-dire par ce feuillet qui n'est bien développé que chez les animaux supérieurs aux Cœlentérés et que l'entoderme produit. Rappelons que ce mésoderme, intermédiaire topographiquement à l'ectoderme et à l'entoderme, se clive en deux lames, l'une externe ou pariétale, voisine de l'ectoderme, l'autre interne ou viscérale, contiguë à l'entoderme; ces deux lames laissent entre elles une cavité, la cavité générale ou cœlome, dont elles représentent la bordure épithéliale. Ajoutons que le mésoderme et par conséquent aussi le cœlome qu'il limite se décomposent de haut en bas, de la face dorsale vers la face ventrale de l'embryon, en trois régions : l'épimère ou protovertèbre renfermant l'épicœlome, le mésomère ou plaque moyenne contenant le mésocœlome, l'hypomère ou plaque latérale avec le métacœlome (fig. 2). Rappelons enfin que le mésoderme et le cœlome sont segmentés d'avant en arrière, partagés en segments primitifs ou somites, cette segmentation intéresssant une étendue dorso-ventrale plus ou moins considérable du mésoderme et du cœlome (Voy. fig. 63, tome I).

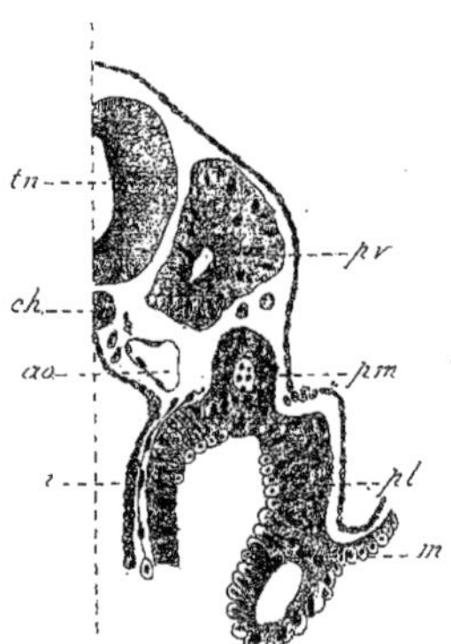

Fig. 2. — Coupe transversale d'un embryon humain possédant treize segments primitifs (un peu modifiée, d'après Kollmann).

pv, protovertèbre ou myotome. — *pm*, plaque moyenne. — *pm*, plaque latérale. — *m*, mésoderme extra-embryonnaire. — *tn*, tube nerveux. — *ch*, corde dorsale. — *ao*, aorte. — *i*, intestin.

Le mésoderme ainsi esquissé peut se comporter de deux façons différentes dans la production des muscles.

Dans le premier cas, les cellules mésodermiques, qui tapissent la cavité du cœlome à la manière de cellules épithéliales, différencient dans leur partie basale, c'est-à-dire opposée à la surface cavitaire, une ou plusieurs fibrilles musculaires; elles sont alors comparables aux cellules épithélio-musculaires des Cœlentérés. Il y a par conséquent ici transformation directe des cellules épithéliales du mésoderme en muscles; les myoblastes sont des cellules mésodermiques; les *muscles* sont *épithéliaux*, *mésodermiques* ou *cœlomatiques*. Tel est le processus qui assure la formation de la musculature du corps et des membres qui lui sont appendus, de la *musculature somatique*, de celle qui obéit à la volonté.

Le deuxième cas se rencontre au contraire dans la formation de la musculature des viscères, des vaisseaux, etc., de la *musculature splanchnique* en un mot, de celle qui est en général soustraite à l'empire de la volonté. Cette fois, ce ne sont plus les cellules mésodermiques qui deviennent directement fibres musculaires, mais seulement des descendants cellulaires du mésoderme, qui n'ont conservé de l'épithélium dont ils dérivent ni la forme ni l'arrangement, et qui sont devenus les éléments que nous avons autrefois qualifiés de mésenchymateux (tome Ier, p. 32 et 33). Il y a donc ici transformation indirecte des cellules du mésoderme en muscles, avec l'intermédiaire mésenchymateux; les myoblastes sont des cellules de mésenchyme; les *muscles* sont dits *mésenchymateux*.

Le premier cas devra surtout nous occuper ici. Nous ne ferons qu'indiquer les phénomènes essentiels du deuxième[1].

§ II. — PHÉNOMÈNES GÉNÉRAUX DE LA FORMATION DES MUSCLES SPLANCHNIQUES

Nous avons vu que le mésoderme, quelle que soit celle de ses régions que l'on considère, jouit de la propriété de former des cellules mésenchymateuses, c'est-à-dire des éléments dont l'ensemble se présente comme un tissu lâche, le tissu connectif embryonnaire. Ces cellules mésenchymateuses, quittant le tractus épithélial du mésoderme, se répandent au loin entre les divers organes épithéliaux dont le corps embryonnaire se compose. Or, parmi ces cellules mésenchymateuses, un certain nombre pourront se transformer en cellules musculaires, qui, s'accolant aux organes les plus voisins, en constitueront la musculature.

C'est ainsi que le feuillet pariétal du mésoderme, dans la région dorsale ou épimère, produit des cellules mésenchymateuses qui émigreront vers l'ectoderme déjà devenu épiderme, et formeront au-dessous de lui le derme de la peau. Quelques-unes d'entre elles, différenciées en cellules musculaires, donneront lieu à des muscles cutanés ou *peauciers*, ou bien formeront de petits muscles annexés aux poils. Toutefois, il est possible qu'une partie des muscles de la peau et de ses dépendances, spécialement ceux que présentent les glandes cuta-

1. C'est qu'en effet les muscles volontaires, les muscles du corps et des membres, sont presque les seuls qui jouissent d'une autonomie suffisante pour être élevés à la dignité d'organes et en cette qualité mériter d'être étudiés à part. Les autres, les muscles involontaires (muscles des viscères, des vaisseaux, etc.), contribuent, à titre accessoire, à former divers organes. Leur étude donc, aussi bien embryologique qu'anatomique, sera reportée avec plus de fruit avec celle des organes à la constitution desquels ils prennent part.

nées (glandes sudoripares, glandes à venin des Batraciens), dérivent de l'ectoderme, ainsi que nous l'avons laissé entendre plus haut.

C'est encore ainsi que le feuillet viscéral ou interne de l'épimère ou protovertèbre fournit une masse cellulaire, le *noyau protovertébral*, dont les éléments se répandent autour des organes axiaux du corps (tube médullaire, corde dorsale, gros vaisseaux, intestin), les enveloppent et les séparent les uns des autres (fig. 6, B et C, *npv* et *sc*). La plupart des éléments de cette masse cellulaire concourent à former le squelette conjonctif de ces organes et le squelette osseux proprement dit, comme cela a été exposé dans le tome Ier de cet ouvrage (p. 69 et suiv.). Certains de ces éléments pourront çà et là se différencier en muscles que l'on trouvera autour des gros vaisseaux (aortes), autour de l'intestin, etc. Cependant, on a soutenu aussi que les muscles de l'intestin et de ses dépendances par exemple peuvent dériver de l'entoderme, c'est-à-dire du feuillet épithélial de cet intestin, comme nous l'avons indiqué ci-dessus.

Dans toutes les régions du mésoderme autre que la protovertèbre, la lame pariétale aussi bien que la lame viscérale de ce mésoderme jouissent de la même propriété de former des cellules mésenchymateuses, qui à leur tour pourront évoluer pareillement en cellules musculaires. Tel est le cas par exemple pour les cellules de la lame viscérale du mésoderme, dans la région du mésomère; leurs descendants mésenchymateux fourniront les muscles des organes génito-urinaires [1].

§ III. — DÉVELOPPEMENT DES MUSCLES SOMATIQUES

La musculature somatique a exclusivement pour origine les cellules de la partie segmentée du mésoderme, du somite en un mot, qui devient ainsi un *myotome*. Chez l'Amphioxus, le mésoderme est segmenté sur toute sa hauteur dorso-ventrale, dans tout le somite ainsi formé se constituent des muscles. Chez les Vertébrés; il y a une différence à établir entre le mésoderme du tronc et celui de la tête. Dans le premier, l'épimère (protovertèbre) et le mésomère sont segmentés, il est vrai; mais la protovertèbre seule forme des fibres musculaires et seule par conséquent mérite le nom de myotome qui lui a été ainsi donné. Le mésomère a une autre destinée; il prend part, comme on le verra plus tard, à la formation des organes génito-urinaires. Dans la tête, le mésoderme et le cœlome qui y est contenu peuvent être partagés en une région dorsale et une région ventrale, qui correspondent à peu près respectivement dans le tronc à la protovertèbre et aux deux autres régions du mésoderme et du cœlome. La portion dorsale se compose primitivement d'un certain nombre de segments protovertébraux successifs. La partie ventrale est segmentée secondairement, découpée qu'elle est par la présence des fentes branchiales en plusieurs tronçons [2]. L'une et l'autre forment ici des muscles, de signification bien différente.

1. Du reste, la question du développement des muscles viscéraux doit être réservée quant à ses détails, qui sont encore imparfaitement connus.
2. Ces faits ont été exposés déjà (tome Ier, p. 378 et suiv.) et sont illustrés par la figure 410.

A. — Muscles du tronc et des membres

Amphioxus et Cyclostomes. — La genèse des muscles somatiques se fait de la façon suivante chez l'Amphioxus et les Cyclostomes. Les cellules de la lame viscérale du mésoderme s'allongent beaucoup et prennent la forme de plaques empilées les unes sur les autres perpendiculairement à l'axe longitudinal du corps (fig. 3, *m*). A leur extrémité basale, on voit bientôt paraître de fines fibrilles musculaires transversament striées (fig. 3, *m*); puis de la base de la cellule, la formation fibrillaire gagne les parties latérales de cette cellule. De la sorte, les myoblastes prennent l'aspect de « feuillets musculaires » (fig. 3, *m*), dans l'intérieur de chacun desquels le protoplasme et le noyau persistent, tandis que toute la périphérie de l'élément est transformée en substance musculaire fibrillaire. Les dispositions histologiques sont essentiellement les mêmes chez les Cyclostomes auxquels les figures 4 et 5 sont empruntées.

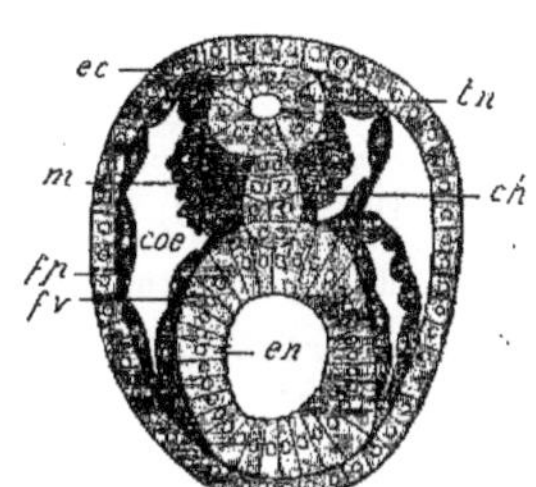

Fig. 3. — Coupe transversale passant par le milieu du corps d'un embryon d'Amphioxus (d'après Hatschek).

ec, ectoderme. — *en*, entoderme. — *fp*, *fv*, feuillets pariétal et viscéral du mésoderme. — *ch*, corde dorsale. — *coe*, cavité du cœlome. — *tn*, tube nerveux. — *m*, cellules musculaires.

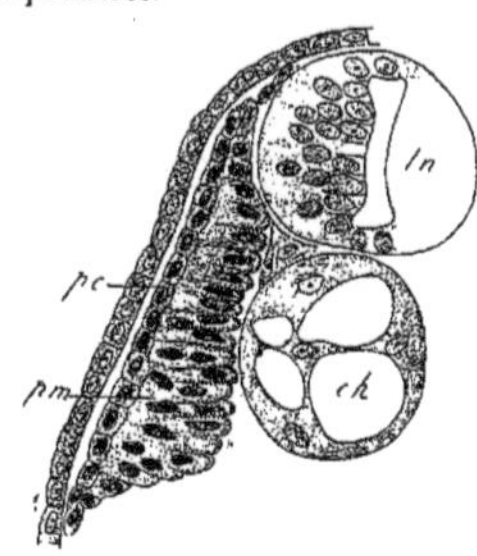

Fig. 4. — Coupe transversale d'un embryon de *Petromyzon fluvialis* de 3 mm. (d'après Maurer).

tn, tube nerveux. — *ch*, corde dorsale. — *pm*, plaque musculaire. — *pc*, plaque cutanée.

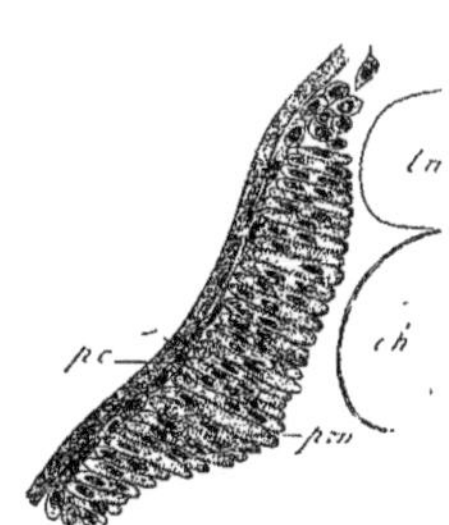

Fig. 5. — Coupe transversale d'un embryon de *Petromyzon fluvialis* de 6 mm. (d'après Maurer).

Mêmes lettres. Dans cette figure et dans la précédente, les petits points, à la périphérie des feuillets musculaires, sont la coupe transversale des fibrilles.

Ces modifications ne s'observent que sur la lame viscérale. La lame pariétale demeure donc étrangère à la formation du muscle.

Par transformation incessante des cellules mésodermiques situées au côté dorsal et au côté ventral de la masse musculaire déjà formée, de nouveaux feuillets musculaires s'ajoutent à ceux qui existaient auparavant, si bien que la masse musculaire s'allonge tant vers la face dorsale que vers la face ventrale du corps; celui-ci finit par être entouré complètement d'une couche musculaire, lorsque toutes les cellules de la lame viscérale du somite ont subi la différenciation ci-dessus décrite. Chacun des feuillets musculaires s'étend alors dans le sens de la longueur, de l'extrémité antérieure à l'extrémité postérieure du segment auquel il appartient; aux deux extrémités les fibrilles qui le constituent prennent insertion sur les cloisons conjonctives intersegmentaires (*myosepta*), qui séparent les myotomes les uns des autres et qui représentent ainsi de véritables inscriptions tendineuses pour les muscles.

Vertébrés crâniotes. — Chez tous les Vertébrés crâniotes, la protovertèbre seule devient un myotome.

Chez les Sélaciens et les Amphibiens, qui peuvent nous servir de point de départ pour le développement organique des muscles, on voit la protovertèbre se séparer du reste du mésoderme et en particulier du mésomère, dont le feuillet viscéral a émis entre temps un diverticule, le sclérotome, sur la destinée duquel nous avons déjà attiré l'attention (t. I, p. 71, fig. 60). La protovertèbre se comporte ensuite comme le faisait le mésoderme tout entier chez l'Amphioxus; elle devient un myotome ou segment musculaire qui s'allonge de plus en plus du côté dorsal aussi bien que du côté ventral, jusqu'à entourer complètement le corps de l'animal (Voy. t. I, fig. 61). Le prolongement ventral est surtout bien marqué; il se présente chez les Sélaciens et d'autres Vertébrés, comme une sorte d'appendice de la protovertèbre elle-même dont il se distingue assez nettement.

Ici, comme chez l'Amphioxus, c'est le feuillet interne ou viscéral qui subit seul la différenciation musculaire, du moins d'après la manière de voir généralement adoptée. Quelques auteurs ont pensé cependant, à la suite d'études portant surtout sur les Sélaciens, que la lame pariétale, aussi appelée *plaque cutanée* (fig. 4 et 5, *pc*), parce qu'elle est voisine de l'épiderme et forme le derme de la peau, possède aussi la propriété myogène. Ces résultats ont été étendus aux Vertébrés supérieurs et à l'Homme même[1]. Il est cependant probable (d'après des recherches récentes)[2] que ce n'est point la lame pariétale qui fournit du muscle, mais seulement la zone de passage de cette lame pariétale à la plaque viscérale, bref l'angle ventral ou dorsal de la protovertèbre[3].

Chez les Vertébrés supérieurs, le processus organogénique est passablement différent. Nous savons en effet que la protovertèbre, outre qu'elle prend part à la formation du muscle, fournit encore une masse cellulaire, le *noyau protovertébral*, qui est l'équivalent du sclérotome des Sélaciens (fig. 6, A et B, *mv*, *npv*). Ce n'est qu'après que ce noyau protovertébral, formé aux dépens du feuillet viscéral de la protovertèbre, s'est détaché de cette dernière, que com-

1. Par exemple par Kollmann chez le Lézard, le Poulet et l'Homme.

2. De Kaestner et de Maurer.

3. Un processus spécial, qui peut faire croire à une genèse directe de fibres musculaires dans le feuillet pariétal ou cutané, a été indiqué par Maurer chez les Amphibiens urodèles. Après que le feuillet cutané s'est désagrégé, s'employant à la formation des éléments du derme, et que le feuillet viscéral myogène a constitué une première couche musculaire, il fournit en dehors de celle-ci une deuxième couche d'éléments myogènes qui viennent prendre la place du feuillet cutané disparu et paraissent par suite en provenir.

mence la formation du muscle. La transformation, puis le départ sous forme de masse sclérotomique (fig. 6, C, *sc*) de la plus grande partie du feuillet viscéral de la protovertèbre, laisse dans la paroi épithéliale de celle-ci une sorte de perte de substance. La réparation de cette perte de substance n'est autre que la formation du muscle même. A cet effet, il se fait une végétation incessante des lèvres et particulièrement de la lèvre dorsale de la plaie (fig. 6, C). La paroi interne ou viscérale de la cavité protovertébrale se trouve ainsi reconstituée. Elle est reconstituée par des cellules qui sont désormais des éléments myogènes

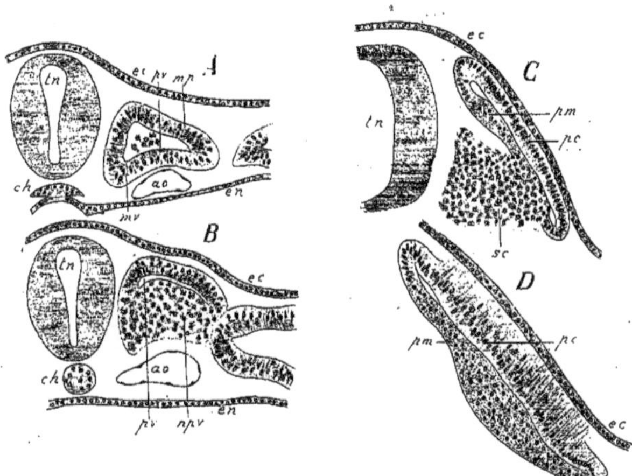

Fig. 6. — Coupes transversales de l'ébauche embryonnaire du Poulet, offrant quatre stades successifs de l'évolution du myotome et du développement des muscles (imitée de Rabl).

ec, ectoderme. — *en*, entoderme. — *tn*, tube nerveux. — *ch*, corde dorsale, — *ao*, aorte. — *pv*, protovertèbre. — *mp*, *mv*, feuillets pariétal et viscéral du mésoderme. — *pm*, plaque musculaire. — *pc*, plaque cutanée. — *npv*, noyau protovertébral. — *sc*, masse sclérotomique issue du précédent.

unis en une lame continue, la plaque musculaire (C et D, *pm*), et qui vont en effet fonctionner comme tels.

On avait admis jusque dans ces derniers temps que ces nouvelles cellules (*pm*) avaient dès leur origine une forme et une orientation différentes de celles des éléments primitifs et qu'elles étaient fusiformes et longitudinales, leur grand axe étant parallèle à l'axe du corps. Cette disposition était nécessaire pour obtenir plus tard des muscles à fibres longitudinales parallèles à l'axe du corps, puisque les fibrilles musculaires dans une cellule donnée forment des faisceaux étendus suivant le grand diamètre cellulaire.

En réalité l'explication de la direction longitudinale des fibres dans les muscles du tronc des Vertébrés supérieurs n'est pas donnée par un simple changement d'orientation des cellules. L'aspect qui a été reconnu tout d'abord, le stade à cellules fusiformes, allongées antéro-postérieurement, succède à un stade plus précoce. On y voit les cellules se disposer, à peu près comme chez les Vertébrés inférieurs, en feuillets empilés les uns sur les autres. La formation des fibrilles musculaires ne commence pas alors immédiatement, ainsi que c'était le cas pour l'Amphioxus et les Cyclostomes. Mais, après que les feuillets myogènes se sont séparés les uns des autres par des prolongements conjonctifs du tissu du sclérotome (fig. 7; la comp. à la fig. 5), ils se découpent chacun, par une complication organogénique propre aux Vertébrés supérieurs, en plusieurs cellules cylindroïdes, rondes sur la coupe transversale. Chaque cellule différencie alors à sa surface une zone de fibrilles musculaires. Ce processus a pour résultat, on le voit, d'augmenter la surface des éléments myogènes, productrice de fibrilles musculaires, et de permettre la formation, dans un espace limité, d'un plus grand nombre de fibres musculaires. C'est donc un perfectionnement[1].

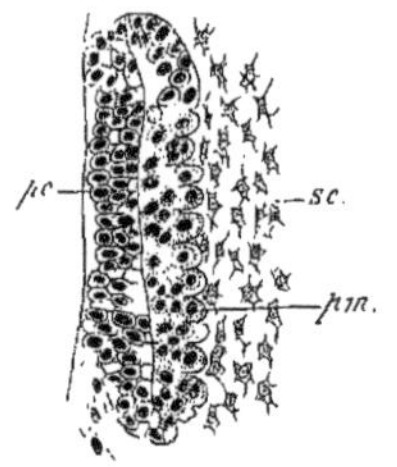

FIG. 7. — Coupe d'un myotome d'un embryon de Lapin de 5 mm. 6 de long (d'après Maurer).

pm, plaque musculaire. — *pc*, plaque cutanée. — *sc*, sclérotome.

Jetons maintenant un coup d'œil sur l'ensemble anatomique de la musculature embryonnaire, dont le mode de formation nous est à présent connu.

Elle se compose d'une série longitudinale de myotomes échelonnés d'avant en arrière. Chaque myotome offre une plaque externe ou cutanée (fig. 8, *pc*) et une plaque interne ou musculaire (*pm*). Chaque plaque musculaire consiste en faisceaux longitudinaux de cellules musculaires fusiformes. Des cloisons verticales de tissu conjonctif, que nous avons appelées plus haut les myoseptes (*ms*), séparent les myotomes successifs les uns des autres et donnent insertion à leurs cellules musculaires constitutives. Ainsi se forme tout le long du corps et de chaque côté de la ligne médiane une masse musculaire segmentée, qui représente la masse des muscles dorsaux du tronc (cou, thorax, abdomen, région caudale) situés à la face dorsale de la colonne vertébrale.

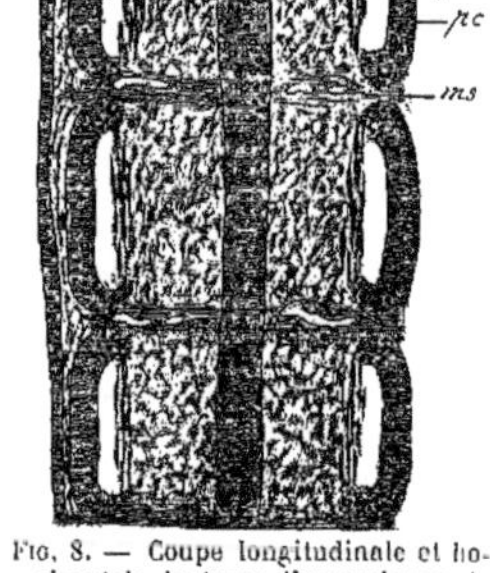

FIG. 8. — Coupe longitudinale et horizontale du tronc d'un embryon de Vertébré.

pc, plaque cutanée du myotome. — *pm*, plaque musculaire formée de cellules longitudinales. — *ms*, myoseptes ou cloisons de tissu conjonctif avec vaisseaux intervertébraux. — *ch*, corde dorsale.

Chaque myotome, en se prolongeant du côté ventral dans l'épaisseur des parois du corps (somatopleure), constitue un segment de la musculature ventrale du cou, du thorax, de l'abdomen, et de la région caudale s'il y a lieu. Pour cer-

1. Déjà supposé par O. Hertwig pour des raisons théoriques, ce processus a été montré par Maurer.

tains auteurs, ce prolongement ventral du myotome ne comprendrait pas les deux lames pariétale (ou cutanée) et viscérale (ou musculaire) de celui-ci, mais la première seulement (fig. 9).

En outre, au niveau des membres, qui, comme nous le savons déjà, sont des bourgeonnements de la somatopleure, plusieurs myotomes poussent des bourgeons musculaires qui pénètrent dans le mésenchyme axial de l'extrémité et formeront la musculature de celle-ci. Le processus, constaté surtout chez les Sélaciens et vérifié chez l'Homme même, nous montre péremptoirement que le membre représente plusieurs appendices du corps fusionnés ensemble, puisqu'il emprunte sa musculature à plusieurs segments musculaires et par conséquent à plusieurs métamères du corps. On discute actuellement encore sur les détails du processus, les uns soutenant que c'est la plaque cutanée, les autres au contraire la plaque musculaire qui produit la musculature des extrémités.

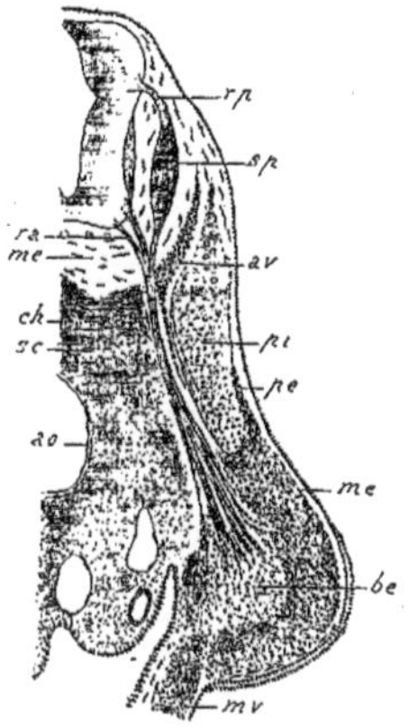

Fig. 9. — Coupe transversale du corps d'un embryon humain de la quatrième semaine (selon Kollmann).

pi, plaque interne (ou musculaire) du myotome. — *pe*, plaque externe (ou cutanée). — *me*, prolongement musculaire de la plaque externe destiné à former la musculature de l'extrémité. — *mv*, continuation de ce prolongement formant la musculature des parois ventrales de l'embryon. — *be*, bourgeon axial mésenchymateux du membre. — *ra*, *rp*, racines antérieure et postérieure des nerfs. — *sp*, ganglion spinal. — *me*, mésenchyme constituant les enveloppes cérébrales ou méninges. — *sc*, sclérotome, ébauche du corps vertébral. — *av*, arc vertébral. — *ch*, corde dorsale. — *ao*, aorte.

Il va de soi que les dispositions toutes schématiques qui viennent d'être décrites ne peuvent s'observer que dans les stades les plus précoces du développement : il en est ainsi par exemple, au moins chez les Vertébrés supérieurs, pour ce qui concerne la métamérisation de la musculature. Avec le développement des pièces squelettiques, cette métamérisation, si nette au début, disparait en partie. Il se produit aussi que certains muscles des membres, en se développant beaucoup, arrivent à s'étendre au loin sur le tronc et en imposent pour des muscles de cette partie du corps parmi lesquels l'anatomie descriptive les range (muscles grand dorsal, trapèze, etc.).

B. — Muscles de la tête

Dans la formation de la musculature de le tête, il y a à distinguer le rôle joué par les formations comparables aux protovertèbres du tronc, et celui que remplissent les cavités mésodermiques correspondant aux autres régions du mésoderme du tronc.

Les premières peuvent être appelées « somites céphaliques », ou *myotomes céphaliques*, parce que leurs parois épithéliales sont en effet myogènes. Le nombre, le développement de ces somites céphaliques sont sujets aux plus grandes variations suivant les animaux étudiés. Chez les Sélaciens on a pu par exemple en compter neuf paires, et l'on est arrivé à constater que certains d'entre eux fournissent les muscles moteurs de l'œil. Chez les Ruminants, il paraît en exister quatre paires, situées dans la région occipitale de la tête, mais dont on ignore encore la destinée.

Les autres cavités, appelées *cavités céphaliques* proprement dites, sont creusées, avons-nous vu plus haut, dans l'épaisseur des arcs branchiaux interposés aux fentes branchiales. Ces cavités ne sont d'ailleurs bien développées que chez les embryons des Vertébrés inférieurs, des Sélaciens par exemple; chez ceux des Vertébrés supérieurs elles sont rudimentaires ou même font défaut. Le sort des cellules épithéliales mésodermiques qui forment les parois de ces cavités n'est pas encore complètement élucidé. On sait toutefois, chez les Sélaciens, que ces cellules deviennent musculaires. On pense qu'elles produisent la musculature branchiale, chargée de mouvoir les arcs branchiaux, squelette des branchies. Parmi ces arcs, il en est un, l'arc maxillaire, qui, prenant un développement prépondérant, devient la mâchoire inférieure; les muscles masticateurs auront pour origine les cellules mésodermiques de la cavité céphalique renfermée dans l'arc maxillaire[1].

1. Ces données ne peuvent être appliquées aux Mammifères et à l'Homme où les cavités céphaliques n'existent pas. On ne sait du reste rien sur le développement des muscles masticateurs, non plus que des autres muscles de la tête (muscles de la langue, de l'œil, de l'oreille), chez les Mammifères et l'Homme.

HISTOLOGIE DU SYSTÈME MUSCULAIRE

par A. NICOLAS

Les muscles sont des organes contractiles, c'est-à-dire doués de la propriété de se raccourcir sous l'influence d'une excitation. Lorsque l'excitation cesse ils reviennent à leur état primitif. Au point de vue histologique ces organes sont caractérisés par la présence d'éléments spéciaux désignés communément sous le nom de *fibres musculaires*, parce qu'ils sont d'habitude allongés dans le sens suivant lequel ils doivent se raccourcir.

Les fibres musculaires, qu'on les envisage dans les diverses régions de l'organisme d'un même animal ou qu'on les considère dans les différents groupes d'animaux, Vertébrés ou Invertébrés, ont toutes la valeur de cellules dont le protoplasme a subi une différenciation plus ou moins profonde en rapport avec leur spécialisation fonctionnelle. Mais ces cellules ne se présentent pas partout avec les mêmes caractères. Les unes sont uni-nucléées; les autres possèdent au contraire plusieurs noyaux, parfois un grand nombre. De plus, et ceci est autrement important, tandis que certaines d'entre elles ont un aspect uniforme dans toute leur masse, du moins à un examen superficiel, et ainsi paraissent *lisses*, d'autres se montrent parcourues par des *stries* parallèles qui courent tantôt dans le sens de leur longueur, tantôt dans le sens de leur largeur, tantôt dans les deux sens à la fois.

Ces différences essentielles ont permis de diviser les muscles en deux grandes catégories : les *fibres musculaires lisses* et les *fibres musculaires striées*[1], et cette classification est encore aujourd'hui la meilleure. La première catégorie comprend presque exclusivement, du moins chez les animaux supérieurs et chez l'homme, des éléments cellulaires contractiles uni-nucléées; la seconde au contraire renferme des éléments tous pourvus de plusieurs noyaux, sauf quelques exceptions.

Les fibres musculaires lisses, répandues dans toute l'étendue de l'organisme, sont annexées, d'une façon générale, surtout aux appareils qui président à la nutrition (appareils digestif, respiratoire, circulatoire, urinaire et génital), tandis que les fibres striées constituent les muscles moteurs du squelette. En outre. les fibres lisses ne sont pas soumises à l'influence de la volonté alors que les fibres striées sont habituellement sous sa dépendance. De là les dénominations de : *fibres de la vie animale*, *fibres à contraction volontaire*, appliquées aux fibres striées; *fibres de la vie végétative*, *fibres à contraction involontaire*, appliquées aux fibres lisses. Il importe toutefois de faire remarquer que la distinction basée ainsi d'une part sur la localisation différente des deux catégories de fibres et d'autre part sur la manière dont elles se comportent vis-à-vis d'un mode particulier d'excitation n'est pas absolue. Le cœur, organe de la vie

1. Il conviendrait de dire, à l'exemple des auteurs allemands, *striées en travers*, car c'est le sens de la striation qui est caractéristique. On a reconnu en effet qu'un grand nombre de fibres lisses sont également striées; seulement elles le sont *en long*, jamais dans le sens de leur largeur.

végétative, est un muscle à fibres striées, et la volonté n'a pas d'action sur son fonctionnement. Chez beaucoup d'animaux il n'existe que des fibres lisses, aussi bien dans les appareils de la vie végétative que dans ceux de la vie animale.

Nous étudierons successivement : 1° les fibres musculaires lisses, 2° les fibres musculaires striées. Nous examinerons tout d'abord leur constitution intime, c'est-à-dire que nous les envisagerons en tant qu'éléments isolés du *tissu musculaire*, puis nous considérerons la façon dont ces fibres se groupent, comment elles s'associent avec d'autres tissus pour former des *muscles*, et comment elles entrent en relation avec les organes qu'elles doivent mettre en mouvement par leur contraction.

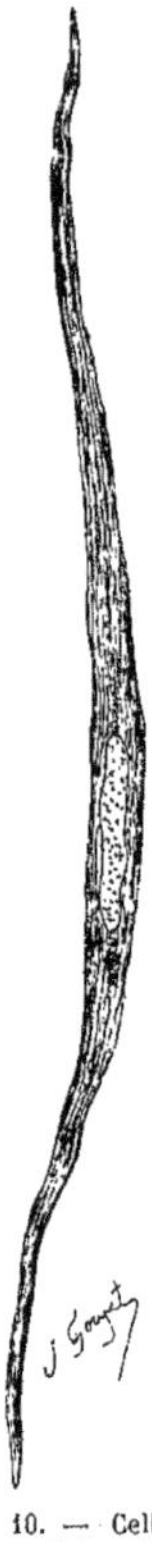

§ I. — FIBRES MUSCULAIRES LISSES

(*Syn.* : fibre-cellule contractile ou musculaire, cellule musculaire lisse.)

Forme. — Dimensions. — Les fibres musculaires lisses ont, dans la majorité des cas, la forme de fuseaux cylindroïdes ou légèrement aplatis. Examinées en place, quand l'organe qui les renferme a conservé sa tension normale, elles sont rectilignes ou régulièrement onduleuses. Dissociées par l'action des acides faibles (notamment de l'acide azotique à 20 0/0 — Kœlliker), ou de la potasse (à 35 ou 40 0/0 — Moleschott), elles se présentent sous l'aspect de rubans plus ou moins ratatinés, chiffonnés par les hasards de la préparation (fig. 10 et 11). Leurs contours, au lieu d'être lisses, peuvent alors être dentelés. Dans le cas où les fibres sont groupées en cordons ou en lames, on peut constater, sur des coupes, que leur surface de section transversale est polygonale, à angles plus ou moins arrondis (fig. 14). Chaque fibre, entrant en relation avec ses voisines par des faces planes, a donc en réalité la forme d'un prisme. Les extrémités du fuseau contractile sont effilées en pointe, souvent bifides et même trifides.

A côté des fibres fuselées, qui sont typiques, on en trouve qui sont filiformes, d'autres lamellaires avec des bords déchiquetés, d'autres enfin étoilées.

Fig. 10. — Cellule musculaire lisse de l'intestin du lapin, isolée après macération dans l'acide azotique (procédé de Kœlliker). (D'après Renaut, *Traité d'histologie pratique*, 1893).

Les dimensions des fibres musculaires lisses sont très variables. Habituellement leur longueur dépasse tellement leur largeur que la dénomination de fibre est parfaitement justifiée, mais il existe à cet égard des différences énormes. Ainsi, d'après Kœlliker, leur longueur moyenne, chez l'homme, est de 100 à 200 μ, leur largeur de 4 à 6 μ. Mais tandis que dans l'aorte les éléments contractiles les plus courts n'ont pas plus de 22 à 45 μ sur 9 à 13 μ (Kœlliker) et même, dans la peau et dans la paroi des vaisseaux. 15 à 20 μ sur 1,2 à 2 μ (Apathy), dans l'utérus gravide, le canal déférent, la paroi de l'intestin, on les voit atteindre 500 à 560 μ de long sur 22 de large. Chez quelques Invertébrés on en trouve dont la longueur s'élève à plusieurs millimètres (Apathy).

Structure. — Chaque fibre lisse, avons-nous déjà dit, a la valeur d'une cellule. Elle est constituée par conséquent par un corps cellulaire protoplasmique et par un noyau, mais ne possède pas de membrane d'enveloppe, du moins de

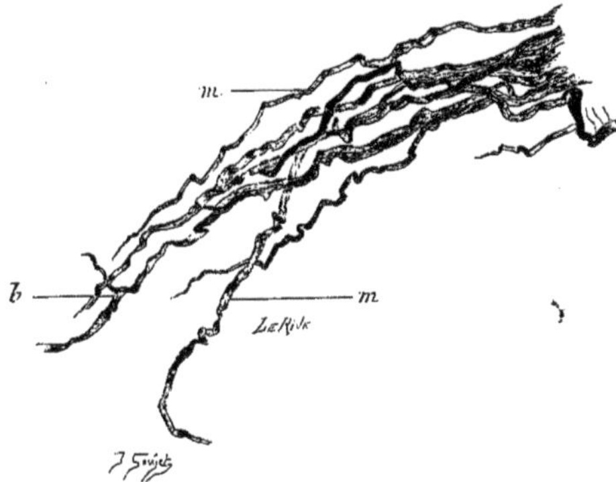

Fig. 11. — Fibres musculaires lisses du bras d'un poulpe commun dissociées et plissées en banderole.

m, m, fibres cellules musculaires; b, bifurcation en Y de l'une d'elles au voisinage de son extrémité (d'après Renaut).

membrane comparable à celle qui enveloppe la fibre musculaire striée et que l'on appelle sarcolemme.

Noyau. — Le noyau est unique dans la majorité des cas. On connaît cependant des fibres lisses à deux noyaux (dans la tunique moyenne de l'aorte, par exemple; Ranvier). Il est logé au milieu de la fibre, un peu en dehors de son axe longitudinal (Ranvier) et la place qu'il tient dans le corps de la cellule fait que celle-ci est légèrement renflée à son niveau. Sa forme est ordinairement celle d'un ovoïde, le plus souvent très allongé et mince. Il affecte alors l'aspect d'un long bâtonnet. Lorsque la fibre est tendue, ses contours sont parfaitement réguliers; dans le cas contraire il revient sur lui-même, grâce à son élasticité, se tasse en quelque sorte; ses bords deviennent sinueux, échancrés en zigzag.

La forme du noyau des fibres lisses est donc, d'une façon générale, assez caractéristique pour permettre de reconnaître la présence de ces éléments au milieu d'autres tissus.

Il y a peu de choses à dire sur la constitution intime du noyau qui semble d'ailleurs variable. Chez les mammifères et chez l'homme on peut distinguer souvent dans son intérieur un réticulum extrêmement délicat semé de grains chromatiques relativement abondants, surtout à la périphérie, et un ou plusieurs nucléoles assez volumineux. Quelquefois le réticulum est indistinct, la masse du noyau paraît plutôt homogène ou finement grenue, mais les nucléoles existent constamment. Chez les Amphibiens (la salamandre notamment) le noyau des fibres lisses est très riche en chromatine disposée sous forme d'une écorce et de travées qui le sillonnent suivant sa largeur. Un suc nucléaire peu abondant et des nucléoles occupent les espaces circonscrits par ces travées.

Corps cellulaire. — Le corps cellulaire se montre tantôt homogène, tantôt et plus souvent strié longitudinalement, surtout après l'action de certains réactifs. Cet aspect spécial, expression d'une différenciation caractéristique du protoplasme de l'élément contractile, permet de concevoir, ainsi que l'ont montré Kœlliker, Engelmann et Ranvier, la structure intime de la fibre musculaire lisse de la façon suivante.

Le corps cellulaire est constitué par des *fibrilles* homogènes dans toute leur longueur qui représentent sa partie contractile, *myofibrilles*, et par du protoplasme non différencié, ou *sarcoplasme*, auquel sont dévolues sans doute les fonctions de nutrition, d'accroissement et de régénération. Les fibrilles sont groupées en petits faisceaux à la périphérie de la cellule, formant ainsi dans leur ensemble une sorte d'écorce plus ou moins épaisse et circonscrivant un espace central, allongé dans le cas de cellule fusiforme et occupé par du protoplasme. Ce *sarcoplasme axial* loge le noyau et émet des prolongements lamellaires qui s'insinuent entre les faisceaux de fibrilles, les isolant ainsi les uns des autres. Enfin, tout à fait superficiellement une mince couche sarcoplasmique revêt complètement l'élément (fig. 12). Tout récemment M. von Lenhossek a signalé dans les fibres lisses du tube digestif l'existence d'un microcentre, se présentant sous la forme de diplosome et occupant la zone de sarcoplasme amassé en dedans du noyau, du côté de l'axe de la fibre.

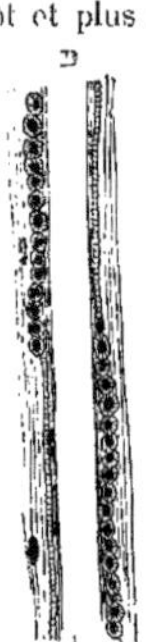

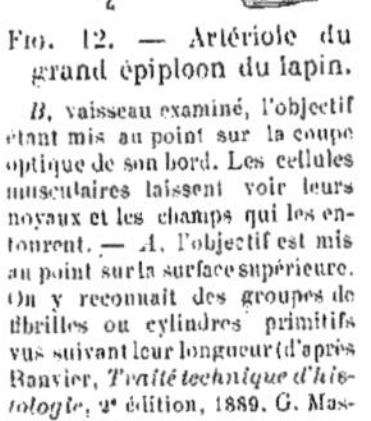

Fig. 12. — Artériole du grand épiploon du lapin.

B, vaisseau examiné, l'objectif étant mis au point sur la coupe optique de son bord. Les cellules musculaires laissent voir leurs noyaux et les champs qui les entourent. — *A*, l'objectif est mis au point sur la surface supérieure. On y reconnait des groupes de fibrilles ou cylindres primitifs vus suivant leur longueur (d'après Ranvier, *Traité technique d'histologie*, 2e édition, 1889. G. Masson, édit.).

En somme la fibre musculaire lisse nous apparaît comme une cellule dans laquelle une partie du protoplasme s'est différenciée en fibrilles indépendantes. Ces fibrilles se trouveront naturellement comme plongées dans le reste non modifié du protoplasme et, la différenciation s'opérant exclusivement aux dépens des couches périphériques de la cellule, l'axe de celle-ci sera simplement réservé au noyau entouré d'une couche protoplasmique plus ou moins considérable.

Les coupes transversales de fibres lisses (fig. 12) rendent bien compte de cette structure.

Mode d'union et groupement. — Les fibres lisses se présentent dans l'organisme tantôt isolées dans l'épaisseur des couches conjonctives, tantôt, c'est le cas le plus fréquent, groupées en faisceaux d'importance variable, en cordons, en lames ou même en masses compactes (fig. 14).

En général ces fibres sont solidement soudées entre elles et il faut pour les isoler user de réactifs spéciaux (acide azotique, potasse). De ce fait on avait conclu à l'existence d'une substance cimentante qui, coulée pour ainsi dire dans leurs interstices, assurerait leur union. Les images obtenues par les imprégnations à l'aide du nitrate d'argent venaient corroborer cette opinion. Elles montraient en effet les espaces intercellulaires dessinés par des lignes noires d'argent réduit, comme on les voit quand on traite par cette méthode les épithéliums et les endothéliums, mais, les conditions de la réduction du sel argentique étant mal déterminées et sans doute variables, on ne serait cependant pas autorisé à en conclure que le mode d'union des fibres lisses est le même que celui des éléments épithéliaux. On a pu préciser la nature de la substance qui occupe les interstices de ces fibres. C'est, ainsi que nous le verrons plus loin, du tissu conjonctif, sur lequel se précipite le dépôt opaque d'argent.

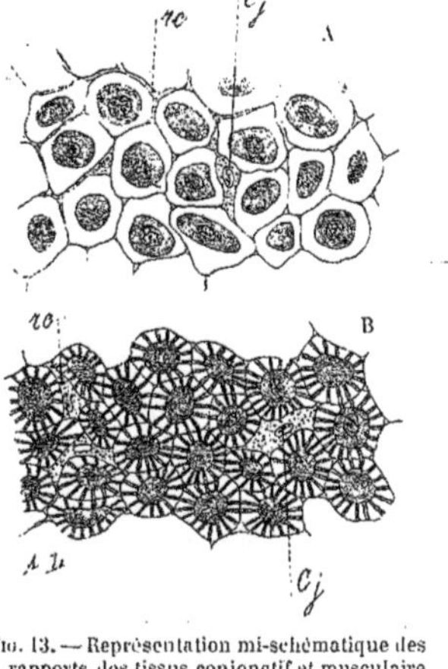

Fig. 13. — Représentation mi-schématique des rapports des tissus conjonctif et musculaire du rectum du chat et de la formation des ponts (d'après de Bruyne, mais interprété selon les données de Schaffer).

A, région où les fibres ne possèdent aucune trace de ponts : en *B* des aspérités apparaissent par suite de la rétraction des fibres. Apparence de ponts. — *rc*, réticulum conjonctif ; *Cj*, cellule conjonctive.

Les recherches d'un certain nombre d'auteurs (Kultschitzky, Barfurth, Klecki, Nicolas, de Bruyne, M. Heidenhain, Bohemann) semblaient avoir prouvé que les fibres lisses, du moins en certaines régions (tuniques musculaires de l'intestin et de la vessie, utérus, m. orbito-palpébral, etc.), sont en connexion par des prolongements de leur corps cellulaire. Sur des coupes transversales de pièces fixées dans certaines conditions (fig. 13) on voit en effet que les espaces, parfois assez larges, compris entre les surfaces de section polygonales des fibres ne sont pas libres, mais au contraire qu'ils sont traversés par des filaments très ténus en apparence tendus d'une fibre à l'autre.

Cet aspect fut interprété par les auteurs précités de deux manières. Les uns ont considéré ces filaments comme de véritables *ponts intercellulaires* semblables à ceux qui unissent les cellules épithéliales ou endothéliales ; d'autres les ont regardés comme la coupe de *crêtes* ou cannelures longitudinales qui s'étendraient sur la surface des fibres et s'uniraient par leur sommet aux crêtes des fibres adjacentes.

Des observations récentes ne permettent plus d'accepter cette manière de voir. Schaffer notamment a montré avec beaucoup de rigueur que dans les conditions normales la surface des fibres lisses est tout à fait unie et parfaitement juxtaposée à la gaine conjonctive (Voy. plus loin) qui l'entoure. Sous l'influence de certains réactifs la fibre se rétracte, mais certains points de sa surface peuvent demeurer adhérents à la gaine en question, de telle sorte qu'elle paraît hérissée d'épines qui, sur des coupes, simulent des ponts intercellulaires, à la condition toutefois qu'on méconnaisse la couche conjonctive interstitielle, car en réalité celle-ci assure toujours l'indépendance des fibres les unes vis-à-vis des autres. Les ponts intercellulaires sont, en résumé, pour Schaffer des produits artificiels.

Quoi qu'il en soit de leur mode d'union, les fibres musculaires lisses se groupent de diverses manières en faisceaux plus ou moins volumineux dont les éléments tantôt se juxtaposent en restant parallèles (tuniques musculaires du tube digestif), tantôt s'entrecroisent, se superposent sous des angles variés, s'anastomosent même pour former des plexus configurés différemment, dans les détails, selon les organes (vessie, utérus).

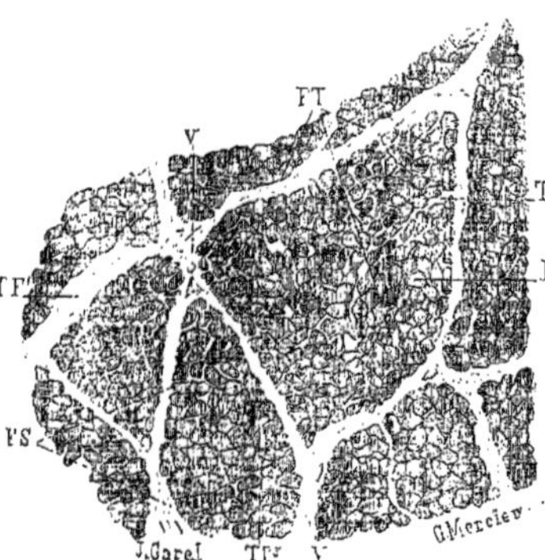

Fig. 14. — Coupe transversale du muscle moteur intestinal du lapin.

FT, fibres coupées en travers unies par le ciment (?), et formant par leur union des faisceaux secondaires. — *TF*, tissu conjonctif. — *FS*, festons dessinés sur la marge des faisceaux secondaires par le relief des fibres cellules. — *V*, *V*, vaisseaux compris dans les bandes du tissu conjonctif (d'après Renaut).

Rapports avec d'autres tissus. — C'est surtout avec les tissus conjonctif et élastique que les cellules musculaires lisses contractent des rapports importants, mais, en certaines régions, elles présentent aussi des connexions avec des éléments épithéliaux ou endothéliaux. Ainsi les fibres lisses (d'origine ectodermique) annexées aux glandes cutanées du triton seraient unies par des ponts intercellulaires aux cellules épidermiques qui constituent une partie (dite pièce intermédiaire) du canal excréteur de ces glandes (M. Heidenhain). De même, mais il ne s'agit ici que de rapports de contiguïté, les cellules endothéliales du péritoine intestinal envoient dans la tunique musculaire sous-jacente de nombreux prolongements qui s'insinuent entre les fibres lisses (Schuberg, Nicolas).

Dans les glandes sudoripares les cellules musculaires du tube sécréteur s'unissent au moyen de crêtes longitudinales avec la membrane propre de ce tube (Ranvier).

Le tissu conjonctif a partout avec le tissu musculaire lisse des relations étroites qu'explique assez leur communauté d'origine. Non seulement il pénètre dans les cordons, dans les lames et dans les masses compactes de fibres lisses, en les décomposant en groupes et en faisceaux plus ou moins importants (fig. 14), mais encore il s'insinue entre les fibres elles-mêmes.

Selon de Bruyne on le trouverait ici sous la forme de fibrilles qui serpentent dans les espaces intercellulaires, s'anastomosent entre elles et forment ainsi un réseau dont les mailles renferment les éléments contractiles (fig. 13 et 15). Des cellules conjonctives se rencontrent aussi bien dans les cloisons les plus épaisses qui engainent des faisceaux volumineux que dans les plus minces et même dans le réseau interfibrillaire.

Pour Schaffer le tissu conjonctif serait plutôt agencé en une sorte de charpente spongieuse très délicate, plus ou moins continue, dont les cloisons, membraniformes, vues en coupe optique ou en coupe réelle très mince, en imposeraient facilement pour un réticulum fibrillaire. Cette charpente constituerait à chaque fibre musculaire une gaine très mince étroitement appliquée à sa surface (Garnier, Schaffer).

On a observé des leucocytes migrateurs dans les interstices des fibres. Les éléments musculaires lisses sont de plus en rapport avec des fibrilles élastiques plus ou moins abondantes, par exemple dans le derme cutané (Balser, Sederholm, Unna, Bauer, etc.), dans la trachée de l'homme (Kœlliker), etc. Le tissu élastique peut être disposé sous forme de réseaux délicats autour des faisceaux ou fascicules de fibres lisses et, à leurs extrémités, se continuer par des espèces de petits tendons qui vont se perdre soit dans le tissu conjonctif ambiant soit dans les réseaux élastiques environnants, spécialement dans les réseaux qui enlacent les glandes sébacées et sudoripares.

Vaisseaux des muscles lisses. — La distribution des vaisseaux sanguins présente des dispositions spéciales suivant l'organe envisagé et que nous ne saurions décrire ici. Il nous suffira de dire que, d'une façon générale, ils occupent le tissu conjonctif périfasciculaire en formant un réseau à mailles allongées suivant le sens des fibres. On a décrit en certains points (intestin du lapin) de légers élargissements en forme de sinus à l'union des capillaires et des veinules (Renaut); cette disposition serait analogue à celle que Ranvier a découverte dans les muscles rouges et s'expliquerait de la même façon (Voy. plus loin). Les lymphatiques suivent également les lames conjonctives.

Nerfs. — La répartition spéciale des nerfs, comme celle des vaisseaux, doit être étudiée avec chaque organe. Nous n'indiquerons que ce qui est relatif à leur mode de terminaison, parce que, malgré quelques variations, il semble être partout essentiellement le même.

Les ramifications nerveuses terminales, réduites aux cylindraxes, abordent les fibres-cellules et se terminent librement, une par fibre, à leur surface, dans le voisinage de leur partie moyenne, c'est-à-dire à la hauteur du noyau, par un petit renflement en forme de bouton ou de petite éminence digitiforme (tache motrice de Ranvier). Ce mode de terminaison, mis en évidence par les méthodes à l'or, au chromate d'argent (Golgi) et au bleu de méthylène (Ehrlich), est le seul que l'on puisse admettre actuellement et l'on ne cite plus que comme des curiosités historiques l'opinion d'Arnold qui décrivait un plexus terminal dont les travées embrochaient les fibres lisses et leur noyau, celle d'Elischer qui voyait les nerfs se terminer dans les noyaux et celle enfin de Frankenhaüser qui les conduisait jusqu'au nucléole.

Régénération, hypertrophie des fibres lisses. — Les recherches de Stilling et Pfitzner, celles de Busachi ont montré que les pertes de substance des muscles lisses (intestin, prostate, vessie, utérus) se réparent aux dépens des fibres restées intactes sur les bords de la blessure. Celles-ci, quelque temps après que la lésion a été produite (deux jours chez le chien, d'après Busachi), se multiplient activement en suivant le processus normal de la karyokinèse. Le plan qui séparera en deux cellules-filles l'élément en voie de division est perpendiculaire à son grand axe. Peu à peu la solution de continuité, si elle n'est pas trop étendue, se trouve comblée entièrement par de nouvelles fibres musculaires lisses.

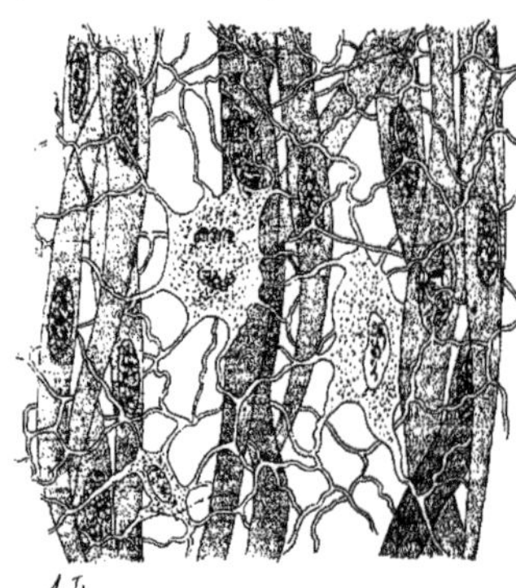

Fig. 15. — Artère du cordon ombilical humain (4 mois 1/2), réseau conjonctif. L'une des deux cellules conjonctives est en voie de division (d'après de Bruyne).

Dans certaines conditions, parfaitement normales d'ailleurs, les fibres lisses subissent une hypertrophie qui peut être considérable; c'est le cas, par exemple, pour celles de l'utérus pendant la période de gestation. En même temps que les éléments déjà existants acquièrent des dimensions énormes, il s'en développe de nouveaux aux dépens d'éléments mésenchymateux jusqu'alors indifférents (Kœlliker). Après la parturition les cellules hypertrophiées reviennent petit à petit à leur état primitif. Un certain nombre sont atteintes de dégénérescence graisseuse et disparaissent.

A l'état pathologique l'hypertrophie simple ou accompagnée d'hyperplasie n'est pas rare. Nous en trouvons un exemple, d'observation banale, dans la tunique musculaire de la vessie d'individus chez lesquels le cours de l'urine est entravé sur un point quelconque du canal de l'urètre. Pour surmonter l'obstacle le muscle vésical, propulseur de l'urine, s'hypertrophie.

Contraction des fibres musculaires lisses. — Ce qui caractérise la contraction des fibres musculaires lisses c'est qu'elle se fait lentement et atteint progressivement un maximum qui se maintient un certain temps. La décontraction se fait avec une égale lenteur. Ces éléments sont donc parfaitement propres à provoquer un mouvement durable et précis, à exercer une pression régulière, continue et en même temps puissante. C'est pourquoi on les voit répartis surtout dans la paroi des organes creux dont ils doivent faire progresser le contenu par leur action soutenue, en quelque sorte infatigable.

Cette propriété physiologique, mieux encore que les caractères morphologiques, distingue nettement la fibre lisse de la fibre striée, laquelle au contraire se contracte brusquement. Cependant l'on ne saurait nier qu'elle est en rapport avec un degré moins parfait de différenciation et qu'elle dépend aussi des connexions particulières que l'élément contractile affecte avec les centres nerveux. Quant aux modifications morphologiques des fibres lisses pendant la période de contraction, elles ne sont connues que d'une façon très sommaire. On a vu, ainsi que l'on pouvait s'y attendre, que chaque élément diminue de longueur, en même temps que sa largeur augmente, mais la structure générale reste la même et les fibrilles, en particulier, ne paraissent subir aucune transformation (Ranvier).

Distribution des fibres lisses — Pour terminer ce qui a trait aux fibres musculaires lisses nous donnerons ici, en partie d'après Kœlliker, la liste des régions où l'on rencontre chez l'homme ces éléments.

1° Dans le *tube digestif* le tissu musculaire constitue : les tuniques musculaires à partir de la moitié inférieure de l'œsophage jusqu'au sphincter interne de l'anus; la musculaire muqueuse depuis l'œsophage jusqu'à l'anus. On trouve de plus des faisceaux isolés dans les villosités et dans la muqueuse.

2° Dans les *organes de la respiration* il existe une couche musculaire sur la paroi postérieure de la trachée. Cette couche devient annulaire dans les bronches et se continue jusqu'aux plus fines bronchioles.

3° Dans les *glandes salivaires* on trouve des fibres lisses uniquement dans l'épaisseur des parois du canal de Wharton. Encore y sont-elles rares et en couche discontinue.

4° La *vésicule biliaire* possède une tunique musculaire complète. Le canal cholédoque ne renferme que quelques fibres disséminées.

5° La *rate*, chez beaucoup d'animaux, est pourvue de fibres lisses, mélangées à du tissu conjonctif et à des fibrilles élastiques, dans son enveloppe et dans ses trabécules.

6° Dans les *voies urinaires* on rencontre des fibres lisses au niveau des calices et dans le bassinet, dans les uretères et la vessie. Elles sont disséminées dans l'urètre et dans la capsule du rein.

7° Les *organes génitaux femelles* possèdent des fibres-cellules dans les trompes, l'utérus, le vagin, les corps caverneux du clitoris, les ligaments larges et les ligaments ronds.

8° Dans les *organes génitaux mâles* on les trouve dans le dartos, entre la tunique vaginale et la tunique fibreuse commune au cordon et au testicule, dans l'épididyme, le canal déférent, les vésicules séminales, la prostate, l'aponévrose prostato-péritonéale, autour des glandes de Cowper, dans l'albuginée du corps spongieux de l'urètre et dans les corps caverneux.

9° Les fibres lisses constituent la tunique moyenne de toutes les *artères*, notamment des petites, de la plupart des *veines* et des vaisseaux *lymphatiques*, à l'exception des plus petits; on les observe également dans les ganglions lymphatiques; enfin dans la tunique adventice de beaucoup de veines et, sous forme de couche longitudinale, autour des artères du canal déférent.

10° Dans l'*œil* ces éléments contractiles forment le sphincter (et le dilatateur) de la pupille, ainsi que le muscle ciliaire; au voisinage de l'œil le muscle orbitaire et les muscles palpébraux de H. Müller.

[*NICOLAS.*]

11° Dans la *peau* les fibres lisses se rencontrent (indépendamment du dartos et du muscle pénien) à l'état de petits faisceaux insérés sur les bulbes pileux (muscles redresseurs des poils) ou annexés aux glandes; dans la paroi même des glandes sudoripares et cérumineuses; dans le mamelon et dans la peau des petites lèvres.

12° Enfin il existe un certain nombre de muscles lisses annexés aux organes splanchniques : m. broncho-œsophagien, m. pleuro-œsophagien, m. suspenseur du duodénum (m. de Treitz), m. recto-coccygien, m. pubo-vésicaux.

Avant de passer à l'étude de la cellule musculaire striée, nous signalerons l'existence de fibres uniclées remarquables, caractérisées par ce fait que leur surface se montre parcourue par un double système de stries obliques qui peuvent se superposer en certains endroits. Ces « fibres à double striation oblique », découvertes et bien décrites par Schwalbe, ont été étudiées ensuite par Engelmann, H. Fol, L. Roule, Ballowitz et Knoll. On les a rencontrées chez les Échinodermes, quelques Vers, et parmi les Mollusques chez les lamellibranches, les gastéropodes et les céphalopodes. Pour les uns ces stries sont dues à la présence de fibrilles à trajet spiral, pour les autres elles résultent d'un arrangement spécial de prismes musculaires comparables aux disques anisotropes des fibres striées. Knoll, d'accord avec Engelmann, prétend que cette striation oblique doit être rattachée à un phénomène de contraction et considère les fibres qui la possèdent comme des formes de passage entre la fibre lisse et la fibre striée en travers.

§ II. — FIBRES MUSCULAIRES STRIÉES

Les fibres contractiles striées en travers doivent être partagées en deux catégories principales. La première comprend des éléments uni- ou bi-nucléés, munis de prolongements, qui s'unissent entre eux de façon à former des réseaux compliqués. Chez les Mammifères et chez l'Homme cette variété de fibres constitue le muscle cardiaque (myocarde).

La deuxième catégorie renferme des fibres qui, contrairement aux précédentes et quoique ayant, au point de vue morphologique, la valeur d'unités cellulaires, possèdent un grand nombre de noyaux, de plus sont très longues et, au moins dans la majorité des cas, restent indépendantes les unes des autres. Ces fibres forment tous les muscles moteurs du squelette ainsi que des muscles viscéraux tels que ceux du larynx, du pharynx, de la langue, de la moitié supérieure de l'œsophage et de la terminaison du rectum; ceux du périnée (bulbo- et ischio-caverneux, transverses, sphincters urétral et prostatique); ceux enfin qui mettent en mouvement le globe de l'œil et les osselets de l'ouïe.

Au point de vue physiologique ces deux catégories de fibres se caractérisent par leur mode de contraction. L'élément musculaire strié se raccourcit brusquement lorsqu'on l'excite et en cela diffère de l'élément lisse. Seulement, tandis que le fonctionnement de la fibre cardiaque est complètement indépendant de la volonté, celui de la fibre contractile multinucléée est entièrement soumis à son influence. Il y a donc là une distinction physiologique importante qui, autant que les différences morphologiques, sépare nettement les deux catégories de fibres signalées plus haut.

Nous étudierons tout d'abord la constitution des fibres du muscle cardiaque ans ce qu'elle a de spécial.

FIBRES MUSCULAIRES STRIÉES UNINUCLÉÉES ET RAMIFIÉES
(FIBRES DU CŒUR)

Forme. — Les éléments contractiles du myocarde se présentent sous des aspects différents dans les diverses classes d'animaux. Ainsi par exemple, chez

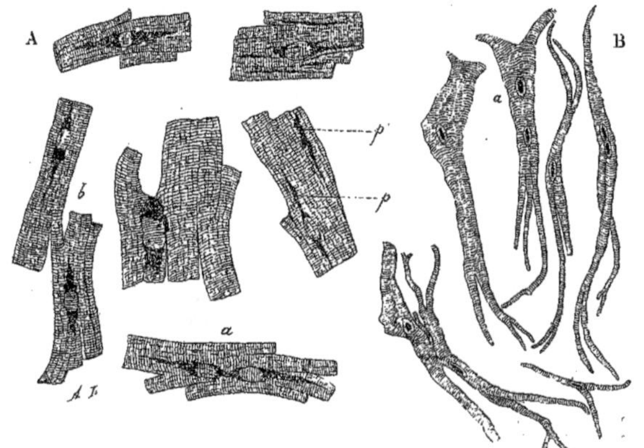

Fig. 16. — Cellules musculaires cardiaques isolées.

A, de l'homme; — B, de la grenouille; — *a*, cellules à deux noyaux; — *b*, deux cellules anastomosées; — *p*, *p'*, amas de pigment (d'après Schiefferdecker et Kossel).

les Amphibiens, ce sont des cellules fusiformes très analogues par leur configuration générale à des fibres lisses (fig. 16, B).

Chez les Mammifères et chez l'Homme ces cellules sont habituellement courtes dans leur ensemble, cylindriques ou légèrement aplaties. On rencontre aussi des formes très irrégulières, ainsi que le fera voir un coup d'œil sur la figure 16, A. Les extrémités ou les bases de ces espèces de colonnes sont sinueuses, limitées par des surfaces brisées en escalier. Enfin, de ces bases ou des faces latérales partent des prolongements plus ou moins longs et larges qui s'en détachent à angle aigu.

Structure. — Les éléments du myocarde sont, dans toutes les régions du cœur, structurés de la même façon. Quelle que soit leur forme, ils comprennent les parties constituantes de toute cellule : noyau et protoplasma; très probablement aussi une membrane d'enveloppe ou *sarcolemme* (Hoche), quoique la plupart des auteurs en nient l'existence.

Noyau. — Le noyau est unique ou, fréquemment, double. On rencontrerait même des cellules munies de trois noyaux (Renaut), et Solger a décrit dans le myocarde de jeunes porcs des éléments renfermant de 6 à 12 noyaux rangés les uns à la suite des autres. Ce fait est exceptionnel, l'état uni- ou bi-nucléé étant l'état habituel.

Ce ou ces noyaux sont toujours centraux, c'est-à-dire logés dans une traînée protoplasmique axiale et environnés de toutes parts par la partie contractile. Il y a donc là encore une analogie de plus avec les fibres lisses. D'ailleurs ils ne présentent, dans leur constitution, rien qui vaille la peine d'être signalé.

Corps cellulaire. — Le corps cellulaire apparaît nettement strié dans les deux sens, longitudinal et transversal. Il est décomposable : 1° en une partie contractile différenciée sous forme de fibrilles et 2° une partie sarcoplasmique homogène ou finement grenue qui comble tous les interstices compris entre les fibrilles.

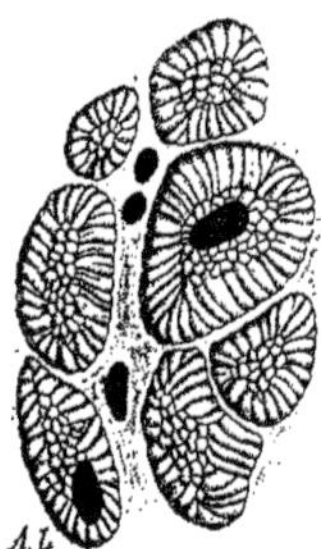

FIG. 17. — Coupes transversales de fibres cardiaques de l'homme, montrant l'agencement des faisceaux fibrillaires (d'après Kœlliker).

Celles-ci sont groupées en faisceaux cylindriques ou lamellaires qui occupent toute la longueur de l'élément et suivent aussi les branches qu'il émet. Les caractères de la striation transversale ne diffèrent pas de ceux de la striation des fibres multinucléées (Voy. plus loin).

Le sarcoplasme occupe d'abord, avons-nous déjà dit, l'axe de la cellule avec le noyau qu'il environne ; de plus il forme entre les faisceaux de fibrilles des cloisons qui les isolent complètement et une très mince écorce périphérique qui, sous la membrane propre, limite la masse totale de l'élément.

Des coupes bien transversales par rapport au grand axe des fibres cardiaques démontrent clairement leur mode de constitution (fig. 17). Au milieu de la surface de section on aperçoit une zone finement granuleuse répondant à l'axe protoplasmique, ou bien le noyau lui-même si la coupe est passée par son niveau ; en dehors, les faisceaux de fibrilles apparaissent coupés en travers sous l'aspect de petits champs circulaires, polygonaux ou allongés, tantôt disposés irrégulièrement les uns à côté des autres, tantôt groupés d'une façon spéciale sur laquelle Kœlliker a attiré l'attention. A la périphérie les champs sont allongés et agencés radiairement, plus en dedans ils sont au contraire circulaires ou polygonaux (homme, cheval). Ces champs répondent, on le conçoit, à des faisceaux de fibrilles, les uns cylindriques ou prismatiques, les autres lamelleux. Leur signification est donc la même que celle des *champs de Cohnheim* dont nous parlerons à propos des fibres striées multinucléées. Dans leurs intervalles le sarcoplasme interfasciculaire se montre comme un réseau d'une substance claire, homogène, dont les mailles sont exactement en rapport avec les dimensions et l'agencement des faisceaux de fibrilles.

Ces coupes transversales, mieux encore que les longitudinales, nous démontrent que le sarcoplasme est relativement très abondant dans les fibres cardiaques et nous fournissent ainsi l'explication de la striation longitudinale (fig. 18).

Elle n'est si accentuée que parce que les faisceaux de fibrilles sont écartés les uns des autres, plus que dans n'importe quelle autre catégorie de fibres.

Un dernier détail est à mentionner à propos du sarcoplasme. On trouve dans son épaisseur, d'une façon presque constante à partir d'un certain âge (10 ans chez l'homme), de petit amas de pigment granuleux, de couleur jaune-brunâtre (fig. 16, *p*). L'abondance de ce pigment et l'intensité de sa coloration s'accroissent avec l'âge. Il est probable que c'est un produit de transformation du sarcoplasme, dérivé peut-être de corps gras (Maass).

Groupement et mode d'union. — Les cellules musculaires striées du myocarde sont unies entre elles d'une façon très solide et il faut pour les séparer employer des réactifs spéciaux, tels que la potasse (à 40 0/0) qui détruit leurs connexions. Elles se juxtaposent exactement par leurs extrémités et les prolongements qu'elles émettent font de même vis-à-vis des cellules ou des prolongements de cellules voisines.

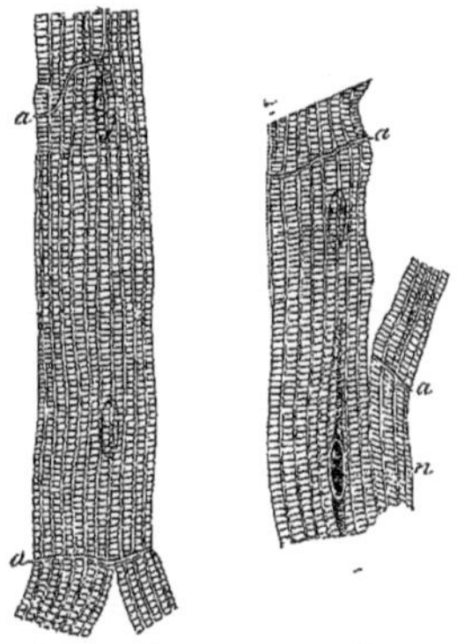

Jusqu'en ces derniers temps les auteurs étaient d'accord pour admettre que la soudure résultait de la présence d'un ciment homogène analogue à celui dont nous avons parlé à propos des fibres lisses (fig. 18). L'action de la potasse et les images fournies par les imprégnations au nitrate d'argent paraissaient justifier cette opinion. Lorsqu'on traite un lambeau de myocarde par une solution de ce dernier réactif et qu'on l'expose ensuite à la lumière on constate que les segments cellulaires sont entièrement séparés par des lignes noires transversales, ou légèrement obliques et brisées en escalier (lignes scalariformes d'Eberth). Il existerait donc entre les faces contiguës des éléments contractiles une substance qui réduit le nitrate d'argent, et se comporte par conséquent comme celle qui assure l'adhérence des éléments épithéliaux.

Fig. 18. — Fibres musculaires du ventricule gauche du chien, dissociées après macération dans l'acide chromique dilué.

a, ciment intercellulaire; *n*, noyau. — Ces figures montrent bien la striation due aux traînées longitudinales de sarcoplasme. — Sur une préparation traitée par le nitrate d'argent, les lignes *a* seraient colorées en noir (d'après Ranvier).

Cependant on a démontré (Przewoski, Hoche) que l'union des cellules myocardiques est plus compliquée et se trouve réalisée par des ponts protoplasmiques comparables à ceux qu'on a trouvés entre la plupart des cellules épithéliales. Przewoski a pu constater (chez l'homme) que les bords des cellules cardiaques, correspondant à leurs lignes de séparation, sont granuleux (*stratum granulosum terminale*). Cet aspect est dû à ce que les fibrilles musculaires se renflent à chacune de leurs extrémités en un petit grain. L'ensemble de ces grains, juxtaposés en une ligne continue parallèle à la striation transversale de l'élément, forme alors une strie granuleuse indiquant la limite de celui-ci. C'est entre le *stratum granulosum* d'une cellule et celui qui limite sa voisine que se trouvent tendus les ponts d'union protoplasmiques, en nombre égal à celui des fibrilles musculaires des deux cellules en contact. Ces ponts ont une longueur variable et sont séparés par des espaces, plus ou moins larges selon les cas, qui servent sans doute à la circulation du plasma.

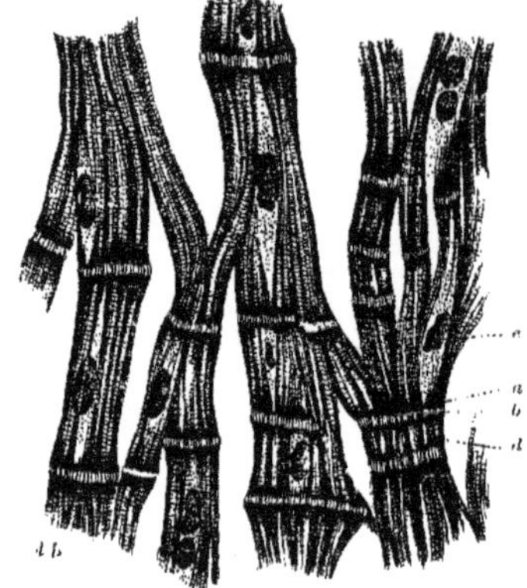

Fig. 10. — Réseau musculaire du cœur normal de l'homme adulte.

a, *stratum granulosum terminale*. — *b*, prolongements filiformes tendus entre les cellules musculaires. — *c*, noyaux de ces cellules. — *d*, coupes des prolongements des cellules musculaires.

Les observations de Hoche diffèrent quelque peu dans les détails de celles de Przewoski, mais elles vérifient le fait essentiel découvert par cet auteur, c'est-à-dire l'union bout à bout des cellules cardiaques par des bâtonnets allongés et minces, interposés sur le trajet des fibrilles.

Les éléments du myocarde ainsi étroitement unis et anastomosés par leurs prolongements forment les travées d'un réseau très compliqué dont les mailles étroites sont généralement allongées dans le sens même des travées. Ces mailles sont occupées par du tissu conjonctif, des vaisseaux sanguins et lymphatiques, ainsi que des nerfs. Nous n'avons pas à décrire ici ces parties constituantes du cœur, n'ayant eu en vue dans ce paragraphe que l'étude d'une espèce d'élément contractile strié.

CELLULES ET FIBRES DE PURKINJE.

La masse du myocarde est constituée par les éléments que nous venons de décrire, mais on trouve en outre en certains endroits du cœur des cellules musculaires, les cellules de Purkinje, dont la constitution s'en rapproche beaucoup et que l'on considère habituellement comme des cellules cardiaques arrêtées dans leur développement. Nous allons indiquer brièvement leurs principaux caractères.

Les cellules de Purkinje sont situées dans la couche conjonctive qui double l'endocarde des ventricules du cœur. On les a observées chez un grand nombre d'animaux, Mammifères (mouton, bœuf, porc, chèvre... etc.) et Oiseaux (poule, pigeon, etc.), mais elles ne paraissent pas exister chez l'homme. Le cœur du mouton est l'objet classique recommandé pour leur étude.

Si l'on examine attentivement à l'œil nu ou à la loupe, chez cet animal, la face interne d'un ventricule, on aperçoit de petits cordons opalins anastomosés les uns avec les autres en un réticulum à mailles de dimensions variables (fig. 12). Ce sont là les fibres de Purkinje.

Au microscope on constate que ces fibres sont constituées par de grosses cellules polyédriques placées les unes à côté des autres en plus ou moins grand nombre. Certaines fibres ne comprennent qu'une seule rangée de cellules soudées bout à bout. Les bords de ces cellules sont sillonnés par des stries transversales et longitudinales tandis que leur centre est occupé par une masse protoplasmique au milieu de laquelle sont logés un et plus souvent deux noyaux de forme lenticulaire (fig. 22).

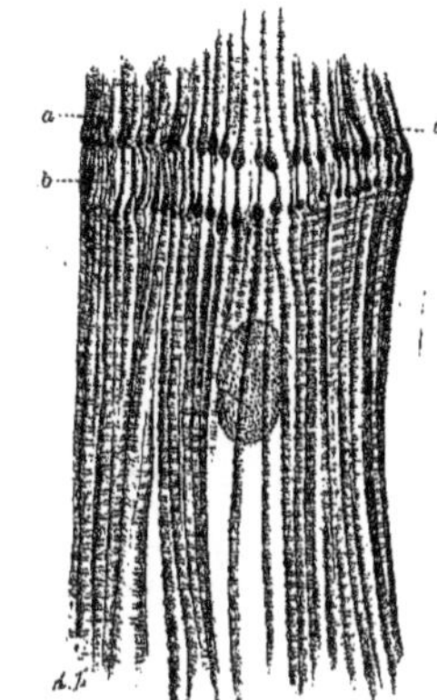

Fig. 20. — Réunion de deux cellules musculaires d'un muscle tuméfié du cœur de l'homme adulte.

a, stratum granulosum terminale. — *b*, prolongements filiformes réunissant deux cellules musculaires. — *o*, noyau.

Ces deux figures (19 et 20) sont empruntées à Przewoski.

Les dissociations et les coupes renseignent définitivement sur la constitution de ces cellules et montrent que ce sont des éléments dont la zone protoplasmique corticale seule s'est différenciée, sous une faible épaisseur, en substance contractile caractérisée par les fibrilles striées en travers. Cependant quelques fibrilles de ce genre se rencontrent aussi, isolées, dans la masse protoplasmique centrale. Celle-ci n'est nettement granuleuse qu'aux alentours du ou des noyaux; elle renferme fréquemment des granulations pigmentaires.

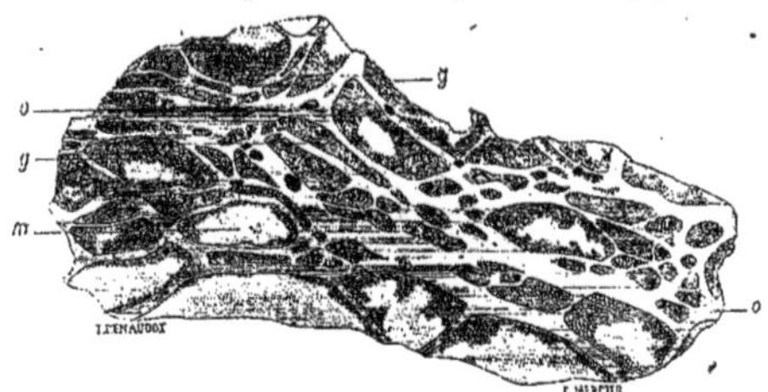

Fig. 21. — Portion du réseau de Purkinje du cœur de mouton prise sous l'endocarde ventriculaire (très faible grossissement).

o, o, travées du réseau, formées par les cellules de Purkinje qu'on ne distingue pas individuellement; *m*, mailles du réseau, comprises entre les points de concours des travées; *g, g*, traînées adipeuses accompagnant les travées (d'après Renaut).

En somme cette structure coïncide tout à fait avec celle des éléments contractiles du myocarde. Elle représente seulement un état de différenciation moins avancé. En beaucoup d'endroits, il est facile de constater la continuité d'une fibre de Purkinje avec une travée du réticulum musculaire myocardique et d'observer toutes les formes de passage entre la cellule de Purkinje et la cellule cardiaque type.

FIBRES MUSCULAIRES STRIÉES MULTINUCLÉÉES

Lorsqu'on dissocie avec des aiguilles un fragment d'un muscle quelconque du squelette, on parvient facilement à isoler de longues fibres auxquelles on a

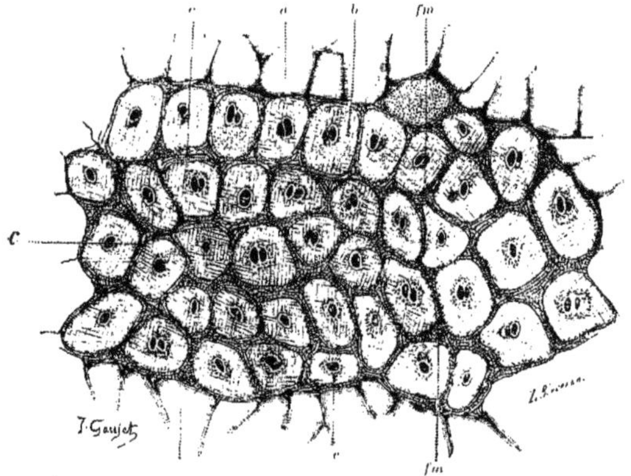

FIG. 22. — Réseau des fibres de Purkinje du cœur du mouton.

a, a, cellules adipeuses en ouvrant la travée formée de cellule musculaire ; *b*, cellule de Purkinje renfermant deux noyaux ; *c, c, c*, enveloppement des cellules par leur écorce contractile ; *fm, fm*, feuillets musculaires résultant de l'accolement de ces écorces contractiles (d'après Renaut).

donné le nom de *faisceaux primitifs* ou de *fibres musculaires* proprement dites. Chacun de ces faisceaux représente une cellule unique, pourvue d'une membrane d'enveloppe spéciale, le *sarcolemme*, et renfermant un grand nombre de noyaux, dans laquelle une partie du protoplasme s'est différencié en *fibrilles* striées transversalement. Celles-ci sont groupés en faisceaux distincts, les *cylindres primitifs de Leydig* ou *colonnettes musculaires*, que séparent des cloisons de protoplasme non modifié ou *sarcoplasme* de Rollett. Telles sont les parties constituantes du faisceau primitif que nous étudierons plus loin en détail.

Forme. Dimensions. — Les fibres musculaires affectent la forme de prismes irréguliers ; aussi sur des coupes de muscles, pratiquées perpendiculairement à leur longueur, aperçoit-on leurs surfaces de section sous l'aspect de polygones à angles plus ou moins arrondis (fig. 23). Isolées, c'est-à-dire séparées les unes des autres et du tissu conjonctif qui les engaine, elles sont plutôt cylindriques.

Leurs extrémités se terminent de diverses manières et ces variations semblent surtout dépendre des connexions qu'affectent les fibres. Ainsi les deux extrémités peuvent êtres libres (E.-H. Weber, Herzig), et alors elles sont effilées en pointe ou en cône mousse; ou bien l'une des extrémités est libre tandis que l'autre est en rapport avec un tendon. Celle-ci est plus arrondie, souvent élargie en massue, ou bien dentelée, bifide ou multifide; en un mot elle présente une configuration variable. Indépendamment de ces formes il en est d'autres plus compliquées et moins communes. Ainsi on a démontré l'existence de fibres striées ramifiées à l'une de leurs extrémités. Le fait est surtout facile à constater dans la langue (fig. 24), dans les bourrelets labiaux, chez le lapin (Podwissozki), dans d'autres régions encore. De plus il ne serait pas rare de rencontrer dans les muscles des Mammifères des fibres qui se bifurquent profondément ou émettent des prolongements plus ou moins longs; il y aurait même des anastomoses (S. Gage).

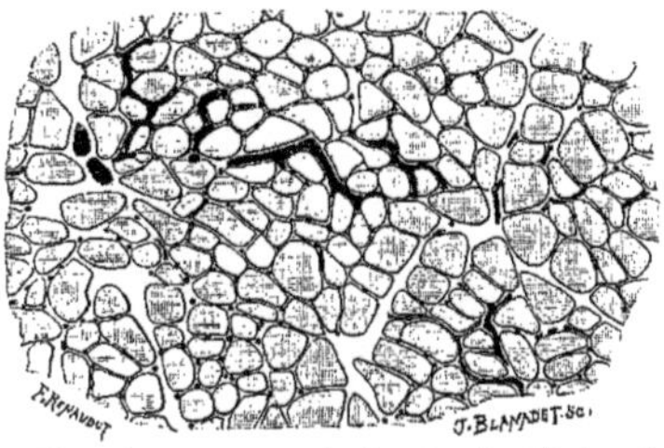

FIG. 23. — Coupe transversale d'un muscle adducteur du lapin pour montrer la forme prismatique des faisceaux primitifs; des vaisseaux ont été injectés (d'après Renaut).

Les dimensions des fibres striées sont extrêmement variables. Leur longueur notamment peut atteindre des proportions véritablement énormes. Ainsi Félix en a trouvé dans le muscle couturier (de l'homme) qui mesuraient 12,3 cm. et dont l'une des extrémités manquait, de sorte que ce chiffre est certainement au-dessous de la vérité. Dans les grands muscles de l'homme la moyenne serait de 5,3 cm. à 9,8 cm. (Félix). Les fibres les plus courtes se rencontrent, on le conçoit facilement, dans les plus petits muscles (par ex. : muscles des osselets de l'ouïe), mais il ne faudrait pas en conclure que la longueur des fibres est toujours proportionnelle à celle du muscle lui-même. En réalité des muscles longs peuvent être constitués par des fibres relativement courtes. On peut admettre que dans les muscles courts les fibres sont aussi longues que le muscle, tandis que dans les muscles longs elles sont plus petites que lui. Dans ces conditions certaines fibres se terminent librement à chacune de leurs deux extrémités, les autres sont libres à un bout, en rapport par l'autre avec un tendon (Herzig, Biesiadecki, W. Krause, Kœlliker, Weismann, etc).

Le calibre des fibres striées est soumis à d'aussi grandes variations. D'après les recherches de Schwalbe et Mayeda, c'est dans les muscles jumeaux de la jambe qu'on trouve les plus épaisses (maximum : 102,6 μ); dans les muscles de l'œil, spécialement dans le petit oblique, les plus minces (19 μ). Le calibre moyen oscille entre 30 μ et 65 μ (chez l'homme). D'ailleurs il n'y a pas de rapport entre la longueur d'une fibre et son épaisseur; la plus longue n'est pas forcément la plus épaisse. Par exemple une fibre de 5,3 cm. atteint un calibre de 48,2 μ, alors qu'une fibre de 12,3 cm. ne mesure que 41,6 μ de large. Dans tous les muscles on rencontre mélangées des fibres de toutes épaisseurs; seulement, dans les uns la proportion de fibres épaisses est considérable, dans les autres au contraire les fibres minces sont en plus grande quantité. Dans tous les cas les calibres moyens sont en majorité. Le volume d'un muscle n'a pas d'influence sur l'épaisseur des fibres et les différences de calibre ne s'expliquent pas non plus par le mode d'action du muscle. Par contre l'état de nutrition du sujet et le sexe (?) ont une influence essentielle. Chez le nouveau-né le calibre des fibres est uniforme, les inégalités ne se manifestent entre les fibres d'un même muscle ou de muscles différents que pendant le cours de la croissance.

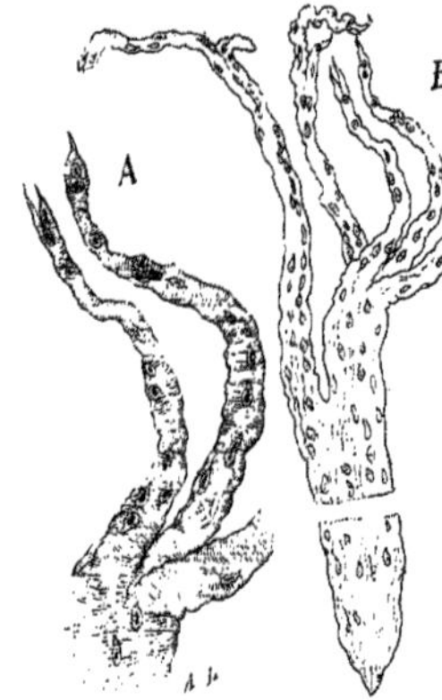

Fig. 24. — Extrémités ramifiées de fibres musculaires de la langue de grenouille.

En B on a dessiné les deux extrémités de la fibre, l'une ramifiée, l'autre conique (la striation transversale n'a pas été figurée) — (d'après Schiefferdecker et Kossel).

Structure. — Le faisceau primitif est constitué : 1° par une enveloppe, le *sarcolemme* ou myolemme, 2° par du protoplasma non différencié, le *sarcoplasma* de Rollett (*Sarcoglia* de Kühne) renfermant les *noyaux*, et 3° par des *fibrilles* agencées en faisceaux. Ces fibrilles, striées en travers, représentent l'élément contractile, caractéristique de la cellule musculaire.

A. **Sarcolemme.** — Le sarcolemme est une membrane mince, homogène, très élastique, qui engaine exactement le faisceau primitif. Son existence, quoique niée par Schneider, est admise par tous les histologistes. Elle n'est cependant constante que dans les fibres striées multinucléées des Vertébrés supérieurs. Il manque chez certains animaux et dans certains muscles (Cyclostomes, muscles des ailes des Insectes). Pour voir cette membrane il faut recourir à des dissociations et porter son attention sur les fibres dont la substance contractile a été rompue par les aiguilles (fig. 25). En ces points le sarcolemme, plus résistant, est demeuré généralement intact tandis que la substance du faisceau, étant rétractée, s'écarte de lui. On aperçoit alors la gaine transparente, pourvue d'un double contour, souvent plissée et comme chiffonnée. Parfois la fibre après s'être rompue se tord sur son axe et au niveau de la rupture le sarcolemme, mis en évidence par la rétraction de la masse contractile se tord également en prenant la forme d'un sablier. Enfin, aux extrémités des fibres brisées par la préparation, la substance musculaire fait hernie (surtout si l'on fait agir sur elle un acide faible) et le sarcolemme se rétracte en arrière de l'excroissance qu'il entoure à sa base comme d'une collerette plissée (fig. 26).

Ces observations, en démontrant l'existence du sarcolemme, prouvent aussi sa solidité et son élasticité. Cette membrane est, de plus, remarquable par sa résistance à l'action des acides et des alcalis. Sa signification est encore entourée d'obscurité et l'on ne sait pas d'une façon indiscutable si elle a la valeur d'une membrane cellulaire ou bien si elle dérive du tissu conjonctif. Ce qui est certain c'est que, par ses réactions, elle diffère beaucoup du tissu élastique autant que du tissu conjonctif. A ce point de vue elle a une grande analogie avec les membranes propres glandulaires (Chittenden, Ewald).

B. **Sarcoplasme et Noyaux**. — Ainsi que nous l'avons déjà dit, la substance contractile des faisceaux primitifs est représentée par des fibrilles groupées en faisceaux auxquels on a donné le nom de *cylindres primitifs* (Leydig) ou de *colonnettes musculaires* (Kœlliker) (fig. 28). C'est du moins là l'opinion la plus généralement admise aujourd'hui. Entre ces cylindres primitifs est répandue une *substance intermédiaire*, protoplasma non différencié, au sein de laquelle sont plongés les noyaux et qui double d'une couche très mince la face interne du sarcolemme. Son existence a été mise hors de doute par Kœlliker, et de nombreux observateurs en ont fait l'objet de leurs recherches. On l'a appelée *sarcoplasma* (Rollett), *sarcoglia* (Kühne), *sarcoprotoplasma* (Knoll).

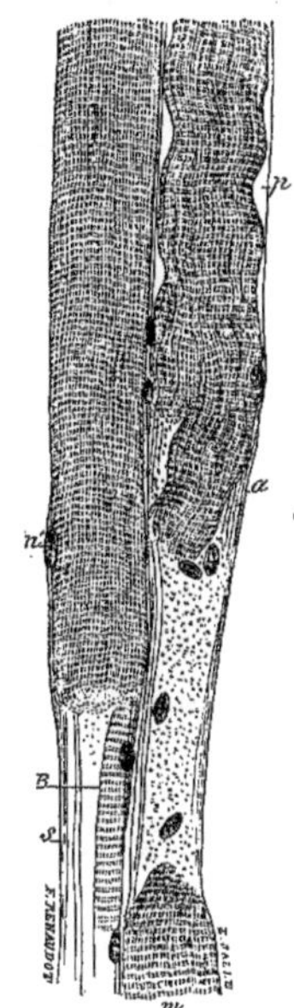

Fig. 25. — Deux faisceaux musculaires du grand adducteur du chien, pris après la rigidité cadavérique.

m, substance musculaire. — *n*, noyau vu de profil. — *s*, sarcolemme. — *p*, espace compris entre le sarcolemme et la substance musculaire, rempli du liquide additionnel. — *B*, couche mince de substance musculaire restée adhérente au sarcolemme (d'après Ranvier).

Le sarcoplasme est une substance homogène, probablement liquide ou semi-liquide, dans laquelle sont répandues des granulations d'une nature spéciale, les *granulations interstitielles* de Kœlliker ou *sarcosomes* de Retzius (fig. 27). Ces granulations sont, comme le sarcoplasme lui-même, réparties entre les faisceaux de fibrilles et se présentent par conséquent sous l'aspect de traînées longitudinales. On les trouve, de plus, amassées autour des noyaux et au-dessous du sarcolemme. Elles sont unies entre elles par de fins filaments protoplasmiques. Leur nombre et leur répartition varient beaucoup, non seulement selon les diverses espèces animales, mais encore selon les muscles d'un même animal. En tout cas elles sont constantes et méritent d'être considérées comme des éléments importants des fibres.

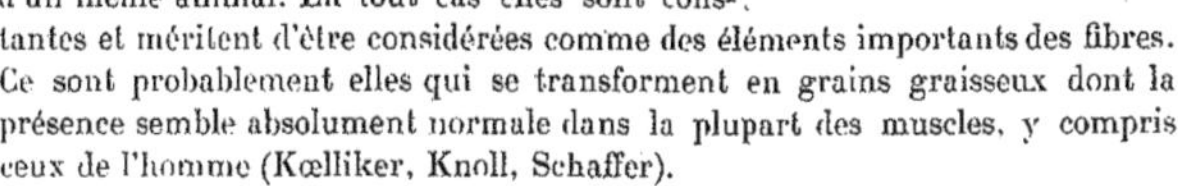

Ce sont probablement elles qui se transforment en grains graisseux dont la présence semble absolument normale dans la plupart des muscles, y compris ceux de l'homme (Kœlliker, Knoll, Schaffer).

La distribution du sarcoplasme est en relation étroite avec celle des faisceaux de fibrilles, puisqu'il occupe tous les espaces laissés libres entre eux (*sarcoplasme intercolumnaire*). Il est en outre très probable, mais non démontré, qu'il s'insinue entre les fibrilles elles-mêmes. Ce *sarcoplasme interfibrillaire* différerait cependant, d'après Rollett, par ses propriétés, du sarcoplasme intercolumnaire.

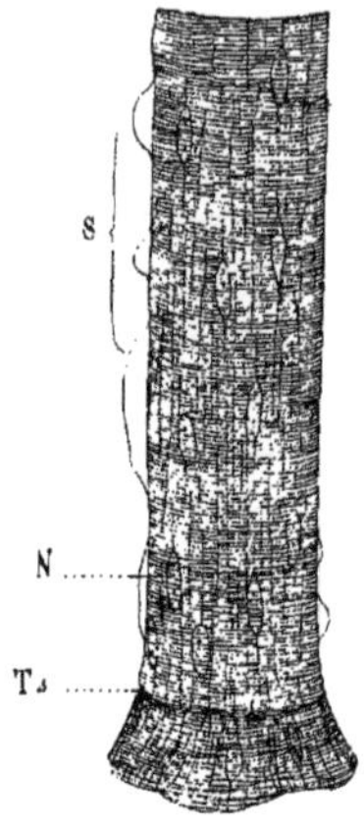

Fig. 26. — Fibre striée de la grenouille dissociée à l'état frais dans la solution d'eau salée physiologique.

En plusieurs endroits le sarcolemme (*S*) s'est séparé de la surface de la substance contractile. Celle-ci fait hernie à l'extrémité brisée de la fibre. — *Ts*, bord du tube sarcolemmal rompu. — *n*, noyaux (d'après Schiefferdecker et Kossel).

La structure des faisceaux primitifs dépend donc en somme de plusieurs facteurs : de la forme des cylindres primitifs ou faisceaux de fibrilles ; de l'abondance relative du sarcoplasme par rapport à la masse fibrillaire ou *Rhabdia* de Kühne et enfin de l'agencement des cylindres primitifs.

En se plaçant à ces divers points de vue on pourrait établir un certain nombre de catégories de fibres musculaires. Mais leur description nous entraînerait beaucoup trop loin, et nous devons nous borner ici à donner seulement quelques indications sommaires appuyées sur des exemples.

Les faisceaux de fibrilles sont cylindriques, prismatiques ou lamellaires, compacts ou creux, par conséquent sur des coupes transversales ils apparaîtront sous l'aspect de cercles (ou, s'ils sont creux, de disques), de polygones ou d'ovales plus ou moins allongés. Leur longueur est égale à celle de la fibre elle-même ; leur volume enfin varie dans des limites très étendues, selon les animaux et selon les muscles considérés.

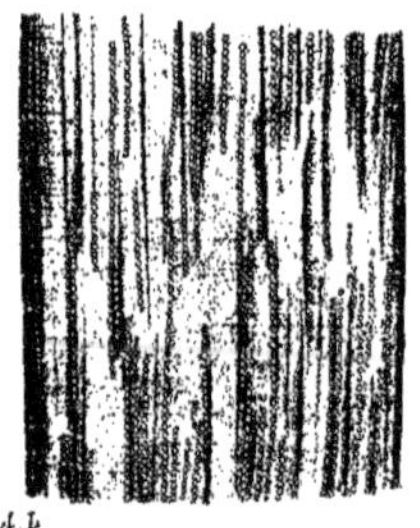

Fig. 27. — Fibre musculaire de la grenouille examinée à l'état frais dans l'humeur aqueuse. Grains interstitiels (d'après Kœlliker).

Tantôt ces faisceaux sont groupés uniformément dans toute l'épaisseur de l'élément contractile, tantôt au contraire ils se réunissent en amas d'étendue et de volume variables qui affectent ou non, les uns vis-à-vis des autres, des rapports réguliers. Ainsi, par exemple, dans les muscles des pattes de la mouche (fig. 29, A et C) on voit des faisceaux, lamellaires et composés généralement d'une seule rangée de fibrilles, disposés radiairement de façon à constituer dans leur ensemble deux cylindres creux emboîtés. Jetons maintenant un coup d'œil sur la figure 29, B, qui représente la coupe de deux fibres des muscles des nageoires de l'hippocampe. Ici nous apercevons les faisceaux de fibrilles, également lamellaires mais plus épais, disséminés sans ordre apparent sous la forme de lames sinueuses, enroulées capricieusement, ou même de petites colonnettes compactes.

Dans l'un comme dans l'autre cas la quantité de sarcoplasme est considérable : elle égale ou surpasse même la masse fibrillaire. Si au contraire nous considérons la coupe d'une fibre musculaire de grenouille (Fig. 29, E), ou d'un Mammifère quelconque (Fig. 29, D), nous constatons immédiatement une différence notable. Les faisceaux fibrillaires apparaissent sous la forme de petits polygones grenus, plus étendus chez la grenouille, arrangés les uns à côté des autres comme les carreaux d'une mosaïque. Répandu dans leurs interstices le sarcoplasme forme une sorte de réseau clair et homogène, à travées étroites. Ces champs polygonaux, surfaces de section des cylindres primitifs, sont connus sous le nom de *champs de Cohnheim*. Ils sont bien réellement l'expression de la structure spéciale, fibrillaire, de la fibre striée vivante, ainsi que l'ont démontré les recherches de certains auteurs, notamment celles de Kœlliker, Rollett et Schaffer, et non pas, comme l'a prétendu Knoll, une apparence due à l'action des réactifs.

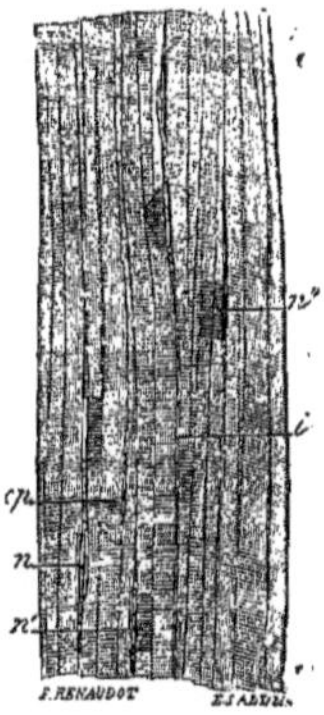

Fig. 28. — Fragment d'un faisceau superficiel du couturier de la grenouille.

cp, cylindre primitif. — i, interstice. — n, noyau vu de profil. — n', noyau vu de trois quarts. — n'', noyau vu de face (d'après Ranvier).

Les diverses fibres musculaires dont il vient d'être question ne se distinguent pas seulement par leur richesse plus ou moins grande en sarcoplasme et par l'agencement de leurs faisceaux fibrillaires. Elles diffèrent en outre, et c'est là un fait important, par la situation de leurs noyaux. Ceux-ci, dans la plupart des muscles des Invertébrés, sont logés dans l'axe de l'élément contractile, profondément par conséquent, dans une masse centrale de sarcoplasme. Chez les Amphibiens et chez les Poissons ils sont disséminés dans toute l'épaisseur de la fibre; chez les Oiseaux (en partie du moins) et chez les Mammifères enfin, y compris l'homme, on les trouve à la surface des faisceaux primitifs, au-dessous du sarcolemme.

En général ces noyaux sont ovoïdes ou fusiformes, leur grand axe étant parallèle à celui de la fibre à laquelle ils appartiennent. Leur nombre est considérable. Il peut être évalué à plusieurs centaines pour les fibres les plus courtes et à plusieurs milliers pour les plus longues. Tantôt on les trouve disséminés sans ordre apparent à la surface du faisceau primitif (Mammifères) ou des cylindres primitifs (grenouille), tantôt alignés les uns à la suite des autres. Il est généralement admis qu'ils sont entourés, quelle que soit leur situation, d'une couche sarcoplasmique plus ou moins épaisse, renfermant des sarcosomes. Weber et Van Gehuchten affirment cependant que chez la grenouille les noyaux sont *directement* en contact avec la partie striée.

D'ailleurs leur structure ne présente en général rien de particulièrement intéressant. Van Gehuchten a montré que chez la grenouille il existe, en dehors des nucléoles, une partie chromatique qui se présente sous la forme d'un filament unique enroulé en spirale et tapissant la face interne de la membrane nucléaire.

Les exemples que nous venons de citer suffisent à donner une idée exacte

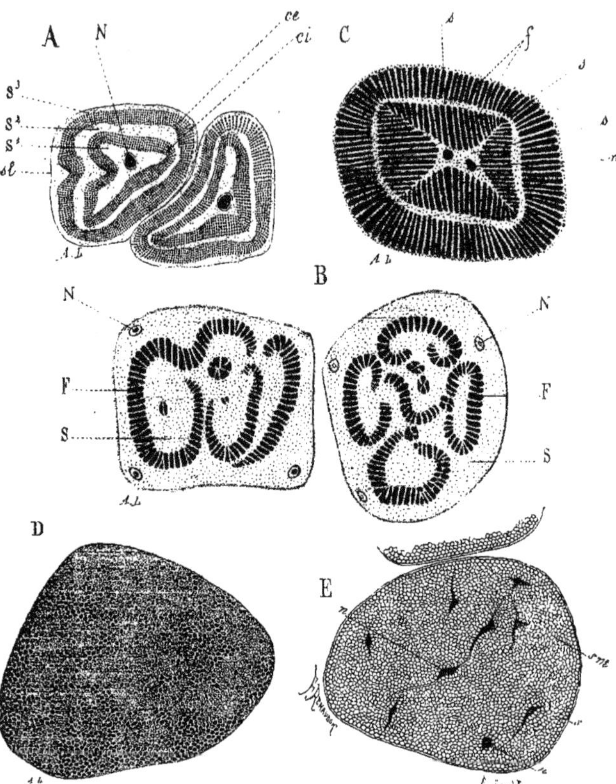

Fig. 29. — Ces figures, qui représentent des coupes transversales de fibres musculaires striées, sont destinées à montrer l'agencement des faisceaux de fibrilles et la répartition du sarcoplasme dans quelques cas typiques.

A. Muscle de la patte de la mouche domestique : *ci* et *ce*, cylindres interne et externe (coupés en travers) formés de fibrilles juxtaposées en séries radiaires ; S^1, S^2, S^3, couches centrale, moyenne et externe de sarcoplasme ; N, noyau ; *sl*, sarcolemme (d'après Schiefferdecker et Kossel). — Voy. aussi la fig. 36, coupe longitudinale d'une fibre semblable à celle qui est figurée ici en section transversale. — *B*. Muscles des nageoires de l'hippocampe : F, faisceau de fibrilles (coupées en travers) agencées en lames enroulées ou en colonnes ; S, sarcoplasme ; N, noyaux (d'après Rollett). — *C*. Fibre musculaire de *musca vomitoria* : *f*, faisceaux de fibrilles ; *s*, sarcoplasme ; *n*, noyaux (d'après Rollett). — *D*. Fibre musculaire du lapin. Champs de Cohnheim. Le réseau clair répond au sarcoplasme et les surfaces de section des faisceaux de fibrilles sont foncées (d'après Kœlliker). — *E*. Faisceau du couturier de la grenouille : *s*, sarcolemme ; *n*, noyaux ; *sm*, substance musculaire (d'après Ranvier).

des variétés les plus importantes de fibres musculaires striées. Ils nous montrent en somme que, d'une façon générale, la proportion de sarcoplasme est plus considérable chez les animaux inférieurs que chez les Vertébrés, que par conséquent la différenciation spécifique des éléments contractiles est plus complète chez ceux-ci que chez ceux-là ; en outre que les noyaux tendent à devenir périphériques au fur et à mesure qu'on considère à la fois des espèces plus élevées en organisation et des muscles plus parfaits. Ceci est d'ailleurs d'accord avec l'histogénèse.

Il ne faudrait pas cependant accorder à ces conclusions une valeur absolue. En réalité on peut observer chez une seule espèce animale ou même chez un seul et même animal des variétés de structure presque aussi accusées que celles qui serviraient à caractériser les différentes classes. C'est ainsi qu'il est aujourd'hui prouvé que chez tous les animaux on rencontre deux catégories de fibres striées. Déjà signalées autrefois par plusieurs auteurs, notamment par Stannius, Leydig, Lankester, Schwalbe, etc., elles ont fait, dans ces dernières années, l'objet de nombreuses recherches provoquées par les observations de Ranvier.

W. Krause d'abord, puis Ranvier, montrèrent en effet que chez le lapin il y a deux sortes de muscles. Les uns, tels que le demi-tendineux, le crural, le petit adducteur, etc., sont rouges, les autres, plus nombreux, sont blancs et translucides. D'où la division en *muscles rouges* et *muscles blancs*. Ils se distinguent non seulement par quelques particularités morphologiques mais encore par leurs propriétés physiologiques (Ranvier). Les muscles blancs sont nettement striés en travers, et leurs noyaux sont sans exception extérieurs, c'est-à-dire appliqués à la surface du faisceau sous le sarcolemme (fig. 30, B). Ce sont des muscles à contraction brusque, qui se produit sous la forme d'une secousse rapide suivie d'une décontraction également rapide. Les muscles rouges possèdent au contraire une striation longitudinale plus marquée que la transversale. Leurs noyaux sont relativement plus nombreux et se rencontrent aussi bien à l'intérieur du faisceau, entre les cylindres primitifs, qu'à sa surface (fig. 30, C). A cet égard le muscle rouge a donc une certaine analogie avec un muscle de grenouille (fig. 30, A). Leur contraction est lente à s'établir, progressive, soutenue et suivie d'une décontraction lente et progressive aussi.

A la suite de Ranvier un certain nombre d'histologistes, parmi lesquels il convient de citer Grützner et ses élèves, Arnold, Lavocat et Arloing, Knoll, Mayeda, Schaffer (pour ne parler que de ceux qui se sont surtout placés au point de vue morphologique), poursuivirent l'étude de ces deux variétés de muscles, s'efforçant de découvrir le rapport existant entre la couleur, la structure et le mode d'activité fonctionnelle. On reconnut, et Ranvier l'avait déjà constaté chez la torpille et chez la raie, qu'elles existaient non seulement chez le lapin, mais chez toutes les espèces de Vertébrés et d'Invertébrés, non pas, il est vrai, toujours sous la forme de muscles qu'on peut distinguer à l'œil nu d'après leur coloration, mais sous celle de muscles entiers ou seulement de faisceaux musculaires qui se présentent à l'examen microscopique, les uns sous un aspect clair, les autres sous un aspect foncé, trouble. D'où le nom de *muscles clairs* et de *muscles foncés*. Ces différences d'aspect sont dues à la quantité plus ou moins considérable de sarcoplasme et de grains interstitiels existant dans les fibres, partant à l'abondance relative des fibrilles. L'aspect clair est le propre des fibres pauvres en sarcoplasme, l'aspect foncé caractérise les fibres riches en sarcoplasme. Les *muscles riches en protoplasme* (comme on les a appelés) correspondent donc aux muscles rouges et troubles; les *muscles pauvres en protoplasme*, aux muscles pâles ou blancs (Knoll).[1]

Chez l'homme, en particulier, tous les muscles sont rouges et cependant, ainsi

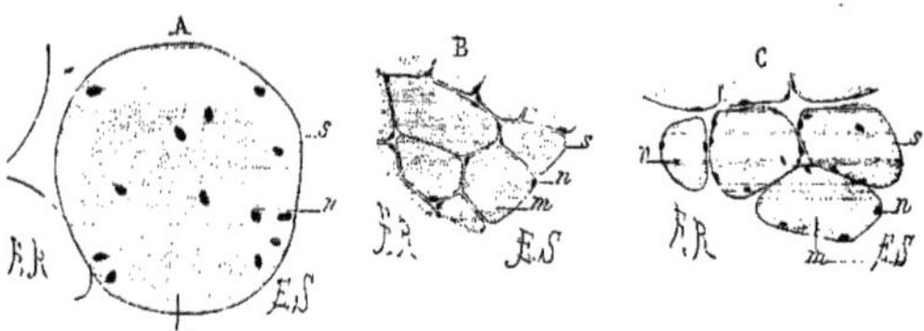

Fig. 30. — Coupes transversales de faisceaux musculaires.

A, du couturier de la grenouille; B, du grand adducteur du lapin (muscle blanc); C, du demi-tendineux du même animal (muscle rouge). — m, substance musculaire; s, sarcolemme (d'après Ranvier.).

que Grützner l'a montré le premier, ils sont tous de nature mixte, à des degrés variables, c'est-à-dire qu'ils renferment à la fois des fibres troubles, riches en protoplasma et des fibres claires, pauvres en protoplasma (fig. 31). On peut, d'après la proportion de l'une ou l'autre catégorie, reconnaître des différences frappantes entre les divers muscles. Ainsi, par exemple, le muscle du diaphragme, les muscles de l'œil, le masséter, les muscles du dos renferment en majorité des fibres riches en protoplasma. D'ailleurs il existe des variations individuelles prononcées et de plus, si l'on considère un seul et même muscle, on reconnaît qu'il y a en certains endroits prédominance de fibres claires, ailleurs majorité de fibres troubles (fig. 31, C et D). Il faut en outre savoir que l'aspect clair d'une fibre ne tient pas toujours à une structure spéciale mais peut dépendre d'un état physiologique particulier ou d'un état de dégénérescence (Schaffer).

De toutes les recherches entreprises jusqu'à ce jour il résulte que les deux variétés de fibres, riches ou pauvres en protoplasma, sont constantes, mais leur signification physiologique n'est pas encore clairement établie. L'expérience n'a pas démontré que partout le muscle riche en protoplasma, rouge, muni de granulations et de noyaux intérieurs, se contractait lentement, tandis que le muscle pauvre en protoplasma se contractait brusquement. On connaît même des cas où c'est précisément l'inverse qui se passe. Il n'en est pas moins vrai que l'on est autorisé à penser que des différences fonctionnelles correspondent à ces différences structurales.

C. **Fibrilles.** — Les parties contractiles de la fibre musculaire striée sont représentées par des fibrilles et nous avons déjà vu dans le paragraphe précédent comment ces fibrilles étaient groupées en faisceaux et quels étaient leurs rapports avec le sarcoplasme.

Cette conception de la structure de la fibre striée est due à Kœlliker qui l'a défendue à maintes reprises et l'a appuyée sur des observations convaincantes.

Un grand nombre d'auteurs, après lui, l'ont soutenue (nous citerons notamment Wagener, Ranvier, Rollett, Retzius) et aujourd'hui la majorité des histologistes l'admettent. On verra cependant un peu plus loin que quelques-uns ne l'adoptent pas (Melland, Carnoy, Van Gehuchten, Marshall, Ramón y Cajal)

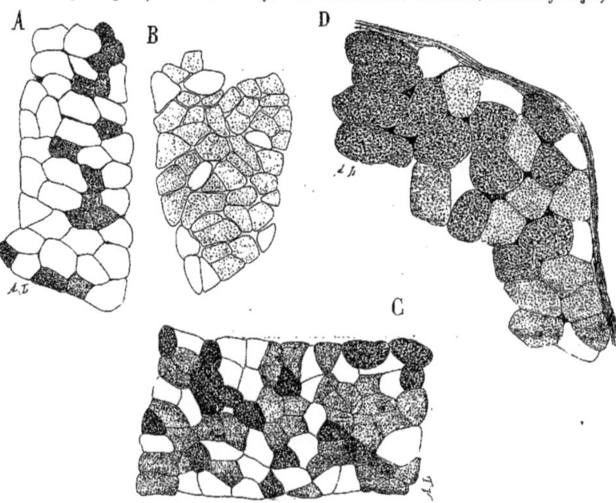

Fig. 31. — Figures destinées à montrer, d'après des coupes transversales, plusieurs types de muscles de l'homme formés par le mélange de fibres riches en protoplasme (foncées) et de fibres pauvres en protoplasme (claires).

A, du muscle sterno-hyoïdien; *B*, du diaphragme; *C*, du trapèze, au voisinage de son insertion sur les 11e et 12e vertèbres dorsales; *D*, du même au voisinage de son insertion sur l'épine de l'omoplate (d'après Schaffer).

et comprennent la structure de la fibre striée d'une façon absolument différente.

La fibre musculaire multinucléée est caractérisée, ainsi que nous l'avons dit précédemment, par la présence de stries transversales, de plus elle présente aussi, dans un grand nombre de cas, des stries orientées en sens inverse des précédentes, c'est-à-dire des stries longitudinales. Celles-ci peuvent manquer ou, quand elles existent, être plus ou moins accentuées, tantôt très rapprochées, tantôt plus écartées les unes des autres. En tout cas leur importance est secondaire et leur signification tout autre que celle des stries transversales. Elles sont dues à l'existence des traînées longitudinales de sarcoplasme et de grains interstitiels et répondent par conséquent aux interstices des cylindres primitifs. La striation transversale au contraire résulte d'un état de différenciation spéciale des éléments contractiles. C'est elle qu'il nous faut examiner maintenant.

On peut étudier la striation transversale sur des fibres musculaires intactes, mais il est préférable, pour avoir des images plus nettes, de faire agir au préalable sur elles certains réactifs qui permettent de les décomposer en fibrilles ou en petits faisceaux de fibrilles. Dans ce but on emploiera l'alcool, l'acide picrique saturé, l'acide chromique (0,1 0/0) et les bichromates de potasse ou d'ammoniaque (jusqu'à 2 0/0). L'eau chaude (70°) produit également une dissociation complète. Les principaux détails s'observent très bien sur des muscles de Mammifères, mais les objets d'étude les plus favorables et qu'on choisit de préférence sont fournis par les Arthropodes (hydrophile, dytique, hanneton, mouche, blatte, etc.). Les muscles du thorax de ces animaux, notamment, se laissent très facilement dissocier en fibrilles (considérées par quelques auteurs comme faisceaux de fibrilles) de 1 à 4 μ d'épaisseur qui montrent avec une netteté admirable toutes les particularités de la striation (fig. 32).

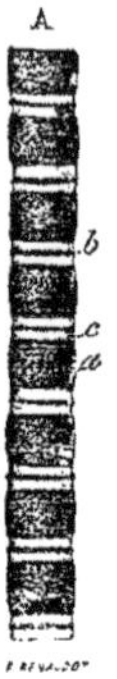

Fig. 32. — Une fibrille des ailes de l'hydrophile, à l'état d'extension.

a, disque épais. — *b*, disque mince. — *c*, espace intermédiaire (d'après Ranvier).

Comme celles-ci diffèrent suivant que la fibrille est à l'état de repos ou à l'état de contraction, nous les envisagerons successivement dans ces deux cas.

1° FIBRILLES A L'ÉTAT DE REPOS

Chaque fibrille est constituée par une série linéaire de segments qui diffèrent entre eux par leurs propriétés optiques et par leurs réactions vis-à-vis des matières colorantes et qui se succèdent régulièrement, toujours dans le même ordre, les uns à la suite des autres. Ils se présentent sous l'aspect de bandes alternativement claires et sombres, celles-ci pouvant être plus ou moins foncées, dont la largeur varie selon qu'il s'agit de l'une ou de l'autre, selon aussi les muscles et l'espèce animale envisagés, selon enfin l'état de tension ou de relâchement de la fibre. Quelques-unes sont assez minces pour mériter le nom de *stries* et d'ailleurs toutes, comprenant l'épaisseur totale de la fibrille, qui est cylindrique, sont en réalité des *disques* d'épaisseur variable.

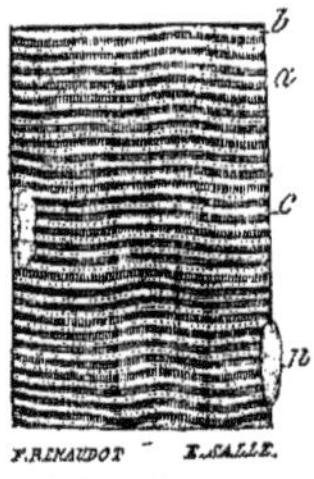

Fig. 33. — Faisceau primitif du muscle grand adducteur du lapin, examiné à l'état vivant dans son propre plasma.

a, disque épais. — *b*, disque mince. — *c*, espace intermédiaire. — *n*, noyau vu de profil (d'après Ranvier).

Tous ces disques, sombres ou clairs, lorsqu'on considère un faisceau de fibrilles, cylindre primitif, ou une fibre entière, sont situés à la même hauteur dans le même faisceau et dans toute l'étendue de la fibre, c'est-à-dire que tous les disques sombres sont rangés suivant des lignes parallèles exactement transversales entre lesquelles s'intercalent les séries également transversales et parallèles formées par les disques clairs (fig. 33). Il en résulte que le faisceau ou la fibre en question se trouve, comme la fibrille elle-même, strié transversalement. Il va sans dire que ces stries ne sont rectilignes et bien transversales que quand la fibre ou le faisceau fibrillaire sont rectilignes eux-mêmes. S'ils sont repliés, plissés, mal tendus en un mot, les stries deviennent obliques par place, s'incurvent, bref s'orientent de mille manières selon les hasards de la préparation.

D'une façon générale toutes les bandes sombres présentent de l'affinité pour les réactifs colorants, l'hématoxyline par ex., mais à des degrés divers, tandis que les bandes claires ne se teintent que très peu ou même pas du tout. Pour ce qui concerne leurs propriétés optiques nous dirons seulement que les bandes sombres sont très réfringentes, les claires au contraire très peu. Lorsqu'on examine des fibrilles à la lumière polarisée (fig. 34) on constate que les premières sont biréfringentes, *anisotropes*, c'est-à-dire sont lumineuses quand, les deux prismes de Nicol étant croisés, le champ du microscope est obscur. Dans ces mêmes conditions les bandes claires deviennent obscures, invisibles par suite; la substance qui les constitue est donc monoréfringente, *isotrope*. Il faut remarquer que ces propriétés sont plus ou moins accusées suivant les segments.

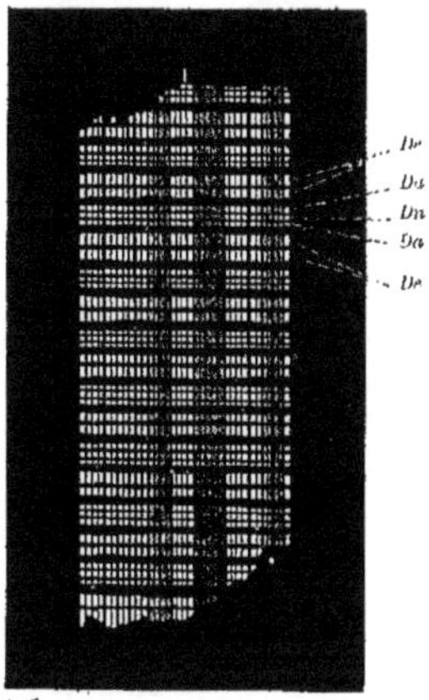

La méthode d'observation des muscles dans la lumière polarisée, utilisée d'abord par Brücke, a donné dans ces dernières années entre les mains de Rollett des résultats extrêmement intéressants.

Fig. 34. — Une fibre musculaire de *Lucanus cervus* examinée au spectropolarisateur.

Le disque mince, *Dm*; les disques accessoires, *Da*; et les deux demi-disques épais, *De*, rétablissent la lumière. Tous les autres disques sont obscurs (d'après Rollett). — (Dans la figure originale les bandes lumineuses sont colorées en vert).

Ces quelques renseignements préliminaires étant fournis, voyons dans quel ordre se succèdent les disques.

Ce qui frappe d'abord le regard lorsqu'on examine une fibrille ou une fibre, ce qui revient au même, ce sont des bandes sombres, larges, séparées par des zones claires plus étroites (fig. 33). La bande foncée, limitée quelquefois du côté de la bande claire par une strie opaque (cloison limitante de Tourneux) a reçu des noms divers : bande ou disque sombre, *disque épais* (Ranvier), disque transversal (Engelmann); la *bande claire* est aussi connue sous les noms de bande intermédiaire, disque clair. En se livrant à un examen plus approfondi on remarque que chacune de ces zones se trouve subdivisée en deux parties égales par une strie (fig. 35, 36 et 37, R). C'est ainsi qu'une fine ligne sombre, le *disque mince* [ligne de Dobie; strie d'Amici; ligne de Krause; disque terminal (Merkel); disque intermédiaire (Engelmann, Frédériq); disque mince (Ranvier)] partage en deux moitiés symétriques la bande claire. Le disque mince se montre souvent sous la forme d'un grain sombre s'il s'agit de fibrilles isolées, d'une série de grains juxtaposés dans le cas d'une fibre entière. On le reconnaît aussi facilement à cette particularité importante que là où il confine au sarcolemme, c'est-à-dire à la périphérie de la fibre, il se fixe à cette membrane. Ainsi, en portant son attention sur le bord d'une fibre on aperçoit une série de festons dessinés par les faisceaux de fibrilles les plus superficiels et dont les angles rentrants répondent justement aux disques minces adhérents au sarcolemme.

De même, le disque épais est divisé en deux demi-disques épais par une strie, tantôt claire, tantôt sombre, la strie ou *ligne de Hensen* [disque moyen (Hensen, Merkel, Nasse); cloison médiane] bien visible surtout quand la fibrille a été fixée en état d'extension.

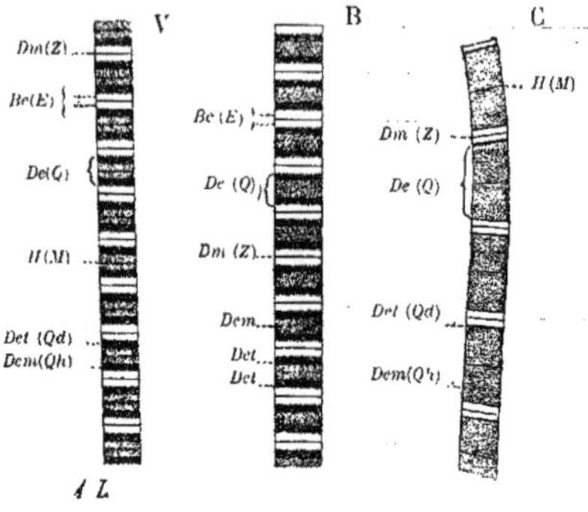

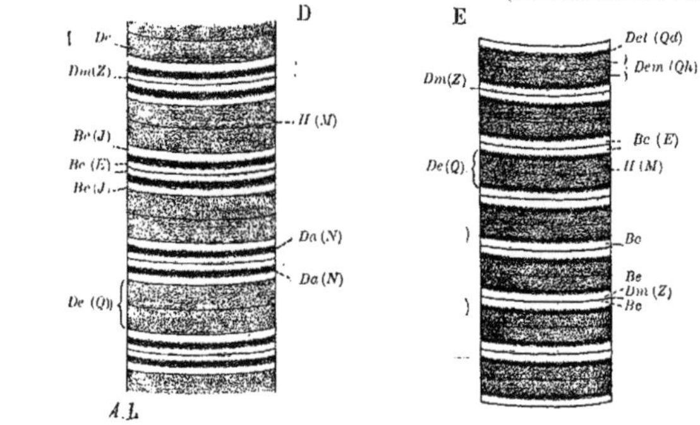

Fig. 35. — Diverses fibres musculaires, à l'état de repos.

A, de l'homme; *B*, de la grenouille; *C*, de l'écrevisse; *D*, du dytique; *E*, de la mouche domestique. — Les lettres entre parenthèses se rapportent à la nomenclature allemande. — *Dm* (*Z*), disque mince, avec, de chaque côté, la bande claire, *Bc* (*E*); *Da* (*N*) disque accessoire; *De* (*Q*), disque épais, composé souvent d'un disque épais terminal, *Det* (*Qd*)(à chacune de ses extrémités) et de deux demi-disques épais moyens *Dem* (*Qh*), séparés par la strie de Hensen *H* (*M*); *Bc* (*J*), deuxième bande claire dans le cas de disque accessoire (d'après Schiefferdecker et Kossel).

La strie de Hensen peut être double, ainsi que Rollett l'a montré pour la première fois. En ce cas le disque épais est décomposé en trois zones sombres, deux extrêmes (disques épais accessoires de Renaut) et une moyenne (disque épais principal) séparées par deux bandes claires.

Tels sont les segments constants de la fibrille striée. La ligne de Hensen peut cependant n'être pas toujours parfaitement évidente, mais elle est nette dans la majorité des cas.

Leur nombre peut être beaucoup plus considérable. Ainsi la bande claire, comprise entre le disque mince et le disque épais est parfois subdivisée en deux parties par une ligne ou mieux une bandelette foncée, généralement granuleuse, anisotrope, plus rapprochée du disque mince. Vue d'abord par Bowmann, puis par Brücke, elle a été spécialement étudiée par Engelmann qui l'a appelée *disque accessoire* (disque secondaire de Frédériq). Retzius a prétendu que ces disques accessoires n'existaient pas, du moins en tant que segments de la fibrille. Il les attribue à un arrangement particulier des sarcosomes autour de celle-ci, mais les recherches de Rollett paraissent démontrer que cette manière de voir est erronée et que les disques accessoires sont bien réellement des segments anisotropes déterminés.

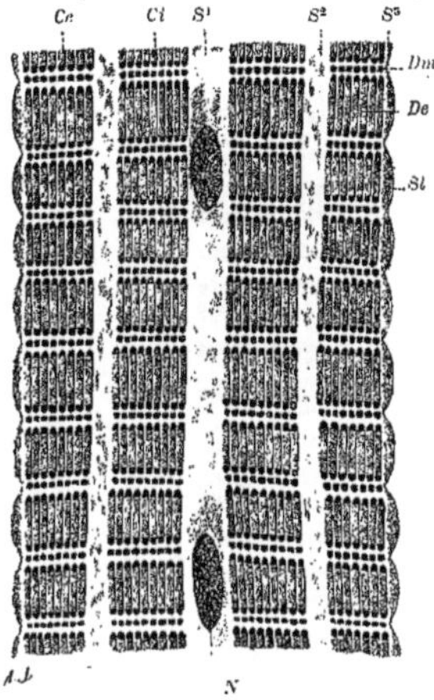

Fig. 36. — Segment d'une coupe longitudinale de fibre musculaire de *Musca vomitoria*.

N, noyaux. — *Cc*, *Ci*, rangées externe et interne de faisceaux fibrillaires. — S^1, S^2, S^3, amas central, moyen et externe de sarcoplasme. — *Sl*, sarcolemme. — *Dm*, rangée de grains correspondant aux disques minces. — *De*, disque épais, différencié sur ses bords en un disque épais terminal (il n'existe pas de strie de Hensen). — Chaque fibrille se trouve formée par une série linéaire de bâtonnets (*De*) et de grains (*Dm*) séparés par des espaces clairs (Voy. la coupe transversale d'une fibre semblable fig. 29 A) (d'après Rollett).

Enfin chaque demi-disque épais se montre assez souvent décomposé en deux zones, l'une qui confine à la strie de Hensen et l'autre qui termine le demi-disque épais. Toutes deux sont foncées et réfringentes, mais la première l'est moins que la seconde. On peut appeler la moins réfringente *disque épais moyen*, et la plus réfringente, *disque épais terminal*.

On a décrit encore d'autres variétés, mais leur existence n'étant pas bien certaine nous n'en parlerons pas.

Nous voyons donc, en résumé (fig. 37, R), que dans une fibrille striée à son maximum de complication, les bandes se succèdent dans l'ordre suivant, en prenant pour point de départ un disque mince :

Disque mince.	*Dm*	(Z)	Disque épais terminal.	*Det*	(Qd)	Q
Bande claire	*Bc*	(E)	Demi-disq. épais moy. .	*Dem*	(Qh)	
Disque accessoire.	*Da*	(N)	Strie de Hensen. . . .	*H*	M	
Bande claire	*B'c'*	(J)				

puis reparaissent, mais dans l'ordre inverse, les mêmes éléments, c'est-à-dire :

Demi-disque ép. moy. .	*Dem*	(Qh)	Q	Disque accessoire.	*Da*	(N)
Disque épais terminal. .	*Det*	(Qd)		Bande claire	*Bc*	(E)
Bande claire	*B'c'*	(J)		Disque mince.	*Dm*	(Z)

et ainsi de suite dans le même ordre suivant toute la longueur de la fibrille. Rollett a proposé une nomenclature qui a l'avantage d'abréger les descriptions, en même temps qu'elle fixe mieux les noms dans la mémoire et qui a été acceptée par la plupart des histologistes allemands. Elle consiste à désigner chaque couche par l'initiale du mot allemand qu'elle porte. Nous avons indiqué ces lettres entre parenthèse à la suite de chaque terme de l'énumération qui précède ; elles n'ont une signification démonstrative qu'en langue allemande.

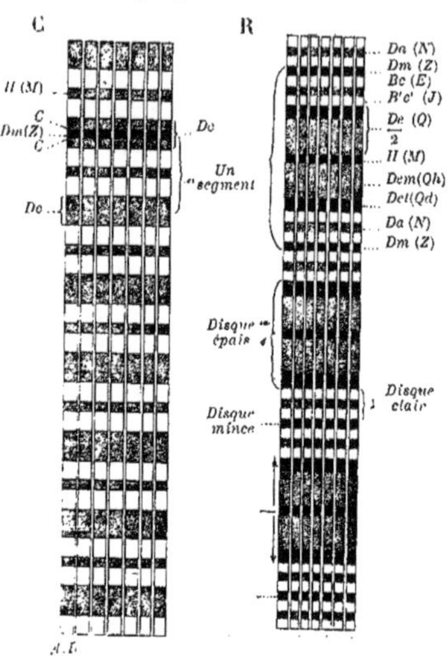

Fig. 37. — Schémas de la striation de la fibrille musculaire, au stade de repos *R*, et au stade de contraction *C*, conformément à la théorie de Merkel.

R. — Les différentes zones sont indiquées comme dans les figures précédentes, par les initiales des mots français qui les désignent, et, entre parenthèses, par les lettres de la nomenclature allemande.

Dm, disque mince. — *Bc*, première bande claire. — *Da*, disque accessoire. — *B'c'*, deuxième bande claire. — *Do*, disque épais terminal. — *Dem*, demi-disque épais moyen. — *H*, strie de Hensen. — Un segment entier va de *Dm* à *Dm* ; le disque épais comprend *Det* + *Dem* + *H* + *Dem* + *Det* ; le disque clair *Bc* + *B'c'* quand *Da* n'existe pas.

C. — Inversion. *H* est dégagé par le déplacement de *Dem* + *Det* qui vont suivant le sens des flèches (fig. R), se juxtaposer de part et d'autre de *Dm*. *Dt* devient indistinct. De cette façon prend naissance un nouveau disque épais, *Dc*, disque de contraction, formé par *C* + *Dm* + *C* : *C* étant égal, en partie (voy. le texte), à *Dem* + [illegible]*et* + *Da*.

Chaque fibrille et, par suite, chaque faisceau de fibrilles se trouvent donc en apparence décomposés en une série de segments superposés comprenant chacun un certain nombre de disques et que l'on a voulu considérer comme les éléments mêmes de la fibrille, jouissant les uns vis-à-vis des autres d'une indépendance à peu près complète. Un grand nombre d'auteurs se fondant sur la manière dont les différents disques se comportent à l'égard des réactifs, sur les modifications qu'ils subissent pendant la contraction et aussi sur des considérations théoriques, ont proposé divers groupements. Malheureusement ces tentatives n'ont abouti qu'à des hypothèses plus ou moins soutenables, sans réussir à élucider la constitution intime de la substance contractile. Nous résumerons très brièvement ces théories après avoir indiqué sommairement l'action des réactifs.

Action des réactifs. — *Acides*. — Lorsqu'on fait agir des acides étendus (acétique, formique, chlorhydrique... etc.) sur des fibres musculaires, on constate au bout de peu de temps que le disque épais (*De*) se gonfle fortement et devient plus clair. Les disques accessoires se comportent de même, tandis que les disques minces ne paraissent subir aucune tranformation.

Par suite du gonflement des disques épais les fibrilles deviennent moniliformes, renflées au niveau de ceux-ci, étranglées au contraire au niveau des disques minces. Si l'acide employé est assez concentré les disques épais et accessoires deviennent clairs et perdent de leur réfringence. Alors aussi survient une sorte de fragmentation de la fibrille ou du faisceau par suite de la dissolution de certaines zones. D'habitude le clivage se fait suivant la strie de Hensen, c'est-à-dire que chaque segment comprend en son milieu un disque mince et à chacune de ses extrémités un demi-disque épais profondément modifié. Parfois la division se fait suivant d'autres zones, mais dans tous les cas c'est le disque mince qui résiste le mieux et peut persister quand toutes les autres zones ont disparu.

Les alcalis étendus gonflent également les disques épais et diminuent leur pouvoir réfringent.

Alcool. — L'alcool décompose les fibres ou fibrilles en segments, ainsi que Skey et surtout Bowmann l'ont montré pour la première fois, seulement ces segments ne correspondent pas à ceux que produisent les acides. Rollett a fait voir que la segmentation pouvait se faire de différentes manières. Tantôt le segment comprend seulement le disque épais avec la strie de Hensen (De + H), tantôt il est composé par le disque épais flanqué à chaque bout du disque accessoire dont il est séparé par une bande claire ($Da + B'c' + De + B'c' + Da$); dans d'autres cas enfin, certains segments sont constitués par le disque épais seul, les autres par le disque mince avec, de chaque côté, le disque accessoire et une bande claire intermédiaire ($Da + Bc + Dm + Bc + Da$).

Les segments comprenant le disque épais et la strie de Hensen répondent aux disques de Bowmann, éléments primitifs de la substance musculaire (*sarcous elements*).

Il résulte de ce qui précède que la décomposition des fibrilles en segments sous l'influence des acides ou de l'alcool ne saurait renseigner d'une façon rigoureuse sur la constitution de celles-ci puisqu'elle peut se faire de diverses façons avec le même réactif, et sans qu'on puisse déterminer la raison de ces différences. Ce qui est évident c'est que les zones claires sont attaquées et détruites plus vite que les zones sombres et que parmi celles-ci le disque mince résiste plus longtemps que le disque épais. De son côté la strie de Hensen paraît être constituée par une substance qui n'est pas la même que celle des disques épais ni que celle des bandes claires. Ces faits cependant n'impliquent pas forcément, ainsi que l'a fait remarquer Kœlliker, qu'il existe entre ces diverses zones des différences essentielles d'ordre chimique. Ils s'expliquent aussi bien par des différences dans leur état physique, notamment par une inégalité de densité.

Théorie de Bowmann. — Bowmann admettait que les muscles sont composés de « fascicules primitifs » qui eux-mêmes sont constitués par de petites masses allongées, les « *sarcous elements* » unies entre elles aussi bien par leurs extrémités que par leurs faces latérales. Certains réactifs détruisent la substance qui soude ces particules dans le sens transversal. Elles restent alors en connexion par leurs extrémités et la substance contractile se trouve décomposée en fibrilles. D'autres réactifs au contraire dissolvent seulement le ciment qui les réunit dans le sens longitudinal; elles demeurent par conséquent soudées par leurs faces et la fibre musculaire est décomposée en « disques ».

Les « disques de Bowmann » peuvent s'obtenir au moyen des acides faibles, ou de certains sels alcalins. La congélation des fibres est aussi un excellent moyen (Ranvier) qui permet de décomposer, sans l'intervention d'un agent chimique, les fibres musculaires en disques.

Théorie de Krause. — W. Krause, partant de la connaissance du disque mince (qu'il appelle « membrane fondamentale, Grundmembran », propose une nouvelle théorie de la constitution de la fibre musculaire. Celle-ci serait formée, indépendamment du sarcolemme, par un nombre considérable de « cases musculaires » (sarcomeres de Schæfer). Chaque case musculaire est limitée sur les côtés par une membrane latérale, et à chacune de ses extrémités par une membrane fondamentale (disque mince) qui d'ailleurs lui est commune avec la case voisine. A l'intérieur de la case se trouve un « prisme musculaire » de substance anisotrope (disque épais) dont les deux extrémités sont séparées de la membrane fondamentale correspondante par une mince couche de liquide (demi-bande claire). Plus tard Krause prétendit que les prismes musculaires ne sont pas homogènes mais sont composés par un faisceau de très fins cylindres, les « bâtonnets musculaires », parallèles au grand axe de la fibre.

Théorie de Merkel. — La découverte de la zone dite strie de Hensen, qui sépare en deux moitiés le disque épais, conduisit Merkel à modifier la conception de Krause. Pour lui la fibrille musculaire est constituée par des segments réunis bout à bout, « les éléments musculaires ». Ceux-ci sont séparés les uns des autres par une membrane ou disque terminal (disque mince) optiquement simple mais en réalité formée de deux lamelles juxtaposées et soudées par un ciment. Sur les côtés une membrane latérale clôt l'élément. Enfin un dernier disque, le disque moyen (strie de Hensen), partage chaque élément en deux moitiés parfaitement symétriques.

Nous verrons plus loin les vues de Krause et de Merkel relatives au mécanisme de la contraction musculaire.

Aucune des théories que nous venons de résumer n'est satisfaisante; toutes sont passibles d'objections graves, car elles s'appuient en partie sur des détails de structure dont l'existence n'est nullement démontrée : par exemple la membrane latérale, la duplicité du disque mince, etc. Il en existe d'autres. Les unes se rattachent d'une façon plus ou moins étroite, soit à la théorie de Bowmann, soit à celle de Krause ou de Merkel. Les autres se fondent sur des données différentes. Nous ne saurions les passer toutes en revue. Il nous suffira de citer la conception de Bütschli et Schewiakoff qui attribuent aux éléments contractiles la structure spumeuse que, d'après Bütschli, possède toute substance protoplasmique, et celle d'Engelmann. D'après ce dernier auteur la substance striée normale est un agrégat régulièrement construit de diverses sortes de particules (éléments des disques) qui sont unies dans le sens de la longueur de la fibre, par cohésion, en fibrilles prismatiques épaisses d'environ 1 μ, dans le sens de sa largeur en disques plan-parallèles. Dans chaque fibrille les éléments doués d'une constitution physique et chimique différente alternent régulièrement, tandis que dans un même disque ils sont tous de même nature. A l'état tout à fait normal il n'existe pas de substance intermédiaire liquide dans leurs interstices.

En présence de ces nombreuses divergences il nous semble que, dans l'état actuel de nos connaissances et si l'on veut mettre de côté toute spéculation théorique, les idées de Kœlliker sont, en partie du moins, parfaitement justifiées. Kœlliker est d'avis que les fibrilles sont originellement formées dans toute leur longueur par une seule et même substance. Certains endroits deviennent plus denses alors que d'autres demeurent moins compacts et cette différenciation est en rapport avec les contractions. Les zones ainsi constituées ne diffèrent entre elles ni au point de vue chimique ni au point de vue physiologique; elles ne se distinguent que par des propriétés physiques. L'action des réactifs, acides, alcool, et celle de la lumière polarisée, variables suivant telle ou telle zone ou catégorie de zones, s'expliquent aussi bien par de simples différences de densité des segments.

En somme, et c'est là le point important, chaque fibrille est un tout et ne résulte pas de la juxtaposition de segments clos et indépendants. Il faut convenir cependant que la manière dont les disques se comportent vis-à-vis des matières colorantes semble indiquer qu'il existe entre eux des différences d'ordre chimique.

Il n'y a donc pas lieu de chercher le groupement des disques qui répond à une unité anatomique, mais on peut le faire, en se plaçant au point de vue physiologique, c'est-à-dire en tenant compte des modifications que ces disques subissent lors de la contraction. Or, le disque épais et les disques accessoires (d'ailleurs inconstants) sont les seuls qui éprouvent des transformations importantes. De plus, c'est par une bande claire (Bc) que se terminent les fibrilles (Engelmann) ou au moins par un disque épais (Ranvier). Il s'ensuit que l'unité physiologique est représentée par un demi-disque épais + la bande claire partagée ou non par le disque accessoire ($\frac{De}{2} + Bc' + Da + Bc$). Ces unités sont du reste toujours groupées deux par deux, symétriquement de chaque côté de la strie de Hensen qui les sépare, ce qui semble indiquer un certain rapport entre les deux segments d'une même paire (Schiefferdecker et Kossel).

Il nous reste, pour terminer ce qui a trait à la constitution intime de la fibre striée, à indiquer une conception entièrement différente des précédentes en ce qu'elle nie l'existence, à l'état normal, des fibrilles telles que nous les avons décrites et admet dans toute l'étendue de la substance contractile la présence d'un réseau continu. Ses principaux défenseurs ont été Carnoy et surtout son élève Van Gehuchten qui a cherché à l'appuyer sur de nombreuses observations, mais à côté de ces deux noms il convient de citer ceux de Melland, Marshall, Ramón y Cajal qui cependant sur plusieurs points s'écartent de Van Gehuchten.

Théorie de Van Gehuchten. — La partie striée du muscle comprend deux éléments essentiellement distincts (fig. 38 à 41). L'un est organisé et structuré; l'autre est amorphe et dépourvu de toute structure visible. Le premier pénètre la fibre musculaire dans toute son étendue et dans toute son épaisseur, y formant une vaste charpente, un véritable réseau. Ce réseau est d'une régularité mathématique. Ses mailles, allongées et toutes égales, ont leur grand axe parallèle à l'axe de la fibre et communiquent largement les unes avec les autres. Les différents plans sont réunis par des filaments transversaux allant de la surface de la fibre vers sa profondeur.

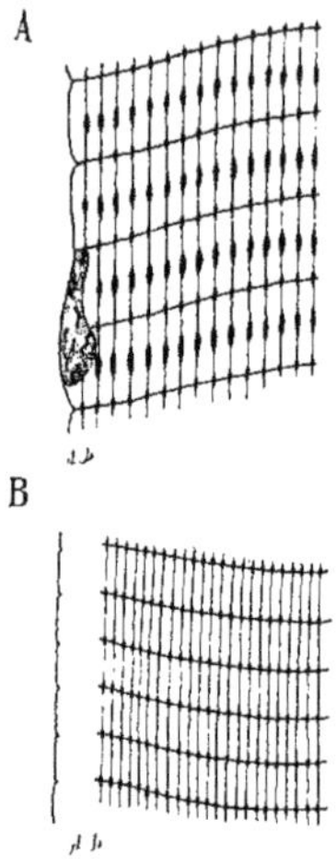

Ces filaments forment, par leur ensemble, une ligne transversale continue à la surface du muscle, un réseau dans sa profondeur, réseau dont le plan est placé perpendiculairement à son grand axe. La hauteur de toutes les mailles est la même, de sorte que le réseau transversal se répète à des distances régulières.

Dans le sens longitudinal de la fibre les mailles sont aussi régulièrement placées les unes au-dessus des autres de manière que les trabécules qui les limitent latéralement semblent former des filaments continus reliés entre eux par les filaments transversaux.

Fig. 38-39. — Deux fibres musculaires de l'hydrophile.

A, fibre traitée pendant 10 heures par l'acide chlorhydrique à 1 pour 100; trabécules du réticulum plastinien. — *B*, fibre traitée comme la précédente. Le réseau s'est séparé du sarcolemme représenté à gauche de la figure (d'après Van Gehuchten).

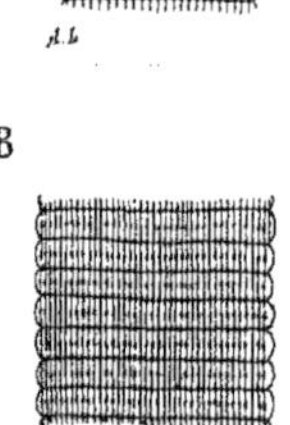

Fig. 40-41. — Deux fibre musculaires de la mouche.

A, fibre traitée par l'alcoo — *B*, réticulum plastinien obtenu par la digestion dans la potasse diluée (d'après Van Gehuchten).

La substance qui constitue le réticulum musculaire semble être de nature plastinienne; elle est extensible et élastique.

Le second élément, amorphe, possède une consistance semi-liquide et visqueuse. Sa nature chimique est complexe, mais il est toujours riche en myosine; c'est l'enchylème myosique. Il est uniforme dans toute sa masse, identique dans tous ses points; c'est en lui que se trouvent plongées les trabécules du réticulum plastinien.

Ces deux éléments forment, à eux seuls, toute la partie striée du muscle. Ils sont enveloppés par le sarcolemme, tantôt directement, tantôt par l'intermédiaire d'une bande de protoplasme ordinaire.

Le réticulum musculaire est la partie la plus importante. C'est en lui que réside la propriété caractéristique des cellules musculaires, la contractilité; pendant la contraction, l'enchylème myosique ne fait que suivre d'une manière toute passive les mouvements du réticulum.

Cette façon de comprendre la structure musculaire identifie la fibre striée avec la cellule ordinaire. On y trouve en effet une partie organisée ou réticulum, et une substance de remplissage ou enchylème, il n'y a de différence que dans le mode d'arrangement du premier et dans les substances qui peuvent entrer dans la constitution du second. C'est donc à bon droit que l'on a défini la fibre musculaire striée : « une cellule ordinaire dont le réticulum s'est régularisé, et l'enchylème chargé de myosine » (Carnoy).

Ce résumé, emprunté presque textuellement au mémoire de Van Gehuchten, suffit à faire comprendre les points essentiels de sa théorie. Malgré tout ce que cette manière de voir a de séduisant, malgré les recherches consciencieuses qui lui servent de base, elle n'a rencontré jusqu'alors que des contradicteurs plus ou moins bienveillants. Il ne faudrait cependant pas la rejeter en bloc et de parti pris. Van Gehuchten a décrit des faits dont on doit tenir compte, et si l'interprétation qu'il en a proposée est inexacte, elle mériterait en tout cas d'être soumise à un examen attentif et à une critique impartiale.

2° FIBRILLES A L'ÉTAT DE CONTRACTION

Lorsqu'une fibre musculaire striée se contracte, elle subit dans sa constitution des transformations qui se traduisent à l'examen microscopique par des changements dans les détails de la striation. C'est là un fait aujourd'hui

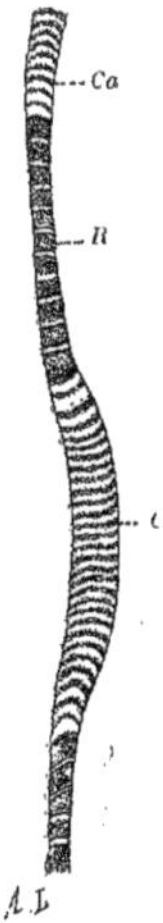

FIG. 42. — Faisceau de fibrilles d'un muscle strié d'écrevisse.

Ondes d'Aeby, *Ca*. Dans leur intervalle la striation est celle des fibrilles à l'état de repos, *R* (d'après Schieffer-decker et Kossel).

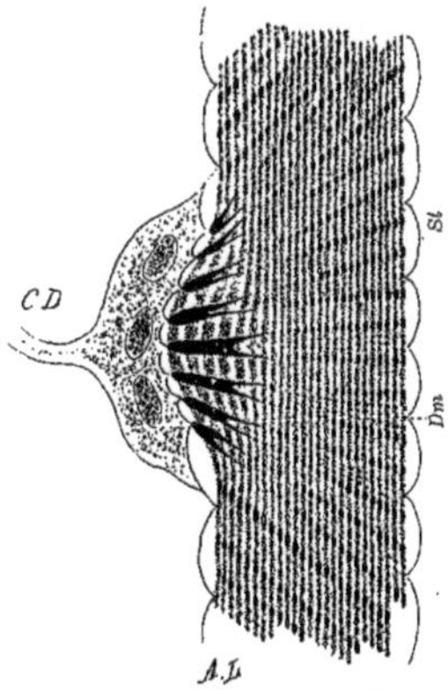

FIG. 43. — Onde de contraction latérale (dans une fibre musculaire de *Cassida equestris*) née au au niveau d'un *cône de Doyère*. On peut suivre facilement sur cette figure les modifications de la striation pendant le passage de l'état de repos à l'état de contraction.

Dm, disque mince. — *Sl*, festons du sarcolemme. — *CD*, cône de Doyère (d'après Rollett).

admis par tout le monde et qu'il est facile de constater en examinant des fibres vivantes dissociées rapidement dans un liquide indifférent. Dans ces conditions on voit se produire sur les fibres des renflements, dus à une contraction localisée, qui tantôt occupent toute leur largeur, tantôt n'existent que sur un seul de leurs côtés (fig. 43). Ces renflements, connus sous le nom d'*ondes d'Aeby* (fig. 42), se propagent avec une vitesse plus ou moins considérable tout le long de la fibre sur laquelle ils apparaissent. Choisie comme objet d'études par tous les histologistes qui ont cherché à pénétrer le secret de la contraction musculaire, notamment par Hensen et Engelmann, l'onde d'Aeby est cependant un phénomène anormal. Il faut, pour qu'elle se produise, que la fibre soit détachée de ses insertions. Lorsqu'un muscle reste fixé à ses deux extrémités il se contracte toujours en masse, d'un seul coup. Néanmoins les modifications que subit la striation au niveau d'une telle onde sont les mêmes que celles qui surviennent au cours d'une contraction régulière.

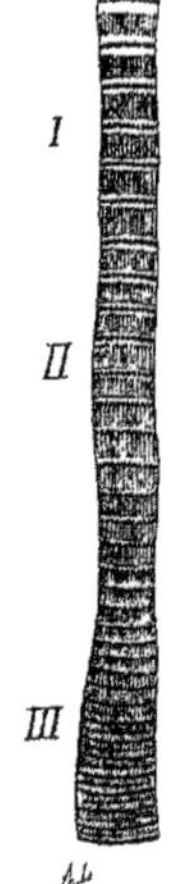

Fig. 44. — Fibre musculaire de la tête d'une mouche.

I, stade de repos. — *II*, stade intermédiaire. — *III*, stade de contraction (d'après Merkel).

Depuis Bowmann un nombre considérable d'histologistes ont étudié ces changements, pensant pouvoir arriver ainsi à déterminer le mécanisme de la contraction, et ont émis des théories plus ou moins ingénieuses, qui, pour la plupart, ont cessé d'être soutenables, basées qu'elles sont sur une connaissance incomplète ou erronée de la structure de la fibre à l'état de repos. Malgré toutes les tentatives, le problème est encore loin d'être résolu. Actuellement nous ne connaissons même pas, d'une façon positive, toutes les modifications que la contraction produit dans la striation, tant sont nombreuses les divergences, souvent les contradictions, entre les auteurs. A plus forte raison le mécanisme essentiel de la contraction nous échappe-t-il complètement.

Nous laisserons de côté dans l'exposé qui va suivre les théories anciennes de Bowmann, d'Amici, de Brücke, de Rouget, etc., parce qu'elles n'ont plus qu'un intérêt historique et encombreraient inutilement notre description. Nous signalerons au contraire celles qui, s'appuyant sur des faits d'observation, parfois, il est vrai, contestables, ont aujourd'hui des partisans.

Théorie de Krause. — Nous savons de quelle manière Krause conçoit la constitution de la fibre musculaire (Voy. plus haut). Pendant la contraction les bâtonnets dont est composé le prisme musculaire conservent la longueur qu'ils avaient à l'état de repos, tandis que l'épaisseur des bandes claires isotropes diminue. Cela signifie que le liquide contenu dans la « case musculaire », aux deux extrémités du faisceau de bâtonnets, pénètre entre ceux-ci. La fibrille ou le faisceau de fibrilles se raccourcissent donc parce que les disques épais se rapprochent aux dépens des bandes claires devenues plus minces. Les bâtonnets, corps rigides et de forme invariable, groupés en faisceaux, constituent des disques à surfaces terminales activement électromotrices et susceptibles par conséquent de s'attirer mutuellement. En somme les « prismes musculaires » sont comparables à des faisceaux de baguettes de fer temporairement magnétiques (fig. 45 et 46, A).

Théorie de Merkel. — L' « élément musculaire » (tel que le comprend Merkel) est constitué par trois substances : la substance disdiaclastique, la substance cinétique et la substance plasmatique. A l'état de repos ces substances sont réparties de telle sorte que la disdiaclastique et la cinétique (la première anisotrope, la seconde isotrope), intimement mélangées, forment le disque sombre tandis que la plasmatique (isotrope) occupe la bande claire (fig. 37, C; 44, 45 et 46, C).

Pendant la contraction, la substance cinétique se transporte sur le disque

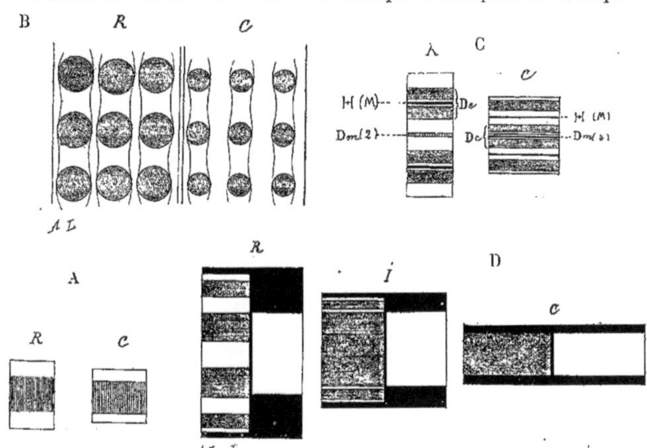

Fig. 45-46. — Figures schématiques de la contraction musculaire.

A — Théorie de Krause. Les bâtonnets du prisme musculaire conservent à l'état de contraction (*c*) la longueur qu'ils avaient à l'état de repos, mais les bandes claires s'amincissent parce que le liquide de la case musculaire pénètre entre les bâtonnets et les écarte.

B — Théorie de Ranvier. A l'état de contraction (*c*) le plasma qui imbibe les disques épais se répand en dehors de ceux-ci. — *C, Théorie de Merkel.* Pour la signification des lettres, voir les figures 35 et 37. *R*, repos; *c*, contraction. — *D, Théorie d'Engelmann. R*, stade de repos; *I*, stade intermédiaire; *c*, stade de contraction. Les disques bi-réfringents s'imbibent de plus en plus d'un liquide qui leur est abandonné par les bandes isotropes.

(Ces figures sont empruntées à Merkel).

mince; la substance plasmatique au contraire est attirée par la disdiaclastique et la gonfle. Ce déplacement de la substance cinétique se fait de la même façon dans tous les muscles; par contre, la substance disdiaclastique gonflée se comporte différemment suivant les cas. Tantôt elle demeure amassée contre la strie de Hansen (disque médian de Merkel), tantôt elle accompagne plus ou moins la substance cinétique dans son émigration vers le disque mince.

Entre le stade de repos et le stade de contraction, Merkel décrit un « stade intermédiaire » pendant lequel toutes les substances de l'élément musculaire se mélangent, de sorte que la striation disparaît.

La figure schématique ci-dessus (fig. 45, 46, C) montrera clairement la succession des phénomènes telle que la décrit Merkel. On voit qu'au stade de contraction il y a une véritable *inversion* de la striation. Le demi-disque épais (De) est venu se placer contre le disque mince (Dm), occupant ainsi la place de la bande claire et du disque accessoire (quand il existe) et démasquant la strie de Hensen qui apparaît (selon Merkel) sous l'aspect d'une fine ligne sombre. On aperçoit, comme à l'état de repos, des disques sombres traversés par une ligne plus foncée et séparés par des bandes claires divisées elles-mêmes par une strie opaque ; seulement les disques sombres sont formés par la substance cinétique du disque épais transportée contre le disque mince, et les bandes claires représentent les espaces laissés libres par le départ de cette substance et traversés par la strie de Hensen plus ou moins épaissie.

Le disque sombre large du stade de contraction (Dc) ne doit donc pas être confondu avec le disque épais (De), c'est une formation nouvelle que l'on a désignée sous le nom de strie de contraction ou *disque de contraction* (Nasse). Les auteurs allemands la désignent par les lettres CS. Elle comprend deux bandes sombres (C) entre lesquelles s'intercale exactement le disque mince et répond alors à la formule C + Z + C = CS.

Théorie d'Engelmann. — Pour Engelmann il ne se produit pas, au moment de la contraction, d'inversion de la striation. Il admet que la contractilité est la propriété des disques bi-réfringents. Pendant la contraction le volume de ces disques augmente à un point tel que leur épaisseur peut devenir trois à quatre fois plus considérable que celle des bandes claires, lesquelles de leur côté se sont amincies (fig. 45-46). Ce phénomène s'explique si l'on admet que le disque anisotrope (épais) s'est imbibé d'un liquide qui lui est abandonné par la bande isotrope et rentre dans celle-ci lorsque la fibre se relâche. De plus pendant la contraction les couches isotropes deviennent plus foncées, les anisotropes plus claires et les premières arrivent ainsi, lors du maximum de raccourcissement, à être moins transparentes que les secondes. Cependant tout ce qui était bi-réfringent pendant le repos l'est aussi pendant la contraction, et l'inversion des couches anisotropes et isotropes admise par Merkel n'existe pas.

Engelmann explique les changements de forme de la fibre musculaire en supposant que les couches anisotropes sont occupées par des molécules très allongées qui, par suite de l'imbibition, tendent à prendre une forme sphérique.

Le processus de la contraction devrait donc être rattaché à des phénomènes d'imbibition, analogues à ceux qui président, surtout chez les plantes, à tant de mouvements.

Théorie de Ranvier. — Ranvier a établi, au moyen d'une méthode très ingénieuse qui consiste à examiner des fibres fixées dans leur forme au moment où elles se contractaient sans pouvoir revenir sur elles-mêmes, parce qu'on les en empêche, en un mot des fibres tétanisées-tendues, Ranvier, disons-nous, a établi que les disques épais paraissent être les seules parties contractiles des fibres striées. Dans un muscle tétanisé-tendu, leur longueur diminue mais leur largeur augmente. D'allongés qu'ils étaient, en forme de bâtonnets, ils tendent à devenir sphériques, à prendre, par conséquent, une forme correspondant à une surface plus petite. Cette transformation résulte de ce qu'ils abandonnent une partie du plasma qui les imbibe. Ce plasma, se répandant sur les côtés des disques épais, concourt avec l'élargissement propre de ceux-ci à l'accroissement du diamètre transversal de la fibre et à son durcissement dans l'état de contraction (fig. 45-46).

Les bandes claires et les disques minces jouent au contraire un rôle purement mécanique. Ce sont des pièces de charpente élastiques qui s'allongent dans le muscle tétanisé-tendu.

Les disques minces serviraient en outre à relier les fibrilles dans le sens transversal.

La striation ne disparaît dans aucune des phases de la contraction, et rien n'est changé dans les rapports des disques épais, des disques minces et des espaces clairs qui se succèdent dans les fibres musculaires lorsque, de l'état de repos, elles passent à l'état de contraction. Le stade intermédiaire, homogène, de Merkel n'existe pas.

Telles sont les principales théories qui, à l'heure actuelle, se partagent les faveurs des histologistes. Certains auteurs, parmi les plus modernes, s'appliquant surtout à analyser les phénomènes morphologiques de la contraction, en dehors de toute conception théorique, sont arrivés à des résultats qui, sans confirmer absolument celle de Merkel, prouvent toutefois qu'elle doit renfermer une bonne part de vérité. Nous signalerons particulièrement Rollett, Retzius et Tourneux, dont les descriptions font ressortir les principaux faits suivants :

Pendant la contraction : 1° les disques clairs, isotropes disparaissent complètement ; 2° les disques minces deviennent plus épais ; 3° les stries de Hensen sont très manifestes. En même temps les segments musculaires s'aplatissent et deviennent plus larges.

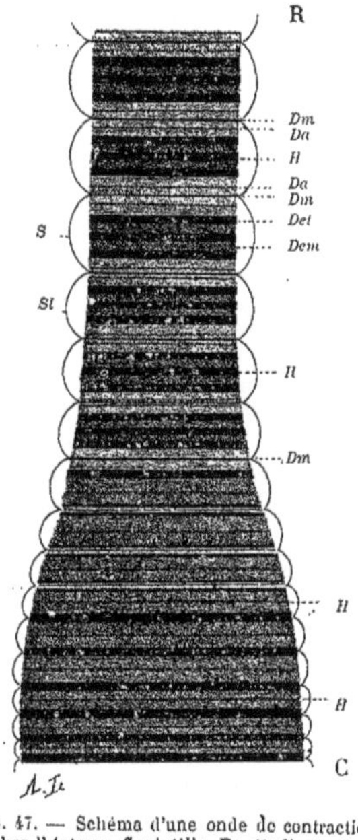

Fig. 47. — Schéma d'une onde de contraction chez l'*Astacus fluviatilis*. En étudiant attentivement la figure de haut en bas (de R en C) on se rendra compte des transformations successives de la striation depuis l'état de repos jusqu'à l'état de contraction complète.

Chaque feston du sarcolemme *St* répond à un segment de la fibrille. — Les lettres ont la même signification que dans les figures 35 et 37 (d'après Rollett).

La fig. 47, empruntée à Rollett, permet de suivre facilement la série des phases depuis l'état de repos jusqu'à l'état de contraction complète. Nous ne croyons pas qu'il soit nécessaire de l'expliquer et nous voulons simplement donner une idée de ce que Rollett a observé, sans entrer dans des détails qui nous entraîneraient beaucoup trop loin. Tourneux signale des transformations à peu près identiques.

La conclusion la plus nette qui se dégage de l'étude que nous venons de faire c'est que, dans la fibre striée, ou plutôt dans la fibrille striée, l'élément contractile est le disque épais. La fibrille de la cellule musculaire lisse correspondrait alors, comme le pense Ranvier, dans sa totalité à un disque épais. La segmentation de la fibrille, c'est-à-dire sa division en une série de particules de nature différente et qui se succèdent dans un ordre déterminé, serait en rapport, non pas avec la contraction elle-même, mais avec le mode de la contraction. Or, dans un muscle strié celle-ci se fait brusquement, lentement au contraire dans un muscle lisse. On conçoit facilement que les changements d'état de la substance contractile, quels qu'ils soient, se feront, pour une masse donnée, plus rapidement si elle est fragmentée, si, par conséquent, les surfaces d'échange sont multipliées, que si elle forme un tout homogène et compact. Il est à supposer que le sarcoplasme joue un rôle important dans ces phénomènes, mais nous ne savons rien sur ce qu'il peut être.

MUSCLES

Les fibres musculaires striées multinucléées, pour former les muscles, se groupent en faisceaux qui s'associent à leur tour en nombre plus ou moins considérable et constituent ainsi des masses indépendantes de configuration variable. Ces faisceaux sont engainés par du tissu conjonctif renfermant les vaisseaux et les nerfs qui leur sont destinés et s'unissent par leurs extrémités à des cordons fibreux, appelés tendons. C'est par l'intermédiaire des tendons que les fibres musculaires en se raccourcissant mettent en mouvement les parties (os, cartilages, membranes, peau, etc.) sur lesquelles ils se fixent.

Nous devons étudier successivement : 1° le mode de groupement des fibres musculaires et leurs rapports avec le tissu conjonctif; 2° la structure des tendons et leur union avec le muscle; 3° les vaisseaux et les nerfs des muscles et des tendons.

I. — Mode de groupement des fibres musculaires — Leurs rapports avec le tissu conjonctif

Chaque muscle est décomposable en une quantité de faisceaux séparés les uns des autres par des cloisons discontinues de tissu conjonctif, émanées d'une enveloppe commune qui entoure entièrement sa surface libre et, au niveau de ses extrémités, s'unit aux tendons qui lui font suite. Ce tissu conjonctif du muscle a reçu un nom particulier : on l'appelle *périmysium* et l'on distingue un *périmysium externe* qui correspond à la gaine périphérique et un *périmysium interne* qui comprend l'ensemble des cloisons inter-fasciculaires (fig. 48). Les fibres musculaires, ou *faisceaux primitifs*, se juxtaposent parallèlement les unes aux autres et constituent des *faisceaux secondaires*. Ceux-ci, dans certains muscles, forment en se groupant des *faisceaux tertiaires*. Le muscle, en un mot, est subdivisé en un certain nombre de départements de premier ordre, composés eux-mêmes de territoires plus petits qui renferment chacun un nombre variable de faisceaux primitifs, ces derniers représentant les unités morphologiques de l'organe contractile. Les chiffres suivants empruntés à Riedel donneront une idée de la quantité moyenne de faisceaux primitifs dans quelques muscles : m. cléido-mastoïdien chez la souris, 1210 fibres; chez le lapin, 6324; m. omo-hyoïdien chez un enfant nouveau-né vigoureux, 20 808 fibres; chez un homme adulte peu musclé, 14 251 fibres.

L'épaisseur des faisceaux secondaires oscille entre 0,45 et 1,12 mm. (Kœlliker), celle des faisceaux tertiaires, considérable dans certains muscles (grand fessier, deltoïde), est soumise à des variations encore plus étendues.

A chacune des subdivisions du muscle correspondent des lamelles conjonctives engainantes (périmysium interne) dont le développement est propor-

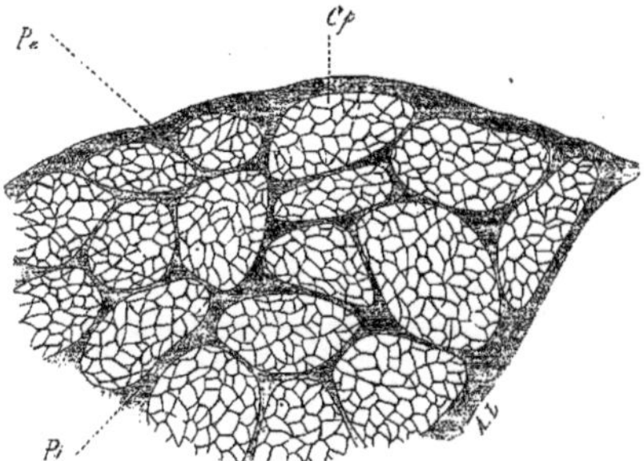

Fig. 48. — Portion d'une coupe transversale du muscle sterno-cléido-mastoïdien de l'homme *Pe*, périmysium externe; *Pi*, périmysium interne; *Cp*, cylindres primitifs et faisceaux musculaires secondaires (d'après Kœlliker).

tionnel à l'importance des faisceaux qu'elles séparent. Ces lamelles d'ailleurs ne sont pas continues et partagent seulement le muscle en loges incomplètes qui communiquent largement les unes avec les autres.

Le périmysium possède une constitution analogue à celle du tissu cellulaire lâche sous-cutané. Les faisceaux fibrillaires sont très minces, enchevêtrés en couches plus ou moins denses.

Les fibres élastiques, généralement très fines, sont très rares ou même font complètement défaut dans les interstices des faisceaux primitifs. Elles sont plus abondantes dans les cloisons les plus épaisses et surtout dans le périmysium externe.

Les cellules fixes ne présentent rien de spécial. On rencontre souvent des leucocytes migrateurs et constamment des cellules adipeuses dont l'abondance varie selon les muscles et selon les sujets.

II. — Structure des tendons

Les tendons, quelle que soit leur forme, lamellaire ou cylindrique, sont essentiellement constitués par du tissu conjonctif dont les fibrilles sont ordonnées en faisceaux parallèles, cylindriques ou prismatiques, compacts et solidement unis les uns aux autres (faisceaux tendineux) et dont les cellules fixes, par suite de cet agencement spécial, présentent, quant à leur répartition et à leur configuration, des particularités caractéristiques.

Nous prendrons comme type pour notre description un tendon cylindrique, tel que le tendon du m. biceps, par exemple. Le mode de groupement des faisceaux tendineux affecte les plus grandes analogies avec celui des faisceaux musculaires, c'est-à-dire qu'on peut distinguer des *faisceaux primitifs*, réductibles en fibrilles élémentaires, des *faisceaux secondaires* et des *faisceaux tertiaires* (fig. 49). Chacun de ces faisceaux est entouré par une enveloppe

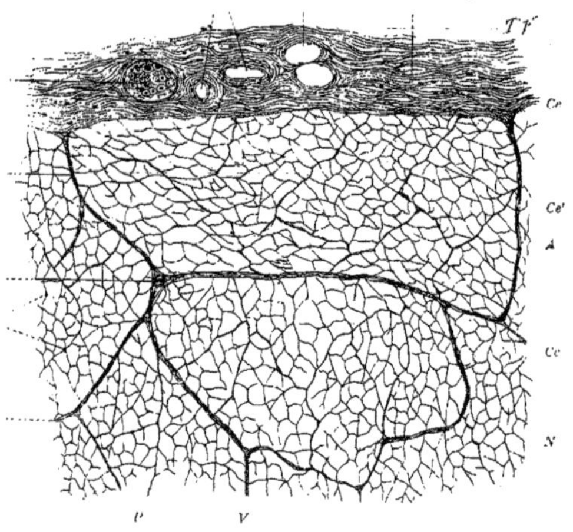

Fig. 49. — Portion d'une coupe transversale d'un tendon de l'homme (tibial antérieur).

P, péritenonium externe ; *A*, artère ; *V*, veine ; *N*, nerf ; *Ce*, cloisons de séparation des faisceaux tendineux tertiaires. Dans l'intérieur de ces derniers on voit les travées conjonctives (*Ce*) qui isolent les faisceaux secondaires et les faisceaux primaires (traits plus fins) (d'après Schiefferdecker et Kossel).

incomplète de tissu cellulaire lâche disposé en cloisons plus ou moins épaisses suivant l'importance du territoire délimité, et tout le tendon est engainé par une lame conjonctive en continuité par sa face interne avec les lamelles interfasciculaires. On voit que les dispositions et les rapports de ce *péritenonium* (Schiefferdeker et Kossel), tant interne qu'externe, rappellent complètement ceux du périmysium.

A la surface des faisceaux tendineux primitifs, par conséquent dans les interstices étroits qu'ils interceptent, sont logées les *cellules tendineuses*. Ces éléments sont rangés bout à bout en longues chaînes rectilignes comme les espaces qu'ils occupent (fig. 50 et 51). D'une façon générale leur forme est celle de plaques rectangulaires, plus ou moins allongées suivant la direction des faisceaux, qui se moulent sur la surface de ceux-ci en s'incurvant comme des tuiles dans le sens transversal. Ils ont donc une face concave en rapport avec un cordon de fibrilles tendineuses et une face convexe sur laquelle s'appliquent les cordons voisins. Le contact est tellement intime que ces cordons déforment les cellules, là où elles sont assez épaisses pour que la pression puisse se traduire par un changement de forme, c'est-à-dire au niveau de leur partie centrale protoplasmatique. Ils creusent sur sa surface des espèces de gouttières dont le nombre varie naturellement avec celui des faisceaux, et qui sont séparées par des crêtes, dites *crêtes d'empreinte* (Ranvier) orientées dans le sens longitudinal comme les faisceaux eux-mêmes.

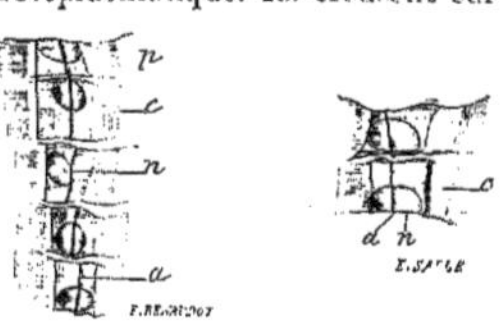

Fig. 50. — Cellules des tendons de la queue de la souris.

c, cellules. — p, prolongements latéraux. — n, noyaux. — a, crêtes d'empreinte (d'après Ranvier).

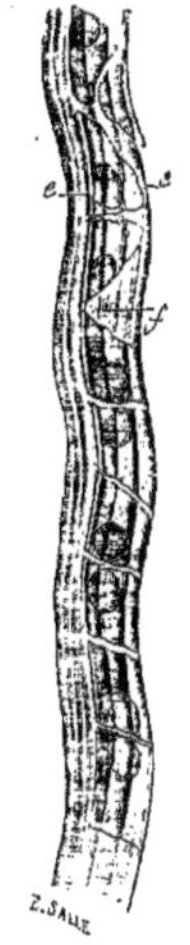

Fig. 51. — Tendon de la queue d'un jeune rat. Faisceau tendineux isolé recouvert d'une rangée de cellules.

c, cellules. — f, faisceau. — e, crête d'empreinte (d'après Ranvier).

Chaque cellule comprend une masse centrale relativement épaisse, corps protoplasmique, grenue, souvent striée en long (Renaut), au sein de laquelle est logé le noyau, et des expansions qui se détachent en nombre variable (2 à 6) soit des bords latéraux, soit de la face convexe de cette masse. Ces expansions, quelquefois fibrillaires, se montrent le plus souvent sous la forme de lamelles extrêmement minces et irrégulièrement déchiquetées. On les a comparées à des ailes (plaques alaires de Gruenhagen). Elles s'insinuent dans les espaces interfasciculaires sans quitter la surface des faisceaux et s'anastomosent les unes avec les autres.

Les noyaux des cellules tendineuses sont ovalaires ou rectangulaires. Ils ne sont pas toujours situés au centre du corps protoplasmatique, mais on les voit souvent au voisinage d'un de ses bords et placés de telle sorte que, dans deux cellules voisines, ils occupent une position symétrique de part et d'autre de la ligne qui sépare celles-ci.

Les cloisons qui entourent les faisceaux fibrillaires ont une structure un peu différente suivant leur épaisseur (Kœlliker). Les plus minces sont formées d'une lamelle de tissu conjonctif mélangé à de fines fibrilles élastiques disposées en réseau. Les cellules fixes qu'on y rencontre s'anastomosent entre elles ainsi qu'avec les cellules tendineuses.

Les cloisons plus épaisses possèdent à peu près la même constitution que les faisceaux tendineux secondaires, c'est-à-dire consistent en cordons fibreux avec cellules agencées comme nous l'avons dit plus haut. Seulement ces cordons sont orientés transversalement pour la plupart, en sens inverse par conséquent des faisceaux tendineux qu'ils enlacent et unissent ainsi étroitement les uns aux autres. La gaine d'enveloppe commune du tendon offre une structure analogue. En certains endroits cependant, là où elle est pénétrée par des vaisseaux et des nerfs, elle se rapproche plutôt du tissu conjonctif lâche.

Chez l'homme tous les tendons résultent, conformément à la description qu'on vient de lire, de l'assemblage de faisceaux plus ou moins nombreux. Ce sont des *tendons composés*. Mais on trouve chez certains animaux, dans quelques régions, des *tendons simples*, constitués uniquement par un certain nombre de faisceaux primitifs, et qui ont, par conséquent, la valeur de faisceaux secondaires. On les rencontre surtout dans la queue et, chez les petits Mammifères tels que le rat ou la souris, la facilité avec laquelle on les isole en fait des objets d'étude particulièrement favorables.

Ces tendons sont tapissés extérieurement par une couche endothéliale continue et enveloppés, de plus, par une zone mince d'une substance homogène spéciale d'où émanent des expansions qui pénètrent dans leur intérieur et les cloisonnent incomplètement (Ranvier). Le faisceau tendineux tout entier est décomposé en fascicules de fibrilles très petits, séparés et individualisés par un ciment peu résistant. Quant aux cellules, elles possèdent les caractères signalés plus haut.

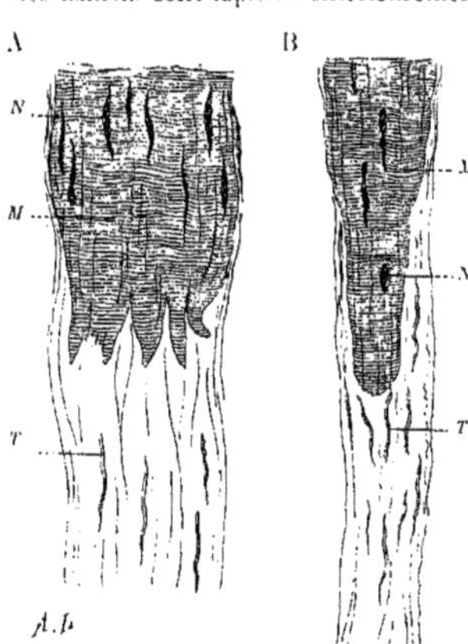

Fig. 52-53. — Extrémités de fibres musculaires striées du gastro-cnémien de la grenouille, *M*, en rapport avec leurs tendons, *T*.

A, extrémité dentelée. — *B*, extrémité conique et mousse. — *N*, *N*, noyaux. On voit que le tissu du tendon se continue avec le pérymisium (d'après Schiefferdecker et Kossel).

Dans les tendons composés les faisceaux secondaires ne sont pas revêtus sur leur surface d'un endothélium ininterrompu. Les imprégnations au nitrate d'argent mettent seulement en évidence une couche très irrégulière et toujours discontinue d'éléments aplatis qui contribuent à délimiter des espaces interfasciculaires où circule le plasma nutritif.

Telle est la constitution des tendons cylindriques, simples ou composés. Ceux qui sont plats (centre tendineux du diaphragme, tendons du grand dorsal, du trapèze..., etc.), et que l'on appelle souvent, à tort du reste, *aponévroses* (aponévrose épicrânienne, aponévroses des muscles de l'abdomen), ainsi que les *expansions tendineuses*, ne sont pas structurés tout à fait de la même façon, quoique leurs éléments constituants, faisceaux fibrillaires, cellules, gaines d'enveloppe soient les mêmes. Une aponévrose de ce genre dans son état le plus simple est formée par deux systèmes de faisceaux fibreux superposés et orientés perpendiculairement l'un à l'autre. Dans d'autres cas, au lieu de deux plans il y en a plusieurs et leur entre-croisement peut se faire dans plusieurs directions. Quelquefois au contraire ils restent parallèles et se juxtaposent régulièrement. D'ailleurs toujours chaque couche tendineuse comprend des faisceaux primaires et secondaires qui n'offrent rien de spécial.

Un dernier élément, dont il convient de signaler la présence, est la cellule adipeuse. On rencontre en effet de la graisse en plus ou moins grande quantité dans les interstices de certains tendons courts, par exemple dans ceux des muscles intercostaux, du triangulaire du sternum, du masséter..., etc. (Kœlliker).

III. — Union des muscles avec les tendons

En règle générale les muscles prennent leurs insertions sur les organes qu'ils doivent mettre en mouvement par l'intermédiaire de faisceaux fibreux, c'est-à-dire de tendons. Mais dans certaines régions ces tendons peuvent être extrêmement courts, microscopiques même. Le muscle semble alors se fixer directement sur l'organe, os, cartilage, membrane fibreuse, peau ou muqueuse (peau de la face, muqueuses linguale et buccale, par ex.). Dans ces cas, ou bien les faisceaux primitifs du muscle se terminent par des extrémités mousses sur le périoste ou le périchondre, ou bien ils se résolvent en minces fascicules qui se continuent par des fibrilles tendineuses, lesquelles vont se perdre dans le tissu conjonctif ambiant ou se mettre en relation, d'une façon encore mal élucidée, avec un épithélium de revêtement (épiderme, épithélium lingual, etc.). Toujours d'ailleurs le périmysium s'unit avec le tissu conjonctif avoisinant et peut ainsi lui transmettre les mouvements que la contraction du muscle lui a imprimés.

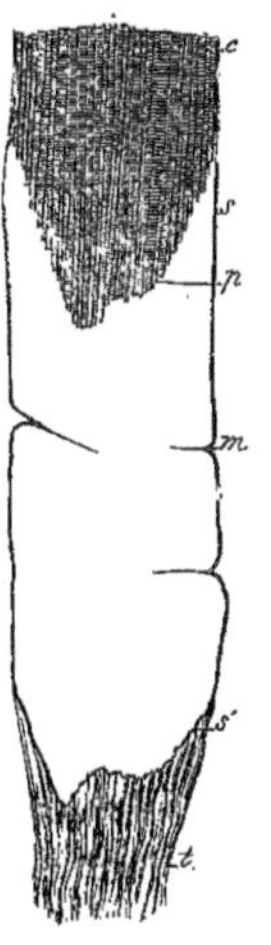

Fig. 54. — Faisceau musculaire du gastrocnémien de la grenouille, isolé avec son petit tendon, après l'action de la chaleur.

c, cylindres primitifs. — p, terminaison conique du faisceau musculaire. — s, sarcolemme. — s', sarcolemme recouvrant la cupule tendineuse. — m, pli du sarcolemme. — t, tendon (d'après Ranvier).

Dans tous les muscles munis de tendons, grêles ou volumineux, cylindriques ou plats, les rapports microscopiques entre les faisceaux musculaires et les faisceaux tendineux sont les mêmes (fig. 52-53). Chaque faisceau musculaire primitif se continue, tantôt par chacune de ses extrémités, tantôt par l'une d'elles seulement (nous savons en effet que certaines fibres se terminent librement dans l'épaisseur des muscles) avec un petit tendon auquel il adhère très solidement. La substance contractile se limite par un contour effilé ou renflé, lisse ou dentelé capricieusement, ce qui tient à ce que les cylindres primitifs ne se terminent pas tous au même niveau (fig. 54). Le tendon, de son côté, ou mieux son extrémité, est creusé d'une sorte de *cupule* qui se moule exactement sur l'extrémité du faisceau musculaire. Le sarcolemme se prolonge sur l'extrémité de la fibre musculaire qu'il coiffe, séparant ainsi complètement la substance contractile de la substance tendineuse. Il est solidement soudé à la cupule (Ranvier). Quant au périmysium interne il se continue avec les fibrilles du tendon. Chaque faisceau tendineux secondaire, en se décomposant en fascicules, donne ainsi insertion à un grand nombre de fibres musculaires. L'union du muscle et du tendon est, en résumé, réalisée d'une part par l'adhérence du sarcolemme à la cupule tendineuse, d'autre part et surtout par la continuité du tissu conjonctif du muscle avec le tissu tendineux.

IV. — Union des muscles avec d'autres parties

Les tendons unis aux muscles par une de leurs extrémités se fixent par l'autre soit à un os, soit à un cartilage, ou bien à une membrane fibreuse (Ex. : sclérotique), à un autre tendon ou à une autre aponévrose. Les faisceaux tendineux se continuent alors directement avec les fibres du périoste, du périchondre ou de la membrane. Dans certains cas ils s'attachent sur l'os sans aucun intermédiaire, ainsi qu'on peut le constater pour le tendon d'Achille, le tendon du grand pectoral, celui du deltoïde, etc. (Kœlliker).

Fréquemment au voisinage de l'os les tendons renferment des cellules cartilagineuses, isolées ou groupées en petits amas. Exceptionnellement leurs fibrilles peuvent être, à ce niveau, incrustées de granulations calcaires (Kœlliker).

VAISSEAUX DES MUSCLES

1. **Vaisseaux sanguins.** — Chaque muscle reçoit un certain nombre d'artères de calibre variable accompagnées chacune par deux veines. Parvenues dans l'intérieur du muscle, ces artères se ramifient en branches de plus en plus fines qui suivent les cloisons du périmysium interne et s'anastomosent entre elles de façon à former un riche réseau réparti dans toute l'étendue de l'organe. Les dispositions qu'affectent les artérioles terminales et les capillaires seules sont caractéristiques. D'après Spalteholz (fig. 55) la division des artères aboutit à la formation d'un réseau à mailles fines et régulières circonscrites par une artériole accompagnée d'une seule veine. Ce réseau fournit les artérioles terminales et les plus fines veinules viennent y aboutir. Les unes et les autres s'en détachent à angle droit, perpendiculairement à la direction des fibres musculaires, mais elles ne sont plus accouplées. Elle naissent alternativement, de telle manière qu'à une artériole succède une veinule, à celle-ci une artériole, et ainsi de suite. En un mot chaque artériole correspond à l'intervalle de deux veinules, chaque veinule à l'intervalle de deux artérioles.

Les artérioles terminales se résolvent en capillaires, d'où proviennent les veinules que nous venons de signaler et qui se répandent dans les espaces compris entre les faisceaux primitifs. Ces capillaires ont, par conséquent, des rapports intimes avec les éléments contractiles. Ils confinent au sarcolemme, occupant ainsi une situation des plus favorables aux échanges nutritifs et respiratoires. Dans leur ensemble ils constituent un réseau à mailles rectangulaires c'est-à-dire un système de branches longitudinales unies par des anastomoses transversales. Chaque fibre musculaire correspond, par les différents points de sa périphérie, à plusieurs capillaires.

Lorsque le muscle est au repos le trajet des capillaires est rectiligne ; lorsqu'il est contracté il devient onduleux.

Les capillaires veineux sont habituellement plus spacieux que les capillaires artériels. Tous d'ailleurs sont très étroits, souvent d'un diamètre inférieur au diamètre des globules sanguins. Kœlliker indique les chiffres suivants pour les capillaires du grand pectoral : vides de sang, 3,5 à 4,5 μ; remplis, 4,5 à 6,7 μ.

Quant aux veinules elles sont fréquemment à leur origine disposées en touffes. Nous savons comment elles se comportent vis-à-vis des artérioles terminales. Au delà elles forment des réseaux et suivent exactement le trajet des artères plus volumineuses. Elles sont abondamment pourvues de valvules

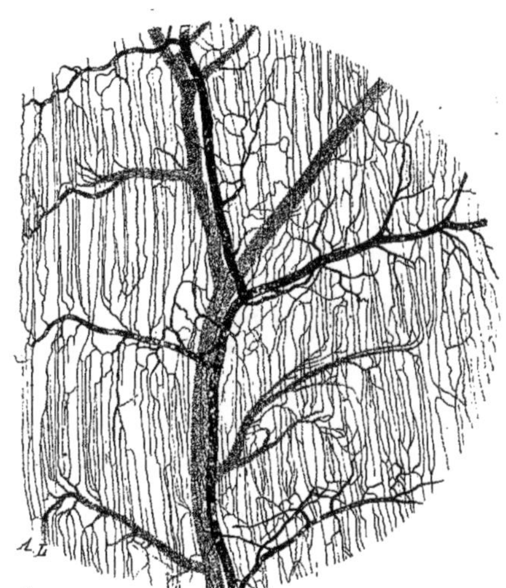

Fig. 55. — Vaisseaux du muscle. Les artères en noir, les veines en gris. Les deux gros troncs appartiennent à une maille de fin réseau. Ils fournissent des artérioles et les veinules terminales auxquelles font suite les capillaires artériels (en noir) et veineux (en gris). Muscle grand adducteur du lapin. (Empruntée à Schiefferdecker et Kossel, d'après Spalteholz.)

qu'on observe jusque dans de très fines branches (de 0,25 mm., Spalteholz).

Dans certains muscles, notamment dans les muscles rouges du lapin (fig. 56), Ranvier a décrit, sur le trajet des capillaires veineux et des veinules, des dilatations relativement considérables qu'il faut considérer comme des réservoirs dans lesquels le sang s'accumule, pour assurer au muscle la provision d'oxygène dont il a besoin pendant sa contraction. Or cette provision doit être plus grande lorsque la contraction est plus lente, ce qui est le cas pour les muscles rouges.

Ajoutons enfin que, d'après les observations de Spalteholz, l'ensemble des vaisseaux sanguins d'un muscle constitue un tout presque indépendant. Les anastomoses qu'ils contractent avec les vaisseaux environnants sont trop étroites pour permettre, en cas d'oblitération d'un tronc, l'établissement d'une circulation collatérale. Il en serait de même pour ce qui concerne les anastomoses entre les branches principales d'un même muscle.

B. **Vaisseaux lymphatiques.** — Les lymphatiques des muscles sont très mal connus. On ne sait rien de précis sur leur origine et certains auteurs ont réussi seulement, dans de grands muscles, à injecter quelques vaisseaux lymphatiques qui accompagnaient les vaisseaux sanguins, plongés avec eux dans les cloisons du périmysium. Les espaces conjonctifs inter-fasciculaires servent sans doute à la diffusion des plasmas nutritifs, sans qu'il y ait là de canaux fermés. On ignore du reste comment ils communiquent avec le système circulatoire clos.

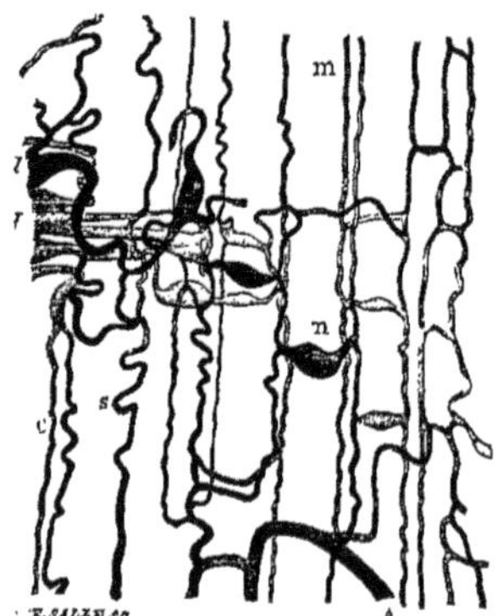

FIG. 56. — Réseau vasculaire du muscle demi-tendineux du lapin, injecté.

A, artère. — *V*, veines. — *n*, dilatation sur les branches transversales des capillaires. — *m*, place des faisceaux musculaires qui n'ont pas été dessinés. — *s*, branche longitudinale sinueuse (d'après Ranvier).

VAISSEAUX DES TENDONS

A. **Vaisseaux sanguins.** — Les tendons sont des organes relativement pauvres en vaisseaux sanguins. Quelques-uns, les plus petits, n'en renferment aucune trace. Seule leur gaine conjonctive est vascularisée. Les tendons volumineux au contraire possèdent des vaisseaux qui, émanés d'un réseau plus ou moins riche répandu dans leur enveloppe, pénètrent dans leur intérieur en suivant les cloisons conjonctives et s'enfoncent à une profondeur variable, quelquefois sans atteindre leur partie centrale. Les dernières ramifications artérielles et les capillaires se distribuent dans les espaces compris entre les faisceaux secondaires. Artères et veines suivent le même trajet.

B. **Vaisseaux lymphatiques.** — Beaucoup d'incertitude règne encore au sujet des lymphatiques des tendons (et aponévroses). Tandis que certains auteurs (Robin, Sappey, Kœlliker) en nient formellement l'existence, d'autres (Ludwig et Schweigger-Seidel, Schwalbe, Mays, Schieffefdecker) les décrivent, affirmant qu'on peut les mettre en évidence par des injections. Schiefferdecker, à la suite de Ludwig et Schweigger-Seidel, prétend qu'on rencontre dans le tissu conjonctif qui sépare les faisceaux tendineux secondaires, des lymphatiques formés seulement d'un tube endothélial et disposés parallèlement à ces faisceaux avec des branches anastomotiques transversales (fig. 57). Ils se jettent dans un riche réseau situé à la surface du tendon (ou de l'aponévrose) et constitué par des vaisseaux, réduits aussi à un endothélium et dépourvus de valvules, qui accompagnent généralement les vaisseaux sanguins. Les origines de ces lymphatiques sont au surplus obscures. Schiefferdecker pense qu'ils communiquent avec des espaces lymphatiques étendus au-dessous de l'endothélium incomplet qui revêt les faisceaux secondaires. Ceux-ci à leur tour seraient en connexion avec les interstices plasmatiques compris entre les faisceaux tendineux primitifs.

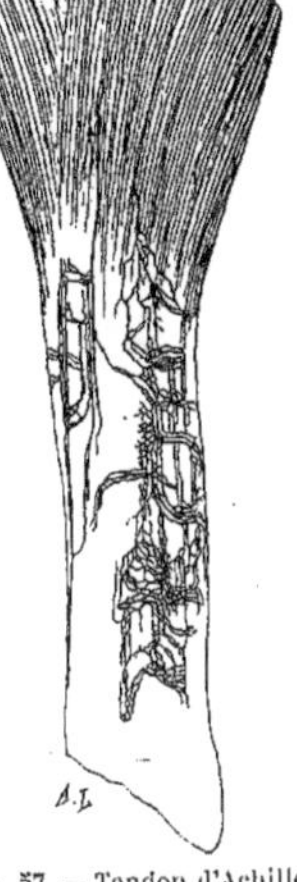

Fig. 57. — Tendon d'Achille du veau. Injection des lymphatiques superficiels (d'après Ludwig et Schweigger-Seidel).

NERFS DES MUSCLES

Les muscles reçoivent des nerfs moteurs et des nerfs sensitifs appartenant tous à la catégorie des nerfs à myéline. De plus leurs vaisseaux sont accompagnés de filets nerveux dont les dispositions ne diffèrent pas de celles qu'affectent les autres nerfs vasculaires. Les premiers seuls seront étudiés ici. (Pour ce qui concerne les nerfs du muscle cardiaque, voy. le fascicule 2 du tome II).

I. — **Nerfs moteurs et leurs terminaisons.** — Les nerfs pénètrent dans les muscles à des endroits déterminés pour chacun d'eux et se ramifient dans l'épaisseur des cloisons conjonctives en branches de plus en plus fines réduites finalement à quelques tubes nerveux d'où partiront les branches terminales. La manière dont se comportent ces ramifications, d'une part les unes vis-à-vis des autres et d'autre part vis-à-vis du muscle, varient selon les espèces animales et selon les muscles. En général les dernières ramifications, du moins celles qui précèdent les branches terminales, forment en s'anastomosant un plexus plus ou moins riche (plexus terminal de Valentin) à mailles allongées dans la direction des faisceaux musculaires.

Les fibres émanées de ce plexus se divisent successivement à plusieurs reprises (2 à 3) et chaque fois en plusieurs branches (2 à 5) qui se séparent les unes des autres au niveau d'un étranglement annulaire. Le nombre des fibres nerveuses se trouve, par suite, augmenté dans une proportion énorme en rapport avec le nombre des fibres musculaires, chacune des ramifications terminales correspondant à une fibre musculaire. Toutefois on n'est pas encore exactement renseigné sur cette relation numérique. D'après Reichert chaque fibre musculaire recevrait deux fibrilles nerveuses (dans le muscle peaucier thoracique de la grenouille), tandis que d'après d'autres observateurs (notamment Mays, Sandmann, Dogiel), ce chiffre serait souvent dépassé. Ainsi les fibres du couturier (chez la grenouille) posséderaient chacune de deux à six terminaisons motrices; par contre, celles du gastrocnémien et du triceps une seulement située vers la partie moyenne de leur longueur. On croit généralement que chez les Mammifères il n'existe qu'une terminaison nerveuse par fibre musculaire, malgré la longueur souvent considérable de celle-ci.

Terminaisons motrices. — Toutes les terminaisons nerveuses motrices consistent essentiellement, chez les Vertébrés, en une arborisation d'un cylindre-axe mis à nu par la disparition de la gaine de myéline qui accompagne celui-ci seulement jusqu'au voisinage de sa terminaison et cesse brusquement au moment où il va entrer en relation avec la fibre musculaire. Les branches de cette arborisation, d'après la plupart des auteurs, s'anastomosent quelquefois, mais souvent aussi (toujours même selon Retzius) demeurent complètement individualisées.

A l'arborisation cylindraxile s'ajoute une substance granuleuse, plus ou moins abondante selon les cas, et des noyaux. L'ensemble de la terminaison constitue donc une sorte de *champ nerveux moteur* dont la configuration varie non seulement suivant les espèces animales mais encore suivant les muscles d'un même animal. Ces différences tiennent à la fois au mode de ramification du cylindre-axe terminal, c'est-à-dire à la forme de l'arborisation, et à la quantité de substance granuleuse et de noyaux ainsi qu'à leur répartition.

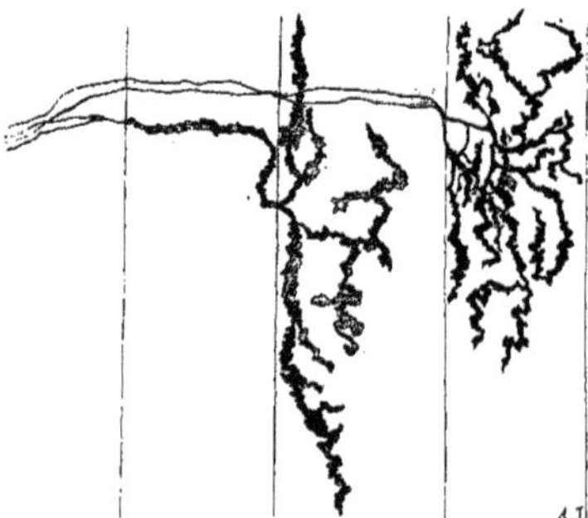

FIG. 58. — Terminaisons nerveuses motrices d'un muscle abdominal de la grenouille (d'après Retzius).

Toutes les variétés, et elles sont nombreuses, peuvent se rattacher à trois types principaux, à deux seulement même si l'on ne considère que les Vertébrés. Le premier type comprend les formes dites : *éminences* ou *collines de Doyère*, du nom de l'auteur qui les a découvertes (fig. 43). On les observe chez les Insectes. Le deuxième renferme des formes arborisées désignées chez les Amphibiens sous le nom de *buissons terminaux* ou buissons de Kühne. On rencontre des formes très voisines chez les Poissons osseux. Dans le troisième type enfin sont comprises les terminaisons propres aux Reptiles, Oiseaux et Mammifères. Elles ont été découvertes par Rouget qui les a appelées *plaques terminales* ou *plaques motrices*. Chacun de ces types renferme à son tour des formes très diverses. Ainsi, par exemple Ciaccati a distingué cinq variétés d'arborisations terminales chez le triton. L'importance de ces distinctions est d'ailleurs secondaire, car elles ne sont jamais bien tranchées et se trouvent toujours reliées par des formes de passage. En réalité il existe des arborisations simples et des arborisations compliquées, les unes plus que les autres. La disposition caractéristique, à savoir la ramification d'un cylindre-axe en branches qui se terminent librement, est partout la même.

La figure ci-dessus suffira à donner une idée des buissons de Kühne (fig. 58) et nous nous contenterons de décrire les plaques motrices.

Les plaques motrices (fig. 59 à 63) sont constituées par de petits amas d'une substance granuleuse nucléée au sein de laquelle est plongée une arborisation nerveuse. Leur forme et leurs dimensions sont variables. Leur contour est tantôt circulaire, tantôt elliptique, ou bien irrégulier et sinueux. En moyenne (chez les Mammifères) leur longueur atteint de 40 à 60 μ, leur largeur 40 μ et leur épaisseur de 6 à 10 μ (Kœlliker). Elles sont appliquées à la surface des fibres musculaires généralement déprimées à leur niveau, et répondent à une étendue plus ou moins considérable de leur périphérie. La saillie qu'elles font, et qu'on apprécie bien sur des vues de profil, est variable. Elle est, dans une certaine mesure, proportionnelle à la quantité de substance granuleuse.

En abordant la plaque où elle va se terminer la fibre nerveuse perd brusquement sa gaine de myéline et se divise. La manière dont se comportent ses autres enveloppes est encore l'objet de discussions. Pour les uns la gaine de Schwann se continue avec le sarcolemme; le cylindre-axe, complètement nu, pénètre seul dans la substance de la plaque et par conséquent l'arborisation terminale est située entre le sarcolemme et la substance contractile (situation hypolemmale). Cette opinion exprimée d'abord par Kühne, à propos des arborisations terminales de la grenouille, fut acceptée par Rougel lorsqu'il découvrit les plaques motrices des Mammifères. Kühne admet que la plaque est limitée extérieurement par une double membrane (*Téloléme*) composée de l'*Epilème*, prolongement de la gaine de Henle, qui est muni de noyaux sur sa face interne, et de l'*Endolème*, prolongement de la gaine de Schwann, qui se soude avec le sarcolemme.

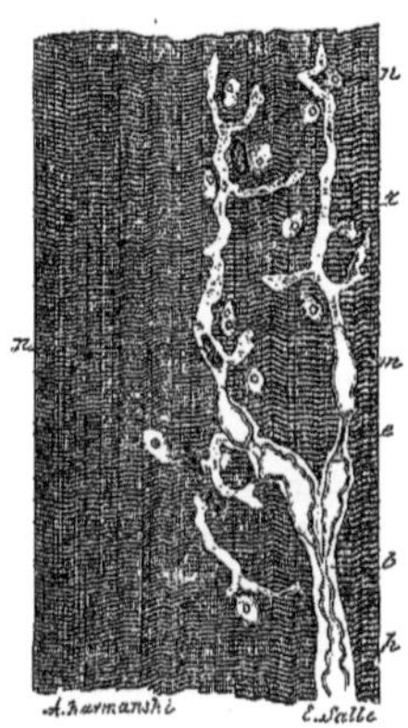

Fig. 59. — Plaque motrice et arborisation terminale des muscles spinaux du lézard vert.

H, gaine de Henle du tube nerveux. — *b*, bifurcation de ce tube. — *e*, étranglement annulaire. — *m*, dernier segment interannulaire très court, possédant de la myéline. — *r*, ramifications terminales de l'arborisation. — *n*, noyaux de l'arborisation. — *n'*, noyaux fondamentaux (d'après Ranvier).

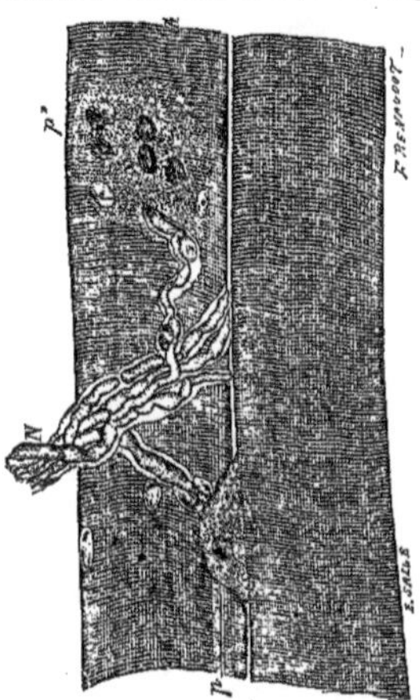

Fig. 60. — Deux faisceaux des muscles intercostaux du lapin. Ils montrent deux éminences terminales, vues, l'une de face, l'autre de profil.

N, nerf. — *M*, faisceau musculaire. — *p*, plaque motrice vue de profil. — *p'*, plaque motrice vue de face (d'après Ranvier).

D'autres histologistes, au contraire, avec Krause, Kœlliker, Retzius, soutiennent que la gaine de Schwann accompagne le cylindre-axe à l'intérieur de la plaque et engaine toutes ses ramifications. L'arborisation est tout entière, avec la substance granuleuse et ses noyaux, en dehors du sarcolemme, séparée, par suite, de la substance contractile par l'épaisseur, d'ailleurs très faible, de celui-ci (situation épilemmale).

Ranvier, tout en admettant que la gaine de Schwann se prolonge sur les branches de l'arborisation, reconnaît que la gaine de Henle se continue avec le sarcolemme, et que la substance granuleuse de la plaque est en contact immédiat avec la substance musculaire sans qu'aucune membrane vienne s'interposer entre ces deux substances.

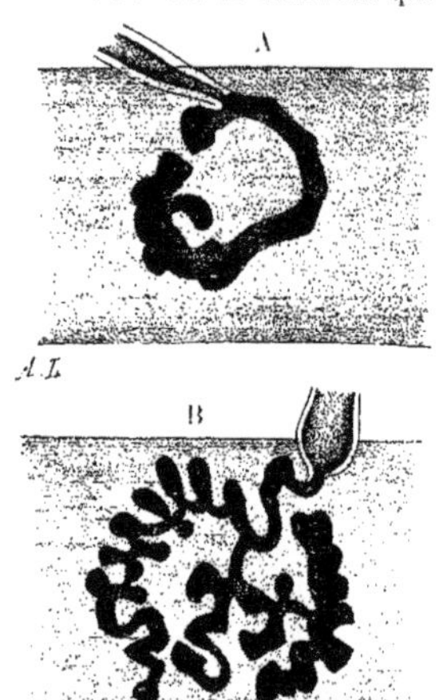

Fig. 61-62. — Terminaisons nerveuses motrices.

A, chez le cobaye. Forme simple. B, chez le rat. Préparations à l'or. La striation de la fibre musculaire, la substance granuleuse et les noyaux de la plaque motrice n'ont pas été figurés (empruntées à Schiefferdecker et Kossel d'après Kühne).

Quoi qu'il en soit, le cylindre-axe se ramifie en donnant naissance à un plus ou moins grand nombre de branches, lisses ou variqueuses, fibrillaires ou rubanées, rectilignes ou incurvées, qui se divisent très peu ou émettent au contraire des branches latérales, de petits bourgeons pédiculés..., etc. Les figures 59 à 63, mieux que toute description rendront compte des aspects si différents que l'on peut rencontrer.

La substance granuleuse englobe toute l'arborisation. Nous avons vu que son abondance était variable. Habituellement elle est amassée en plus grande quantité entre la fibre musculaire et l'arborisation, formant ainsi ce que Kühne appelle la *semelle* de la plaque motrice. Quant aux noyaux disséminés dans toute son étendue on peut les partager en plusieurs groupes (Ranvier) : *noyaux vaginaux*, dans l'enveloppe extérieure de la plaque ; *noyaux de l'arborisation*, qui sont appliqués sur les ramifications du cylindre-axe ; et enfin *noyaux fondamentaux*, propres à la substance granuleuse. La signification de ces noyaux n'est pas établie et ne le sera pas tant qu'on ne sera pas fixé sur la situation exacte de la plaque motrice. Ceux qui la placent entre le sarcolemme et la substance musculaire considèrent la substance granuleuse comme un amas de sarcoplasme et les noyaux fondamentaux comme des noyaux musculaires. Au contraire les partisans de la situation épilemmale de la plaque ne peuvent faire dériver la substance granuleuse et les noyaux que de la gaine de Schwann ou de la gaine de Henle.

II. **Nerfs sensitifs.** — Les nerfs sensitifs des muscles ont été découverts par Kœlliker dans le m. omo-hyoïdien de l'homme. Ils ont été étudiés ensuite par Reichert, Odenius, Sachs, Tschiriew et de nouveau, à plusieurs reprises, par Kœlliker. C'est surtout chez la grenouille, particulièrement dans le peaucier thoracique, qu'on les a examinés, mais on les a vus aussi dans les muscles de petits Mammifères (lapin, rat, souris). Ces nerfs sont caractérisés par leur mode de distribution et de terminaison. Ils se ramifient sur une très grande étendue et se terminent, non pas dans des appareils spéciaux comme les nerfs moteurs, mais par des extrémités libres. A cet égard ils se comportent comme la plupart des autres nerfs sensitifs.

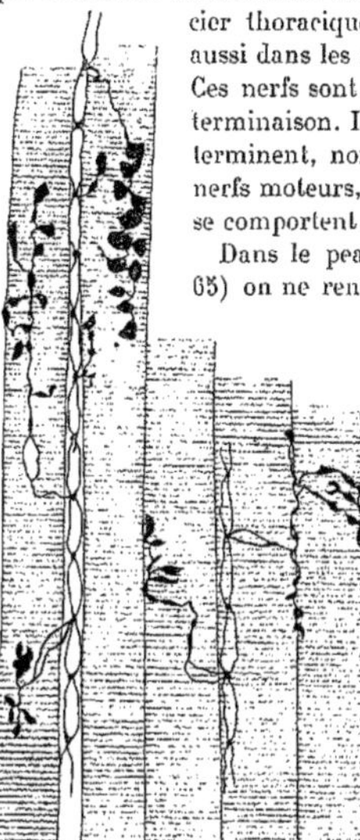

Fig. 63. — Diverses formes de ramifications nerveuses terminales dans les muscles de l'œil du lapin adulte (d'après Retzius).

Dans le peaucier thoracique de la grenouille (fig. 64 et 65) on ne rencontre d'habitude qu'un seul tronc sensitif qui, en règle générale, pénètre dans le muscle avec les fibres motrices dont il ne se distingue en rien. De ce tronc partent des fibres à myéline entourées d'une gaine de Henle et d'une gaine de Schwann, qui se ramifient en branches de plus en plus fines, perdent après un certain trajet leur enveloppe myélinique et se réduisent à des cylindre-axes revêtus seulement de leur gaine de Schwann. Les dernières ramifications sont extrêmement ténues. Elles possèdent encore des noyaux jusqu'au voisinage de leur terminaison.

Après s'être divisées en suivant de longs trajets rectilignes, les fibres atteignent la surface externe sous-cutanée du muscle et se terminent par des extrémités libres au-dessous de la mince aponévrose qui le recouvre. Kœlliker a pu compter cent fibrilles terminales dans un peaucier. D'après le même auteur la majorité des terminaisons seraient ainsi situées à la face externe du muscle, un petit nombre seulement se rendraient à sa face profonde et aucune ne se distribuerait dans l'épaisseur du muscle. Sachs, au contraire, prétend qu'une partie des fibres se terminent dans le tissu conjonctif interstitiel du muscle et que même quelques-unes entrent en rapport avec les fibres musculaires qu'elles entourent en émettant de très fines fibrilles terminales non nucléées qui s'appliquent sur le sarcolemme.

NERFS DES TENDONS

Les tendons renferment des nerfs qui accompagnent leurs vaisseaux et des nerfs propres, les seuls dont nous nous occuperons ici.

Découverts par Kœlliker chez la chauve-souris, étudiés ensuite par Sachs, Rollett, Te Gempt, Marchi, Kerschner, les nerfs des tendons, surtout en ce qui concerne leur mode de terminaison, nous sont bien connus depuis les recherches de Golgi, Cattaneo, Pansini, Kœlliker et Ciaccio.

Ces nerfs sont formés de fibres à myéline, avec gaine de Schwann et gaine de Henle. Ils pénètrent dans le tendon, se divisent un grand nombre de fois en suivant les cloisons conjonctives et se terminent enfin de plusieurs manières : 1° par des arborisations libres, *buissons terminaux de Rollett*, plaques termi-

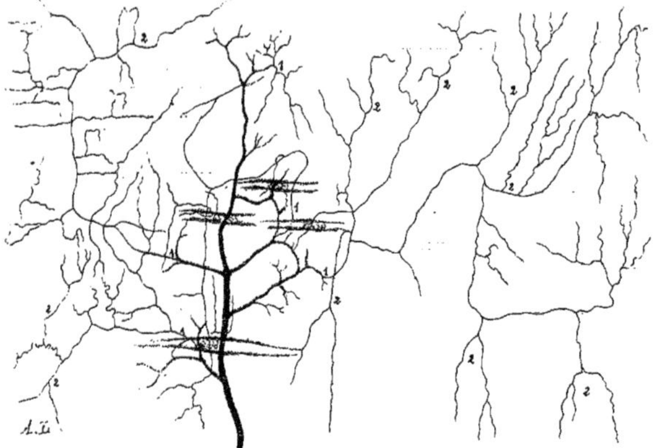

FIG. 64. — Distribution des nerfs sensitifs dans le muscle peaucier thoracique de la grenouille.

1, 1, 1, 1, 1, nerfs sensitifs; 2, 2, 2, fibrilles terminales dont les noyaux n'ont pas été dessinés. — Très faible grossissement (d'après Kœlliker).

nales sensitives de Kœlliker; 2° par des appareils spéciaux, les organes nerveux terminaux musculo-tendineux de Golgi ou *corpuscules de Golgi*; 3° enfin par des *corpuscules de Pacini*, et des massues terminales.

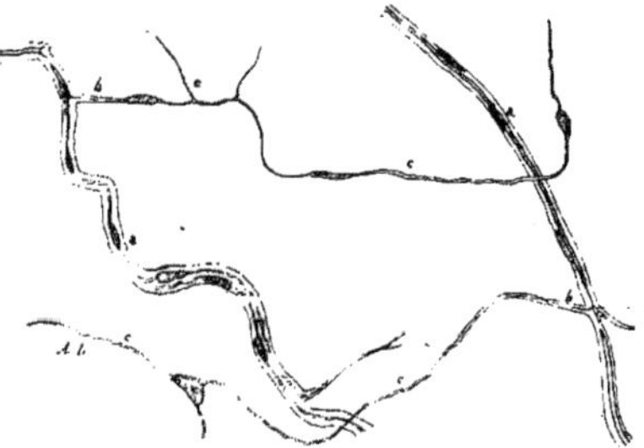

FIG. 65. — Vue à un fort grossissement de quelques fibres sensitives du peaucier thoracique de la grenouille.

a, a, fibres à myéline fournissant des fibres pâles, *b, b*, composées d'un cylindre-axe entouré d'une gaine. — *c, c*, fibrilles terminales, nucléées mais dépourvues de gaine (d'après Kœlliker).

Buissons terminaux. — Chez tous les Vertébrés, les nerfs des tendons, après s'être ramifiés, fournissent des branches terminales qui perdent leur myéline en conservant toutefois leur gaine de Schwann et se résolvent en une arborisation plexiforme très serrée. Les fibrilles de cette arborisation s'insinuent entre les faisceaux tendineux primitifs qu'ils enlacent de leurs courbes annulaires ou spirales et se terminent par des extrémités libres.

Chez tous les Vertébrés, jusqu'aux Reptiles inclusivement, on ne trouve que des buissons terminaux, tandis que chez les Oiseaux et chez les Mammifères, y compris l'Homme, il existe des organes nerveux spéciaux découverts par Golgi et connus aujourd'hui sous le nom de corpuscules de Golgi ou de fuseaux tendineux de Golgi (Kœlliker).

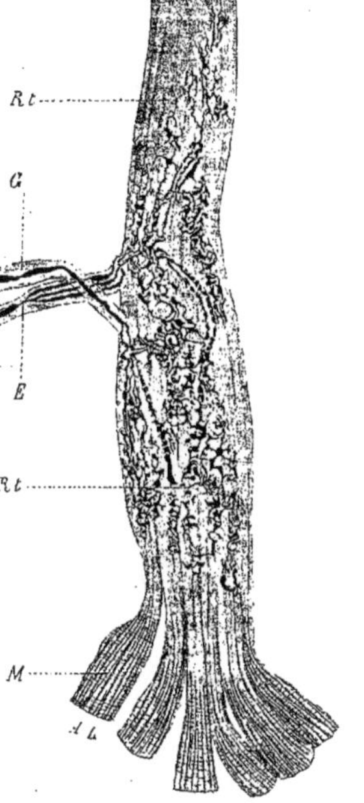

Fig. 66. — Corpuscule de Golgi du tendon d'Achille de l'homme.

M, fibres musculaires. — *T*, tendon. — *N*, nerfs à myéline avec leur gaine périneurale *G*. — *E*, étranglement de Ranvier. — *Rt*, ramifications nerveuses terminales (empruntée à Schiefferdecker et Kossel, d'après Ciaccio).

Corpuscules de Golgi. — Les corpuscules de Golgi (fig. 66) sont des organes fusiformes, quelquefois bifurqués ou même trifurqués à l'une de leurs extrémités. Ils peuvent être séparés plus ou moins complètement en deux moitiés par une fente.

Leurs dimensions sont variables. Chez un homme de 70 ans, Kœlliker les a vus atteindre 1,28 à 1,42 millimètre de long, sur 0,17 à 0,25 millimètre de large. D'après Cattaneo, leur longueur oscillerait entre 80 à 800 μ, leur largeur entre 50 à 400 μ.

Habituellement ces corpuscules sont situés à l'union du muscle et du tendon, de telle sorte que l'une de leurs extrémités se continue avec un ou plusieurs faisceaux tendineux secondaires, l'autre avec un certain nombre de fibres musculaires (jusqu'à 9 selon Cattaneo). Il peut se faire d'ailleurs qu'elles se continuent toutes deux avec un faisceau tendineux (Marchi, Kœlliker).

Leur structure est la suivante. Ils sont composés d'une enveloppe conjonctive tapissée à sa face interne d'un revêtement endothélial et continue avec la gaine du ou des faisceaux tendineux correspondants. A l'intérieur de cette enveloppe se trouvent deux ou trois faisceaux tendineux, quelquefois davantage, ou bien une masse indivise de substance tendineuse. Des fibres nerveuses, en nombre variable (1 à 4), atteignent cette petite masse, l'abordent, généralement au niveau de sa partie moyenne, et pénètrent dans son intérieur. Là, elles se divisent en branches encore pourvues de myéline qui se ramifient à leur tour et donnent finalement des fibrilles nues qui s'anastomosent ou se terminent librement (Golgi, Cattaneo) en enlaçant les faisceaux tendineux. Ces ramifications occupent de préférence les couches superficielles du fuseau.

Les corpuscules de Golgi sont vascularisés par de petits vaisseaux qui les uns accompagnent leurs nerfs afférents, les autres proviennent des vaisseaux sanguins voisins et les pénètrent par leur périphérie.

Quant à la répartition de ces organes, elle semble des plus variables. Il est probable qu'ils existent dans tous les tendons mais, d'une façon générale, ils sont très peu abondants. Cattaneo en compte vingt-cinq sur un tendon aplati de 2 centimètres de largeur. Par contre, sur d'autres, il n'en trouve que quelques-uns. Kœlliker déclare que même les tendons des gros muscles des membres n'en renferment que de cinq à vingt.

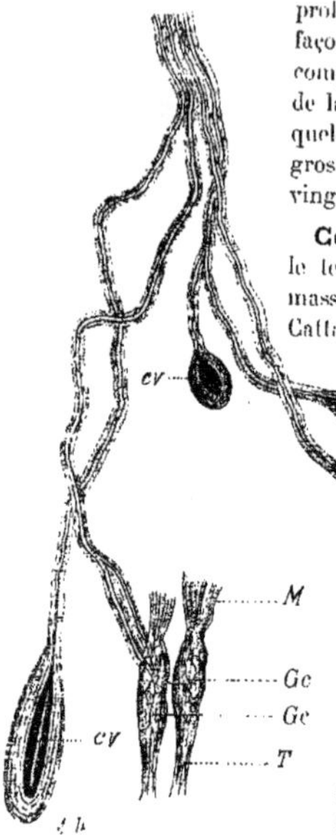

Corpuscules de Pacini. — Sachs découvrit dans le tendon du muscle sterno-radial de la grenouille des massues terminales. Rauber ensuite, puis Golgi, Kœlliker, Cattaneo, Kerschner, découvrirent dans les tendons, les gaines tendineuses et les cloisons musculaires de l'Homme, des autres Mammifères et des Oiseaux, diverses variétés de ces organes nerveux connus sous le nom de massues terminales, corpuscules de Pacini, corpuscules de Vater (fig. 67). Golgi les a trouvés chez l'homme dans les tendons du grand palmaire et du palmaire grêle, des fléchisseurs des doigts, du cubital antérieur, des gastrocnémiens, etc. Ils sont situés généralement à la surface du tendon, mais souvent aussi dans l'épaisseur de celui-ci, ou dans l'aponévrose du muscle. Leurs dimensions varient de 40 à 130 μ en largeur et de 70 à 350 μ en longueur. Chez les Mammifères ces organes sont plus rares que chez l'Homme et ressemblent plutôt à des massues terminales, tandis que chez l'Homme ils se rapprochent des corpuscules de Pacini. On les trouve souvent dans le voisinage des corpuscules de Golgi, leur nerf afférent provenant du tronc qui fournit les branches destinées à ces organes.

Fig. 67. — Un faisceau nerveux des parties profondes du tendon du rond pronateur de l'homme.

Terminaison des fibres dans quatre petits corpuscules de Vater (massues terminales) *CV*, et dans deux corpuscules de Golgi, *Gc*; *M*, extrémité musculaire; *T*, extrémité tendineuse de ces derniers.

Leur structure sera étudiée en détail à propos des terminaisons nerveuses sensitives dans la peau et dans les muqueuses. Nous dirons seulement, pour fixer les idées, qu'ils sont constitués par une enveloppe conjonctive plus ou moins épaisse et plus ou moins compliquée circonscrivant une cavité centrale remplie d'une substance granuleuse dans laquelle vient se terminer un cylindre-axe rectiligne ou pelotonné, préalablement débarrassé de sa gaine de myéline.

CHAPITRE TROISIÈME

CONSIDÉRATIONS GÉNÉRALES

par P. POIRIER

Une étude générale du muscle strié doit comprendre : 1° une étude morphologique, 2° une étude physiologique.

MORPHOLOGIE DU MUSCLE STRIÉ

Caractères extérieurs. — Masses rouges, plus ou moins volumineuses, se terminant le plus souvent par des parties blanches et nacrées qui constituent les tendons, les muscles affectent les formes les plus différentes. En se basant sur la forme, on peut les classer de la façon suivante :

1° **Muscles longs.** — Occupant d'ordinaire les membres, ils comprennent eux-mêmes plusieurs variétés.

A) Les muscles simples, constitués par un corps charnu, le plus souvent fusiforme, se continuant à ses deux extrémités par un tendon ordinairement cylindrique, quelquefois aplati. La partie moyenne renflée constitue le corps ou le ventre du muscle; des deux extrémités, la plus rapprochée de la racine du membre ou de l'axe du corps forme la tête du muscle; l'extrémité opposée constitue la queue.

B) Les muscles composés, dérivés de la forme précédente.

a) Si le ventre est divisé transversalement par un ou plusieurs tendons intermédiaires, on a affaire à un muscle digastrique ou polygastrique;

b) S'il est formé par la réunion de deux ou plusieurs ventres ayant chacun leur tendon d'origine, le muscle devient un biceps, un triceps, un quadriceps;

c) Si la division porte, non plus sur l'origine mais sur la terminaison du muscle, le muscle est bicaudé, multicaudé.

2° **Muscles larges.** — Plats, le plus souvent assez minces, parfois très épais, les muscles larges, tantôt sous-cutanés (peauciers), tantôt profonds, se présentent sous plusieurs aspects.

Les uns, allongés et rubannés, se rapprochent un peu des muscles longs (couturier, droit interne). Les autres, beaucoup plus étalés, affectent la forme d'un triangle (adducteur de la cuisse), d'un losange (rhomboïde), d'un parallélogramme (sterno-cléido-mastoïdien). — Quelques-uns d'entre eux, annexés à certains viscères (par ex. : pharynx), acquièrent la forme d'un cylindre ou d'un demi-cylindre plus ou moins régulier. Souvent superposés en plusieurs couches, les muscles larges sont alors disposés de telle sorte que les fibres des différentes couches se croisent plus ou moins obliquement.

C'est aux muscles larges qu'il faut rattacher les diaphragmes (diaphragme, releveur de l'anus, etc.), dont les fibres convergent vers un centre ou vers la ligne médiane du corps.

3° **Muscles courts.** — Cubiques ou triangulaires, les muscles courts, ordinairement très épais par rapport à leur longueur, occupent plus spécialement l'extrémité des membres et les gouttières vertébrales.

Leur direction est des plus variables; au niveau des membres, ils sont d'ordinaire perpendiculaires à l'axe de ces derniers.

4° **Muscles orbiculaires** (sphincters). — Formés de faisceaux curvilignes, les muscles orbiculaires entourent les orifices à la façon d'anneaux ou plus exactement de demi-anneaux, qui se combinent à deux pour former un cercle complet. Situés dans les parois des canaux, ou étalés autour des orifices qu'ils contribuent à fermer, ils adhèrent fortement aux parties molles qui les entourent.

Quelle que soit la variété à laquelle un muscle appartient, ses surfaces d'attache sont de deux sortes : l'une est considérée comme point de départ des fibres musculaires; l'autre représente leur lieu d'arrivée ou terminaison.

La première constitue l'origine du muscle (punctum adhaesionis, Ursprung des auteurs allemands); la deuxième, sa terminaison (punctum insertionis, insertion, Ansatz), termes préférables à ceux d'insertion fixe et d'insertion mobile qui, dans nombre de cas, ne répondent point à la réalité.

Ces attaches se font suivant des modalités multiples. Tantôt les fibres charnues s'implantent directement : c'est le cas pour les muscles courts et pour un certain nombre de muscles plats. Tantôt la fibre charnue se fixe par l'intermédiaire de fibres tendineuses.

Parfois espacées et isolées, les fibres se condensent le plus souvent pour constituer les tendons. Ces derniers, ordinairement cylindriques pour les muscles longs, sont d'ordinaire aplatis pour les muscles larges. Lorsque leur étalement en surface est très marqué, ils constituent les aponévroses d'insertion ou tendons aponévrotiques.

Architecture. — L'étude histologique nous a donné la structure du tissu musculaire: ici nous voulons voir comment les faisceaux musculaires, véritables unités macroscopiques que voit et que peut isoler l'anatomiste, se groupent pour constituer les différents types de corps charnus, et surtout comment ils se comportent vis-à-vis des tendons.

1° Dans quelques cas, les fibres charnues continuent la direction des fibres tendineuses, comme on l'observe dans quelques muscles plats. C'est là le type de muscle le plus simple (A, fig. 68).

2° Le plus souvent, les fibres charnues s'implantent obliquement sur les fibres tendineuses de telle sorte qu'une seule fibre tendineuse peut recevoir un nombre plus ou moins considérable de fibres charnues.

Les muscles qui présentent cette disposition sont appelés *penniformes* ou *semi-penniformes*. Ils sont extrêmement nombreux dans l'économie.

Le muscle semi-penniforme est ordinairement constitué de la façon suivante : les fibres charnues, naissant d'une lame tendineuse, descendent, parallèles entre elles, et vont s'insérer sur la face opposée d'une deuxième lame tendineuse, ordinairement située dans le même plan que la précédente. Il en résulte que si la première des deux lames aponévrotiques est visible sur la face antérieure du muscle, c'est sur la face postérieure qu'apparaît la deuxième (fig. 68, B et C).

La longueur de ces lames aponévrotiques varie avec la longueur et l'obliquité des fibres charnues. Il n'est pas rare pour certains muscles à longueur totale assez grande, mais à fibres charnues assez courtes (soléaire par exemple), de voir ces lames remonter tout près de l'origine de la lame opposée (Voy. schéma

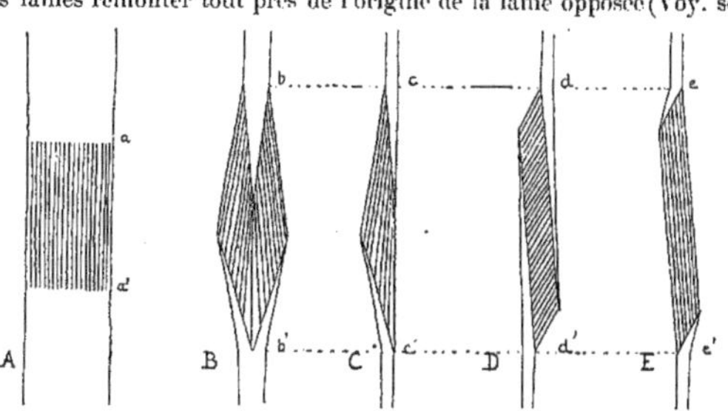

Fig. 68. — Schéma destiné à montrer les différents modes d'implantation des fibres charnues sur les extrémités tendineuses.

D). Suivant la longueur respective des lames d'insertion et des fibres charnues, suivant la configuration de ces lames qui peuvent rester étalées ou s'enrouler en demi-cône, on a des muscles très différents de prime abord mais qui n'en sont pas moins réductibles au type général des muscles semi-penniformes.

Le muscle penniforme est ordinairement constitué par un double système de fibres parallèles, convergeant à la façon des barbes d'une plume vers les faces latérales d'un tendon sur lesquelles elles viennent s'implanter obliquement.

Elles naissent ordinairement de deux surfaces parallèles. Il n'est pas rare, lorsque les deux surfaces d'origine sont des lames tendineuses, de voir celles-ci se disposer de façon à former un cône creux d'où émergent les fibres charnues.

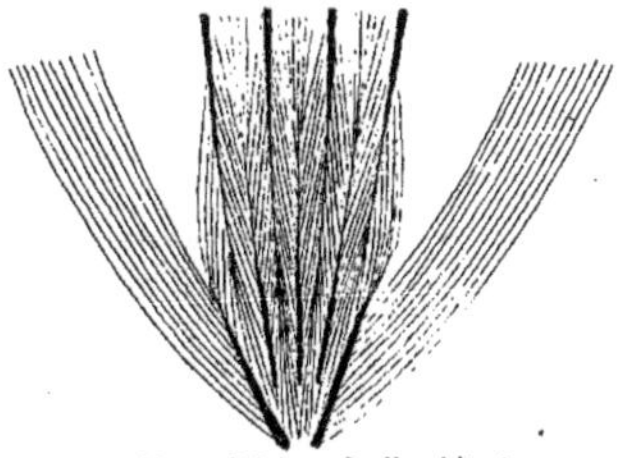

Fig. 69. — Schéma de l'architecture du deltoïde.

En pratique, les différents types de corps charnus s'associent assez souvent pour constituer un muscle donné. C'est ainsi que le deltoïde résulte de la fusion d'un système complexe de faisceaux penniformes, auxquels viennent s'adjoindre des faisceaux directs aboutissant au sommet des lames d'insertion, faisceaux qui constituent autant de petits muscles droits (Voy. schéma du Deltoïde, fig. 69).

Physiologie. — Nous n'avons point l'intention d'étudier ici les propriétés physiques, chimiques et biologiques du muscle vivant. Nous renvoyons pour ces points aux traités de physiologie. Nous croyons cependant utile de donner quelques détails sur la mécanique musculaire.

La plupart des muscles agissent sur les os comme des leviers. Or, on sait que ces derniers peuvent se diviser en trois groupes :

Leviers du premier genre ou *interfixes* dans lesquels le point d'appui est entre la résistance et la puissance ;

Leviers du deuxième genre ou *inter-résistants* dans lesquels la résistance est entre le point d'appui et la puissance ;

Leviers du troisième genre ou *inter-puissants* dans lesquels la puissance est entre le point d'appui et la résistance.

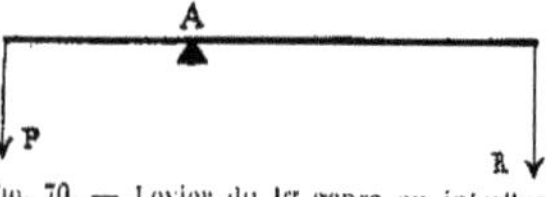
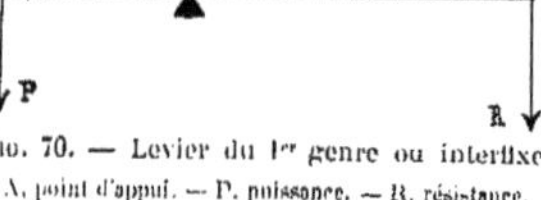

Fig. 70. — Levier du 1er genre ou interfixe. A, point d'appui. — P, puissance. — R, résistance.

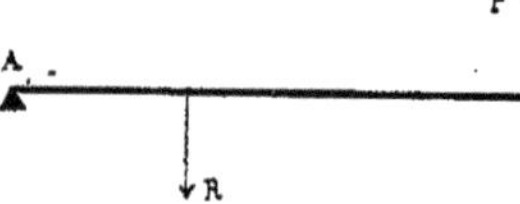

Fig. 71. — Levier du 2e genre ou inter-résistant.

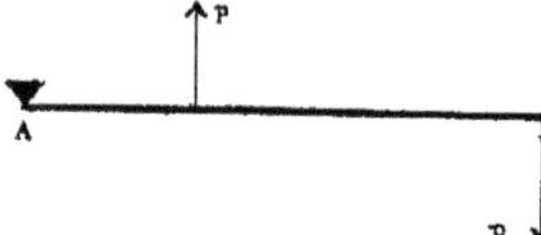

Fig. 72. — Levier du 3e genre ou inter-puissant.

1° Le levier du premier genre se rencontre assez fréquemment dans l'économie.

On l'a appelé *levier de la station*, parce que dans l'équilibre de la station, on en trouve de nombreux exemples. C'est ainsi que dans l'équilibre de la tête sur la colonne vertébrale, le point d'appui est à l'articulation occipito-atloïdienne, la résistance, placée au centre de gravité de la tête, est représentée par la ligne de gravité qui passe un peu en avant de l'articulation, et la puissance réside dans les muscles de la nuque qui font équilibre à la pesanteur pour empêcher la tête de tomber en avant.

2° Le levier du deuxième genre est le *levier de la force*. Mais, ce que ce levier fait gagner en force, il le fait perdre en vitesse et le déplacement de la résistance est toujours moindre que le chemin parcouru par la puissance. Il n'existe pas dans l'économie ; aussi, n'y insisterons-nous pas autrement.

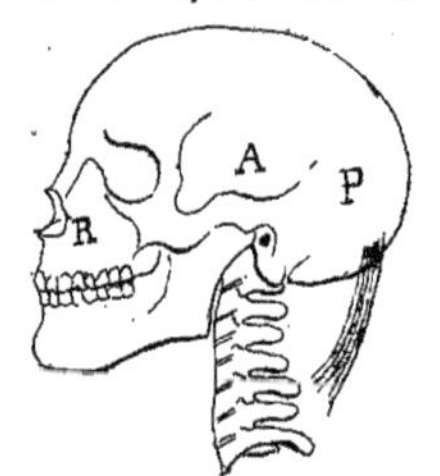

Fig. 73. — Levier du 1er genre. A, point d'appui. — P, puissance appliquée à l'insertion des muscles de la nuque. — R, résistance.

Il importe toutefois de remarquer que si les leviers du deuxième genre ne se rencontrent pas normalement dans l'économie, c'est-à-dire lorsque la puissance est représentée par la contraction musculaire et la résistance par la pesanteur, ces leviers apparaissent quand la formule des forces agissant sur les leviers s'intervertit, c'est-à-dire lorsque la contraction musculaire représente la résistance et la pesanteur la puissance.

C'est, par exemple, le cas lorsque le biceps s'oppose à l'extension de l'avant-bras que tend à produire une masse soutenue par la main. La contraction musculaire joue ici le rôle de frein. C'est cette contraction frénatrice qui retarde l'extension du membre, mode de contraction qu'on peut opposer à la contraction statique qui lutte efficacement contre la pesanteur et maintient le muscle immobile, et à la contraction dynamique qui triomphe de la résistance et déplace le membre suivant la direction selon laquelle elle agit.

3° Le levier du troisième genre est le *levier de la vitesse*. C'est le plus répandu dans l'économie. Il se distingue par le bras très court de la puissance relativement à celui de la résistance. Un exemple très net nous est fourni par les fléchisseurs de l'avant-bras sur le bras. Le point d'appui est au coude : le bras de levier de la puissance est représenté par la distance qui sépare les insertions antibrachiales des fléchisseurs de l'axe de rotation de l'articulation du coude. Le bras de levier de la résistance est représenté par la distance qui sépare cet axe du centre de gravité de l'avant-bras et de la main.

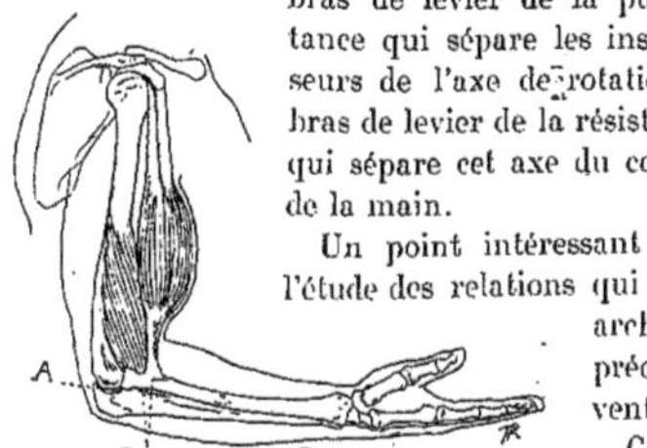

Fig. 74. — Levier du 3e genre.

A, point d'appui à l'articulation du coude. — P, puissance à l'insertion du muscle fléchisseur. — R, résistance au centre de gravité de l'avant-bras.

Un point intéressant de la mécanique musculaire est l'étude des relations qui existent entre les différents types architecturaux que nous avons décrits précédemment et la force qu'ils peuvent développer.

Cette étude a été faite par Lesshaft (*Grundlagen der theoretischen Anatomie*. Leipzig, 1892). Nous allons rapidement résumer les vues de cet auteur. Mais nous n'hésitons pas à déclarer que nous n'acceptons pas sans réserves ses conclusions; nous nous demandons si, dans leur rigueur mathématique, ses déductions sont applicables aux appareils complexes de la mécanique humaine, qui ne rappellent que de fort loin les systèmes mécaniques auxquels on les compare.

Quoi qu'il en soit, ces relations entre l'architecture musculaire et la force produite peuvent se déduire d'une façon très simple d'un théorème élémentaire de mécanique : le parallélogramme des forces.

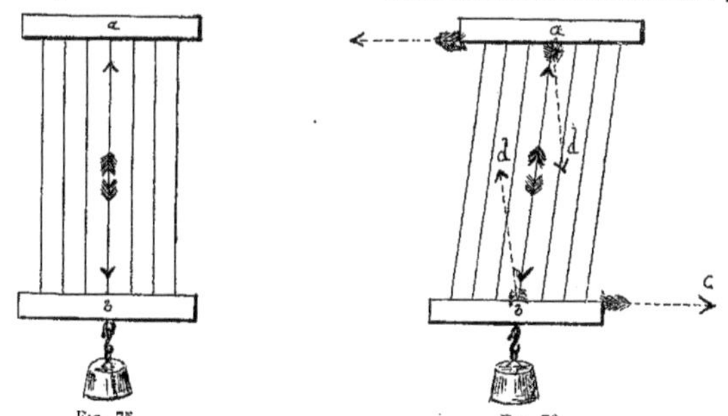

Fig. 75. Fig. 76.

1° A-t-on affaire au type le plus simple représenté par le muscle à fibres parallèles s'implantant perpendiculairement sur les surfaces d'attache, il est facile de voir que la force du muscle sera égale à la somme des forces développées par chacun des faisceaux constituants et que le mouvement imprimé à l'insertion mobile se fera dans la direction des faisceaux composants.

2° Le muscle est-il formé par des fibres parallèles entre elles mais s'implantant obliquement sur la surface d'insertion (les muscles semi-penniformes rentrent dans cette catégorie), deux cas peuvent se présenter : si la mobilité de cette surface d'insertion est complète, la force totale sera égale à la somme développée par chacun des faisceaux composants et le sens du mouvement sera parallèle à la direction de ces faisceaux, c'est-à-dire oblique par rapport à la perpendiculaire abaissée sur la surface mobile. Ce mouvement oblique est d'ailleurs la résultante de deux mouvements composants dont il représente la diagonale ; si le déplacement ne peut se faire suivant une de ces deux composantes, le mouvement produit par la contraction se fera suivant l'autre et une partie de la force totale sera perdue sans profit. Ce cas, hâtons-nous de le dire, se rencontre assez fréquemment dans l'économie.

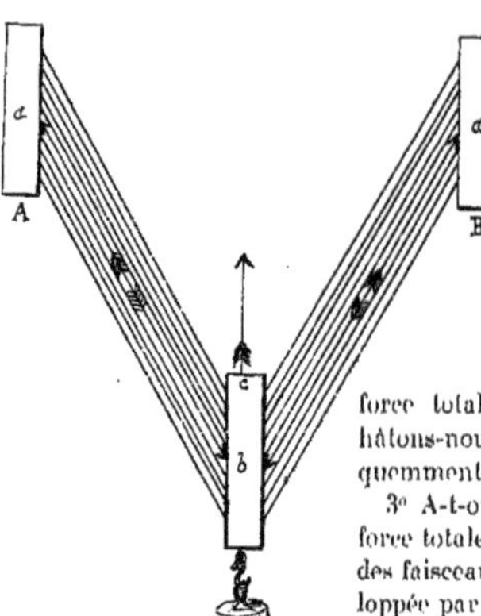

FIG. 77.

3° A-t-on affaire à un muscle bipenné, la force totale, toujours proportionnelle au nombre des faisceaux, ne sera plus égale à la force développée par chacun d'eux et sera d'autant moins considérable que l'obliquité d'implantation des fibres sur les surfaces d'attache sera plus marquée. En effet, la force développée par chacune des moitiés du muscle est décomposable en deux forces : l'une verticale, l'autre horizontale. Les forces verticales s'ajoutent : les horizontales, au contraire, opposées l'une à l'autre se détruisent ; dans ces muscles, une partie de la force est perdue.

4° Quant aux muscles à fibres arciformes (m. orbiculaires et sphincters), leur mécanique est des plus simples. Ils agissent en modifiant la courbure de leurs fibres, qui appartiennent à des circonférences de rayons de plus en plus grands, et qui tendent à devenir des lignes droites.

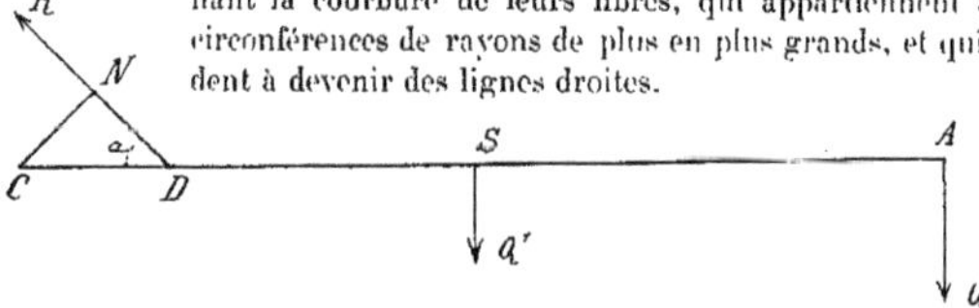

Détermination du travail produit par un muscle donné. — Quelle que soit d'ailleurs la variété architecturale à laquelle appartienne un muscle, le travail utile qu'il produit est sous la dépendance de facteurs multiples (nombre des faisceaux constituants, dimension de la surface d'origine et de terminaison, point d'attache sur le levier osseux, intensité de la contraction), éléments dont Lesshaft exprime l'influence dans la formule suivante :

$$Q = \frac{R.\,CD.\,\sin.\,a - Q'.\,ES}{EC}$$

Dans cette formule, Q représente le poids que peut soulever le muscle dans des conditions données, R la somme des forces particulières produites par chacun de ses faisceaux, CD la distance qui sépare le point d'attache du muscle du point d'appui du levier osseux, à l'angle que le muscle forme avec le levier, Q' le poids du membre, ES la distance qui sépare le point d'appui du levier de ce dernier, H C la longueur de ce dernier (Voy. schéma). C'est la combinaison de ces différents facteurs qui explique que, suivant les cas, prédomine la force développée par le muscle ou la rapidité et la diversité des mouvements de celui-ci, choses jusqu'à un certain point antagonistes. Dans le premier cas, on a affaire aux muscles forts (*Starke Muskeln* de Lesshaft); dans le deuxième, aux muscles adroits (*Gewandte Muskeln*). Contrairement à l'opinion admise, les premiers seraient caractérisés morphologiquement par des surfaces d'insertion très étendues et une surface de section relativement petite; les seconds, au contraire, par des surfaces d'insertion étroite coïncidant avec une surface de section étendue.

Nous venons d'étudier les effets de la contraction musculaire au double point de vue de la direction du mouvement produit et de l'intensité de la force déployée, en envisageant cette contraction en elle-même et en négligeant les facteurs qui peuvent modifier l'effet qu'elle tend à produire. Ces facteurs n'en ont pas moins une importance capitale. Ainsi, pour la direction des mouvements, nous voyons intervenir à chaque instant le mode d'agencement des leviers entre eux ou, en d'autres termes, la configuration des surfaces articulaires. Par ex. : le triceps sural qui semble devoir produire à priori l'extension pure et simple du pied sur la jambe, produit en réalité non seulement l'extension mais encore l'adduction et la rotation en dedans. Or, comme Duchenne l'a bien montré, c'est dans la disposition des articulations tibio-tarsiennes et calcanéo-astragaliennes, dans la direction de leurs axes qu'il faut chercher la cause de cette triple action des jumeaux et du soléaire.

Les muscles antagonistes interviennent aussi dans la détermination du mouvement produit par la contraction d'un muscle donné. C'est ainsi que lorsqu'on faradise l'extenseur commun des doigts, on voit se produire en outre de l'extension de la main et de la première phalange des quatre derniers doigts, la flexion de la phalangine et de la phalangette. Il est facile de voir que cette flexion est déterminée par la résistance des fléchisseurs communs superficiels et profonds qui se rendent à ces phalanges, fléchisseurs tendus par l'extension de la main. Dans ce cas, les antagonistes n'interviennent guère que par leur tonicité. C'est aussi par leur tonicité qu'ils interviendraient, d'après la majorité des auteurs, pour modérer l'action des muscles qui leur sont opposés.

Quelques physiologistes et notamment Beaunis admettent cependant que leur rôle de modérateur est beaucoup moins passif. D'après ces auteurs, les muscles réciproquement antagonistes se contractent simultanément, et le mouvement produit est la résultante de leur contraction simultanée.

D'intéressantes photographies de P. Richer mettent hors de doute cette synergie musculaire (Voy. Richer, *Physiologie artistique*, planches I et II).

Nombre des muscles; — nomenclature. — L'existence d'anomalies et la fusion plus ou moins complète de quelques-uns des corps musculaires au niveau de leur origine ou au niveau de leur terminaison, expliquent la diversité des évaluations relatives au nombre des muscles : en effet, il existe un assez grand désaccord entre les statistiques établies par les auteurs : Krause évalue le nombre des muscles à 323; Theile le porte à 346; avec Chaussier, il s'élève à 368, pour monter avec Sappey à 455.

Quel que soit d'ailleurs le nombre exact des muscles, leur multiplicité oblige de donner à chacun d'eux un nom particulier. Ce nom est emprunté tantôt à la fonction (adducteur, crémaster), à la forme (deltoïde, pyramidal), à la constitution (biceps, triceps), à la direction (droits, obliques), au volume (grand, moyen, petit adducteurs), à la situation (radiaux, péroniers), aux attaches (coraco-huméral, mylo-hyoïdien).

Ce manque d'unité dans la nomenclature des muscles n'est pas sans inconvénient. Il est fort regrettable que Dumas et Chaussier n'aient pu faire accepter leur nomenclature dans laquelle les muscles sont dénommés par leurs insertions principales. L'usage a prévalu de garder les anciennes dénominations.

Disposition générale du système musculaire. — Nous avons vu en embryologie que la musculature primordiale était divisée en segments métamériques. Chez l'homme comme d'ailleurs chez tous les vertébrés supérieurs, cette disposition initiale disparaît peu à peu au cours du développement. Les changements profonds que subit le squelette du tronc, la prépondérance de plus en plus considérable que prend la musculature des membres, l'empiètement de cette dernière sur la musculature du tronc, l'apparition d'un système spécial, système des muscles peauciers, au niveau de la tête et du cou, sont les principaux facteurs qui interviennent pour modifier la disposition initiale.

Malgré les modifications qu'elle subit, cette disposition primitive peut cependant servir de base à une classification des muscles. En se basant sur elle, on peut, avec Gegenbaur, répartir ces derniers en deux grands groupes :

1° Muscles de l'axe du corps, dérivés directs des myomères primordiaux ;

2° Muscles des membres, formations secondaires surajoutées à la précédente.

Les premiers, les plus anciens au point de vue ontogénique et phylogénique, existent seuls chez les vertébrés inférieurs. D'autant moins développés que les muscles des membres prennent plus d'importance, ils semblent, chez l'homme, en voie de régression. Originairement employés à faire progresser le tronc, supplantés ensuite dans cette fonction par les muscles des membres, ils ont pour rôle principal de circonscrire les cavités splanchniques et d'en renforcer les parois.

Ils se disposent d'ordinaire en deux couches : l'une, externe, longitudinale, répartie en muscles antérieurs et postérieurs, à direction verticale; l'autre interne, circulaire, à direction transversale.

Les muscles des membres, sauf ceux qui irradient du tronc vers les ceintures scapulaire et pelvienne, se disposent de façon à former un véritable cylindre autour du squelette et des articulations. Leur direction générale est parallèle à l'axe du membre; quelques-uns cependant sont nettement transversaux.

Variations et anomalies musculaires. — La disposition de la musculature étant le résultat de la transformation d'un état primordial (Gegenbaur), il en résulte que l'on rencontre fréquemment des degrés divers de cette transformation : ce sont là des *variations*, intéressantes en ce qu'elles nous montrent la voie que suit le muscle dans son évolution vers la disposition que nous considérons comme normale, parce que c'est celle que nous constatons sur le plus grand nombre des sujets.

Il importe de distinguer, avec Chudzinsky, la *variation*, écart de la forme normale : par exemple, biceps brachial à trois chefs, de l'*anomalie*, qui consiste dans l'apparition ou la réapparition d'un muscle nouveau qui n'existe pas dans la majorité des cas dans la région (p. ex., omo-trachélien) ou encore dans l'absence d'un muscle normal.

L'étude des variations et des anomalies musculaires est encore peu avancée. Si l'on trouve dans les anciens anatomistes quelques faits intéressants, ce n'est guère que dans ces derniers temps que Gruber, Theile, Wood, Macalister, Knott, Struthers, Schwalbe et Pfitzner, etc., ont tenté d'étudier leurs causes et de les classifier.

En France, Chudzinsky a été l'un des premiers à publier (*Revue d'Anthropologie*, 1873) de nombreux cas d'anomalies musculaires. Puis sont venues les très nombreuses recherches de Ledouble, éparses dans diverses publications (*Revue d'Anthropologie*; *Bull. de la Soc. d'Anthrop.*; *Journal de l'Anat.*; *Archives de Largyngologie*; *Bull. de l'Académie de médecine*, etc., etc.). Enfin, en 1884, Testut a rassemblé dans un fort volume les travaux de ses prédécesseurs en y ajoutant ses recherches personnelles.

Cependant Gegenbaur regrette que ces anomalies n'aient guère été scientifiquement étudiées jusqu'ici ; il faut d'ailleurs reconnaître que la tâche n'est point facile et exige des connaissances approfondies en anatomie comparée.

Macalister, Ledouble, Chudzinsky s'accordent à reconnaître que si quelques variations peuvent être rattachées à des types homologues dans la série animale, il faut se garder d'exagérer cette tendance; à force de vouloir tout expliquer, on n'explique rien. Lorsqu'un auteur, pour expliquer le muscle présternal de l'homme, remonte ou descend jusqu'au serpent, il court grand risque de n'être pas suivi. — Notre ignorance en anatomie comparée étant presque absolue, nous nous bornerons, en présentant les faits assez nombreux rencontrés au cours de nos recherches et en les rapprochant des faits connus, à signaler les plus vraisemblables des explications proposées.

Affirmer que toutes les anomalies ou variétés musculaires sont la reproduction d'une disposition animale, c'est très certainement exagérer.

Sur ce point, la plupart des auteurs compétents sont d'accord. Pour cette nouvelle édition, nous avons consulté l'excellent traité que Ledouble a récemment publié (LEDOUBLE, *Anomalies musculaires*, 2 volumes, Paris, 1896).

Ledouble, réunissant variations et anomalies, les classifie sous trois chefs :

Anomalies réversives, qui reproduisent une disposition constante dans la série animale; ce sont les plus fréquentes;

Anomalies évolutives, provoquées par l'adaptation d'un muscle à de nouvelles fonctions (l'adducteur du pouce, par exemple);

Anomalies-monstruosités, que l'on ne peut expliquer ni par la réversion ni par l'adaptation.

Chudzinsky remarque que les variations musculaires épargnent, pour ainsi dire, certains individus; que, chez d'autres, au contraire, elles sont extrêmement nombreuses. Basant ses conclusions sur la dissection de 60 blancs adultes, de 12 suppliciés, et de 31 sujets de race jaune et noire, il se croit autorisé à affirmer que les anomalies musculaires sont plus fréquentes sur les individus de couleur que chez les blancs.

[POIRIER.]

Si l'on n'a point jusqu'ici constaté d'anomalies propres à certaines races, Chudzinsky pense que cependant des différences de races peuvent être constatées, si l'on étudie la morphologie générale de certaines masses musculaires.

Signalons enfin un dernier fait intéressant. Les anomalies musculaires chez les animaux paraissent être d'autant plus nombreuses que l'on s'élève davantage dans la série animale. D'après Chudzinsky, c'est chez les Anthropoïdes que l'on en rencontre le plus fréquemment.

ANNEXES DES MUSCLES

Les muscles, entourés aux premiers stades du développement par du tissu conjonctif non différencié, modifient celui-ci en devenant organes actifs et en créant dans leur voisinage des appareils accessoires, qui facilitent leur travail physiologique.

Ces modifications du tissu conjonctif se font dans deux sens principaux. Tantôt le tissu conjonctif se condense, forme aux muscles des gaines de plus en plus parfaites et, devenant agent de contention, se transforme en aponévroses et en gaines fibreuses. Tantôt, au contraire, il devient de plus en plus lâche, ses aréoles s'agrandissent et, peu à peu, il se transforme en un appareil de glissement dont la dernière étape est représentée par les bourses séreuses et les gaines séreuses tendineuses.

APONÉVROSES

Les aponévroses se présentent sous deux aspects principaux : *aponévroses d'enveloppe* et *aponévroses d'insertion*, variétés qui, de prime abord, paraissent très dissemblables et qui, en réalité, sont reliées par des types intermédiaires démontrant leur parenté.

Aponévroses d'enveloppe. — Les aponévroses d'enveloppe (fascias des auteurs allemands) sont des couches du tissu conjonctif condensé qui entourent les différents muscles et les séparent des téguments (aponévroses superficielles) ou des muscles voisins (aponévroses profondes).

Les *aponévroses superficielles*, d'ordinaire cylindriques, entourent le membre à la façon d'un manchon. A l'extrémité des membres, elles s'attachent sur les saillies osseuses ou se continuent sur les aponévroses voisines. Leur face superficielle répond aux téguments, dont elle est séparée par le tissu cellulaire plus ou moins chargé de graisse; leur face profonde répond aux muscles sous-jacents.

L'épaisseur des aponévroses superficielles varie beaucoup suivant les sujets; elle varie encore plus suivant les régions. Très minces, au niveau des muscles larges notamment, où elles sont réduites à des toiles celluleuses pour ainsi dire confondues avec le périmysium externe de ces muscles, elles acquièrent ailleurs une épaisseur considérable (fascia lata).

Les *aponévroses profondes*, encore appelées cloisons intermusculaires, résultent de la condensation du tissu conjonctif intermédiaire aux différents muscles. Souvent peu résistantes et mal différenciées, elles représentent à peine des formations autonomes. Dans certains cas cependant, au niveau de la partie interne du bras par exemple, les cloisons intermusculaires acquièrent une grande résistance. Mais leur structure et leur signification sont alors changées. Elles ne résultent plus d'un simple épaississement du tissu conjonctif intermédiaire, mais de l'entrecroisement de fibres tendineuses provenant des muscles voisins.

Comme on le voit, des fibres tendineuses interviennent assez souvent dans la constitution des aponévroses d'enveloppe. Il est vrai qu'elles n'en forment jamais, théoriquement du moins, qu'un élément accessoire. Cependant, par ce fait qu'elles prennent part à leur constitution, on ne peut regarder les aponévroses d'enveloppe comme formant une catégorie absolument distincte de celle que forment les aponévroses d'insertion.

Aponévroses d'insertion (Aponévroses proprement dites des auteurs allemands). — Véritables tendons étalés, les aponévroses d'insertion représentent le mode de terminaison habituel des muscles plats. Elles peuvent encore servir d'agent de contention et se rapprocher alors des aponévroses d'enveloppe. Ne voyons-nous pas, par exemple, les aponévroses d'insertion des obliques et du transverse de l'abbomen former une gaine aux grands droits?

C'est aux aponévroses d'insertion qu'on peut rattacher la plupart des arcades aponévrotiques destinées à permettre le passage d'un paquet vasculo-nerveux à travers les insertions d'un muscle. Mais il importe de remarquer que quelques-unes de ces formations ont une signification spéciale. Certaines d'entre elles (arcade de Struthers par exemple) ont été regardées comme représentant des muscles disparus. D'autres (arcade de Fallope, par exemple), auraient la valeur d'une pièce squelettique.

Les aponévroses d'enveloppe et les aponévroses d'insertion constituent les deux grandes catégories d'aponévroses. Mais, en France surtout, où le mot aponévrose a une extension plus considérable, on applique ce terme à des formations anatomiques qui ne rentrent pas dans les deux catégories dont nous venons de parler. C'est ainsi que sous le nom d'aponévrose moyenne du périnée, on désigne un ensemble complexe, où entrent non seulement du tissu fibreux, mais encore de nombreux éléments musculaires. L'aponévrose moyenne du cou ne peut être regardée ni comme une aponévrose d'enveloppe, ni comme une aponévrose d'insertion; et, l'on sait aujourd'hui qu'elle représente le reliquat d'un muscle disparu chez l'homme, mais normal chez les sauriens (Gegenbaur).

On peut dire la même chose du feuillet aponévrotique intermédiaire au grand fessier et au tenseur du fascia lata. « Les cellules embryonnaires de l'ébauche de ce fascia qui possédaient primitivement un protoplasma contractile et qui devaient former des fibres musculaires, se sont transformées en inoblastes fusiformes, et non en myoblastes. Ce fascia n'est en somme qu'une partie du grand fessier », partie atrophiée, mais n'en ayant pas moins la même valeur morphologique que le reste du muscle (Krause).

GAINES FIBREUSES DES TENDONS

Les gaines tendineuses peuvent être distinguées en deux ordres : les unes simples, les autres divisées en plusieurs gaines secondaires.

Les *gaines simples* sont ordinairement représentées par des fibres curvilignes venant s'insérer sur les deux bords de la gouttière osseuse dans laquelle glissent les tendons. Elles transforment ces gouttières en de véritables tunnels ostéo-fibreux. Demi-circulaires et transversales en certains points, elles se disposent obliquement en certains autres, notamment au niveau des surfaces articulaires. Les gaines fibreuses qui logent les tendons des fléchisseurs des doigts et des orteils représentent le type de cette variété.

Les *gaines composées*, communes à plusieurs tendons, présentent des aspects différents suivant les cas. Au niveau du poignet ou du cou-de-pied ce sont des bandelettes qui croisent plus ou moins obliquement les tendons. Ces bandelettes forment avec la gouttière osseuse dont elles réunissent les deux bords un canal qui tantôt reste indivis (canal des fléchisseurs de la main au poignet), tantôt est divisé en une série de loges secondaires par des cloisons qui se détachent de la face profonde du ligament annulaire (gaines fibreuses du ligament annulaire dorsal du poignet). Au niveau de la paume et à la plante, les gaines tendineuses se présentent sous forme de conduits exclusivement fibreux qui sont une dépendance des aponévroses palmaire et plantaire moyenne.

Au point de vue de leur signification anatomique, ces gaines fibreuses des tendons se rattachent directement aux aponévroses. Les unes (ligament annulaire dorsal du carpe) ne sont que des épaississements des aponévroses d'enveloppe, dont on ne peut les séparer qu'artificiellement. Les autres (gaines des fléchisseurs au niveau de la paume et de la plante) doivent être regardées comme se rattachant aux aponévroses d'insertion, les aponévroses palmaire et plantaire représentant de véritables tendons étalés.

Le ligament annulaire antérieur du poignet représente une formation intermédiaire, constitué qu'il est en partie par des fibres propres, en partie par l'entrecroisement des tendons d'origine des muscles des éminences thénar et hypothénar.

ORGANES SÉREUX ANNEXÉS AUX TENDONS ET AUX MUSCLES

Comme tous les organes du corps, les muscles sont unis entre eux et aux parties voisines (os, ligaments, tendons, etc.) par du tissu conjonctif qui comble les interstices et forme des cloisons de séparation. Lorsque deux muscles voisins jouissent de mouvements parfaitement indépendants, le tissu celluleux qui les sépare devient lâche, ses aréoles s'agrandissent; mais toujours il reste à l'état de tissu celluleux. Aux extrémités des muscles, là où leur tissu s'est condensé en tissu tendineux, le frottement de ces tendons sur les parties voisines détermine une modification plus profonde du tissu conjonctif dont les aréoles, progressivement agrandies par la répétition incessante des mouvements, se fondent en espaces ou cavités plus ou moins grandes, simples ou cloisonnées, unies ou multiloculaires. Ces organes de glissement, déterminés par la répétition des frottements ou glissements, ont été détachés du tissu conjonctif sous le nom d'*organes séreux*.

Ce sont les *bourses séreuses* et les *synoviales tendineuses*.

A quoi sont dus ces différents organes séreux? Il est d'abord bien évident qu'ils sont en relation intime avec les mouvements des tendons qu'ils entourent. Ce n'est jamais qu'au point où l'on voit un tendon glisser sur une surface dure ou entrer en contact intermittent avec elle, que se développent les séreuses. De plus leur forme et leur disposition dépendent de la forme du tendon, de l'étendue et de l'espèce de mouvement qu'il exécute et de ses rapports avec les parties sur lesquelles il glisse.

Mais il ne faudrait pas croire que ce sont les contractions musculaires qui créent la séreuse au cours de la vie embryonnaire. C'était l'opinion de Velpeau qui, un des premiers, chercha à élucider la manière dont se développent ces cavités (Rech. sur les cav. closes. *Ann. de la Chir. fr. et étrang.*, 1843, t. VII). Pour lui, au début, les tendons sont entourés d'une couche de substance amorphe que les frottements répétés tassent et aplatissent en lamelles et dans laquelle ils creusent ainsi une cavité séreuse. Au point de vue ontogénique, cette théorie, basée uniquement sur la dissection, est inexacte; le frottement des tendons n'est pour rien dans leur développement. Presque en même temps, Retterer, chez l'embryon de lapin (Des bourses muq. et des cav. péritend. *Jour. de l'Anat*, 1896, t. XXXII, p. 256), et Chemin, chez l'embryon humain (La synoviale tendineuse chez l'embryon et le fœtus humains. *Bibl. anat.*, 1896, t. IV, p. 132), par l'analyse histologique ont montré que les séreuses sont déjà formées à une époque où les muscles sont incapables de produire un acte mécanique suffisant pour creuser des cavités.

La répétition du frottement des tendons sur les parties voisines est donc *phylogénitiquement* la cause du développement des organes séreux; mais ceux-ci sont maintenant fixés à l'état d'*organes normaux, héréditairement transmis*, si bien que nous voyons, chez le fœtus, le tendon et sa synoviale de glissement apparaître simultanément.

Le rôle des mouvements est loin d'être nul cependant, et Chemin insiste avec raison sur ce point: s'ils ne font pas naître la cavité, du moins ils l'agrandissent et la façonnent; en outre, dans quelques cas, ils font communiquer ensemble deux synoviales primitivement distinctes.

L'histogenèse de ces cavités a été fort bien étudiée par Retterer (*loc. cit.*, p. 263). A l'origine, tout le tendon est relié et soudé au tissu environnant par un tissu plein; les gaines fibreuses sont reconnaissables sous la forme de traînées plus denses. A mesure que les fibres se développent davantage dans le tendon ou la gaine fibreuse, le tissu conjonctif intermédiaire à ces organes devient clair, transparent et se transforme en tissu muqueux; il se fluidifie de plus en plus et disparaît enfin par fonte totale en donnant naissance à la première synovie qui remplit la cavité muqueuse ou péritendineuse. Celle-ci se développe donc d'une façon analogue aux cavités périlymphatiques de l'oreille interne et résulte d'une évolution spéciale du tissu conjonctif qui à l'origine soude les tendons aux parties périphériques. Cette fonte amène la production d'une cavité, sauf sur quelques points où certaines portions du tissu conjonctif évoluent en lamelles ou brides vasculaires (mésotendons).

C'est donc ainsi que se développent les synoviales tendineuses et les bourses séreuses normales : les unes et les autres s'accroissent par un processus semblable au processus formateur des bourses anormales (B. sér. professionnelles, p. ex.). Les pressions et les frottements produisent une irritation du tissu conjonctif; d'où multiplication cellulaire et épaississement; secondairement, ces cellules élaborent une substance muqueuse qui en se fluidifiant a pour résultat l'extension de la cavité préexistante ou la formation d'une cavité nouvelle.

Ce qui distingue nettement ce processus de celui qu'admettait Velpeau, c'est que pour celui-ci, il y avait clivage *intercellulaire*, tandis que pour Retterer le développement de la cavité est *intraprotoplasmatique*.

La paroi de ces cavités comprend deux couches : la couche interne, endothéliale, est constituée par des cellules dont la surface libre est devenue lisse par perte d'une partie du protoplasma et non par aplatissement. La couche externe est composée d'un tissu conjonctif plus ou moins lâche ou fibreux, semblable à celui qui constitue les gaines lamelleuses. Très épaisse au niveau du feuillet pariétal, surtout aux points où la membrane s'isole en cul-de-sac de réflexion, cette couche externe manque presque entièrement sur le feuillet viscéral.

Le développement de ces cavités est très précoce. Pour les synoviales tendineuses, Heinecke, sur des fœtus de 24 et 28 semaines, aurait constaté la présence de toutes les gaines (*Die Anat. u. Path. der Schleimbeutel u. Sehnenscheinden*. Erlangen, 1868). Velpeau les aurait vues commencer à apparaître à la fin du 3e mois. Enfin, pour Chemin, la plupart sont visibles à 2 mois et elles sont presque toutes constituées à 2 mois et demi.

Quant aux bourses muqueuses, Chemin distingue celles qui, situées entre deux plans résistants (telle la b. sér. rétro-calcanéenne), sont très hautement et très tôt différenciées, comme les synoviales tendineuses, et celles dont le développement tardif semble surtout la conséquence des mouvements (telles les b. sér. professionnelles).

BOURSES SÉREUSES OU MUQUEUSES

Ce sont de petites cavités closes, intermédiaires à un tendon et à la surface dure sur laquelle ce tendon *glisse ou avec laquelle, par instant, il entre en*

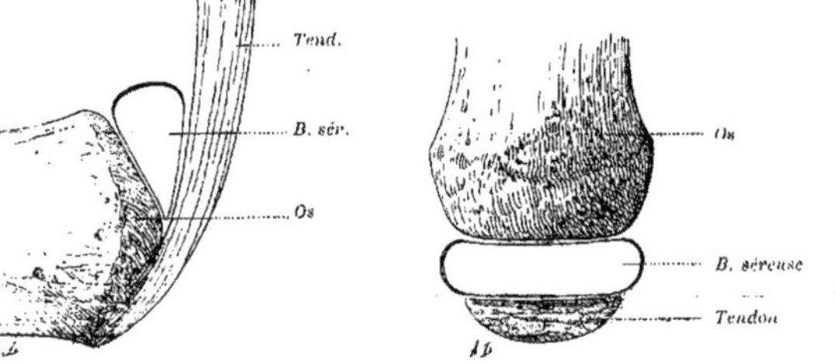

Fig. 78. — Schéma d'une bourse séreuse. Fig. 79. — Schéma d'une bourse séreuse.

contact. Cette dernière distinction est fort importante : ex. : la grande bourse séreuse intermédiaire à la face postérieure tendineuse du psoas iliaque et au bord antérieur de l'os iliaque que continue le ligament de Bertin, est une bourse de glissement, créée par l'incessante répétition des frottements du tendon du psoas sur les parties dures sous-jacentes. Par contre, je ne puis faire rentrer dans la même catégorie la bourse séreuse intermédiaire au tendon d'Achille et à la partie supérieure de la face postérieure du calcanéum, celle de l'insertion du tendon rotulien, et, d'une façon générale, toutes les bourses annexées à l'insertion même des tendons. On ne peut dire de ces dernières qu'elles résultent d'un frottement ou glissement. Si donc elles n'ont point été créées par glissement ou frottement, phénomènes qui ne sauraient se produire en de telles conditions, à quoi répondent-elles? En d'autres termes, quel agent ou quelle forme de mouvement a déterminé en ces points l'apparition d'un organe séreux?

Je pense que cet agent est le *contact intermittent* que les mouvements établissent entre l'os et le tendon. Regardez les deux schémas ci-joints; ils exagèrent ce qui se passe quand le pied passe de la flexion à l'extension. L'angle formé par le tendon d'Achille et la face postérieure du calcanéum n'est point invariable. Il grandit et diminue alternativement : dans la flexion forcée, il est tout à fait réduit, le contact s'établissant entre la face postérieure du calcanéum et la face antérieure du tendon d'Achille; dans l'extension, l'angle augmente, les deux surfaces s'éloignant. N'est-il pas évident que la bourse séreuse intermédiaire répond à ce contact *intermittent*?

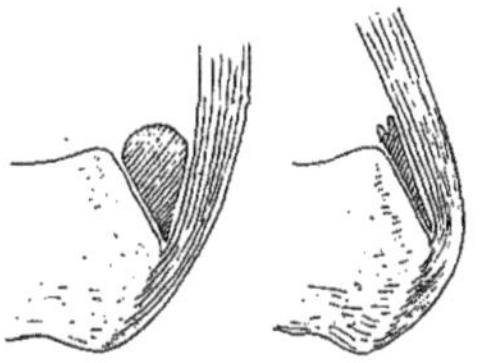

Fig. 80. — Schéma des bourses séreuses par contact intermittent.

Et, comme un vide ne peut se produire entre l'os et le tendon, vous voyez au-dessus de la petite séreuse une graisse molle qui descend entre les deux surfaces lorsque l'extension les a séparées. Il se passe là, en petit, quelque chose d'analogue au jeu des pelotons adipeux annexés aux grandes synoviales articulaires; tel le pseudo-ligament adipeux du genou, telle la graisse rougeâtre qui entre et sort de la cavité cotyloïde à chaque mouvement du fémur, comblant l'écartement qui se produit entre les surfaces articulaires dans certains mouvements. C'est à cette espèce de bourses séreuses que Velpeau fait sans doute allusion lorsqu'il parle de ces séreuses « qui se développent bien plus sous l'influence du mouvement *de soufflet et de la pression* que par suite du glissement des parties », bien qu'il donne, comme exemple, la bourse sous-deltoïdienne qui me paraît plutôt liée aux mouvements de rotation de la tête humérale.

Ces deux catégories de bourses séreuses n'ont d'ailleurs pas la même forme : les bourses séreuses de glissement sont allongées *par et suivant* le mouvement du tendon; les bourses séreuses de contact intermittent sont sphériques ou ovoïdes et répondent en général à la *forme des surfaces en contact.*

La plupart des bourses muqueuses répondent au frottement ou au contact intermittent d'un tendon et d'un os, ou d'un tendon et d'un ligament, ou de deux tendons (ex. : tendons contigus du grand rond et du grand dorsal). A ces bourses séreuses tendineuses qui forment l'immense majorité, la plupart des auteurs ajoutent des bourses séreuses intermusculaires, résultant du frottement entre deux muscles qui glissent l'un sur l'autre. Je dois faire remarquer que je ne connais pas de bourse séreuse intermédiaire à deux corps musculaires; par contre, on voit souvent apparaître un organe séreux, là où deux muscles se rencontrent par un bord ou une face tendineuse : telle la bourse séreuse intermédiaire au bord interne tendineux du jumeau interne et au demi-membraneux.

Enfin, à ces deux variétés de bourses séreuses tendineuses, il en faut joindre une troisième : celle des *bourses séreuses intra-tendineuses* que l'on trouve dans l'épaisseur de certains tendons composés de plusieurs plans (triceps, quadriceps, etc., etc.).

Primitivement, ces bourses séreuses sont distinctes des cavités articulaires au voisinage desquelles elles sont placées; plus tard, *par le fait de leur agrandissement ou de l'usure des ligaments* aux points de frottement, il en est un certain nombre qui entrent en communication avec la synoviale articulaire. Le fait est si ordinaire pour la séreuse annexée au tendon bicipital dans la coulisse, que certains auteurs décrivent la séreuse tendineuse comme prolongement normal de la séreuse articulaire. Au genou, la bourse séreuse sous-poplitée communique d'ordinaire avec la synoviale; très souvent, chez les sujets âgés, la bourse séreuse intermédiaire aux jumeaux et au demi-tendineux, bourse qui résulte, comme je l'ai démontré (Bourses séreuses poplitées, in *Arch. gén. de Médecine*, 1886), de la fusion de trois séreuses primitivement isolées, communique avec la synoviale articulaire.

Ce sont là des exemples de séreuses *fusionnées par extension*; comme exemple de séreuses *fusionnées par usure* avec une synoviale articulaire, je citerai la communication qui s'établit assez souvent chez l'adulte et surtout chez le vieillard entre la grande séreuse sous-iliaque et la synoviale coxo-fémorale, ou encore celle que l'on constate six fois sur dix chez l'adulte, entre la synoviale articulaire trapézo-métacarpienne et la bourse séreuse que j'ai décrite à l'insertion du long abducteur du pouce.

GAINES SYNOVIALES TENDINEUSES

Ce sont des organes séreux annexés aux tendons qui se meuvent dans des coulisses fibreuses ou dans des canaux ostéo-fibreux, comme on en voit au voisinage des articulations en général, et particulièrement au poignet et aux doigts. Leur disposition est déjà un peu plus compliquée que celle des bourses séreuses. Nous avons vu que celles-ci sont essentiellement composées d'une vésicule arrondie appliquée par l'une de ses parois au tendon, par l'autre à l'organe sur lequel il se meut ou avec lequel il entre en contact, tandis que sa périphérie forme entre les deux organes un cul-de-sac circulaire. Dans la gaine synoviale tendineuse, l'organe séreux revêt la forme d'un cylindre creux à double paroi ou d'un manchon dont un feuillet tapisse la face interne du canal ostéo-fibreux (*feuillet pariétal*), tandis que l'autre, réfléchi, revêt la face externe du tendon (*feuillet viscéral*).

A ses deux extrémités, la gaine synoviale est fermée par le cul-de-sac circulaire que forme la réflexion du feuillet pariétal se portant sur le tendon où il devient feuillet viscéral. Ainsi est constituée une cavité close, cylindre à double paroi ou manchon à l'intérieur duquel passe le tendon. On comprend aisément que le tendon, entouré de toutes parts par la cavité close, n'est point dans cette cavité; en effet, cette cavité est virtuelle, ses feuillets étant au contact à l'état normal. Au niveau des points de réflexion, le feuillet pariétal forme autour du tendon une gaine réfléchie, *gaine préputiale*, que je décrirai avec les synoviales tendineuses des doigts.

Cette disposition, des plus simples en somme, est parfois un peu compliquée par ce fait que des lames celluleuses se détachent du canal ostéo-fibreux accompagnant les vaisseaux qui se rendent au tendon : ce sont les freins des tendons, *vincula tendinum* ou *mésotendons*.

Il est aisé de comprendre que ces mésos qui cloisonnent partiellement la cavité séreuse, soulèvent le feuillet pariétal de celle-ci et sont entourés par la séreuse comme le tendon lui-même. Le schéma C, donnant la coupe d'une gaine synoviale au niveau d'un mésotendon, fait bien comprendre cette disposition.

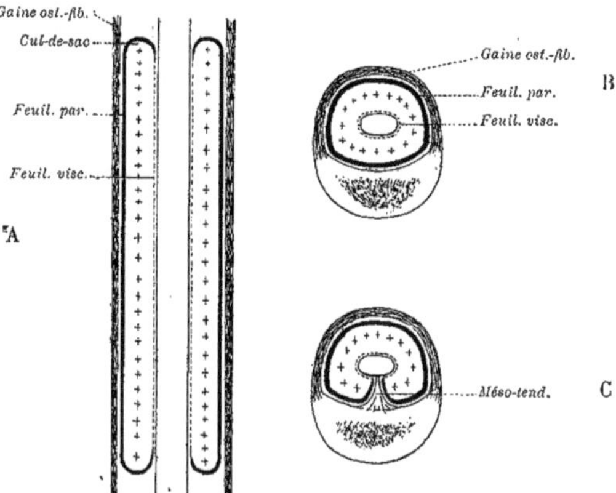

Fig. 81. — Schéma des gaines séreuses digitales.

Le feuillet pariétal épais est représenté par un trait plein, le feuillet viscéral par une ligne ponctuée ; des croix sont dans la cavité séreuse dont les parois ont été écartées

A, Gaine synoviale tendineuse, coupe longitudinale : les gaines préputiales que j'ai décrites, et sans lesquelles le jeu du tendon serait impossible et incompréhensible, n'ont point été figurées dans ce schéma.

B, Coupe transversale d'une gaine synoviale en un point où le tendon est libre dans la cavité séreuse.

C, Coupe transversale en un point où le tendon reçoit des vaisseaux par un méso.

Dans cette nouvelle édition de myologie, nous avons supprimé les nombreux synonymes des muscles. Chaque muscle est désigné sous le nom en usage dans la nomenclature française ; à la suite de ce nom nous ajoutons seulement le nom latin adopté dans la réunion de la Société Anatomique à Bâle (1895).

CHAPITRE QUATRIÈME

MUSCLES DU MEMBRE THORACIQUE

par P. POIRIER

Les muscles du membre thoracique, répartis autour des quatre segments qui constituent celui-ci, peuvent être divisés en quatre groupes secondaires : — Muscles de l'épaule. — Muscles du bras. — Muscles de l'avant-bras. — Muscles de la main.

§ I. — MUSCLES DE L'ÉPAULE[1]

Les muscles de l'épaule se détachent de la ceinture thoracique et se rendent à la partie supérieure de l'humérus. Ils sont superposés en deux couches : — une *couche superficielle*, constituée essentiellement par un système de fibres verticales, présidant surtout à l'élévation du bras ; ces fibres appartiennent à un seul muscle, le *deltoïde ;* — une *couche profonde*, dont les fibres, transversalement dirigées pour la plupart, commandent les mouvements de rotation du membre supérieur. Cette dernière couche se décompose en plusieurs masses musculaires : le *sous-scapulaire*, le *sus-épineux*, le *sous-épineux*, le *grand* et le *petit rond*.

DELTOÏDE. — M. deltoideus.

Le deltoïde est un muscle triangulaire, dont la base s'attache à la ceinture thoracique (scapulo-claviculaire) et le sommet à l'humérus ; contourné en demi-cône, grossièrement fasciculé, il recouvre l'articulation scapulo-humérale, la coiffant d'une épaisse masse charnue qui modèle le moignon de l'épaule.

Il prend naissance : 1° *au tiers externe de la clavicule*, sur une sorte d'encoche entamant le bord antérieur et la face supérieure de cet os ; — 2° *au sommet et au bord externe si épais de l'acromion ;* — 3° *au versant inférieur de l'épine de l'omoplate ;* — 4° et quelquefois à l'*aponévrose sous-épineuse*.

Les origines *claviculaires* se font par des fibres charnues et par de courtes fibres aponévrotiques. Les origines *acromiales*, par trois ou quatre trousseaux tendineux, et, dans l'intervalle de ceux-ci, par implantation directe des fibres charnues. Les origines à l'épine se font par une lame tendineuse qui, d'abord indivise, se dédouble : les fibres charnues naissent dans l'écartement de ces deux feuillets, dont le profond donne encore insertion à quelques fibres du muscle sous-épineux et se continue d'ailleurs avec l'aponévrose de revêtement de ce muscle.

De cette longue origine *cléido-scapulaire*, les fibres convergent en descendant, les antérieures d'avant en arrière, les moyennes verticalement, en décri-

1. Je ne décrirai ici que les muscles proprement dits de l'épaule, *muscles intrinsèques*, moteurs de l'humérus. D'autres muscles, allant des côtes, du rachis ou de la clavicule à l'omoplate ou à l'humérus, muscles également moteurs du membre supérieur, comme le grand dorsal, le trapèze, le grand pectoral, etc., etc., seront décrits avec les muscles du tronc. Ce faisant, je me conforme aux habitudes classiques, bien que ces *muscles* appartiennent en réalité au membre thoracique.

vant un arc qui s'applique sur la saillie de la tête humérale, les postérieures. d'arrière en avant, de telle sorte que le corps charnu qu'elles composent se rétrécit peu à peu et se ramasse en une pointe qui vient se terminer à l'*empreinte deltoïdienne*.

A première vue, on distingue aisément, dans le corps charnu du deltoïde, trois portions : une *portion antérieure* ou *claviculaire* dont les fibres, parallèles entre elles, se terminent sur un large tendon qui s'engage sous la partie moyenne du muscle pour aller s'insérer à la branche antérieure du V deltoïdien ; — une *portion postérieure* ou *scapulaire* formée aussi de fibres parallèles entre elles et aboutissant, comme celles de la région antérieure, à une large aponévrose qui s'engage sous la portion moyenne pour aller s'insérer à la branche postérieure du V deltoïdien ; — enfin, une *portion moyenne, acromiale*, dont la texture est fort différente de celle des deux portions précédentes. Comme le montre le schéma 83, ses fibres naissent des deux côtés de quatre ou cinq fortes lamelles aponévrotiques qui se détachent de l'acromion et descendent dans l'épaisseur du muscle; elles vont se terminer sur les côtés des cloisons fibreuses qui s'élèvent de l'interstice du V deltoïdien et sur les tendons des parties antérieure et postérieure.

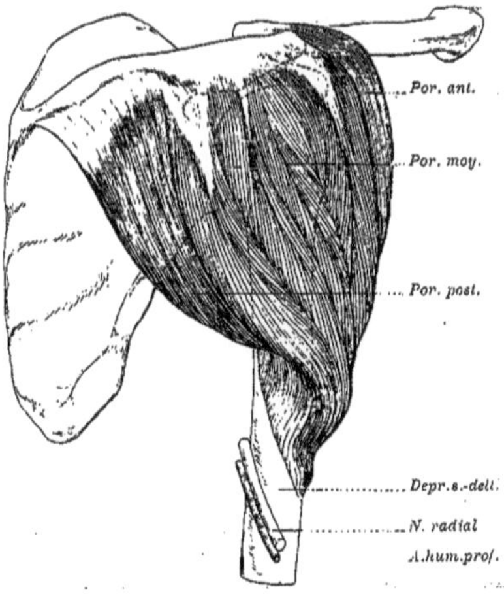

Fig. 82. — Le deltoïde.

A ces faisceaux penniformes de la partie moyenne, il faut ajouter d'autres fibres charnues qui, naissant directement de l'acromion entre les faisceaux précédents, vont se terminer sur le sommet des cloisons tendineuses inférieures, tandis que d'autres, nées aux extrémités des cloisons tendineuses supérieures, vont s'insérer directement dans l'angle du V deltoïdien entre les cloisons inférieures. — Les fibres des portions antérieure et postérieure sont plus longues que celles de la portion moyenne; la longueur des premières est de 11 cm. en moyenne, celle des secondes de 9 cm. seulement.

J'ai déjà fait remarquer que les lames tendineuses des portions antérieure et postérieure s'engagent sous les fibres charnues de la portion moyenne et sont ainsi masquées par elles, de telle sorte que le tendon huméral n'est visible que par la face profonde du muscle.

Rapports. — Le deltoïde est recouvert par la peau dans laquelle viennent se terminer les filets des branches sus-acromiales et sus-claviculaires du plexus cervical et un rameau du circonflexe. Sur sa face externe est appliquée une aponévrose mince et transparente de laquelle se détachent des cloisons qui divisent la masse musculaire, surtout dans sa partie moyenne, en grosses colonnes charnues (Voy. fig. 87).

Sous la face profonde du muscle, on trouve un deuxième feuillet aponévrotique. C'est entre cette lame aponévrotique profonde et l'articulation revêtue de son surtout tendineux, formé par les muscles scapulaires, que se trouve la vaste bourse séreuse sous-deltoïdienne, parfois cloisonnée, parfois divisée en deux loges. Abstraction faite de cette bourse séreuse, le deltoïde recouvre les tendons des muscles qui s'insèrent aux deux tubérosités humérales, les deux tubérosités elles-mêmes, les vaisseaux et le nerf circonflexe qui contournent le col chirurgical, enfin l'apophyse coracoïde et l'origine des muscles qui s'en détachent. On trouve parfois entre le sommet de cette apophyse et le muscle une petite bourse séreuse.

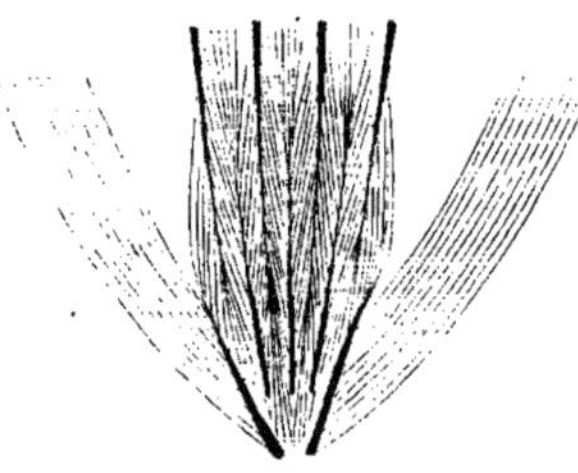

Fig. 83. — Schéma du deltoïde.

Le bord antérieur du deltoïde, contigu au bord externe du grand pectoral, avec lequel il se fusionne plus ou moins dans sa partie inférieure, s'en sépare d'ordinaire au voisinage de la clavicule; dans l'interstice des deux muscles cheminent la veine céphalique, une branche de l'acromio-thoracique et des lymphatiques; on y trouve parfois quelques ganglions. Le bord postérieur, plus oblique que l'antérieur, mince dans sa partie supérieure, où il est recouvert en partie par une lame tendineuse du trapèze, est d'abord appliqué sur le sous-épineux; il devient épais et libre dans sa moitié inférieure et entre alors successivement en rapport avec le grand rond, la longue portion et le vaste externe du triceps.

Action. — Le deltoïde détache le bras du tronc et le porte en dehors : c'est à ce mouvement qu'on donne le nom d'élévation du bras; abduction serait mieux. — La contraction du deltoïde amène l'humérus à la direction horizontale; au delà, le mouvement est arrêté par la distension du grand rond et de la partie inférieure de la capsule humérale. Le mouvement d'abduction est plus étendu dans la rotation en dehors que dans la rotation en dedans. — Les trois portions du deltoïde prennent part à ce mouvement d'élévation. La portion moyenne élève l'humérus directement en dehors, la portion antérieure l'élève en le portant en avant et en dedans comme dans l'action de porter la main à la bouche, tandis que la portion postérieure l'élève en le portant en arrière et en dedans (action de porter la main dans le dos). — Duchenne a montré que les faisceaux postérieurs ne pouvaient élever le bras au delà d'un angle de 45° avec le tronc; quand le bras est élevé jusqu'à l'horizontale, ces faisceaux sont relâchés. Dans cette situation, l'excitation électrique des faisceaux postérieurs abaisse l'humérus. — La contraction isolée du deltoïde place le bras à angle droit avec le tronc et détermine en même temps un double mouvement de bascule de l'omoplate : l'un, par lequel l'angle inférieur s'élève en se portant vers la ligne médiane, l'autre qui éloigne du thorax son bord spinal et creuse entre les deux une profonde gouttière. Dans l'élévation physiologique du bras, sur le vivant, ce mouvement de bascule de l'omoplate n'a point lieu, car le grand dentelé se contracte énergiquement pour maintenir l'omoplate solidement appliquée contre la paroi thoracique et s'opposer à l'inclinaison du bord spinal. Bien plus, c'est le même grand dentelé qui, en imprimant un mouvement de rotation à l'omoplate, permet l'élévation verticale du bras. — J'ai dit ailleurs que par sa tonicité, le deltoïde contribuait à maintenir le contact entre les surfaces articulaires de l'épaule.

Si le deltoïde prend son point fixe sur l'humérus, le bras étant levé et fixé il soulève l'épaule et le tronc (action de grimper).

Innervation. — Innervé par le circonflexe : les filets qui vont au chef scapulaire se détachent du nerf au moment où ce dernier croise le tendon du grand rond ; les filets des chefs acromial et claviculaire se détachent sur toute la longueur du trajet périhuméral du circonflexe, et pénètrent le corps charnu par sa face profonde.

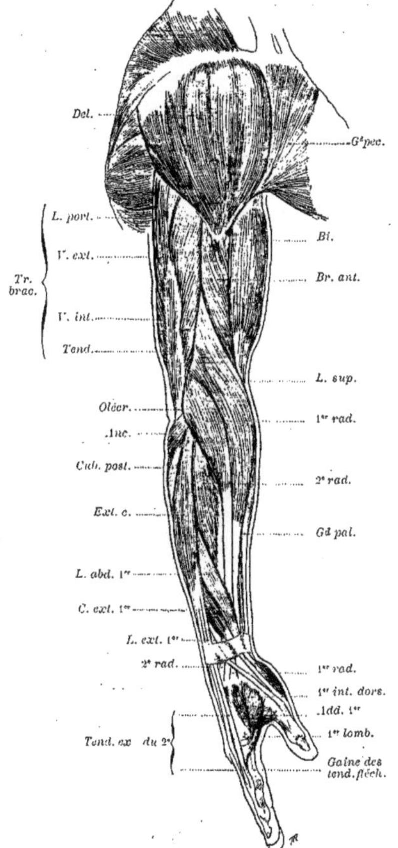

Fig. 84. — Les muscles du membre supérieur, face antérieure.

Variations et anomalies. — On a signalé l'absence de la portion claviculaire du deltoïde et de sa portion acromiale en totalité ou en partie. La séparation complète du deltoïde en trois chefs est une anomalie relativement fréquente qui reproduit la disposition normale chez le chat (delto-claviculaire, delto-acromial, et deltospinal de Strauss-Durckeim). — Le deltoïde est quelquefois dédoublé; les faisceaux profonds prennent parfois l'aspect d'un digastrique (scapulo-humeralis digastricus) et s'insèrent tantôt sur l'humérus, tantôt sur la capsule; cette dernière variété représente une des formes du *Tenseur de la capsule* de Hyrtl. — La terminaison du muscle est assez fixe. Testut signale un faisceau constitué par des fibres d'origine claviculaire et se terminant sur l'épitrochlée par un tendon très grêle. — Il n'est pas rare de voir le deltoïde recevoir des faisceaux surnuméraires venus de l'aponévrose sous-scapulaire, du bord spinal de l'omoplate, du bord axillaire de cet os. Chudzinski a vu ces faisceaux axillaires contourner le bord postérieur du deltoïde et se terminer sur l'aponévrose deltoïdienne. — Le deltoïde peut être fusionné avec les muscles voisins : grand pectoral (très fréquent), trapèze, sous-épineux, brachial antérieur, long supinateur (Macalister, Gruber).

Les muscles de la couche scapulaire profonde, au nombre de cinq, naissent tous de l'omoplate et se rendent à la tête humérale; ils sont répartis sur les deux faces de l'omoplate, quatre sur la face postérieure, un seul, le sous-scapulaire, sur la face antérieure.

SUS-ÉPINEUX. — M. supraspinatus.

Muscle épais et triangulaire, le sus-épineux occupe la fosse sus-épineuse dans laquelle il est maintenu par une aponévrose qui, s'insérant sur les bords de la fosse, lui constitue avec cette dernière une loge ostéo-fibreuse, ouverte en dehors, au-dessus de l'articulation scapulo-humérale.

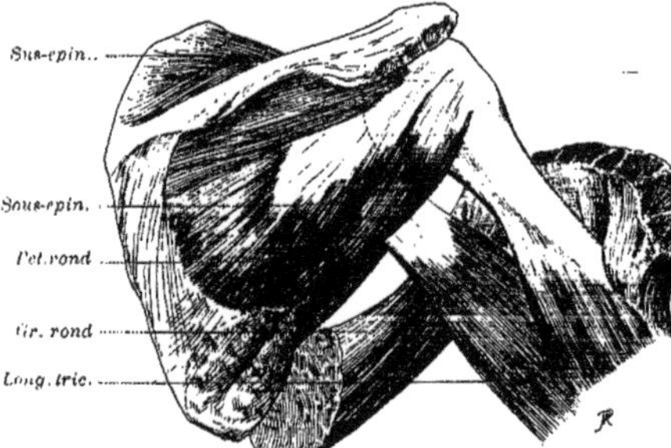

Fig. 85. — Muscles de l'épaule.

Il naît des deux tiers internes de la fosse *sus-épineuse*, par l'implantation directe des fibres charnues, auxquelles s'adjoignent quelques fibres tendineuses sur les limites de la fosse; quelques fibres se détachent aussi de la face profonde de la partie la plus interne de l'aponévrose qui recouvre le muscle. De ces origines, les fibres convergent vers un tendon situé profondément et qui ne se dégage des fibres charnues qu'au-dessus de l'articulation; là, il s'élargit et se confond intimement avec la capsule articulaire, pour gagner la plus antérieure des trois facettes frappées sur le contour supérieur de la *grosse tubérosité de l'humérus*.

D'abord étalé comme la fosse qui le contient, le sus-épineux est recouvert par le trapèze; il se rétrécit ensuite peu à peu et va s'engager sous le ligament acromio-coracoïdien; la couche graisseuse qui sépare le sus-épineux du trapèze s'épaissit en dehors pour combler l'espace qui sépare le muscle du ligament, de l'extrémité externe de la clavicule et de l'articulation acromio-claviculaire. La face profonde du muscle répond d'abord au périoste de la fosse sus-épineuse;

plus en dehors, le tendon se confond avec l'appareil capsulaire de l'épaule. Le bord supérieur, qui suit le bord supérieur de l'omoplate, prend contact avec le ligament coracoïdien et le ligament conoïde. Le bord inférieur, au delà de l'épine, devient tangent au bord supérieur du sous-épineux; à ce niveau, les deux muscles semblent se fusionner.

Action. — Auxiliaire du deltoïde, il élève le bras en dehors et en avant, en même temps qu'il le fait tourner de dehors en dedans autour de son axe longitudinal. Son action élévatrice est assez énergique. Duchenne a démontré par l'observation clinique, dans un cas d'atrophie complète du deltoïde, que le sus-épineux peut élever l'humérus sur l'omoplate à la même hauteur que le deltoïde lui-même.

En même temps l'angle externe de l'omoplate s'abaisse tandis que l'angle inférieur se rapproche de la ligne médiane.

C'est en outre un ligament actif très important de l'articulation de l'épaule; il maintient la tête de l'humérus en rapport avec la cavité glénoïde pendant l'abduction du bras et empêche ainsi la subluxation en bas de la tête humérale que tend à produire le deltoïde.

Variations et anomalies. — « Singularly invariable muscle », dit Macalister. On ne note guère en effet que la fusion de son tendon avec celui du sous-épineux ou du petit pectoral, le renforcement de son corps charnu par un faisceau venant du ligament acromio-coracoïdien ou du grand pectoral et sa bifidité.

SOUS-ÉPINEUX. — M. infraspinatus.

Muscle épais, aplati et triangulaire, le sous-épineux occupe la fosse homonyme dans laquelle le maintient une aponévrose disposée comme celle du sus-épineux.

Il naît : 1° des trois quarts internes de la *fosse sous-épineuse*; — 2° de *l'aponévrose sous-épineuse*, le long des bords spinal et axillaire de l'omoplate. Ses origines se font par des fibres charnues qui se portent en dehors, en avant et en haut, convergeant vers l'angle articulaire de l'omoplate, où elles se fixent sur un tendon qui, d'abord caché au milieu d'elles, s'en dégage bientôt puis s'étale, et va se fixer à la facette moyenne de la *grosse tubérosité*. Les fibres supérieures, nées de la face inférieure de l'épine, forment un faisceau distinct qui descend sur le tendon et le masquent, de telle sorte que ce dernier n'apparaît complètement libre qu'au niveau de l'interligne articulaire.

Rapports — Le sous-épineux, recouvert au niveau de son angle externe par le deltoïde, au niveau de son angle interne par le trapèze, et par le grand dorsal au niveau de sa partie inférieure, répond à la peau dans le reste de son étendue. Par sa face profonde, il répond à la fosse sous-épineuse, et, en dehors, il s'applique sur la capsule humérale.

Deux *bourses séreuses* sont annexées au sous-épineux : l'une, inconstante, au point où il contourne le bord concave de l'épine, l'autre, constante, entre le tendon et la capsule. Arnold et Henle ont regardé cette dernière comme inconstante. Je puis affirmer qu'il n'en est rien; mais, chez les sujets âgés, elle communique d'ordinaire très largement avec la grande synoviale articulaire.

Action. — Duchenne, faradisant le sous-épineux, a constaté qu'il imprimait à l'humérus un mouvement de rotation de dedans en dehors dans quelque position que se trouvât le bras au moment de la contraction du muscle.

Innervation. — Le sus-épineux et le sous-épineux reçoivent leurs nerfs de la branche sus-scapulaire qui se détache du plexus brachial au niveau de la cinquième paire, passe par l'échancrure coracoïdienne, fournissant un ou deux filets au sus-épineux sous lequel elle chemine, contourne l'épine de l'omoplate et va se terminer dans le sous-épineux qu'elle aborde par sa face profonde.

Variations et anomalies. — Les anomalies du sous-épineux sont relativement rares. Theile et, après lui, Meckel et Knott ont vu le sous-épineux recevoir un faisceau surnuméraire se détachant de la face externe ou du bord postérieur du deltoïde. Ces connexions entre le sous-épineux et le deltoïde sont normales chez le chameau (Meckel) et le perroquet (Alix). Nous allons voir que le sous-épineux est assez souvent fusionné avec le petit rond.

PETIT ROND. — **M. teres minor.**

Le petit rond, muscle aplati et allongé, est souvent confondu avec le sous-épineux. C'est pourquoi quelques auteurs le regardent comme un faisceau inférieur de ce muscle et le décrivent avec lui.

Il naît d'une bande osseuse longue et étroite qui suit le bord axillaire de *l'omoplate*, mais appartient en fait à la face postérieure de l'os (Voy. *Ostéologie*, p. 133). Cette étroite surface, qui va de la facette du grand rond au tubercule sous-glénoïdien, est divisée en deux champs secondaires par la gouttière transversale que creuse l'artère scapulaire inférieure, contournant le bord axillaire de l'os. — Le petit rond naît aussi de la cloison fibreuse qui le sépare du sous-épineux et de l'aponévrose d'enveloppe de ce muscle. Ces origines se font en partie par des fibres charnues, en partie par l'intermédiaire d'une aponévrose qui apparaît sur la face antérieure du muscle, et par laquelle il entre en contact avec le sous-scapulaire et avec le tendon de la longue portion du triceps.

Le corps charnu, allongé, se dirige en haut et en dehors et se poursuit sur un tendon dont il recouvre la face antérieure et le bord inférieur. Ce tendon va se fixer à la facette postérieure de la grosse tubérosité; quelques fibres charnues l'accompagnent jusqu'à son insertion osseuse et s'insèrent à la crête qui descend de cette tubérosité sur la face postérieure de l'os.

Rapports. — Recouvert par le grand rond au niveau de son extrémité inférieure, par le deltoïde dans sa partie supérieure, le petit rond répond par sa face antérieure au sous-scapulaire, à la longue portion du triceps et à la capsule articulaire. Il existe parfois une petite bourse séreuse au niveau de l'insertion du tendon.

Action. — Au point de vue physiologique, le petit rond ne fait qu'un avec le sous-épineux; Duchenne réunit ces deux muscles sous le nom de rotateur huméral postérieur. — Comme le sous-épineux, le petit rond imprime donc à l'humérus un mouvement de rotation de dedans en dehors.

Innervation. — Le muscle petit rond reçoit son innervation du nerf circonflexe. Au moment où ce nerf traverse l'espace triangulaire formé par l'humérus et la longue portion du triceps, il abandonne un filet qui se porte en arrière, en dehors et en haut, puis se perd dans le bord inférieur du muscle. Froment cependant signale un filet nerveux venu du nerf du grand rond, branche du plexus brachial, filet qui irait se perdre dans le petit rond et la partie voisine du sous-scapulaire.

Variations et anomalies. — Abstraction faite de sa fusion avec le sous-épineux, le petit rond ne présente qu'une anomalie intéressante, c'est la séparation du faisceau principal et du petit faisceau à insertion sous-trochitérienne. Cette anomalie a été signalée pour la première fois par Gruber. Gruber assimile ce faisceau, qu'il appelle teres minimus, au subscapularis minor, faisceau différencié du sous-scapulaire.

GRAND ROND. — M. teres major.

Situé à la partie postérieure et inférieure de l'épaule, le grand rond s'étend de l'angle inférieur de l'omoplate à la coulisse bicipitale.

Il naît : 1° de la *surface losangique* que l'on remarque sur l'*angle inférieur de l'omoplate* au-dessous de la fosse sous-épineuse ; — 2° de l'*aponévrose du sous-épineux et du petit rond* et va s'insérer, par un tendon large et mince, sur la *lèvre interne de la coulisse bicipitale*. Dès son origine, le corps charnu se porte en haut, en dehors et en avant, en s'aplatissant et s'élargissant. Dans

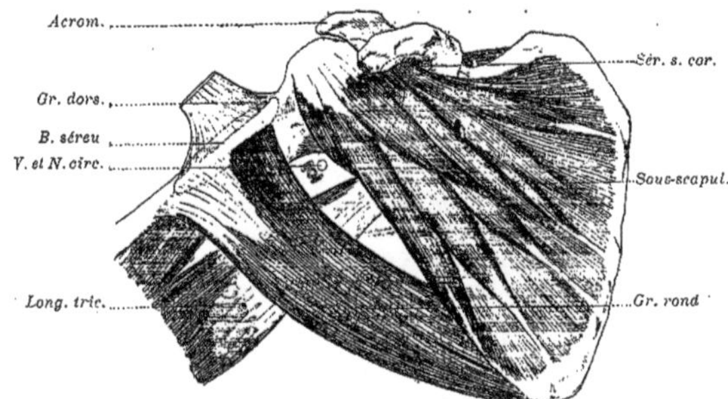

FIG. 86. — Muscles de l'épaule.

ce trajet, il *subit une véritable torsion* sur son axe. La direction des faisceaux musculaires témoigne de cette torsion ; ils ne sont pas parallèles aux bords, mais croisent obliquement les faces, de telle sorte que ceux qui s'insèrent à la partie la plus élevée de la facette de l'omoplate vont à la partie la plus basse de l'insertion humérale, et réciproquement. — Il suit de cette torsion que le corps charnu, d'abord placé dans un plan frontal, là où il appartient à la paroi postérieure de l'aisselle, occupe un plan sagittal à sa terminaison sur la paroi externe du creux axillaire.

L'insertion humérale se fait à la lèvre interne de la coulisse bicipitale par un tendon large de 5 à 6 cent. et par des fibres charnues. Les fibres charnues répondent aux fibres du muscle qui ont pris naissance sur l'aponévrose du sous-épineux et du petit rond. Le tendon représente la terminaison des fibres ayant pris une insertion osseuse directe, de sorte que les faisceaux charnus ont tous une longueur sensiblement égale.

Rapports. — Le grand dorsal, qui recouvre le grand rond au niveau de son insertion scapulaire, contourne bientôt son bord inférieur et vient s'appliquer à la partie la plus externe de sa face antérieure. Les tendons des deux muscles, accolés comme deux larges feuillets, ne se séparent qu'au niveau de l'insertion humérale, le tendon du grand dorsal gagnant le fond de la coulisse, tandis que celui du grand rond s'arrête à la lèvre interne de celle-ci. Une large bourse séreuse les sépare à ce niveau. On voit quelquefois le tendon du grand rond se dédoubler en deux lames, dont la plus antérieure vient tapisser le fond de la coulisse. Au-dessus du grand dorsal, la face postérieure répond à la peau que le muscle contracté soulève en une énorme saillie. Dans son tiers externe, la face postérieure entre en contact avec la longue portion du triceps. — Par sa face antérieure, le grand rond entre en rapport avec le sous-scapulaire, puis avec le contenu du creux axillaire. Par son bord supérieur, il côtoie d'abord le petit rond, dont il est ensuite séparé par la longue portion du triceps qui s'engage entre les deux muscles. Le bord inférieur est contourné par le grand dorsal.

Action. — Faradisé isolément, le grand rond : 1° met simultanément en mouvement l'humérus et l'omoplate en les rapprochant très fortement l'un de l'autre; — 2° élève le moignon de l'épaule et attire le bras un peu en arrière, en le mettant dans une attitude intermédiaire entre la rotation en dedans et la rotation en dehors. — On comprend que le grand rond, obliquement ascendant de l'angle inférieur de l'omoplate vers l'extrémité supérieure de l'humérus, élève l'épaule quand le bras est fixé. Cette élévation de l'épaule est évaluée par Duchenne à 2 ou 3 centimètres. Par contre, lorsque l'angle inférieur de l'omoplate est fixé par la contraction du rhomboïde, le grand rond devient abaisseur du bras. — Duchenne considère, comme très limitée, si même elle n'est pas illusoire, l'action rotatrice du grand rond : il lui refuse la fonction d' « *ani scalptor* » qui lui a été accordée en collaboration avec le grand dorsal et qui en réalité appartient au tiers postérieur du deltoïde, aidé du sous-scapulaire.

Innervation. — Le nerf du grand rond se détache soit du tronc postérieur du plexus brachial, soit plus rarement du circonflexe par un tronc qui lui est commun avec le nerf du grand dorsal; il aborde le muscle au niveau de sa face antérieure.

Variations et anomalies. — Le grand rond est souvent fusionné avec le grand dorsal; cette fusion se fait le plus souvent au niveau de la partie tendineuse des deux muscles, soit par la totalité de la surface des feuillets tendineux, soit seulement par leur bord inférieur. Le faisceau scapulaire du grand dorsal représente une étape de cette tendance à la fusion du grand dorsal et du grand rond. — Le grand rond peut être très réduit de volume : il peut même manquer (Macalister). Macalister l'a vu envoyer un faisceau à la longue portion du triceps. Blandin et Chudzinski l'ont vu se terminer partiellement sur l'aponévrose brachiale.

SOUS-SCAPULAIRE. — M. subscapularis.

Epais et triangulaire, ce muscle s'étend de la fosse sous-scapulaire qu'il remplit et déborde en dehors à la petite tubérosité de l'humérus (fig. 86).

Les fibres naissent : 1° de la *fosse sous-scapulaire* par trois ou quatre lames aponévrotiques qui s'insèrent aux crêtes de cette fosse, et cloisonnent le corps du muscle; dans l'intervalle de ces lames, les fibres s'implantent directement sur la surface osseuse; — 2° du *bord externe de l'omoplate*, par des fibres aponévrotiques intimement unies aux fibres aponévrotiques du grand rond, du petit rond et de la longue portion du triceps. Le bord interne se fixe à la lèvre interne du bord spinal de l'omoplate; le bord supérieur, légèrement concave, n'atteint pas, en général, le bord supérieur de l'os; le bord externe se porte en dehors vers la petite tubérosité humérale, beaucoup moins obliquement que le bord correspondant de l'omoplate qu'il déborde de plusieurs centimètres.

De ces origines, les fibres charnues se portent en dehors, les supérieures presque horizontalement, les suivantes en affectant une direction d'autant plus oblique qu'elles sont plus inférieures. Par cette convergence des fibres, le muscle, rétréci et épaissi, s'avance vers le col de l'omoplate, s'engage sous le crochet

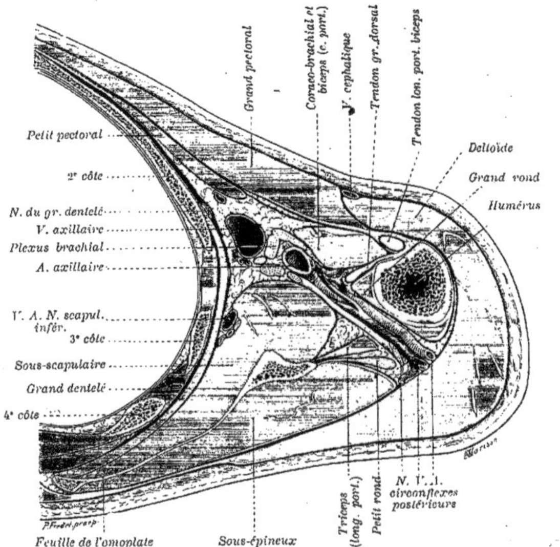

Fig. 87. — Coupe de l'épaule, passant au-dessus de l'origine des artères circonflexes. — Sujet fixé par la formaline chromique; côté droit; segment distal de la coupe (P. Fredel).

Pour laisser voir le trajet de l'artère circonflexe postérieure, de la veine qui l'accompagne et du nerf axillaire, la graisse qui recouvrait ces organes, dans l'espace quadrilatère de Velpeau, a été partiellement enlevée : ils sont donc figurés, à la fois, en coupe et dans leur longueur.

A ce niveau, le plexus brachial n'est pas encore entièrement dissocié. Cependant on reconnait le nerf radial en dedans du nerf axillaire et, un peu en avant, le cubital. Le tronc le plus antérieur semble constitué par la racine interne du médian fusionnée avec la racine externe, dont le nerf musculo-cutané tend à se dégager.

La vaste séreuse sous-deltoïdienne n'a point été figurée.

de la coracoïde, s'applique à la face antérieure de la capsule scapulo-humérale et se termine enfin par un tendon large et épais, qui va se fixer à la large facette de la *petite tubérosité de l'humérus*. — Des fibres charnues nées de la partie la plus élevée du bord axillaire accompagnent le tendon, qu'elles masquent en partie, et vont se terminer directement sur la crête qui descend de la petite tubérosité sur la face interne de l'humérus.

L'*architecture* de ce muscle est intéressante (Voy. fig. 86). Ses fibres, nées des parois latérales des cloisons aponévrotiques, que nous avons vues s'insérer sur les crêtes de la fosse sous-scapulaire, convergent vers les côtés de quatre ou cinq languettes tendineuses dont la réunion forme le tendon principal, constituant ainsi autant de petits muscles penniformes. Les fibres, nées directement de l'os, convergent vers le sommet de ces languettes et forment autant de faisceaux triangulaires, qui occupent les intervalles compris entre les faisceaux penniformes. Quant au faisceau qui vient de la partie la plus élevée du bord axillaire, il forme un système spécial à double insertion osseuse directe.

Rapports. — La face postérieure du muscle tapisse la fosse sous-scapulaire ; elle en est séparée, près du col de l'omoplate, par un tissu cellulaire lâche dans lequel cheminent les rameaux vasculaires et nerveux qui vont pénétrer dans l'épaisseur du muscle. En dehors de l'omoplate, la face postérieure répond au grand rond. Dans sa partie la plus externe, elle s'applique à la partie antérieure de la capsule articulaire. — Le tendon du muscle se confond partiellement avec la capsule qu'il finit par remplacer, de telle sorte que, par son bord supérieur, il apparaît libre dans la cavité articulaire, ayant repoussé et tassé la capsule en deux trousseaux fibreux qui circonscrivent l'orifice ovalaire par lequel le tendon pénètre dans l'article. La face antérieure du muscle répond au grand dentelé, dont elle est séparée par la très mince aponévrose sous-scapulaire, et sur lequel elle se meut par l'intermédiaire d'un tissu cellulaire très lâche. — Lorsque le muscle s'est dégagé de la paroi thoracique, il contribue à former la paroi postérieure de l'aisselle et répond aux vaisseaux et nerfs axillaires ; enfin, dans son tiers externe, soulevé par la tête humérale, il répond au faisceau coraco-bicipital : ordinairement, une petite bourse séreuse existe entre la face antérieure du sous-scapulaire et le faisceau coraco-bicipital. — Le bord supérieur du muscle se réfléchit sous le crochet de l'apophyse coracoïde, séparé de cette apophyse par une petite bourse séreuse (Voy. fig. 86). Cette bourse sous-coracoïdienne reste en général isolée et distincte d'une autre bourse sous-jacente qui répond au frottement du muscle sur la partie antérieure du rebord glénoïdien ; cette dernière séreuse communique d'ordinaire, et de très bonne heure, avec la synoviale de l'articulation, aussi la décrit-on comme prolongement sous-scapulaire de la synoviale articulaire. Assez souvent d'ailleurs, ces deux séreuses communiquent entre elles et avec l'articulation (Voy. Arthr. t. I, fig. 642). — Le bord inférieur répond au grand rond.

Action. — Le sous-scapulaire imprime à l'humérus un mouvement de rotation de dehors en dedans. C'est le rotateur huméral antérieur de Duchenne, antagoniste du sous-épineux et du petit rond, qui forment le rotateur huméral postérieur de cet auteur. Lorsque ces deux derniers muscles font tourner l'humérus en dehors, le sous-scapulaire, enroulé sur la partie antérieure de l'articulation, modère le mouvement ; une rotation exagérée en dehors déchire ce muscle ainsi qu'il arrive dans certaines luxations.

Innervation. — Le s.-sc. reçoit du plexus brachial plusieurs filets dont les supérieurs se détachent du tronc postérieur du plexus et les inférieurs du rameau du grand rond et du grand dorsal.

Variations et anomalies. — Macalister a rencontré plusieurs fois un sous-scapulaire segmenté en plusieurs portions. Chudzinski a vu, chez un Annamite, le sous-scapulaire envoyer un faisceau sur le tendon du grand dorsal et un autre sur l'aponévrose brachiale. Knott avait déjà décrit ce faisceau anormal sous le nom de tensor fasciæ et cutis foveæ axillaris. Testut rattache ce muscle au panniculus carnosus si développé chez certains animaux. L'anomalie la plus intéressante est l'isolement du faisceau qui s'insère sur la crête sous-trochinienne. Ce faisceau, ainsi isolé, constitue le muscle petit sous-scapulaire (subscapularis de Gruber, subcapsulohumeralis de Macalister, infraspinatus secundus de Haughton, axillary slip of the subscapulaire de Walsham). — Ce petit sous-scapulaire, homologue du teres minimus de la région scapulaire postérieure (Gruber), du petit rond tout entier (Testut), existe normalement chez le Macacus nemestrinus (Haughton), chez le cheval, le phoque (Macalister), etc., etc.

§ II. — MUSCLES DU BRAS

Les muscles du bras sont distribués en deux groupes : l'un, antérieur, constitué par les fléchisseurs, l'autre, postérieur, constitué par les extenseurs.

Chacun de ces groupes comprend lui-même deux plans : le plan superficiel, composé par de longs faisceaux d'origine scapulaire gagnant directement le squelette de l'avant-bras, est formé en avant par le *biceps*; en arrière par la *longue portion du triceps*; le plan profond, composé par des faisceaux plus courts, d'origine humérale, est formé en avant par le *brachial antérieur*, en arrière par les *deux vastes du triceps*. Ajoutons le *coraco-brachial*, qui n'entre dans aucun des groupes précédents, et qui représente à lui seul un groupe spécial, très atrophié au bras, mais que nous verrons prendre au contraire à la cuisse un développement considérable : le groupe des adducteurs.

Disons de suite que le groupe des fléchisseurs est innervé par le musculo-cutané, tandis que celui des extenseurs appartient au domaine du radial.

CORACO-BRACHIAL. — M. coracobrachialis.

Muscle allongé, le coraco-brachial s'étend de l'apophyse coracoïde à la face interne de l'humérus.

Simple en apparence, le coraco-brachial est en réalité constitué par deux faisceaux distincts. Réunis à leurs extrémités, ces faisceaux s'écartent à leur partie moyenne en formant un véritable tunnel musculaire, de trois centimètres de long environ, qui livre passage au musculo-cutané. En prenant ce nerf pour guide, on arrive facilement à séparer les deux faisceaux qui constituent le corps charnu. On constate alors que le faisceau antérieur naît par des fibres aponévrotiques sous lesquelles sont des fibres charnues *au versant interne du sommet de la coracoïde*; 2° par implantation directe des fibres charnues sur la face interne, concave en arrière et en dedans, du *tendon de la courte portion du biceps*. — Le faisceau postérieur naît par de courtes fibres aponévrotiques de la face inférieure (humérale) de la *coracoïde* et du *tendon bicipital*, mais sur une étendue beaucoup moins grande que le faisceau antérieur.

Constitué par la réunion de ces deux faisceaux, le coraco-brachial se dirige presque verticalement en dehors et en arrière, pour se terminer sur les deux faces d'un tendon aplati qui va se fixer à une série de rugosités sur le *tiers supérieur de la face interne de l'humérus*. De cette insertion part une *arcade fibreuse* qui va se terminer sur le bord inférieur de la petite tubérosité, recevant les fibres du faisceau postérieur qui ne se sont pas jetées sur le tendon terminal.

Cette arcade, signalée pour la première fois par Struthers, est une formation presque constante. Au-dessous d'elle, passent les tendons du grand dorsal et du grand rond et les vaisseaux circonflexes antérieurs.

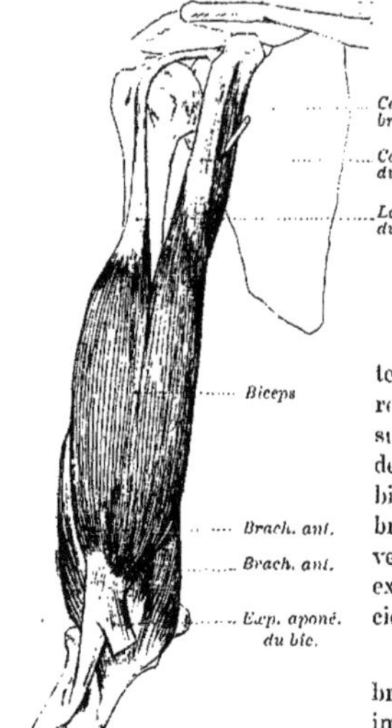

FIG. 88. — Biceps et coraco-brachial.

Rapports. — Par sa face antérieure, le coraco-brachial répond d'abord au deltoïde dont il est séparé plus bas par le tendon du grand pectoral qui croise perpendiculairement sa direction; plus bas, il s'engage sous la face postérieure de la courte portion du biceps. — Par sa face postérieure, il repose successivement sur les tendons du sous-scapulaire, du grand rond et du grand dorsal et sur les fibres supérieures du brachial antérieur. — En dehors, il répond à la courte portion du biceps. — En dedans enfin, le coraco-brachial répond au paquet vasculo-nerveux de l'aisselle; le médian suit très exactement son bord interne, guide précieux dans la ligature de l'axillaire.

Action. — Le coraco-brachial porte le bras en avant, en dedans et en haut. Il imprime encore à l'humérus un mouvement de rotation en dedans qui, à peu près nul lorsque cet os est dans la position moyenne, devient beaucoup plus net lorsqu'il a été placé préalablement en rotation externe. — Si le coraco-brachial prend son point fixe sur l'humérus, il fait basculer en bas et en avant l'angle supéro-externe de l'omoplate.

Innervation. — Le coraco-brachial reçoit du musculo-cutané un rameau qui, naissant dans l'aisselle, le pénètre au niveau de son bord interne.

Variations et anomalies. — L'absence du coraco-brachial a été signalée par Barkow. L'étendue de l'insertion humérale du coraco-brachial varie suivant les cas; elle peut aussi descendre plus ou moins le long de la face interne de l'humérus. — Il n'est pas rare de voir le coraco-brachial prendre une insertion anormale sur le col huméral (court coraco-huméral de Wood). C'est là une disposition normale chez certains mammifères (cercopithèques, lémuriens); sur la capsule de l'articulation scapulo-humérale (Macalister, Souligoux); sur l'extrémité inférieure de l'humérus (disposition normale chez le porc-épic, l'écureuil, les cétacés, etc.). — Ces différentes insertions s'expliquent facilement lorsqu'on réfléchit que le coraco-brachial est l'homologue du système des adducteurs de la cuisse, système très atrophié au niveau du bras. Les faisceaux surnuméraires à insertion supérieure ou inférieure ont la valeur des faisceaux supérieurs et inférieurs des adducteurs fémoraux dont la partie moyenne est représentée par le coraco-brachial (Voy. Sabatier : comparaison des ceintures et des membres). — La division du muscle en deux faisceaux complètement distincts n'est pas rare, et n'est qu'une exagération de la disposition normale. — Le musculo-cutané ne traverse pas toujours le coraco-huméral. Il passe parfois en avant de lui. D'après Cruveilhier, cette disposition serait même assez fréquente.

BICEPS BRACHIAL. — M. biceps brachii.

Muscle allongé et fusiforme, le biceps se détache supérieurement de l'omoplate à laquelle il s'insère par deux chefs distincts, descend sur la face antérieure du bras et vient se terminer sur l'extrémité supérieure du radius, après

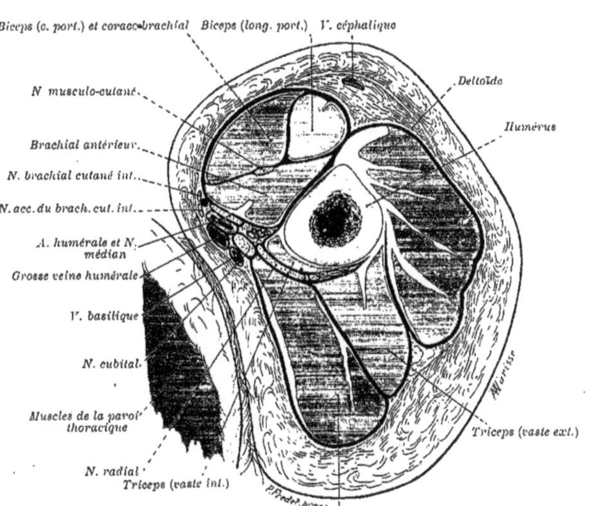

Fig. 89. — Coupe de la partie supérieure du bras. — Sujet congelé; bras droit; segment distal de la coupe. (P. Fredet.)

avoir laissé échapper par son bord interne une expansion aponévrotique qui va se perdre sur l'aponévrose antibrachiale.

Les deux chefs d'origine du biceps brachial se distinguent d'après leur longueur en courte et longue portion. — La première se détache du *sommet de la coracoïde* par un tendon commun avec celui du coraco-brachial. Les fibres charnues partent de la partie la plus inférieure de la face postéro-interne, concave, de ce tendon qui se prolonge sur le bras, en avant du corps charnu dont les fibres, longues et parallèles, descendent presque verticalement, un peu obliques cependant en bas et en dehors, et viennent s'accoler aux fibres qui proviennent de la longue portion. — Cette dernière naît du *pôle supérieur de la cavité glénoïde* et du *bourrelet glénoïdien* par un trousseau tendineux, le plus souvent bifurqué, qui se condense bientôt en un tendon ; celui-ci, d'abord aplati, devient bientôt cylindrique. Le tendon se dirige d'abord horizontalement en avant et en dehors, cheminant dans l'intérieur de l'articulation au-dessus de la tête humérale, puis contourne cette dernière pour descendre verticalement dans la coulisse bicipitale. A la partie inférieure de cette coulisse, il s'épanouit en formant un demi-cône dont la concavité regarde en arrière et en dedans. Emergeant de plus en plus nombreuses de la face postérieure ou concave du tendon, les fibres aboutissent rapidement à la formation du corps charnu qui va s'accoler vers le tiers moyen du bras avec celui de la courte portion, pour constituer un muscle unique, aplati d'avant en arrière et verticalement dirigé comme les deux chefs d'origine. — Le tendon de terminaison, qui peut d'ailleurs, comme Theile l'a bien montré, présenter des modalités très diverses, apparaît d'abord dans l'épaisseur du muscle sous forme d'une cloison sagittale intermédiaire aux deux portions, et sur les faces latérales de laquelle viennent obliquement s'implanter les fibres charnues. Souvent, de cette cloison se détachent deux lames tendineuses, spéciales à chacun des deux chefs d'origine, et se portant à la face postérieure de la partie terminale de chacun d'eux. Ces fibres tendineuses se dégagent des fibres charnues, à 2 ou 3 centimètres au-dessus du pli du coude et constituent un tendon étalé qui devient de plus en plus épais sans cesser toutefois d'être

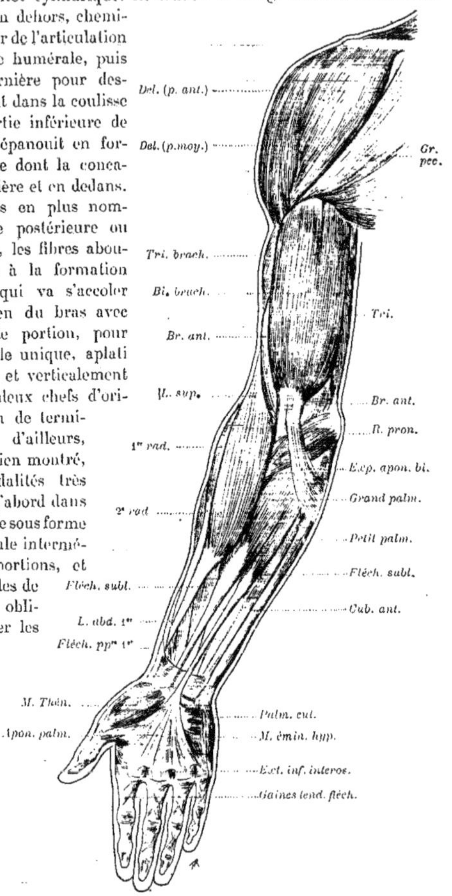

Fig. 90. — Les muscles du membre supérieur, face antérieure.

légèrement aplati. Ce tendon est d'abord situé dans un plan frontal; mais il se tord en plongeant dans la profondeur du pli du coude entre les muscles épitrochléens et épicondyliens et occupe alors un plan sagittal. Ce tendon va s'insérer sur la *moitié postérieure de la tubérosité bicipitale du radius*. Entre le tendon et la moitié antérieure de la tubérosité, il existe une bourse séreuse constante.

— Ward Collins a décrit sur la face cubitale du tendon du biceps une deuxième bourse séreuse (fig. 91). — En dehors, cette bourse tapisse le tendon bicipital et la tubérosité sur laquelle il s'insère. En dedans, elle s'enfonce sous la corde de Weitbrecht. En haut, elle répond au tissu cellulo-graisseux qui comble la partie supérieure de l'espace interosseux. En bas, elle envoie parfois un prolongement au-dessous du court supinateur. La bourse séreuse de Collins existe incontestablement chez les sujets musclés; mais, contrairement à l'assertion de cet auteur, je ne puis la regarder comme constante, car elle est souvent remplacée par du tissu cellulaire lâche.

De la face antérieure et du bord interne de ce tendon principal, se détache une *expansion aponévrotique* qui se dirige en bas et en dedans et se perd dans l'aponévrose antibrachiale. Elle fournit à la partie antéro-interne de cette dernière la plupart de ses fibres circulaires. Quelques-unes des fibres de cette expansion peuvent, sur certains sujets, être suivies jusqu'au bord postérieur du cubitus; d'où la conception d'un biceps à deux chefs antibrachiaux, l'un radial, l'autre cubital.

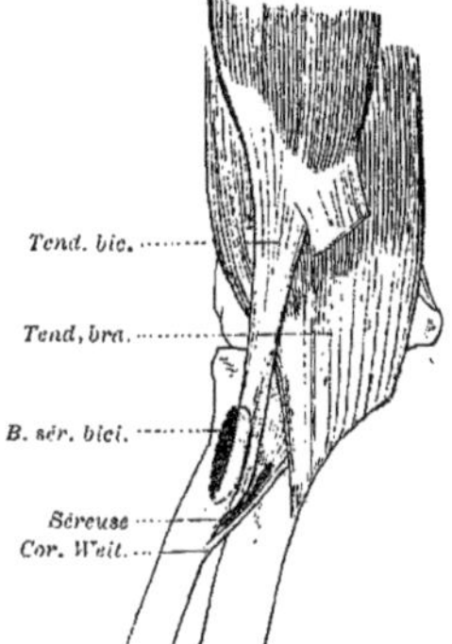

Fig. 91. — Insertions du biceps et du brachial antérieur.

D'après Krause, le biceps serait constitué en réalité par quatre muscles : *coraco-radial, coraco-cubital, gléno-radial, gléno-cubital*. Les faisceaux cubitaux sont constitués par des fibres charnues qui se continuent avec les éléments tendineux de l'expansion aponévrotique. Cette division, qui fait du biceps un véritable quadrijumeau du bras assimilable au quadrijumeau du cou, paraît justifiée par l'anatomie comparée. Mais il ne faut pas s'attendre à la retrouver facilement chez l'homme. Si les fibres du coraco-cubital, c'est-à-dire les fibres de la courte portion allant à l'expansion aponévrotique sont d'ordinaire bien nettes, il est très difficile en revanche de démontrer l'existence des fibres envoyées à cette expansion aponévrotique par la longue portion.

Rapports. — *Au niveau de l'épaule*, les deux portions présentent des rapports absolument différents. La courte portion, reposant en arrière sur les tendons du sous-scapulaire, du grand rond et du grand dorsal, est recouverte en avant par le deltoïde et le grand pectoral. En dehors, elle répond à l'angle formé par la convergence de ces lames musculo-tendineuses vers la coulisse que suit la longue portion. En dedans, le coraco-brachial la sépare du paquet vasculo-nerveux. La longue portion représentée uniquement par son tendon, entouré par l'endothélium de la synoviale est d'abord située dans l'intérieur même de l'articulation scapulo-humérale (Voy. *Arthrologie*, p. 632; note sur le travail de Welcker). Ce tendon chemine entre la tête humérale et la partie supérieure de l'appareil d'union qui, à ce niveau, lui forme une sorte de gouttière; celle-ci est limitée en avant par la saillie du ligament gléno-huméral supérieur et en arrière, par le bord postérieur du ligament coraco-huméral qui s'imbrique en avant sur le précédent. Plus en dehors, la longue portion s'engage dans la coulisse bicipitale, formée en arrière par la gouttière osseuse, capitonnée par le tendon du grand dorsal et complétée en avant par le tendon du grand pectoral.

Au *niveau du bras*, le biceps est recouvert par la peau et l'aponévrose brachiale. Chez les sujets bien musclés, il fait saillie sous les téguments, déterminant la formation de deux gouttières qui longent les bords du corps charnu. Dans la gouttière externe, on aperçoit à travers les téguments la veine céphalique. Dans la gouttière interne, on voit la veine basilique; le doigt peut y faire rouler la corde du médian, et sentir les battements de l'artère humérale. La face postérieure du biceps répond au brachial antérieur dont la sépare le musculo-cutané. Son bord interne recouvre l'artère, les veines humérales et le nerf médian; chez les sujets maigres, il laisse ces organes en dedans de lui, tout en leur restant tangent.

Au niveau du pli du coude, l'expansion aponévrotique reste superficielle, séparant la médiane basilique et les ramifications du brachial cutané interne de l'artère humérale. — Le tendon radial, soulevé par le brachial antérieur, forme avec celui-ci une saillie médiane, qui détermine avec la saillie interne des muscles épitrochléens et la saillie externe des muscles épicondyliens la formation de deux gouttières se réunissant en bas en figurant un V. — Dans la gouttière interne, chemine l'artère humérale que vient d'abandonner le médian; tout au fond de la gouttière externe, entre le brachial et le court supinateur, on trouve la récurrente et, plus profondément, la branche antérieure du nerf radial. — Au voisinage de l'insertion, le tendon du biceps abandonne le tendon du brachial antérieur, qui s'enfonce pour gagner la face inférieure de la coronoïde; un tissu cellulo-graisseux mou comble l'interstice.

Action. — Lorsque la main se trouve en supination, la contraction du biceps détermine la flexion de l'avant-bras sur le bras. — Lorsque la main se trouve en pronation, la contraction du biceps la place d'abord en supination, puis fléchit l'avant-bras sur le bras. Le biceps est donc *fléchisseur-supinateur*. Ce double rôle est rempli par les deux portions; toutefois, d'après Duchenne, la supination serait bien plus le fait de la courte que de la longue portion. Il ne produit aucune action sur l'omoplate. — D'après Henle, par son expansion aponévrotique, le biceps tendrait l'aponévrose antibrachiale et, en fixant ainsi l'insertion supérieure des muscles de la couche superficielle du groupe épitrochléen, favoriserait leur action.

Innervation. — Le biceps est innervé par le musculo-cutané qui lui fournit deux rameaux qui se divisent en 5 ou 7 filets abordant les deux portions par leur face profonde.

Variations et anomalies. — Les anomalies du biceps sont d'une fréquence extrême. Le muscle peut manquer (cas unique de Macalister); — la portion glénoïdienne peut manquer, suppléée ou non par un faisceau anormal; — la portion coracoïdienne fait plus rarement défaut (cas de Merkel et de Macalister). — L'anomalie la plus fréquente est constituée par l'existence d'un chef anormal remplaçant un des chefs normaux ou s'ajoutant à eux (chef surnuméraire). Ce chef surnuméraire peut s'insérer sur l'apophyse coracoïde à côté du chef coracoïdien normal, sur l'extrémité supérieure de l'humérus, sur la capsule de l'épaule, sur le tendon du grand pectoral, sur le corps de l'humérus.

Cette dernière anomalie est la plus intéressante à cause de sa fréquence et des nombreuses discussions auxquelles elle a donné lieu. Theile l'a rencontrée 1 fois sur 9, Wood, 18 fois sur 175, Hallett, cité par Henle, 1 fois sur 15, Testut 11 fois sur 105 sujets, ce qui fait en moyenne 1 fois sur 10. — Dans la majorité des cas, le faisceau surnuméraire s'insère à la diaphyse humérale au-dessus des insertions du brachial antérieur. D'autres fois, plus court et plus grêle, il se détache de la face antérieure du brachial antérieur. Lorsqu'il se détache, ce qui est plus rare, de la cloison intermusculaire interne, il croise, comme un pont, le faisceau vasculo-nerveux du bras. — D'après Hyrtl, cette anomalie du biceps serait due à une anomalie de situation du nerf musculo-cutané qui, passant à travers le brachial antérieur, détacherait de ce muscle le chef huméral qui ne serait qu'un faisceau erratique du brachial antérieur. Mais, Calori (*Mémoires de l'Académie des sciences de Bologne*, 1868), se basant sur l'examen des rapports du musculo-cutané et du chef anormal, nie la subordination de l'anomalie musculaire à l'anomalie nerveuse. — Le chef huméral du biceps, anormal chez l'homme, existe normalement chez le rhinocéros et quelques cheiroptères (Macalister). — Ces chefs anormaux, en s'ajoutant aux chefs normaux, forment des biceps à trois, à quatre et même cinq chefs. — Les anomalies d'insertion du biceps sont plus rares que ses anomalies d'origine. On a signalé un faisceau surnuméraire pour le radius et le cubitus; — l'union du biceps avec les muscles voisins (petit pectoral, grand pectoral, coraco-brachial, brachial antérieur, grand palmaire, rond pronateur, long supinateur) par des faisceaux charnus ou tendineux est assez souvent signalée.

BRACHIAL ANTÉRIEUR. — M. brachialis.

Muscle épais, prismatique et quadrangulaire, le brachial antérieur engaine, à la façon d'un demi-cylindre, la partie inférieure de la diaphyse humérale d'où ses fibres convergent vers l'apophyse coronoïde du cubitus.

Le brachial antérieur prend naissance en haut : 1° sur les *faces externe et interne de l'humérus* dans leur moitié inférieure; — 2° sur les trois bords du même os; — 3° sur les deux cloisons intermusculaires du bras. — En haut, la zone d'origine confine aux empreintes humérales du deltoïde et du coraco-brachial. En bas, elle descend en avant jusqu'à l'insertion supérieure de l'appareil capsulaire du coude; mais, sur les parties latérales, elle s'arrête un peu au-dessus de l'épicondyle et de la trochlée. — Ces différentes insertions se font par implantation directe des fibres charnues. Il existe cependant quelques fibres tendineuses pour les faisceaux qui se détachent de la lèvre inférieure du V deltoïdien et du bord interne de l'humérus. Quel que soit d'ailleurs leur mode d'origine, les fibres du brachial antérieur descendent, les moyennes verticalement, les internes obliquement en bas et en dehors, les externes beaucoup plus obliquement encore en bas et en dedans. Le corps charnu, constitué par leur accolement, se rétrécit peu à peu, devient de plus en plus épais et atteint son maximum d'épaisseur un peu au-dessous de la partie moyenne. — Le brachial antérieur constitue d'ordinaire une masse musculaire indivise; assez souvent cependant, les fibres qui naissent des deux branches du V deltoïdien forment deux languettes distinctes sur une assez grande longueur. De même, les fibres les plus externes du muscle, qui se détachent de la cloison intermusculaire un peu au-dessus du long supinateur, constituent parfois un faisceau assez nettement isolé. — Un peu au-dessous de la partie moyenne du muscle, apparaît sur la face antérieure de son corps charnu le tendon de terminaison. C'est en dehors que ce tendon présente son épaisseur maxima. En dedans, il se divise en deux lames secondaires : l'une antérieure plus épaisse, l'autre postérieure plus mince, formant ainsi une sorte de V à concavité regardant en haut et en dedans, V dans lequel viennent se terminer les fibres charnues. Puis le tendon modifie légèrement sa direction; ses fibres, d'abord verticales, se portent ensuite presque horizontalement en arrière et viennent s'implanter directement sur une empreinte rugueuse qui s'allonge sur la partie interne de *la face inférieure de l'apophyse coronoïde*. Les adhérences très nettes qui existent entre le tendon coronoïdien du rond pronateur et le tendon du brachial antérieur paraissent être la cause principale de ce changement de direction.

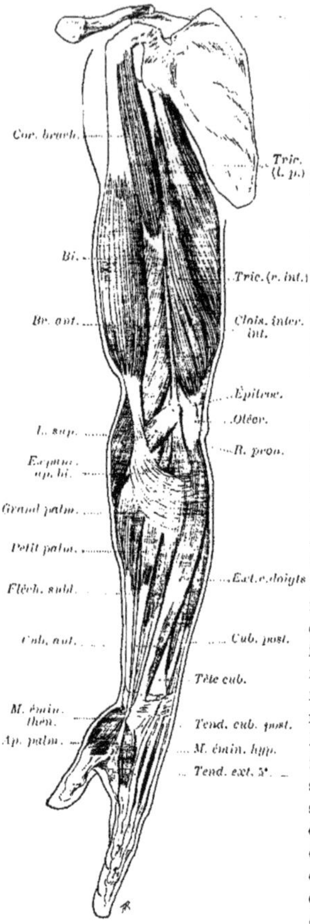

Le tendon principal du brachial ant. ne résume cependant pas toutes les insertions du muscle. Quelques fibres venues de la cloison intermusculaire externe vont s'insérer directement sur l'apophyse coronoïde. De même, les fibres les plus profondes, c'est-à-dire celles dont l'insertion est la plus inférieure, vont s'insérer directement sur l'apophyse coronoïde par de petits tendons qui leur appartiennent en propre.

FIG. 92. — Muscles du membre supérieur, face interne.

Rapports. — Le Br. ant. est recouvert par le biceps dans la plus grande partie de son étendue; cependant il le déborde latéralement, ce qui lui permet de se mettre en rapport en dedans avec le paquet vasculo-nerveux du bras et le rond pronateur, en dehors avec le long supinateur et le premier radial. Le premier de ces muscles est intimement uni au brachial antérieur qui lui envoie même parfois quelques faisceaux. Tout au fond du sillon séparant les deux muscles, on trouve le radial et la récurrente radiale antérieure. — Par sa face postérieure, le Br. ant. répond au bord antérieur, aux faces interne et externe de l'humérus sur lesquelles il se moule, aux cloisons intermusculaires interne et externe qui le séparent du triceps, à la capsule de l'articulation du coude à laquelle il est uni par un tissu cellulaire très dense et parfois par quelques fibres charnues qu'il lui abandonne en passant.

Action. — Le brachial antérieur fléchit l'avant-bras sur le bras, en laissent libre le mouvement de rotation du radius sur le cubitus, d'où possibilité des mouvements de pronation et de supination. C'est un fléchisseur plus énergique que le biceps, ce qui est dû, moins à la prédominance de son volume qu'au mode d'implantation de son tendon sur l'apophyse coronoïde. En revanche, ses fibres charnues, étant moins longues que celles du biceps, ont vite donné leur maximum de raccourcissement et le mouvement de flexion commencé par lui est le plus souvent terminé par le biceps.

Innervation. — Les nerfs du Br. ant. viennent du musculo-cutané par un tronc commun qui se détache au-dessus du rameau du biceps, et qui se divise en quatre ou cinq rameaux abordant le muscle par sa face antérieure; l'un d'eux, très long, peut être suivi dans l'épaisseur du corps charnu jusqu'au voisinage du tendon d'insertion. Il reçoit en outre habituellement un ou deux petits filets du radial qui l'abordent par son bord externe.

Variations et anomalies. — Les anomalies du Br. ant. ont été très minutieusement étudiées par Gruber dans une monographie spéciale (*Bulletin de l'Académie des sciences de Saint-Pétersbourg*, t. XII, p. 250). On rencontre de nombreuses variétés dans l'origine humérale. Gruber l'a vu s'insérer à la cloison intermusculaire interne par une arcade aponévrotique sous laquelle passaient les vaisseaux huméraux; les deux languettes que nous avons signalées comme se détachant du V deltoïdien peuvent être très distinctes dans toute leur étendue, donnant au Br. ant. l'apparence d'un biceps; d'autres fois, cette apparence est due à l'existence d'un faisceau surnuméraire, constituant un véritable Br. ant. accessoire (Wood, Gruber, Hildebrandt, Müller, Henle). Ces faisceaux surnuméraires sont remarquables par la variabilité de leur insertion inférieure qui contraste singulièrement avec la fixité de celle du muscle principal; on les a vus s'insérer sur le cubitus, le radius, l'aponévrose antibrachiale, la capsule de l'articulation du coude. Le Br. ant. peut s'unir avec les muscles voisins (deltoïde, coraco-huméral, etc.).

TRICEPS BRACHIAL. — M. triceps brachii.

Le triceps brachial constitue une masse musculaire considérable qui occupe à elle seule la partie postérieure du bras. Simple à sa partie inférieure, le triceps est constitué supérieurement par trois chefs distincts : un chef supérieur ou *longue portion* qui prend naissance sur l'omoplate; un chef externe, *portion moyenne*, *vaste externe*, et un chef interne, *courte portion*, *vaste interne*, qui viennent de la face postérieure de l'humérus.

La longue portion (anconœus longus) naît principalement sur une facette triangulaire, rugueuse, située à la partie supérieure du *bord axillaire de l'omoplate*, immédiatement au-dessous de la cavité glénoïde; accessoirement sur le bourrelet glénoïdien, à la constitution duquel prennent part quelques-unes des fibres de son tendon d'origine, et sur l'aponévrose du grand dorsal par l'intermédiaire d'une petite arcade fibreuse qui passe au-dessous du grand rond; cette arcade paraît constante, mais elle varie singulièrement en importance suivant les sujets. L'origine principale, sous-glénoïdienne, se fait par l'intermédiaire d'un tendon qui, d'abord unique, se divise presque dès son origine en deux lames : l'une antérieure, l'autre postérieure. Ces deux lames sont unies par leurs bords et figurent ainsi une sorte de cône creux; c'est de la surface interne de ce cône tendineux que se détachent les fibres charnues. Les deux lames sont d'ailleurs très inégales; la postérieure est très courte; l'antérieure, au contraire, très longue, descendrait très bas sur la face antérieure du corps musculaire si un mouvement de torsion ne la reportait sur le bord externe et même un peu sur la face postérieure de la longue portion. — Quoi qu'il en soit, les fibres se ramassent en un corps charnu volumineux dont les éléments constituants viennent se terminer sur la face postérieure d'un tendon aplati qui remonte très haut sur la face antérieure du muscle. Ce tendon est d'abord indépendant; plus bas, son bord externe vient s'accoler au tendon du vaste externe. Cette fusion des deux lames tendineuses est encore accentuée par ce fait que les fibres les plus superficielles de la longue portion viennent s'insérer directement sur le tendon du vaste externe.

Le vaste externe naît de la partie externe de la *face postérieure de l'humérus*. La surface d'origine se réduit à une ligne qui se prolonge en haut sur la partie inférieure du col chirurgical et enjambe en bas la gouttière radiale pour empiéter d'un demi-centimètre sur le tiers inférieur de la face postérieure de l'humérus. Les origines se font par des fibres tendineuses implantées obliquement sur l'os; ces fibres se condensent à la partie supérieure en un tendon

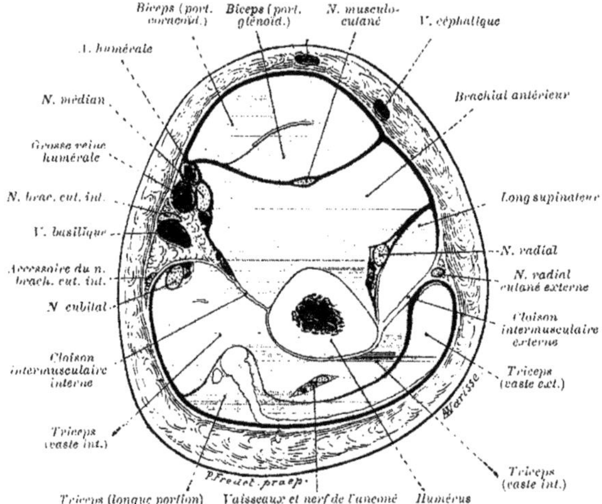

Fig. 93. — Coupe passant au-dessous du milieu du bras droit. Sujet fixé par la congélation. Segment distal de la coupe. (P. Fredet.)

cunéiforme qui reçoit quelques fibres supplémentaires paraissant venir de la partie postérieure de la capsule scapulo-humérale et formant inférieurement une arcade au-dessus de la gouttière radiale. Les fibres charnues qui font suite à ces fibres tendineuses descendent, les supérieures verticalement, les inférieures d'autant plus obliquement qu'elles sont situées plus bas. Les premières se terminent sur la face postérieure du tendon de la longue portion. Les autres, en plus ou moins grand nombre, se jettent sur la face postérieure, mais surtout sur la face antérieure d'une lame tendineuse qui se confond en dedans avec la lame analogue sur laquelle se terminent les fibres de la longue portion.

De la réunion des tendons du vaste externe et de celui de la longue portion résulte une lame tendineuse étalée qui représente le tendon de terminaison commun aux trois portions mais à la constitution duquel le vaste interne ne prend pour ainsi dire aucune part.

Ce vaste interne naît de toute la partie de la *face postérieure de l'humérus* sous-jacente à la gouttière radiale, jusqu'à un travers de doigt au-dessus de la fosse olécrânienne. Étant donnée l'obliquité en bas et en dehors de la gouttière radiale, la surface d'insertion remonte très haut en dedans et vient se terminer au niveau du bord inférieur du tendon du grand dorsal. Outre ces origines osseuses, le vaste interne s'insère sur les cloisons intermusculaires interne et externe; mais, alors que les insertions sur la cloison externe sont peu nombreuses et pour ainsi dire presque négligeables comme la cloison elle-même, les insertions sur la cloison interne, épaisse et d'aspect tendineux, sont au contraire très importantes et très nombreuses. Ces insertions se font à peu près exclusivement par l'implantation directe des fibres charnues. Ces fibres se dirigent en bas, les moyennes verticalement, les externes et les internes obliquement et d'autant plus obliquement que leur point d'origine est plus inférieur. Toutes les fibres convergent pour venir s'implanter sur la face antérieure du tendon qui résulte de la fusion des fibres communes à la longue portion et au vaste externe. Tandis que les fibres externes et internes viennent directement s'implanter sur la lame tendineuse, les fibres moyennes, dont le point d'origine est beaucoup plus élevé, se jettent sur les bords et la face antérieure d'un tendon spécial, par l'intermédiaire duquel elles viennent se terminer sur la face postérieure du tendon commun. Ajoutons que quelques-unes des fibres des groupes externe et interne prennent *sur la face supérieure de l'olécrâne* une insertion osseuse directe.

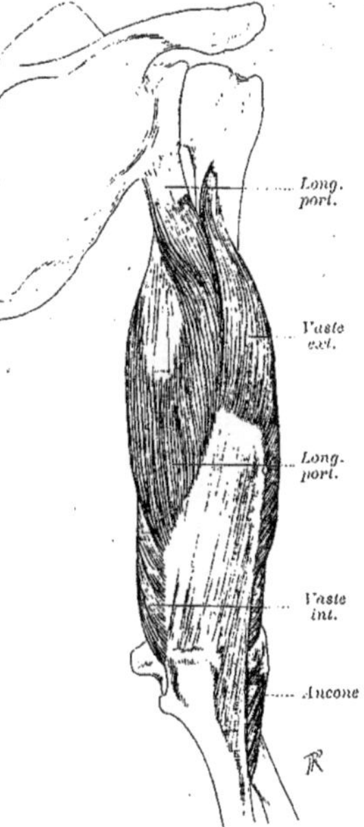

FIG. 94. — Triceps brachial. Torsion de la longue portion.

Le tendon, constitué comme nous venons de le dire, se dirige vers l'olécrâne et s'insère *sur la face supérieure et sur les bords* de cette apophyse par deux expansions latérales. Ce tendon, très épais présente parfois des interstices sérieux entre les divers plans.

A ces trois faisceaux principaux du triceps, on peut ajouter l'étude du petit muscle que Theile (*Arch. de Müller*, 1839, et *Myologie*, trad. Jourdan) décrit sous le nom de *muscle sous-anconé*; homologue du *sous-crural*, il est formé de deux faisceaux qui, naissant au-dessus de la fosse olécrânienne près du bord externe et du bord interne de l'humérus, convergent l'un vers l'autre et vont s'attacher à la portion de la capsule articulaire du coude qui répond au cul-de-sac sous-tricipital (Voy. KULAWSKY, *Arch. für Anat. u. Physiologie*, 1869, p. 410).

Rapports. — La *longue portion* répond par sa face postérieure au deltoïde; plus bas, elle répond à l'aponévrose et à la peau. En avant, elle croise les tendons du grand dorsal, s'appliquant plus bas sur la face postérieure de l'humérus et sur le vaste interne. En croisant le tendon du grand rond qui est séparé du bord axillaire de l'omoplate par un espace triangulaire, la longue portion divise cet espace en deux espaces secondaires : l'un, externe, qui affecte la forme d'un orifice quadrilatère, limité en haut par la tête humérale, en bas par le bord supérieur du grand rond, en dehors par le col huméral, en dedans enfin par la longue portion et qui livre passage aux vaisseaux et nerfs circonflexes; l'autre interne, triangulaire, limité en haut par le petit rond, en bas par le grand rond, en dehors par la longue portion et qui livre passage à l'artère sous-scapulaire. Le vaste externe répond par sa face postérieure à l'aponévrose et à la peau; sa face antérieure répond à la face postérieure de l'humérus et au vaste interne. Ce dernier est caché par les deux portions précédentes et, plus spécialement, par le tendon de terminaison. Mais il déborde le tendon par ses parties latérales et entre en rapport avec l'aponévrose et la peau. Profondément, il répond à la face postérieure de l'humérus et à l'articulation huméro-cubitale. Mais, plus large que la tige osseuse du bras, il la déborde des deux côtés. En dehors, il répond aux insertions du long supinateur et du premier radial. En dedans, il vient se mettre en contact avec le brachial antérieur dont il reste séparé par l'épaisse cloison intermusculaire interne; le nerf cubital et la collatérale interne cheminent dans l'épaisseur du triceps, près de la cloison (Voy. fig. 93). Son bord inféro-externe est d'ordinaire assez peu marqué pour que sa distinction avec l'anconé soit assez difficile et justifie la description de quelques auteurs qui rattachent ce muscle au triceps, description plus justifiée encore, comme nous le verrons, par l'innervation de l'anconé.

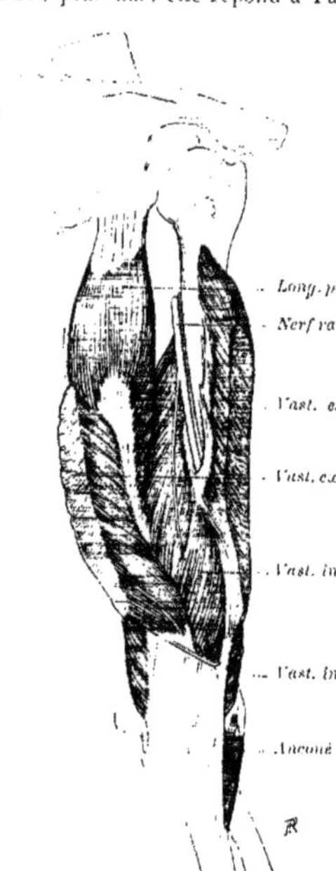

FIG. 95. — Triceps brachial. Le vaste externe a été incisé pour montrer le vaste interne et le nerf radial.

Entre les trois portions du triceps, le nerf radial et l'artère humérale profonde descendent la gouttière radiale, recouverts par la longue portion et le vaste externe, longeant la limite supérieure des insertions humérales du vaste interne. — Le tendon commun aux trois portions répond par sa face superficielle à la peau dont il est séparé par la bourse séreuse olécrânienne. Profondément, il répond au cul-de-sac sous-tricipital de l'articulation du coude, à la face supérieure et à la face postérieure de l'olécrâne.

Dans son atlas, Monro (Planche VI, Fig. 1-4) figure une bourse séreuse située entre la face supérieure de l'olécrâne et le tendon. D'après Gruber (*Mém. de l'Ac. des sciences de Saint-Pétersbourg*, t. X) et Wintrebert (Contr. à l'ét. de l'an. du coude. *Bull. Soc. Anat. clin. Lille*, 1887, p. 52), cette bourse séreuse serait plus souvent située dans l'épaisseur du tendon qu'en arrière de lui. Gruber a également signalé une deuxième bourse séreuse située au-dessous du vaste interne et du nerf cubital, entre ces organes et la face postérieure de l'épitrochlée. Il donne à cette bourse séreuse le nom de bursa m. retroepitrochlearis.

Action. — Le triceps est extenseur de l'avant-bras sur le bras.

Duchenne a en effet constaté en faradisant comparativement les trois faisceaux du triceps : que le grand anconé étend l'avant-bras avec beaucoup moins d'énergie que les deux vastes; que les faisceaux latéraux du triceps ont une action identique et étendent l'avant-bras avec la même énergie.

Quoique la longue portion ne produise que faiblement le mouvement d'extension de l'avant-bras, son concours est très utile, car elle maintient solidement contre la cavité glénoïde la tête de l'humérus qui est entraînée en avant ou en dehors par le membre supérieur, surtout dans certains actes spéciaux, comme celui de frapper un coup violent lorsque la main est armée d'un corps lourd, un marteau par exemple. Pour que la longue portion puisse fournir son maximum d'action, il est nécessaire que l'omoplate soit fixe. Henle insiste aussi sur la nécessité d'une contraction synergique du grand dorsal, sur le tendon duquel la longue portion s'insère par un arc tendineux déjà décrit. D'après ce même auteur, cet arc aurait pour fonction de ramener l'axe de traction de la longue portion au parallélisme avec l'axe de l'humérus.

Innervation. — Le triceps brachial est innervé par le radial. Les filets du grand anconé se détachent très haut de la portion axillaire du radial par un tronc commun qui donne à la longue portion 4 ou 5 filets, d'autant plus obliques qu'ils sont plus inférieurs; ils abordent le muscle au niveau de son bord externe. — Le vaste externe est innervé par un ou deux rameaux se détachant aussi très haut du radial, cheminant avec ce tronc dans la gouttière homonyme et s'épuisant en filets qui s'enfoncent dans le vaste externe au niveau de sa face antérieure. — Le vaste interne reçoit des filets provenant des rameaux qui gagnent le vaste externe par la gouttière radiale et des filets qui lui sont fournis par un rameau du radial qui, superficiel, va s'accoler au cubital à 2 ou 3 cent. au-dessous de l'aisselle. Parmi les premiers, il en est un très long et très grêle qui chemine dans la partie externe du muscle, y laisse quelques rameaux et se termine dans l'anconé.

Variations et Anomalies. — Les anomalies du triceps sont relativement rares. On peut voir les insertions scapulaires de la longue portion augmenter d'étendue et accaparer tout le bord axillaire de l'omoplate. — On rencontre assez souvent un faisceau surnuméraire; le triceps devient alors un quadriceps. Ce faisceau surnuméraire peut se détacher de l'humérus, du bord axillaire de l'omoplate, de la capsule de l'épaule, de l'apophyse coracoïde, du grand dorsal (muscle dorso-épitrochléen des auteurs).

§ III. — MUSCLES DE L'AVANT-BRAS.

Envisagés à un point de vue tout à fait général, les muscles de l'avant-bras peuvent être divisés en muscles longs, muscles courts et muscles plats. La plupart sont des muscles longs, dirigés suivant l'axe de l'avant-bras. Ils sont répartis en deux ou plusieurs couches, dans les différentes régions de l'avant-bras. Ces régions au nombre de trois sont dites : antérieure, postérieure et externe ; l'antérieure comprend presque exclusivement les muscles fléchisseurs de la main et des doigts ; la postérieure est composée des muscles extenseurs ;

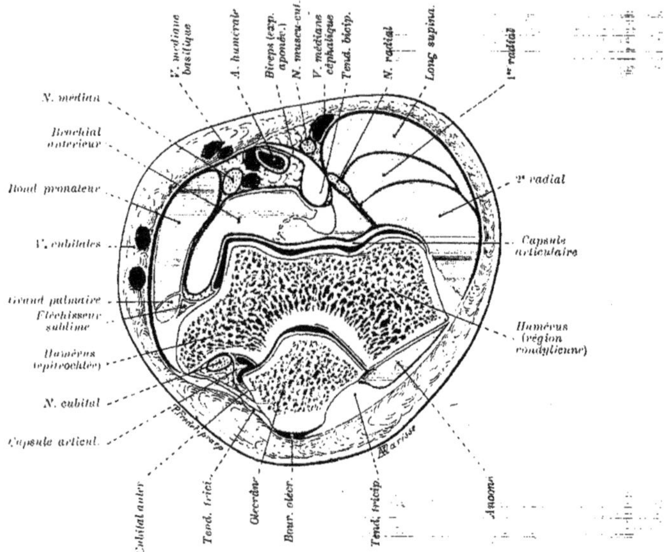

FIG. 96. — Coupe passant au niveau de l'articulation du coude. Sujet congelé. Bras droit. Segment distal de la coupe. (P. Fredet.)

l'externe, intermédiaire aux précédentes, participe des deux, elle comprend un muscle fléchisseur, deux extenseurs et un supinateur.

La crête cubitale sépare les muscles des régions antérieure et postérieure ; deux cloisons aponévrotiques isolent en partie la région externe.

Dans chaque région les muscles superficiels, plus longs, prennent leur origine sur l'extrémité inférieure de l'humérus, tandis que les muscles profonds naissent en majeure partie du squelette antibrachial. De plus, dans chaque région, les muscles de la couche superficielle, intimement unis entre eux et avec l'aponévrose superficielle et l'appareil ligamenteux du coude, sont confondus en une masse commune d'origine.

Tous ces muscles ont une direction longitudinale ; trois seulement sont très obliques : le rond pronateur, le court supinateur et l'anconé; un seul est transversal, le carré pronateur.

Le corps charnu de la plupart de ces muscles répond à la moitié supérieure de l'avant-bras, leur tendon à la moitié inférieure; de là, la forme conique de ce segment du membre supérieur.

Je trouve dans Ledouble (*Bibl. anat.*, mai-juin 1895) une intéressante remarque de Humphry :

« Nous avons vu plus haut que les muscles supinateurs et extenseurs de la main dérivaient d'une masse commune « supinato-extensor mass » du Pfr. Humphry. Les muscles pronateurs et fléchisseurs du poignet et des doigts ont de même pour origine une lame contractile commune « pronato-flexor mass » de Humphry. Dans les espèces inférieures, dans quelques batraciens et quelques reptiles, où la main n'a que des mouvements d'ensemble, l'agent actif de ces mouvements est presque indivis. A mesure que la main se perfectionne, cet agent se segmente davantage et se compose bientôt de deux couches : une couche profonde de laquelle proviennent les fléchisseurs profonds des doigts et le carré pronateur, une couche superficielle, compacte en haut, et partagée inférieurement en trois segments : un segment cubital duquel naît le cubital antérieur, un segment radial duquel naît le rond pronateur et le grand palmaire, un segment médian ou intermédiaire duquel naît le fléchisseur commun superficiel des doigts et le petit palmaire. A son état de complet développement, le petit palmaire se prolonge par une aponévrose, d'abord étroite puis étalée en éventail, jusque sur les tendons du fléchisseur commun sous-jacent ou sur les phalanges. Il constitue, en un mot, un fléchisseur commun sous-cutané des doigts superposé aux fléchisseurs communs superficiel et profond. »

Il ne faudrait cependant pas exagérer la simplicité morphologique des muscles antibrachiaux chez les vertébrés inférieurs. Les recherches de Eisler sur les muscles du membre thoracique des urodèles ont montré que, chez ces animaux, il n'existait pas moins de 4 fléchisseurs antibrachiaux des doigts dont 1 superficiel et 3 profonds. Il est vrai que la différenciation porte surtout sur les masses charnues et que les insertions digitales se font par un appareil tendineux commun à tous ces muscles. En somme, le perfectionnement morphologique qui s'accomplit au cours de la phylogénie porte surtout sur le mode de terminaison de ces différents muscles (V. Eisler. Die Flexores digitorum. Commun. au congrès de Bâle, 1895. *An. Anz.* Ergänzungsheft zum X Band.)

RÉGION ANTERIEURE

Les muscles de cette région sont au nombre de huit, disposés sur quatre couches. Ceux de la *couche superficielle*, *rond pronateur*, *grand palmaire*, *petit palmaire* et *cubital antérieur*, naissent par un tendon commun qui s'implante sur une ligne descendant de l'épitrochlée au bord antérieur du cubitus, et entre en connexion avec l'appareil ligamenteux interne du coude. Cette origine est souvent divisée par le nerf médian en deux parties : l'une superficielle, humérale, l'autre profonde, cubitale. — Le premier muscle (rond pronateur) descend très obliquement vers le tiers moyen du radius, le dernier (cubital antérieur) descend verticalement vers le poignet; les deux autres (grand et petit palmaires) ont une direction intermédiaire.

La *deuxième couche* est formée par un seul muscle, large et très épais, le *fléchisseur superficiel;* en plus des origines qu'il tire du tendon commun, ce muscle reçoit plus bas des faisceaux nés du radius. Très épais, comme je l'ai dit, il émerge au bord interne de l'avant-bras entre deux muscles de la couche superficielle (le cubital antérieur et le grand palmaire) et devient ainsi en partie superficiel.

Les muscles de la *troisième couche* naissent du squelette antibrachial. Ils sont au nombre de deux : le *fléchisseur profond* des doigts qui répond à la partie cubitale; le *fléchisseur propre*, répondant à la partie radiale. J'insisterai plus loin sur l'anastomose constante des deuxième et troisième couches.

La *quatrième couche* est formée par un seul muscle, le *carré pronateur*, dont les fibres transversales recouvrent le quart inférieur du squelette antibrachial.

Le *nerf médian* et le *nerf cubital* se partagent l'innervation des muscles de cette région.

ROND PRONATEUR. — M. pronator teres.

Ce muscle dessine sa saillie oblique sous la peau de l'avant-bras, parallèlement à la branche interne du V du coude. Assez épais, aplati transversalement à son origine, il contourne le bord interne de la trochlée humérale, s'aplatit d'avant en arrière et traverse la moitié supérieure de la face antérieure de l'avant-bras pour aller s'insérer sur le tiers moyen de la face externe du radius.

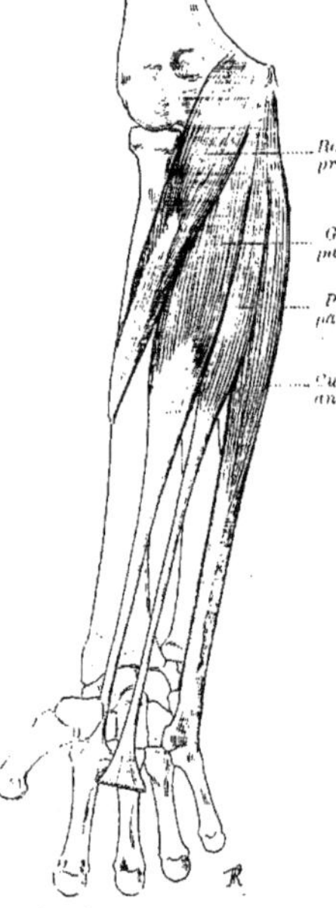

Fig. 97. — Région antérieure de l'avant-bras.

Il naît par deux chefs d'importance inégale : 1° un *chef huméral*, supérieur et superficiel, volumineux, qui prend origine sur la moitié supérieure de la face antérieure de l'épitrochlée et, par ses fibres les plus élevées, sur la cloison intermusculaire interne, sur l'intersection fibreuse qui sépare le muscle du grand palmaire et sur la face profonde de l'aponévrose antibrachiale; — 2° un *chef cubital*, plus grêle, qui s'attache à la partie interne de l'apophyse coronoïde du cubitus, immédiatement en dedans et le long du tendon brachial antérieur avec lequel il contracte d'intimes adhérences. Entre les deux chefs passe le nerf médian.

De ces origines, les fibres se dirigent obliquement en bas et en dedans : les supérieures, plus longues, se continuent directement avec les fibres du tendon d'insertion qui apparaît sur le bord supérieur et la face antérieure du muscle; les fibres profondes et inférieures, plus courtes, gagnent à angle aigu les faces latérales de ce tendon. Le tendon et les fibres charnues qui l'accompagnent contournent le bord antérieur du radius pour aller s'insérer au *tiers moyen de la face externe de cet os*.

Rapports. — D'abord superficiel, il répond dans ses deux tiers supérieurs à l'aponévrose antibrachiale et à l'expansion aponévrotique du biceps, sur laquelle cheminent les veines radiales et les rameaux du musculo-cutané; puis il s'engage sous le long supinateur et les radiaux; l'artère et le nerf radial passent au devant du muscle dans cette dernière partie de son trajet. — Par sa face profonde, il répond d'abord au brachial antérieur dont il est séparé par le nerf médian et la récurrente cubitale antérieure, à l'artère cubitale, au fléchisseur sup. et à la pointe du court supinateur. — Le bord interne répond au grand palmaire et au fléchisseur sublime; le bord externe, très convexe, forme avec le brachial antérieur un sillon (branche interne du V) dans lequel cheminent l'artère et les veines humérales.

Action. — La contraction du rond pronateur détermine la pronation de la main. Lorsque le degré de pronation que peut déterminer le muscle a été atteint et que celui-ci continue à se contracter, il fléchit l'avant-bras sur le bras. Mais, cette flexion, associée à la pronation, se produit avec peu de force. Le rond pronateur ne devient un fléchisseur énergique que lorsque son action pronatrice est annihilée par la contraction synergique d'un antagoniste, du biceps, par exemple, dont il devient alors un adjuvant en tant que fléchisseur.

Innervation. — Il reçoit généralement deux rameaux du médian; le rameau inférieur très long se rend au faisceau coronoïdien; ils l'abordent par sa face profonde.

Variations et anomalies. — Les plus importantes ont été observées au niveau de l'origine humérale : on l'a vu naître par deux faisceaux huméraux entre lesquels s'engageaient l'artère et le nerf médian; Gruber rattache cette variété au développement de l'apophyse sus-épitrochléenne (Voy. *Ostéol.*, p. 131); toutefois, elle a été fréquemment observée en l'absence du processus osseux.

On a vu des faisceaux supplémentaires naître : de l'aponévrose intermusculaire interne, de l'expansion aponévrotique du biceps, du brachial antérieur, de l'aponévrose du bras, de l'angle interne du cubitus. Hyrtl a vu l'insertion humérale remonter jusqu'au coraco-brachial, formant un arc musculo-tendineux sous lequel s'engageait le paquet vasculo-nerveux. — Le rond pronateur peut être double, soit que ses faisceaux d'origine restent indépendants, soit que l'un deux se dédouble. Inversement, on a constaté l'absence du faisceau coronoïdien. — L'insertion radiale peut s'étendre beaucoup.

GRAND PALMAIRE. — **M. palmaris longus.**

Interposé au rond pronateur et au palmaire grêle, fusiforme, il s'étend obliquement de l'épitrochlée au deuxième métacarpien; son ventre charnu, d'abord très étroit et aplati latéralement, s'épaissit progressivement, puis s'allonge pour se rétrécir ensuite et se continuer avec le tendon terminal.

Il naît : 1° de l'*épitrochlée* par de fortes fibres tendineuses; 2° des deux lames aponévrotiques qui le séparent du rond pronateur en dehors, du fléch. sup. en dedans. Par sa partie antérieure, il reçoit encore quelques fibres de l'aponévrose antibrachiale, tandis que d'autres naissent profondément de l'arcade fibreuse commune au fléchisseur et au rond pronateur. Tandis que les fibres épitrochléennes descendent presque verticalement, les fibres nées des cloisons aponévrotiques convergent vers un tendon d'abord intra-musculaire, qui apparaît un peu au-dessus du milieu de l'avant-bras.

Ce tendon, d'abord aplati, devient bientôt cylindrique, descend sur la face antérieure de l'avant-bras, obliquant légèrement vers le bord radial; au niveau du poignet, il s'engage au-dessous du ligament annulaire antérieur dans une gaine ostéo-fibreuse, formée en dehors par le crochet du trapèze, en dedans par les fibres d'origine du ligament carpien profond, en avant par le ligament annulaire et les muscles thénariens. Il va s'insérer en s'épanouissant sur la face antérieure de la *base du deuxième métacarpien*, un peu au-dessous de la facette carpienne de cet os. — Une expansion se détache du bord interne de son tendon pour se porter, à angle presque droit, sur la *base du troisième*

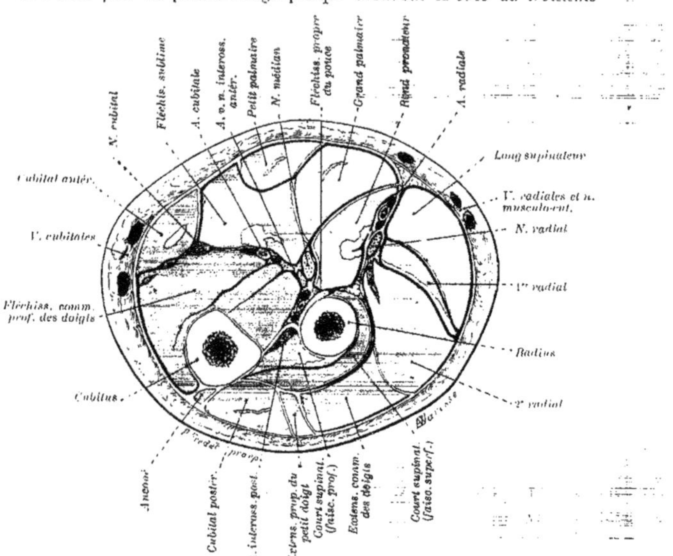

FIG. 98. — Coupe passant au-dessous du tiers supérieur de l'avant-bras. Sujet congelé; avant-bras droit; segment distal de la coupe. (P. Fredet.)

Les muscles du *groupe antéro-interne* se divisent en deux couches. La couche superficielle, légèrement teintée, comprend le rond pronateur, le grand palmaire, le petit palmaire, le fléchisseur sublime et le cubital antérieur. Bien qu'appartenant à cette couche, le fléchisseur sublime tend à s'en séparer et à s'étaler plus profondément. La couche profonde, fortement teintée, est constituée par le fléchisseur commun profond des doigts et le fléchisseur propre du pouce, à peine naissant à ce niveau. Le nerf médian, l'artère cubitale et le nerf cubital se disposent entre la couche profonde et la couche superficielle.

Les muscles du *groupe postéro-externe* forment aussi deux couches superposées; l'une superficielle, légèrement teintée (long supinateur, premier radial, second radial, extenseur commun des doigts, extenseur propre du petit doigt, cubital postérieur et anconé), l'autre profonde, fortement teintée (représentée seulement à ce niveau par le court supinateur).

Le nerf radial et l'artère radiale sont interposés entre le groupe des *muscles antéro-internes* et celui des *muscles postéro-externes*.

métacarpien. — Assez fréquemment, une languette tendineuse se détache de la partie externe du tendon et va s'insérer au crochet du trapèze.

Rapports. — Logé dans une gouttière formée par le fléch. sup. et le petit palmaire en dehors et le rond pronateur en dedans, il répond à l'aponévrose antibrachiale et à la peau par sa face superficielle, au fléchisseur sublime et au fléchisseur propre par sa face profonde; son tendon, qui suit à peu près l'axe de l'avant-bras, repose sur le corps charnu du fléch. sup., limitant en dedans la gouttière de la radiale. — Au poignet, ce tendon s'enfonce dans l'épaisseur du ligament annulaire et gagne la gouttière creusée dans le trapèze; plus bas il est croisé par le tendon du long fléch. du pouce et recouvert, à son insertion, par les attaches carpiennes de l'adducteur du pouce. — Dans la gouttière ostéo-fibreuse, le tendon est pourvu d'une gaine synoviale qui déborde légèrement le ligament carpien antérieur; j'ai observé la communication de cette gaine avec celle du long fléchisseur commun.

Action. — On admet généralement que le grand palmaire : 1° fléchit la main sur l'avant-bras; 2° la place en pronation; 3° l'entraîne dans l'abduction; 4° fléchit l'avant-bras sur le bras et le bras sur l'avant-bras, lorsque celui-ci a été préalablement immobilisé. Le rôle principal est le rôle de fléchisseur de la main. Ce n'est que dans des circonstances particulières, et toujours dans une assez faible mesure, que le grand palmaire agit comme pronateur et comme fléchisseur de l'avant-bras sur le bras. Quant à son rôle d'abducteur, il est absolument nié par Duchenne.

Innervation. — Son filet nerveux se détache du médian, en général par un tronc commun avec le rameau du petit palmaire, et se dédouble; ses rameaux s'engagent sous les arcades fibreuses formées par le rond pronateur et le fléchisseur superficiel pour pénétrer le muscle par sa face profonde.

Variations et anomalies. — Il peut être renforcé par un faisceau surnuméraire provenant : *a*) du biceps; *b*) du cubitus: *c*) du radius (face antérieure, Calori) — On a vu se terminer sur le trapèze, le scaphoïde, le ligament carpien.

PETIT PALMAIRE. — **M. palmaris brevis.**

Inconstant, il est situé à la face antérieure de l'avant-bras, entre le grand palmaire et le fléchisseur superficiel sur lequel il repose. Il s'étend de l'*épitrochlée* à l'aponévrose palmaire. C'est un fuseau musculaire très grêle et très allongé naissant de l'épitrochlée par de longues fibres tendineuses, et recevant quelques fibres des cloisons aponévrotiques qui le séparent des deux muscles voisins et de l'aponévrose antibrachiale. Son tendon, long et grêle, apparaît vers le tiers moyen de l'avant-bras et descend parallèlement à celui du grand palmaire; au niveau du bord supérieur du ligament annulaire du carpe, ce tendon s'élargit en un éventail dont les fibres internes et externes se perdent sur les éminences musculaires de la main, se continuant parfois avec le court abducteur du pouce, tandis que les moyennes, beaucoup plus nombreuses et plus fortes, se prolongent dans la paume, constituant le plan superficiel du *ligament carpien et de l'aponévrose palmaire moyenne.*

Action. — Le petit palmaire produit la flexion directe de la main. Accessoirement il peut, comme les autres muscles épitrochléens, produire la flexion de l'avant-bras sur le bras. Son rôle de tenseur de l'aponévrose palmaire est hypothétique.

Innervation. — J'ai déjà décrit le trajet de son nerf qui naît du médian par un tronc commun avec celui du grand palmaire et traverse fréquemment, pour aborder le muscle, les fibres supérieures du fléchisseur superficiel.

Variations et anomalies. — Aucun muscle ne présente plus de variétés que le petit palmaire (Cruveilhier). — Il manque souvent; 35 fois des deux côtés et 43 fois d'un seul côté sur 160 cadavres (Gruber, *Ueber die Varietaten der m. palmaris longus*, Saint-Pétersbourg, 1868). — Sa forme est variable; il peut être charnu dans toute sa longueur (Henle) ou seulement dans son tiers moyen, digastrique (Macalister), ou réduit à une bandelette tendineuse. — A un degré plus accentué d'atrophie, il est réduit à un tendon naissant de l'aponévrose antibrachiale au-dessus du poignet (Hallett). — On l'a vu naître : de l'expansion aponévrotique du biceps (Gruber), du cubital, du grand palmaire. — Des faisceaux surnuméraires ont été rencontrés venant de l'humérus, du cubitus, du radius. — Le petit palmaire peut se terminer anormalement : sur l'aponévrose antibrachiale, sur les éminences de la main (thénar surtout), sur le carpe et sur les tendons fléchisseurs ou sur celui du long abducteur. — Il peut être double : sur 300 cadavres, Gruber l'a vu cinq fois double des deux côtés et 21 fois d'un seul côté.

CUBITAL ANTÉRIEUR. — **M. flexor carpi ulnaris.**

C'est le plus interne des muscles de la couche superficielle; aplati et incurvé en gouttière appliquée sur le cubitus revêtu du fléchisseur profond, il longe le bord interne de l'avant-bras, allant de l'épitrochlée au pisiforme.

Il naît par deux chefs : l'un, *huméral*, se fixe au sommet et à la partie inférieure de l'épitrochlée par des fibres tendineuses communes au cubital et au fléchisseur superficiel; l'autre, *cubital*, naît : du bord interne de l'olécrâne où il s'unit au tendon du triceps, du tubercule cubital auquel s'attache le faisceau principal de l'appareil ligamenteux interne, et des deux tiers supérieurs du bord postérieur du cubitus (crête) par un tendon aponévrotique confondu avec l'aponévrose antibrachiale. — A leur partie supérieure, les deux chefs sont unis par une arcade fibreuse qui s'étend de l'olécrâne à l'épitrochlée; sous cette arcade, de laquelle se détachent quelques fibres musculaires, passent le nerf cubital et la récurrente cubitale postérieure. — Les faisceaux musculaires du chef huméral descendent presque verticalement; ceux du chef cubital descendent obliquement en bas et en avant pour joindre, après un trajet curviligne de 4 cm., le tendon. — Ce tendon naît très haut dans l'épaisseur du muscle et apparaît sur le bord antérieur; il reçoit des fibres musculaires par son bord postérieur jusqu'au niveau de son insertion au *pisiforme*. — Cette insertion du cubital antérieur mérite d'être étudiée d'une façon particulière : au moment où il aborde le pisiforme, le tendon du cubital s'épanouit et ses fibres moyennes, les plus nombreuses, se fixent sur la face antérieure de l'os; de ses fibres externes, les unes vont à l'aponévrose palmaire, les autres vont au crochet de l'os crochu avec le ligament pisi-unciformien; des fibres internes, les superficielles se continuent avec le court abducteur du petit doigt, les profondes, confondues avec le ligament pisi-métacarpien, gagnent les têtes des cinquième et quatrième métacarpiens, parfois celle du troisième.

Une petite bourse séreuse, très inconstante, se rencontre parfois au niveau de l'insertion sur le pisiforme. — Je dirai plus loin l'importance physiologique de ce muscle en rapport avec l'épanouissement de son insertion.

Rapports. — Recouvert par l'aponévrose antibrachiale à laquelle il est intimement uni, il recouvre le fléchisseur profond et le bord interne du carré pronateur; — son bord externe répond au petit palmaire et au fléchisseur superficiel. — Le nerf cubital suit la face profonde du muscle dans toute sa longueur; l'artère cubitale, d'abord placée entre les deux fléchisseurs, n'entre en rapport avec le cubital que vers le tiers moyen de l'avant-bras; sous-jacente au corps charnu en haut, elle côtoie plus bas le tendon.

Action. — Le cubital antérieur détermine la flexion de la main. Au maximum de sa contraction il entraîne le bord interne de la main avec une telle force que sa face palmaire semble vouloir regarder en dehors (Duchenne). Cette rotation de la main n'est pas un mouvement de supination; elle est due simplement à ce que le cubital antérieur agit avec plus d'énergie sur le cinquième métacarpien que sur les autres; le mouvement produit se passe, non pas dans les articulations radio-cubitales, mais dans l'articulation radio-carpienne et dans les articulations carpiennes et intermétacarpiennes. Il se produit une véritable torsion de la main. Pour Duchenne, contrairement à l'opinion classique, le cubital antérieur ne serait pas adducteur de la main. Ce rôle d'adduction n'appartiendrait qu'au cubital postérieur. Comme le fait d'ailleurs remarquer Duchenne, on ne peut guère s'expliquer l'existence d'un fléchisseur adducteur, les mouvements d'inclinaison latérale de la main atteignant leur minimum d'amplitude lorsque celle-ci est dans la flexion forcée. Le cubital antérieur se contracte synergiquement (comme d'ailleurs tous les fléchisseurs de la main) avec les extenseurs des doigts et le cubital postérieur. Il annule ainsi le mouvement que les extenseurs tendent à imprimer à la main et favorise par contre, leur action sur les doigts. C'est là un des cas si fréquents où l'on voit les antagonistes intervenir, par leur contraction synergique, pour favoriser l'action des muscles auxquels ils paraissent physiologiquement opposés.

Innervation. — Il reçoit deux et quelquefois trois rameaux du nerf cubital; le plus élevé naît dans la gouttière épitrochléo-olécrânienne.

Variations et anomalies. — Elles sont rares; — on a noté surtout des expansions se détachant du tendon pour se rendre au ligament annulaire, au quatrième ou au cinquième métacarpien et même jusqu'à l'articulation métacarpo-phalangienne de l'auriculaire (Curnow).

FLÉCHISSEUR COM. SUPERFICIEL DES DOIGTS. — M. flexor digitorum sublimis.

Le fl. s., large et très épais, naît par deux chefs. — Le chef *principal, cubital*, qui forme la partie importante du tendon commun des m. épitrochléens avec lesquels il entre en intime connexion, se détache par de forts faisceaux tendineux : a) de la face antérieure de l'épitrochlée; b) du ligament latéral int. de l'articulation du coude et du tubercule cubital; c) du bord interne de l'apophyse coronoïde, juste en dedans du brachial antérieur et du rond pronateur; d) de l'extrémité inférieure du tendon du brachial antérieur; e) de cloisons fibreuses le séparant du rond pronateur et des deux palmaires. — Le chef *accessoire, radial*, large lamelle musculaire, naît par de courtes fibres tendineuses mêlées à des fibres charnues de la moitié supérieure du bord antérieur du radius, là où ce bord s'infléchit vers la tubérosité radiale traversant obliquement la face antérieure de l'os (Voy. *Ostéologie*, p. 160, fig. 164). En se réunissant, les deux chefs limitent un trou ovalaire dans lequel s'engagent le nerf médian et l'artère cubitale. Ce trou est habituellement limité en dehors par une petite bandelette fibreuse qui va s'insérer sur les rugosités du cubitus où s'attache le brachial antérieur et donne aussi naissance à quelques fibres charnues du fléch. propre du pouce. — Le chef principal, fort épais, se dédouble, dès son origine, en une portion superficielle et une portion profonde, plus ou moins nettement séparées.

La portion superficielle se partage bientôt en deux ventres charnus, petits muscles penniformes dont les fibres se rendent à deux tendons allant au troisième et au quatrième doigt. — Généralement du bord externe ou radial de cette portion, se détache très haut un petit faisceau musculaire dont le mince tendon va rejoindre le long fléchisseur du pouce. Les fibres charnues du chef radial se terminent sur le tendon qui se rend au médius; les inférieures descendent très bas, jusqu'au poignet.

La portion profonde, recouverte et enveloppée par la précédente, doit être étudiée par la face postérieure du muscle. Comme Theile et Henle l'ont bien vu, elle forme un véritable muscle digastrique dont le ventre supérieur, confondu avec la masse du tendon principal, se dégage, vers le tiers moyen de l'avant-bras, pour aboutir à un fort tendon long de 3 à 4 cm.; de la partie inférieure de ce tendon naît un deuxième corps charnu qui se divise en deux ventres, l'un, petit, allant par un long tendon au cinquième doigt, l'autre, plus gros, dont le tendon plus fort se rend à l'index.

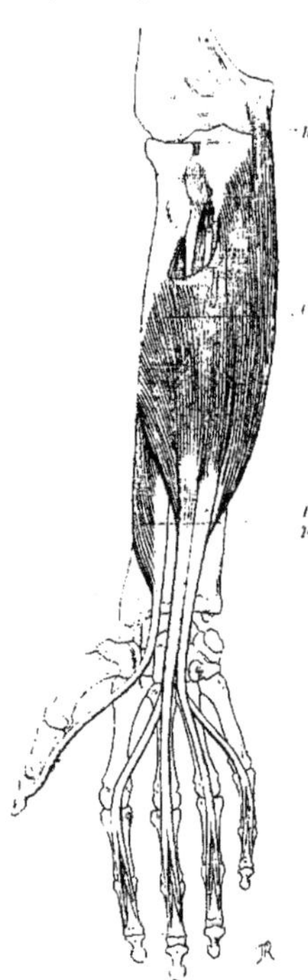

FIG. 99. — Fléchisseur superficiel; couche superficielle.

Telle est, dans son ensemble, la disposition du fl. s. en deux couches : la *superficielle*, anastomosée avec le fléchisseur du pouce, donnant les tendons du médius et de l'annulaire (III et IV); la *profonde*, véritable muscle digastrique, fournissant les tendons de l'index et de l'auriculaire (II et V). — Huit fois sur dix, la dissection vérifiera cette description qui répond à la très grande majorité des cas; je signalerai plus loin les variétés assez fréquentes toutefois (Voy. fig. 100).

Les quatre tendons, étagés en deux plans, s'engagent dans la gouttière carpienne, fermée en avant par le ligament annulaire antérieur du carpe : dès leur arrivée dans la paume, ils se rangent sur un seul plan et commencent à diverger pour se rendre à leurs doigts respectifs, cheminant en avant des tendons correspondants du fléchisseur profond — Sous-jacents à l'aponévrose dans la région palmaire, ils sont reçus et bridés au niveau des articulations métacarpo-phalangiennes par la gaine que forment les faisceaux perforants, échangés par l'aponévrose palmaire avec le ligament intermétacarpien palmaire (Voy. *Arth.*, t. I, fig. 689). — Immédiatement au-dessous de l'articulation métacarpo-phalangienne, ils pénètrent dans un canal ostéofibreux très serré que je décrirai plus loin. Dans cette gaine, le tendon s'aplatit en croissant sur le tendon fléchisseur profond resté cylindrique, et se divise en deux languettes égales. Cette division, déjà indiquée par un sillon que l'on peut voir sur la partie palmaire du tendon, s'achève vers le milieu de la première phalange. Les deux languettes résultant de cette division s'écartent et descendent en contournant le tendon fléchisseur profond; lorsqu'elles sont parvenues sur la face postérieure de ce tendon, elles se rapprochent jusqu'au contact au niveau de l'articulation phalango-phalanginienne et, poursuivant leur chemin, vont s'insérer à la partie moyenne

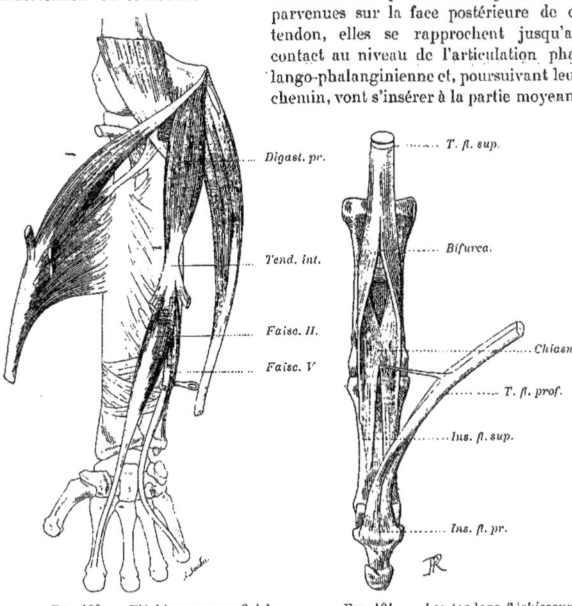

FIG. 100. — Fléchisseur superficiel; couche profonde.

FIG. 101. — Les tendons fléchisseurs des doigts et leurs insertions.

des bords rugueux qui limitent la face palmaire excavée de la *deuxième phalange*. Par cette division suivie de rapprochement, le tendon fléchisseur superficiel forme au tendon fléchisseur profond un véritable tunnel.

Deux détails sont à remarquer : — *a*) par le fait de la torsion que subissent les languettes du fléch. sup. dans leur trajet en spirale autour du tendon profond, il arrive que les bords internes de chaque languette, primitivement contigus, deviennent les bords externes tandis que les bords primitivement externes se rapprochent jusqu'à devenir contigus; la figure 101 met bien ce détail en évidence. — *b*) La même figure montre également que, lorsque les languettes se rapprochent au niveau de l'articulation de la première avec la seconde phalange, elles échangent quelques faisceaux qui s'entrecroisent en X (*Chiasma tendinosum Camperi*). — Parfois les deux languettes résultant de la bifurcation restent unies par une lamelle celluleuse triangulaire, haute de 2 à 5 mm.; une lamelle semblable, munie de petites franges synoviales, se rencontre quelquefois aussi là où les languettes se rapprochent au niveau de l'articulation des phalanges I et II.

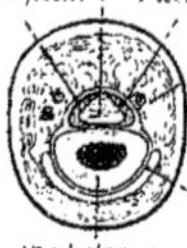

FIG. 102. — Coupe passant par le milieu de la première phalange du médius (sujet congelé).

Le tendon du fléchisseur sublime est divisé en deux bandelettes qui s'écartent latéralement et tendent à s'engager entre le plan osseux et le fléchisseur profond.

L'action de ce muscle sera étudiée plus loin, lorque nous aurons décrit le fléchisseur profond et les lombricaux.

Innervation. — Le fl. s. reçoit quatre ou six filets nerveux qui tous viennent du médian. Les rameaux qui se rendent à la couche superficielle et au ventre supérieur de la couche profonde naissent très haut; ceux qui se rendent aux deux ventres inférieurs de la portion profonde ont un trajet très long; parfois cependant, ils reçoivent un rameau détaché du médian dans le tiers inférieur de l'avant-bras.

Variations et anomalies. — Chudzinski a vérifié sur de nombreux sujets appartenant à toutes les races la description que nous avons donnée du fl. s.; toujours le plan profond est constitué par un muscle digastrique qu'il propose d'appeler Fl. digastrique de l'index; le fl. perforé de l'auriculaire naît du tendon de ce digastrique de l'index. — Dursy rapporte un fait dans lequel le fléch. superf. tout entier présentait une forme digastrique. — Le petit palmaire peut être remplacé par un faisceau du fléchisseur superficiel; sur un sujet que je viens de disséquer, on observe avec un petit palmaire bien développé, un gros faisceau charnu qui, né d'un tendon doublant la face profonde du chef radial du fléchisseur s., vient se terminer dans l'aponévrose palmaire. — Chudzinski a vu, sur plusieurs nègres, des faisceaux détachés du fl. s. se terminer sur l'aponévrose antibrachiale au milieu de l'avant-bras ou au niveau du poignet. — Dans un cas où n'existait pas d'anastomose entre le fl. s. et le fl. du pouce, j'ai observé un petit faisceau musculaire inséré en haut au bord interne de la coronoïde, se jetant en bas sur un tendon grêle. Ce tendon parcourait tout l'avant-bras, accolé au médian au travers duquel il passait un peu au-dessus du poignet, pour se perdre sur l'aponévrose thénarienne et le ligament carpien antérieur. — On a noté l'absence de certains faisceaux : le chef radial, le faisc. de l'annulaire, celui du petit doigt; le faisceau manquant est alors suppléé par un tendon du fléch. pr. ou par un faisceau né du ligament annulaire ou même par un lombrical (Wood). — L'indépendance des divers faisceaux a été aussi observée. — Quelquefois le fl. sup. qui, comme nous l'avons vu, envoie presque régulièrement un faisceau au fl. propre du pouce, envoie aussi un faisc. au fl. prof., soit au ventre de l'index, soit à celui du médius. — Gantzer a décrit ce faisceau sous le nom de *musculus accessorius ad flexorem profondum digitorum*.

FLÉCHISSEUR COMMUN PROFOND DES DOIGTS. — **M. flexor digitorum profondus.**

Muscle large, épais, enroulé autour des faces interne et antérieure du cubitus, il est situé au-dessous du fléch. sup. et divisé comme lui en quatre portions dont les tendons vont s'insérer à la troisième phalange des doigts 2, 3, 4 et 5.

Il naît par des fibres charnues : 1° des deux tiers supérieurs de la face antérieure, du bord antérieur et de la face interne du *cubitus*; sur cette face interne, l'origine du fl. c. pr. remonte le long de l'apophyse coronoïde jusqu'à l'olécrâne, déterminant là une dépression dont la profondeur est en rapport avec le développement du muscle; — 2° de la partie correspondante du ligament interosseux; — 3° de toute cette portion de l'aponévrose antibrachiale qui va du bord postérieur du cubital antérieur à la crête du cubitus, aponévrose comprenant, comme je l'ai dit, les fibres d'insertion du cubital antérieur; — 4° par quelques fibres, du bord interosseux du radius, au-dessous de la tubérosité bicipitale. — Sous l'arcade qui réunit le gros chef cubital au chef radial, si grêle qu'il peut manquer, s'engage l'artère interosseuse antérieure.

De ces origines, les fibres musculaires descendent verticalement, les internes seules s'enroulant obliquement autour du cubitus; elles ne tardent point à se séparer en quatre corps charnus de volume inégal dont les fibres abordent la face postérieure d'un tendon terminal, constituant ainsi quatre muscles demi-penniformes. — De ces quatre faisceaux, le plus important est celui qui se rend à l'index : il est plus fort et plus nettement dégagé. — Les quatre tendons, plus forts et plus larges que ceux du fléch. sup. sont fasciculés : placés sur un même plan, ils sont parfois intimement unis. Le plus souvent cependant, le tendon qui va à l'index et quelquefois celui qui va à l'auriculaire sont isolés des tendons allant au médius et à l'annulaire. — Parfois, la scission des quatre portions du fléch. pro. *commence très haut et le muscle est*, dans sa totalité, divisé en quatre ventres. — Avec un peu d'attention, on peut poursuivre cette division jusqu'aux origines du muscle : on constate alors que les fibres de l'index naissent du *ligament interosseux* et du bord externe du cubitus; que les fibres du médius viennent surtout de la face antérieure du cubitus; que celles de l'annulaire viennent de son bord antérieur et un peu de sa face interne; qu'enfin celles de l'auriculaire prennent leur origine sur la face interne du cubitus et l'aponévrose antibrachiale.

Fais. anast.
Fléch. c. pr.
Fl. pr. pou.

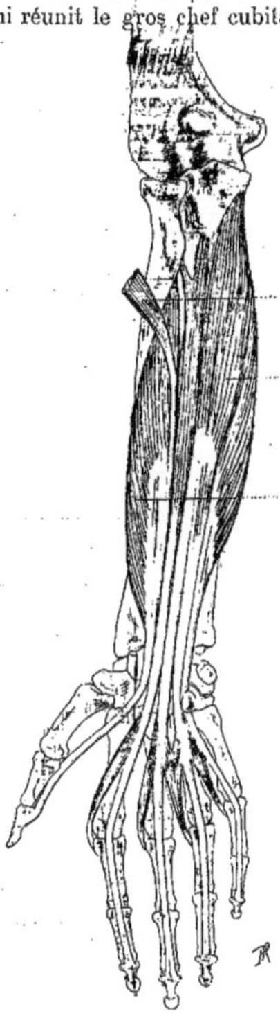

Fig. 103. — Fléchisseur profond des doigts et fléchisseur propre du pouce.

Les quatre tendons s'engagent, juxtaposés sur un plan horizontal, dans la gouttière carpienne, sous les tendons du fléch. sup., pour s'écarter à la région palmaire. Réunis d'abord par un tissu cellulaire dense, ils échangent d'ordinaire quelques bandelettes tendineuses et divergent pour se rendre à leurs doigts respectifs, après avoir donné origine aux m. lombricaux. A la base de chaque doigt, chaque tendon s'engage avec le tendon fléch. sup. correspondant dans le canal ostéo-fibreux du doigt, passe, cylindroïde, dans le tunnel formé par le dédoublement du tendon fl. s.; puis, aplati de nouveau, il se dégage au niveau de la seconde phalange et atteint la base de la phalange unguéale sur laquelle il s'insère, s'épanouissant en éventail (fig. 101 et 103).

Dans la partie terminale, les fibres tendineuses ne sont point rectilignes mais subissent un commencement d'enroulement : elles paraissent s'enfoncer vers le sillon médian que le tendon présente à ce niveau.

Innervation. — Le médian et le cubital se répartissent à peu près également l'innervation de ce muscle : toujours sa portion interne est innervée par un ou deux filets détachés du cubital dans le quart supérieur de l'avant-bras; toujours la partie externe du muscle, spécialement le faisceau de l'index, reçoit un filet venu du médian par l'interosseux; quant à la partie moyenne, elle reçoit des filets venant du nerf interosseux (médian); mais elle est aussi pénétrée par les filets du cubital qui ont traversé la portion interne. Il m'a paru qu'en général, les filets venus du médian par l'interosseux étaient plus nombreux que les filets venus du cubital. Rappelons qu'il existe très fréquemment une anastomose entre le médian et le cubital, grâce à laquelle tous les faisceaux du fl. prof. peuvent être innervés à la fois par ces deux nerfs (Verchère, *Union méd.*, 1883, n° 18).

Variations et anomalies. — Chez les prosimiens, le tendon terminal est unique à son origine et ne se divise qu'au niveau de la main. C'est en effet chez les *anthropoïdes* que, pour la première fois dans la série animale, on voit les tendons se séparer, en même temps que l'on constate un commencement de division du corps charnu des muscles. — C'est là un perfectionnement, car il entraîne une indépendance plus considérable des différents doigts dans leur action (Gegenbaur). — Chudzinsky, qui a noté chez les nègres l'étendue du chef radial, a remarqué également que, dans les races de couleur, le faisceau de l'index est souvent nettement distinct dès son origine. Il constate dans ces races une tendance à la séparation des divers faisceaux. — Souvent on voit des divisions tendineuses plus ou moins grêles se rendre aux tendons voisins ou servir d'origine aux muscles lombricaux, de préférence au deuxième. — J'ai signalé plus haut le faisceau de Gantzer qui renforce parfois (5 fois sur 36 sujets d'après Wood) le fléchisseur profond (Voy. *Fléch. du pouce*).

LOMBRICAUX. — **Mm. lumbricales.**

Muscles grêles, ils se présentent sous l'aspect de languettes charnues, allant des tendons du fléchisseur profond aux expansions tendineuses des interosseux, et, par celles-ci au côté radial du tendon extenseur de chaque doigt.

Au nombre de 4, les L. sont désignés sous les noms de premier, second,... en comptant de dehors en dedans. Ils prennent leur origine sur la *face antérieure et le bord radial* des *tendons du fl. pr.*, un peu au-dessous du ligament annulaire. En général, les L. I et II naissent, comme je viens de le dire, de la face antérieure et du bord radial du tendon fl. pr., les L. III et IV naissent des deux tendons entre lesquels ils sont situés et ont, par suite, une structure penniforme (fig. 103). — De ces origines, les L. descendent, les moyens verticalement, les extrêmes obliquement, sur le côté radial des tendons fléchisseurs, empiétant parfois sur le tendon fl. sup. dont ils paraissent tirer origine, et gagnent ainsi le côté radial de l'articul. métacarpo-phal. des doigts auxquels ils correspondent. A ce niveau, les L. s'engagent dans une logette formée par l'aponévrose palmaire sup., le ligament intermétacarpien palmaire et les fibres perforantes allant de l'une à l'autre de ces couches fibreuses. Les L. descendent dans cette gaine avec les v. et n. interosseux, dont ils sont cependant séparés par un mince feuillet celluleux (Voy. fig. 132). A ce niveau, les fibres musculaires des lombricaux se continuent avec une languette tendineuse plate qui, couchée sur la face radiale de l'articulation métacarpo-phal., s'insère au bord de l'expansion tendineuse de l'interosseux correspondant et gagne avec celle-ci le bord radial du tendon extenseur (fig. 109).

Rapports. — Profonds à leur origine, ils deviennent de plus en plus superficiels. Interposés et superposés aux tendons du fl. pr., les L. cheminent entre les tendons du fl. sup., au-dessous de l'aponévrose palmaire dont ils sont séparés seulement par les artères et les nerfs collatéraux des doigts.

Action. — Les lombricaux qui se terminent sur le tendon de l'extenseur, en se confondant avec l'expansion dorsale des interosseux, produisent, comme ces derniers, la flexion de la première phalange et l'extension des deux dernières. En revanche, dépourvus d'insertion sur les parties latérales des phalanges, ils ne peuvent intervenir dans les mouvements de latéralité des doigts. Nous analyserons plus loin ces mouvements de flexion et d'extension des phalanges produits par la contraction des lombricaux et des interosseux. Contentons-nous de dire présentement que, pour Duchenne, les interosseux qui s'insèrent sur le côté radial des doigts impriment à ceux-ci surtout des mouvements de latéralité et à peine des mouvements de flexion et d'extension : les lombricaux, qui n'ont aucune action abductrice, s'unissent à eux pour les renforcer.

Innervation. — Le plus souvent, les L. I, II, III sont innervés par des rameaux venant des collatéraux palmaires, émanés du médian, tandis que le L. IV reçoit son filet nerveux de la branche profonde du cubital. — Cependant il est assez fréquent de voir le médian et le cubital se partager également l'innervation des L.; le médian donnant à I et II, le cubital à III et IV. — Sur un sujet que je viens de disséquer, le L. III recevait, par sa face antérieure, un filet du médian, et, par sa face postérieure, un autre filet venu de la branche profonde du cubital.

Variations et anomalies. — Elles sont fréquentes. Ledouble évalue leur fréquence à 12 p. 100 (sur 300 cas); Wood à 18 p. 100; Froment à 45 p. 100 : enfin pour Kopsch *Intern. Monatssch. f. Anat.*, 1898), elles formeraient la majorité absolue des cas (61 p. 100). Ledouble confirme que le troisième lombrical est le plus souvent modifié. Leur nombre peut être réduit ou augmenté : chacun d'eux peut manquer ou être double; Macalister a même noté leur absence totale. — Relativement à l'origine, je signalerai que le L. II peut être bifide tandis que les L. III et IV sont réduits à un seul chef; ils peuvent naître tous ou l'un ou l'autre du fl. sup. ou provenir à l'avant-bras du corps charnu du fl. sup. ou prof., remontant parfois ainsi jusqu'à l'ap. coronoïde du cubitus (Macalister, Wood); le L. I peut provenir du tendon du long fléch. du pouce, du premier métacarpien et de l'opposant du pouce. — Relativement à l'insertion, Fromont a noté diverses variétés dont la plus fréquente consiste en une bifurcation du muscle qui va s'insérer aux bords correspondants des tendons extenseurs des deux doigts. Ce serait le cas presque normal pour le III (46 p. 100, Kopsch.) — On les a vus s'insérer directement à la première phalange. — Cruveilhier et Ledouble admettent que le troisième L. s'insère le plus souvent au bord cubital du tendon fléchisseur du médius lequel est ainsi pourvu de deux L. tandis que l'annulaire n'en a point; cette anomalie n'est certainement pas aussi fréquente que la bifidité de ce muscle.

LONG FLÉCHISSEUR DU POUCE. — **M. flexor pollicis longus.**

Muscle large demi-penniforme, situé sur le même plan que le fléch. com. prof. et en dehors de ce muscle dont il pourrait être considéré comme une division (fig. 103); il naît, par des fibres charnues, de la *face antérieure du radius* : cette insertion commence en pointe sous la tubérosité bicipitale, s'élargit en suivant la ligne oblique sur laquelle s'insère le chef radial du fléch. sup., débordant en dedans sur le ligament interosseux, suivant en dehors le bord antérieur du radius, se rétrécit à un travers de doigt au-dessus du carré pronateur, et finit en pointe sur le bord externe du radius vers la partie moyenne de ce muscle. Souvent quelques fibres se détachent du bord externe de l'apophyse coronoïde par l'intermédiaire d'une languette tendineuse commune au fléch. sup. des doigts et à celui du pouce. — A cette origine radiale, il convient d'ajouter le faisceau charnu qui se détache à peu près constamment du fl. sup. (Voy. fig. 103) et vient se continuer par un tendon long et mince avec le tendon du l. fl. du pouce.

Les fibres charnues se rendent obliquement en bas et en dedans à un tendon qui suit le bord cubital du muscle, contigu au tendon du fl. prop. de l'index; les inférieures abordent le tendon dans la gouttière carpienne. Le tendon pénètre dans la gouttière carpienne sur le même plan que les tendons fl. prof., suit le bord externe de cette gouttière, croise la portion profonde du court fléchisseur du pouce, passe entre les deux portions de ce muscle, puis dans la gouttière des sésamoïdes du pouce; là, il pénètre dans la gaine ostéo-fibreuse, et suit la première phalange du pouce pour aller s'insérer, en s'épanouissant, à la base de la phalange unguéale. Parfois, au niveau de cette insertion, on rencontre un petit os sésamoïde. Comme les tendons du fléchisseur profond des doigts, le tendon du long fléch. du pouce présente sur sa face palmaire un sillon vers lequel convergent les fibres tendineuses; à la coupe, il paraît formé par deux tendons accolés.

Action des fléchisseurs. — La contraction du fléchisseur commun superficiel produit la flexion de la seconde phalange sur la première. — La contraction du fléchisseur commun profond produit la flexion des deux dernières phalanges sur la première. — L'action des fléchisseurs communs sur la première phalange est excessivement limitée. — Par ses expériences physiologiques et par des faits cliniques des plus nets, Duchenne a montré « que les fléchisseurs des doigts n'ont pas assez d'action sur les premières phalanges pour être considérés comme les antagonistes et les modérateurs des extenseurs des doigts (extenseurs des premières phalanges). — Comme nous le verrons plus loin, les fléchisseurs des premières phalanges sont les interosseux. — Pour que les deux fléchisseurs communs, et surtout le profond puissent produire avec énergie la flexion des phalanges sur lesquelles ils agissent, il faut que les premières phalanges soient étendues sur les métacarpiens et la main étendue sur l'avant-bras. Aussi les extenseurs des doigts et de la main se contractent-ils énergiquement avec les fléchisseurs pour favoriser l'action de ceux-ci.

L'action du fléchisseur propre du pouce est la même que celle du fléchisseur commun des doigts. — Il fléchit énergiquement la deuxième phalange et n'a qu'une action très limitée sur la première; ce n'est qu'au maximum de sa contraction que la première phalange est entraînée dans la flexion; encore ce mouvement est-il très limité. — Duchenne insiste sur ce point que le long fléchisseur propre n'agit nullement sur le premier métacarpien. — La paralysie du long fléchisseur propre du pouce ne produit donc que la perte de flexion de la deuxième phalange du pouce, tous les autres mouvements de ce doigt étant conservés. Il est vrai que la perte de ce seul mouvement entraîne même l'impossibilité quasi absolue d'exécuter certains actes, comme celui d'écrire, par exemple (Voy. Physiologie des muscles de l'éminence thénar).

Innervation. — Il reçoit par sa face postérieure, quelquefois par son bord supérieur, un rameau de la branche profonde du médian.

Variations et anomalies. — Chez les quadrupèdes et même chez les singes anthropoïdes, le fl. pr. du pouce n'est qu'une languette tendineuse détachée de la masse commune du fl. perforant; chez l'orang, il manque totalement; seul le Gibbon fait exception; cependant son fléch. pr., quoique bien développé dans sa partie charnue, reste partiellement uni au fléch. prof. dans sa partie tendineuse. — Chez l'homme, le plus souvent le l. fléch. du pouce est un muscle tout à fait indépendant. Cependant, il peut arriver que ce muscle se dédouble dans son corps charnu ou dans son tendon et que l'une de ses divisions s'anastomose au fl. pr. ou au fl. s. — Il n'est même pas très rare de rencontrer la fusion plus ou moins complète du l. fl. du pouce avec le fl. pr.; — Walsham, Testut, etc. ont vu la fusion complète aboutissant à la formation d'un fl. profond unique, type des cercopithèques; Chudzinski a observé la fusion avec le seul fléch. profond de l'index, type du Gorille. — Gruber a vu le tendon du l. fléch. du pouce se terminer par des filaments tendineux dans le tissu celluleux qui enveloppe le premier lombrical et le tendon fléch. de l'index. Sur un enfant microcéphale, Chudzinski a observé l'absence du tendon terminal, suppléé par un faisceau du court fléchisseur du pouce, présentant ainsi une disposition normale chez les orangs.

Gruber a décrit, sous le nom de *m. radialis internus brevis*, un muscle surnuméraire naissant de la face externe et du bord antérieur du radius, passant sur la portion inférieure du l. fl. du pouce et descendant obliquement sur la gaine du grand palmaire, pour finir sur cette gaine, sur un os du carpe ou sur un métacarpien; Calori, Wood ont observé des cas analogues. Henle remarque que l'on pourrait décrire comme répondant à ce muscle, sous le nom de *m. ulnaris brevis int.* un muscle observé par Jarjavay; ce muscle, naissant du quart inférieur de la face antérieure du cubitus, descendait obliquement pour se fixer au crochet de l'unciforme. — Gruber a encore décrit comme pronateur du carpe (cubito-carpeus) un muscle uni au carré pronateur, naissant du cubitus et finissant sur la capsule articulaire, le trapèze et le scaphoïde.

Gaines ostéo-fibreuses digitales des tendons fléchisseurs

J'ai déjà fait remarquer qu'avant de pénétrer dans la gaine digitale, les tendons fléchisseurs sont logés dans une gaine plus large, formée par l'aponévrose palmaire et le ligament intermétacarpien reliés par les faisceaux perforants.

Au niveau des articulations métacarpo-phalangiennes, chaque paire de tendons fléchisseurs pénètre dans une gaine ostéo-fibreuse spéciale qui l'accompagne jusqu'à la phalange unguéale. Cette gaine est constituée de la façon suivante : aux bords de la gouttière que présente la face antérieure des phalanges I et II, s'attache un demi-cylindre fibreux, renforcé de place en place par des anneaux, hauts de 2 cm. environ sur la phalange I, plus étroits et parfois obliques sur la IIe, ce demi-cylindre fibreux (ligamentum vaginalium) est très résistant; il bride étroitement et très efficacement les tendons fléchisseurs : il ne s'affaisse point lorsque ces tendons ont été enlevés mais reste à l'état de tunnel qui a juste la capacité nécessaire pour les loger.

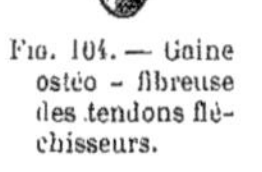

FIG. 104. — Gaine ostéo - fibreuse des tendons fléchisseurs.

Au niveau des articulations, par le fait de la répétition des mouvements, la gaine devient subitement moins épaisse et moins serrée; là, elle n'est plus constituée par du tissu fibreux mais par un tissu celluleux condensé, que renforcent des trousseaux fibreux en forme de demi-anneaux passant en sautoir ou s'entrecroisant au niveau de l'articulation. Sur la seconde phalange, le ligament vaginal est souvent renforcé ou remplacé par un ou deux trousseaux passant obliquement ou en X sur le tendon (lig. obliquum, lig. cruciata).

Notons que, pour compléter ces gaines, la capsule articulaire est renforcée au niveau des interlignes par des fibres transversales très condensées, formant un véritable plan fibro-cartilagineux qui continue le plan de la face antérieure des phalanges.

Ces gaines ostéo-fibreuses brident les tendons et servent de poulies pendant la flexion des phalanges.

Vincula tendinum

Dans la gaine ostéo-fibreuse des doigts, les tendons fléchisseurs reçoivent des vaisseaux cheminant dans de minces lamelles ou cordons celluleux, véri-

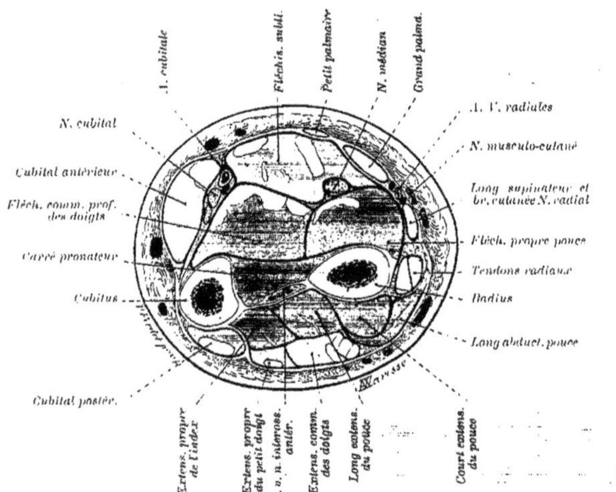

FIG. 103. — Coupe passant dans le tiers inférieur de l'avant-bras. Sujet congelé; côté droit; segment distal de la coupe (P. Fredet).

La couche superficielle des muscles *du groupe antéro-interne* (teinte claire) est subdivisée en 2 plans : plan des muscles grand palmaire, petit palmaire, cubital antérieur; plan du muscle fléchisseur sublime.

La couche profonde des muscles *du groupe antéro-interne* s'est elle aussi décomposée en 2 plans, par suite de l'apparition du muscle carré pronateur en arrière du fléchisseur commun des doigts et du fléchisseur propre du pouce.

La coupe passe au niveau du point où les muscles long abducteur et court extenseur du pouce (qui appartiennent à la couche profonde des muscles du *groupe postéro-externe* de même que le long extenseur du pouce et l'extenseur propre de l'index) quittent le plan profond pour devenir superficiels. Ils s'engagent entre l'extenseur commun des doigts et les tendons radiaux. Ils commencent à croiser ces derniers pour se porter vers le pouce.

tables mésos. Ces lamelles vasculaires ont été minutieusement décrites par Weitbrecht : ce sont les *vincula tendinum*.

Elles ont été divisées en *vincula vera et v. accessoria s. vasculosa*; on leur a fait jouer un rôle de freins qui n'est point, comme nous le verrons, en rapport avec leur texture délicate. Les *vincula tendinum* ont été aussi nommés *lig. mucosa*. On les a divisés en *v. longa* et *v. brevia*, *v. perforati* et *v. perforantes*.

Voici sous quelle forme ils se présentent d'ordinaire. Au niveau de la première phalange, on trouve quelquefois une lamelle celluleuse quadrangulaire, allant de la phalange au tendon. Cette disposition ne se rencontre guère que chez les très jeunes sujets; il ne reste, chez l'adulte, que de très minces cordons cellulo-vasculaires allant des bords latéraux de la phalange aux languettes du fléchisseur superficiel; dans la plupart des cas même, toute trace de ligament muqueux a disparu à ce niveau. Au niveau du tiers inférieur de la première phalange et de son articulation avec la deuxième, on voit se détacher une lamelle triangulaire, sagittale; son bord supérieur est libre, concave, le bord tendineux adhère aux languettes du fléchisseur superficiel; ses fascicules les plus longs et les plus fins passent dans l'interstice des languettes du fléchisseur sup. pour gagner le fl. prof. Au-dessus de l'insertion du fl. prof., on trouve encore un de ces mésos également triangulaire, parfois perforé ou réduit à de grêles filaments (Voy. fig. 101).

Henle remarquant que, par leurs bords phalangiens, ces lamelles adhèrent à la capsule des articulations interphalangiennes, leur attribue un rôle de tenseurs des synoviales, qu'elles ne sauraient remplir puisque la capsule articulaire est doublée par un ligament fibro-cartilagineux qui continue le plan des gouttières phalangiennes et bride de ce côté la synoviale. — Il ne faut donc voir dans les vincula tendinum que des mésos celluleux accompagnant et protégeant les vaisseaux qui vont aux tendons.

CARRÉ PRONATEUR. — M. pronator quadratus.

Placé transversalement sur la partie inférieure du squelette antibrachial, juste au-dessus de l'articulation radio-carpienne, il est quadrilatère, aplati, beaucoup plus épais en bas qu'en haut. Il naît par des fibres charnues et un plan tendineux superficiel du *quart inférieur de la face antérieure du cubitus*, où son origine est nettement limitée par une crête rugueuse oblique (Voy. *Ost.*, p. 154). De cette origine, les fibres se portent transversalement vers le *radius au quart inférieur de la face antérieure* duquel elles s'insèrent sur toute sa largeur, empiétant même profondément sur la face cubitale de l'extrémité inférieure quadrangulaire de cet os. — Sappey fait remarquer que parfois le carré pronateur est formé de deux portions triangulaires bien distinctes : l'une antérieure, plus large, qui naît du cubitus par une aponévrose et va s'attacher au radius par des fibres charnues; l'autre, postérieure et inférieure, plus petite, s'insérant au cubitus par des fibres charnues et au radius par une aponévrose très brillante. On trouve toujours des traces de cette division qui est rarement tranchée.

Le muscle, mince dans sa partie supérieure, est extrêmement épais dans sa partie inférieure. Ses fibres superficielles sont transversales et presque rectilignes; les fibres profondes, curvilignes, s'enroulent autour de la tête cubitale pour gagner la partie inférieure du ligament interosseux. Sur une coupe de l'avant-bras, passant au-dessus du poignet, le carré pronateur étonne par son épaisseur (fig. 105 et 112) : déduisez l'énergie de son action pronatrice.

Rapports. — Recouvert par le fléchisseur profond et le long fléch. du pouce, il recouvre le squelette antibrachial, le ligament interosseux et l'articulation radio-cubitale inférieure dont il bride le cul-de-sac synovial; — son bord cubital répond au cubital antérieur; son bord radial au tendon du long supinateur; sous son bord supérieur, s'engagent l'artère interosseuse et le filet interosseux du médian qui lui donne de nombreux rameaux pénétrant le muscle par sa face postérieure.

Action. — Le carré pronateur fait tourner le radius en dehors, en dedans et met, par conséquent, la main en pronation. Ce rôle pronateur du carré a été mis en doute par Hyrtl, Calori (Memoria dell' academia di Bologna, série II, A. X, 1870); Testut et Wertheimer ont démontré expérimentalement que l'opinion de Hyrtl n'était pas fondée. Le carré pronateur partage avec le rond pronateur le rôle de placer la main en pronation. Il est intéressant de constater que l'un des deux agents de ce mouvement a son insertion supérieure sur l'humérus alors que l'autre a une double insertion antibrachiale. Il est probable que l'existence d'un pronateur à insertion humérale est liée à la production des mouvements qui se passent pendant la pronation dans l'articulation huméro-cubitale, mouvements dont j'ai montré l'importance pour interpréter le déplacement du cubitus (Voy. *Arthrologie*, p. 646).

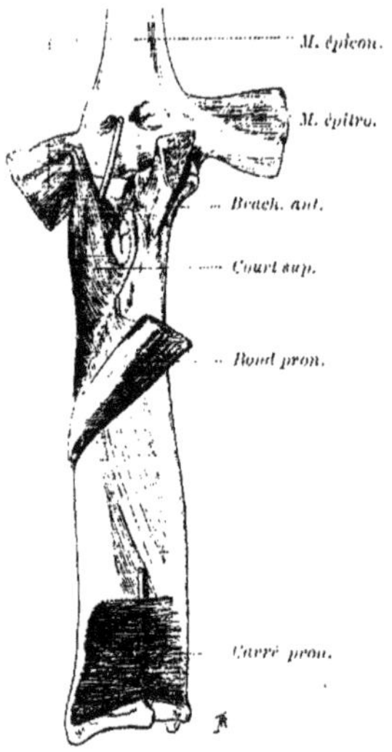

Fig. 106. — Muscles de l'avant-bras: carré pronateur.

Innervation. — Un peu au-dessous du pli du coude se détache du médian un rameau qui descend verticalement sur la face antérieure de la membrane interosseuse, satellite des vaisseaux homonymes, croise le bord supérieur du carré pronateur qu'il aborde par sa face profonde et dans lequel il s'épuise presque entièrement : c'est le nerf interosseux encore appelé nerf du carré pronateur.

Variations et anomalies. — Il peut manquer ou présenter un développement anormal: Chudzinski a noté son développement chez les races de couleur; Blanchard, Macalister ont signalé la forme triangulaire du c. pronateur; Suppey et d'autres ont noté sa décomposition en faisceaux de direction différente. — On l'a vu donner un faisceau aux muscles du pouce ou un tendon allant à la base du 1er métacarpien.

RÉGION POSTÉRIEURE DE L'AVANT-BRAS

Région de l'extension, elle comprend huit muscles, disposés en deux couches. — La couche superficielle est formée par quatre muscles : *l'extenseur commun des doigts, l'extenseur propre du petit doigt, le cubital postérieur et l'anconé*, qui irradient de l'épitrochlée vers la face postérieure de la main et du cubitus, d'autant plus obliques qu'ils sont plus internes. — La couche profonde comprend aussi quatre muscles : le *long abducteur du pouce*, le *court extenseur du pouce*, le *long extenseur du pouce*, et l'*extenseur propre de l'index* : ces muscles grêles, imbriqués, prismatiques par pression réciproque, se dirigent obliquement vers le bord radial de l'avant-bras ; cette obliquité est si marquée sur les deux premiers, qu'ils abandonnent la région postérieure dans laquelle ils ont pris naissance, pour croiser le bord radial de l'avant-bras et appartenir à la région externe par la partie inférieure de leur corps charnu et leur tendon. — Tous les muscles de la région postérieure, sauf l'anconé, sont innervés par le rameau profond du nerf radial.

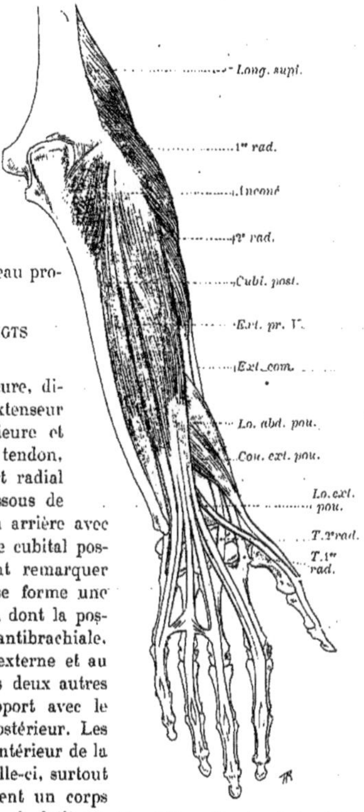

EXTENSEUR COMMUN DES DOIGTS

M. extensor digitorum communis.

Simple à son extrémité supérieure, divisé en bas en quatre portions, l'extenseur commun naît à la partie inférieure et antérieure de l'épicondyle par un tendon, commun en avant avec le court radial dont les fibres s'insèrent au-dessous de celles de l'extenseur commun, en arrière avec l'extenseur pr. du petit doigt et le cubital postérieur. Comme le fait justement remarquer Cruveilhier, cette origine fibreuse forme une sorte de pyramide à quatre faces, dont la postérieure répond à l'aponévrose antibrachiale, l'antérieure au ligament latéral externe et au court supinateur, tandis que les deux autres sont, comme je l'ai dit, en rapport avec le deuxième radial et le cubital postérieur. Les fibres charnues se détachent, à l'intérieur de la pyramide, des quatre parois de celle-ci, surtout des latérales. Ces fibres constituent un corps charnu qui, d'abord pyramidal, s'aplatit ensuite d'avant en arrière et se divise presque aussitôt en quatre faisceaux ; on constate que les deux faisceaux moyens allant au médius et à l'annulaire, plus forts que les autres, sont englobés et recouverts par eux dans la moitié supérieure de l'avant-bras, et s'en dégagent seulement vers le tiers moyen de celui-ci. Tous ces faisceaux descendent sur la face postérieure de l'avant-bras, recouverts par l'aponévrose, recouvrant les muscles de la couche profonde. Ils se rendent sur

Long. supi.
1er rad.
Anconé
2e rad.
Cubi. post.
Ext. pr. P.
Ext. com.
Lo. abd. pou.
Cou. ext. pou.
Lo. ext. pou.
T. 2e rad.
T. 1er rad.

Fig. 107. — Muscles de la région postérieure ; couche superficielle.

des tendons qui se dégagent complètement vers le tiers inférieur de l'avant-bras, s'engagent côte à côte, le plus souvent sur un même plan, réunis et rapprochés par un tissu celluleux assez dense, dans le canal ostéo-fibreux que forme le ligament dorsal avec la grande coulisse radiale. A la sortie de ce canal, ces tendons s'élargissent et divergent, allant vers leurs doigts respectifs II, III, IV et V (fig. 108). Nous les suivrons plus tard.

L'action de ce muscle est étudiée plus loin avec celle de l'extenseur propre du petit doigt.

Innervation. — La branche profonde du radial, au moment où elle émerge du court supinateur, fournit de nombreux rameaux à l'extenseur c.; deux de ces rameaux, l'un court, l'autre long, gagnent l'extenseur propre du petit doigt.

Variations et anomalies. — Assez souvent le faisceau de l'Indicateur se sépare de la masse principale; Chudzinski a noté la fréquence de cette séparation dans les races de couleur. — Si des tendons peuvent faire défaut, notamment ceux du petit doigt et de l'index, il est plus fréquent de voir les tendons se subdiviser pour se porter sur le même doigt, ou sur les doigts voisins, et même sur le pouce (Gruber). — Par contre, on a vu les tendons se fusionner en une espèce de membrane. Rudinger et Périn ont observé jusqu'à onze bandelettes tendineuses.

EXTENSEUR PROPRE DU PETIT DOIGT. — **M. extensor digiti quinti proprius.**

Son ventre charnu, grêle, fusiforme, très allongé, interposé à l'extenseur commun et au cubital antérieur, naît surtout de la cloison fibreuse qui le sépare de l'extenseur commun dont il paraît être un appendice; quelques fibres seulement naissent de la cloison fibreuse qui le sépare du cubital; d'autres naissent de l'aponévrose antibrachiale qui complète la pyramide triangulaire fibreuse de l'extenseur propre du petit doigt. Son sommet effilé commence seulement à la hauteur du col radial; ce n'est que par un artifice de dissection que l'on peut faire remonter quelques-unes des fibres d'origine jusqu'au tendon commun épicondylien.

Il descend sur la face postérieure de l'avant-bras, entre l'extenseur commun et le cubital postérieur, répondant par sa face postérieure à l'aponévrose antibrachiale, par sa face antérieure aux long et court extenseurs du pouce. Les fibres charnues se rendent sur un tendon qui suit le bord cubital du muscle; les dernières l'abordent très bas, presque au niveau du poignet. Là, le tendon grêle et cylindrique, s'engage dans un canal fibreux particulier, répondant à l'interstice du radius et du cubitus, et formé par les fibres superficielles et profondes du ligament carpien dorsal. Au sortir de cette gouttière dans laquelle il s'est dédoublé, le tendon dévie légèrement vers le cinquième métacarpien qu'il suit pour se terminer ainsi que nous le dirons plus loin.

Variations et anomalies. — L'extenseur propre du petit doigt a parfois une origine supplémentaire sur la face dorsale du cubitus (Taylor et Dalton). Il peut se terminer par deux, trois et même quatre tendons (Chudzinski). — On l'a vu s'unir à la masse commune de l'extenseur commun ou même manquer complètement (Merkel), cinq fois sur cent deux cas (Henle).

Tendons extenseurs des doigts

Sur la face dorsale de la main, les tendons de l'extenseur commun, à la sortie de leur canal ostéo-fibreux carpien, se placent sur le même plan, s'élargissent (on voit parfois le tendon de l'annulaire atteindre une largeur de

1 à 2 cm.), et divergent, se rendant vers leurs doigts respectifs. Les tendons moyens, III et IV, longent le plan dorsal des métacarpiens correspondants; les tendons extrêmes, II et V, croisent obliquement les deuxième et quatrième espaces interosseux, pour arriver sur la tête du métacarpien du doigt auquel ils se rendent.

Au niveau de l'articulation métacarpo-phalangienne, les tendons extenseurs se rétrécissent en s'arrondissant un peu. Au niveau de la tête métacarpienne, se détache de la face profonde de chaque tendon extenseur une large expansion fibreuse qui, passant par-dessus la capsule articulaire à laquelle elle adhère, va s'insérer à la base de la première phalange. J'insiste sur cette languette allant à la base de la première phalange, parce qu'en général, elle est peu ou mal décrite, le plus souvent même omise; j'insiste en raison de son importance physiologique sur laquelle Duchenne de Boulogne a appelé l'attention (fig. 109).

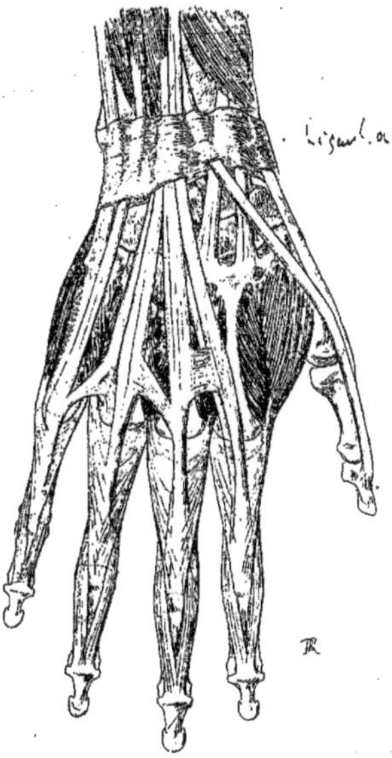

De plus, au niveau de l'interligne articulaire, les tendons extenseurs s'unissent par une large expansion latérale aux fibres perforantes de l'aponévrose palmaire dont l'entrecroisement constitue les ligaments inter-métacarpiens : j'ai déjà donné (*Arthrologie*, fig. 688 et schéma 689) une représentation de ces expansions aponévrotiques qu'il importe de distinguer des expansions aponévrotiques venues des m. interosseux. Ces expansions contournent les parties latérales de l'articulation.

Fig. 108. — Les tendons extenseurs à la face dorsale de la main et des doigts.

Après avoir franchi l'articulation, chaque tendon extenseur s'élargit sur la face dorsale de la première phalange. Là, il reçoit par ses parties latérales les expansions aponévrotiques des interosseux (fig. 109), renforcées par les tendons des lombricaux et se divise en trois languettes. La languette moyenne, mince et large, descend directement et va s'insérer à la base de la phalange II, les languettes latérales s'écartent à angle aigu, descendent sur les côtés de l'articulation phalango-phalanginienne, se rapprochent sur la face dorsale de la deuxième phalange et se réunissent pour se fixer à la base de la phalange unguéale (fig. 110).

Au pouce, les tendons des deux extenseurs du pouce se placent côte à côte, au niveau de l'articulation métacarpo-phalangienne et reçoivent les mêmes expansions de l'aponévrose palmaire et des interosseux représentés ici par le court abducteur du pouce et le premier interosseux.

Sur la face dorsale de la main, les tendons de l'extenseur commun sont fasciculés, parfois même divisés en deux ou trois bandelettes juxtaposées; cette division est surtout fréquente pour les tendons de l'annulaire et du petit doigt, qui s'unissent au tendon voisin ou à la languette tendineuse détachée du tendon de l'extenseur propre du petit doigt. De plus, ces tendons sont réunis par des anastomoses tendineuses qu'il importe d'étudier car elles se présentent sous des formes diverses.

Notons d'abord que ces tendons sont réunis par un plan cellulo-fibreux résistant. Tantôt les anastomoses se présentent réellement sous la forme d'expansions tendineuses se détachant à angle aigu d'un tendon pour gagner le bord du tendon voisin. C'est ce qu'on voit généralement entre les tendons de l'annulaire et du petit doigt; souvent même cette expansion se bifurque au milieu de l'espace interosseux et la moitié de ses fibres revient au tendon dont elle est partie (Voy. fig. 108).

Tantôt on trouve un pont aponévrotique se détachant de la face superficielle d'un tendon extenseur et allant au bord correspondant du tendon voisin. Ces *ponts fibro-aponévrotiques* naissent, je le répète, *de la face superficielle d'un tendon extenseur* sur lequel leurs fibres s'implantent transversalement, sans que l'on puisse saisir leur continuité avec les fibres longitudinales du tendon; par contre, à l'autre extrémité du pont, on saisit nettement la continuité de ces fibres avec les fibres latérales du tendon sur lequel il se termine. De tels ponts aponévrotiques s'observent ordinairement entre les tendons de l'annulaire et du médius, qu'ils unissent obliquement; on les voit aussi entre ceux de l'index et du médius, qu'ils unissent transversalement.

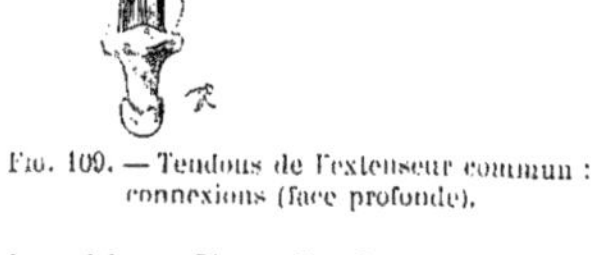

Fig. 109. — Tendons de l'extenseur commun : connexions (face profonde).

Ces formations aponévrotiques, naissant de la face superficielle des tendons, comme les lombricaux naissent de la face antérieure des tendons fléchisseurs, sont-elles des faisceaux de renforcement de cette lame fibreuse qui unit entre eux les tendons extenseurs, dans leurs portions métacarpiennes, lame fibreuse que Morel et Mathias Duval décrivent sous le nom d'aponévrose dorsale moyenne du métacarpe?

Extenseur commun des doigts. — *Action.* — Ce muscle étend les deux dernières phalanges sur les premières, les premières sur les métacarpiens et la main sur l'avant-bras. — L'extension des premières phalanges se fait avec beaucoup d'énergie; en revanche, l'action du muscle sur la main est très limitée; il en est de même de son action sur les deux dernières phalanges. Lorsqu'on faradise le muscle, la main étant dans la flexion, on constate que les deux dernières phalanges, qui s'étaient d'abord étendues, se fléchissent dès que le dos de la main commence à se trouver sur le même plan que la face postérieure de l'avant-bras. Cette flexion des deux dernières phalanges, due à la résistance tonique des fléchisseurs, montre que l'extenseur agit très peu sur elles. Les faits pathologiques (paralysie des extenseurs) montrent mieux encore que l'électro-physiologie, que c'est surtout sur les premières phalanges qu'agit l'extenseur commun des doigts. — Ce peu d'action de l'extenseur sur les deux dernières phalanges s'explique moins par la résistance tonique des fléchisseurs que par des raisons anatomiques, comme Duchenne l'a montré depuis longtemps. Il est dû surtout à la présence des deux bandelettes latérales qui s'unissent sur le tendon extenseur et que j'ai décrites comme formées essentiellement par des fibres perforantes de l'aponévrose palmaire et surtout de l'expansion que le tendon envoie à la base de la première phalange. La section de cette expansion permet immédiatement l'extension des deux dernières phalanges lorsqu'on exerce une traction sur le tendon de l'extenseur. — En se plaçant au point de vue physiologique, on peut donc dire que la portion du tendon de l'extenseur, située au-dessous de l'expansion en question, n'appartient pas à ce muscle; elle doit être considérée comme appartenant aux interosseux. C'est en se basant sur ces remarques que Duchenne s'est demandé comment et pourquoi le tendon de l'interosseux ne se terminait pas sur la première phalange et pourquoi son expansion, unie à celle des lombricaux, venait se confondre avec la portion digitale de l'extenseur. — Ses ingénieuses expériences lui ont montré que le tendon en se prolongeant jusqu'à la première phalange et en se confondant avec le tendon terminal des interrosseux, limite, grâce aux attaches qu'il prend lui-même sur la base de la première phalange, l'action des interosseux et des lombricaux. En se contractant synergiquement avec les interosseux ou les fléchisseurs, il favorise l'action de ces muscles sur les deux dernières phalanges.

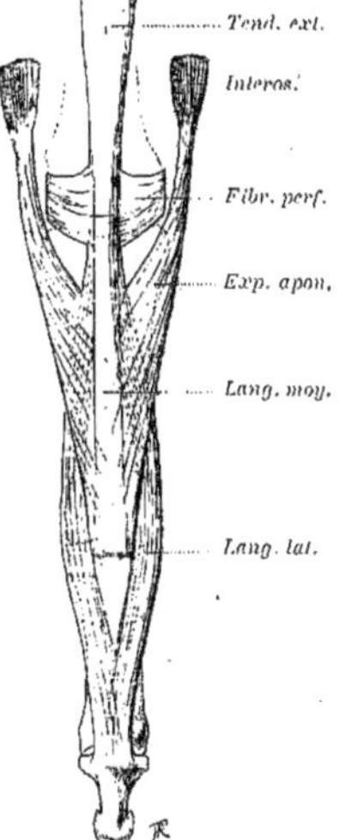

Fig. 110. — Tendon extenseur commun; connexions (face superficielle).

[POIRIER.]

Les différents faisceaux de l'extenseur commun impriment aux doigts des mouvements latéraux déjà entrevus par Galien (trad. Daremberg, chap. XVIII, p. 182) et de nouveau démontrés par Duchenne : le faisceau qui se rend à l'index rapproche ce doigt du pouce; les deux faisceaux qui se rendent à l'annulaire et au petit doigt portent les doigts un peu en dedans, c'est-à-dire vers le cubitus. Le faisceau du médius ne produit aucun mouvement de latéralité. Nous aurons l'occasion de revenir sur cette fonction adductrice et abductrice de l'extenseur en étudiant les interosseux. — Les bandelettes qui réunissent les tendons sur la face dorsale se solidarisent avec les tendons et empêchent l'extension isolée du médius et de l'annulaire.

Extenseur propre du petit doigt. — ***Action.*** — Il agit comme le faisceau correspondant de l'extenseur commun. Mais, grâce à lui, l'extension isolée du petit doigt est possible.

CUBITAL POSTÉRIEUR. — **M. extensor carpi ulnaris.**

Il va de l'épicondyle au cinquième métacarpien par la tête cubitale, traversant en diagonale la face postérieure de l'avant-bras.

Il naît : 1° de la partie postéro-inférieure de l'*épicondyle* par un trousseau aponévrotique sous-jacent au tendon d'origine des extenseurs; 2° des trois quarts supérieurs de la *crête du cubitus*. Le trousseau épicondylien, d'abord très uni à la capsule fibreuse du coude, descend jusqu'au milieu de l'avant-bras, entre le corps charnu du muscle et la face postérieure du cubitus. C'est de ce trousseau épicondylien et de cette aponévrose que naissent la plupart des fibres charnues. D'autres naissent encore de l'aponévrose antibrachiale qui forme avec l'aponévrose d'origine une gaine aponévrotique, de la face interne de laquelle naissent les fibres charnues du muscle. En dehors, cette gaine adhère étroitement au court supinateur et à l'extenseur propre du petit doigt. En dedans, elle se continue avec l'aponévrose antibrachiale recouvrant l'anconé.

Ainsi constitué, le corps charnu du cubital postérieur descend dans une loge ostéo-aponévrotique, prismatique, formée par la face postérieure du cubitus, l'aponévrose antibrachiale allant s'attacher à la crête cubitale et un feuillet aponévrotique recouvrant les origines cubitales des muscles du pouce. — Le muscle est assez serré dans cette loge à parois résistantes; parfois quelques fibres charnues naissent des parois de la loge jusqu'au tiers inférieur du bras, soit de la cloison fibreuse qui sépare le cubital des muscles extenseurs du pouce, soit, mais plus rarement, du cubitus même.

Le tendon, qui commence haut dans l'épaisseur du muscle, apparaît vers le tiers moyen; il reçoit des fibres charnues par ses deux bords jusqu'au-dessus de la petite tête du cubitus, pénètre dans le canal ostéo-fibreux que forme le ligament carpien avec la gouttière cubitale, et descend ainsi jusqu'à l'extrémité supérieure du cinquième métacarpien sur le tubercule postéro-interne duquel il s'insère. La longue gaine séreuse de ce tendon sera décrite plus loin.

Action. — Le cubital postérieur est extenseur et adducteur de la main. C'est le seul adducteur, d'après Duchenne, le cubital antérieur ne remplissant en rien ce rôle que lui attribuent les classiques. Lorsqu'il se contracte en même temps que le premier radial externe qui est extenseur abducteur, il produit l'extension directe. — Comme les deux radiaux, avec lesquels il partage le rôle d'extenseur de la main, le cubital postérieur se contracte synergiquement avec les muscles fléchisseurs des doigts et, annihilant leur action sur la main, favorise leur action sur les doigts.

Innervation. — Il reçoit, à des hauteurs différentes, trois filets du rameau profond du radial; ces filets passent sous les arcades fibreuses du court supinateur.

Variations et anomalies. — 1° Ce muscle, très fixe, reçoit parfois un faisceau du triceps (Macalister); parfois encore, il se fusionne avec l'anconé. 2° Plus souvent, il se dédouble, ce qui n'est pas pour surprendre, étant donné qu'il est l'homologue du groupe péronier du membre pelvien. C'est ainsi que Gruber a vu un cub. post. double se fixer inférieurement sur les quatrième et cinquième métacarpiens, que Curnow en a vu un autre dont les deux tendons se fixaient sur le cinquième métacarpien, dispositions qu'Humphry et Meckel ont retrouvées normales chez certains animaux. 3° Parfois encore, comme l'un de ses homologues du membre pelvien, le court péronier latéral qui envoie sur la première phalange du gros orteil un prolongement, le cub. post. envoie aussi un prolongement (Wood, Meckel, Henle) qui se confond avec le tendon extenseur du cinquième ou plus souvent se fixe sur l'extrémité postérieure de la première phalange.

ANCONÉ. — M. anconœus.

Petit, en forme de pyramide triangulaire, il naît par un tendon court et fort *de la partie postérieure et inférieure de l'épitrochlée*, où il semble continuer la portion interne du triceps ; le tendon d'origine se continue sur la face antérieure et le bord supérieur du muscle. Les fibres charnues qui s'en détachent vont s'insérer directement à toute l'étendue de cette large excavation, limitée par une ligne rugueuse, qui occupe le *tiers supérieur de la face postérieure du cubitus*. Les fibres supérieures se dirigent transversalement en dedans vers le côté externe de l'olécrâne ; les suivantes sont d'autant plus obliques qu'elles sont plus inférieures (fig. 107 et 111).

Rapports. — Par sa face antérieure, le muscle répond à l'interligne huméro-radial, à la partie postérieure de la cupule radiale et à l'angle postérieur du court supinateur ; sa face postérieure répond immédiatement à l'aponévrose anti-brachiale avec laquelle elle ne contracte aucune adhérence.

Les rapports de l'anconé avec le vaste interne du triceps brachial sont variables : le plus souvent, il n'y a pas d'interstice appréciable entre les deux muscles, les fibres supérieures de l'anconé succédant, sans interruption, aux fibres inférieures du vaste interne, comme ses insertions au cubitus continuent celles de l'extenseur brachial à la face externe de l'olécrâne. C'est en raison de cette continuité des deux muscles que quelques anatomistes, avec Theile, décrivent l'anconé, en même temps que le triceps brachial, sous le nom de petit anconé ou quatrième anconé. L'innervation de l'anconé (filet commun avec le vaste interne), l'identité de fonction viennent à l'appui de cette conception de l'anconé, quatrième portion du triceps brachial. Dans quelques cas, le vaste interne et l'anconé sont séparés par un interstice de grandeur variable. Plus rarement, on voit les fibres supérieures de l'anconé s'engager sous le vaste interne, obliquement ascendantes, continuant la couche profonde que l'on trouve parfois à ce muscle.

Sous le tendon d'origine de l'anconé, on trouve d'ordinaire une bourse séreuse assez grande, répondant certainement au frottement de ce tendon sur le pourtour de la cupule radiale. Contrairement à Gruber, d'après lequel cette bourse manque d'ordinaire chez les jeunes sujets, je l'ai trouvée dans la moitié des cas; sur l'adulte, elle communique le plus souvent avec la synoviale articulaire; aussi quelques auteurs la considèrent-ils à tort comme un prolongement de cette synoviale.

Action. — L'anconé, dont l'action est assez puissante, produit l'extension de l'avant-bras. On peut donc le considérer, au point de vue physiologique ainsi qu'au point de vue anatomique, comme faisant partie du triceps brachial. De plus, ce muscle imprime au cubitus un mouvement de latéralité en dehors, mouvement très utile dans la pronation et dans la supination. Nous avons vu, en effet (*Arthrologie*, p. 640) que, d'après Duchenne, le cubitus exécute, dans son articulation avec l'humérus, pendant la pronation et la supination : 1° un mouvement d'extension pendant le premier tiers du quart de cercle décrit par son extrémité inférieure; 2° un petit mouvement d'inclinaison latérale de dedans en dehors pendant le tiers moyen; 3° un mouvement de flexion pendant le dernier tiers. L'anconé intervient pour produire le deuxième de ces mouvements.

Innervation. — Le nerf de l'anconé vient du radial; né dans la gouttière du nerf radial, ce filet traverse toute la hauteur du vaste interne en lui abandonnant de nombreux filets et aborde l'anconé par son bord supérieur. — C'est à tort qu'on attribue ce filet au vaste externe. — Enfin, d'après Luschka, il recevrait souvent un filet récurrent de la branche postérieure du radial.

Variations et anomalies. — Il peut se fusionner avec le vaste interne du triceps ou avec le cubital postérieur. Chudzinski rapporte une observation où le muscle manquait complètement et se trouvait remplacé par du tissu fibreux.

LONG ABDUCTEUR DU POUCE. — M. abductor pollicis longus.

Le plus fort, le plus élevé et le plus externe des muscles de la couche profonde, il naît : 1° du versant externe de la face *postérieure du cubitus* entre le court supinateur et le long extenseur du pouce; 2° du *ligament interosseux*; 3° de la partie interne de la *face postérieure du radius*, immédiatement au-dessous du court supinateur. Cette origine du long abducteur se poursuit en pointe sous le cubital et le supinateur, contractant adhérence avec le bord inférieur de ce dernier. — De ces origines cubito-radiales, les fibres convergent vers un tendon logé d'abord sous la face profonde du muscle; le corps charnu penniforme, aplati d'avant en arrière, descend d'abord sur la face postérieure de l'avant-bras, puis dévie légèrement en dehors, contournant le bord postérieur du radius pour apparaître sur la face externe de cet os au niveau du quart inférieur de l'avant-bras. — Le long abd. répond par sa face antérieure au ligament interosseux, par la postérieure aux extenseurs, par son bord radial au tendon du rond pronateur, par son bord cubital au court extenseur qui le longe. — Les fibres musculaires abandonnent le tendon qui descend, plat et large, dans le canal ostéo-fibreux formé par le ligament carpien et la face externe de l'apophyse styloïde, glisse sur la face externe du trapèze et l'articulation trapézo-métacarpienne pour aller s'insérer en s'épanouissant au *tubercule radial de la base du premier métacarpien* ; constamment ce tendon envoie une languette qui sert d'origine à quelques fibres du court abducteur (fig. 116).

Rapports. — On voit que le long abducteur, d'abord situé profondément à la face postérieure de l'avant-bras, devient superficiel au moment où il contourne le bord externe de celui-ci pour gagner le bord radial du poignet. A l'avant-bras, dans sa portion profonde, il répond par sa face antér. au ligament interosseux par la postérieure aux extenseurs ; par ses bords obliques, il confine, en dehors, au tendon du rond pronateur, en dedans au court extenseur qui le longe. — Au quart inférieur de l'avant-bras, devenu superficiel, sous-aponévrotique, et croisé par la veine radiale et la branche dorsale cutanée du radial, il s'unit au court extenseur et fait saillie sous la peau, soulevé par les tendons radiaux et le tendon du long supinateur qui passent au-dessous de lui. — Une bourse séreuse, très grande, résulte du frottement des tendons long abducteur et court extenseur sur les radiaux sous-jacents. Larger (*Rev. de Chir.*, 1882) avait voulu en faire une deuxième gaine synoviale annexée aux tendons radiaux ; Debierre et Rochet (*Arch. de Physiol.*, 1887) ont montré que ce n'était qu'une bourse séreuse : c'est dans cette bourse séreuse que siège l'aï crépitant. — Au poignet, son tendon fait saillie sous la peau, formant avec le tendon du court extenseur le bord interne de la tabatière anatomique.

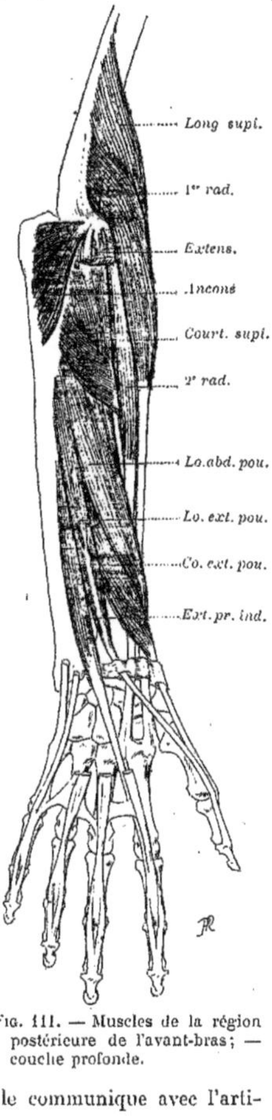

Le tendon est toujours pourvu, près de son insertion, d'une bourse séreuse. Dans la moitié des cas, cette séreuse, longue de 15 mm., large de 7 mm., communique avec la synoviale de l'articulation trapézo-métacarpienne. Allongée suivant l'axe du tendon, elle résulte certainement du glissement de celui-ci sur la face externe du trapèze et la capsule articulaire trapézo-métacarpienne. Je ne crois pas que cette séreuse ait jamais été signalée ; ce que je m'explique par ce fait que, dans la moitié des cas, elle communique avec l'articulation sous-jacente.

Fig. 111. — Muscles de la région postérieure de l'avant-bras ; — couche profonde.

Action. — On admet généralement que le long abducteur du pouce porte le premier métacarpien en dehors et en arrière. Pour Duchenne, il porte, au contraire, cet os en dehors et en avant, de manière à le mettre en opposition avec le bord externe du deuxième métacarpien. Lorsque le long abducteur est au maximum de sa contraction, il fléchit la main en l'inclinant en dehors (Duchenne). C'est pour annihiler ce mouvement d'abduction de la main que, pendant la contraction du muscle, son antagoniste adducteur, le cubital posté-

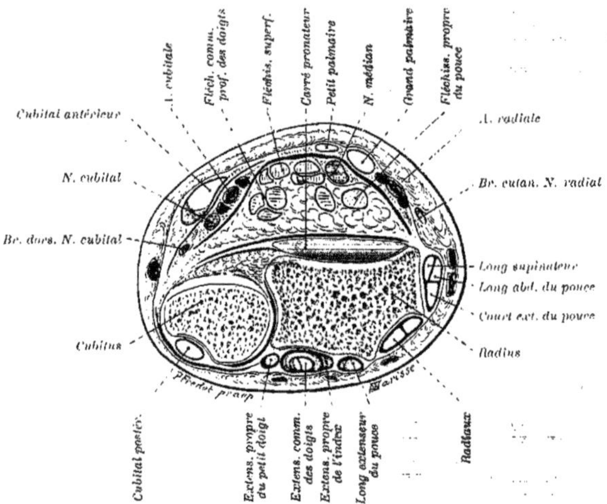

Fig. 112. — Coupe passant au niveau de l'articulation radio-cubitale inférieure. Sujet congelé — côté droit — segment distal de la coupe (P. Fredet).

rieur, se contracte en même temps que lui. Ce muscle n'intervient jamais, comme d'ailleurs le long et le court extenseur, dans les mouvements de supination.

Innervation. — Il reçoit de la branche profonde du radial, à sa sortie du supinateur, un rameau très long qui descend jusqu'aux fibres inférieures.

Variations et anomalies. — Ce muscle présente surtout des variations dans sa terminaison; le corps musculaire et le tendon peuvent se dédoubler. L'insertion du faisceau supplémentaire se fait alors sur le trapèze, sur le ligament annulaire, sur le court fléchisseur du pouce (7 fois sur 36 sujets, Wood), sur l'opposant (Bellamy), sur le premier métacarpien (Ledouble). — Il peut donner jusqu'à trois tendons surnuméraires qui présentent les insertions les plus variées sur le carpe et sur le métacarpe. Il peut être formé par deux faisceaux distincts (Chudzinski); on l'a vu manquer totalement (Beaunis et Bouchard).

COURT EXTENSEUR DU POUCE. — **M. extensor pollicis brevis.**

Il naît au-dessous du précédent, sur une étroite bande de la *face postérieure du radius*, au tiers moyen de cet os, et de la partie attenante du ligament interosseux. Parfois ses origines s'étendent jusqu'au cubitus, c'est pourquoi Chaussier lui a donné le nom de cubito-sus-phalangien ; mais, comme le remarquent Morel et Mathias Duval, il est extrêmement rare qu'il prenne insertion sur le cubitus ; il mérite donc mieux le nom de radio-sus-phalangien. — Il se dirige de haut en bas comme le long abducteur auquel il est accolé, s'engage dans le même canal ostéo-fibreux et va s'insérer par un tendon long et grêle, longeant la face dorsale du premier métacarpien, à la *base de la première phalange du pouce*. Les fibres musculaires accompagnent le tendon jusqu'au niveau du poignet. — Il n'y a pas lieu d'insister sur la direction et les rapports de ce muscle, identiques à ceux du long abducteur.

Action. — Le court extenseur étend la première phalange du pouce sur le premier métacarpien. En même temps il porte le premier métacarpien dans l'abduction. C'est son seul abducteur direct. Pendant qu'il étend la première phalange et place le métacarpien dans l'abduction, la deuxième phalange est infléchie par la résistance tonique du long fléchisseur propre.

Innervation. — Il reçoit de la branche profonde du radial un long filet qui, d'ordinaire, traverse le corps charnu du long abducteur.

Variations et anomalies. — Ce muscle confond parfois ses origines avec celle du long abducteur du pouce. — Son insertion peut se faire par deux tendons dont l'un va s'insérer sur le premier métacarpien (Chudzinski), ou sur la phalange unguéale (Testut). Il peut se fusionner plus ou moins avec le court abducteur du pouce. L'absence du court extenseur est signalée par Chudzinski.

LONG EXTENSEUR DU POUCE. — **M. extensor pollicis longus.**

Plus gros que le précédent, en dedans et le long duquel il est placé, il naît : 1° du tiers moyen de la face postérieure du cubitus, longeant la gouttière dans laquelle glisse le cubital postérieur, au-dessous du long extenseur du pouce, au-dessus de l'extenseur propre de l'index (Voy. *Ost.*, t. I, fig. 158, sur laquelle j'ai aussi figuré l'origine inconstante du court extenseur du pouce); 2° de la partie attenante du ligament interosseux ; 3° de la cloison aponévrotique qui le sépare du cubital postérieur. — De ces origines, les fibres charnues se rendent aux deux côtés d'un tendon qui apparaît haut sur la face postérieure du muscle ; elles accompagnent le tendon jusqu'au ligament dorsal du carpe. Le corps charnu ainsi formé, fusiforme, intermédiaire au long abducteur du pouce et à l'extenseur de l'index, descend un peu obliquement sur la face postérieure de l'avant-bras. Après que les fibres musculaires ont abandonné le tendon, celui-ci s'engage dans le canal ostéo-fibreux particulier que forment le ligament dorsal du carpe et la gouttière radiale, canal intermédiaire aux gouttières de l'extenseur et des radiaux. Sorti de ce canal, il se porte très obliquement sur la face dorsale du carpe, croisant les tendons radiaux, suit le bord cubital de la face dorsale du métacarpien I et de la première phalange sur laquelle il s'épanouit pour aller s'insérer à la deuxième phalange. Du ligament dorsal à la base du premier métacarpien, son tendon forme le bord cubital de la tabatière anatomique (fig. 105 et 108). — L'artère radiale passe au-dessous avant de plonger dans l'espace interosseux.

Action. — Le long extenseur du pouce étend la seconde phalange sur la première et celle-ci sur le métacarpien. — De plus, il porte le premier métacarpien, c'est-à-dire le pouce tout entier, en arrière et en dedans vers le deuxième métacarpien. — Dans certains cas, les thénariens, et plus spécialement le groupe sésamoïdien externe, se contractent en même temps que le long extenseur pour lui permettre d'étendre la deuxième phalange, sans imprimer au métacarpien de mouvement en arrière. — Il est intéressant de remarquer que, dans le cas de paralysie totale des muscles de l'éminence thénar, l'action tonique du long extenseur l'emporte sur celle du long abducteur et du court extenseur; ainsi le premier métacarpien se place sur le plan du deuxième, et le pouce exécute un mouvement de rotation sur son axe longitudinal en vertu duquel sa face antérieure regarde directement en avant. — La main revêt alors l'aspect d'une main de singe. Le long extenseur, comme d'ailleurs les deux précédents, exige, pour avoir un maximum d'effet sur le pouce, l'immobilisation préalable de la main (spécialement cubital postérieur) pour s'opposer à l'action sur la main entière.

Innervation. — Il reçoit un long rameau de la branche dorsale du radial.

Variations et anomalies. — Le tendon peut être renforcé par un tendon surnuméraire venant de l'extenseur commun; Theile a observé le dédoublement du tendon; Chudzinski signale une expansion tendineuse allant à l'index, et un faisceau anastomotique avec l'extenseur commun des doigts.

EXTENSEUR PROPRE DE L'INDEX. — **M. extensor indicis proprius.**

De même forme, mais plus petit que le précédent dont il longe le bord cubital, il naît : 1° de la face postérieure du cubitus, au-dessous du long extenseur du pouce; 2° de la partie attenante du ligament interosseux et, par quelques fibres, d'une cloison aponévrotique commune avec l'extenseur du pouce. Son corps charnu assez court descend presque verticalement et s'engage au niveau du poignet dans la gouttière de l'extenseur commun, au côté cubital duquel il se place. Sur la face dorsale du carpe, ce tendon, d'abord sous-jacent au tendon indicateur de l'extenseur commun, se place plus bas sur le côté radial du tendon, traverse obliquement le deuxième espace interosseux, et arrive à l'articulation métacarpo-phalangienne de l'index où les deux tendons s'unissent pour se terminer comme les tendons extenseurs (Voy. fig. 108).

Action. — L'extenseur propre de l'index étend la première phalange sur son métacarpien. Comme celle de l'extenseur commun, son action sur les deux premières phalanges est très limitée. Accessoirement, il imprime à l'index un mouvement de latéralité qui le rapproche du médius (Duchenne).

Innervation. — Reçoit un filet de la branche profonde du radial.

Variations et anomalies. — Elles sont nombreuses : il peut avoir deux origines charnues aboutissant à un tendon commun (Theile); son tendon se divise parfois en trois parties allant prendre insertion sur l'index, le médius et l'annulaire; on signale encore des expansions tendineuses se rendant au pouce et au médius. Dans certaines observations, il se fusionne avec l'un ou l'autre des extenseurs du pouce; parfois il manque complètement (Chudzinski).

MUSCLES DE LA RÉGION EXTERNE

La région externe de l'avant-bras est formée par quatre muscles, disposés en deux couches. La *couche superficielle* comprend trois muscles longs, l'*huméro-stylo-radial* (*long supinateur*), le *premier radial*, et le *deuxième radial*, qui naissent du bord externe de l'humérus et de l'épicondyle : imbriqués, ils confondent leur origine épicondylienne avec celle des muscles extenseurs, et descendent le long du bord externe de l'avant-bras ; leurs tendons sont croisés et recouverts par deux muscles de la couche postérieure, le long abducteur et le court extenseur du pouce. — La *couche profonde* est formée par un seul muscle, le *court supinateur*, enroulé autour du tiers supérieur du radius : ce muscle déborde la région externe en avant et en arrière. — Tous les muscles de la région externe sont innervés par le radial.

HUMÉRO-STYLO-RADIAL (LONG SUPINATEUR). — M. brachioradialis.

En dépit de mon peu de goût pour les changements de noms et les dénominations nouvelles, je ne puis conserver à ce muscle le nom de *long supinateur* qui consacre une grosse erreur de physiologie. — L'*huméro-stylo-radial*, situé à la limite de la face antérieure et du bord externe de l'avant-bras, est un muscle long qui va du bord externe de l'humérus à l'apophyse styloïde du radius. Il naît de la *moitié inférieure du bord externe de l'humérus* par des fibres charnues et de courtes fibres tendineuses : cette origine s'étend sur une longueur de 8 à 10 cm., de la gouttière radiale à un travers de doigt au-dessus de l'épicondyle ; quelques fibres naissent aussi de la cloison qui sépare le long supinateur du vaste externe le long d'une longue arcade à fibres verticales. Ainsi aplati de dehors en dedans à son origine, et profondément situé entre le brachial antérieur et le vaste externe, le m. huméro-stylo-radial émerge sur le bord externe du coude. Là, il s'aplatit d'avant en arrière, appliqué sur le premier radial que soulève le condyle huméral, et s'avançant plus ou moins sur la moitié radiale de la face antérieure de l'avant-bras. Les bords qui, à l'origine, étaient l'un supérieur, l'autre inférieur, deviennent alors interne et externe. — Le muscle a donc subi une sorte de torsion, comme le montre notre figure 113 où il est représenté isolé. Des adhérences de l'aponévrose brachiale attirent le muscle sur la face antérieure de l'avant-bras et le maintiennent étalé; nous avons remarqué les mêmes adhérences sur le bord supérieur du rond pronateur.

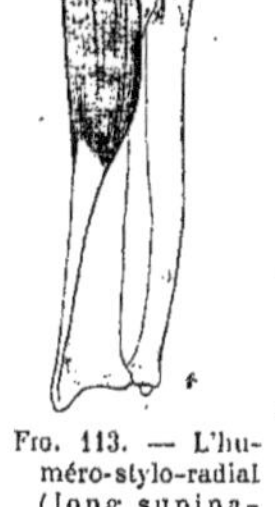

Fig. 113. — L'huméro-stylo-radial (long supinateur).

Les fibres se jettent sur un tendon qui apparaît d'abord sur la face profonde du muscle et se dégage complètement vers le milieu de l'avant-bras. Ce tendon, d'abord aplati d'avant en arrière et très large, se déjette légèrement sur le bord antérieur du radius en même temps qu'il se rétrécit pour gagner la *base de l'apophyse styloïde* sur laquelle il s'insère en s'épanouissant. L'huméro-stylo-radial finit tordu comme il a commencé.

Rapports. — La portion brachiale s'enfonce entre le brachial antérieur et le vaste externe, séparée du premier par le nerf radial et la récurrente radiale antérieure, du second par la collatérale externe. — Au niveau du coude, là où le muscle devient prismatique et triangulaire, il repose par sa face postérieure sur le brachial antérieur et le premier radial, s'accolant par sa face interne au brachial antérieur et au tendon du biceps, répondant à l'aponévrose superficielle par sa face libre. A l'avant-bras, il repose sur le fléch. sup., le rond pronateur et le fl. du pouce, dont il est séparé par les vaisseaux et nerfs radiaux ; il recouvre en partie le premier radial et est recouvert par l'aponévrose antibrachiale. — Son bord interne limite d'abord la branche externe du V du coude : plus bas, il recouvre l'artère radiale qui s'en dégage seulement dans la moitié inférieure de l'avant-bras ; c'est le m. satellite de l'artère radiale. — Son bord externe, appliqué d'abord sur le premier radial, est côtoyé ensuite par la branche dorsale du n. radial. Tout près de son insertion, son tendon est croisé très obliquement par le tendon large du long abducteur du pouce.

Action. — Le long supinateur ne produit pas la supination de la main, il la maintient dans une position intermédiaire entre la pronation et la supination et l'y ramène lorsque la main se trouve en pronation ou en supination complète. C'est là d'ailleurs une fonction accessoire. Comme l'a déjà, depuis longtemps, montré Albinus, c'est, avant tout, un *fléchisseur de l'avant-bras sur le bras.*

Innervation. — Il reçoit au niveau du coude deux ou trois filets du radial.

Variations et anomalies. — Les origines humérales peuvent remonter très haut jusqu'au deltoïde et même au delà, entrant en connexion avec le deltoïde ou le brachial antérieur (1 fois sur 24 d'après Gruber); Chudzinski a noté cette extension chez les races noires et sur un caraïbe: elles peuvent être séparées en deux chefs distincts. — L'insertion peut remonter jusque sur le tiers moyen du radius et le tendon peut être divisé en 2 ou 3 languettes entre lesquelles passe le rameau cutané du radial: elle peut détacher quelques faisceaux sur l'aponévrose antibrachiale ou descendre jusque sur le trapèze, le scaphoïde et même sur le troisième métacarpien (Dursy). — L'huméro-stylo-radial peut être dédoublé dans sa totalité. — Il peut manquer. — Gruber a vu un m. accessoire (brevis s. minor) partant de l'origine normale et passant entre l'huméro-stylo-radial et les radiaux pour aller s'insérer au voisinage de la tubérosité du radius et même jusqu'au cubitus, affectant ainsi la disposition d'un m. supinateur véritable.

PREMIER OU LONG RADIAL. — **M. extensor carpi radialis longus.**

Muscle long, répondant au bord externe du coude et de l'avant-bras, il naît du bord externe de l'humérus, au-dessous de l'huméro-stylo-radial (long supinateur) qu'il paraît continuer. Son origine, qui se fait par des fibres charnues mélangées de fibres tendineuses, frappe sur le *bord huméral* élargi une empreinte triangulaire à base épicondylienne, longue de 3 cm. Quelques fibres naissent encore de la cloison intermusculaire externe du bras et de l'aponévrose superficielle; d'autres, plus nombreuses, se détachent du tendon d'origine du court radial et du tendon commun des muscles extenseurs. Le corps charnu formé par leur réunion est prismatique et triangulaire (fig. 111).

En rapport par sa face externe avec l'aponévrose antibrachiale, par sa face interne avec le long supinateur, il adhère par sa face postérieure, la plus large, à la capsule articulaire qui recouvre le condyle huméral et s'applique plus bas au deuxième ou court radial. Ce corps charnu ne dépasse jamais le point de jonction du tiers supérieur avec le tiers moyen de l'avant-bras; dans sa partie inférieure, il s'aplatit, ses fibres se rendant aux deux faces d'un tendon d'abord très large. Le tendon descend sur le bord externe de l'avant-bras, appliqué sur le tendon du deuxième radial, auquel l'unit un tissu cellulaire assez dense, immédiatement en arrière du tendon de l'huméro-stylo-radial.

Sur le quart inférieur de l'avant-bras, il est croisé obliquement par le long abducteur et le court extenseur du pouce. Il s'engage dans la gouttière radiale qui lui est commune avec le deuxième radial et passe sous le ligament annulaire qui transforme cette gouttière en canal ostéo-fibreux. Plus bas, au niveau du poignet, il est croisé encore par le tendon du long extenseur du pouce. A partir de ce point, il dévie légèrement en arrière, suivant ainsi le plan de la face externe du radius et gagne la face dorsale du poignet pour s'insérer, en s'élargissant, à la base du tubercule externe de l'extrémité proximale du deuxième métacarpien (Voy. *Ostéol.*, t. I, fig. 169 et 188).

Dans ce long trajet, le tendon du premier radial est immédiatement sous l'aponévrose antibrachiale, exception faite des points où il est croisé par les tendons que j'ai énumérés plus haut.

Action. — Le premier radial externe imprime à la main un double mouvement d'extension et d'abduction. Adjuvant du cubital postérieur en tant qu'extenseur, c'est son antagoniste en tant qu'abducteur.

Innervation. — Il reçoit deux ou trois rameaux qui se détachent de la branche antérieure du nerf radial au moment où celle-ci pénètre dans le sillon intermédiaire au brachial antérieur et au long supinateur.

Variations et anomalies. — L'origine humérale est plus étendue dans la race noire que dans la race blanche (Chudzinski). Le tendon d'insertion peut donner une languette au troisième et au premier métacarpien.

DEUXIÈME OU COURT RADIAL. — **M. extensor carpi radialis brevis.**

Moins long que le précédent au-dessous duquel il est situé, il naît : — 1° de la *face antérieure de l'épicondyle* par un fort trousseau fibreux qui s'insinue au-dessous de l'origine épicondylienne de l'extenseur commun (Voy. *Ostéol.*, fig. 141), entre celle-ci et l'origine épicondylienne du court supinateur ; les fibres de ce trousseau s'étalent en aponévrose sur la face postérieure du muscle ; — 2° sur une longueur de 6 à 8 cm., d'une cloison aponévrotique qui le sépare de l'extenseur commun.

Son corps charnu, d'abord étroit, prismatique et triangulaire, répondant par sa face externe à l'extenseur commun, par l'antérieure au premier radial, par la postérieure au court supinateur, s'aplatit ensuite et se creuse en gouttière. Celle-ci, appliquée sur le radius déjà recouvert par le court supinateur et plus bas par le rond pronateur, répond par sa face superficielle au tendon du premier radial et à l'aponévrose d'enveloppe.

Les fibres des deux origines convergent à angle très aigu vers un tendon qui apparaît d'abord, et très haut, sur la face externe du muscle, mais ne se dégage complètement que vers le tiers inférieur de l'avant-bras. Ce tendon, large et fort, descend avec celui du premier radial qui le recouvre, s'engage sous le long abducteur et le court extenseur du pouce, séparé de ces muscles par une vaste bourse séreuse et glissant sur le radius par l'intermédiaire d'un tissu celluleux très lâche. Puis il dévie, et, devenu postérieur, s'engage dans le canal ostéo-fibreux des radiaux ; au-dessous, il est croisé par le tendon de l'ext. du pouce et s'insère à *la base de l'apophyse styloïde du troisième métacarpien.* — Une petite bourse séreuse existe d'ordinaire au niveau de cette insertion entre l'apophyse styloïde et le tendon.

Action. — Les classiques admettent que le deuxième radial externe a une action analogue à celle du premier radial, c'est-à-dire que c'est un extenseur abducteur de la main. Pour Duchenne, la contraction isolée du muscle produit l'extension directe : point n'est besoin de supposer, pour expliquer ce mouvement, l'action synergique des deux radiaux et du cubital postérieur. Cette combinaison musculaire complémentaire ne se produit que lorsqu'on doit étendre la main avec effort.

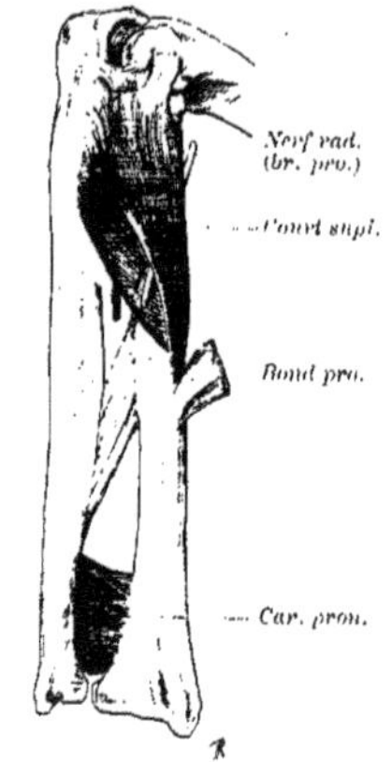

FIG. 114. — Court supinateur.

Innervation. — Il reçoit deux filets de la branche antérieure du nerf radial.

Variations et anomalies. — Les anastomoses des deux muscles radiaux sont très fréquentes ; Wood a désigné les faisceaux anastomotiques qui peuvent constituer un muscle indépendant, sous le nom d'*extensor carpi intermedius ;* les radiaux peuvent se fusionner en un seul muscle à tendon unique, double, triple ou même quadruple. — Wood a encore signalé sous le nom d'*extensor radialis accessorius* un muscle sous-jacent au premier radial et se terminant par deux tendons, dont l'un va au court abducteur du pouce et l'autre à la base du premier métacarpien ou au trapèze : il l'a vu six fois sur 175 sujets.

COURT SUPINATEUR. — **M. supinator.**

Court, épais, large, losangique, incurvé sur lui-même en forme de cylindre creux autour du tiers supérieur du radius, il naît — : 1° *de la partie inférieure de l'épicondyle* par un trousseau tendineux sous-jacent aux tendons d'origine des radiaux et de l'extenseur commun avec lesquels il est intimement confondu. Par sa face profonde, ce trousseau adhère intimement au ligament latéral externe de l'articulation du coude, si bien que les fibres du supinateur parais-

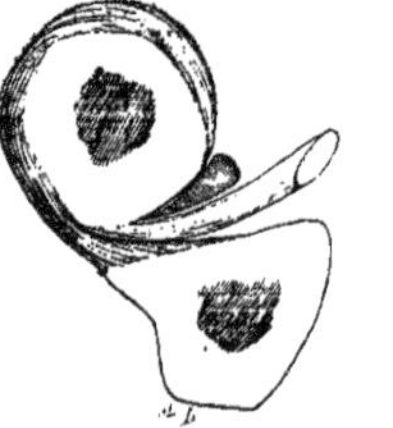

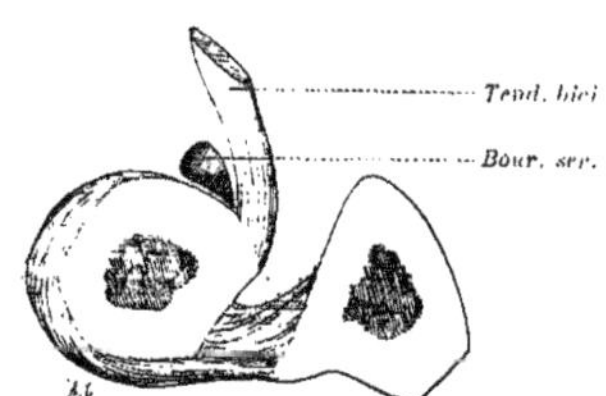

FIG. 115. — Court supinateur : schéma de son enroulement dans la pronation.

sent naître de ce ligament même ; il faut une dissection attentive pour remonter ce faisceau jusqu'à son origine épicondylienne ; ce trousseau épicondylo-ligamenteux s'épanouit en éventail, suivant en avant et en arrière les faisceaux antérieur et moyen de l'appareil ligamenteux externe. (Voy. *Arthr.*, t. I, p. 643) : — 2° du *cubitus*, par une couche aponévrotique superficielle, et un très gros faisceau de fibres charnues qui s'implantent, celles-ci sur l'excavation sous-sigmoïdale, celles-là sur la crête très saillante qui limite en arrière l'excavation.

De cette origine, dont la longueur totale est de 7 à 8 cm., et dont la largeur dépasse 2 cm. au niveau de l'excavation sous-sigmoïdale, les fibres musculaires descendent, contournant spiralement de haut en bas et de dehors en dedans le tiers supérieur du radius. Les fibres superficielles, en partie aponévrotiques, sont de beaucoup les plus longues; les fibres charnues, nées de l'excavation sous-sigmoïdale, sont très courtes; cette diminution de longueur se fait, comme toujours, progressivement. La direction de ces fibres est aussi bien différente : les fibres supérieures contournent la moitié antérieure de la cupule radiale, en suivant le faisceau antérieur du ligament latéral, et s'arrêtent sur la face antérieure du radius au-dessus de la *grosse tubérosité* ; les suivantes, d'autant plus rapprochées de la verticale qu'elles sont plus inférieures, gagnent le contour externe de la tubérosité radiale et la *ligne oblique du radius* qui, partant de la tubérosité, limite sur la face antérieure les insertions du fléchisseur superficiel, jusqu'à l'insertion du rond pronateur (Voy. *Ost.*, fig. 166). — Les fibres profondes, nées de l'excavation sous-sigmoïdale, sont plus courtes; les supérieures vont transversalement s'insérer à la face externe et à la face postérieure du radius au niveau de la grosse tubérosité dont elles encadrent le pourtour postérieur; les autres descendent plus obliquement vers les faces externe et postérieure de l'os, où elles se terminent en pointe au niveau de l'extrémité supérieure de l'insertion du rond pronateur. — On voit, en somme, que l'insertion du supinateur occupe tout le pourtour du radius, à l'exception de la tubérosité bicipitale.

Le supinateur est divisé par le passage de la branche profonde du nerf radial en deux faisceaux : l'un, superficiel, en partie aponévrotique et l'autre, profond, exclusivement charnu. L'insertion radiale de ces deux faisceaux est séparée par une bande osseuse, vierge de toute insertion (Voy. *Ostéol.*, fig. 168).

Rapports. — Les rapports de ce muscle valent d'être mis en relief. La face externe, recouverte par l'étalement de la large aponévrose d'insertion, répond au deuxième radial, à l'extenseur commun, à l'extenseur propre du cinquième, au cubital postérieur. Nous avons dit l'adhérence très intime qui unit le tendon commun d'origine de ces muscles à l'aponévrose d'insertion du court supinateur. C'est entre le tendon d'origine de ces muscles et le court supinateur que se trouve une bourse séreuse créée par le frottement des deux couches tendineuses (A). — La face profonde du supinateur entoure le tiers supérieur du radius : elle répond d'abord à la cupule radiale, au cul-de-sac annulaire périradial de la synoviale du coude, à l'orifice supérieur du ligament interosseux, par lequel s'engagent les vaisseaux et nerfs interosseux postérieurs. — Ce losange musculaire a deux bords antérieurs convergeant obliquement vers la grosse tubérosité : le bord antérieur et supérieur répond au condyle huméral et à la capsule fibreuse qui le recouvre, au brachial antérieur et au tendon du biceps. Ce n'est pas sous ce bord que s'engage la branche profonde du nerf radial, mais plus bas que ce bord, entre les deux couches du muscle; — le bord antérieur et inférieur suit sur la ligne oblique du radius l'insertion du fléchisseur commun; il est longé par le rond pronateur, et croisé par les vaisseaux radiaux. — Des deux bords postérieurs, le supérieur suit le faisceau moyen de l'appareil ligamenteux externe du coude, et plus bas, la crête osseuse qui le sépare de l'anconé; l'inférieur répond aux origines du long abducteur du pouce; l'artère interosseuse postérieure émerge entre les deux muscles.

Action. — La contraction du court supinateur produit énergiquement la supination : c'est, avec le biceps, l'agent principal de ce mouvement de l'avant-bras, dans lequel, comme nous l'avons vu, le long supinateur ne joue aucun rôle. L'existence de deux supinateurs, l'un exclusivement supinateur, l'autre, à la fois fléchisseur et supinateur, prête aux mêmes remarques que l'existence des deux pronateurs (Voy. *Carré pronateur*).

Innervation. — Petit filet de la branche postérieure du radial.

Variations et anomalies. — Il se dédouble parfois, et le dédoublement est en rapport avec le passage de la branche profonde du nerf radial (Chudzinski). — Il peut être renforcé par des faisceaux accessoires d'origine fort variable. On rencontre parfois dans son tendon d'origine un petit os sésamoïde (Macalister). — 162 fois sur 200, Gruber a rencontré un faisceau distinct qu'il appelle *faisceau tenseur postérieur du ligament annulaire*; 18 fois sur 100 sujets, le même anatomiste a constaté une petite languette charnue qu'il considère comme « *le tenseur antérieur du ligament annulaire* ». — Je ne saurais partager les opinions de Gruber sur le rôle de ces faisceaux tenseurs d'un ligament qui n'existe pas. — Il s'unit parfois avec le long abducteur du pouce ou même avec la masse de l'extenseur commun des doigts (Chudzinski). — Il peut manquer totalement.

A. — Certains auteurs décrivent cette séreuse avec les radiaux, d'autres avec l'extenseur commun; le vrai est qu'elle appartient au tendon commun; je l'ai vue parfois (Th. Austrie, 1890) subdivisée en deux ou trois séreuses plus petites; je n'ai jamais observé la communication avec la synoviale articulaire du coude.

§ IV. — MUSCLES DE LA MAIN

La musculature intrinsèque de la main ou de son équivalent dans la série des mammifères, est représentée originairement par un système de petits muscles, interposés aux tiges métacarpiennes, et ayant la valeur morphologique de nos interosseux. Chez les animaux dont les doigts extrêmes acquièrent une mobilité plus marquée et des fonctions plus importantes, on voit apparaître à leur niveau un groupe de muscles nouveaux, qui peuvent être regardés comme un produit plus ou moins direct des interosseux annexés à ces doigts. Cette spécialisation de la musculature des doigts extrêmes acquiert son maximum de développement chez les anthropoïdes et chez l'homme.

Chez ce dernier, les muscles de la main sont répartis en trois groupes : un groupe externe, annexé au pouce, formé par les muscles de l'éminence thénar; un groupe moyen ou profond constitué par les interosseux; un groupe interne, annexé au petit doigt et que forment les muscles de l'éminence hypothénar.

MUSCLES DE L'ÉMINENCE THÉNAR

Les muscles de l'éminence thénar sont au nombre de quatre : sur un premier plan, le *court abducteur du pouce*, débordé en dehors et en dedans par les muscles qui constituent le deuxième plan, *l'opposant et le court fléchisseur*; le troisième plan est formé par un muscle unique, l'*adducteur*; ce muscle n'appartient guère à l'éminence thénar que par son tiers externe, répondant plutôt à la région palmaire moyenne par ses deux tiers internes qui couvrent les deux premiers espaces interosseux.

COURT ABDUCTEUR DU POUCE. — **M. abductor pollicis brevis.**

Le plus superficiel des muscles de l'éminence thénar, le court abducteur du pouce, naît : — 1° de la face antérieure et du bord inférieur du *ligament annulaire antérieur du carpe*, par des faisceaux d'autant plus obliques qu'ils se rapprochent davantage de l'axe de la main; les plus inférieurs de ces faisceaux peuvent être suivis jusqu'au pisiforme sur lequel ils prennent insertion; — 2° du *scaphoïde*, insertion beaucoup moins importante que ne semblent

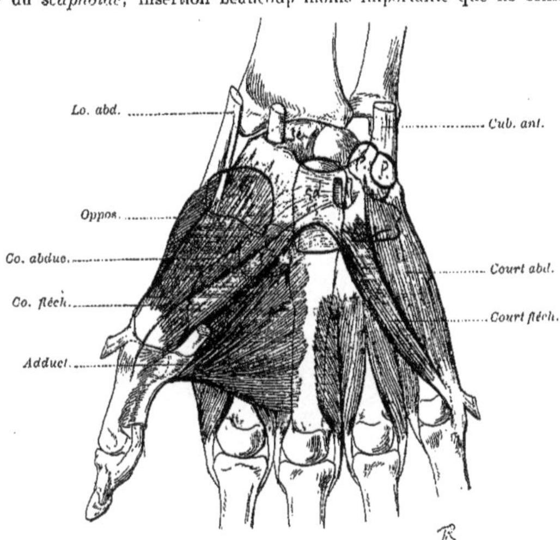

Fig. 116. — Muscles de la main.

l'indiquer les descriptions classiques; — 3° du tendon du long abducteur qui lui envoie un fascicule tendineux.

Le corps charnu, petit, mince, aplati, triangulaire à sommet inférieur, se dirige en dehors et en bas. Il est souvent disposé en deux couches; cette stratification est facile à retrouver dans le tendon par lequel le court abducteur va s'insérer au tubercule de la *première phalange* du pouce par sa couche profonde, tandis que par sa couche superficielle, lamelliforme, il passe sur la face dorsale de la première phalange, au-dessus du tendon extenseur, pour se continuer avec une expansion analogue de l'adducteur du pouce, cravatant ainsi le tendon de l'extenseur.

Par sa face superficielle, le court abducteur répond à la peau et à l'aponévrose. Profondément, il recouvre le court fléchisseur qui le déborde en dedans et l'opposant qui le déborde en dehors. — La radio-palmaire chemine d'ordinaire entre ses fibres d'insertion au ligament annulaire antérieur du carpe.

COURT FLÉCHISSEUR DU POUCE. — M. flexor pollicis brevis.

Muscle triangulaire, incurvé en forme de gouttière dans sa moitié supérieure, le court fléchisseur se détache du carpe par deux faisceaux : un faisceau superficiel qui naît du *trapèze*, de la partie attenante du *ligament annulaire* et, plus profondément, de la gaine fibreuse du grand palmaire ; un faisceau profond qui naît du *trapézoïde*, du *grand os* et, très souvent encore, des fibres ten-

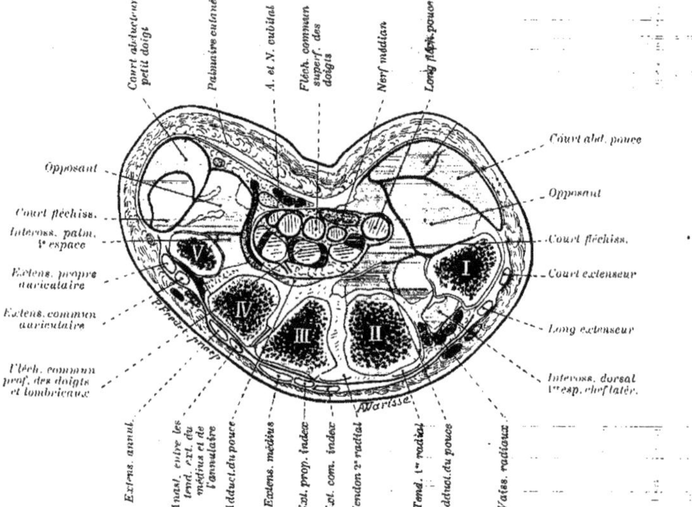

Fig. 117. — Coupe transversale de la paume de la main, passant par la base des métacarpiens. Sujet congelé. Main droite en supination. Segment distal de la coupe (P. Fredet). Les métacarpiens sont numérotés de I (pouce, éminence thénar) à V (auriculaire, éminence hypothénar).

dineuses qui représentent les origines carpiennes du faisceau oblique de l'adducteur. Le faisceau superficiel descend le long du bord cubital de l'opposant avec lequel il est parfois si intimement confondu qu'on ne peut arriver à séparer les deux muscles. Le faisceau profond, d'abord tendineux et étroit, se porte plus obliquement en dehors et se réunit au précédent pour aller s'attacher au *sésamoïde externe* et au tubercule externe de la *première phalange* du pouce.

Le court fléchisseur forme, dans sa moitié supérieure, une gouttière logeant le tendon du long fléchisseur ; dans sa moitié inférieure, il est tout à fait en dehors de ce tendon sous lequel a passé son faisceau profond. — Son faisceau superficiel répond en avant à l'aponévrose et à la peau ; sa face profonde recouvre la face antérieure du tendon du long fléchisseur propre. En dehors, son bord externe répond à l'opposant dont il est souvent malaisé de le séparer. — Le faisceau profond répond : en avant, au tendon du long fléchisseur qu'il croise obliquement; en arrière, au premier métacarpien. Son bord interne, confondu en haut avec le bord externe de l'adducteur, s'en sépare inférieurement.

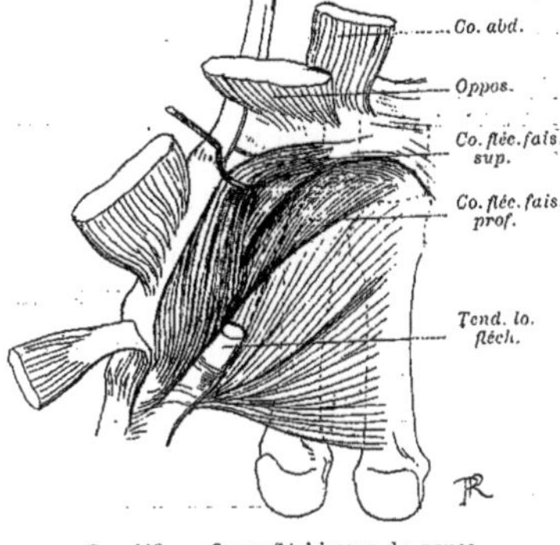

Fig. 118. — Court fléchisseur du pouce.

La description du court fléchisseur du pouce que nous venons de donner est celle de Cruveilhier, de Sappey, et, d'une façon générale, celle de nos classiques français. En revanche, nombre d'anatomistes étrangers, anciens ou modernes, donnent du court fléchisseur une description toute différente.

Albinus regardait ce muscle comme formé de deux chefs, l'un allant au sésamoïde externe (c'est le court fléchisseur tel que nous l'avons décrit), l'autre, allant au sésamoïde interne (c'est le chef carpien de l'adducteur tel que nous le comprenons). — Sœmerring attachait plus de valeur aux insertions supérieures; il rattachait les faisceaux qui viennent du ligament annulaire à l'abducteur du pouce sous le nom d'abductor internus et donnait le nom de court fléchisseur à l'ensemble des faisceaux venant directement du massif carpien et se rendant, les uns au sésamoïde radial, les autres au sésamoïde cubital. — La description de Henle se rapproche de celle de Sœmerring. Lui aussi rattache à l'abducteur notre chef superficiel du court fléchisseur; ainsi, pour lui, le court fléchisseur est constitué par un chef externe (notre chef profond) allant au sésamoïde radial et un chef interne, ne représentant qu'une partie plus ou moins isolée du chef métacarpien de l'adducteur et allant au sésamoïde cubital. — Krause, Meckel, Hyrtl, Heitzmann adoptent dans ses grandes lignes la description d'Albinus. Ils décrivent ou court fléchisseur un chef externe formé par notre court fléchisseur classique et un chef interne formé (et c'est là que leur opinion diffère de celle d'Albinus), non pas par le faisceau carpien de l'adducteur tout entier, mais par la portion de ce faisceau qui forme le chef externe de Henle.

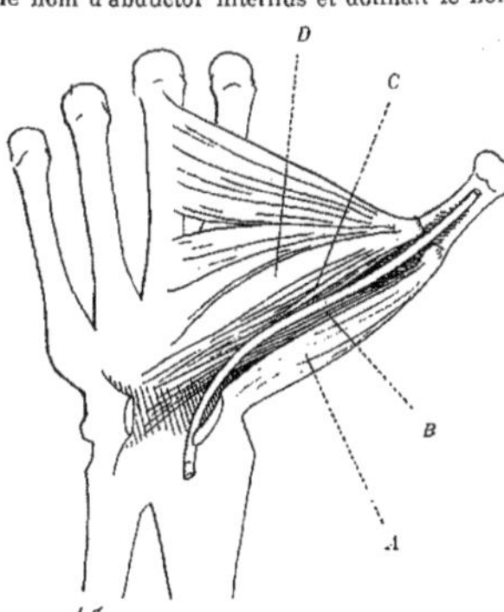

Fig. 119. — Schéma de Flemming.

En présence de ces opinions divergentes, Flemming (de Kiel) [*Anatomischer Anzeiger*, 1er février 1887] a entrepris sur le court fléchisseur une série de recherches. Et, en se basant sur l'innervation des faisceaux en litige, il est arrivé à cette conclusion que : seul le faisceau superficiel du court fléchisseur de Cruveilhier, innervé par le médian, doit être regardé comme un court fléchisseur. Le chef profond de cet auteur qui va cependant au sésamoïde radial et le chef interne de Henle, Krause, Meckel étant innervés par le cubital doivent être rattachés à l'adducteur.

Nous voyons en somme que si nous construisions un court fléchisseur schématique qui serait comme la synthèse du court fléchisseur des différents auteurs, nous aurions un muscle théorique à quatre chefs; — le premier (A) répondrait au chef superficiel des auteurs français (abducteur interne de Sœmerring-Henle); — le second (B) au chef profond de nos classiques, chef superficiel de Henle; — le troisième (C) au chef profond de la majorité des anatomistes allemands; — le quatrième (D) au chef profond d'Albinus diminué du chef précédent.

Laissons ce dernier de côté : il appartient incontestablement à l'adducteur et l'opinion d'Albinus n'est plus soutenue par personne. Restent les trois autres. — Pour discuter le muscle auquel il faut rattacher ces faisceaux et individualiser le court fléchisseur, nous avons à notre disposition les données fournies par l'innervation des faisceaux en litige, celles de l'anatomie comparée et enfin la dissection simple de ces faisceaux. Quant à l'action physiologique, elle ne peut, comme Flemming l'a bien montré, fournir aucun renseignement. — Nous avons vu que Flemming avait utilisé les données de l'innervation. Nous discuterons plus loin (Voy. innervation des muscles de l'éminence thénar) ce que valent les recherches de Flemming au point de vue de l'exactitude des faits observés. Ce qu'il faut discuter ici, c'est la valeur de la méthode elle-même. Brooks ne lui en accorde aucune en se basant surtout sur la fréquence des anomalies nerveuses qu'il a trouvées au niveau même du territoire du court fléchisseur. C'est ce qu'avoue d'ailleurs Flemming dans une note de l'*Anat. Anzieger* du 14 avril 1887. Gegenbaur (*Morph. Jahr.*, vol. XV, p. 483), tout en faisant des réserves au point de vue de la signification générale des anomalies nerveuses et de leur utilisation possible dans des cas donnés, pense que, dans le cas particulier, il faut accepter les conclusions de Brooks.

L'anatomie comparée fournit-elle des renseignements plus importants?

Il semble bien démontré aujourd'hui, depuis les recherches déjà anciennes de Duvernoy et de Bischoff, celles plus récentes de Macalister, de Cunningham, de Brooks, de Quain, de Gegenbaur et de Hepburn que le vrai chef externe du court fléchisseur, l'homologue du chef péronier du court fléchisseur du gros orteil, est l'*interosseus primus volaris* de Henle.

En bonne logique, on devrait donc décrire, comme chef externe du court fléchisseur, le premier interosseux palmaire et rattacher à l'adducteur, comme le font les Français, le chef profond des auteurs allemands. Mais, il faut avouer qu'en pratique, la chose n'est pas possible. Le développement de plus en plus considérable de l'adducteur au cours de l'évolution a tellement repoussé le chef cubital du côté de la face dorsale qu'on peut regarder ce faisceau comme ne faisant plus partie du court fléchisseur. En effet, lorsqu'au début de la phylogénie, un muscle donné a subi des modifications aussi grandes que le court fléchisseur, on est autorisé, croyons-nous, tout en faisant des réserves au point de vue de la signification générale du muscle et de ses homologies, à le décrire tel que le montre la dissection chez l'homme et non tel qu'il existe chez des mammifères plus ou moins bas placés dans la série. C'est d'ailleurs l'avis de Gegenbaur qui, dans son traité d'anatomie humaine, donne du court fléchisseur une description analogue à celle de Cruveilhier.

Nous sommes donc amenés en dernière analyse à nous contenter des données de la dissection. Celle-ci justifie amplement notre description.

Nous devons avouer cependant que, ainsi décrit, le court fléchisseur présente des anomalies relativement fréquentes; que, notamment, l'absence de son faisceau profond n'est pas un fait exceptionnel. Et nous pensons, avec Gegenbaur, que ces anomalies semblent indiquer que la même évolution, qui a fait du chef cubital un faisceau presque insignifiant, fusionné avec l'adducteur, tend peut-être à accomplir le même travail du côté du chef radial.

OPPOSANT DU POUCE. — M. opponens pollicis.

Muscle triangulaire, assez épais, l'opposant du pouce naît : — 1° de la partie antérieure du *ligament annulaire antérieur* au-devant du grand palmaire; ses fibres les plus externes se prolongent, arciformes, le long du bord inférieur du ligament jusqu'à l'apophyse unciforme de l'os crochu; — 2° de tout le versant externe de la *crête du trapèze*. — Il va s'insérer au versant externe de la face antérieure du *premier métacarpien* et à la base de cet os.

Le corps charnu de l'opposant est disposé en deux couches : une couche superficielle, assez étroite, et une couche profonde débordant la première en haut et en bas. Recouvert par le court abducteur qu'il déborde un peu en dehors, il est séparé de ce muscle par une mince lamelle celluleuse; il recouvre le premier métacarpien, l'adducteur et le faisceau profond du court fléchisseur. — Par son bord supérieur presque horizontal, il recouvre les insertions du long abducteur et l'articulation du premier métacarpien et du trapèze. Son bord inférieur, très épais, presque vertical, est engainé par le court fléchisseur.

ADDUCTEUR DU POUCE. — M. adductor pollicis.

Le plus volumineux et le plus profond des muscles de l'éminence thénar. Il se présente sous l'aspect d'un large triangle, dont la base verticale suit le troi-

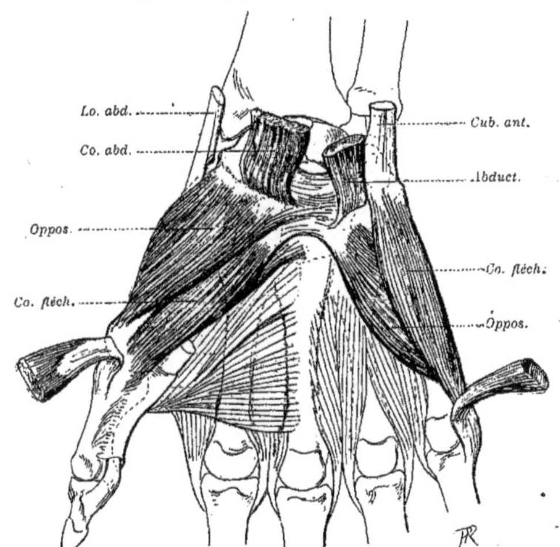

FIG. 120. — Muscles des éminences thénar et hypothénar; couche moyenne.

sième métacarpien et dont le sommet répond au sésamoïde interne du pouce.

Il vient : — 1° des ligaments carpiens profonds et du *grand os*; — 2° de la base et de la crête du *deuxième métacarpien*; — 3° de la base et de la crête du *troisième métacarpien*; — 4° de *l'aponévrose palmaire profonde* au niveau du troisième et même du quatrième espace interosseux (Leboucq); — 5° et quelquefois de la capsule annulaire des deuxième, troisième et quatrième articulations métacarpo-phalangiennes.

Ces origines se font en majeure partie par des fibres charnues; elles se rassemblent en fascicules dont la réunion constitue deux faisceaux principaux.

Le faisceau supérieur, oblique, est constitué par les fibres à origine carpienne; le faisceau inférieur, à direction générale transversale, est formé par les fibres venues des métacarpiens; ces faisceaux sont séparés l'un de l'autre par un intervalle celluleux au niveau duquel pénètre l'arcade palmaire profonde. Les deux chefs convergent vers le côté externe de l'articulation métacarpo-phalangienne, le supérieur compact et ramassé, l'inférieur, plus étalé, mince d'abord, plus épais ensuite lorsqu'aux fibres venues du troisième métacarpien se sont jointes celles venues du deuxième. Toutes ces fibres se rendent sur les deux faces du tendon d'insertion qui se fixe à l'*os sésamoïde interne* et à la tubérosité interne et supérieure de la *première phalange du pouce*.

A l'adducteur ainsi compris, on ajoute généralement un faisceau naissant d'une arcade fibreuse, qui va du tubercule inférieur de la face antérieure du trapèze à la face dorsale du premier métacarpien et à la base du deuxième, cravatant étroitement le contour inférieur de l'articulation trapézo-métacarpienne. Nous verrons que ce faisceau représente, à proprement parler, le premier interosseux palmaire, auquel la fonction d'opposition du pouce a ajouté le reste de l'adducteur; nous le détacherons de ce muscle, avec Henle, sous le nom de premier interosseux palmaire. Cette manière d'envisager ce faisceau est confirmée, à mon avis, par ce fait qu'après avoir donné quelques fibres au tendon de l'adducteur, ce faisceau contourne par une large expansion aponévrotique l'articulation métacarpo-phalangienne et se comporte vis-à-vis du tendon extenseur comme toutes les expansions dorsales des interosseux : une dissection attentive permet de s'assurer de ce fait.

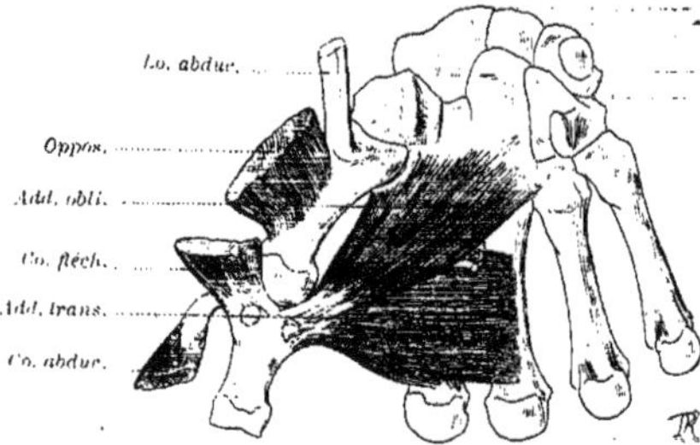

Fig. 121. — Muscles de l'éminence thénar; couche profonde.

Rapports. — Par sa face palmaire, l'adducteur est en rapport avec les tendons fléchisseurs et leurs gaines. Par sa face dorsale, il répond aux interosseux du premier et du deuxième espace. Son bord inférieur est horizontal et libre; son bord supérieur répond au ventre inférieur du court fléchisseur dont on éprouve les plus grandes difficultés à le séparer.

Lebouq (Les muscles adducteurs du pouce et du gros orteil, *Bulletin de l'Académie royale de Belgique*, 1893) a étudié avec soin les insertions capsulaires et aponévrotiques de l'adducteur. Il a montré que ces insertions étaient beaucoup moins étendues chez l'adulte que chez le fœtus, où les fibres à insertion aponévrotique formaient une couche recouvrant les fibres à insertion métacarpienne, couche dont le faisceau capsulaire, souvent absent d'ailleurs, est le seul vestige chez l'adulte. De plus, rectifiant les données classiques touchant l'homologie des adducteurs du pouce et du gros orteil, Lebouq a montré que seul ce faisceau aponévrotique devait être considéré comme représentant à la main l'adducteur transverse du gros orteil.

Action des muscles de l'éminence thénar. — J'ai dit qu'au point de vue anatomique, les muscles de l'éminence thénar étaient des dérivés des muscles interosseux. Au point de vue physiologique, ils s'en rapprochent beaucoup. Il est vrai que la différenciation plus marquée des masses musculaires, l'indépendance du premier métacarpien et l'étendue des mouvements qu'il exécute, la possibilité pour la première phalange du pouce d'exécuter des mouvements de rotation autour de son axe, sont autant de particularités qui viennent compliquer la physiologie des muscles de l'éminence thénar. Aussi, je crois que l'élève aura tout avantage à n'aborder celle-ci, qu'après s'être pénétré de celle, beaucoup plus simple, des muscles interosseux.

D'après Duchenne, la faradisation du *court abducteur* du pouce et du *court fléchisseur* : 1° place le premier métacarpien dans la flexion et l'adduction; 2° fléchit la première phalange, l'incline sur son côté externe et lui fait exécuter un mouvement de rotation, en vertu duquel sa face antérieure *s'oppose* à la face palmaire des autres doigts; 3° étend la deuxième phalange. — Comme on le voit, d'après Duchenne, l'abducteur ne mériterait pas son nom. Sappey et Ledouble, tout en acceptant le résultat des expériences de Duchenne, contestent que le court abducteur puisse se contracter isolément; pour eux, il se contracterait toujours synergiquement avec le long abducteur pour produire avec celui-ci l'abduction du pouce. Il mériterait donc de conserver son nom d'abducteur.

L'excitation électrique de l'*opposant* porte le premier métacarpien en avant et en dedans, en lui faisant exécuter un mouvement de rotation qui porte sa face antérieure en dedans. Au maximum de contraction de ce muscle, le premier métacarpien est placé sur le même plan que le deuxième fléchisseur; adducteur et rotateur du premier métacarpien, l'opposant n'agit point sur les phalanges.

Lorsque le pouce est dans sa position moyenne, l'*adducteur* attire en dedans le premier métacarpien. Cette action adductrice du muscle est très énergique. En même temps, la première phalange se fléchit sur le métacarpien et s'incline en dedans, tandis que la deuxième s'étend sur la première. Duchenne a montré que lorsque le pouce est au plus haut degré d'opposition, il est ramené par l'adducteur un peu en dehors du deuxième métacarpien. En d'autres termes, ce muscle agit dans ce cas comme *abducteur*.

En somme, les muscles de l'éminence thénar agissent sur les trois os qui composent le squelette du pouce. — Tous sont des adducteurs du premier métacarpien. De plus, le court abducteur et le court fléchisseur le fléchissent légèrement et l'opposant lui imprime un léger mouvement de rotation en dedans. — Sauf l'opposant dépourvu d'insertion phalangienne, tous les thénariens sont des fléchisseurs de la première phalange. Mais, alors que l'adducteur incline celle-ci en dedans, le court abducteur et le court fléchisseur l'inclinent en dehors en même temps qu'ils lui font subir un léger mouvement de rotation qui oppose sa face palmaire à celle des autres doigts. — Enfin, l'adducteur, le court abducteur et le court fléchisseur produisent l'extension de la deuxième phalange sur la première. C'est évidemment par l'intermédiaire de l'expansion aponévrotique qu'ils envoient au tendon du long extenseur, que ces muscles peuvent produire ce mouvement.

Les différents mouvements, que peuvent imprimer au squelette du pouce les muscles de l'éminence thénar, se combinent pour donner naissance à des mouvements plus compliqués. Signalons d'abord la combinaison des mouvements de flexion de la première phalange et d'extension de la deuxième. Nous aurons l'occasion, en décrivant les interosseux, de revenir sur cette combinaison; mais, disons tout de suite que son importance est considérable dans l'accomplissement de certains actes, comme celui d'écrire, par exemple. — Un exemple plus intéressant encore de mouvement produit par la combinaison de mouvements élémentaires, c'est le mouvement d'opposition. Il est, en effet, la résultante : 1° de l'adduction du métacarpien (tous les thénariens), 2° de sa flexion et de sa rotation en dedans (opposant), et surtout de la rotation en dedans de la première phalange (court abducteur et court fléchisseur). Ainsi, aucun des muscles de l'éminence thénar ne peut à lui seul produire l'opposition. Au maximum de contraction de l'*opposant*, l'extrémité du pouce se trouve encore en dehors de l'index, sa face palmaire regardant en dedans. *Le court fléchisseur* est un opposant énergique; il peut opposer le pouce à chacun des doigts; mais, en l'absence de la contraction de l'abducteur et de l'opposant, le premier métacarpien n'étant pas suffisamment incliné en avant, l'extrémité du pouce et celle des doigts ne peuvent se rencontrer sans que ceux-ci fléchissent leurs deux dernières phalanges et étendent leurs premières. Les doigts sont alors en contact avec le pouce, moins par leur face palmaire que par leur extrémité, attitude qui, on le conçoit, est extrêmement gênante. Quant au *court abducteur*, quoique, en agissant isolément, il ne puisse opposer le pouce aux deux derniers doigts, il n'en reste pas moins plus utile que le court fléchisseur, grâce au pouvoir qu'il a d'opposer le pouce à l'index et au médius sans que ceux-ci aient besoin de prendre l'attitude qu'exige l'opposition produite par le court fléchisseur. Comme on le voit, l'opposition physiologique exige, pour se produire, la combinaison de ces différents mouvements.

Dans ces mouvements du pouce, on peut dire, si l'on fait abstraction de quelques mouvements secondaires, que les mouvements de chaque muscle thénarien s'ajoutent à ceux que tend à produire le muscle voisin, pour aboutir à la production du mouvement résultant. Dans d'autres cas, ils se contractent synergiquement pour annihiler une partie du mouvement que tend à produire, soit un autre muscle de l'éminence thénar, soit un des muscles antibrachiaux du pouce. C'est ainsi que l'extension pure et simple de la deuxième phalange, avec immobilité de la première et du métacarpien, ne peut se produire que par la contraction synergique de tous les thénariens et du long extenseur. Au moment où ce mouvement d'extension se produit, l'adducteur d'une part, le court abducteur et le court fléchisseur, d'autre part, annihilent par leur contraction synergique le mouvement de rotation et d'inclinaison en sens contraire qu'ils tendent à imprimer à la première phalange; agissant alors de concert avec l'opposant, ils s'opposent à l'hyperextension de cette première phalange et du premier métacarpien que tend à produire le long extenseur.

Par leur action tonique, les muscles de l'éminence thénar maintiennent le pouce dans son attitude normale. « Dans cette attitude, la face palmaire du pouce regarde en dedans; le métacarpien fait en dehors un angle rentrant avec le carpe; en avant, il est sur le même plan que le radius, enfin, la première et la seconde phalange sont dans un état de flexion légère » (Duchenne). — Lorsque ces muscles sont paralysés, le premier métacarpien et les deux phalanges sont entraînés dans l'extension forcée, par suite de la prédominance d'action du long extenseur, et la main prend l'aspect de la main du singe.

Innervation des muscles thénariens. — Les muscles de l'éminence thénar sont innervés par le médian, le cubital et le radial. Le rameau fourni par le médian se détache soit au niveau du point où le nerf s'épanouit en ses branches terminales, soit du tronc commun des collatéraux palmaires du pouce; il se divise en trois filets : le superficiel pénètre dans l'abducteur au niveau de son bord interne et les deux autres, profonds, s'enfoncent dans l'opposant et les deux chefs du court fléchisseur au niveau de leur face antérieure. — Le cubital innerve l'adducteur par sa branche profonde qui se termine dans la face profonde du muscle par deux ou trois filets.

Telle est la disposition habituelle, mais les anomalies de distribution sont loin d'être rares. Brooks (*J. of anat. and phys.* 1885-86, vol. XX, p. 641) cite un cas où la branche profonde du cubital innervait le court fléchisseur, l'opposant et le court abducteur du pouce. En revanche, l'adducteur reçoit parfois un filet du médian qui se distribue à la partie la plus externe de son chef carpien, c'est-à-dire à cette portion que quelques auteurs décrivent comme chef profond du fléchisseur. Nous avons rencontré ce filet trois fois sur une trentaine de sujets. Froment (*Traité d'anatomie humaine*, p. 513) le regarde comme constant. Ce qui varie le plus, c'est l'innervation du court fléchisseur. Les classiques le regardent comme innervé par le médian. Flemming (*Anat. Anzeiger*, 15 fév. 1885) pense au contraire que ce faisceau que nous avons décrit comme chef profond reçoit habituellement son innervation du cubital. Cependant, si nous nous en rapportons à la statistique de Brooks, nous voyons que : sur 29 cas, cinq fois seulement le court fléchisseur était innervé par le médian, 5 fois il était innervé par le cubital seul et 19 fois il recevait une double innervation du médian et du cubital. Cette dernière disposition serait donc la règle. C'est aussi l'opinion de Cannieu (Soc. d'anat. et Phys. Bordeaux, 27 juillet 1896). Les deux faisceaux du court fléch. sont normalement innervés par le cubital : si la main est peu musclée, on ne peut voir l'innervation cubitale trop grêle pour être apparente; si la main est assez développée, on aperçoit des filets du cubital allant au faisceau profond; si la main est très développée, le filet du faisceau superficiel devient apparent. — L'innervation du court fléchisseur par le cubital n'est donc pas aussi rare que paraît le croire M. Spourgitis (*Bull. Soc. Anat.*, mai 1895).

Gegenbaur (*Morphologisches Jahrbuch*, XV vol., p. 483) pense, contrairement à l'opinion de Brooks, que les anomalies nerveuses ont une haute signification anatomique et que si l'on ne peut en tirer des déductions vraiment pratiques pour délimiter les muscles de l'éminence thénar (Voy. ci-dessus, historique du court fléchisseur), elles n'en sont pas moins intéressantes en ce que, subordonnées à l'évolution qui se produit au niveau de ces muscles, elles peuvent servir à éclairer cette évolution.

De la branche antérieure du nerf radial se détachent plusieurs filets dont le principal aborde le court abducteur par son bord supérieur et s'épuise dans son corps charnu (Vogt, Kasper, Etzold). Le court abducteur a donc une double innervation médiane et radiale; cette dernière serait même prédominante suivant Lejars (*Bull. Soc. Anat.*, 10 octobre 1890).

MUSCLES DE L'ÉMINENCE HYPOTHÉNAR

Les muscles de l'éminence hypothénar sont au nombre de quatre : 1° le *palmaire cutané*, petit muscle peaucier, l'*abducteur du petit doigt*, *son court fléchisseur et son opposant*, qui se recouvrent successivement.

Brooks (*J. of anatomy and physiology*, vol. XX, p. 645), se basant sur la nomenclature proposée par Cunningham pour les muscles des régions plantaires externe et interne (couche plantaire d'adducteur, couche intermédiaire de court fléchisseur, couche dorsale d'abducteur), nomenclature qui paraît justifiée par l'anatomie comparée, propose de diviser les muscles de la région hypothénar de la façon suivante. Un abducteur constitué par l'abducteur du petit doigt, dont l'action est envisagée par rapport à l'axe de la main; — un adducteur constitué par le court fléchisseur du petit doigt, tel que nous le décrivons, et par la portion de l'opposant qui recouvre la branche profonde du cubital, — et un court fléchisseur formé par la couche profonde de l'opposant (chef cubital du court fléchisseur de Brooks) et le troisième interosseux palmaire (chef radial du même muscle).

PALMAIRE CUTANÉ

C'est un muscle peaucier qui devrait être décrit à part; mais, comme il répond à la partie supérieure de l'éminence hypothénar, l'habitude est de le décrire avec les muscles de cette région.

Aplati, trapézoïde (Voy. fig. 131), il est composé habituellement de faisceaux transversaux distincts et parallèles, plus ou moins isolés. Ces faisceaux naissent de fibres aponévrotiques tissées avec la partie antérieure et interne de l'aponévrose palmaire. Parfois, on peut les suivre profondément dans le ligament annulaire, jusqu'au crochet du scaphoïde et à la crête du trapèze. Les faisceaux charnus qui font suite à ces fibres aponévrotiques se dirigent en dedans, un peu en bas; ils vont se terminer par des tendons longs et grêles à la face profonde du derme au niveau du bord cubital de l'éminence hypothénar. Là, ces insertions sont étagées suivant une ligne verticale légèrement concave en arrière.

Lorsque le muscle est bien développé, il présente, en outre de ces fibres, un autre faisceau inférieur, grêle et plus oblique, qui descend en dedans jusqu'à peu de distance de l'articulation carpo-métacarpienne du cinquième doigt et donne ainsi au muscle une forme franchement triangulaire (Cannieu). Fréquemment (1/4 des cas) on peut voir des faisceaux musculaires assez importants venant du pisiforme et s'unissant à la partie supérieure du muscle (Cannieu).

Ce muscle, traversant l'épaisseur du pannicule adipeux, est situé entre deux couches graisseuses : l'une le sépare de la peau, l'autre le sépare de l'artère cubitale. Ce dernier rapport est important : en effet, sur le bord radial de la base de l'éminence hypothénar, l'artère cubitale, qui repose sur le ligament annulaire et, plus bas, sur le court fléchisseur du petit doigt, n'est recouverte que par le palmaire cutané et la peau; elle bat et se meut dans une sorte de canal dont la paroi interne est formée par le pisiforme et le court abducteur du petit doigt.

Action. — Il fronce en un gros pli vertical les téguments qui recouvrent la moitié supérieure de l'éminence hypothénar; pendant sa contraction, ses insertions cutanées dépriment la peau en un sillon vertical, facile à voir sur le bord cubital de la main. Quelques auteurs lui ont fait jouer le rôle de tenseur de l'aponévrose palmaire. Henle montre, avec plus de raison, comment l'artère et le nerf cubital sont protégés contre les pressions par la contraction du palmaire cutané, quand, le poing fermé, nous serrons fortement un objet dans la main.

ABDUCTEUR DU PETIT DOIGT. — M. abductor digiti quinti.

Allongé, fusiforme, il naît par des fibres charnues et tendineuses : — 1° du *pisiforme* (face antérieure et contour inférieur); — 2° des ligaments qui unissent cet os à l'os crochu : — 3° quelquefois des parties attenantes du ligament annulaire. Presque toujours, quelques-unes de ses fibres naissent d'un gros faisceau venu du tendon du cubital antérieur et passant au-devant du pisiforme, de telle sorte que les deux muscles se continuent en partie. — De cette origine, les fibres charnues descendent verticalement, formant un corps musculaire qui augmente d'abord d'épaisseur, se rétrécit ensuite et va s'insérer par deux chefs dont la séparation est toujours facile : — 1° au *bord cubital de la première phalange* du petit doigt et à l'os sésamoïde que l'on rencontre souvent dans le ligament glénoïdien; — 2° par une expansion dorsale au tendon de l'extenseur vis-à-vis duquel il se comporte comme nous l'avons déjà exposé pour l'abducteur du pouce et pour les tendons interosseux.

Rapports. — Sa face cubitale répond à la peau dont elle est séparée par le palmaire cutané dans la moitié supérieure du muscle. Sa face radiale répond à l'opposant, au court fléchisseur et à la bifurcation de l'artère cubitale et du nerf cubital.

Action. — Il porte le petit doigt dans l'abduction par rapport à l'axe de la main, fléchit la première phalange et étend les deux dernières.

COURT FLÉCHISSEUR DU PETIT DOIGT. — **M. flexor digiti quinti brevis.**

Beaucoup plus grêle que le précédent, en dedans duquel il est situé, le court fléchisseur allongé, étroit et aplati, naît de la face cubitale *du crochet de l'un-*

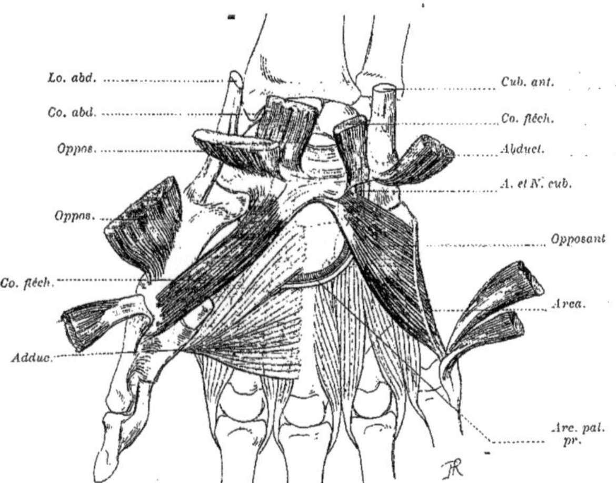

Fig. 122. — Muscles des éminences thénar et hypothénar; couche profonde.

ciforme et des parties voisines du ligament carpien. Son origine est souvent unie à celle de l'abducteur par une arcade fibreuse de laquelle se détachent quelques fibres charnues, sous lesquelles s'engagent la branche profonde de l'artère cubitale et celle du nerf cubital.

De cette origine, le muscle descend vers l'articulation métacarpo-phalangienne où son insertion se confond avec celle du tendon phalangien de l'abducteur, c'est-à-dire qu'il se rend avec ce tendon au ligament glénoïdien, à l'os sésamoïde et au *bord cubital de la phalange*. Très souvent, il s'insère sur une arcade fibreuse, étendue du bord radial au bord cubital de la phalange du petit doigt et donnant passage au tendon de l'extenseur (Henle).

Rapports. — En contact par son bord interne avec l'abducteur, il recouvre l'opposant et est recouvert dans sa partie supérieure par le palmaire cutané.

Action. — Il fléchit la première phalange du petit doigt et étend les deux autres lorsque, comme je l'ai vu plusieurs fois, il envoie une expansion dorsale au tendon extenseur.

OPPOSANT DU PETIT DOIGT. — **M. opponens digiti quinti.**

Sous-jacent aux deux précédents, l'opposant du petit doigt, de forme triangulaire, naît de la partie inférieure de la face cubitale du *crochet de l'unciforme* et de la partie attenante du ligament annulaire antérieur du carpe, par des fibres qui suivent le bord inférieur du ligament et s'entre-croisent avec les fibres d'origine du faisceau superficiel du court fléchisseur du pouce. Ces insertions se font par des fibres charnues et par des fibres aponévrotiques. Ses fibres descendent, les supérieures courtes et presque horizontales, les suivantes d'autant plus longues et plus obliques qu'elles sont plus inférieures, et vont s'insérer au *bord interne du cinquième métacarpien et à tout le versant cubital de la face antérieure de cet os.*

L'opposant, très épais, peut être séparé en deux couches; dans ce cas, le rameau profond du cubital, qui d'ordinaire traverse les insertions supérieures du muscle, peut cheminer obliquement entre les deux couches de l'opposant.

Rapports. — L'opposant est recouvert par l'abducteur et le court fléchisseur; il est séparé de ces muscles, qu'il déborde un peu en dedans, par une couche de tissu cellulaire assez lâche. Cette couche celluleuse présente souvent à sa partie interne, le long des insertions métacarpiennes de l'opposant, un épaississement très net d'aspect tendineux. Le plus souvent, cet arc aponévrotique s'étend de l'extrémité supérieure du cinquième métacarpien à la tête de cet os; il n'est pas rare de le voir se continuer avec une expansion du cubital postérieur (fig. 122).

Action. — Ce muscle rapproche le cinquième métacarpien de l'axe de la main, en lui faisant exécuter un léger mouvement de rotation en dedans; il ébauche ainsi un mouvement d'opposition.

Nerfs des muscles de l'éminence hypothénar. — Les muscles de l'éminence hypothénar sont innervés par le cubital. — Le palmaire cutané reçoit un filet très grêle venant de la branche palmaire superficielle du cubital. — L'abducteur est innervé par un filet qui l'aborde par sa face profonde, filet qui se détache de la branche profonde avant que celle-ci ait traversé les insertions supérieures du court fléchisseur. — Le court fléchisseur reçoit un filet venu de la même branche et un deuxième filet qui se détache ordinairement de la branche palmaire superficielle du cubital. — L'opposant reçoit un rameau de la branche profonde.

MUSCLES INTEROSSEUX

Les muscles interosseux remplissent les espaces intermétacarpiens. Au nombre de deux pour chaque espace, ils se distinguent par leur situation, en *interosseux dorsaux* et en *interosseux palmaires.*

INTEROSSEUX DORSAUX. — **M. interossei dorsales.**

Au nombre de quatre, les interosseux dorsaux, désignés sous les noms de premier, deuxième, troisième et quatrième, occupent les espaces correspondants. Allongés, penniformes, ils naissent des *faces latérales des métacarpiens* qui circonscrivent l'espace interosseux dans lequel ils sont logés. Mais, alors qu'ils couvrent complètement de leurs insertions les trois quarts de la face la plus rapprochée de l'axe de la main, ils ne naissent que sur la moitié postérieure ou dorsale de la face opposée. Cette disposition s'explique par ce fait que les faces métacarpiennes les plus éloignées de l'axe de la main sont en partie occupées par l'origine des interosseux palmaires (Voy. Ostéol., fig. 187). — Exceptionnellement, les interosseux dorsaux tirent encore une origine d'un petit faisceau venant de la face dorsale d'un métacarpien ou d'un os du carpe.

Les fibres charnues, ainsi nées des deux parois de l'espace intermétacarpien, descendent obliquement et convergent vers un tendon qui apparaît très haut dans l'épaisseur du muscle. Ce tendon, d'abord lamelliforme, s'épaissit en descendant, se dégage des fibres musculaires au niveau de l'interligne métacarpo-phalangien, et se fixe : au *tubercule de la première phalange*, sur le côté qui répond au métacarpien sur lequel le muscle a pris ses insertions les plus étendues; et, par une *large expansion, sur le tendon de l'extenseur correspondant* (A).

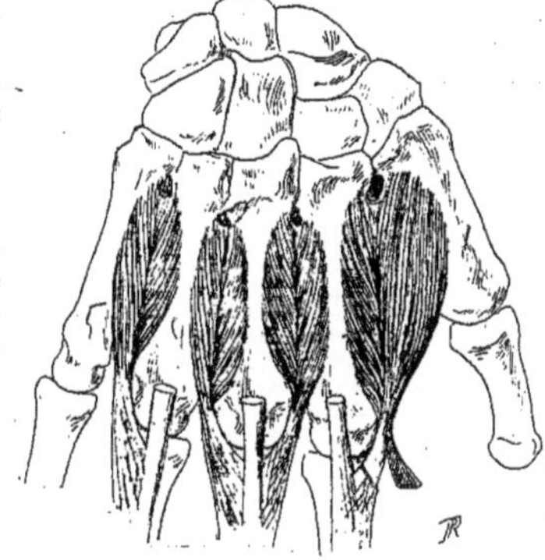

Fig. 123. — M. interosseux dorsaux.

Cette expansion tendineuse est des plus remarquables : elle fait suite à un faisceau de l'interosseux plus profond et souvent séparable par dissection dans toute son étendue. Après qu'elle s'est nettement dégagée du tendon phalangien, elle s'élargit en éventail; ses fibres supérieures, transversales et curvilignes à concavité supérieure, vont aux bords latéraux du tendon extenseur et passent par-dessus le tendon pour se continuer avec les fibres semblables de l'interosseux de l'autre côté; les fibres moyennes, obliques, suivent les parties latérales du tendon pour descendre vers l'extrémité supérieure de la deuxième phalange; les fibres inférieures, avec lesquelles se confond plus spécialement le tendon des lombricaux, se prolongent avec le tendon extenseur jusqu'à la troisième phalange (fig. 109 et 111).

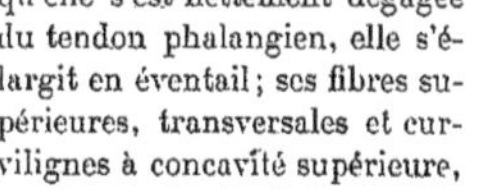

Le premier interosseux dorsal est le plus fort et le plus épais : ses deux chefs demeurent plus longtemps séparés que ceux des autres; son chef interne reçoit quelquefois un faisceau du trapèze (B). En bas, son tendon phalangien se bifurque souvent et donne alors un faisceau à l'os sésamoïde si fréquent dans le ligament glénoïdien de l'articulation métacarpo-phalangienne de l'index.

Rapports. — Dans leur portion intermétacarpienne, les interosseux dorsaux répondent aux tendons extenseurs par leur face postérieure, que borde une aponévrose résistante quoique transparente. Les rameaux perforants s'engagent dans l'interstice de leurs chefs au fond de l'espace interosseux; au niveau du premier espace, le rameau perforant est représenté par la radiale elle-même; au niveau du quatrième, il fait d'ordinaire défaut. Par celle de leur face latérale qui est la plus éloignée de l'axe de la main, ils entrent en contact avec l'interosseux palmaire correspondant. Dans la paume, les deux premiers répondent à l'adducteur du pouce, les autres aux tendons fléchisseurs. — Au niveau des articulations métacarpo-phalangiennes, ils passent et glissent sur les côtés de l'articulation, appliqués sur elle par les expansions dorsales de l'aponévrose palmaire superficielle ; ils sont séparés du manchon fibreux par de petites bourses séreuses (Gruber), les unes, superficielles, sous l'expansion qui se rend au tendon extenseur, les autres, profondes, sous le tendon qui s'insère au tubercule phalangien (Voy. Arthr., fig. 688). — Une grande bourse séreuse, remontant parfois très haut dans l'espace interosseux, sépare les tendons des deux interosseux d'un même espace. — Le bord antérieur répond aux vaisseaux et nerfs correspondants, mais il en est séparé par les ligaments qui unissent les têtes métacarpiennes. — Au-dessous des articulations, l'expansion aponévrotique, unie au tendon extenseur, forme une nappe tendineuse dont la convexité répond aux téguments et dont la concavité se moule sur la face dorsale des phalanges.

(A). — L'insertion phalangienne des tendons interosseux dorsaux présente de grandes variétés : le premier et le deuxième ont en général un tendon phalangien assez volumineux. Ce tendon phalangien peut manquer. Cette anomalie, fréquente surtout pour le troisième et le quatrième interosseux, a fait l'objet d'une discussion entre Cruveilhier et Bouvier (Voy. Duchenne de Boulogne. Physiologie des mouvements, page 289 et suivantes). Il nous a paru que le tendon phalangien des interosseux dorsaux faisait plus rarement défaut que celui des interosseux palmaires.

(B). — Henle affirme que ce muscle reçoit régulièrement un faisceau aplati venant d'un arc tendineux qui part de la face antérieure du trapèze et va à la face dorsale de la base des deux premiers métacarpiens, arc sous lequel passe le rameau profond de l'artère radiale. — L'arc tendineux existe, donnant naissance au premier interosseux palmaire, mais l'artère radiale ne s'engage pas sous cet arc fibreux qui, comme je l'ai dit, cravate étroitement le fond de l'espace interosseux dans lequel il passe ; elle s'engage sous un autre faisceau fibreux qui relie les deux faisceaux d'origine du premier interosseux dorsal.

INTEROSSEUX PALMAIRES. — **M. interossei volares.**

La plupart des anatomistes français et étrangers décrivent seulement trois interosseux palmaires, considérant que l'interosseux du premier espace est représenté par l'adducteur du pouce. Or, dans cet adducteur, on peut constamment retrouver une portion qui, par ses insertions, reproduit très exactement tous les caractères des interosseux palmaires. Henle, ayant remarqué que cette portion de l'adducteur est assez souvent séparée, et presque toujours facilement séparable, de la masse de ce muscle, a décrit à part cette portion sous le nom de premier interosseux palmaire. Nous pensons que cette façon de considérer les choses est logique, et, ayant vérifié dans de nombreuses dissections la description de Henle, nous avons cru devoir l'adopter et décrire avec lui quatre interosseux palmaires.

Trois de ces interosseux présentent une configuration analogue : nous allons d'abord les décrire. — Allongés, renflés à leur partie moyenne, ils ne s'attachent qu'à un seul métacarpien et appartiennent au type semi-penniforme. Dans l'espace interosseux qui les loge, ils naissent du métacarpien le plus éloigné de l'axe de la main, sur les *trois quarts supérieurs de la moitié antérieure de la face latérale de cet os*, dont la moitié supérieure appartient au premier interosseux dorsal. — De cette origine, les fibres charnues descendent, les supérieures presque verticalement, les inférieures beaucoup plus obliquement, pour venir se jeter sur les deux faces d'une lame tendineuse qui se dégage des fibres charnues un peu au-dessus de l'articulation métacarpo-phalangienne; cette lame se divise alors en un tendon qui va se fixer sur le tubercule de la phalange répondant au métacarpien duquel vient le corps charnu, et en une expansion tendineuse de tous points semblable à celle des interosseux dorsaux et qui se comporte d'une façon analogue vis-à-vis du tendon de l'extenseur. Remarquons d'ailleurs que si cette expansion tendineuse est constante, l'insertion phalangienne fait souvent défaut comme l'ont déjà vu depuis longtemps Cruveilhier et Morel (*Bulletin de la Société des Sciences de Nancy*, 1876).

Le premier interosseux palmaire présente des particularités assez marquées pour être décrit à part. « L'*interosseus volaris primus* se détache par un chef constant de la *moitié supérieure du premier métacarpien*; à ce chef viennent souvent s'adjoindre deux autres chefs, dont l'un se détache de l'arcade fibreuse déjà décrite à propos du premier interosseux dorsal, et dont l'autre s'attache sur la base ou sur la partie la plus élevée du bord externe du *corps du deuxième métacarpien*(Henle).» Inférieurement, il contourne la première phalange du pouce, et va se terminer par une expansion aponévrotique analogue à celle des autres interosseux (A).

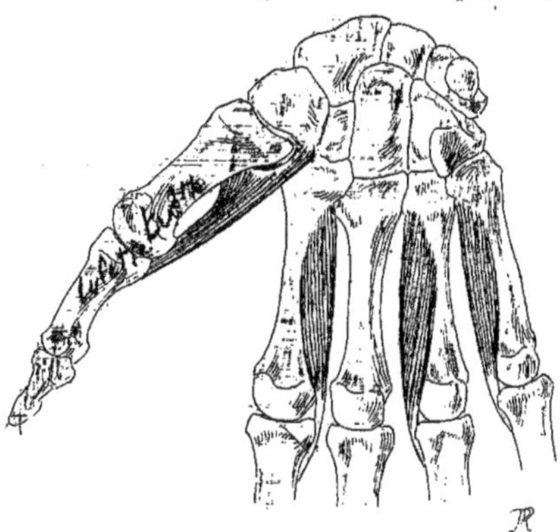

Fig. 124. — M. interosseux palmaires.

Rapports. — Le premier interosseux présente des rapports un peu particuliers : il est couché le long du bord interne du premier métacarpien, compris entre le faisceau carpien de l'adducteur qui le cache souvent du côté palmaire et le premier interosseux dorsal qu'il faut enlever pour l'apercevoir du côté dorsal. Par la face antérieure de leurs corps charnus, les interosseux palmaires se mettent en rapport avec les organes profonds de la paume : tendons des extenseurs, lombricaux, arcade artérielle profonde et branche profonde du nerf cubital dont ils sont séparés par l'aponévrose interosseuse palmaire. Leur face postérieure et leur bord libre répondent aux interosseux dorsaux.

Action. — Les interosseux possèdent une triple action : 1° ils impriment aux doigts des mouvements de latéralité; 2° ils fléchissent la première phalange; 3° ils étendent la deuxième et la troisième. — 1. On rapporte généralement les mouvements de latéralité à l'axe de la main; cet axe, passant par le médius, il résulte de la description anatomique des interosseux que les interosseux palmaires rapprochent les doigts de cet axe, c'est-à-dire sont des adducteurs, alors que les interosseux dorsaux, qui les écartent, méritent le nom d'abducteurs. On peut admettre à priori, étant donné le volume respectif des deux sortes d'interosseux, que les mouvements d'abduction sont plus énergiques que les mouvements d'adduction, hypothèse d'ailleurs confirmée par l'expérimentation. — 2. Le mouvement de flexion des premières phalanges se fait avec une grande énergie. Cette flexion énergique de la première phalange par contraction des interosseux contraste singulièrement avec le manque d'action des fléchisseurs superficiels et profonds sur la flexion de cette phalange, fait bien démontré par l'expérimentation électro-physiologique et les observations cliniques de Duchenne. — 3. L'extension des deux dernières phalanges est également très énergique. Ici encore, on peut constater que l'action des extenseurs commun et propre sur ces deux phalanges est à peu près nulle et que ces muscles produisent seulement l'extension de la première phalange. Cependant, lorsque les extenseurs sont paralysés, il semble que l'extension des deux dernières phalanges soit loin d'être aussi complète qu'à l'état normal. Mais il suffit de relever la main et la première phalange, pour constater que les première et deuxième phalanges peuvent s'étendre aussi complètement que si les extenseurs n'étaient point paralysés.

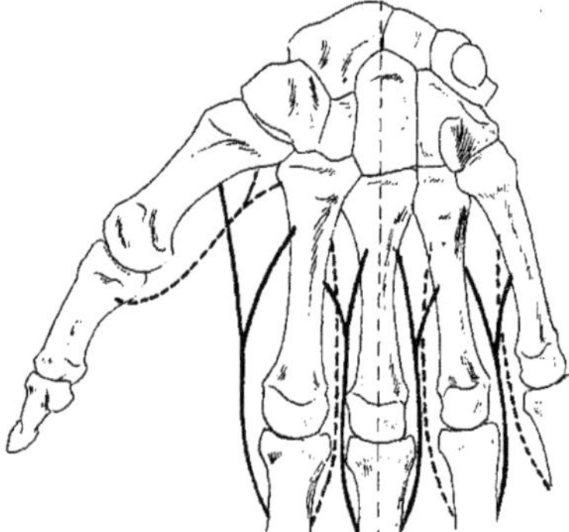

Fig. 125. — Schéma des M. interosseux.

Ces trois sortes de mouvements produits par l'action des interosseux et que dissocie l'analyse physiologique, se combinent en fait dans l'accomplissement de certains mouvements complexes. C'est ainsi que dans l'action de tracer sur le papier une série de traits verticaux, exemple choisi par Duchenne, on voit que le trait ascendant est le résultat de la contraction des interosseux (flexion de la première phalange, extension des deuxième et troisième), tandis que le trait descendant résulte de la mise en action des antagonistes de ces muscles. Ce fait démontre l'utilité du double rôle fléchisseur et extenseur des interosseux qui, anormal au premier abord, peut seul permettre le mouvement très simple que nous venons d'analyser et qui est le mouvement type auquel se ramènent tous ceux que nécessitent l'écriture et le dessin.

La tonicité des interosseux est indispensable au maintien de la position normale des doigts au repos; leur paralysie a pour résultat la prédominance d'action de leurs antagonistes qui aboutit à l'hyperextension des premières phalanges produite par les extenseurs commun et propre des doigts et à la flexion exagérée des deuxième et troisième produite par les deux fléchisseurs communs. Il en résulte une griffe absolument caractéristique.

Les interosseux peuvent être suppléés dans leur rôle d'extenseurs et de fléchisseurs par les lombricaux. Mais cette suppléance est imparfaite comme on peut s'en rendre compte chez les sujets atteints de lésions du cubital où la déformation en griffe, pour être moins marquée au niveau du médius et de l'index, n'en existe pas moins à un certain degré. — Ils peuvent également être suppléés dans leur rôle d'abducteurs et d'adducteurs par les extenseurs des doigts. Ce rôle spécial des extenseurs, entrevu par Galien (Utilité des parties, liv. I, ch. XVIII) (B), a été bien étudié par Duchenne qui a montré que la contraction électrique des extenseurs commun et propre des doigts produit, en même temps que l'extension des premières phalanges, des mouvements de latéralité des doigts. Hâtons-nous d'ajouter que ces mouvements sont très limités. Mais, si limités soient-ils, ils n'en ont pas moins une grande importance dans certains cas donnés; par exemple, lorsque l'index doit être écarté du médius, sa première phalange étant étendue et ses autres étant fléchies, c'est-à-dire dans une position telle que l'action du deuxième interosseux palmaire et du premier interosseux dorsal ne peut s'exercer sans fléchir la première phalange et étendre les deux dernières.

Innervation. — Les interosseux sont innervés par la branche profonde du cubital qui fournit trois rameaux à direction descendante pour les trois derniers interosseux palmaires et quatre rameaux perforants qui s'enfoncent entre les deux chefs des interosseux dorsaux et viennent émerger à la face dorsale où ils s'anastomosent avec les nerfs cutanés de la région. Ledouble pense que, chez l'homme, comme chez les anthropoïdes, le premier interosseux palmaire est innervé par le médian. Ceci n'étonne pas si l'on songe que ce muscle n'est pas un homologue des autres interosseux, mais constitue le chef interne du court fléchisseur (Voy. *Court fléchisseur*). Cependant, chez un chimpanzé, Hepburn (*Journ. of and phys.*, janvier 1892, p. 171, 173) a vu ce faisceau innervé par le cubital. Quant à Brooks, il déclare n'avoir pu, chez l'homme, déterminer le mode d'innervation de ce faisceau.

(A). — La fréquence de l'interosseus volaris primus est appréciée d'une façon différente par les auteurs : Wood ne l'aurait rencontré que 13 fois sur 144 sujets; Henle, Cunningham et Brooks le regardent comme un muscle constant. Macalister qui, dans son ouvrage sur les anomalies musculaires, admettait la proportion de 3 cas sur 36 sujets, regarde aujourd'hui cet interosseux comme existant dans l'immense majorité des cas. C'est aussi l'avis de Ledouble qui fait toutefois observer que le muscle est souvent rudimentaire.

(B). — Galien, qui a décrit les interosseux, a reconnu qu'ils fléchissaient la première phalange; mais il a méconnu l'extension des deux dernières et les mouvements de latéralité résultant de leur contraction. Le rôle d'extenseur fut nettement signalé par Fallope (*Observationes anatomicæ*, 1561, t. I, p. 31), qui eut le tort de nier la flexion des premières phalanges et méconnut le rôle d'adducteur et d'abducteur des interosseux. Le triple rôle des interosseux a été entrevu par Albinus (*Hist. musculorum hominis*, 1734, p. 514) et par Sabatier (1775, II, p. 337). Mais jusqu'à Duchenne, on regardait ces muscles comme de faibles auxiliaires des fléchisseurs et des extenseurs. Duchenne est le premier à avoir montré leur importance physiologique.

Variations et anomalies des muscles de la main. — Les anomalies des muscles de la main sont extrêmement fréquentes. Cette fréquence n'a rien qui doive étonner quand on songe que les muscles de la main tels qu'ils existent chez l'homme sont des formations récentes au point de vue phylogénique, qu'ils évoluent encore et que, comme les organes en voie de perfectionnement, ils doivent présenter des variations individuelles, qui sont comme les étapes d'une évolution en train de s'accomplir. Ces anomalies ont fait l'objet d'une quantité considérable de monographies qui ont été citées et résumées par M. le professeur Ledouble dans un excellent travail auquel nous avons largement puisé (LEDOUBLE, Des variations morphologiques des muscles de la main de l'homme et leurs homologies dans la série animale, *Bibliographie anatomique*, mai-juin 1895).

Le *court abducteur* peut manquer (FROMONT, *Bulletins de la société anat. de Paris* avril

[POIRIER.]

1895), être divisé en deux chefs, prendre une insertion surnuméraire sur le scaphoïde, l'aponévrose antibrachiale, l'apophyse styloïde du radius. — Outre le faisceau, si fréquent qu'on peut le regarder comme normal, que lui envoie le long abducteur, il peut recevoir un faisceau analogue du premier radial externe (Cruveilhier), de l'opposant (Macalister) ou du court extenseur (Kelly).

L'*opposant* peut faire défaut (Ledouble, Fromont), être divisé en deux chefs, disposition normale chez quelques anthropoïdes.

Le *court fléchisseur* peut manquer (Gegenbaur, Fromont, Macdonald, Brown). L'absence de son chef profond n'est pas rare. Il existe d'ailleurs de grandes variations individuelles touchant le volume respectif des deux chefs et leur mode d'insertions supérieures. Le muscle peut être double : il existe alors un véritable quadriceps. — La fusion de son chef superficiel avec l'opposant et de son chef profond avec l'adducteur est une anomalie très fréquente : nous avons vu, en faisant l'histoire du muscle, combien ces anomalies étaient fréquentes et quelle était leur signification.

L'absence totale de l'adducteur du pouce n'a jamais été signalée. Il existait dans un cas de Brown et un de Fromont où tous les autres muscles de l'éminence thénar faisaient défaut. En revanche, Chudzinski (*Bull. société d'anthropologie*, 1881, p. 748) a vu manquer les faisceaux moyens de l'adducteur du pouce. Le muscle était ainsi divisé en deux chefs très nets, l'un carpien, l'autre métacarpien. Les insertions capsulaires de l'adducteur peuvent prendre un développement très considérable. Merkel et Bourgery signalent le fait. Ce sont là des points très intéressants au point de vue des analogies de ce muscle avec l'abducteur du gros orteil.

Le *palmaire cutané* fait rarement défaut (1 fois sur 45 sujets, Macalister) — 3 fois sur 137 sujets (Ledouble). En revanche, son volume est essentiellement variable. Il reçoit parfois quelques fibres de renforcement du cubital antérieur.

L'*adducteur du petit doigt* peut manquer (Macalister), être double (Flower), triple (Chudzinski), être fusionné avec le court fléchisseur ; cette disposition est regardée comme normale par Chaussier qui donne aux deux muscles réunis le nom de carpo-phalangien du petit doigt. Il peut recevoir un faisceau surnuméraire du ligament annulaire dorsal, du grand palmaire, de l'aponévrose antibrachiale et du tendon du grand palmaire, du cubitus (Hallett) : il peut fournir un faisceau glénoïdien.

Court fléchisseur et opposant. — J. Cloquet et Wood ont signalé l'absence du premier de ces muscles : Macalister, celle du second ; ils sont souvent fusionnés.

Interosseux palmaires et dorsaux. — Les interosseux palmaires et dorsaux peuvent être dédoublés, ce qui reproduit une disposition normale chez les carnassiers. L'un d'eux peut manquer. Une anomalie plus intéressante est l'insertion du deuxième interosseux dorsal au côté cubital de l'index et de l'interosseux palmaire au côté radial du médius (Meckel, Macalister, Ledouble), car elle reproduit à la main la disposition normale au pied.

Muscles surnuméraires de la main. — L'*interpollicaris transversus* a été décrit par Gruber chez un sujet ayant un pouce surnuméraire.

Le *thénar cutané*, signalé par Lépine (*Dictionnaire annuel des progrès des sciences médicales*, Paris, 1864, p. 35) est décrit par cet auteur comme provenant de la face profonde de la peau de l'éminence thénar et comme se terminant sur le côté externe de la première phalange du pouce. Il est toujours plus ou moins confondu avec le court abducteur du pouce et peut être regardé comme faisceau aberrant de celui-ci.

L'*unci-pisiformien*, décrit pour la première fois par Calori, dans les mémoires de l'académie des sciences de Bologne, deuxième série, vol. V, p. 140, va du sommet de l'apophyse de l'os crochu à la face convexe du pisiforme. Il est sous-jacent au ligament unci-pisiformien qu'il double.

Manieux. — L'existence à la main d'un manieux, c'est-à-dire d'un homologue du pédieux, est une anomalie relativement fréquente. Mais l'existence d'un manieux à quatre chefs, c'est-à-dire reproduisant fidèlement le pédieux normal est exceptionnelle. Il n'en existe qu'une seule observation, celle de Bourguignon cité par Ledouble. Le plus souvent on observe un, deux, trois tendons. Le tendon unique peut se rendre à l'index, au médius ou à l'annulaire. La terminaison sur l'index ou le médius a été rencontrée plusieurs fois ; la terminaison sur l'annulaire n'est connue que par le cas de Kelly. Les manieux à un seul tendon sont plus fréquents que les manieux à plusieurs (sur 50 observations, 18 cas de manieux à plusieurs tendons et 32 cas de manieux à un seul tendon, dans la statistique de Ledouble). Quel que soit d'ailleurs le volume du muscle anormal, il affecte toujours la même disposition : il est constitué par un corps charnu s'insérant suivant les cas sur la face dorsale du carpe, à l'extrémité inférieure du radius ou du cubitus, sur le ligament annulaire dorsal et se terminant par un ou plusieurs tendons sur les tendons de l'extenseur dont il partage l'insertion.

Rappelons en passant que, d'après Meckel, le manieux ou court extenseur des doigts, est normal chez les chéloniens, les sauriens, les batraciens, le bradypus tridactylus. Chez les carnassiers, l'insertion du court extenseur remonte sur les os de l'avant-bras. Chez les anthropoïdes, le manieux n'existe pas (Hepburn, Bischoff).

MM. Souligoux et Cunéo m'ont montré plusieurs fois un faisceau anormal très grêle partant des ligaments qui unissent le pisiforme à l'os crochu, et allant s'insérer sur la capsule de l'articulation métacarpo-phalangienne du petit doigt. J'incline à croire que ce faisceau n'a pas été signalé, car il n'en est pas fait mention dans le travail si consciencieux de Ledouble. Il paraît se rattacher à cette formation aponévrotique que nous avons signalée en décrivant l'opposant du petit doigt.

APONÉVROSES DU MEMBRE THORACIQUE

Dans son ensemble, l'aponévrose du membre supérieur peut être représentée comme une longue gaine infundibuliforme, ouverte et évasée en haut, au niveau de ses attaches à la ceinture thoracique et de sa continuité avec les aponévroses des muscles du tronc, cylindrique au niveau du bras, conique à l'avant-bras, aplatie d'avant en arrière à la main et terminée par cinq prolongements en culs-de-sac qui forment les gaines spéciales à chaque doigt. — De la face profonde de cette longue gaine se détachent des cloisons aponévrotiques, qui séparent les grandes régions musculaires de chaque segment du membre, donnant ainsi une physionomie particulière à chacun de ces segments.

Épaule. — Nous étudierons les aponévroses de l'épaule d'abord sur la face convexe, *aponévrose deltoïdienne*, puis sur la face concave, *aponévrose axillaire*; division artificielle, mais commode.

Aponévrose deltoïdienne. — Le revêtement aponévrotique de la région scapulaire, attaché en haut sur la clavicule, l'acromion et l'épine de l'omoplate est formé par une mince lame fibreuse, assez adhérente au muscle entre les gros faisceaux duquel elle envoie des cloisons. Continue en avant avec l'aponévrose du grand pectoral, en arrière avec l'aponévrose du sous-épineux, l'aponévrose deltoïdienne se dédouble sur les bords du muscle, de telle sorte qu'elle l'enveloppe entre deux feuillets l'un et l'autre très minces. Au niveau du bord antérieur du deltoïde, là où elle se continue avec l'aponévrose du grand pectoral, l'aponévrose s'enfonce dans le sillon pectoro-deltoïdien ; à l'extrémité claviculaire de ce sillon, elle se déprime au niveau de la fossette sous-claviculaire, dont les limites sont variables suivant l'écartement des deux muscles et va s'unir avec l'aponévrose profonde, clavi-coraco-pectorale ; en ce point, elle est perforée par la veine céphalique et par des vaisseaux lymphatiques allant du ganglion superficiel, que l'on trouve parfois à ce niveau, aux ganglions profonds. Dans le sillon pectoro-deltoïdien, l'aponévrose enferme dans un dédoublement la veine céphalique avec une petite branche de l'artère acromio-thoracique.

Aponévrose axillaire. — La plupart des auteurs décrivent comme il suit l'aponévrose ou plus exactement les aponévroses axillaires. Il existerait au niveau de l'aisselle 3 systèmes aponévrotiques différents : 1° une aponévrose superficielle, tendue d'avant en arrière entre le bord inférieur du grand pectoral et le bord inférieur du grand dorsal ; — 2° des aponévroses profondes tapissant les différents muscles qui forment les parois du creux axillaire ; — 3° un feuillet spécial, l'aponévrose clavi-coraco-axillaire qui, venue de la clavicule, formerait au sous-clavier et au pectoral deux gaines superposées, puis viendrait s'insérer à la peau de l'aisselle en formant le ligament suspenseur de Gerdy.

Dès 1888, je me suis élevé contre certains points de cette description, presque universellement acceptée (POIRIER, *Progrès médical*, 1888). J'ai montré notamment que la prétendue aponévrose, tendue entre les bords inférieurs du grand pectoral et du grand dorsal, n'existait point et ne pouvait exister. Depuis, de nouvelles dissections m'ont amené à la conception suivante qui est d'ailleurs, à peu de chose près, conforme à la description donnée par Langer dans le court mais excellent travail qu'il a publié sur ce point (LANGER, Zur Anat. der Musc. latissimus dors. *Oesterr. Med. Woch.*, 1846, nos 15 et 16).

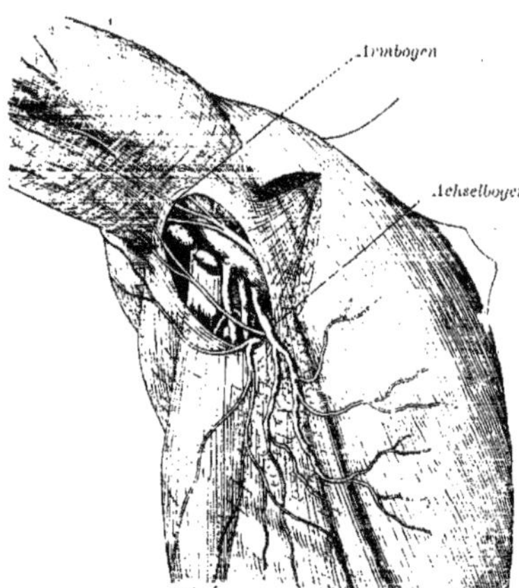

FIG. 126. — L'armbogen et l'achselbogen.

Il existe au niveau de l'aisselle deux aponévroses distinctes : une aponévrose profonde, formée par les gaines des différents muscles qui tapissent les parois de l'aisselle et une aponévrose superficielle qu'il nous faut décrire plus longuement.

Cette aponévrose superficielle fait suite non pas à la gaine celluleuse du grand pectoral, mais à l'aponévrose clavi-coraco-axillaire, comme l'a bien vu Langer. Au niveau du bord inférieur du petit pectoral, cette aponévrose prend contact avec la peau qui se déprime en arrière du grand pectoral. (Voy. schéma 128). De là, elle se dirige en arrière, non pas directement, mais en s'invaginant comme la peau sur le sommet de l'aisselle. Elle vient finalement s'insérer sur les gaines du grand dorsal et du grand rond et par leur intermédiaire sur le bord axillaire de l'omoplate. Si l'insertion de l'aponévrose se faisait d'une façon continue sur toute l'étendue de ce bord, elle barrerait la route au paquet vasculo-nerveux se portant de l'aisselle vers le bras en suivant la paroi externe du creux axillaire. Mais si nous la suivons maintenant sur une coupe frontale (Voy. schéma 127), nous la voyons se détacher de la gaine celluleuse du grand dentelé pour se porter vers la paroi externe de l'aisselle et se réfléchir sur la face externe du paquet vasculo-nerveux avant d'atteindre cette paroi.

Cette aponévrose superficielle de l'aisselle est mince et difficilement isolable; souvent infiltrée par des lobules adipeux, elle rappelle absolument l'aspect du fascia cribriformis de la cuisse, dont elle est d'ailleurs l'homologue.

Au moment où l'aponévrose se réfléchit sur la face interne du paquet vasculo-nerveux, elle présente un vaste orifice. Cet orifice, au niveau duquel l'aponévrose est peut-être plutôt très amincie que véritablement absente, est limité par deux croissants fibreux qui se regardent par leur concavité. L'un de ces croissants est inférieur et externe; il représente le bord supérieur de l'aponévrose brachiale : c'est l'*armbogen* de Langer. L'autre est supérieur et externe : c'est l'*achselbogen* du même auteur. Ces deux croissants s'unissent par leurs bras ou piliers; les piliers antérieurs se continuent l'un avec l'autre en arrière du tendon du grand pectoral, les piliers postérieurs en avant du tendon du grand dorsal. L'orifice que limitent ces deux arcs a une forme ovalaire; il répond au paquet vasculo-nerveux et plus profondément au tendon du grand dorsal. Son existence m'a paru constante, mais sa forme et sa disposition sont sujettes à de grandes variations. L'achselbogen est souvent peu distinct. De même, l'armbogen est souvent dédoublé et l'amincissement de l'aponévrose brachiale se fait en quelque sorte progressivement.

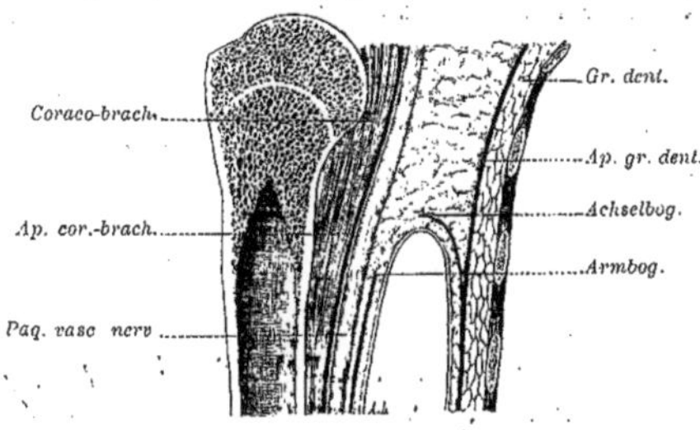

Fig. 127. — Coupe frontale de l'aisselle passant par la tête humérale (très schématique).

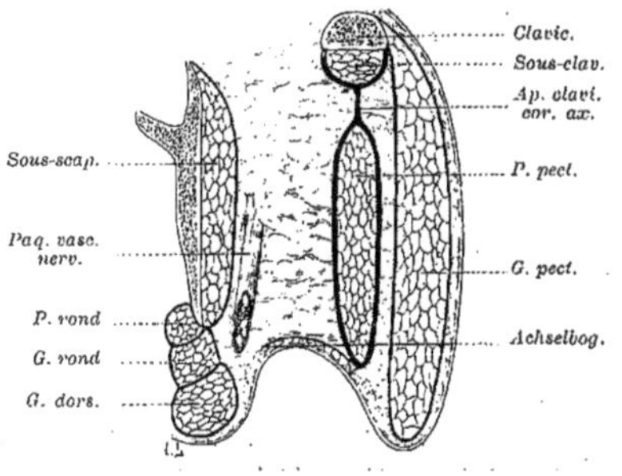

Fig. 128. — Coupe sagittale de l'aisselle (très schématique).

L'existence de cet orifice aponévrotique me paraît liée au passage des rameaux brachiaux des nerfs intercostaux et de quelques veinules sous-cutanées. Bien que la veine basilique puisse enjamber l'armbogen, comme la veine saphène interne enjambe, à la cuisse, le repli de Hey et Allan Burns; il s'agit là, selon moi, d'une disposition exceptionnelle, et j'ai presque toujours vu la veine devenir sous-aponévrotique au-dessous de cet arc.

En somme, nous trouvons au niveau de l'aisselle une disposition des systèmes aponévrotiques absolument comparable à celle qui existe au niveau du triangle de Scarpa. Ici comme là, nous voyons le paquet vasculo-nerveux cheminer entre deux aponévroses, l'une profonde, tapissant les masses musculaires, l'autre superficielle, gardant le contact des téguments. Dans les deux cas, l'aponévrose superficielle est amincie et perforée par le passage de nombreux vaisseaux ou nerfs passant de la zone sous-cutanée dans la loge sous-aponévrotique ou inversement. La seule différence qui existe entre les deux régions consiste dans l'étendue plus considérable de l'espace inter-aponévrotique, au niveau de l'aisselle. L'extension de cet espace est en rapport avec la

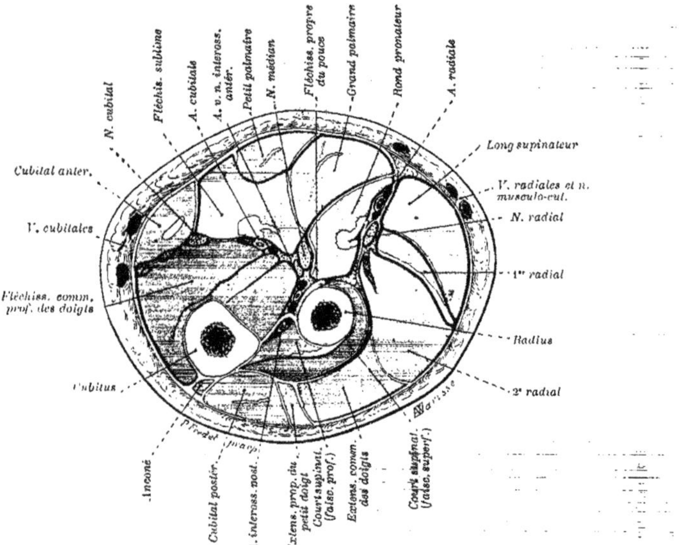

FIG. 120. — Coupe passant au-dessous du tiers supérieur de l'avant-bras. Sujet congelé; avant-bras droit; segment distal de la coupe. (P. Fredet.)

mobilité plus considérable du membre et la saillie plus marquée des muscles dont les bords limitent superficiellement la région.

Bras. — Plus épaisse du côté de l'extension que du côté de la flexion, la gaine aponévrotique du bras se continue en haut avec les aponévroses de l'épaule, en bas avec l'aponévrose antibrachiale. Elle est surtout composée de fibres circulaires, auxquelles viennent se mêler des fibres verticales, dont quelques-unes viennent de la gaine aponévrotique du tendon du grand pectoral, du grand dorsal et du deltoïde. A l'empreinte du deltoïde, l'aponévrose brachiale se déprime avec le tendon de ce muscle; à ce niveau, quelques fibres se détachent de la face superficielle et vont à la face profonde du derme, qui est ainsi fixé en ce point. Ce manchon aponévrotique est assez lâchement uni avec les muscles sous-jacents. Il présente de nombreux orifices par lesquels pénètrent des nerfs et des vaisseaux. Le plus grand de ces orifices répond à la pénétration de la veine basilique : situé sur le bord interne et vers le tiers moyen du bras, il livre passage à la veine et à deux ou trois grosses branches du brachial cutané interne qui passent, les unes en avant, les autres en arrière du vaisseau. Au-dessus de cet orifice on en voit d'autres, plus petits, par lesquels pénètrent des veinules ou émergent des rameaux supérieurs du brachial cutané. Sur le bord externe on voit : la veine céphalique, logée dans un dédoublement de l'aponévrose, les orifices, en forme de fente, par lesquels émergent les rameaux du musculo-cutané, et, plus en arrière, un ou deux orifices donnant passage aux rameaux cutanés du radial. Déprimée sur ses parties latérales, tout le long de l'insertion des cloisons intermusculaires, l'aponévrose adhère en bas à l'épicondyle, à l'épitrochlée et à la face postérieure de l'olécrâne.

La face profonde de l'aponévrose est reliée aux bords latéraux de l'humérus par des cloisons celluleuses. Ces cloisons, dites *intermusculaires interne et externe*, sont plus prononcées dans la moitié inférieure de l'avant-bras. Elles sont formées par des fibres réfléchies du manchon aponévrotique, fibres transversales, auxquelles viennent s'ajouter des fibres longitudinales provenant des muscles qu'elles séparent. La cloison intermusculaire interne est large et forte. Facile à mettre en évidence, elle va du bord interne de l'humérus à la face profonde de l'aponévrose; sa forme est celle d'un triangle très allongé dont la base est à l'épitrochlée et dont la pointe s'effile vers le tiers supérieur de l'humérus. Au-dessus de l'épitrochlée, elle est perforée par de nombreux vaisseaux; son bord tranchant est facile à sentir sous les téguments dans la moitié inférieure du bras; la plupart de ses fibres longitudinales lui viennent du coraco-brachial. La cloison intermusculaire externe est beaucoup moins large et moins forte. J'ai dit que ces cloisons étaient formées par des fibres transversales, réfléchies de l'aponévrose et par des fibres verticales venant des muscles voisins; bien que l'on puisse rencontrer, surtout dans la cloison interne, quelques fibres allant du bord huméral à un autre point de ce bord, ces cloisons ne méritent pas le nom de ligaments qui leur est parfois donné. Elles divisent le manchon aponévrotique du bras en deux compartiments ou loges : une loge antérieure qui contient le biceps, le brachial antérieur et la moitié supérieure du coraco-brachial; une loge postérieure uniquement occupée par le triceps, dont les trois portions sont partiellement séparées par de minces lamelles celluleuses. Cette loge postérieure contient aussi le nerf cubital qui suit la cloison intermusculaire interne; le nerf radial la traverse très obliquement, pour contourner plus bas le bord externe de l'os et pénétrer dans la loge antérieure.

Dans la loge antérieure, on trouve le biceps et le brachial antérieur, séparés par un mince feuillet celluleux et par le nerf musculo-cutané. Dans son tiers inférieur, elle contient encore l'origine du long supinateur (huméro-stylo-radial), celle du premier radial en dehors, et celle du rond pronateur en dedans. L'artère humérale, flanquée de ses veines, et le nerf médian occupent dans cette loge antérieure un compartiment particulier, situé entre le bord interne du biceps et la cloison intermusculaire interne : ce canal brachial vasculo-nerveux, analogue au canal fémorali-vasculaire, a quatre parois : l'antérieure est formée par le bord interne du biceps qui recouvre plus ou moins le paquet vasculo-nerveux, la postérieure répond à la cloison intermusculaire interne, au vaste interne et au brachial antérieur, l'externe est formée par le brachial antérieur, l'interne par l'aponévrose.

Avant-bras. — Gaine cylindro-conique, continuant en haut le manchon aponévrotique du bras, tant sur les masses musculaires qu'au niveau des points fixes, épitrochlée, épicondyle et olécrâne, elle se continue en bas avec l'aponévrose de la main au niveau de ces renforcements que nous décrirons sous le

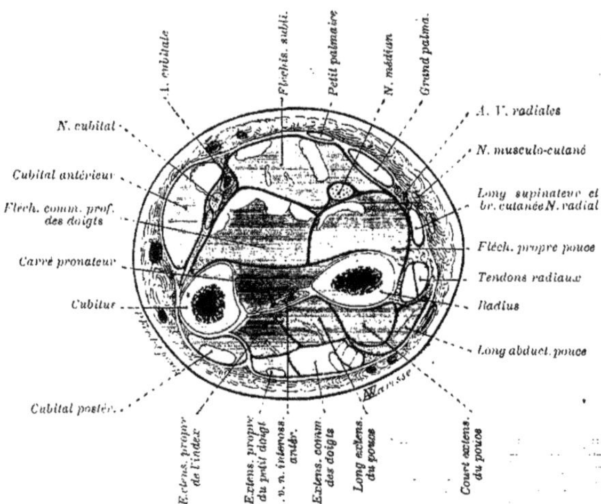

Fig. 130. — Coupe passant dans le tiers inférieur de l'avant-bras. Sujet congelé; côté droit; segment distal de la coupe (P. Fredet).

nom de ligaments annulaires, en exceptant toutefois le ligament annulaire antérieur. Au niveau du coude, elle est renforcée par l'expansion aponévrotique du biceps, par quelques faisceaux du triceps, par un trousseau antérieur venant de l'épitrochlée, par un trousseau postérieur venant de l'épicondyle : le long de l'avant-bras, elle est encore renforcée par des fibres naissant de la crête cubitale. Les fibres propres sont circulaires, les fibres surajoutées sont longitudinales ou obliques. Plus épaisse sur la face dorsale que sur la face palmaire, en rapport par sa face superficielle avec le fascia superficialis dans lequel cheminent veines et nerfs, elle envoie, par sa face profonde, un grand nombre de cloisons qui séparent les différentes couches musculaires de la région. Dans la partie supérieure de l'avant-bras, elle donne attache par sa face profonde aux muscles des couches superficielles, s'unit intimement aux cloisons aponévrotiques qui séparent ces muscles et forme avec elles des pyramides aponévrotiques de la face interne desquelles naissent les fibres charnues. Plus bas, des cloisons celluleuses frontales isolent les différentes couches, tandis que d'autres cloisons sagittales isolent les différents muscles de chaque couche, formant à chacun une enveloppe celluleuse, qui se poursuit jusqu'au niveau des canaux ostéo-fibreux dans lesquels les tendons de ces muscles s'engagent au niveau du poignet.

A ces gaines musculaires, il faut ajouter une gaine propre pour les artères et les veines radiales et une gaine pour l'artère et les veines cubitales : la gaine de la radiale est longue et fermée en avant par l'aponévrose superficielle; la gaine de l'artère cubitale, plus profonde, n'est réellement constituée que dans la moitié inférieure de l'avant-bras. Au niveau du coude, au sommet du V bicipital, dont les branches sont déprimées par les cloisons qui séparent les muscles du bras des muscles de l'avant-bras, l'aponévrose antibrachiale présente un large orifice par lequel passe une grosse veine perforante. Sur le reste de l'avant-bras, on remarque des orifices plus petits donnant passage à des veinules ou à des nerfs.

LIGAMENTS ANNULAIRES DU CARPE

Les ligaments annulaires du carpe sont au nombre de deux : l'un antérieur, l'autre postérieur. Très rapprochés l'un de l'autre par les fonctions qu'ils remplissent, ils diffèrent, en revanche, très sensiblement par leur disposition et leur signification.

Ligament annulaire antérieur. — Le ligament annulaire antérieur se présente sous forme d'une lame triangulaire à grand axe transversal. En dehors, il paraît se détacher des tubercules du scaphoïde et du trapèze, pour se terminer en dedans sur le pisiforme et l'apophyse unciforme de l'os crochu. — Sa face antérieure répond au tendon du petit palmaire, à l'artère radiale, aux vaisseaux et nerfs cubitaux et aux origines des muscles des éminences thénar et hypothénar. — Sa face profonde répond aux organes qui passent dans la gouttière carpienne. — Son bord supérieur, bien délimité, réunit la saillie du trapèze à la saillie du pisiforme. — Le bord inférieur, encore plus net, un peu curviligne, prolonge jusqu'au tubercule du trapèze la courbe de l'apophyse unciforme. Nous ne parlons pas de la continuité de ces bords avec les aponévroses antibrachiale et palmaire. Le ligament est, en effet, tout à fait distinct de ces aponévroses. On peut voir facilement, en disséquant avec soin l'aponévrose antibrachiale, que cette aponévrose, qui passe en avant du tendon du petit palmaire, ne se continue pas avec le bord supérieur du ligament annulaire, mais passe en avant de ce bord pour se perdre peu à peu sur la face antérieure du ligament. — On ne peut non plus parler de continuité entre le ligament annulaire et l'aponévrose palmaire, à moins de considérer comme telle les deux trousseaux fibreux, que le ligament annulaire envoie à la face profonde du tendon épanoui du petit palmaire. Il est donc difficile de regarder le ligament annulaire antérieur comme un épaississement de l'aponévrose.

En réalité, sa constitution anatomique est complexe. Abstraction faite du trousseau des fibres longitudinales du petit palmaire, qui repose sur le ligament annulaire, mais sans prendre part à sa structure, on peut voir que ce ligament est formé par deux plans de fibres. Les fibres superficielles sont les fibres d'origine des muscles des éminences thénar et hypothénar qui se croisent en X, les fibres des thénariens allant jusqu'au pisiforme et à l'os crochu, les fibres des hypothénariens gagnant le trapèze et le scaphoïde. Les fibres profondes réunissent les deux bords de l'anneau osseux. En dedans, elles s'insèrent sur le pyramidal, le pisiforme et l'apophyse unciforme de l'os crochu. En dehors, les unes, passant en avant du tendon du grand palmaire, viennent se fixer sur la face antérieure du scaphoïde et sur le tubercule du trapèze; les autres, passant au-dessous du tendon, viennent se fixer un peu en dedans des premières. Il résulte de cette disposition que le tendon du grand palmaire est logé dans l'épaisseur de l'insertion externe du ligament. Ce plan de fibres profondes est renforcé par des fibres qui se détachent de la partie postérieure de l'anneau carpien, s'incurvent sur ses parois latérales, et viennent se perdre sous la face profonde du ligament.

Ligament annulaire dorsal. — Le ligament annulaire dorsal ne rappelle en rien le précédent. Intermédiaire aux aponévroses antibrachiale et dorsale de la main, il représente un simple épaississement aponévrotique, variable en résistance et en dimensions; on n'est autorisé à l'isoler en tant que formation autonome que pour les besoins de la description. C'est un véritable bracelet fibreux incomplet qui part de l'apophyse styloïde radiale, croise en écharpe la face dorsale du poignet, contourne son bord cubital et vient se terminer sur sa face palmaire sans atteindre son point de terminaison (fig. 108).

Il naît au niveau de la face externe de l'apophyse styloïde sur les deux crêtes qui limitent la gouttière du long abducteur et du court extenseur, mais principalement sur la crête externe qui sépare cette gouttière de celle des radiaux; aussi les tendons du long abducteur et du court extenseur font-ils au-dessous du ligament une légère saillie, comparable à celle que forme au niveau du cou-de-pied le tendon du jambier antérieur. — De cette double origine, les fibres du ligament dorsal se portent en bas et en dedans vers le bord interne du poignet. Chemin faisant, elles sont renforcées par de nouveaux trousseaux qui se détachent des différentes crêtes que présente l'extrémité inférieure du radius et du ligament radio-carpien postérieur.

Au niveau du bord cubital du poignet, les fibres supérieures du ligament contournent la tête du cubitus et le pyramidal, et viennent se perdre sur l'aponévrose antibrachiale et la face antérieure du ligament annulaire antérieur; les fibres moyennes s'insèrent sur le pisiforme; les fibres inférieures vont aussi se perdre sur la face antérieure du ligament annulaire antérieur; quelques-unes s'arrêtent cependant sur les cinq métacarpiens. Ainsi compris, le ligament annulaire dorsal présente trois portions. — La première portion, dorsale, répond par sa face superficielle aux téguments, par sa face profonde aux gouttières dont sont creusées les extrémités inférieures des deux os de l'avant-bras. — La deuxième portion du ligament est celle qui contourne le bord cubital du poignet. A ce niveau, le ligament est souvent séparé du cubitus par une petite bourse séreuse. — La troisième portion, ou portion palmaire, est plus ou moins développée suivant les cas. Chez certains sujets, on peut voir les fibres s'avancer en avant du ligament annulaire antérieur et des vaisseaux radiaux jusqu'à l'apophyse styloïde du radius. L'anneau devient alors absolument complet. Le plus souvent, le ligament ne persiste, du moins en tant que formation distincte, qu'au niveau de la partie interne de la face antérieure. Cette portion palmaire présente avec les vaisseaux cubitaux des rapports intéressants. On peut remarquer qu'à ce niveau les fibres supérieures, à trajet sus-pisiformien, forment un trousseau bien distinct qui recouvre les vaisseaux cubitaux. Ce trousseau est limité inférieurement par un bord très net, au niveau duquel émergent les vaisseaux cubitaux qui, à partir de ce point, deviennent superficiels.

APONÉVROSES PALMAIRES

Au niveau de la paume, il existe deux feuillets aponévrotiques, l'un superficiel, l'autre profond.

Aponévrose superficielle. — Un coup d'œil jeté sur l'aponévrose superficielle montre immédiatement qu'elle est formée de trois parties distinctes, en apparence du moins : l'une centrale (aponévrose palmaire proprement dite), les deux autres latérales (aponévroses de l'éminence thénar et de l'éminence hypothénar), que nous allons étudier séparément.

Aponévrose palmaire moyenne. — Résistante, offrant l'aspect brillant et nacré des tendons étalés, l'aponévrose palmaire moyenne affecte la forme d'une lame triangulaire. Son sommet se dirige vers la région antibrachiale : le plus souvent il se continue avec le tendon du petit palmaire qui semble alors s'épanouir pour former l'aponévrose. Lorsque le petit palmaire est absent, le sommet se perd à une hauteur variable sur l'aponévrose antibrachiale, soit en s'effilant de plus en plus, soit au contraire en s'étalant pour se continuer avec le système des fibres longitudinales de l'aponévrose de l'avant-bras. La *base* de l'aponévrose, irrégulière et festonnée, s'étend de la tête du deuxième métacarpien à celle du cinquième. Les *bords radiaux et cubitaux* se continuent avec les aponévroses de l'éminence thénar et de l'éminence hypothénar. En réalité, ces bords sont moins nets qu'on pourrait le croire au premier abord; un examen un peu attentif montre qu'à leur niveau s'échappent des fibres qui vont se perdre sur les deux feuillets aponévrotiques latéraux, solidarisant ainsi ces derniers avec l'aponévrose moyenne.

Des *deux faces* de cette aponévrose, l'une, antérieure ou superficielle, répond aux téguments auxquels elle est unie par un système de fibres sur lesquelles nous allons revenir; l'autre, postérieure ou profonde, répond dans son tiers supérieur au ligament annulaire du carpe. Elle n'est que lâchement unie à la face antérieure de ce ligament, comme on peut s'en convaincre en rabattant le sommet de l'aponévrose après avoir coupé les expansions qu'envoie le petit palmaire aux éminences thénar et hypothénar. Au niveau du bord inférieur du ligament annulaire, il y a, au contraire, union intime des deux feuillets. — Au-dessous du ligament, la face postérieure de l'aponévrose s'applique sur les organes de la paume de la main, l'arcade palmaire superficielle, les branches du médian et du cubital, les tendons fléchisseurs et les lombricaux, etc., etc.

Constitution. — L'aponévrose palmaire moyenne est formée par des fibres longitudinales et des fibres transversales.

Les fibres longitudinales reconnaissent une double origine. Les plus nombreuses et les plus superficielles font suite au tendon du petit palmaire qu'elles semblent continuer. D'autres, plus rares et plus profondes (fibres carpiennes), se détachent du ligament annulaire en formant deux trousseaux résistants, qui se réunissent en X au-dessous des fibres précédentes qu'elles vont renforcer. Supérieurement on peut suivre ces fibres jusqu'au trapèze et jusqu'à l'os crochu. Quelle que soit d'ailleurs leur origine, les fibres longitudinales descendent en divergeant et forment une nappe à peu près continue, mais présentant des variations d'épaisseur qui permettent de la diviser en une série de bandelettes. — Parmi ces dernières, les unes, plus épaisses, cheminent en avant des tendons : ce sont les *languettes prétendineuses* de Legueu et Juvara; — les autres, beaucoup moins importantes, cheminent au niveau des intervalles qui séparent les tendons; ce sont les *languettes intertendineuses*; — ces dernières ont une insertion *exclusivement* cutanée et vont à la face profonde du derme sur toute la longueur de la paume. On les enlève facilement lorsqu'on dissèque l'aponévrose palmaire; aussi comprend-on que Grapow regarde les espaces intertendineux comme à peu près dépourvus de fibres longitudinales. Les plus internes de ces fibres vont se perdre sur le bord cubital de la main, en prenant part à la constitution de l'aponévrose hypothénar. Les plus externes constituent une bandelette élargie, plus forte que ses congénères, qui va se terminer dans le repli cutané unissant le pouce à l'index. — La terminaison des languettes prétendineuses est beaucoup plus complexe. A ce point de vue, leurs fibres peuvent être divisées en trois groupes : 1° Les fibres du premier groupe, qui vont s'attacher à la face profonde de la peau; ces insertions tégumentaires existent sur toute la longueur des bandelettes prétendineuses, mais elles sont surtout marquées en avant des articulations métacarpo-phalangiennes, et c'est à elles qu'est due l'apparition de ces fossettes allongées qu'on aperçoit à ce niveau lorsqu'on place les doigts dans l'hyperextension. Quelques-unes de ces fibres vont à la peau des doigts; on peut les suivre jusqu'au niveau du premier pli de flexion. Elles se groupent souvent sur les

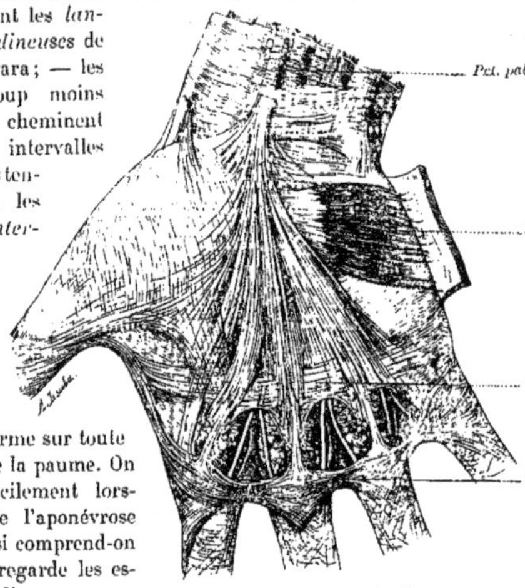

Fig. 131. — Aponévrose palmaire.

parties latérales du doigt, formant ainsi deux petits trousseaux très nets. — 2° Les fibres du deuxième groupe, qui vont à l'aponévrose profonde. Elles plongent dans la profondeur, dès la moitié de la hauteur de la paume, et vont se perdre sur l'aponévrose, contournant les parties latérales d'un tendon. Elles s'appliquent sur l'aponévrose profonde et se continuent avec les fibres homologues qui ont contourné le côté opposé du tendon, formant ainsi une véritable *arche péritendineuse*. Il est facile de voir que l'ensemble de ces fibres forme une série de cloisons sagittales divisant la loge moyenne de la paume en une série de loges secondaires, dont nous aurons à reparler. — 3° Les fibres du troisième groupe, qui sont des *fibres perforantes*; détachées comme les précédentes des parties latérales des languettes prétendineuses, elles n'existent qu'au niveau des têtes métacarpiennes ; dès leur origine, elles se dirigent d'avant en arrière, *perforant* successivement le ligament transverse superficiel et le ligament transverse profond, passant entre les têtes des métacarpiens et les contournant pour se continuer en arrière avec des fibres homologues du côté opposé. Elles se comportent donc, vis-à-vis des articulations métacarpo-phalangiennes, comme les fibres précédentes vis-à-vis des tendons, constituant autour d'elles des cercles complets qui sont séparés des parties latérales de l'articulation par une petite bourse séreuse. D'ordinaire, les cercles fibreux péri-articulaires s'envoient, à travers l'espace intermétacarpien, un faisceau anastomotique oblique qui divise cet espace en deux espaces secondaires, l'un dorsal, l'autre palmaire, par lequel passe chacun des interrosseux correspondant.

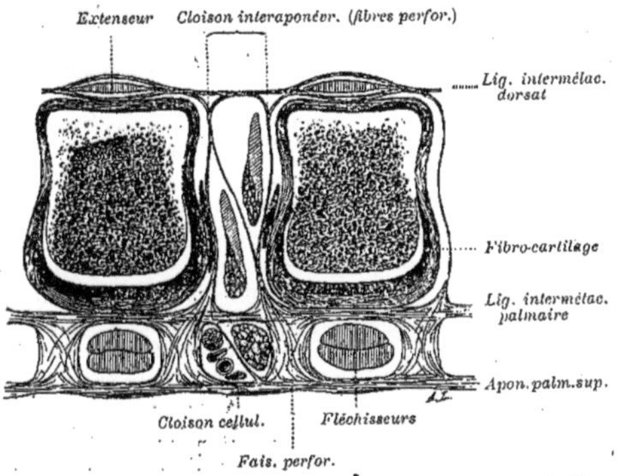

Fig. 132. — Coupe frontale de deux métacarpiens passant par la tête métacarpienne.

Les fibres transversales sous-jacentes aux fibres longitudinales, peu nombreuses, souvent même absentes à la partie supérieure de l'aponévrose, prennent un développement considérable au niveau de la partie inférieure. Elles constituent là, au-dessus des têtes métacarpiennes, un véritable ligament (*ligament transverse superficiel*) mal limité en haut, très nettement séparé en bas, du ligament *palmant, interdigital*. — Ces fibres transversales passent à la façon de fibres arciformes au-dessus des tendons fléchisseurs; les plus longues vont du tubercule externe du deuxième métacarpien au tubercule interne du cinquième; quelques-unes contournent même ce métacarpien pour aller s'attacher en arrière sur le tendon de l'extenseur. — Les fibres courtes vont d'un espace intertendineux à l'autre, venant du ligament transverse profond et retournant à ce même ligament; elles semblent être des fibres constituantes de ce dernier soulevées par les tendons fléchisseurs.

A l'étude de l'aponévrose palmaire moyenne se rattache la description d'un ligament dont l'étude est souvent négligée et auquel je donnerai le nom de *ligament palmant interdigital* (bandelette transversale sous-cutanée de Bourgery, ligamentum natatorium de Grapow, ligaments interdigitaux de Legueu et Juvara). — Ce ligament affecte la forme d'une bandelette transversale, étendue du bord interne de la première phalange du pouce au bord interne de la première phalange du petit doigt. La face antérieure de cette bandelette répond aux téguments, sa face postérieure à la gaine fibreuse des doigts, et, dans les espaces interdigitaux, à la peau des commissures dont elle est séparée par du tissu graisseux. — Son bord supérieur est transversal et nettement distinct du bord inférieur du ligament transverse superficiel, dont il est séparé par un espace d'au moins un centimètre (fig. 131). Son bord inférieur est contourné en festons, dont la convexité s'avance sur la face palmaire des phalanges, tandis que la concavité soulève la peau des commissures interdigitales. Ce ligament palmant interdigital est constitué par des fibres plus ou moins longues; les unes s'étendent d'un doigt à l'autre et s'attachent, soit sur la gaine fibreuse de ces doigts, soit sur la face profonde des téguments qui les recouvrent; les autres font suite aux fibres longitudinales des bandelettes intertendineuses de l'aponévrose palmaire.

L'aponévrose palmaire moyenne maintient la concavité du squelette de la main et résiste aux forces qui agissent sur ce squelette pour en écarter les éléments. Par les gaines qu'elle fournit aux organes situés dans la loge palmaire moyenne, elle assure la fixité de ces derniers. — Les adhérences à la peau empêchent le décollement de cette dernière. Enfin, grâce à sa tension permanente, elle jouerait, d'après Grapow, un rôle dans la progression du sang et de la lymphe.

Aponévroses palmaires externe et interne. — Les aponévroses palmaires externe et interne sont des toiles celluleuses minces enveloppant les muscles des éminences thénar et hypothénar; elles contrastent singulièrement, par leur manque de résistance et leur minceur, avec l'aponévrose palmaire moyenne. — *L'aponévrose palmaire externe* recouvre les quatre muscles de l'éminence thénar. Partie du bord externe du premier métacarpien, elle recouvre d'abord l'opposant, s'applique ensuite sur le court abducteur, redescend sur le versant interne de l'éminence thénar pour recouvrir le court fléchisseur et l'adducteur, et vient se terminer en dedans sur le troisième métacarpien. En haut, l'aponévrose se perd sur les insertions externes du ligament annulaire; en bas, elle cesse d'être disséquable au niveau de la base de la première phalange du pouce. Sa face antérieure adhère intimement à la peau dans presque toute son étendue; au niveau de l'adducteur, cependant, cette face devient profonde et répond alors aux organes contenus dans la loge moyenne. Profondément elle s'applique sur les muscles thénariens, dans l'épaisseur desquels elle envoie de minces cloisons celluleuses.

L'aponévrose palmaire interne ressemble de tous points à l'aponévrose palmaire externe. Partie du bord cubital du cinquième métacarpien, elle recouvre successivement l'opposant, l'adducteur, le court fléchisseur et vient s'attacher en dedans sur le bord externe du cinquième métacarpien. En bas, elle se perd sur la gaine fibreuse du petit doigt; en haut, elle s'attache au crochet de l'os crochu.

Aponévrose palmaire profonde. — L'aponévrose palmaire profonde ou aponévrose interosseuse antérieure tapisse la face palmaire des muscles interosseux. On peut la regarder avec Henle comme une toile celluleuse continue ou la décrire, avec Sappey, comme formée de quatre aponévroses dont chacune répond à un espace interosseux. Elle naît du bord interne du premier métacarpien, passe sur les différents espaces interosseux en adhérant au bord antérieur des métacarpiens, pour se terminer sur le bord interne du cinquième. En haut, elle se perd insensiblement sur l'appareil ligamenteux qui s'étale en avant des os du carpe. En bas, elle se termine au niveau des têtes métacarpiennes. Mince dans ses trois quarts supérieurs, elle s'épaissit au niveau des articulations métacarpo-phalangiennes et forme à ce niveau le ligament transverse profond ou intermétacarpien. — Abstraction faite des fibres qui lui viennent de l'aponévrose palmaire moyenne et que nous avons déjà décrites, le ligament intermétacarpien possède des fibres propres étendues du deuxième au cinquième métacarpien. — En dehors, les fibres de ce ligament s'insèrent sur le sésamoïde de l'articulation métacarpo-phalangienne de l'index. Elles se dirigent en dedans, passent sur les têtes métarcarpiennes et viennent se terminer sur le tubercule externe du cinquième métacarpien, sur le sésamoïde externe de l'articulation métacarpo-phalangienne du petit doigt, et sur le tubercule externe de la phalange de cet os. — Au niveau des métacarpiens, ce ligament répond en avant aux tendons des fléchisseurs, en arrière à *l'appareil glénoïdien* des articulations métacarpo-phalangiennes auquel il est intimement uni. Dans les espaces intermétacarpiens, il sépare les lombricaux, les vaisseaux et les nerfs qui passent en avant de lui, des interosseux qui croisent sa face dorsale (fig. 131).

Loges de la paume de la main. — De notre description il résulte, qu'abstraction faite de la loge interosseuse qui n'appartient pas en propre à la région palmaire, celle-ci est divisée par les feuillets aponévrotiques que nous venons de décrire en trois loges principales : — *une loge palmaire externe* contenant les muscles de l'éminence thénar et le tendon du long fléchisseur propre du pouce; — *une loge palmaire interne* contenant les muscles de l'éminence hypothénar et les tendons fléchisseurs du petit doigt; — et *une loge palmaire moyenne* (fig. 117).

Limitée en avant par l'aponévrose palmaire moyenne, en arrière par l'aponévrose interosseuse, cette loge moyenne est limitée latéralement par deux cloisons formées par les fibres longitudinales de l'aponévrose palmaire moyenne : celles-ci, en dehors, contournent les tendons fléchisseurs de l'index; en dedans, elles contournent les tendons de l'annulaire pour aller se fixer sur l'aponévrose interosseuse. La loge palmaire moyenne contient les tendons fléchisseurs communs, leurs gaines séreuses, les vaisseaux et nerfs palmaires superficiels et profonds.

Cette loge n'est d'ailleurs pas indivise. Les fibres que nous avons vues se détacher des bords des bandelettes prétendineuses pour aller se fixer à l'aponévrose interosseuse, la divisent en une série de loges secondaires : les unes (loges tendineuses) contenant les tendons fléchisseurs, les autres (intertendineuses) contenant les lombricaux, les vaisseaux et nerfs digitaux; les loges secondaires ne sont nettement séparées qu'au niveau de la partie inférieure de la loge principale, les cloisons faisant défaut au niveau de la partie supérieure de celle-ci.

APONÉVROSES DORSALES

Les aponévroses dorsales de la main sont au nombre de deux : l'une superficielle, l'autre profonde tapissant les muscles interosseux.

L'aponévrose dorsale superficielle, mince toile celluleuse, fait suite supérieurement au ligament annulaire dorsal; en bas, elle se continue au niveau des doigts avec les gaines fibreuses des tendons extenseurs. Au niveau des espaces interdigitaux, elle se continue avec l'aponévrose dorsale profonde. En dedans et en dehors, elle se continue avec les feuillets aponévrotiques qui recouvrent les muscles des éminences thénar et hypothénar; mais elle contracte des connexions intimes avec les premier et cinquième métacarpiens, de telle sorte qu'on peut aussi la considérer comme se terminant sur eux.

L'aponévrose dorsale profonde tapisse la face postérieure des interosseux dorsaux. C'est une lame celluleuse d'une minceur extrême, souvent difficile à détacher des muscles sous-jacents.

Ces deux aponévroses limitent une loge dans laquelle sont situés les tendons extenseurs avec la partie inférieure de leurs gaines synoviales et les branches de la portion dorsale de la radiale. Les tendons des extenseurs sont réunis, abstraction faite de leurs anastomoses, par un feuillet celluleux qui forme une véritable aponévrose dorsale moyenne (Morel et Math. Duval).

ORGANES SÉREUX ANNEXÉS AUX TENDONS DE LA MAIN ET DES DOIGTS

Face dorsale. — J'ai déjà décrit les canaux ostéo-fibreux formés par les gouttières du radius et du cubitus d'une part, le ligament annulaire dorsal du poignet d'autre part. Ces canaux ostéo-fibreux jouent le rôle de bracelets maintenant les tendons, lorqu'une forte contraction des muscles tend à les déplacer. Ce sont aussi de véritables poulies de réflexion, au niveau desquelles la plupart des tendons changent de direction. Ces canaux sont pourvus de gaines synoviales dont le type général est celui de toutes les séreuses complètes (Voy. schéma, p. 80) : un feuillet séreux (*f. pariétal*) revêt toute la face interne du canal ostéo-fibreux et se réfléchit sur le tendon dont il enveloppe la face superficielle (*f. viscéral*).

Les points de réflexion, culs-de-sac annulaires, débordent en haut et en bas le ligament carpien dorsal. De place en place, des lames celluleuses, véritables mésos vasculaires, vont de la paroi du canal au tendon, soulevant le feuillet synovial dont ils s'enveloppent.

Ces gaines synoviales sont au nombre de six.

Gaine synoviale du tendon cubital postérieur. — Commençant au-dessus du ligament annulaire dorsal et descendant jusqu'à l'insertion du tendon, elle est longue de 4 à 5 cm. Le tendon est souvent libre dans sa gaine; parfois cependant il reçoit par son bord radial un long méso qui occupe toute la longueur de ce bord; la gaine remonte un peu plus haut sur le bord cubital du tendon.

Gaine synov. du tendon extens. du cinquième. — Très longue, 6 à 7 cm., elle commence à peu près au même niveau que la précédente, mais descend plus bas, jusque vers le tiers moyen du quatrième espace interosseux, où elle se termine, bifurquée, en deux culs-de-sacs accompagnant les deux

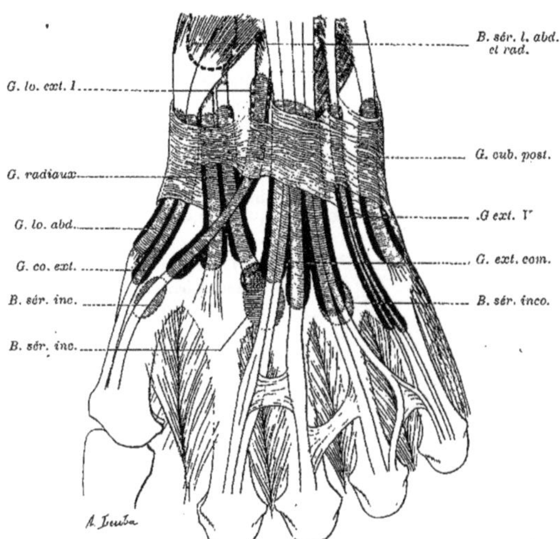

Fig. 133. — Gaines synoviales tendineuses de la face dorsale du poignet et de la main.

branches de division du tendon. Le tendon, parfois libre, reçoit d'ordinaire un large méso par son bord radial. Ce méso présente le plus souvent un large orifice ovalaire.

Gaine synov. des tendons extens. communs et ext. pr. de l'index.— Moins longue, beaucoup plus large que la précédente, elle est commune aux tendons de l'extens. comm. et à celui de l'extens. propre de l'index. Commençant au niveau du bord supérieur du lig. ann. dorsal, elle se termine par trois culs-de-sac étagés de haut en bas, des tendons de l'index vers ceux de l'annulaire. — La cavité séreuse s'étend plus bas sur la face osseuse des ten-

[POIRIER.]

dons que sur leur face superficielle. En général, les tendons des IIIe et IVe doigts sont libres dans une grande partie de leur trajet intravaginal; les tendons du IIe sont réunis par un tissu celluleux lâche.

Henle est certainement dans l'erreur lorsqu'il dit que « les tendons de l'ext. com. et celui de l'extens. pr. de l'index sont enfermés entre deux bourses séreuses, l'une postérieure, l'autre antérieure. » Cela peut être vrai chez le fœtus, mais ne l'est déjà plus chez le nouveau-né. — De même Bourgery et Jacob sont dans l'erreur et en contradiction avec eux-mêmes lorsqu'ils disent que « le tendon de l'ext. pr. de l'index passe sous le ligament annul. du carpe dans une gaine qui lui est commune avec le tendon de l'extenseur commun, qui appartient à l'indicateur. De chaque côté, une cloison fibreuse sépare cette coulisse de glissement, en dehors du long extenseur du pouce et en dedans des tendons extenseurs des trois derniers doigts ».

J'ai observé une fois la communication de cette gaine avec celle du long extenseur du pouce : cette communication se faisait par un large orifice, immédiatement au-dessous du ligament annulaire.

Au delà sur le métacarpe, les tendons glissent sur les métacarpes et les interosseux par l'intermédiaire d'un tissu cellulaire très lâche. Rarement, on trouve entre le tendon ext. de l'index et l'extrémité supérieure du deuxième métacarpien partiellement recouverte par l'insertion du premier radial, une bourse séreuse mal limitée et n'ayant pas le *poli humide* des vraies séreuses. Quelquefois aussi on peut rencontrer entre le tendon de l'annulaire et l'extrémité supérieure du quatrième métacarpien une large bourse séreuse, avec l'aspect luisant caractéristique des vraies séreuses. J'ai indiqué en pointillé ces séreuses exceptionnelles.

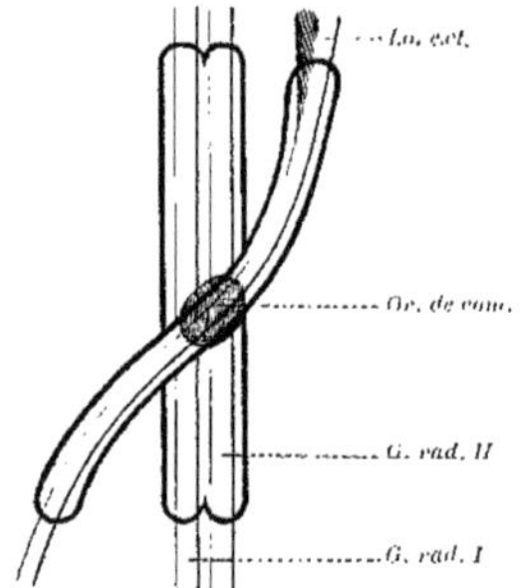

FIG. 134. — Schéma de la communication de la gaine syn. du long extenseur du pouce avec la gaine synoviale des radiaux.

Gaine synov. et bourse séreuse du long ext. du pouce. — On trouve, annexés à ce tendon, deux organes séreux : une gaine synoviale et une bourse séreuse. La *gaine synoviale*, d'une longueur de 6 à 7 cm., dépasse notablement le bord supérieur du ligament annulaire, revêtant les plus basses des fibres charnues, et descend jusqu'au bord supérieur du trapèze. Le tendon est libre dans son intérieur. Cette gaine communique toujours (sur vingt cas que je viens d'examiner, je n'ai trouvé qu'une exception) avec la gaine synoviale des radiaux. La communication se fait par un large orifice ovalaire répondant au tendon du deuxième radial. Chez les jeunes fœtus (30 à 32 cm) la synoviale du long extenseur est indépendante de celle des radiaux. Par contre la communication existe presque toujours chez le nouveau-né.

La *bourse séreuse*, annexée au tendon du long ext. du pouce, est développée entre la face profonde du tendon de l'extrémité supérieure du premier métacarpien. Cette bourse est omise par la plupart des anatomistes tant français qu'étrangers. Elle est figurée dans Monro (Tab. II, V), dans Loder (Tab. 48, fig. 3, n° 13) et dans l'édition allemande de Monro par Rosenmüller. Monro la décrit sous le nom de Bursa vaginalis inferior extensoris majoris pollicis. D'après mes recherches, il y a bien plus souvent une bourse séreuse qu'une séreuse (vagina). Elle ne se rencontre isolée que sur un tiers des sujets. Il m'a paru qu'assez souvent, elle était continue avec la gaine synoviale du long extenseur du pouce qui, dans ce cas, descend beaucoup plus bas.

Gaines synov. des tendons radiaux. — Il serait plus conforme à la vérité de décrire : 1° la *gaine synoviale du premier radial*; 2° la *gaine synoviale du tendon du deuxième radial*. En effet, ces gaines sont primitivement séparées ; je m'en suis assuré sur le poignet du nouveau-né. Chez l'adulte, ces gaines communiquent largement à la face postérieure des tendons, tandis qu'à la face antérieure de ceux-ci, elles restent le plus souvent séparées par une cloison celluleuse, vestige de la cloison qui primitivement les séparait. Je ne sais à quel âge s'établit la communication : les deux gaines étaient encore isolées sur un enfant de neuf mois que je viens de disséquer.

Les gaines des radiaux, distinctes chez l'enfant, réunies par leur partie profonde chez l'adulte, commencent par un cul-de-sac supérieur, immédiatement au-dessous du point où le court extenseur du pouce croise les tendons radiaux, et elles descendent jusqu'à 1 cm. au-dessus de l'insertion de ces tendons. Séparées en avant, elles communiquent en arrière.

C'est avec le compartiment du deuxième radial que communique la gaine synoviale du long extenseur du pouce par l'orifice ovalaire, large et constant que j'ai décrit plus haut.

Gaine syn. du court extenseur du pouce. — Elle commence un peu au-dessous du point où le muscle croise les tendons radiaux et descend très bas, souvent jusqu'à l'articulation trapézo-métacarpienne ; elle communique d'ordinaire très largement, dans toute la partie qui répond à l'apophyse styloïde radiale, avec la gaine synoviale du long abd. du pouce.

Gaine syn. du long abducteur du pouce. — Elle commence un peu au-dessous du point où le tendon a croisé les tendons radiaux et s'étend très bas jusqu'à 1 centimètre de l'insertion du tendon. J'ai déjà dit que cette gaine communiquait avec la gaine du court extenseur du pouce. Au niveau de leurs culs-de-sac supérieur et inférieur, ces gaines restent isolées, surtout au niveau du cul-de-sac inférieur où elles sont séparées sur un très long trajet. Je pense que primitivement ces gaines sont tout à fait séparées ; c'est ainsi en effet que je les ai trouvées sur un nouveau-né et même sur un adulte de 30 ans.

A la gaine synoviale classique du long abd. du pouce, je dois ajouter la description d'une *bourse séreuse* que l'on rencontre *à l'insertion du long abducteur du pouce* et dont il m'a été impossible de trouver mention dans les divers auteurs, anciens ou modernes, qui se sont occupés de la question.

Bourse séreuse du long abducteur. — Cette bourse séreuse, longue de 10 mm., large de 6 à 8 mm., se rencontre d'ordinaire immédiatement au-dessus de l'insertion du long abducteur à la base du premier métacarpien.

Pour la trouver, mettez à nu avec prudence le tendon de ce muscle, incisez le ligament carpien au niveau de l'apophyse styloïde et reconnaissez dans toute son étendue la gaine séreuse de ce tendon. Ceci fait, coupez transversalement le tendon au niveau du sommet de l'apophyse styloïde radiale, pincez son extrémité distale et rabattez-la vers l'insertion, en la soulevant et en suivant avec soin sa face profonde. A 1 centimètre au-dessus de la base du premier métacarpien, vous constaterez par transparence l'existence d'une cavité, d'aspect noirâtre au travers du mince feuillet celluleux qui la limite. Percez ce feuillet d'un coup de pointe et vous ouvrez ainsi la séreuse dont il vous devient facile de constater la situation et la configuration.

Intermédiaire au tendon et à la face antéro-externe du trapèze, la bourse séreuse répond par l'une de ses parois au tendon, par l'autre au trapèze et à l'articulation trapézo-métacarpienne, dont l'interligne est masqué en partie seulement par le solide ligament trapézo-métacarpien.

J'ai étudié cette séreuse sur vingt poignets. Elle manquait trois fois et son absence était explicable par ce fait que le tendon abducteur s'épanouissait en s'insérant aussi sur la face antérieure du trapèze. Dans huit cas, elle était complètement isolée; dans neuf, elle communiquait avec l'articulation trapézo-métacarpienne par un orifice plus ou moins large bordé d'une part par le ligament trapézo-métacarpien, d'autre part par la capsule articulaire et les fibres supérieures du court abducteur. Elle existe même chez le nouveau-né d'une façon constante (6 fois sur 6) et ne communique pas avec l'articulation trapézo-métacarpienne.

Je mentionnerai encore l'existence exceptionnelle, 3 fois sur 20, d'une bourse séreuse interposée à la face profonde des tendons extenseurs du pouce au niveau de la tête métacarpienne. Cette bourse, que l'on ne rencontre guère que chez les sujets déjà avancés en âge, peut communiquer avec l'articulation métacarpo-phalangienne par un orifice plus ou moins large.

Face palmaire. — J'ai décrit, en même temps que le grand palmaire et que le cubital antérieur, les organes séreux annexés aux tendons de ces muscles. Je traiterai ici des organes séreux annexés aux tendons fléchisseurs.

GAINES SÉREUSES DES TENDONS FLÉCHISSEURS

Il y a, à la région palmaire de la main et des doigts, annexées aux tendons fléchisseurs, deux variétés de séreuses tendineuses. Les unes, annexées aux tendons fléchisseurs dans le canal ostéo-fibreux des doigts, sont au nombre de cinq; les autres, répondant aux tendons fléchisseurs dans la paume et au poignet, sont, en général, au nombre de trois. Total : huit. — Mais il arrive, d'ordinaire, que deux des séreuses digitales, celles des doigts I et V, entrent en communication avec la séreuse palmaire correspondante, de sorte que le nombre des séreuses descend de huit à six. D'autre part, il n'est pas très rare de constater dans la paume la présence anormale, la persistance serait mieux, de séreuses intermédiaires surajoutées aux deux séreuses normales. Ces points : *a*) communication des séreuses digitales I et V avec les grandes séreuses palmaires, modes divers de communication, époque de leur établissement; *b*) multiplication des séreuses palmaires, constituent les points intéressants et encore discutés de la question (fig. 146, 147, 148).

Séreuses digitales. — Elles sont primitivement au nombre de cinq; lorsque celles des doigts I et V communiquent avec les grandes séreuses palmaires, leur nombre se trouve réduit à trois (index, médius, annulaire). Ce sont des gaines séreuses enveloppant les tendons fléchisseurs dans leur portion digitale. Constituées suivant le type général des séreuses, elles présentent un *feuillet pariétal* (cellulo-endothélial), qui revêt la face interne du canal ostéo-fibreux et un *feuillet viscéral* appliqué sur le tendon (Voy. sch., p. 80). Aux deux bouts de la gaine le feuillet pariétal se réfléchit en cul-de-sac annulaire et vient se continuer avec le feuillet viscéral. Le cul-de-sac supérieur s'élève à environ 10 ou 15 millimètres au-dessus de l'interligne métacarpo-phalangien correspondant : c'est dire que les gaines séreuses commencent au-dessus de la tête métacarpienne. Les faire commencer au niveau de l'interligne métacarpo-phalangien, c'est méconnaître les conditions qui créent les séreuses, tendineuses ou autres. Elles finissent par un cul-de-sac autour du tendon, à la base de la phalangette.

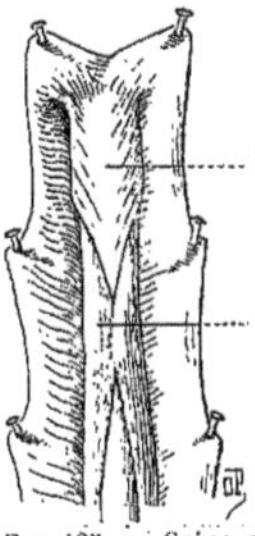

Fig. 135. — Gaine préputiale; face antérieure.

La réflexion du feuillet pariétal, devenant feuillet viscéral, se fait d'une façon différente aux deux extrémités de la gaine séreuse. A l'extrémité distale, la réflexion se fait par un simple cul-de-sac annulaire. A l'extrémité proximale, le mode de réflexion est plus compliqué.

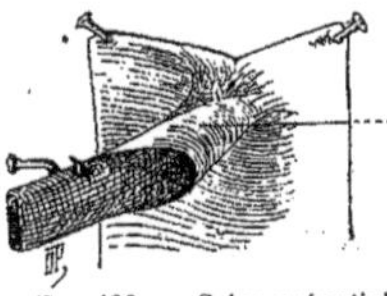

Fig. 136. — Gaine préputiale; face postérieure.

On voit le feuillet pariétal de la séreuse se réfléchir en formant le cul-de-sac supérieur de la gaine et descendre le long du tendon sur une longueur d'un centimètre environ, constituant à ce tendon une gaine cylindrique complète. Puis, ce feuillet se replie, et, s'invaginant sur lui-même, remonte le long du tendon qu'il vient de descendre pour passer enfin sur le tendon et devenir feuillet viscéral, à mi-chemin environ du point où il s'est replié et du grand cul-de-sac supérieur. Ainsi se trouve formé un deuxième ou petit cul-de-sac annulaire, péritendineux, dont la profondeur varie de 4 à 8 millimètres (Voy. schéma A, fig. 142). Ce repli n'est point parfaitement cylindrique : sur la face postérieure du faisceau tendineux, il passe transversalement et, là, la profondeur du cul-de-sac péritendineux atteint 6 à 8 millimètres. Sur la face antérieure des tendons, il s'allonge et finit en pointe sur la face antérieure et sur les bords des tendons fléchisseurs superficiels; aussi voit-on la profondeur du cul-de-sac diminuer progressivement de la face postérieure à la face antérieure du faisceau tendineux (fig. 135).

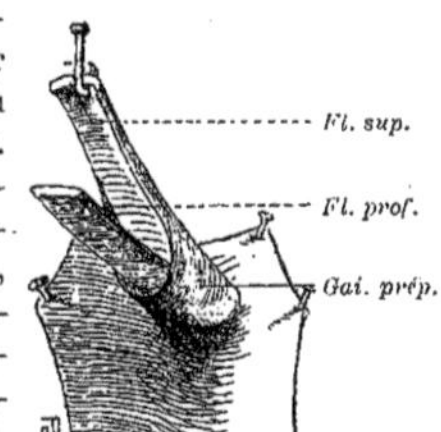

Fig. 137. — Gaine préputiale; face latérale.

C'est au fond de ce cul-de-sac péritendineux que le feuillet pariétal (cellulo-endothélial) passe sur le tendon auquel il adhère, réduit à la seule couche endothéliale (Voy. schémas A et B, fig. 142). Rien n'est plus facile que de se rendre compte de cette disposition, en insinuant dans le cul-de-sac péritendineux la pointe d'une fine bougie de gomme. Je ne saurais mieux comparer ce repli annulaire, avec son prolongement antérieur adhérent, qu'au *repli préputial avec le frein* qui le maintient. La comparaison semble plus juste encore si l'on attire et refoule alternativement le tendon : on voit alors la *gaine préputiale* calottant et décalottant le tendon. Il apparaît nettement que cette disposition est en rapport manifeste avec le mouvement de retrait et de sortie du tendon : dans l'extension, la gaine préputiale est à son minimum de profondeur; au contraire, quand la flexion, attirant en haut le tendon, paraît le raccourcir, le tendon s'invagine dans son repli préputial dont la profondeur s'accroît.

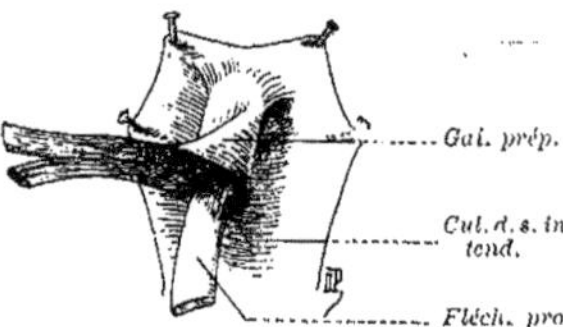

FIG. 138. — Gaine préputiale entr'ouverte par l'écartement des tendons pour montrer le cul-de-sac inter-tendineux.

Un détail est à noter : tandis que le repli préputial est simple, la gaine endothéliale, qui lui fait suite sur le tendon, se subdivise en trois gaines, quand le faisceau tendineux, agglutiné par du tissu celluleux, s'est séparé en trois tendons isolés, comme il arrive au niveau de la première phalange. De ce fait, il résulte, au point de séparation des gaines endothéliales, *un petit cul-de-sac intertendineux*.

Les séreuses digitales sont partiellement cloisonnées par les méso-tendons (vincula tendinum) qui se détachent de la paroi phalangienne, accompagnant les vaisseaux qui se rendent aux tendons.

Synoviale palmaire radiale. — Étudiée chez l'adulte, la grande séreuse radiale se présente, dans la plupart des cas, sous la forme d'une séreuse vaginale entourant le long fléchisseur propre du pouce, depuis son insertion à la phalange unguéale jusqu'au-dessus du ligament annulaire carpien antérieur, où elle se termine en cul-de-sac qui dépasse le bord supérieur de ce ligament. — Sa longueur totale est de 12 à 14 centimètres.

Si l'on ouvre cette séreuse, soit directement, soit après l'avoir légèrement insufflée, on constate : que son feuillet pariétal répond, dans le doigt, à la face interne du canal ostéo-fibreux; dans l'éminence thénar, aux muscles adducteur et court fléchisseur du pouce; au niveau du poignet, à la partie radiale du canal carpien, tandis que du côté cubital elle s'applique au nerf médian, aux tendons fléchisseurs de l'index et à la séreuse palmaire cubitale, à laquelle elle s'adosse en arrière de ces tendons, et quelquefois entre eux; à l'avant-bras, enfin, son cul-de-sac répond aux muscles et aux tendons voisins.

Le feuillet viscéral est appliqué au tendon : ce tendon n'est généralement point libre dans la gaine, mais reçoit, sur toute la longueur de la portion thénarienne, un large méso, continu ou interrompu, qui se fixe sur la face profonde et cubitale du tendon. Au niveau de la première phalange, feuillet pariétal et feuillet viscéral sont encore unis par le méso triangulaire, que l'on rencontre au même point sur tous les tendons fléchisseurs.

A l'insertion du tendon sur la phalange unguéale, la séreuse se termine par un cul-de-sac annulaire présentant, de chaque côté, un petit repli falciforme. En haut, à la partie inférieure de l'avant-bras, elle se termine par un cul-de-sac arrondi, s'étendant sous la face profonde du tendon, et répondant à l'articulation radio-carpienne et à la partie inférieure du radius, tapissée par le carré pronateur, au tendon du grand palmaire et à la séreuse médiane profonde (Voy. fig. 147). Dans ce cul-de-sac, la séreuse présente toujours un repli : ce repli, qui se détache de la paroi cubitale où il est d'ordinaire en continuité avec le long méso signalé, enveloppe le tendon à la façon d'un cornet dont le bord libre vient faire saillie dans la cavité séreuse, tandis que la pointe remonte vers l'avant-bras, le long du tendon.

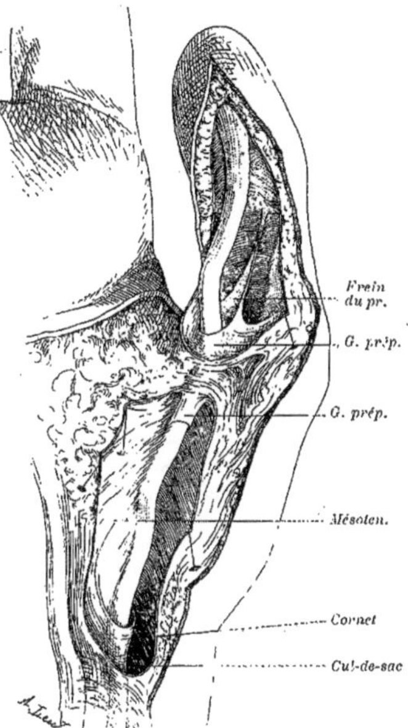

Fig. 139. — Synoviale palmaire radiale.

Cette figure reproduit un cas exceptionnel dans lequel la synoviale palmaire ne communiquait pas avec la séreuse digitale. J'ai fait représenter ce cas parce que cette séparation des séreuses est niée par tous. On peut voir que les deux séreuses ont chacune leur gaine prépntiale.

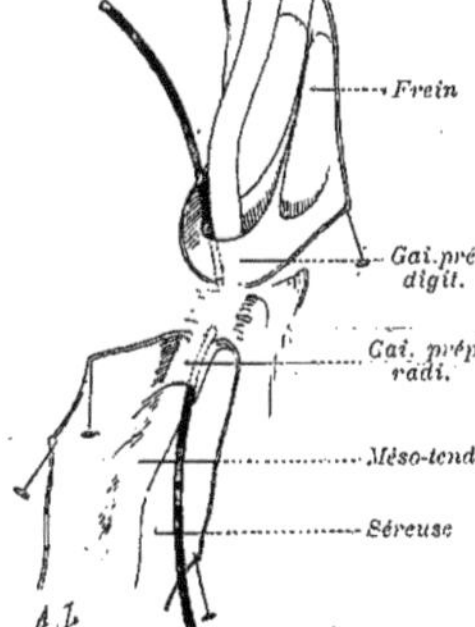

Fig. 140. — Schéma de la figure précédente.

Les sondes introduites sous les gaines préputiales sont arrêtées au fond du cul-de-sac péri-tendineux.

Cette disposition au niveau du cul-de-sac des séreuses n'a guère attiré l'attention des divers auteurs qui ont étudié ces séreuses; pour les uns, la gaine se termine par un cul-de-sac arrondi; pour les autres, c'est par un fuseau.

La vérité est qu'elle se termine par un cul-de-sac, surtout développé en arrière du tendon, et par un coin ou fuseau remontant à l'intérieur du cornet séreux, le long du tendon, comme on peut le voir sur le moule représenté figure 141.

Les dimensions du cul-de-sac sont variables : il devient très grand et s'étend en arrière du paquet des tendons fléchisseurs quand il s'est fusionné avec la séreuse médiane dont je parlerai plus loin.

Dans sa portion digitale, la séreuse palmaire radiale est étroitement bridée par la gaine ostéo-fibreuse, affectant comme celle-ci une forme cylindrique quand elle a été remplie par injection ou insufflation. Dans l'éminence thénar, le feuillet pariétal, appliqué aux muscles adducteur et court fléchisseur, est plus lâche ; insufflée ou injectée, la séreuse tend à devenir fusiforme. A son passage sous le ligament carpien elle subit un certain rétrécissement. A l'avant-bras, le feuillet pariétal devient plus lâche ; c'est pour cela que la cavité séreuse se laisse distendre par l'insufflation ou l'injection qui déploient les replis séreux.

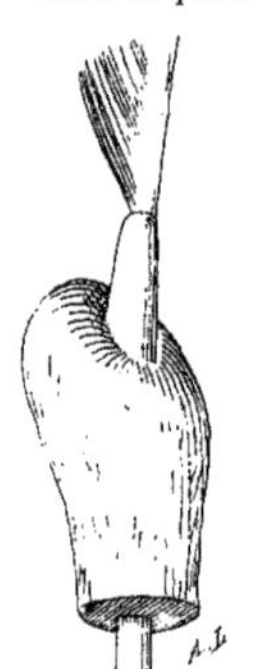

FIG. 141. — Moule de l'extrémité supérieure de la synoviale palmaire radiale.

J'ai dit que la séreuse radiale communiquait d'ordinaire chez l'adulte avec la séreuse digitale du pouce, constituant ainsi la longue séreuse que je viens de décrire. Mais, quoi qu'en disent Schwartz, Dumont et nombre d'autres, elle peut rester indépendante de cette séreuse digitale.

Originellement, cette longue séreuse est toujours divisée en deux séreuses nettement distinctes : la *gaine séreuse digitale*, la *synoviale palmaire radiale*. A la vérité, la communication s'établit de très bonne heure : chez le nouveau-né, on la constate 8 fois sur 10 environ. Sur l'adulte, d'après mes recherches, *la séparation persiste 1 fois sur 20* : tantôt, c'est un simple diaphragme celluleux qui sépare les séreuses, tantôt c'est une cloison celluleuse épaisse de plusieurs millimètres.

Comment s'établit la communication entre la gaine séreuse digitale du pouce et la séreuse radiale du tendon fléchisseur. — Lorsqu'on a disséqué avec les précautions que j'ai indiquées un certain nombre de ces gaines (50 à 60), il devient facile de se rendre compte du mécanisme anatomique par lequel s'établit la communication, parce qu'on a eu l'occasion de rencontrer les degrés intermédiaires entre la séparation complète et la communication à plein canal, qui est le cas ordinaire chez l'adulte.

Dans les cas où les deux séreuses sont tout à fait isolées, on constate que leurs culs-de-sac adossés présentent un *repli préputial* en tout semblable à celui des gaines digitales, comme le montre la figure 140 et le schéma A de la figure 142. Au fond de chaque cul-de-sac péritendineux, le feuillet pariétal se continue avec le feuillet viscéral ; la séparation est complète. La fine bougie essaie en vain de franchir le cul-de-sac péritendineux ; une pince soulevant le repli, pendant qu'une autre attire le tendon, on voit le fond du cul-de-sac et l'on constate sa fermeture hermétique.

Dans d'autres cas les culs-de-sac adossés présentent encore leur repli préputial et paraissent encore fermés. Cependant si l'on engage la fine bougie sous l'un des replis, entre le repli et le tendon, elle passe d'une séreuse à l'autre sans rencontrer la moindre résistance (Voy. fig. 142, schéma D); et cela, tout autour du tendon. La dissection confirme en *montrant* la communication qui se fait par un *canal péritendineux*. Les cas de ce genre sont assez nombreux.

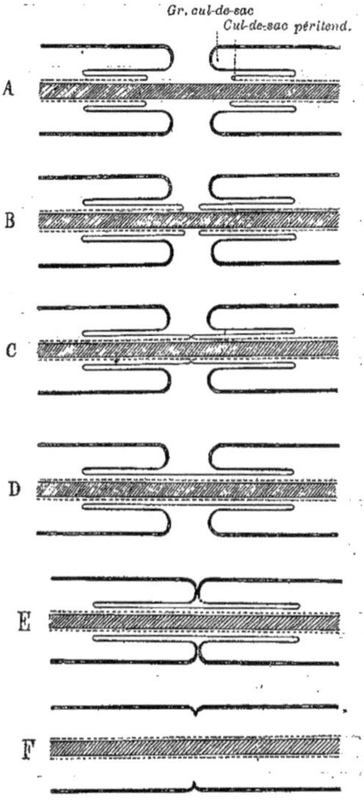

Avec ces constatations, il devient assez aisé de se rendre compte du mécanisme par lequel s'effectue la communication. Au fur et à mesure que le tendon croît et que ses mouvements augmentent en force et en étendue, les culs-de-sac se rapprochent et ne tardent pas à s'adosser (sch. B et C); bientôt les mouvements répétés du tendon interrompent la continuité du tissu séreux en son point le plus faible, c'est-à-dire là où, de pariétal devenant viscéral, il perd sa paroi celluleuse et se trouve réduit à sa seule couche endothéliale. Donc, à ce degré, les séreuses communiquent seulement par un canal péritendineux. Leurs grands cul-de-sac, adossés ou à distance, restent complètement fermés. A ce stade, les replis préputiaux réunis et adhérents forment un cylindre, sorte de coulant séreux, dont la longueur varie de quelques millimètres à 2 ou 3 cm.; ce coulant est rattaché au feuillet pariétal par un diaphragme résultant de la réunion des grands culs-de-sac séreux (schéma E).

A un degré plus avancé la fine membrane que formaient les replis préputiaux accolés et soudés cesse d'adhérer au feuillet pariétal de la séreuse, le diaphragme ayant disparu par la fusion des grands culs-de-sac séreux. Plus tard, elle disparaît complètement sous l'influence des mouvements répétés, et l'on ne retrouve plus que quelques débris du diaphragme, sous la forme d'une crête au niveau de son insertion (sch. E et F). Enfin, cette petite crête elle-même s'efface complètement : la *communication à plein canal est constituée.*

Fig. 142. — Schémas figurant la séparation et les degrés divers conduisant à la communication de deux séreuses vaginales.

A, les grands culs-de-sac et les culs-de-sac péritendineux sont à distance. — B, les culs-de-sac péritendineux se sont rapprochés. — C, ils sont adossés. — D, *ils communiquent*. — E, les grands culs-de-sac rapprochés forment diaphragme. — F, les gaines préputiales ont disparu, la communication se fait à plein canal.

Synoviale palmaire cubitale. — Annexée aux tendons les plus internes des fléchisseurs communs, la syn. palm. cub. répond à la portion cubitale de la paume et du poignet, empiétant plus ou moins, comme la précédente, sur la partie inférieure de l'avant-bras : elle communique très souvent avec la séreuse vaginale du petit doigt par un mode spécial. Légèrement

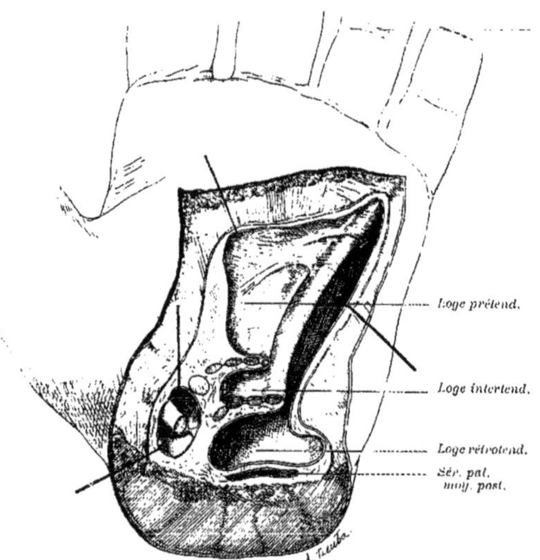

Fig. 143. — Les trois loges de la synoviale palmaire cubitale.

insufflée, elle présente, comme la séreuse radiale, un étranglement peu marqué au niveau du ligament annulaire.

Sa longueur est de 13 à 14 centimètres, si l'on y comprend la séreuse digitale du petit doigt.

Répondant aux mouvements d'un plus grand nombre de tendons, elle est beaucoup plus étendue que la séreuse radiale qui s'allonge sur un tendon unique. De plus, comme les tendons auxquels elle répond sont répartis en deux plans, la séreuse, qui revêt partiellement la face antérieure et la face postérieure de ce paquet tendineux, envoie encore un prolongement entre les deux plans tendineux. De sorte que, simple sur son bord cubital, elle présente sur son bord radial trois prolongements qui ont reçu les noms de loge *prétendineuse*, *l. intertendineuse*, et *l. rétrotendineuse*.

La communication avec la gaine séreuse du petit doigt se fait par un mode spécial, fort analogue à celui que nous avons étudié pour la synoviale radiale, mais un peu compliqué par la présence de deux tendons fléchisseurs au lieu d'un.

Après légère insufflation, la séreuse cubitale prend la forme d'un bissac dont l'étranglement, peu prononcé, répond au ligament annulaire. Mais, ce bissac membraneux est creusé par sa face radiale de deux gouttières répondant, l'une, aux tendons du fléchisseur superficiel, l'autre, aux tendons du fléchisseur profond (Voy. fig. 143). — Son sac supérieur, antibrachial, se termine par un cul-de-sac arrondi auquel sont annexés deux cornets s'allongeant, le superficiel, sur le tendon du fléchisseur superficiel du petit doigt, le profond, sur le tendon du fléchisseur profond de ce même doigt. Le sac inférieur, palmaire, se renfle dans la partie cubitale de la paume où il s'allonge en pointe, allant très souvent se continuer avec la gaine séreuse du petit doigt. La paroi antérieure de cette grande synoviale est en rapport avec l'aponévrose antibrachiale entre les tendons du petit palmaire et du cubital, et avec le ligament annulaire et l'aponévrose palmaire, dont elle est séparée par la partie interne de l'arcade palmaire et les rameaux nerveux du médian. En arrière, elle revêt l'extrémité inférieure du cubitus, la portion cubitale du carpe, et les deux derniers interosseux palmaires, dont elle est séparée par un tissu celluleux lâche et une graisse diffluente. — En dedans, du côté cubital, elle entre en contact, de haut en bas, avec le tendon du cubital antérieur, l'artère et le nerf cubital, le pisiforme, la concavité de l'os crochu et l'opposant du petit doigt. La paroi externe, *radiale*, répond aux tendons fléchisseurs et au nerf médian; comme elle s'enfonce entre le plan des tendons fléchisseurs superficiels et celui des tendons du fléchisseur profond, puis entre ce dernier et la gouttière carpo-métacarpienne, elle forme ainsi trois loges étagées d'avant en arrière.

Ces trois loges, bien décrites pour la première fois, je crois, par Leguey, sont de longueur et de profondeur inégales; pour les voir, il faut inciser la paroi antérieure de la séreuse du cul-de-sac antibrachial jusqu'au cul-de-sac du petit doigt, par une incision longitudinale rasant l'apophyse de l'unciforme; il est aussi très utile de désarticuler le pisiforme et de réséquer l'apophyse saillante de l'os crochu. Ces loges sont, toutes les trois, plus profondes à leur partie moyenne qu'à leurs extrémités, leur fond formant un croissant à concavité cubitale.

La loge antérieure, *prétendineuse*, est moins longue et moins profonde que la loge rétrotendineuse. Son extrémité supérieure dépasse à peine le ligament carpien, son extrémité inférieure s'effile sur le tendon fléchisseur du cinquième doigt; son fond, qui couvre tout ou partie du tendon du médius, confine au nerf médian. Sa paroi antérieure est formée par le feuillet séreux adossé à l'aponévrose palmaire, dont il est toutefois séparé par l'arcade palmaire superficielle; sa paroi postérieure est formée par la réflexion de ce feuillet qui vient tapisser les tendons superficiels des quatrième et cinquième doigts.

La loge moyenne, *intertendineuse*, est moins profonde; facile à voir lorsqu'on soulève le tendon supérieur de l'auriculaire, elle commence au niveau du ligament carpien, et finit en pointe sur le tendon du fléchisseur profond de l'auriculaire, un peu au-dessous de la précédente. Sa paroi antérieure est formée par le feuillet séreux revêtant la face postérieure des tendons fléchisseurs superficiels des quatrième et cinquième doigts; sa paroi postérieure est formée par le même feuillet, réfléchi sur la face antérieure des tendons fléchisseurs profonds; son fond répond au tissu celluleux qui unit les tendons superficiels et les tendons profonds.

La loge postérieure, *rétrotendineuse*, est, de beaucoup, la plus étendue en hauteur et en largeur : en effet, elle s'avance sous les tendons fléchisseurs profonds et va s'adosser, non comme on le dit à la séreuse radiale, mais à la séreuse médiane postérieure. Sa paroi antérieure est formée par le feuillet séreux appliqué sur la face postérieure des tendons fléchisseurs profonds, sa paroi postérieure par ce même feuillet réfléchi sur le canal carpien et les deux derniers interosseux. Son extrémité supérieure s'élève au-dessus du ligament annulaire carpien, empiétant plus ou moins sur l'extrémité inférieure du cubitus; son extrémité inférieure s'effile sur le tendon du fléchisseur profond du cinquième doigt, et descend jusqu'à 2 centimètres au-dessus de l'articulation métacarpo-phalangienne de ce doigt.

L'extrémité supérieure de la synoviale

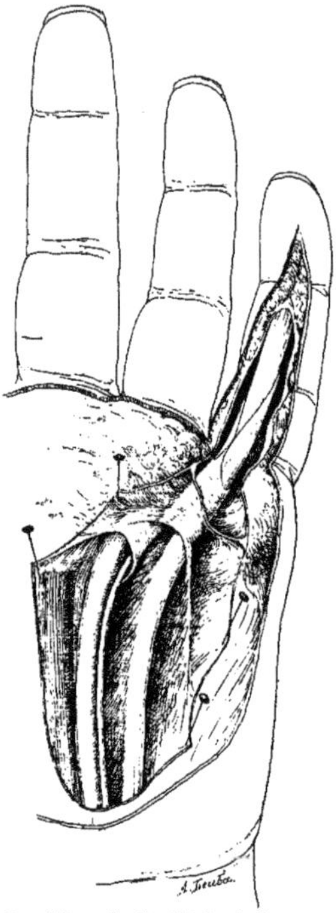

Fig. 144. — Partie distale de la synoviale palmaire cubitale; le cornet et l'entonnoir du cul-de-sac inférieur.

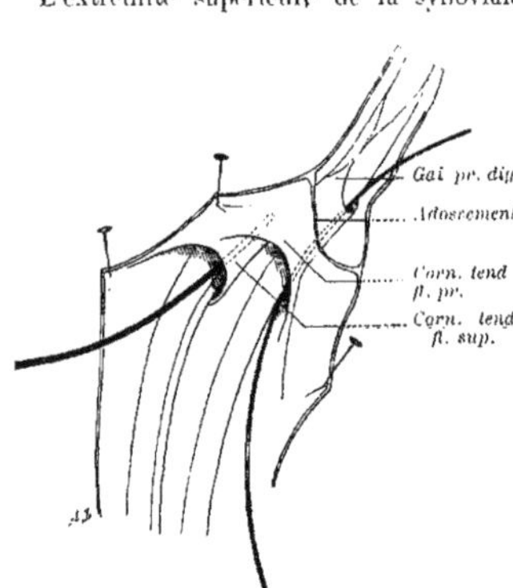

Fig. 145. — Schéma de la figure précédente.

Une bougie introduite dans le cornet séreux du tendon fléch. sup. s'arrête au fond de ce cornet; une bougie introduite dans le cornet, devenu entonnoir, du tendon fléch. prof. ressort dans la séreuse digitale.

cubitale, envisagée dans son ensemble, est fermée par la réflexion du feuillet séreux sur le paquet des tendons fléchisseurs : j'ai déjà indiqué le niveau de sa terminaison. Ce cul-de sac antibrachial présente deux replis semi-lunaires, ou mieux deux cornets, en tout semblables à celui que nous avons étudié à l'extrémité antibrachiale de la synoviale radiale autour du tendon fléchisseur du pouce : l'un entoure les tendons superficiels des quatrième et cinquième doigts, l'autre entoure les tendons profonds. Je n'insiste pas, pour l'instant, sur ces replis semi-lunaires, me réservant de revenir sur ce sujet un peu plus loin, et de donner alors leur véritable signification.

L'extrémité inférieure est fort intéressante à étudier, puisque c'est à son niveau que s'établit la communication si fréquente entre la synoviale cubitale et la séreuse digitale du petit doigt. Là encore, on rencontre normalement deux replis semi-lunaires ou *cornets séreux*. L'un superficiel, apparaît d'abord : il se détache de la loge prétendineuse, sur le tendon superficiel de l'annulaire, contourne ce tendon et va finir dans la loge intertendineuse : ce cornet, très évasé, a une hauteur de 15 à 20 mm. environ; il finit en se soudant par son sommet au tendon fléchisseur superficiel de l'auriculaire. Introduisez une bougie de gomme dans ce cornet, soit en avant, soit en arrière, vous serez *toujours* arrêté au fond du cornet, c'est le cornet superficiel, *borgne*. Le repli semi-lunaire, ou cornet profond, est, en général, à un niveau plus bas que le superficiel; parfois cependant les deux cornets naissent d'une commune origine. Comme le précédent, il naît de la loge prétendineuse, mais sur le tendon de l'annulaire; contournant par son orifice évasé le tendon profond du fléchisseur de l'annulaire, il va se terminer sur la paroi postérieure. Un peu moins haut que le précédent, il se poursuit, par son sommet, autour du tendon fléchisseur profond de l'annulaire, et se continue, *assez souvent, à plein canal, avec la séreuse vaginale digitale*. Introduisez une fine bougie en gomme dans ce cornet, soit en avant soit en arrière, soit sur les côtés du tendon profond et vous pénétrerez alors dans la séreuse vaginale du petit doigt : ce n'est pas un cornet, *c'est un entonnoir*.

Telles sont les dispositions générales de la synoviale palmaire cubitale. La description que j'en viens de donner résume les caractères principaux et ordinaires de cette gaine. Maintenant, il est nombre de dispositions particulières sur lesquelles je ne puis insister ici ; je me propose de les exposer, avec les détails nécessaires, dans un travail qui doit paraître prochainement.

M'étant aperçu, en revoyant ces séreuses pour la rédaction de ce traité, que les notions actuellement classiques sur ce sujet sont incomplètes et inexactes, j'ai pris la résolution de les étudier à nouveau pour fixer, dans la mesure possible, nos connaissances. Pour donner quelques exemples des inexactitudes contenues dans les classiques tant français qu'étrangers, je rectifierai ici les points suivants : — A) La synoviale palmaire radiale communiquerait toujours avec la séreuse digitale du pouce (Schwartz, Dumont, etc.). Or, ces synoviales primitivement isolées chez le fœtus, restent isolées chez l'adulte, une fois sur 20 environ. — B) La synoviale cubitale communiquerait d'ordinaire avec la séreuse digitale du petit doigt; la non-communication serait un fait exceptionnel se rencontrant environ une fois sur 20 (Schwartz, Dumont, Rosthorn, etc.). Or, d'après mes recherches, la non-communication est très fréquente; on l'observe au moins dans un tiers des cas, peut-être dans la moitié. Actuellement, je l'ai vue 23 fois sur 52 cas. — C) Les synoviales palmaire et cubitale ne communiqueraient jamais l'une avec l'autre, et les auteurs citent à l'envi le cas de Gosselin qui aurait observé cette communication une seule fois. Or, il résulte de mes recherches que cette communication des deux grandes synoviales palmaires est très fréquente chez l'adulte; on l'observe dans la moitié des cas environ. Elle se fait par l'intermédiaire d'une séreuse médiane que je décrirai plus loin.

Bourses séreuses accessoires. — Les auteurs signalent à côté des deux grandes synoviales carpiennes l'existence inconstante de synoviales, dites accessoires, que l'on rencontre parfois le long des tendons fléchisseurs de l'index. Intermédiaires aux grandes synoviales radiale et cubitale, elles peuvent apparaître et s'isoler en séreuses distinctes le long des tendons fléchisseurs de ce doigt, surtout le long du tendon profond.

D'après mes recherches, ces synoviales sont au nombre de deux : il ne faut pas les appeler accessoires, puisque l'une d'entre elles est à peu près constante : je les désignerai sous les noms de séreuse *palmaire moyenne postérieure* et de séreuse *palmaire moyenne antérieure*.

Séreuse palmaire moyenne postérieure. — Cette séreuse mérite

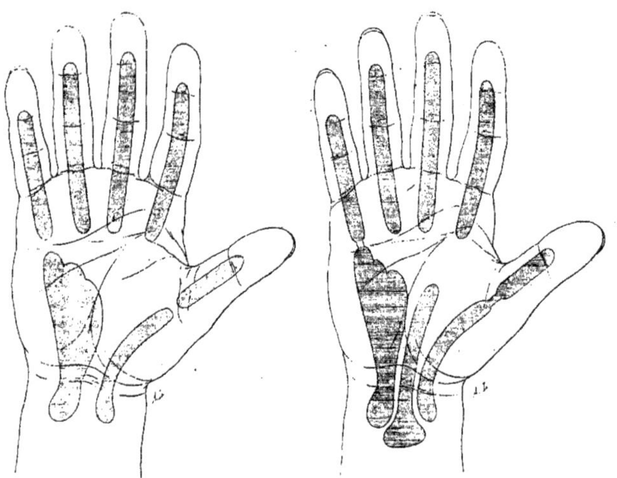

FIG. 146. — Synoviales palmaires, type fœtal.

FIG. 147. — Synoviales palmaires, type normal de l'adulte.

d'être décrite comme séreuse normale de la région palmaire. En effet, on la rencontre 8 fois sur 10 environ (fig. 143 et 147). Intermédiaire au canal carpien et au tendon du fléchisseur profond de l'index, elle commence au poignet sur le bord saillant du radius, s'étale au niveau de la saillie du semi-lunaire et descend plus ou moins bas sur le tendon du fléchisseur profond. Sa longueur varie de 3 à 8 cm. Pour la voir, il faut couper transversalement la masse des muscles et tendons fléchisseurs vers le tiers inférieur de l'avant-bras et rabattre vers les doigts le bout distal.

C'est par l'intermédiaire de cette séreuse palmaire moyenne que communiquent d'ordinaire les grandes synoviales radiale et cubitale.

Séreuse palmaire moyenne antérieure. — Inconstante, elle ne se rencontre guère que dans la moitié des cas ; beaucoup plus petite que la précédente, elle se trouve placée entre le tendon superficiel et le tendon profond de l'index.

Ces deux séreuses apparaissent plus tardivement que les autres; il est assez rare qu'elles arrivent à un degré aussi complet d'organisation; — en général, leur paroi n'a pas le poli humide caractéristique des séreuses à l'état de parfait développement.

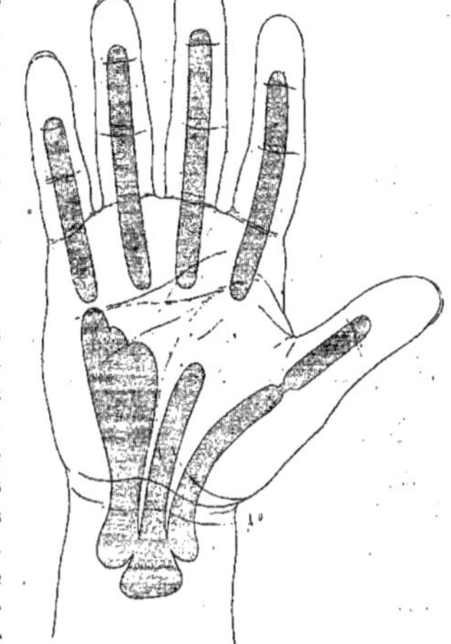

Fig. 148. — Synoviales palmaires, type très fréquent.

La disposition assez complexe de ces gaines rend leur description ardue; d'autant que les grandes gaines synoviales de la paume, avec des caractères généraux identiques, présentent des particularités variables suivant les sujets. La complexité et la variabilité de leurs replis résultent de ce fait que les deux grandes gaines sont formées par la fusion des gaines appartenant à chacun des tendons et primitivement isolées. Les replis, de nombre et d'étendue variables, que que l'on rencontre dans leur intérieur ne sont autre chose que les vestiges des cloisons qui primitivement séparaient les séreuses annexées à chaque tendon.

Chemin (*Bibl. anat.*, 1896) qui a étudié le développement des synoviales palmaires a vu que chez le fœtus de 2 mois, la synoviale du fléchisseur propre du pouce existe déjà et que chaque tendon des fléchisseurs communs possède une séreuse particulière. Ces synoviales ne tardent pas à communiquer entre elles. Cette communication commence au poignet pour s'étendre de là vers la paume de la main. Elle débute par les deux gaines de l'index, puis à 2 mois 1/2 par celles du 5e doigt, les autres suivent peu à peu de façon à ne former plus chez l'adulte qu'une gaine unique au lieu de 8. — Quant aux séreuses digitales, elles sont déjà complètement développées à 2 mois.

CHAPITRE TROISIÈME

MUSCLES DU MEMBRE ABDOMINAL

Répartis autour des quatre segments du membre abdominal, ces muscles sont divisés en muscles du bassin (ceinture pelvienne), muscles de la cuisse, muscles de la jambe, muscles du pied.

MUSCLES DU BASSIN

Les muscles du bassin, homologues des muscles de l'épaule (ceinture thoracique) prennent leur origine sur les éléments osseux de la ceinture pelvienne

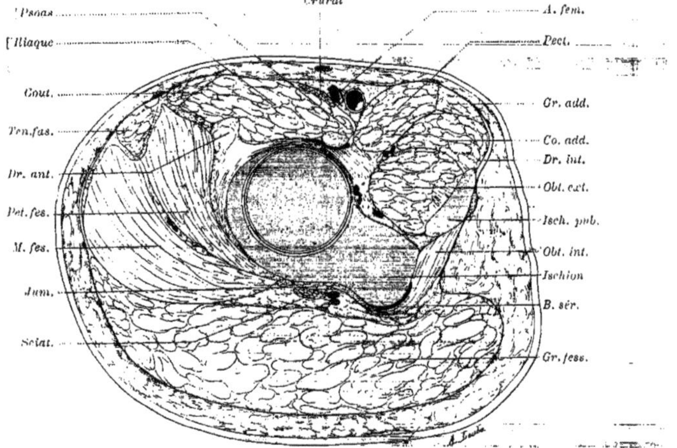

Fig. 149. — Coupe horizontale passant par la tête fémorale.

(os iliaque, sacrum). La plupart naissent de la face externe du bassin : tenseur du fascia lata, grand fessier, moyen fessier, petit fessier, jumeaux, obturateur externe, carré crural. Trois seulement, l'iliaque, le pyramidal et l'obturateur interne naissent de la face interne du pelvis. — La plupart des muscles du bassin vont s'insérer au grand trochanter ou à son voisinage immédiat; un seul se rend au petit trochanter; tous sont des pelvi-trochantériens. — A l'intérieur de la ceinture pelvienne, ils forment une seule couche; extérieurement ils sont superposés en trois couches, répondant à la superposition des trois muscles fessiers.

GRAND FESSIER. — M. glutœus maximus.

Le grand fessier, le plus volumineux des muscles du corps, est rhomboïdal, large, aplati; fort épais, 3 à 4 cm. en moyenne, il est formé de gros faisceaux obliques, comme le deltoïde qu'il représente partiellement au membre inférieur. C'est le plus superficiel des trois muscles fessiers. Son développement, en rapport avec l'attitude bipède, est remarquable dans l'espèce humaine.

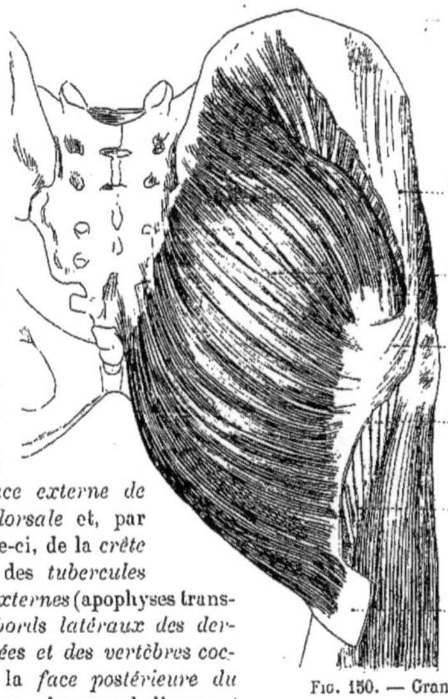

Fig. 150. — Grand fessier.

Il naît : — 1° du *cinquième postérieur de la crête iliaque* et d'une *petite surface triangulaire* située sur la *face externe de l'os iliaque*, en arrière de la ligne demi-circulaire postérieure (Voy. *Ostéologie*, fig. 195 et 300); — 2° de la *face externe de l'aponévrose lombo-dorsale* et, par l'intermédiaire de celle-ci, de la *crête du sacrum*; — 3° des *tubercules sacrés postérieurs et externes* (apophyses transverses sacrées), des *bords latéraux des dernières vertèbres sacrées et des vertèbres coccygiennes*; — 4° de la *face postérieure du ligament sacro-iliaque, du grand ligament sacro-sciatique et du ligament sacro-coccygien*. A ces origines constantes, il faut ajouter des faisceaux naissant en plus ou moins grand nombre de l'aponévrose du moyen fessier.

Ces origines se font en général par des fibres charnues mélangées de courtes fibres aponévrotiques. — Sur la face postérieure du grand ligament sacro-sciatique, ce sont de véritables lamelles ou feuillets tendineux, qui pénètrent dans les interstices des fibres verticales du ligament. Assez souvent, les fibres nées de l'aponévrose du moyen fessier proviennent d'une longue arcade aponévrotique, que l'on peut bien voir en rejetant en arrière la moitié postérieure du grand fessier coupé verticalement (fig. 152). De même, entre le sacrum et le coccyx, les fibres se détachent d'une arcade membraneuse sous laquelle passent les derniers nerfs sacrés postérieurs.

De ces origines, les fibres charnues s'ordonnent en faisceaux, séparés par des cloisons aponévrotiques, qui se dirigent à peu près parallèlement en bas et en dehors, pour se terminer : — 1° dans l'*aponévrose fascia lata* ; — 2° *sur la branche externe de la trifurcation de la ligne âpre du fémur*.

Les faisceaux superficiels, ceux qui sont nés de la crête iliaque et de la crête sacrée, se terminent dans l'aponévrose fascia lata, suivant une ligne qui, encadrant les bords postérieur et supérieur du grand trochanter, se prolonge sur tout le tiers supérieur de la cuisse. Le long de cette ligne d'insertion, le fascia lata atteint une épaisseur de 3 à 4 mm., et l'on peut voir sur sa coupe les fibres d'insertion du grand fessier, transversalement coupées, séparer deux couches du fascia lata à fibres verticales. — Les faisceaux profonds, après avoir suivi le trajet des précédents, s'infléchissent et se rendent à un tendon, aplati mais fort épais et fasciculé, qui, s'insinuant entre le biceps et le vaste externe auquel il adhère intimement, va se fixer *sur la branche externe de trifurcation de la ligne âpre*, et dans l'excavation que celle-ci limite en avant. — Nos figures montrent les insertions à l'aponévrose et le tendon sous-jacent ; la figure 152 indique la préparation nécessaire pour étudier le tendon par sa face postérieure. J'ai multiplié ces figures en raison de l'importance de cette insertion aponévrotique négligée par quelques auteurs.

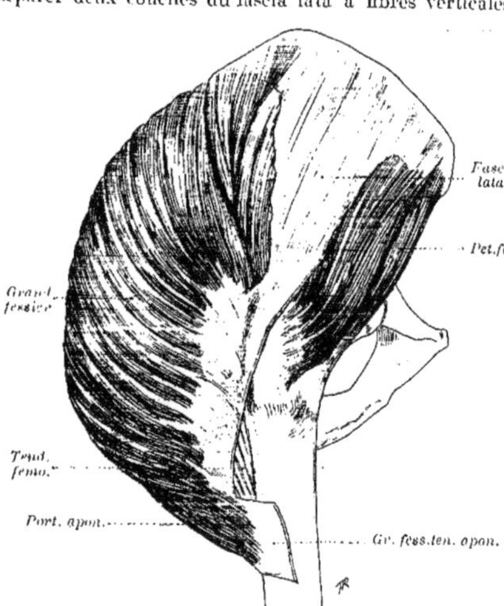

Fig. 151. — Grand fessier ; insertions.

Dans quelques cas, on remarque une demi-torsion du muscle, dont les faisceaux supérieurs descendent vers la partie inférieure du tendon, tandis que les faisceaux supérieurs gagnent la partie supérieure de ce tendon, entrecroisement qui rappelle celui que présente le grand pectoral.

Rapports. — Par sa face superficielle convexe, le grand fessier est en rapport avec le pannicule graisseux si épais et si serré de la région fessière. — Par sa face profonde, il recouvre le muscle moyen fessier, le pyramidal, les jumeaux encadrant le tendon de l'obturateur interne, le carré crural, la grande échancrure sciatique et les vaisseaux et nerfs qui en émergent (vaisseaux et nerfs fessiers, ischiatiques et honteux internes, grand et petit nerfs sciatiques), les insertions supérieures du biceps et du demi-membraneux et la partie supérieure du grand adducteur. Le large tendon aponévrotique, par lequel le grand fessier se tisse aux fibres verticales du fascia lata, glisse sur la face externe du grand trochanter, que recouvrent en partie les insertions du moyen fessier, par l'intermédiaire d'une bourse séreuse, étendue, cloisonnée, mal délimitée. — Des quatre bords du muscle, deux sont verticaux ou à peu près et répondent, l'interne à l'origine, l'externe à l'insertion. Les deux autres sont obliques. Le bord supérieur, aminci, adhère intimement à l'aponévrose du moyen fessier. Le bord inférieur, libre, épais, arrondi, convexe en bas, répond dans son tiers interne à la graisse contenue dans la fosse ischio-rectale ; dans son tiers moyen, il recouvre l'ischion dans l'extension de la cuisse, mais se relève et le découvre dans la flexion du membre, de sorte que les faisceaux musculaires ne sont point comprimés quand on est assis. Une bourse séreuse, mal délimitée et inconstante, se trouve entre le muscle et l'ischion. Ce bord, oblique, est croisé dans son tiers moyen par le pli fessier qui est transversal. Avec mon collaborateur et ami, Paul Richer, nous avons montré l'erreur de ceux qui attribuent le pli fessier à la saillie du bord inférieur du muscle grand fessier. Il y a longtemps d'ailleurs que Luschka a décrit les gros trousseaux fibro-élastiques, qui vont de l'ischion à la face profonde du derme (*ligamenta ischio-cutanea*), déterminant la dépression transversale connue sous le nom de pli fessier.

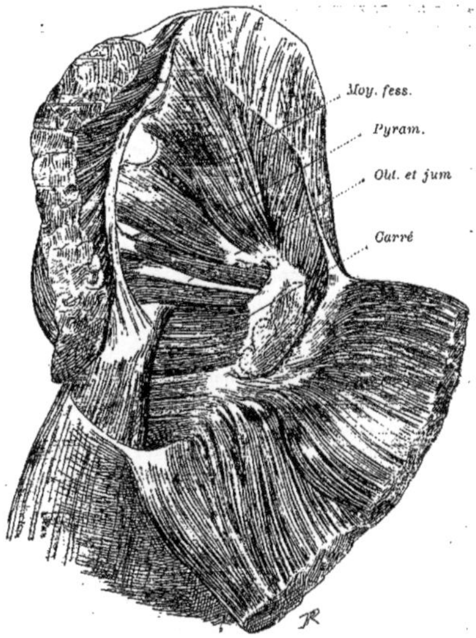

Fig. 152. — Muscles de la fesse; couche profonde.

Action. — On admet généralement que le grand fessier : — 1° étend la cuisse sur le bassin ; — 2° lui imprime un mouvement de rotation en dehors ; — 3° la place en légère abduction.

Le grand fessier est avant tout *un extenseur*. Lorsqu'on faradise le muscle, le membre inférieur se porte fortement en arrière : « c'est le plus énergique des extenseurs de la cuisse ; c'est lui qui la porte le plus en arrière et il en produit l'extension avec beaucoup plus de puissance que tous les autres extenseurs réunis » (Duchenne). — Le mouvement de rotation de dedans en dehors est exécuté sans force et, pendant la faradisation du muscle, on peut l'empêcher sans difficulté. Quant au rôle d'abducteur que nombre d'auteurs attribuent au grand fessier et plus particulièrement à ses faisceaux inférieurs (Winslow, Sabatier), Duchenne le nie absolument. Il se refuse aussi à admettre le rôle d'adducteur que Cruveilhier accorde à ces mêmes faisceaux inférieurs. — Lorsque le sujet se trouve dans la station assise, les jambes fléchies et les pieds reposant sur le sol, la contraction du grand fessier produit cependant l'abduction de la cuisse. Mais, ce mouvement d'abduction s'effectue sans aucune énergie. Il est dû à ce que le mouvement de rotation en dehors, que tend à produire le grand fessier, peut se décomposer en deux mouvements secondaires : l'un vertical, absorbé par la résistance du sol ; l'autre horizontal, qui représente le mouvement d'abduction ; lorsque la jambe est dans l'extension, ce mouvement de rotation en dehors s'accomplit librement.

Lorsque le grand fessier prend son point fixe sur la cuisse, il devient un puissant extenseur du bassin et du tronc tout entier.

Accessoirement, le grand fessier tend l'aponévrose fémorale. — D'après Cruveilhier, par son attache au coccyx, il empêche le renversement de cet os en arrière. Quoique cette action du grand fessier sur le coccyx soit incontestable, le muscle ne joue aucun rôle dans la défécation, contrairement aux assertions de quelques auteurs. Il est facile de voir, en effet, que, pendant la défécation, le grand fessier est relâché. D'ailleurs, comme il rapproche les deux fesses, sa contraction, loin de favoriser l'acte, le gênerait plutôt.

Un des points les plus discutés de la physiologie du grand fessier est son rôle dans la station et dans la marche. Depuis Fabrice d'Aquapendente, qui a le premier formulé nettement la théorie musculaire de la station debout, nombre d'auteurs ont pensé que la contraction du grand fessier était nécessaire pour permettre le maintien de l'équilibre du corps. — Il est facile de s'assurer sur soi-même que le grand fessier est complètement relâché dans la station debout. D'ailleurs, le centre de gravité passant en arrière du centre des deux cavités cotyloïdes, c'est en avant de l'articulation qu'il faut chercher la force qui fait équilibre au poids du corps ; cette force est représentée par le puissant ligament de Bertin et peut-être par le psoas-iliaque distendu (Giraud-Teulon). De même, le grand fessier n'intervient ni pour maintenir l'équilibre dans la station hanchée (Voy. tenseur du fascia lata et bandelette de Maissiat), ni dans la station sur une seule jambe, comme le croyait Sabatier.

Dans la marche sur un terrain plat, le grand fessier est absolument inactif ; en revanche, il se contracte énergiquement dans la marche sur un plan ascendant, l'ascension d'un escalier, le saut, l'action de se lever d'un siège.

Innervation. — Le muscle grand fessier reçoit ses nerfs en grande partie du petit sciatique. — A la sortie de la grande échancrure sciatique, au-dessous du muscle pyramidal, le nerf fessier inférieur abandonne un rameau assez volumineux, qui se porte en arrière, en bas et en dedans, pour remonter ensuite sur la face profonde du grand fessier en formant une courbe à concavité supéro-externe. — On peut trouver le nerf du grand fessier venant non du petit sciatique, mais d'un véritable plexus formé par le petit sciatique et surtout le grand sciatique. — Dans l'un et l'autre cas, le nerf se divise en trois branches : l'une antérieure, se porte horizontalement en avant et se divise bientôt en une gerbe de petits filets ; l'autre, moyenne, descend obliquement en avant ; la troisième, postérieure, se porte verticalement en bas jusqu'au bord inférieur du muscle pour remonter ensuite dans son épaisseur. — Sappey signale un petit filet nerveux venant de la sixième paire sacrée et allant se perdre dans la partie inférieure du muscle grand fessier. — Trolard décrit sous le nom de *nerf fessier postérieur* un petit filet nerveux formé par la réunion des première et deuxième branches postérieures du plexus sacré, qui se perd dans le muscle au niveau de ses insertions postérieures et internes.

Variations et anomalies. — La fixité de ce muscle, qui atteint chez l'homme son maximum de développement, est remarquable; ses anomalies sont relativement peu fréquentes. — Chudzinski fait remarquer que dans les races de couleur le grand fessier, plus étroit et moins épais que dans la race blanche, tend à se rapprocher de celui des anthropoïdes. — On a observé : tantôt la disparition de quelques-uns de ses faisceaux, les inférieurs le plus souvent; tantôt la réapparition, anormale chez l'homme, de faisceaux constants chez certains animaux. Macalister a même observé un grand fessier entièrement réduit, naissant seulement des deux dernières vertèbres sacrées : il s'agit là sans doute d'une atrophie morbide, car pareille réduction ne s'observe jamais, même chez les anthropoïdes. Luschka et Macalister ont signalé un faisceau musculaire qui suivait le bord inférieur du grand fessier, dont le séparait un interstice linéaire et le quittait pour aller s'insérer à la lèvre externe de la ligne âpre. Ce faisceau, chef inférieur, caudal, du grand fessier, correspond à celui que Sabatier et Meckel ont retrouvé chez les mammifères et décrit sous le nom de muscle coccy-fémoral. A cette formation, semble encore se rattacher le muscle observé par Chudzinski qui, naissant sur le ligament sacro-sciatique, se perdait en bas sur l'aponévrose fémorale. Parfois, de l'ischion se détachent quelques fibres musculaires qui vont se jeter dans la masse du grand fessier, constituant le chef ischiatique de ce muscle, normal chez certains mammifères (Meckel), chez le gorille (Duvernoy) — Tiedmann et Luschka ont observé le dédoublement du grand fessier en deux couches. — Chudzinski a noté la fusion plus ou moins complète du grand fessier avec le tenseur du fascia lata, fait intéressant en ce qu'il offre un beau cas de *deltoïde-fessier*. — Heinecke indique la présence d'une petite séreuse entre l'aponévrose d'insertion et l'épine iliaque postéro-supérieure; récemment Morestin a décrit de petites séreuses répondant au frottement du muscle sur les tubercules sacrés. Ces organes séreux sont inconstants.

TENSEUR DU FASCIA LATA. — M. tensor fasciæ latæ.

C'est à tort que Cruveilhier, Bourgery et d'autres désignent le tenseur du fascia lata comme « le plus volumineux de tous les tenseurs aponévrotiques ». En fait, les faisceaux superficiels du grand fessier qui vont à l'aponévrose fémorale constituent un tenseur de l'aponévrose plus volumineux et plus fort que le tenseur du fascia lata, leur antagoniste. — Allongé, épais, quadrilatère et tordu sur son axe longitudinal, ce muscle répond à l'union de la face externe de la fesse avec la face antérieure de la cuisse. Il naît : — 1° par une lame tendineuse mélangée de fibres charnues, de la *partie externe de l'épine iliaque antéro-supérieure*, et, dans une étendue variable, de l'*échancrure* qui succède à cette épine sur le *bord antérieur de l'os iliaque*; cette lame tendineuse sagittale s'enfonce entre le psoas et le moyen fessier; — 2° de la partie antérieure du *moyen fessier*, à laquelle le tenseur du fascia lata est intimement uni. Les fibres, disposées en fascicules parallèles, disposition analogue à celle du grand fessier, forment un corps charnu prismatique et triangulaire dont la face interne répond au muscle iliaque et au tendon du droit antérieur, dont la face postérieure repose sur le moyen fessier et le vaste externe, et dont la face externe répond à l'aponévrose superficielle. Ces fibres se dirigent obliquement en bas et en arrière, et se terminent par de longues fibres aponévrotiques, qui s'incurvent légèrement et se mélangent aux fibres verticales de l'*aponévrose fémorale*, vers la jonction du tiers supérieur avec les deux tiers inférieurs de la cuisse. Ces fibres, bien que confondues avec les fibres verticales du fascia lata, peuvent être suivies jusqu'au *tubercule de la tubérosité externe du tibia* sur laquelle elles s'insèrent; quelques-unes s'incurvent en avant pour gagner le bord externe et la face antérieure de la rotule, sur laquelle elles se continuent avec des fibres aponévrotiques venues du côté interne.

Cette partie externe, épaissie, du fascia lata, porte le nom *de ligament ilio-tibial* ou *bandelette de Maissiat* (A).

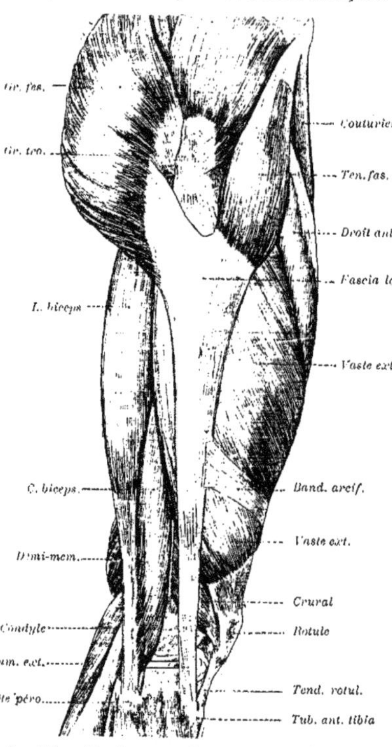

Fig. 133. — Muscle tenseur du fascia lata ; région externe de la cuisse.

Le corps charnu du tenseur du fascia lata est inclus dans une loge aponévrotique, dédoublement du fascia ; le feuillet profond de cette loge est en général plus épais que le feuillet superficiel, transparent. La paroi profonde de la loge présente un ou deux grands orifices par lesquels vaisseaux et nerfs arrivent au tenseur.

L'innervation est traîtée avec celle des moyen et petit fessiers.

Action. — Le tenseur du fascia lata tend la partie externe de l'aponévrose fémorale ; il imprime à la cuisse un mouvement de rotation de dehors en dedans ; au maximum de sa contraction, il fléchit légèrement la cuisse, en la portant un peu dans l'abduction.

Par son action sur l'aponévrose, il joue un rôle pour le maintien de l'équilibre, dans la station debout. Comme les faisceaux aponévrotiques du grand fessier, le tenseur du fascia lata agit surtout sur la bandelette de Maissiat (muscle de la bande large, Winslow). Il semble que, lorsque cette bandelette est tendue sur le grand trochanter, qui presse sur elle de dedans en dehors dans la station hanchée, le tenseur du fascia lata agit comme le grand fessier, pour empêcher cette bandelette de se luxer sur cette tubérosité (Voy. Welcker, *Archiv für Anat. u. Phys.*, 1875).

Il agit synergiquemennt avec le psoas (fléchisseur et rotateur en dehors) pour provoquer la flexion directe de la cuisse.

Variations et anomalies. — Assez fréquemment, on a observé le dédoublement du tenseur du fascia lata. Macalister a observé un cas de division complète, dans lequel un faisceau antérieur partait de l'épine iliaque antéro-supérieure, tandis qu'un faisceau postérieur naissait de la crête iliaque. — On a signalé des faisceaux surnuméraires se détachant de l'arcade fémorale, de la crête iliaque et même de l'aponévrose abdominale. Gruber a publié le seul cas d'absence de ce muscle connu chez l'homme (*Virch. Archiv*, 1880). Je rappelle que Chudzinsky a observé l'union de ce muscle avec le grand fessier.

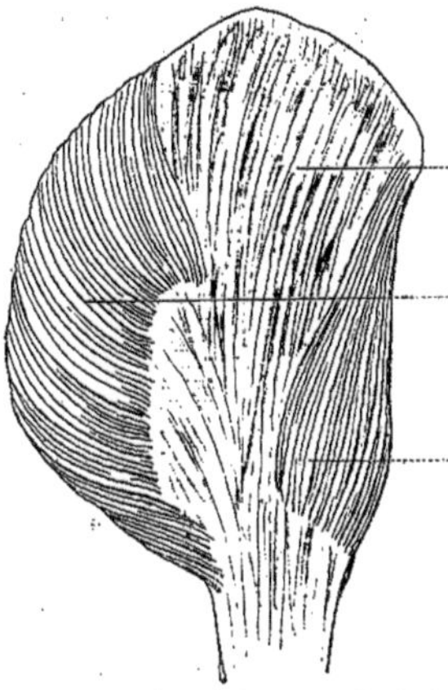

Fig. 154. — Schéma du deltoïde fessier.

(A). — Maissiat (Mémoires sur la station des animaux, *Comptes rendus de l'Académie des sciences*, 1842, p. 362) écrit : « Cette bande fibreuse assez mal déterminée sur ses bords est une portion plus résistante de l'aponévrose du fascia lata. Elle est d'une largeur variable entre 4 et 8 centimètres. Elle naît de la crête iliaque à son point le plus saillant, descend verticalement sous la peau, touche au grand trochanter sur lequel elle est mollement assujettie, puis, longeant la cuisse, atteint le tibia et s'y fixe en dehors. On pourrait la nommer *bande ilio-trochantéro-tibiale.* » M. démontre son action dans la station *sur un seul membre*, attitude naturelle (Léonard de Vinci). — « Tant que l'homme se tient sur deux membres, l'équilibre n'est qu'instable, le bassin forme avec les deux membres et le sol un cadre rectangulaire; mais la mobilité des quatre angles de ce cadre (surtout des angles supérieurs, articulations coxo-fémorales, est grande et l'équilibre difficile à garder. Alors il arrive que le tronc s'inclinant à droite ou à gauche, l'angle correspondant diminue; et cette diminution s'accentuerait, n'était l'interventiun de la bandelette qui, bientôt tendue, résiste, et finit par caler le corps dans l'attitude hanchée. Par exemple, la taille a perdu de sa hauteur. »

MOYEN FESSIER. — M. glutœus medius.

Aplati, épais, disposé en éventail dont les fibres convergent de la fosse iliaque vers le grand trochanter, recouvert par le grand fessier à sa partie postérieure, recouvrant le petit fessier, le moyen fessier répond par sa plus grande étendue à l'épaisse aponévrose intermédiaire au grand fessier et au tenseur du fascia lata. On peut considérer cette aponévrose comme représentant la partie moyenne atrophiée d'un deltoïde fessier constitué par le grand fessier, le tenseur du fascia lata et l'aponévrose intermédiaire (fig. 154).

Le moyen fessier naît : des *trois quarts antérieurs de la lèvre externe de la crête iliaque*, et de toute la partie de la *fosse iliaque* externe comprise entre les lignes demi-circulaires antérieure et postérieure, surface falciforme à pointe antérieure (Voy. fig. 156 et *Ost.*, fig. 195). A ces origines osseuses, qui se font par des fibres charnues, il faut ajouter les nombreux faisceaux qui se détachent : — *a*) de l'aponévrose qui recouvre le muscle, — *b*) du feuillet aponévrotique commun avec le tenseur du fascia lata et le petit fessier, — e) d'une arcade fibreuse qui, allant de l'os iliaque au sacrum, limite le canal ovalaire par où passent les vaisseaux fessiers supérieurs. De ces origines, les fibres convergent vers le grand trochanter; les postérieures descendant obliquement en avant, les antérieures se portant en arrière. Elles forment deux faisceaux, dont le postérieur s'insinue sous l'antérieur avec lequel il s'entrecroise. Ces fibres se jettent sur les deux faces d'un tendon large et plat, qui, d'abord caché dans l'intérieur du corps charnu, apparaît sur sa face interne et se dégage seulement au niveau de l'insertion, à *l'angle postéro-supérieur et à la face externe du grand trochanter*, déterminant la large empreinte en virgule que nous avons représentée (Voy. *Ostéol.*, fig. 229).

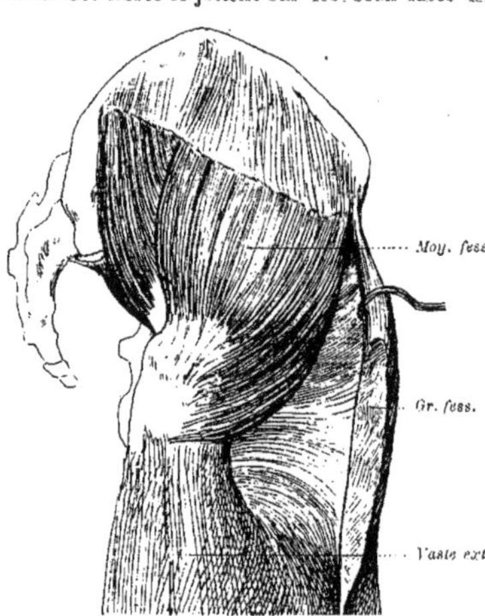

Fig. 155. — Moyen fessier.

Ce large tendon d'insertion est uni au tendon du pyramidal par quelques adhérences, sous lesquelles on trouve une petite bourse séreuse entre les deux tendons, tout près de leur insertion. Une ou deux autres petites séreuses répondent à la réflexion du tendon sur le bord supérieur du grand trochanter. Les fibres antérieures accompagnent le tendon jusqu'à son insertion, en entourant la face ou bord antérieur du grand trochanter : là, ces fibres adhèrent parfois au tendon du petit fessier ou sont séparées de lui par une bourse séreuse.

Action. — Lorsque le moyen fessier se contracte en totalité, il produit l'abduction directe de la cuisse avec une grande force. — La contraction isolée de ses faisceaux antérieurs produit la rotation interne de la cuisse, puis une abduction associée à un léger degré de flexion. Les faisceaux postérieurs déterminent au contraire la rotation externe, ainsi que de l'abduction associée à de l'extension. Seule, la portion moyenne est directement abductrice — Duchenne a constaté que la contraction successive des différents faisceaux, obtenue en promenant des réophores sur la surface du muscle, détermine la production d'un mouvement de circumduction de la cuisse, associé à des mouvements de rotation autour d'un axe longitudinal.

Variations et anomalies. — Homologue (Sabatier) du sus- et du sous-épineux, le moyen fessier est assez souvent divisé, comme l'ont vu Henle, Macalister, Young, en deux faisceaux, par un interstice cellulo-aponévrotique; — Chudzinski, Macalister, Calori ont constaté sa fusion complète avec le pyramidal et le petit fessier; — Henle a vu quelques-unes de ses fibres charnues s'insérer sur le tendon du pyramidal; dispositions qui rappellent toutes, de plus ou moins loin, celle observée par Humphry chez certains singes, où les deux fessiers, le moyen et le petit, et le pyramidal forment une masse commune.

PETIT FESSIER. — (M. glutæus minimus.)

Triangulaire, aplati, rayonné en éventail à demi déployé, recouvert par le moyen fessier, recouvrant la partie inférieure de la fosse iliaque externe, le petit fessier naît, par des fibres charnues, de toute la partie de la *fosse iliaque externe*, située entre la ligne demi-circulaire antérieure et les attaches supérieures de la capsule coxo-fémorale, jusqu'à la partie antérieure du pourtour de la grande échancrure sciatique. En avant, au niveau de l'épine iliaque antéro-supérieure et de l'échancrure sous-jacente, ses origines se confondent avec celles du moyen fessier et du tenseur du fascia lata. — De cette large surface d'origine, les fibres convergent vers le bord antérieur du grand trochanter : les antérieures, presque verticales, décrivent une courbe à concavité postérieure; les postérieures se dirigent presque horizontalement en avant. Ces fibres se fixent sur la face profonde d'un tendon qui vient s'insérer sur *toute la lèvre externe du bord* (de la face serait mieux) *antérieur du grand trochanter*. Cette insertion est remarquable : tandis que les fibres antérieures descendent directement, les postérieures se coudent presque à angle droit en se réfléchissant sur l'angle antéro-supérieur du grand trochanter. Ce tendon, encadré par les insertions du vaste externe, s'insère sur une hauteur de quatre centimètres. Une bourse séreuse constante répond à la réflexion du tendon ainsi plissé.

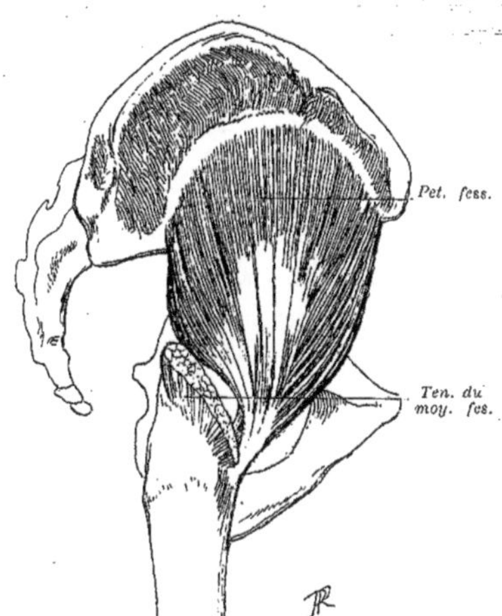

Fig. 150. — Petit fessier.

La face profonde du petit fessier contracte d'intimes adhérences avec la capsule fémorale, qui enferme dans son dédoublement le tendon réfléchi du droit antérieur. Assez souvent un gros trousseau tendineux se mêle à la capsule.

En avant, le petit fessier est souvent confondu avec le moyen fessier, ces deux muscles naissant d'un tendon commun qui parfois descend jusqu'au grand trochanter (*ligamentum suspensorium trochanterii de Gunther*) ; pour séparer les deux muscles il faut procéder d'arrière en avant. — Le bord supérieur du muscle est convexe et demi-circulaire ; le bord antérieur, uni à celui du moyen fessier, forme une masse charnue épaisse et convexe, qui se loge dans la concavité d'un feuillet aponévrotique, dépendance de l'enveloppe aponévrotique du tenseur (Voy. fig. 151). — Le bord postérieur, aminci, s'insinue sous le pyramidal.

Action. — L'action du petit fessier est analogue à celle du moyen.

Tous les deux, prenant leur point fixe sur le fémur, jouent un rôle important dans la fixation du bassin. Lorsque le corps repose sur un des membres (station hanchée, deuxième temps de la marche), ils se contractent pour empêcher le poids du corps d'entraîner le bassin du côté opposé (Duchenne).

Innervation des moyen et petit fessiers et du tenseur du fascia lata. — Le moyen et le petit fessier reçoivent leurs nerfs du fessier supérieur : né de la partie postérieure du lombo-sacré et de quelques rameaux venant de la partie postérieure du plexus sacré (Valentin), ce nerf sort de la grande échancrure sciatique au-dessus du pyramidal, pénètre aussitôt entre le moyen et le petit fessier, et se divise alors en deux rameaux. L'un, inférieur et descendant, se perd dans l'épaisseur du petit fessier; l'autre, supérieur et horizontal, suit à peu près la ligne d'insertion supérieure du petit fessier et se divise en cinq ou six branches se portant les unes vers le moyen fessier, les autres vers le petit. — Un filet assez volumineux continue la direction du tronc et se perd dans le tenseur du fascia lata qu'il aborde par sa face profonde, vers sa partie moyenne.

Variations et anomalies. — Il se fusionne parfois avec le moyen fessier et avec le pyramidal (Calori); — il envoie un faisceau au tenseur du fascia lata (Walsham); au vaste externe (Macalister). — Parfois ses faisceaux les plus antérieurs s'isolent, constituant un muscle qui répond au m. invertor femoris d'Owen, observé chez l'orang et les autres singes par Wood et Bischoff, signalé par Meckel chez la hyène, et par Strauss-Durckeim chez le chat. — Ce muscle, encore désigné sous les noms de scansorius, de petit fessier antérieur, de quatrième fessier représenterait la portion extra-pelvienne du muscle iliaque.

PYRAMIDAL. — **M. pyriformis.**

Intra-pelvien à son origine, il est allongé en pyramide triangulaire à base sacrée, à sommet trochantérien, et aplati d'avant en arrière. Il naît de *la face antérieure du sacrum* par trois, très rarement quatre digitations qui s'implantent au pourtour des deuxième et troisième trous sacrés et dans les gouttières qui continuent ces trous en dehors ; ses origines se font par des fibres charnues, recouvertes par quelques pinceaux aponévrotiques (fig. 158). Le trousseau aponévrotique inséré sur le pont osseux qui sépare les deux trous est le plus fort ; souvent, il marque son empreinte sur la face antérieure du sacrum (Voy. *Ostéol.*, tome I, p. 327). Ainsi constitué, le pyramidal se dirige en dehors, en avant et très légèrement en bas, vers la grande échancrure sciatique, au niveau de laquelle il reçoit, par son bord supérieur, quelques fibres charnues provenant de l'*os iliaque*, au voisinage de la symphyse sacro-iliaque, et d'autres venant du grand ligament sacro-sciatique. — Dès sa sortie du bassin, il se rétrécit assez rapidement, cheminant entre le moyen fessier et le jumeau supérieur, recouvert par le grand fessier, recouvrant quelques fibres du moyen. Ses fibres se concentrent sur un tendon qui apparaît d'abord sur la face antérieure et le bord supérieur du muscle et va s'insérer, en contractant d'intimes adhérences avec le jumeau supérieur, au bord supérieur du grand trochanter. — Quelques auteurs, après Heinecke, signalent en ce point une petite bourse séreuse.

Rapports. — Les rapports de ce muscle sont des plus intéressants. — *Dans le bassin*, sa face antérieure est en rapport avec le plexus sacré, la portion sacrée du sympathique, les vaisseaux sacrés latéraux et hypogastriques et l'aponévrose pelvienne supérieure sur laquelle se meut le rectum. — *Hors du bassin*, la face antérieure du pyramidal entre en rapport avec la petite épine sciatique, le petit ligament sacro-sciatique, des fibres du moyen fessier qui s'interposent plus ou moins entre elle et l'os et la partie postérieure de la capsule coxo-fémorale. — La face postérieure répond d'abord au sacrum et au grand ligament sacro-sciatique; hors du bassin, elle est recouverte par le grand fessier. — J'ai déjà montré le bord supérieur du pyramidal, longeant le bord postérieur du moyen fessier, et limitant, avec celui-ci et la partie supérieure de la grande échancrure sciatique, le canal ostéo-fibreux par lequel émergent les vaisseaux et nerfs fessiers. Le bord inférieur limite avec le jumeau supérieur un orifice ou fente triangulaire à pointe trochantérienne, par la base de laquelle émergent le grand et le petit nerf sciatique, l'artère ischiatique, les vaisseaux et le nerf honteux internes. Cet orifice, ou canal *sous-pyramidal* est plus large, plus facilement dilatable, que le canal *sus-pyramidal* des vaisseaux fessiers. Je crois, à l'encontre de Bourgery, qu'il constitue la voie la plus favorablement disposée pour les épanchements ou les hernies ischiatiques.

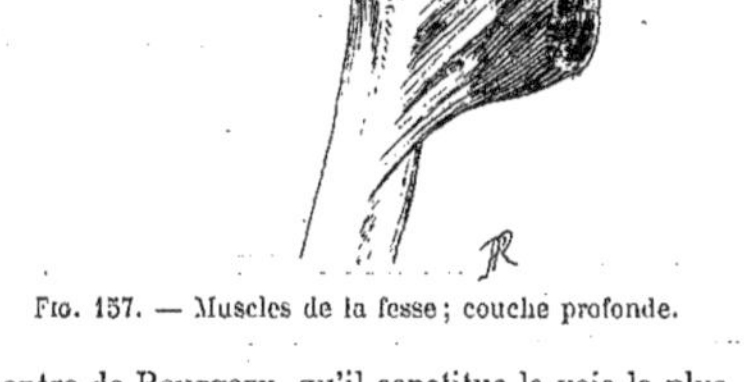

FIG. 157. — Muscles de la fesse; couche profonde.

Innervation. — Né de la partie postérieure du plexus sacré, le nerf du pyramidal se détache à la hauteur même du muscle, ou très peu au-dessus, et l'aborde par sa face antérieure dans sa portion extra-pelvienne. — Il n'est pas rare de trouver deux ou plusieurs filets très grêles se distribuant au muscle pyramidal.

Variations et anomalies. — Bien que Macalister ait constaté dans un cas l'extension des insertions du pyramidal qui s'étendaient à la cinquième sacrée et au coccyx, on peut dire, d'une façon générale, que dans toutes ses variations, ce muscle présente une tendance manifeste à la réduction et à la perte de son individualité. Sans insister ici à nouveau sur des faits déjà signalés, nous rappellerons sa fusion avec le moyen et le petit fessier. Plus souvent encore, suivant Chudzinski, il peut s'unir aux jumeaux, à l'obturateur interne, et cela surtout dans les races de couleur. Enfin, on a noté sa réduction extrême, sa disparition même (Budge, Macalister, Chudzinski). Certains auteurs ont mis en doute cette disparition, pensant que, souvent sinon toujours, il s'agissait d'une fusion méconnue.

Rapports du muscle pyramidal et du grand sciatique. — Le muscle pyramidal ne se présente pas toujours en un seul corps musculaire; il n'est pas extrêmement rare de le voir divisé en deux faisceaux, dont l'un est antérieur à l'autre, et quelquefois un peu supérieur. Ces faisceaux sont généralement de même grosseur; cependant il peut arriver que le faisceau supérieur soit plus considérable. Ces deux portions du pyramidal se réunissent sur un tendon commun et cylindrique, qui peut aussi rester divisé jusqu'au trochanter; il y a alors deux pyramidaux. Cette disposition anormale est expliquée par le passage du tronc ou d'une partie du grand nerf sciatique. Ce nerf, généralement constitué avant d'arriver au niveau du bord inférieur du muscle, passe sous ce bord; ou bien, fait rare, il perfore tout entier le pyramidal. Lorsque les branches sacrées ne se sont pas fusionnées au niveau de l'échancrure sciatique, on peut voir les branches supérieures du plexus (branches postérieures du tronc lombo-sacré et deuxième sacrée) passer entre les faisceaux musculaires. Dans ces cas, le tronc se constitue au delà du muscle, suivant Mouret. Nous avons plus souvent vu (1 fois sur 7) les faisceaux nerveux perforants rejoindre le tronc principal auquel ils s'accolent pour former le nerf sciatique poplité externe.

OBTURATEUR INTERNE. — **M. obturator internus.**

Remarquable par la réflexion à angle presque droit qu'il subit sur la petite échancrure sciatique, l'obturateur interne commence dans la cavité pelvienne, par un éventail charnu appliqué à la membrane obturatrice et à son cadre osseux, et va se terminer, après réflexion, sur la face interne du grand trochanter; — c'est un éventail musculaire à sommet tendineux, brisé au niveau de sa réflexion.

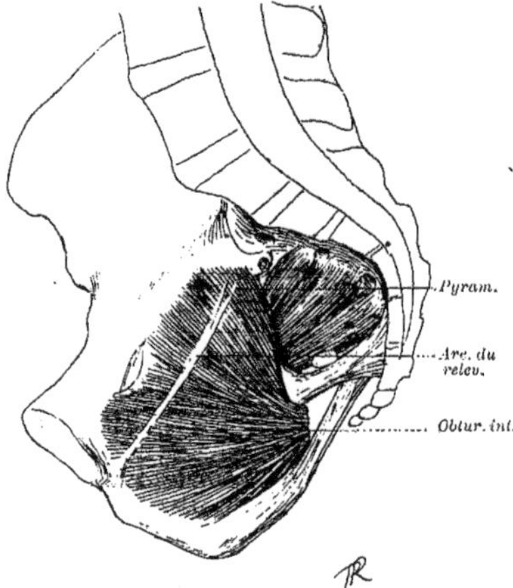

Fig. 158. — Obturateur interne et pyramidal.

Il naît : 1° de *tout le pourtour osseux du trou sous-pubien* (face pelvienne du pubis et de l'ischion et surface quadrilatère qui sépare le trou sous-pubien de l'échancrure sciatique, jusqu'à la ligne innominée); — 2° de la *membrane obturatrice interne*, qui lui appartient en propre, et dont les feuillets se continuent dans l'intérieur du muscle; — 3° d'*une aponévrose qui le recouvre*. Cette aponévrose, qui s'attache en haut à la ligne innominée forme, au niveau de la gouttière sous-pubienne, une arcade qui complète avec celle-ci le canal sous-pubien dans lequel s'engagent les vaisseaux et nerfs obturateurs (Voy. Picqué et Poirier, Hernie obturatrice. *Revue de chirurgie*, septembre 1891); en bas, elle se continue avec le prolongement du ligament sacro-sciatique qui remonte en *repli falciforme* le long de la branche horizontale de l'ischion (Voy. *Arthrologie*, p. 710). Dans sa moitié supérieure, elle est doublée par l'aponévrose du releveur de l'anus, qui parfois se termine en arcade vers la partie moyenne du muscle. Les fibres charnues naissent de la face interne de cette aponévrose, surtout en haut et en bas, dans l'angle dièdre formé en haut par le pubis et l'aponévrose, en bas par l'aponévrose, le repli falciforme et l'ischion.

De ces origines, les fibres convergent vers la petite échancrure sciatique, transformée en trou par les ligaments sacro-sciatiques. Les fibres postérieures, verticales, débordent le squelette vers le fond de l'échancrure; les fibres pubiennes sont horizontales; les ischiennes ont une direction ascendante. Le muscle, ainsi épaissi et rétréci, se réfléchit suivant un angle presque droit, sur le bord de la petite échancrure et, se portant en avant, en dehors et en haut, remonte obliquement sur la face postérieure de l'ischion et de la capsule coxo-fémorale, pour aller s'insérer à *la face interne du grand trochanter*, près de l'angle antéro-supérieur. Le tendon est formé par la réunion de cinq ou six languettes tendineuses, qui apparaissent d'abord dans l'épaisseur du muscle, et se dégagent un peu avant le point de réflexion. Au niveau de la petite échancrure, ces languettes sont réduites à trois ou à quatre, qui glissent dans autant de petites gouttières creusées sur l'échancrure et la face postérieure de l'ischion, et revêtues d'un tissu fibro-cartilagineux. Un peu plus loin, ces languettes s'unissent en un tendon qui, logé d'abord dans l'interstice des jumeaux, croise ensuite le tendon du pyramidal, sous lequel il s'engage pour gagner son point d'insertion.

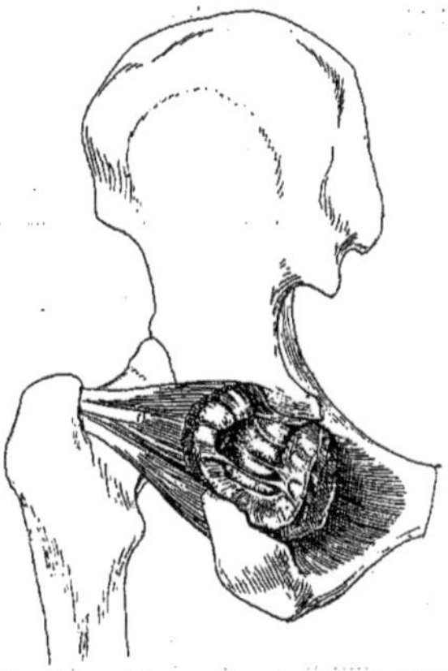

Une grande bourse séreuse résulte du frottement du tendon sur l'échancrure; allongée suivant la direction du muscle, elle a un cul-de-sac intra-pelvien et un autre extra-pelvien. — Pour l'étudier, il faut sectionner transversalement le muscle après sa réflexion, et relever les deux chefs (Voy. fig. 159); on constatera alors que la bourse séreuse envoie des prolongements entre les tendons encore isolés. J'ai pu m'assurer que cette vaste séreuse résultait de la fusion de trois ou quatre séreuses annexées aux tendons d'abord isolés de l'obturateur; il n'est pas rare de retrouver les vestiges de cette séparation primitive. — Entre les corps charnus des jumeaux et le tendon, on trouve parfois une petite séreuse; rarement isolée, elle communique d'ordinaire avec la séreuse principale et apparaît comme un prolongement de celle-ci. — Parfois on rencontre une troisième bourse séreuse, entre le tendon et la capsule articulaire, près de l'insertion.

Fig. 159. — Bourse séreuse de l'obturateur interne.

Rapports. — Dans la cavité pelvienne, l'obturateur est en rapport avec l'aponévrose pelvienne supérieure et le releveur de l'anus. — Releveur et obturateur, contigus et adhérents dans leur partie supérieure, s'écartent bientôt, limitant une large excavation remplie de graisse, l'excavation ischio-rectale, au fond de laquelle cheminent les vaisseaux et nerfs honteux internes. — Hors du bassin, le tendon est recouvert par le grand fessier.

Innervation. — Son filet nerveux se détache du plexus sacré au niveau de la grande échancrure sciatique et se porte en bas et en dehors; puis, contournant l'épine sciatique, il rentre dans le bassin par la petite échancrure, en décrivant une courbe à concavité interne, pour atteindre le corps charnu qu'il pénètre par sa face postérieure.

JUMEAUX. — M. gemelli.

Les jumeaux, que nombre d'auteurs décrivent comme chef externe de l'obturateur interne, se présentent sous l'aspect de deux petits faisceaux charnus, flanquant la portion terminale et le tendon de l'obturateur interne : ils sont distingués en jumeau supérieur et jumeau inférieur. Ils prennent naissance par des fibres charnues, *sur la face postérieure de l'ischion;* leur origine, en forme de croissant, encadre le pourtour antérieur de la poulie cartilagineuse sur laquelle glisse l'obturateur; le jumeau supérieur empiète sur l'épine sciatique; le jumeau inférieur, plus fort en général, s'insinue entre les attaches du grand ligament sacro-sciatique et celles des muscles qui naissent de la tubérosité de l'ischion (Voy. *Ostéol.*, fig. 195); très souvent, quelques-unes de ses fibres se continuent avec celles du ligament et des muscles. Parfois, ses origines franchissent le bord saillant de l'échancrure, et empiètent sur la face pelvienne de l'os iliaque, où elles semblent bien continuer l'obturateur interne.

Les corps charnus des jumeaux forment gouttière aux bords du tendon de l'obturateur; ils se rejoignent d'abord sur la face profonde de celui-ci, puis, sur sa face antérieure, l'enveloppant dans un canal musculo-tendineux.

Les jumeaux se terminent par des fibres tendineuses : celles du jumeau supérieur se joignent aux fibres antérieures du tendon de l'obturateur interne; celles du jumeau inférieur, plus longues et rassemblées d'ordinaire en une lame tendineuse, forment un plan tendineux qui double la face profonde du tendon de l'obturateur, et va partager l'insertion trochantérienne de celui-ci.

Variations et anomalies. — Les jumeaux pelviens peuvent manquer soit simultanément, soit isolément, comme l'ont signalé Macalister, Wood, Knott, Gantzer, Meckel. Toutefois, l'absence du jumeau inférieur est plus rare (Chudzinski). — Tandis que le jumeau supérieur s'unit avec le pyramidal ou le petit fessier, le jumeau inférieur se confond avec le carré crural. — Plus souvent, ils forment avec l'obturateur une masse indivise: cette dernière disposition est si fréquente, chez l'homme et dans la série, que l'on peut considérer les jumeaux comme des faisceaux extra-pelviens de l'obturateur interne.

OBTURATEUR EXTERNE. — M. obturator externus.

Aplati et étalé en éventail au-devant du trou sous-pubien, comme l'obturateur interne l'est en arrière, il naît *des trois quarts antérieurs de la face externe du cadre osseux qui limite ce trou* (fig. 161).

Décrit d'ordinaire comme un plan charnu uniforme, l'obturateur externe est en réalité composé de trois faisceaux, que séparent les branches des vaisseaux et nerfs obturateurs : — le faisceau supérieur naît de la surface externe du pubis, au-devant de l'épine, et du bord antérieur de la branche horizontale de cet os, par une arcade aponévrotique qui limite l'orifice externe du canal sous-pubien : — le faisceau moyen naît de la branche descendante du pubis et de la membrane obturatrice externe (Voy. Picqué et Poirier, *loc. cit.*); — le faisceau inférieur naît de la branche ascendante et du corps de l'ischion; cette origine s'étend jusque sur le bord tranchant qui borde le trou sous-pubien, et *empiète même sur la face interne ou pelvienne* (Voy. *Ostéol.*, fig. 199).

Les fibres charnues des trois faisceaux convergent vers un tendon qui, d'abord logé dans l'épaisseur du corps charnu, apparaît ensuite à sa face externe. Le muscle, rétréci et épaissi, suit la gouttière osseuse que limitent le bord inférieur de la cavité cotyloïde et la tubérosité de l'ischion, contourne la partie inférieure de la capsule coxo-fémorale, et gagne la face postérieure de celle-ci sur laquelle il passe obliquement pour aller s'insérer au *fond de la cavité digitale* du grand trochanter. — J'ai montré (Voy. *Ostéol.*, p. 222) la gouttière que creuse souvent le tendon de l'obturateur externe sur la face postérieure du col fémoral.

Rapports. — Recouvert par le pectiné, le psoas-iliaque, les adducteurs et le crural, l'obturateur externe recouvre la membrane obturatrice interne, *sur laquelle il ne prend aucune insertion.*

Il y a parfois une bourse séreuse, entre la gouttière, la face postérieure de la capsule et le tendon; j'en ai aussi observé une très petite à l'insertion même.

Innervation. — Le nerf obturateur abandonne dans le canal sous-pubien un filet au muscle obturateur externe. Ce nerf se divise bientôt en deux rameaux, l'un abordant le muscle par son bord supérieur, l'autre par sa face antérieure. Quelquefois les nerfs de ce muscle naissent directement du nerf obturateur.

Variations et anomalies des obturateurs. — L'obturateur externe n'a pour ainsi dire pas de variations; cependant Wood l'a vu renforcé par un faisceau du petit adducteur; Macalister a signalé l'isolement d'un de ses faisceaux pubiens par le nerf obturateur. — L'obturateur interne peut présenter soit une extension assez considérable de ses insertions, soit une division en deux chefs, intéressante parce qu'elle rappelle la forme normalement observée chez les oiseaux par Sabatier. Gruber a décrit la division de ce muscle en deux chefs, pubio-ischiatique et iliaque. Suivant Macalister, ses faisceaux peuvent se fixer sur le pubis, sur l'aponévrose pelvienne, sur la troisième vertèbre sacrée, sur le tendon terminal du petit psoas, sur la crête pectinéale, sur la tubérosité ischiatique.

CARRÉ CRURAL. — M. quadratus femoris.

Quadrilatère, court, aplati d'avant en arrière et assez épais, le carré passe transversalement de l'ischion au fémur, continuant le plan des adducteurs en bas, celui des jumeaux et de l'obturateur en haut (fig. 152).

Son origine s'étend verticalement sur *la face externe de l'ischion*, entre la tubérosité et le pourtour postérieur du trou sous-pubien, s'enfonçant profondément entre l'obturateur externe et les tendons ischiens, qui la recouvrent en partie. De là, les fibres se dirigent transversalement en dehors pour aller s'insérer non à la ligne intertrochantérienne postérieure, mais à une ligne rugueuse qui, *continuant l'interstice de la ligne âpre du fémur, aboutit au tubercule de l'angle postéro-inférieur du grand trochanter.*

Rapports. — En rapport avec l'obturateur externe et la capsule coxo-fémorale en avant, le grand fessier en arrière, le carré répond, par son bord supérieur, au jumeau inférieur; entre les deux muscles passe la circonflexe postérieure. Son bord inférieur est contigu au bord supérieur du grand adducteur; entre les deux passe la première perforante.

Quelquefois, le muscle se dédouble près de son insertion fémorale : ses fibres postérieures.

les plus nombreuses, vont à l'insertion que j'indique, tandis que les antérieures s'arrêtent à la ligne intertrochantérienne. Entre les deux plans existe un tissu séreux, parfois transformé en une véritable bourse séreuse. Presque toujours, on trouve une bourse séreuse au niveau du point où le carré glisse sur la saillie du petit trochanter.

Innervation du carré et des jumeaux. — L'innervation de ces muscles présente des dispositions très variables. D'après Bourgery, un seul nerf, filet du plexus sacré, se distribue aux trois muscles; suivant Sappey, il y aurait deux nerfs, dont l'un irait au jumeau supérieur, l'autre allant au jumeau inférieur et au carré crural. Nous avons encore rencontré la disposition suivante : un filet, grêle, se divisait en deux rameaux pour les jumeaux; un autre, plus volumineux, descendait jusqu'au carré crural qu'il abordait par son bord supérieur.

Voyez à propos de l'innervation des muscles pelvitrochantériens, Morestin, Th. Paris, 1894.

Variations et anomalies. — On a signalé : l'union plus ou moins intime du carré crural avec les muscles voisins, jumeau inférieur, grand adducteur; — Albinus, Sœmerring, Macalister ont noté sa disparition. Meckel, Humphry, Duvernoy ont signalé son absence chez le phoque et le fourmilier. — On a observé la division de ce muscle en un nombre variable de faisceaux, deux le plus souvent, trente dans un cas de Janke.

Action des muscles pelvi-trochantériens. — Le pyramidal, les jumeaux, l'obturateur interne, l'obturateur externe et le carré sont des rotateurs de la cuisse en dehors : ce sont, à proprement parler, des pelvi-trochantériens. L'axe de rotation descend du centre de la cavité cotyloïde, passe par le centre de l'articulation du genou et du pied, et aboutit à la partie moyenne du calcanéum. — Ces muscles sont des muscles rotateurs externes directs. D'autres muscles produisent encore la rotation externe, mais ce mouvement est associé à de la flexion ou à de l'extension. — Ce mouvement de rotation se produit pendant la flexion comme pendant l'extension de la cuisse. Il est remarquable de voir qu'ici comme pour le grand fessier, le mouvement de rotation externe se transforme en abduction, lorsque ces muscles se contractent, le sujet étant assis, la jambe allongée, le talon reposant sur le sol.

Le pyramidal, les jumeaux et les deux obturateurs sont les antagonistes directs des faisceaux antérieurs du moyen et du petit fessier. Lorsque la jambe est pendante le long du corps, leur contraction l'emporte un peu sur celle de ces faisceaux et la pointe du pied est légèrement tournée en dehors.

Le pyramidal, outre son action rotatrice, imprime encore à la cuisse un mouvement en arrière et en dehors, c'est-à-dire un mouvement de flexion associé à l'abduction (Duchenne).

PSOAS-ILIAQUE. — M. iliopsoas.

On décrit sous le nom de psoas-iliaque un groupe musculaire formé par la réunion de deux muscles : un muscle long, d'origine lombaire, *le grand psoas*, et un muscle radié, naissant de la fosse iliaque, *l'iliaque*. En raison de leur insertion et de leur action commune, Haller, puis Cruveilhier, ont réuni ces deux muscles en un muscle unique à deux chefs, le *psoas-iliaque*.

PSOAS. — **M. psoas major.** — Le grand psoas, portion ou chef interne du psoas-iliaque, est un long muscle, fusiforme, allant de la douzième vertèbre dorsale au petit trochanter. Appliqué d'abord sur les parties latérales de la colonne lombaire, il suit plus bas la partie interne de la fosse iliaque, le bord du détroit supérieur et passe au-devant de l'articulation de la hanche pour se rendre au petit trochanter.

Il naît : 1° sur les parties latérales du corps de la *douzième vertèbre dorsale*, *des cinq vertèbres lombaires et des disques intervertébraux correspondants;* ces origines se font par cinq languettes aponévrotiques aux bords des corps vertébraux et aux disques qui les réunissent; dans la partie qui répond au corps vertébral même, les fibres naissent d'*arcades aponévrotiques*, qui transforment les flancs excavés du corps vertébral en ellipses ostéo-fibreuses, par lesquelles passent les vaisseaux lombaires et les rameaux d'union du grand sympathique; — 2° par cinq languettes charnues, de la *face antérieure et du bord inférieur des apophyses costiformes des vertèbres lombaires*, en dedans des languettes d'origine du carré lombaire; parfois la languette inférieure manque; parfois la supérieure s'étend par une arcade fibreuse au bord inférieur de la douzième côte (Voy. fig. 160). De ces origines, les fibres charnues descendent, parallèles, presque verticales, formant par leur juxtaposition un corps charnu de volume croissant, aplati sur les côtés de la colonne lombaire. Ce corps charnu, devenu fusiforme, se porte légèrement en bas et en dehors, passe sur les confins du grand et du petit bassin, s'effilant sur un tendon large et plat.

Ce tendon, qui apparaît haut dans l'intérieur du muscle, se porte en bas et en dehors; il reçoit par sa face externe et sa face postérieure les fibres charnues de l'iliaque avec lequel il s'engage sous l'arcade de Fallope, pour apparaître à la partie supérieure de la cuisse, au fond du creux crural. Là, il descend au-devant de la capsule fibreuse de l'articulation de la hanche et va s'insérer sur le petit trochanter. On trouve parfois une petite bourse séreuse séparant le tendon de la face antérieure du petit trochanter.

ILIAQUE. — M. iliacus. — Le muscle iliaque rayonne, large et triangulaire, de toute la périphérie de la fosse iliaque interne vers la moitié inférieure du psoas. Il est séparé du précédent par un sillon profond dans lequel chemine, en général, le nerf crural.

Il naît : 1° de la *lèvre interne de la crête iliaque* et en arrière de celle-ci *du ligament iléo-lombaire;* 2° de *la plus grande partie de la fosse iliaque interne* (Voy. *Ost.*, fig. 199). Ces origines charnues se poursuivent en arrière jusque sur la *symphyse sacro-iliaque*, empiétant même sur le *sacrum* (Voy. *Ost.*, fig. 358) et sur la moitié postérieure de la *ligne innominée*. De cette large surface, les fibres convergent et se rendent successivement, comme les barbes d'une plume sur leur tige, aux faces antérieure, externe et interne du tendon que nous avons vu naître dans l'épaisseur du psoas. — Bien que les auteurs affirment avec Theile que l'iliaque n'a point de tendon terminal propre et que toutes ses fibres gagnent les bords latéraux et la face antérieure du tendon du psoas, je puis affirmer que souvent l'iliaque a un tendon propre. Tantôt ce tendon se confond intimement avec celui du psoas et n'en peut être séparé qu'avec grande difficulté; tantôt il lui est simplement accolé et les deux tendons peuvent être facilement décollés, même jusqu'au petit trochanter; tantôt enfin, les tendons du psoas et de l'iliaque sont séparés par un interstice qu'occupent des fibres charnues. C'est par la face postérieure du muscle qu'il faut étudier ces tendons. Je montrerai plus loin qu'à ces cas de séparation des tendons psoas et iliaque, répond un dédoublement de l'organe séreux créé par la réflexion de ces tendons sur le bord antérieur de l'os des îles.

Au muscle iliaque ainsi compris il faut ajouter un chef exclusivement charnu. Ce chef, décrit par quelques auteurs comme un muscle distinct (*iliacus minor, petit iliaque, ilio-capsulo-trochantinien*), naît du *bord antérieur de l'os des îles, de l'épine iliaque antéro-supérieure à l'épine iliaque antéro-inférieure;* il adhère très fortement au tendon direct du droit antérieur et à la capsule coxo-fémorale ; il suit un trajet parallèle aux fibres externes de l'iliaque auxquelles il est immédiatement accolé, mais dont il peut être assez facilement séparé et il va s'insérer sur le fémur à une petite fossette sous-trochantinienne, entre le crural sur lequel se perdent ses fibres inférieures et le pectiné. Ce chef est représenté sur la figure 160.

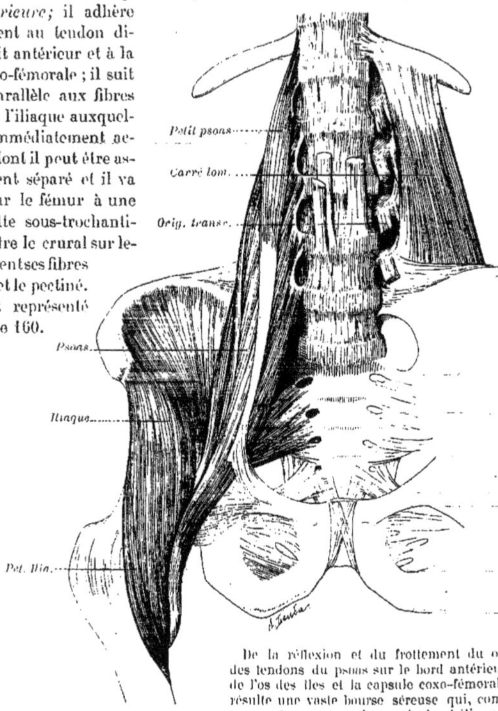

FIG. 160. — Les psoas et l'iliaque.

De la réflexion et du frottement du ou des tendons du psoas sur le bord antérieur de l'os des îles et la capsule coxo-fémorale résulte une vaste bourse séreuse qui, commençant un peu au-dessus du bord iliaque, descend jusqu'au petit trochanter. Cette longue séreuse est assez fréquemment cloisonnée dans sa longueur, au niveau de son cul-de-sac supérieur, disposition qui répond au dédoublement du tendon dont j'ai parlé; elle présente aussi parfois un cloisonnement transversal, un peu au-dessus du petit trochanter; ces cloisonnements indiquent que cette longue séreuse résulte de la fusion de trois ou quatre séreuses primitivement isolées. Cette grande séreuse communique parfois avec la synoviale articulaire coxo-fémorale : cette communication, très rare chez l'enfant, devient d'autant plus fréquente qu'on la recherche chez des sujets plus âgés. (DURVILLE. Th. Paris, 1895.) (Voy. fig. 161).

Rapports. — Ils doivent être étudiés dans la région lombaire, l'abdomen et à la cuisse.

Portion lombaire. — Recouverte en haut par l'arcade du diaphragme qui lui adhère intimement, la face antérieure du psoas répond, jusqu'au niveau de la troisième vertèbre lombaire, à la capsule adipeuse du rein. Puis elle entre en rapport, à droite, avec le côlon ascendant, à gauche, avec le côlon descendant. Plus bas, elle apparaît sous le péritoine et est croisée par l'uretère et par les vaisseaux spermatiques ou utéro-ovariens qui cheminent sous la séreuse. La face postérieure répond aux muscles intertransversaires, et au carré des lombes, dont la séparent : le douzième nerf intercostal, l'artère homonyme et les branches antérieures des artères lombaires. — Son bord interne est contigu en haut au pilier correspondant du diaphragme, et, dans toute son étendue, à la chaîne du sympathique lombaire; à droite, il répond à la veine cave inférieure, à la deuxième portion du duodénum et à la tête du pancréas; à gauche, il répond à l'aorte et à la quatrième portion du duodénum.

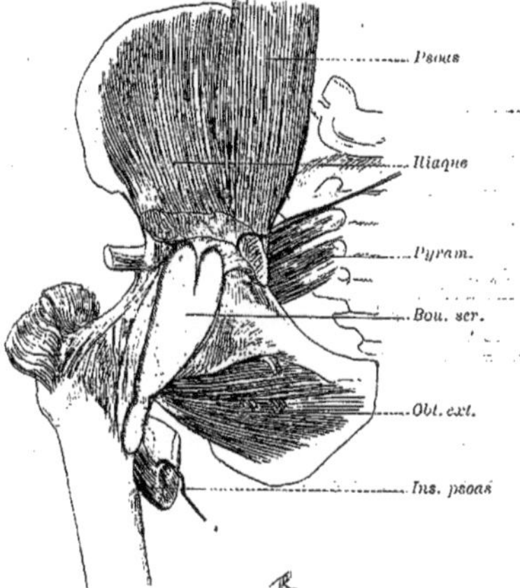

Fig. 161. — Bourse séreuse du psoas.

Portion iliaque. — Séparée du péritoine par une couche de tissu cellulaire lâche assez abondante, la face antérieure répond à droite au cœcum et à l'appendice, à gauche au côlon iliaque. La face postérieure répond au ligament ilio-lombaire, à la symphyse sacro-iliaque, à l'os des îles. Son bord externe, qui suit la crête iliaque, est contigu aux insertions du transverse. Son bord interne, longé par l'iliaque primitive puis par l'iliaque externe, est croisé par l'uretère, les vaisseaux spermatiques ou utéro-ovariens; il fait saillie dans le détroit supérieur, dont il rétrécit le diamètre transversal.

Portion crurale. — Elle est de forme pyramidale. Sa face antérieure est recouverte par l'aponévrose fémorale qui la sépare du tissu cellulaire sous-cutané. A la rencontre de cette face avec la face interne, se trouve le nerf crural qui s'épanouit en ses branches terminales. La face interne est séparée de l'entonnoir fémorali-vasculaire par la bandelette ilio-pectinée, puis du bord externe du pectiné par un interstice celluleux : psoas-iliaque et pectiné forment une gouttière musculaire dans laquelle cheminent les vaisseaux fémoraux. La face postérieure est appliquée sur l'os des îles, puis sur la capsule coxo-fémorale. Le bord externe, contigu d'abord au tenseur du fascia lata, est longé puis croisé par le couturier. — Le sommet de cette pyramide coiffe le petit trochanter qui, revêtu de son insertion musculaire, se meut sur le pectiné par l'intermédiaire d'un tissu celluleux extrêmement lâche, parfois transformé en séreuse.

Rapports avec le plexus lombaire. — Le plexus lombaire est situé « dans l'épaisseur du psoas » ou plus exactement en arrière des faisceaux qui s'attachent aux corps et aux disques vertébraux, en avant des faisceaux qui se fixent aux apophyses costiformes. Il divise en quelque sorte la masse du muscle en deux plans : l'un, antérieur, à insertions vertébrales proprement dites; l'autre, postérieur, à insertions costales. Toutes ses branches terminales ou collatérales, primitivement situées dans cet interstice, le quittent pour traverser l'un ou l'autre de ces plans, en se rapprochant du bord externe du muscle lorsqu'elles émergent en haut, du bord interne lorsqu'elles sortent en bas. — Le grand abdomino-génital, presque transversalement dirigé de dedans en dehors, traverse le psoas, émerge à sa face postérieure, entre ce muscle et le carré lombaire, puis devient sous-péritonéal après avoir dépassé son bord externe. — Le petit abdomino-génital, situé dans un plan antérieur au précédent, suit le même trajet. — Le fémoro-cutané descend très obliquement en bas et en dehors à travers le psoas pour franchir son bord externe entre la troisième et la quatrième vertèbre lombaire. Puis, sous-jacent au fascia iliaca, il croise obliquement le muscle iliaque, et se dirige vers l'épine iliaque antéro-supérieure. — Le génito-crural émerge par une arcade, au niveau du disque séparant la deuxième vertèbre lombaire de la troisième, et descend à travers le psoas, obliquement d'arrière en avant; il longe ensuite la moitié interne de la face antérieure du muscle, appliqué contre elle par le fascia iliaca, et suit son bord interne sur le pourtour du détroit supérieur. — Le crural traverse le psoas obliquement en bas et en dehors, arrive dans l'interstice qui sépare le psoas de l'iliaque, puis, reposant sur la face antérieure du psoas-iliaque, passe sous l'arcade de Fallope. — L'obturateur, situé un peu en avant du crural, se dirige obliquement en bas et en dedans à travers le psoas jusqu'au niveau du détroit supérieur, où il apparaît en dedans du muscle, après avoir passé sous une arcade étendue de la cinquième lombaire à l'aileron sacré.

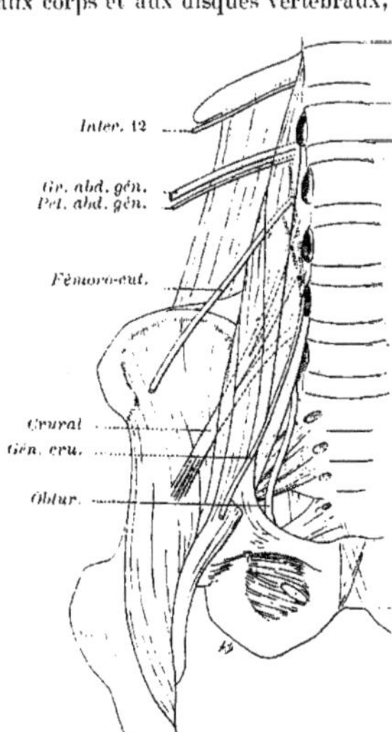

Fig. 162. — Rapports du psoas-iliaque avec le plexus lombaire.

Action. — Lorsqu'il prend son point fixe sur la colonne et sur le bassin, le psoas-iliaque produit : — 1° la flexion de la cuisse sur le bassin ; — 2° sa rotation de dedans en dehors. Le mouvement de flexion s'accomplit avec énergie. Il n'en est pas de même du mouvement de rotation ; mais, si peu prononcé que soit celui-ci, il n'en est pas moins suffisant pour neutraliser le mouvement de rotation en dedans produit par un autre fléchisseur, le tenseur du fascia lata. En se contractant simultanément, le psoas-iliaque et le tenseur du fascia lata produisent la flexion directe. Nous avons vu, en étudiant le tenseur, que ces deux muscles interviennent dans le deuxième temps de la marche (flexion de la cuisse du membre mobile pendant la période de l'appui unilatéral).

La réflexion du muscle sur la tête fémorale augmente considérablement sa puissance, en rapprochant ses insertions de la perpendiculaire. C'est dans la demi-flexion que l'axe du psoas-iliaque est directement perpendiculaire à l'axe du fémur; le *moment de ce muscle est donc dans la demi-flexion.* Lorsque le psoas-iliaque prend son point fixe sur le fémur, il incline en avant la colonne vertébrale et le bassin, par sa portion lombaire; par la portion iliaque, il imprime au bassin un mouvement de rotation qui porte la symphyse pubienne du côté opposé.

Innervation. — Le psoas-iliaque est innervé par des rameaux intra-pelviens du crural. Le psoas reçoit, en général, une, parfois deux branches grêles. Les branches destinées à l'iliaque, plus nombreuses et plus fines, plexiformes suivant Fischer, naissent du bord externe du crural, cheminent sur la face superficielle du muscle pour se perdre dans l'épaisseur de son corps charnu.

Variations et anomalies. — Les deux chefs psoas et iliaque, distincts dans presque toute leur étendue, ne se réunissent qu'au niveau de leurs insertions fémorales. Cette disposition assez rare, observée par Lieutaud, Macalister, Chudzinski, est à rapprocher de celle signalée par Meckel chez les chauves-souris. Plus souvent, un ou plusieurs faisceaux du psoas sont séparés du reste du muscle par le crural ou par des branches du plexus lombaire (*psoas accessoires de Reid et Taylor*). — Du fascia iliaca, se détache parfois une lame musculaire qui recouvre le chef iliaque et se confond en bas avec lui (Macalister). — Du milieu de la crête iliaque on peut voir se détacher un faisceau charnu, distinct du corps musculaire, dans lequel il se jette inférieurement (Wood). — Macalister a noté la présence d'un faisceau anastomotique unissant le grand psoas au petit.

PETIT PSOAS. — M. psoas minor.

Couché au-devant de la portion lombaire du grand psoas, le petit psoas naît, en général, au-dessus du grand psoas, de *la douzième vertèbre dorsale, du ligament intervertébral qui la sépare de la première lombaire et de la partie supérieure de celle-ci* (Voy. fig. 160); parfois il reçoit un faisceau de l'apophyse transverse de la douzième vertèbre dorsale, plus rarement, de la seconde vertèbre lombaire. Aplati d'abord, il devient ensuite fusiforme, s'engage sous l'arcade fibreuse du diaphragme et descend sur le côté interne du psoas, jusqu'au milieu de la région lombaire, où ses fibres se terminent sur un tendon large et resplendissant. Ce tendon descend au-devant du grand psoas, dont il croise à angle très aigu la direction, et vient se fixer, en s'élargissant, à cette partie de la ligne innominée qui est immédiatement en arrière de l'éminence ilio-pectinée (Voy. *Ost.*, fig. 199). Ce tendon se confond intimement avec l'aponévrose lombo-iliaque ou fascia iliaca; parfois son insertion *relève en crête épineuse le point de la ligne innominée sur lequel il s'attache.*

Variations et anomalies. — Vestige atrophié chez l'homme d'un muscle constant chez nombre de mammifères, les sauteurs par exemple, où ses dimensions deviennent bien supérieures à celles du grand psoas, le petit psoas est fort inconstant, contrairement à l'opinion de Meckel. Theile, qui l'a trouvé une fois sur vingt sujets, considère son absence comme normale chez l'homme. J.-B. Perrin l'a trouvé trente-deux fois sur cent douze sujets. Sur trente sujets appartenant à des races de couleur, Chudzinski ne l'a rencontré qu'une fois; cet anatomiste a noté son absence fréquente chez les anthropoïdes.

Ces divergences, relatives à la fréquence du muscle, tiennent sans doute au degré plus ou moins marqué d'atrophie du petit psoas qui peut être réduit à une expansion partant du bord interne du grand psoas (Macalister), ou à un simple épaississement de l'aponévrose lombo-iliaque (Blandin). Au dire de Riolan, on ne le trouverait pas chez les femmes, tandis que Winslow affirme l'avoir trouvé plus fréquemment chez les femmes que chez les hommes. — Theile a vu le tendon terminal s'insérer au ménisque compris entre la dernière vertèbre lombaire et le sacrum et à la symphyse sacro-iliaque. Bankart, Pye-Smith et Philips l'ont vu descendre jusqu'au voisinage du petit trochanter.

APONÉVROSE LOMBO-ILIAQUE

Bifurquée en haut comme le muscle qu'elle revêt, elle enveloppe toute la portion abdominale du psoas-iliaque. La portion qui revêt le psoas s'attache en haut à l'arcade aponévrotique du diaphragme sous laquelle s'engage le sommet du psoas; sur les côtés, elle se fixe en dedans, sur les vertèbres lombaires, les arcades fibreuses du psoas et, plus bas, à la ligne innominée; en dehors, elle contourne le carré des lombes. — La portion iliaque s'attache à la lèvre interne de la crête iliaque et au ligament ilio-lombaire; en dedans, elle s'unit au feuillet qui recouvre le psoas et gagne le détroit supérieur.

Au niveau de l'arcade crurale, le fascia iliaca, renforcé par des fibres parallèles à cette arcade, adhère intimement à la moitié externe de celle-ci; il l'abandonne dans sa partie interne, pour se porter sur l'éminence ilio-pectinée; cette partie renforcée du fascia iliaca a reçu le nom de *bandelette ilio-pectinée*. L'adhérence du fascia iliaca à l'arcade fait que les collections purulentes développées entre l'aponévrose et le péritoine sont arrêtées au niveau de l'arcade tandis que les abcès sous-aponévrotiques descendent au-dessous de l'arcade en suivant la gaine du muscle.

Plus bas, à la cuisse, l'aponévrose très amincie revêt la portion extra-pelvienne du psoas-iliaque jusqu'au petit trochanter.

Fort ténue dans sa partie supérieure, l'aponévrose lombo-iliaque s'épaissit à mesure qu'elle se rapproche de l'arcade fémorale, au-dessous de laquelle elle est d'une minceur extrême. — Elle est surtout formée de fibres transversales auxquelles se joignent des faisceaux verticaux qui se confondent avec le tendon du petit psoas, *tenseur de cette aponévrose*. L'aponévrose lombo-iliaque n'adhère pas au muscle qu'elle enveloppe; elle lui est seulement unie par un tissu cellulaire très lâche. Une couche cellulo-graisseuse, épaisse en général, la sépare du péritoine iliaque et du cæcum.

C'est entre le péritoine et l'aponévrose que cheminent les vaisseaux iliaques externes, dans une gaine celluleuse propre que je ne puis considérer comme un dédoublement de l'aponévrose iliaque.

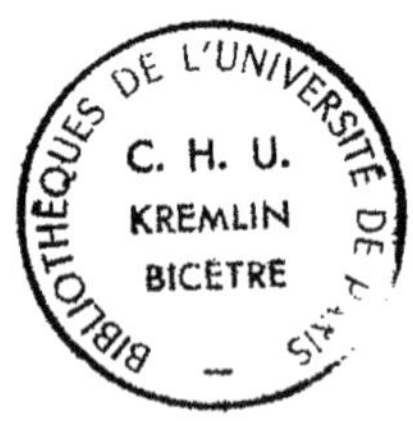

MUSCLES DE LA CUISSE

Les muscles de la cuisse forment trois groupes distincts : un groupe antérieur, *muscles extenseurs*; un groupe postérieur, *muscles fléchisseurs*, et un groupe interne, *muscles adducteurs*. Nous retrouvons ici une disposition identique à

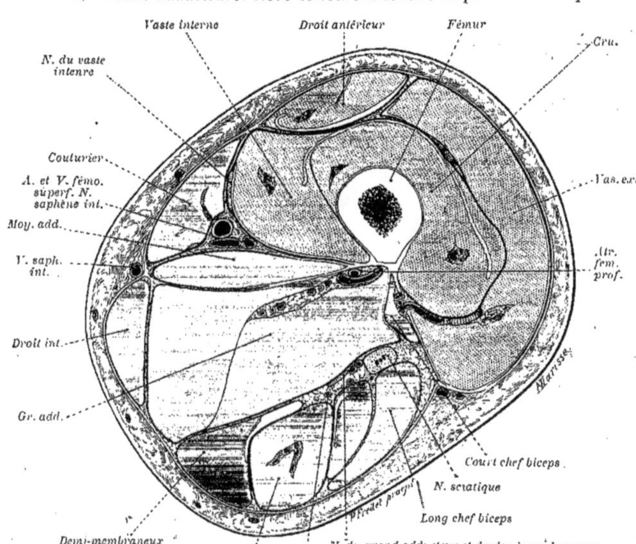

Fig. 163. — Coupe de la cuisse vers la pointe du triangle de Scarpa. — Sujet fixé par la formoline chromique. Côté droit, segment distal de la coupe (P. Fredet).

Trois teintes permettent de distinguer les trois groupes musculaires de la cuisse : extenseurs (quadriceps fémoral), teinte claire; adducteurs et couturier (teinte moyenne); fléchisseurs (teinte foncée).

celle que nous avons rencontrée au niveau du bras. Il y a cependant entre la musculature du bras et celle de la cuisse des différences assez marquées. La plus intéressante est le développement considérable des adducteurs qui, s'ils le cèdent en volume aux extenseurs, l'emportent notablement sur les fléchisseurs, formant, sur une coupe de cuisse, environ le tiers de la surface de section.

Le groupe antérieur est constitué par deux couches. La première, superficielle, est formée par des muscles à fibres longues, qui vont du bassin à la jambe et franchissent ainsi deux articulations; elle est exclusivement constituée par le droit antérieur; on ne peut en effet lui rattacher le tenseur du fascia lata qui fait évidemment partie du système des fessiers. — Quant au couturier, si différent des extenseurs au double point de vue morphologique et physiologique, on peut se demander s'il ne faut pas le regarder comme une formation distincte, se rattachant au groupe des tenseurs de l'aponévrose fémorale (Voy. Action du couturier). — La deuxième couche est formée par des muscles à fibres plus courtes, allant du fémur à la rotule et au tibia : ce sont les deux vastes et le crural qui forment, avec le droit antérieur, le quadriceps crural.

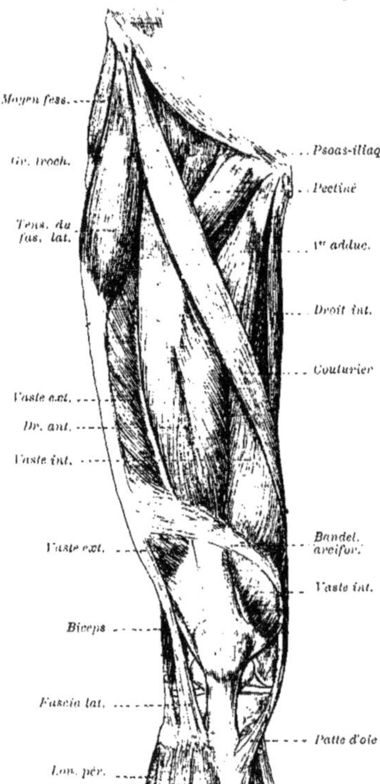

Fig. 164. — Muscles de la cuisse; face antérieure.

Le groupe postérieur est essentiellement formé par des muscles à fibres longues, reliant l'ischion au tibia (demi-tendineux et demi-membraneux), et au péroné (longue portion du biceps); et, accessoirement, par un faisceau court, allant du fémur au péroné (courte portion du biceps).

Le groupe interne, groupe des adducteurs, peut être considéré schématiquement comme une masse musculaire unique, dont le sommet tronqué répond au pubis et à l'ischion, et dont la base s'étend de la partie supérieure du fémur à l'extrémité supérieure du tibia. Cette masse musculaire est composée de plusieurs segments, qui s'étagent dans le sens vertical ou se superposent dans le sens antéro-postérieur. Sur un premier plan, nous trouvons le pectiné et le moyen adducteur; sur un deuxième, le petit adducteur; sur un troisième, le grand adducteur. — Le droit interne est formé par les fibres les plus longues du groupe, c'est-à-dire les fibres pubio-tibiales.

RÉGION ANTÉRIEURE

COUTURIER. — M. sartorius.

Allongé et aplati, le plus long des muscles du corps, le couturier, s'étend de l'épine iliaque antérieure et supérieure à l'extrémité supérieure du tibia, prenant en écharpe la face antéro-interne de la cuisse. Il naît par de courtes fibres tendineuses de l'épine iliaque antérieure et supérieure et de la partie supérieure de l'échancrure interépineuse. L'ensemble de ces fibres tendineuses constitue une lame qui se divise aussitôt en deux lamelles secondaires, de l'écartement desquelles naissent les fibres charnues. Celles-ci constituent par leur réunion un corps musculaire aplati, qui descend obliquement en bas, en arrière et en dedans. Appliqué successivement sur la face antérieure, puis sur la face interne de la cuisse, il est d'abord dans un plan frontal, puis dans un plan sagittal. Ce muscle, formé par de longs faisceaux parallèles, est très étalé. Pour avoir une idée exacte de sa largeur, il faut l'examiner engainé par son aponévrose sur des coupes transversales, car, dégagé de celle-ci, il revient sur lui-même, et son aspect ne rappelle plus en rien celui qu'il présente réellement. Ses fibres se jettent sur un tendon qui apparaît au niveau de la face profonde et du bord antérieur du muscle. Ce tendon, que les fibres charnues accompagnent jusqu'au niveau de l'interligne articulaire, décrit une courbe qui longe la partie postérieure de la face cutanée du condyle interne. Chemin faisant, ce tendon abandonne par son bord antérieur, concave, quelques fibres à la partie inféro-interne de l'aponévrose crurale, et par son bord postérieur, convexe, des fibres à l'aponévrose jambière postérieure. Un peu au-dessous de l'articulation du genou, il s'épanouit en une large aponévrose dont les fibres vont s'attacher à la crête du tibia, immédiatement au-dessous de la tubérosité antérieure de cet os.

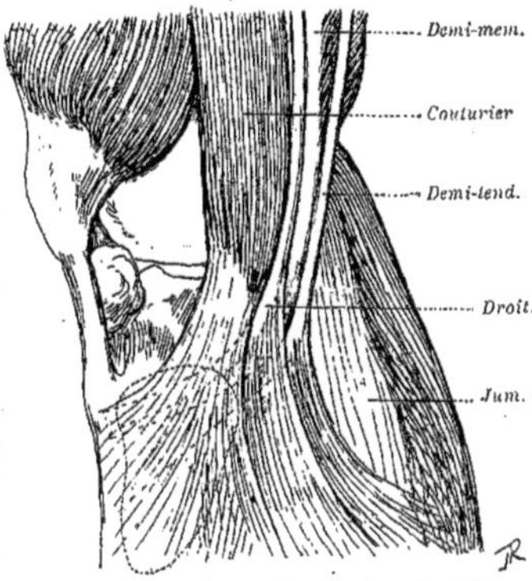

Fig. 165. — Les tendons de la patte d'oie.

Le tendon épanoui du couturier forme le plan superficiel de la patte d'oie. Nous verrons que le plan profond, qui déborde en bas l'expansion du couturier, est formé par la réunion des tendons du droit interne et du demi-tendineux. Une large bourse séreuse, figurée en pointillé sur la figure 165 sépare le tendon du couturier de ceux de ces deux muscles, eux-mêmes séparés de l'insertion tibiale du ligament latéral interne par une deuxième bourse séreuse, souvent confondue avec la première.

Rapports. — Le couturier est contenu dans un dédoublement de l'aponévrose fémorale. Par l'intermédiaire de cette dernière, il répond au fascia superficialis et à la peau. La saphène interne croise obliquement cette face. — Par sa face profonde, le couturier s'applique successivement sur le droit antérieur, le psoas-iliaque, le paquet vasculo-nerveux, le moyen et le grand adducteur, la face interne de l'articulation du genou, les tendons réunis du droit interne et du demi-tendineux. — Il est situé en dehors de l'artère fémorale à la racine de la cuisse, où son bord interne forme le côté externe du triangle de Scarpa ; il passe en avant de cette artère, à la partie moyenne de la cuisse, où le feuillet aponévrotique qui tapisse sa face profonde prend part à la constitution de la paroi antérieure de la gaine des vaisseaux (Voy. *Aponévrose* : Canal de Hunter) ; inférieurement, il est en dedans des vaisseaux. On l'appelle cependant : le satellite de la fémorale. — Le couturier est traversé par les trois branches perforantes du crural.

Action. — Le couturier : 1° fléchit la jambe sur la cuisse ; 2° fléchit la cuisse sur le bassin ; 3° imprime à la cuisse un mouvement de rotation en dehors ; 4° tend la partie antéro-interne de l'aponévrose fémorale. Duchenne fait de ce dernier rôle le rôle principal. Le rôle de fléchisseur de la cuisse et de la jambe n'est pas moins important. Il n'en est pas de même de celui de rotateur de la cuisse en dehors ; ce mouvement de rotation ne s'accomplit avec une certaine énergie que lorsqu'on empêche le couturier de déterminer la flexion de la cuisse ; même dans ces conditions, il reste relativement faible et très limité. Duchenne attribue ce manque d'énergie du mouvement de rotation en dehors au peu d'obliquité du corps musculaire, et à la rotation en dedans que le couturier tend à imprimer à la jambe, rotation qui neutralise en partie la rotation concomitante de la cuisse en dehors. Il agit surtout au 2e temps de la marche, fléchissant la cuisse sur le bassin et la jambe sur la cuisse pour permettre l'oscillation du membre. Il est classique de dire que le couturier place le membre abdominal dans la situation que lui donnent les tailleurs. Il est facile de voir qu'une semblable attitude implique un mouvement d'abduction très étendu ; or, ce mouvement d'abduction, le couturier ne peut le produire ; il ne mérite donc pas son nom.

Innervation. — Le couturier reçoit ses nerfs du nerf crural. Au niveau de l'arcade de Fallope, le crural abandonne le musculo-cutané externe, qui, abordant le muscle par sa face postérieure, lui abandonne plusieurs rameaux grêles ; l'un d'eux peut être suivi sur la face postérieure du muscle jusqu'au niveau de sa partie moyenne.

Variations et anomalies. — La division du couturier en deux chefs distincts dans toute leur étendue, comme on l'observe normalement chez la hyène, est un fait assez rare. Dans ces cas, l'un des tendons inférieurs présente ses insertions normales tandis que l'autre se fixe soit au fémur au-dessus du condyle interne, soit à l'aponévrose fémorale (Souligoux), soit encore au tendon rotulien. Par contre, la division incomplète du muscle tantôt dans sa moitié supérieure, tantôt dans sa moitié inférieure, est bien plus fréquente. Dans le cas de division supérieure, on voit l'un des chefs s'insérer normalement, tandis que l'autre va à l'échancrure interépineuse, ou à l'épine iliaque antéro-inférieure, ou encore, comme l'a vu Brock, à l'éminence ilio-pectinée. Les auteurs considèrent ces faisceaux moins comme parties du corps musculaire que comme chefs accessoires ; certains admettent que le chef qui part de l'éminence ilio-pectinée est le vestige atrophié du chef pelvien du couturier, dont la présence est constante chez certains mammifères.

On a observé une extension des insertions supérieures de ce muscle qui peut se fixer à l'arcade de Fallope. — Meckel a observé une fois son absence chez l'homme, absence normale chez les chéiroptères.

QUADRICEPS CRURAL. — **M. quadriceps femoris.**

J'ai dit ailleurs (*Progrès médical*, 1888) pourquoi le muscle droit antérieur de la cuisse et le muscle triceps, comprenant un muscle vaste externe, un muscle vaste interne et un muscle crural, devaient être réunis en un seul muscle, quadriceps fémoral, extenseur de la jambe.

Les insertions du quadriceps fémoral peuvent être ainsi résumées :

Le droit antérieur s'insère à l'os iliaque par deux tendons. — Le vaste externe s'insère à la moitié supérieure de la lèvre externe de la ligne âpre. — Le vaste interne s'insère à la lèvre interne de la ligne âpre. — Le crural, compris entre les deux précédents, s'insère à la face antérieure et à la face externe du fémur.

Les tendons réunis des quatre muscles vont s'insérer à la base et aux côtés de la rotule et, par celle-ci, à la tubérosité antérieure du tibia.

Si, maintenant, on pénètre dans le détail de la constitution de ces muscles et de leurs insertions, voici ce que l'on trouve.

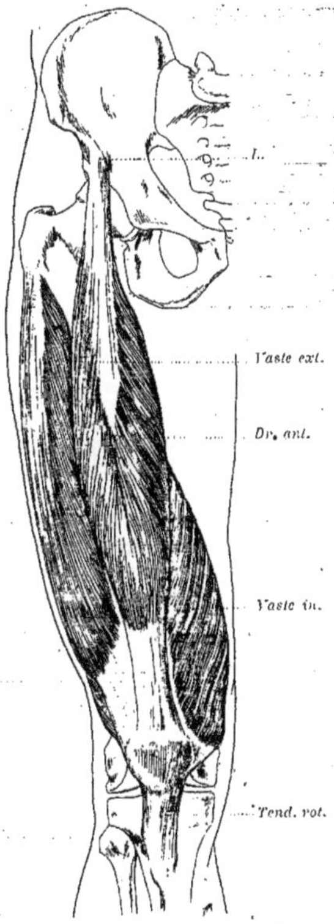

DROIT ANTÉRIEUR. — M. rectus femoris.

C'est un muscle fusiforme, aplati d'avant en arrière, occupant la partie antérieure et moyenne de la cuisse. Il naît de l'*os iliaque* par deux forts tendons ; l'un, gros, arrondi, continuant la direction du muscle, se fixe solidement à l'*épine iliaque antérieure et inférieure*, et à la surface rugueuse qui est au-dessous de cette épine ; l'autre, aplati, se séparant du précédent à deux centimètres au-dessous de l'épine iliaque, gagne et parcourt, par un trajet curviligne, *la gouttière qui surmonte le quart supérieur du pourtour de la cavité cotyloïde*, pour aller s'insérer à l'extrémité postérieure de cette gouttière et, en partie aussi, sur la capsule fibreuse de l'articulation coxo-fémorale. Le premier de ces tendons a reçu le nom de tendon *direct*, le second celui de tendon *réfléchi*.

Fig. 100. — Quadriceps crural.

Le tendon du droit antérieur s'aplatit en descendant et s'étale sur la moitié antérieure et supérieure du muscle en une large aponévrose, en même temps qu'il forme dans le corps du muscle une sorte de raphé fibreux duquel naîtront les fibres musculaires. Celles-ci se détachent de la face postérieure de l'aponévrose et des bords du raphé : toutes se portent en bas et en arrière, en décrivant une demi-spirale, les internes de dehors en dedans, les externes de dedans en dehors ; elles gagnent ainsi la face postérieure du muscle, où elles se terminent sur la face antérieure de l'aponévrose de terminaison. Celle-ci occupe les deux tiers inférieurs de la face postérieure du muscle ; elle se rétrécit en descendant et devient ainsi le tendon inférieur, aplati, du droit antérieur. Ce tendon descend au-devant des tendons réunis des vastes interne et externe, recevant par ses bords les fibres les plus superficielles de ces muscles qui empiètent plus ou moins sur sa face antérieure, et va s'insérer *au bord antérieur de la base de la rotule et à la moitié supérieure de la face antérieure de cet os.*

Les fibres charnues du droit antérieur, divergentes lorsqu'elles quittent le tendon supérieur, convergent vers le tendon inférieur, si bien que le muscle est formé de deux moitiés symétriques, que sépare en avant une ligne cellulo-graisseuse plus ou moins accusée. Creusez cet interstice, écartez ses parois et l'architecture du droit antérieur vous apparaîtra. Les fibres charnues de ce muscle ont toutes une longueur sensiblement égale; car celles qui se détachent de la partie supérieure de l'aponévrose antérieure se terminent à la partie supérieure de l'aponévrose postérieure; les inférieures vont aussi de la partie inférieure d'une aponévrose à la partie inférieure de l'autre; ces fibres ont une longueur de 15 à 20 centimètres environ.

Pour Roger Williams, l'importance du tendon réfléchi n'a pas été mise en suffisante évidence : ce chef réfléchi constitue le tendon véritable; ce que l'on appelle d'ordinaire le tendon direct n'est point un véritable tendon, mais un trousseau de tissu celluleux condensé. J'ai contrôlé les assertions de R. Williams sur un grand nombre de sujets d'âges divers : elles m'ont paru exactes, mais en partie seulement, car le tendon direct est constitué manifestement par un très grand nombre de fibres tendineuses en continuité directe avec le plan antéro-externe des fibres charnues du muscle.

Isenflamm (*Anat. Untersuch.*, 1822, p. 83) a décrit une bourse muqueuse entre le tendon réfléchi et la gouttière cotyloïdienne. Cet organe séreux doit être bien rare; car, bien que je l'aie cherché sur une vingtaine de sujets, je ne l'ai pas rencontré; Ledouble n'a pas été plus heureux que moi.

TRICEPS FÉMORAL

Ce muscle présente supérieurement trois parties bien distinctes : aussi a-t-il été considéré par la plupart des anatomistes comme formé par la réunion de trois muscles qui, en raison de leur importance, doivent être décrits séparément. Ce sont : le vaste externe, le vaste interne et le crural.

Les trois portions du triceps, confondues en bas, tant par échange de fibres charnues que par le tendon commun qui les reçoit, peuvent être séparées sans grande difficulté. Le *vaste externe* est toujours séparé du *crural* par ses vaisseaux et nerfs, qui s'engagent dans son bord interne à la partie supérieure de la cuisse. Si donc l'on prend pour guide ces vaisseaux qui naissent de la grande musculaire ou de la circonflexe, il suffira d'écarter avec le manche du scalpel les corps charnus qu'ils séparent pour isoler le vaste externe dans ses deux tiers supérieurs. Plus bas, la séparation deviendra difficile et même impossible; car le vaste externe et le crural, nettement séparés à la partie supérieure de la cuisse, échangent vers le tiers inférieur de celle-ci de nombreux faisceaux charnus.

VASTE EXTERNE. — **M. vastus lateralis.**

Le vaste externe forme une masse musculaire, épaisse et plate, de figure losangique, dont les fibres descendent à peu près en ligne droite au côté externe de la cuisse. Il naît : 1° de la *crête rugueuse horizontale qui limite inférieurement la face externe du grand trochanter*; 2° de la *crête rugueuse verticale* qui embrasse en dedans l'insertion du petit fessier *sur le bord antérieur de la même éminence*; 3° de la *branche externe de trifurcation supérieure de la ligne âpre*, en dehors du tendon du grand fessier; 4° de la *moitié supérieure* de la lèvre externe de la *ligne âpre*; 5° de la *cloison intermusculaire externe*. — Toutes ces origines se font par une large et solide aponévrose qui recouvre toute la face externe du muscle. — Au-dessous de cette aponévrose, le vaste externe naît encore par des fibres charnues de la partie la plus élevée de la face externe du fémur, et, par un faisceau triangulaire, de la partie la plus élevée de la face antérieure de l'os. L'étendue de ces insertions charnues est très variable; en général, elle est fort petite, et le vaste externe reste séparé du crural par une bande osseuse libre de toute insertion et large de 5 à 10 mm.; dans des cas assez rares, ces muscles rapprochent leurs insertions et se confondent à ce niveau.

De ces origines, les fibres du vaste externe descendent : les supérieures presque verticalement, les inférieures, en contournant le corps du fémur, pour aboutir en bas à une lame tendineuse qui devient visible sur la face interne du muscle. A cette aponévrose succède le tendon qui va s'insérer à *la base et au côté externe de la rotule*.

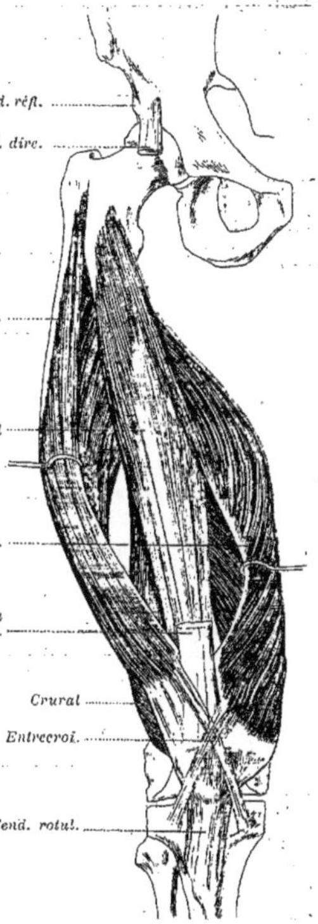

Le bord interne du vaste externe n'est libre que dans sa partie supérieure, là où s'engagent les vaisseaux qui le séparent du crural; plus bas, il devient aponévrotique et se réunit au bord externe du vaste interne, au niveau et un peu au-dessus du tendon commun. — Le bord externe apparaît *au-dessous du milieu de la cuisse*, qu'il traverse obliquement à la jonction du tiers inférieur avec les deux tiers supérieurs : on aperçoit au-dessous de lui les fibres les plus internes du muscle crural, qui déborde ainsi le vaste externe pour devenir sous-cutané. L'interstice entre les deux muscles est souvent occupé par une traînée graisseuse; en l'absence de celle-ci, on arrive à le trouver en considérant l'obliquité différente des fibres musculaires appartenant à chacun de ces muscles. J'insiste sur ce point; car cette portion

Fig. 167. — Le triceps fémoral. Le droit antérieur a été réséqué pour mieux montrer les vastes et le crural.

du crural, qui paraît continuer, sur la face externe de la cuisse, la masse du vaste externe, est souvent décrite comme appartenant au vaste externe alors qu'elle appartient manifestement au crural.

Il est une particularité du vaste externe sur laquelle il importe d'appeler l'attention. Le bord interne du muscle est formé par l'accolement de deux lamelles. En poursuivant l'interstice celluleux qui sépare ces deux lamelles, on arrive aisément à dédoubler en partie le vaste externe. Il suffit, pour cela, de suivre les vaisseaux dans l'intérieur du corps charnu. Sur quelques sujets, ce dédoublement est très accentué.

Vaste interne. — M. vastus medialis.

A première vue ce muscle paraît confondu avec le crural; en réalité, les deux muscles, qui échangent en bas de nombreux faisceaux charnus, sont séparés par toute la face interne du fémur, *libre de toute insertion musculaire sur toute sa hauteur et sur presque toute sa largeur*.

Pour trouver cette séparation et préparer les deux muscles, il suffit d'inciser verticalement jusqu'au fémur le tiers inférieur du vaste interne : l'incision tombera sur la face interne du fémur, qu'il suffira de suivre pour distinguer et séparer les deux muscles.

Moins volumineux que l'externe, le corps charnu du vaste interne est formé de fibres qui contournent le fémur, en se dirigeant obliquement de haut en bas et d'arrière en avant.

Il naît de *toute l'étendue de la lèvre interne de la ligne âpre* prolongée en haut par la *ligne spirale*, jusqu'au tubercule qui donne insertion au faisceau vertical du ligament de Bertin. Le plus ordinairement le vaste interne n'a point d'autre origine; il est rare de voir quelques-unes de ses fibres charnues naître de la face interne du fémur; plus souvent quelques faisceaux charnus naissent du tendon du troisième adducteur et de la cloison intermusculaire interne.

Les insertions du vaste interne à la ligne âpre se font par une aponévrose qui contracte de solides adhérences avec celle des adducteurs. Les fibres charnues naissent de celle des faces de l'aponévrose qui regarde l'os.

Le tendon du vaste interne commence dans l'intérieur du muscle et reçoit d'abord les fibres charnues par ses deux faces; plus bas, il devient libre et s'unit au feuillet tendineux du crural. Cependant, ces deux tendons n'étant unis que par un tissu celluleux, on arrive à les séparer et l'on voit que le tendon propre au vaste interne entrecroise ses fibres supérieures avec le tendon du vaste externe, tandis que les inférieures vont s'insérer *à la base et au côté interne de la rotule*. Un rameau nerveux, fort grêle, descend entre le vaste interne et le crural le long du bord interne de ce dernier.

Crural. — M. vastus intermedius.

Entre le vaste interne et le vaste externe, demeurés en place, on aperçoit une partie de l'aponévrose du muscle crural; si l'on vient à rejeter de chaque côté les corps charnus des muscles précédents (fig. 167), le crural se dégage et apparaît recouvrant les faces antérieure et externe du fémur. Sa face antérieure présente une large aponévrose d'insertion : il est facile de décoller avec le doigt cette aponévrose des fibres musculaires du vaste externe; mais cette séparation, très facile en haut, devient plus difficile en bas, où les deux muscles sont réunis par d'épais faisceaux charnus ; c'est en ce point aussi que le crural passe sous le vaste externe et devient superficiel au niveau de la partie inférieure et externe de la cuisse.

Le crural naît par des fibres charnues de la *face antérieure*, de la *face externe* et des *bords interne* et *externe du fémur*. En haut et en avant, ses origines sont séparées de celles des vastes par une bande osseuse large de 5 à 10 mill.; quelquefois cependant les insertions se rapprochent davantage ou deviennent contiguës. En dehors, les insertions commencent un peu moins haut; elles s'accolent à la face externe de l'os et vont jusqu'à la ligne âpre, au contact des insertions du vaste externe. En dedans, le crural est séparé du vaste interne par la face interne du fémur. Le bord interne du fémur forme la limite des insertions du crural, qui n'empiète que très rarement sur la face interne de l'os.

On sait que le vaste externe ne s'attache qu'à la moitié supérieure de la lèvre externe de la ligne âpre : dans sa moitié inférieure cette lèvre appartient au crural qui y prend insertion ainsi qu'à la partie correspondante de l'aponévrose intermusculaire externe. La portion du crural qui s'insère en ces points est celle qui se dégage du bord inférieur du vaste externe en *paraissant* continuer la masse de celui-ci; j'ai noté plus haut l'interstice, quelquefois graisseux, qui sépare les deux muscles en ce point.

De ces origines les fibres du crural descendent : les antérieures verticalement, les internes obliquement, les externes et inférieures plus obliquement, vers un tendon qui continue l'aponévrose antérieure du muscle. Sur les côtés, les faisceaux charnus descendent très bas, jusqu'à la rotule, surtout en dehors.

Le tendon du crural, continuation de l'aponévrose antérieure du muscle, est mince et large : un peu au-dessus de la rotule son bord externe s'unit au feuillet tendineux du vaste externe; son bord interne s'unit moins intimement au tendon du vaste interne. Toujours on peut suivre le tendon du crural jusqu'à la base de la rotule.

Le muscle crural est composé de lamelles musculaires, superposées concentriquement à la diaphyse fémorale. La plus inférieure de ces lamelles, seule, est toujours séparée du reste du muscle; cette lamelle, ainsi isolée, constitue le muscle sous-crural.

Muscle sous-crural (subcruralis, articularis genu). — Il est constitué par la lamelle inférieure et profonde du crural. Rarement il prend l'aspect d'une lame musculaire compacte : le plus souvent il est formé de faisceaux charnus épars dans un tissu cellulo-graisseux. Il n'y aurait pas lieu de le séparer du crural, s'il ne s'en distinguait par ses insertions inférieures. En effet, les fibres ne se rendent point au tendon plat qui reçoit les autres fibres du crural; elles se terminent en s'éparpillant sur la partie supérieure de la capsule articulaire, si mince en ce point. Isenflamm, Rosenmüller, et après eux Theile, ont remarqué que les fibres musculaires du sous-crural se répartissaient d'ordinaire en deux faisceaux latéraux distincts, dont l'interne est plus considérable que l'externe.

Insertion rotulienne du quadriceps crural. — Les quatre portions du quadriceps crural se réunissent, à quelques centimètres au-dessus de la rotule, en un tendon commun, le tendon rotulien. Mais la fusion n'est qu'apparente : les tendons des quatre muscles se sont accolés plutôt que soudés, et une dissection un peu attentive les sépare facilement. En réalité, le tendon rotulien est constitué par trois couches tendineuses : une couche superficielle formée par le tendon du droit antérieur, une moyenne formée par les tendons réunis des vastes et une postérieure ou profonde formée par le tendon du crural. Ces couches, assez intimement unies sur leurs bords par l'intrication des fibres tendineuses, ne sont maintenues adhérentes que par un tissu cellulaire peu dense, creusé de grandes cavités; avec le manche du scalpel, il est facile de les séparer. — Assez souvent on trouve entre ces couches tendineuses de véritables bourses muqueuses : Theile, et bien d'autres, ont noté leur présence; je les ai signalées comme assez fréquentes dans un travail sur *les bourses séreuses du genou* (*Arch. gén. de méd.*, 1886). Je crois que, sous l'influence des manœuvres habituelles à certaines professions, elles peuvent se développer et donner lieu à des tumeurs intratendineuses.

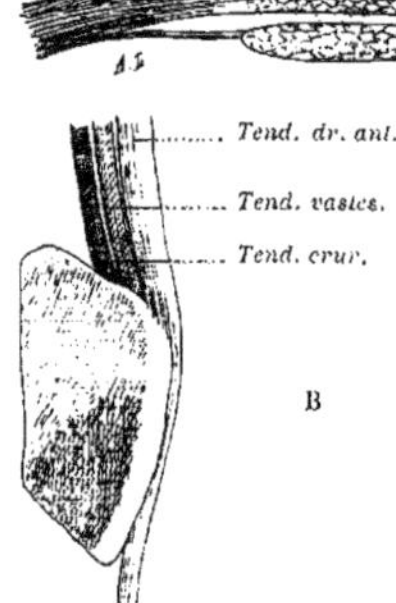

FIG. 168. — Tendon du quadriceps et son insertion rotulienne. — A. Coupe horizontale au-dessus de la rotule. — B. Coupe verticale comprenant la rotule.

En séparant les plans fibreux avec le manche du scalpel, on constatera aisément l'insertion de chacune des quatre portions du quadriceps.

1° Le *droit antérieur* s'insère par son tendon mince au bord antérieur de la base de la rotule au tiers supérieur de la face antérieure de cet os. Ses fibres les plus superficielles se continuent avec les fibres superficielles du tendon rotulien et vont avec celles-ci s'insérer à la tubérosité antérieure du tibia.

2° Le *vaste interne et le vaste externe* unissent leurs tendons à quelques centimètres au-dessus de la rotule, formant ainsi un large feuillet fibreux, commun aux deux muscles et qui va s'insérer à la base de la rotule, immédiatement en arrière du tendon du droit antérieur. — Les fibres charnues des deux vastes ne se rendent pas toutes à ce tendon : les plus superficielles s'insèrent aux bords du tendon du droit antérieur; les inférieures vont s'insérer par de courtes fibres tendineuses à la moitié supérieure des bords de la rotule.

3° Enfin, le tendon large et mince du *crural* s'insère à la base de la rotule, derrière le tendon commun aux deux vastes, formant ainsi la couche profonde du tendon rotulien.

De plus, de longues fibres aponévrotiques, faisant suite aux fibres charnues des vastes, s'entrecroisent au-devant de la rotule et vont s'insérer à la face antérieure du condyle tibial, condyle externe lorsqu'elles viennent du vaste interne, condyle interne quand elles viennent du vaste externe (Voy. fig. 164).

Au-dessous de la rotule, le tendon rotulien continue le tendon du quadriceps et va s'insérer à la tubérosité antérieure du tibia; la rotule apparaît comme un os sésamoïde développé dans l'épaisseur du tendon du quadriceps.

Action. — Le quadriceps, lorsqu'il prend son point fixe sur le fémur et le bassin, étend la jambe sur la cuisse et fléchit la cuisse sur le bassin. Cette flexion de la cuisse n'est produite que par le droit antérieur : peu énergique d'ailleurs, elle est secondaire à l'extension de la jambe.

Le vaste interne, le vaste externe et le crural sont extenseurs de la jambe. La contraction isolée de chacun des deux vastes imprime à la rotule des mouvements de latéralité qui tendent à luxer latéralement cet os. Normalement, la contraction synergique des deux vastes annihile ce mouvement de latéralité. Il importe de noter que la contraction totale du muscle tend, tout comme la contraction isolée du vaste externe, à déplacer la rotule en dehors, en effaçant l'angle obtus ouvert en dehors que forme le muscle avec le tendon rotulien.

Le quadriceps n'intervient pas pour le maintien de l'équilibre dans la station debout. Mais, dès que la cuisse se fléchit un peu, le muscle doit entrer en action pour empêcher la chute devenue inévitable, le centre de gravité du corps passant alors en arrière du genou. En revanche, il se contracte activement dans la marche. Pendant la période de l'appui unilatéral (Voy. Action des muscles de la région postérieure de la cuisse), du côté du membre fixé, le quadriceps se contracte pendant les stades 1 et 2 (stades du pas postérieur et stade de la verticale); du côté du membre oscillant, il reste relâché dans les deux premiers stades, pendant lesquels la flexion de la cuisse se produit surtout par contraction du psoas-iliaque et du tenseur du fascia lata. Il se contracte au début du troisième stade (stade du pas antérieur). Cette extension se produit brusquement et cesse de même. A la fin du pas antérieur, le muscle est relâché et le membre descend alors de son propre poids jusqu'à la rencontre du talon avec le sol.

Innervation. — Né du crural, dont il forme une partie du faisceau profond, le nerf du quadriceps se divise après un très court trajet en quatre faisceaux pour les quatre portions du muscle. — Le premier faisceau, dirigé en bas et un peu en avant, aborde le droit antérieur par sa face profonde, et donne alors un rameau ascendant qui remonte vers l'insertion du muscle, et un rameau descendant, formé de trois ou quatre filets assez grêles, qui se perdent successivement dans l'épaisseur du muscle. — Le nerf du vaste interne, né souvent par un tronc commun avec le saphène interne, descend verticalement au-devant du muscle, suivant le saphène jusqu'au niveau du canal de Hunter, où il se perd au milieu des fibres musculaires. — Moins volumineux que le précédent, le nerf du crural vient, tantôt de la branche du vaste interne, tantôt de celle du vaste externe; situé entre ces deux nerfs, il descend verticalement pour pénétrer bientôt dans l'épaisseur de la partie moyenne du muscle (Froment). C'est de ce nerf que part un tout petit filet pour le sous-crural. — Le nerf du vaste externe se porte obliquement en bas et en dehors, croise la face profonde du droit antérieur, s'insinue entre le crural et le vaste externe et va se perdre dans la partie moyenne de ce dernier muscle. — Le vaste externe reçoit en outre, suivant Bourgery, un petit filet qui vient de la branche du vaste interne et se distribue dans la partie la plus inférieure du muscle.

Variations et anomalies. — Le système extenseur qui a atteint, chez l'homme, un si haut degré de différenciation, présente une indépendance et une fixité remarquables. C'est ainsi que sa fusion avec les systèmes musculaires voisins est inconnue et que l'on peut à peine signaler dans cet ordre d'idées l'insertion au tendon rotulien d'un chef inconstant du couturier. Son absence n'a été signalée qu'une fois (Drachmann). — Par contre, on observe plus fréquemment la fusion plus ou moins complète ou l'absence de quelques-uns des chefs constitutifs de ce muscle. C'est ainsi que l'on a observé la fusion des deux vastes, disposition normale chez quelques animaux. Parfois encore, on rencontre la fusion du vaste externe avec le crural, comme on le voit constamment chez la grenouille et chez les oiseaux. Gruber a signalé l'absence du vaste externe.

Le dédoublement complet du vaste externe en deux lames superposées, signalé par Macalister, Gruber, est assez fréquent : on le trouve normalement chez les oiseaux et chez certains rongeurs (lapin).

Les variations du droit antérieur qui, avec le vaste interne, est un des chefs les plus différenciés du système extenseur, portent uniquement sur ses insertions supérieures. — Assez souvent le droit antérieur présente un tendon d'origine unique; et ceci, moins par l'absence du tendon réfléchi (Macalister), que par la fusion des deux tendons, fusion normale chez le kangourou les rongeurs et certains chimpanzes. Je pense même que le tendon unique décrit chez le chien et le blaireau est un tendon double dont les deux faisceaux sont assez rapprochés pour qu'il semble unique.

Macalister a signalé le dédoublement du tendon allant à l'épine iliaque antéro-inférieure : il a decrit un chef accessoire qui se fixait à l'épine iliaque antéro-supérieure. — Morestin a observé un chef accessoire naissant au-dessus de la cavité cotyloïde.

Le sous-crural présente des variations de volume assez considérables, une individualité assez peu accusée, mais manque rarement. Souvent il se confond en haut avec les vastes; il peut s'insérer au cul-de-sac synovial ou à la rotule.

Le système extenseur de la jambe n'est, comme l'a démontré Sabatier, que partiellement homotype de l'extenseur antibrachial : au droit antérieur répond une partie du long triceps brachial; au vaste externe et au crural, le vaste interne brachial; au vaste interne fémoral, le vaste externe du membre supérieur.

RÉGION INTERNE

PECTINÉ. — M. pectineus.

Aplati et quadrilatère, le pectiné, le plus élevé des muscles du groupe interne, s'étend du pubis à la branche moyenne de trifurcation de la ligne âpre.

Il naît par deux plans plus ou moins distincts. — Le plan superficiel s'attache : 1° sur la *crête pectinéale*, depuis l'éminence ilio-pectinée jusqu'à l'épine du pubis; 2° sur la *face pubienne du ligament de Cooper*; 3° sur la face profonde de l'aponévrose qui l'enveloppe et qui se fixe en haut sur ce ligament. — Le plan profond, bien décrit par Henle, se détache de la *lèvre antérieure de la gouttière sous-pubienne*, et par quelques fibres du *ligament pubio-fémoral*. — En dedans, les deux zones d'origine se confondent au niveau de l'épine du pubis. En dehors, elles sont séparées par toute la largeur de la surface pectinéale, sur laquelle le muscle ne semble point s'attacher.

Ces origines se font par l'implantation directe des fibres charnues, sauf au niveau de l'épine du pubis, sur laquelle les deux plans se fixent par de courtes fibres aponévrotiques. De là, les fibres du pectiné se portent en bas, en dehors et en arrière, constituant un corps musculaire aplati, qui présente son maximum d'épaisseur au niveau de son bord interne. Ce corps musculaire, d'abord orienté de façon à présenter une face antérieure et une face postérieure, subit en descendant un mouvement de torsion tel que la face antérieure devient externe et la face postérieure interne.

Le muscle se termine sur la branche de trifurcation moyenne de la ligne âpre, sur une étendue de 3 cm. environ. Le tendon terminal, aplati, résulte de la fusion de deux lames aponévrotiques, l'une assez forte, occupant la face externe du muscle, l'autre à peine marquée, occupant sa face interne; dans l'écartement de ces lames viennent se terminer les fibres charnues.

Rapports. — La face antérieure du pectiné forme la partie interne de l'aire du triangle de Scarpa; elle constitue la paroi postérieure et interne du canal crural. Elle répond au ligament de Gimbernat, aux vaisseaux fémoraux, surtout à la veine et, en dedans de celle-ci, aux ganglions lymphatiques logés dans le canal crural. Par l'intermédiaire de ces organes, le pectiné répond à l'aponévrose et à la peau. Il recouvre la partie supéro-interne de la capsule de l'articulation coxo-fémorale, l'obturateur externe, l'émergence des vaisseaux obturateurs et la partie supérieure du petit adducteur. Son bord externe, très mince, répond au psoas; son bord interne aux moyen et petit adducteurs.

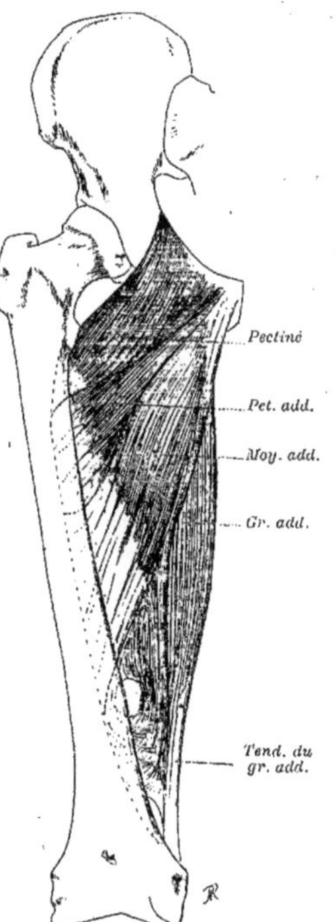

Fig. 160. — Les adducteurs.

Action. — Le pectiné : — 1° porte la cuisse dans l'adduction; — 2° la fléchit sur le bassin; — 3° lui imprime un mouvement de rotation en dehors. — Lorsqu'il prend son point fixe sur le fémur, il fléchit le bassin sur la cuisse.

Innervation. — Le pectiné est le plus souvent innervé par deux nerfs : le crural et l'obturateur. Le filet du crural, branche du musculo-cutané interne passe en arrière de la gaine des vaisseaux fémoraux et arrive sur la face antérieure du pectiné où il se perd; en outre, le tronc du crural donne parfois directement un autre rameau au muscle. Le nerf obturateur et parfois aussi le nerf obturateur accessoire, quand il existe, lui envoient un filet inconstant. Lorsque le muscle reçoit ainsi une double innervation, le crural fournit au plan musculaire superficiel ou externe, l'obturateur au plan profond ou interne (Paterson, *J. of An. and Phys.* 1892, vol. 26, p. 43).

Variations et anomalies. — Tantôt, le pectiné est constitué par deux faisceaux, un interne et un externe, situés dans le même plan horizontal; tantôt il est formé de deux faisceaux, un antérieur et un postérieur, superposés (Winslow). Chudzinski, qui a observé cette dernière disposition chez un nègre, fait remarquer qu'elle est constante chez les singes inférieurs. La première est fréquente dans la série. — Très souvent, le pectiné se confond avec le moyen adducteur, comme on l'observe normalement chez les rongeurs, les carnassiers et chez certains singes. — Macalister a décrit un faisceau anastomotique envoyé par le pectiné à l'obturateur externe, et un faisceau envoyé par le psoas-iliaque au pectiné.

ADDUCTEUR MOYEN. — M. adductor brevis.

Muscle allongé et aplati, de forme triangulaire, il s'étend du corps du pubis à la partie moyenne de la ligne âpre. Il naît de la *surface angulaire du pubis*, sur une petite facette, de forme quadrilatère, située au-dessous de l'origine du pyramidal, au-dessus de celle du petit adducteur (Voy. *Ost.*, fig. 197). Cette origine se fait par un tendon qui, d'abord aplati et épais, se transforme ensuite en une lame tendineuse, visible en avant du corps musculaire, et qui descend assez bas le long du bord interne du muscle. Les fibres charnues, nées de la face profonde de cette lame, constituent un corps musculaire qui s'élargit de plus en plus, et finit par constituer un plan charnu assez mince.

Le tendon de terminaison est formé par deux lames très minces, l'une antérieure, l'autre postérieure, qui se fusionnent, en formant une sorte de V à angle très aigu, dans l'ouverture duquel vont se terminer les fibres charnues. La lame unique, qui résulte de la réunion de ces deux lames secondaires, va se fixer à *la partie moyenne de la lèvre interne de la ligne âpre*, sur une longueur de neuf centimètres environ. Presque toujours, cette lame terminale contracte des connexions intimes par sa face antérieure avec la cloison intermusculaire interne; de sa face postérieure et de son bord inférieur se détache une expansion assez forte, qui va renforcer le tendon condylien du grand adducteur.

Rapports. — Sa face antérieure, d'abord superficielle, répond à l'aponévrose, à la veine saphène interne et à la peau. En haut, le tendon d'origine est croisé par le cordon spermatique qui repose sur lui. En bas, cette face, devenue profonde, forme la paroi postérieure du canal de Hunter et se met en rapport avec les vaisseaux fémoraux. Sa face postérieure répond au petit adducteur et, plus bas, au grand adducteur; elle est séparée de ces muscles par une couche de tissu cellulaire dans lequel chemine la partie terminale de la fémorale profonde. Le bord interne du muscle forme, lorsque celui-ci se contracte, une corde saillante sous les téguments. Son bord externe limite en dedans le triangle de Scarpa.

Innervation. — Le moyen adducteur reçoit son innervation de deux sources, l'obturateur et le crural. — Situé d'abord entre le pectiné et le petit adducteur, le rameau venu de l'obturateur descend et croise le bord supérieur de l'adducteur superficiel dans lequel il s'épuise. — La petite branche musculo-cutanée interne donne au niveau de la gaine des vaisseaux fémoraux un filet qui, passant sur la face antérieure du pectiné, va se perdre dans le moyen adducteur, qu'il aborde par sa face antérieure à quelques centimètres de ses insertions fémorales.

PETIT ADDUCTEUR. — M. adductor minimus.

Triangulaire comme le précédent, le petit adducteur, simple à son origine, souvent divisé en deux chefs au niveau de sa terminaison, s'étend du pubis à la partie postéro-supérieure de la diaphyse fémorale.

Son origine, linéaire, est située, sur la surface angulaire du pubis et la partie antérieure de la branche ischio-pubienne, en dehors de l'attache du droit interne, en dedans de celle de l'obturateur externe, en arrière de celle du moyen adducteur et en avant de celle du grand adducteur (*Ost.*, fig. 197). Cette origine se fait par un tendon aplati, souvent adhérent au tendon d'origine du droit interne. — A ce tendon font suite les fibres charnues; elles constituent un corps musculaire d'abord épais, qui s'étale ensuite et se divise le plus souvent en deux faisceaux. Le faisceau supérieur va s'insérer par de courtes fibres aponévrotiques sur la branche interne de trifurcation de la ligne âpre. Les fibres les plus élevées glissent sur la face postérieure du petit trochanter. — Le faisceau inférieur, souvent séparé du précédent par un interstice très apparent, est d'autres fois confondu avec lui; il se termine sur la partie supérieure de la lèvre interne de la ligne âpre. — Il est souvent très adhérent en avant au tendon terminal du premier adducteur, et à celui du troisième.

Le corps charnu du petit adducteur est tordu sur lui-même. — Je reviendrai, en étudiant le grand adducteur, sur cette torsion qui est la même pour les deux muscles.

Rapports. — Recouvert par le pectiné et par le moyen adducteur, il repose sur le grand adducteur; son bord inférieur s'enfonce dans l'angle formé par le grand et le moyen adducteur; son bord supérieur répond à l'obturateur externe, au psoas-iliaque et au petit trochanter. La perforante supérieure passe habituellement entre ses deux chefs. La circonflexe interne croise son bord supérieur.

Action. — Le moyen et le petit adducteur : 1° portent la cuisse dans l'adduction; 2° la fléchissent sur le bassin; 3° lui impriment un mouvement de rotation en dehors. — Comme le pectiné, lorsqu'ils prennent leur point fixe sur le fémur, ils fléchissent la cuisse sur le bassin.

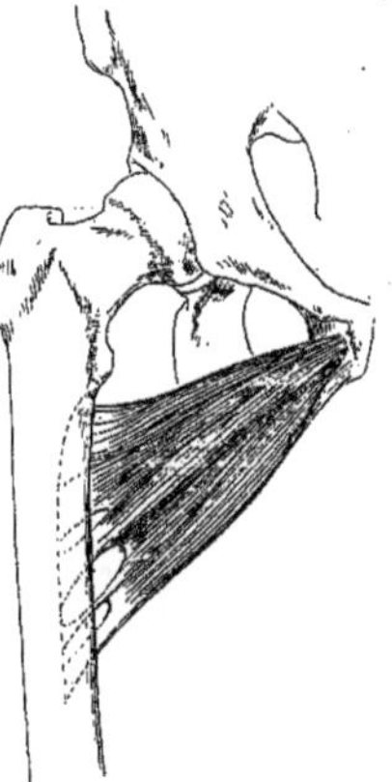

Fig. 170. — Le petit adducteur.

Innervation. — Né du tronc de l'obturateur, le rameau du petit adducteur suit à son origine la face postérieure du pectiné; arrivé au bord supérieur du petit adducteur, il s'avance sur sa face antérieure et pénètre en se ramifiant au milieu des fibres musculaires. Bourgery signale encore un petit filet venu de la branche de la gaine des vaisseaux fémoraux ou nerf musculo-cutané interne, branche du crural, filet qui irait se perdre dans la face antérieure du petit adducteur.

GRAND ADDUCTEUR. — M. adductor magnus.

Le grand adducteur, sous-jacent aux précédents, affecte la forme d'un large triangle, dont le sommet tronqué répond à la partie postérieure de la branche ischio-pubienne et à la tubérosité de l'ischion, et dont la base s'étend du tubercule latéral du condyle interne à l'extrémité supérieure de la ligne externe de trifurcation du fémur.

Au premier abord, le grand adducteur semble former une masse indivise, mais il est, en réalité, constitué par trois faisceaux superposés dans le sens vertical, et légèrement imbriqués dans le sens antéro-postérieur.

Le premier de ces faisceaux (adductor femoris minimus de Gunther, adductor quartus de Diemerbrock, chef supérieur ou externe(?) de Theile) est toujours facilement séparable, surtout si l'on dissèque le muscle par sa face postérieure. Il naît du tiers *moyen de la branche ischio-pubienne*; son origine répond en dedans à celle du droit interne, en dehors à celle de l'obturateur externe. En avant, ce faisceau est contigu à l'attache du petit adducteur, et, en arrière, à celle des deux autres faisceaux du grand adducteur. Les fibres charnues s'implantent directement sur le bord inférieur, et, par de courtes fibres aponévrotiques, sur la face externe de l'os. Par leur réunion elles constituent un corps charnu triangulaire qui, d'abord étroit, s'étale de plus en plus, et va s'insérer : 1° *sur la branche de trifurcation externe de la ligne âpre*; 2° sur la *lèvre externe de cette ligne*, au niveau de son quart supérieur. L'insertion des fibres supérieures se fait par une lame aponévrotique résistante, qui glisse sur la face postérieure du petit trochanter à l'aide d'une bourse séreuse; celle des fibres inférieures se fait par de courtes fibres aponévrotiques.

Le faisceau moyen et le faisceau inférieur, qui forment à eux deux l'*adductor magnus* de Henle sont situés sur un plan postérieur au précédent; ils paraissent tout à fait confondus à leur origine. Ils naissent : 1° du *quart postérieur de la branche ischio-pubienne*, en dedans du précédent; 2° du bord inférieur et de la face externe de la *tubérosité ischiatique*; 3° de la partie inférieure de la face postérieure de cette tubérosité, en dedans des insertions des muscles fléchisseurs de la jambe (Voy. *Ostéol.*, fig. 197, p. 194). L'origine des faisceaux antérieurs se fait par de courtes fibres tendineuses; celle des faisceaux postérieurs, par un tendon, concave en avant, qui donne attache aux fibres charnues par sa face antérieure et ses deux bords, et dont la face postérieure apparaît libre au niveau du bord postérieur du muscle. — Cette fusion des deux faisceaux au niveau de leur origine n'est d'ailleurs qu'apparente. Il est, en effet, facile de les séparer. Regardez, comme le conseille Theile, le bord antérieur de leur origine commune, et vous apercevrez, au niveau même de ce bord, un interstice celluleux. Pénétrez dans cet interstice, et vous séparerez sans grande peine le faisceau moyen et le faisceau inférieur. La séparation ne pourra cependant être complète, car les deux chefs sont réunis en arrière par le tendon que j'ai déjà décrit, et qui leur est commun.

Faisc. sup.

Faisc. moy

Faisc. inf.

Tend. lo. part.

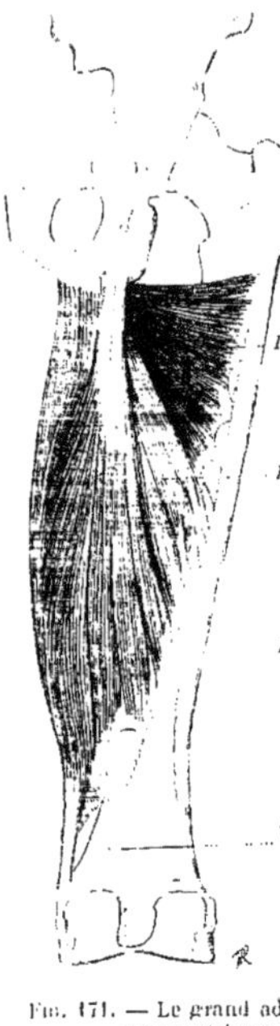

Fig. 171. — Le grand adducteur; vue postérieure.

Le faisceau moyen, le plus volumineux des trois chefs du grand adducteur, est constitué par un corps charnu de forme triangulaire, dont les fibres sont d'autant plus rapprochées de la verticale, qu'elles sont plus inférieures; elles vont s'insérer sur *les trois quarts inférieurs de la lèvre externe de la ligne âpre*. Cette insertion fémorale se fait par une aponévrose, qui résulte de la convergence de deux lames, dans l'intervalle desquelles viennent se terminer les fibres charnues. Intimement adhérent en avant au tendon du moyen adducteur, ce tendon aponévrotique se termine sur le fémur, par une série d'arcades qui délimitent avec l'os autant d'orifices livrant passage aux vaisseaux perforants. Le plus important et le plus volumineux de ces orifices, situé au niveau de la bifurcation de la ligne âpre, est traversé par les vaisseaux fémoraux.

Le faisceau inférieur, situé, à son origine, en dedans du chef moyen, descend en croisant obliquement la face postéro-interne de celui-ci. Ses fibres vont se jeter, au niveau du tiers inférieur de la cuisse, dans la concavité d'un demi-cercle tendineux, qui se condense en un tendon grêle et allongé, lequel va s'attacher au *tubercule du condyle interne du fémur*. Ce tendon, souvent renforcé par quelques fibres venues du moyen adducteur, fait en quelque sorte partie de la cloison intermusculaire interne, dont il représente le bord interne, saillant sous les téguments.

En résumé, nous voyons que le grand adducteur est constitué : 1° par un chef supérieur, qui, né de la branche ischio-pubienne, en avant et en dedans des deux autres chefs, croise très obliquement leur face antéro-externe, pour gagner la partie la plus élevée de la ligne d'insertion fémorale ; 2° par un chef moyen, qui se détache de l'ischion, en partie confondu avec le chef inférieur qu'il croise sous une incidence très aiguë, pour aller s'attacher sur la ligne âpre, sur presque toute la hauteur de celle-ci ; 3° par un chef inférieur qui, né en dedans du précédent, l'abandonne pour aller se fixer au tubercule latéral du condyle interne.

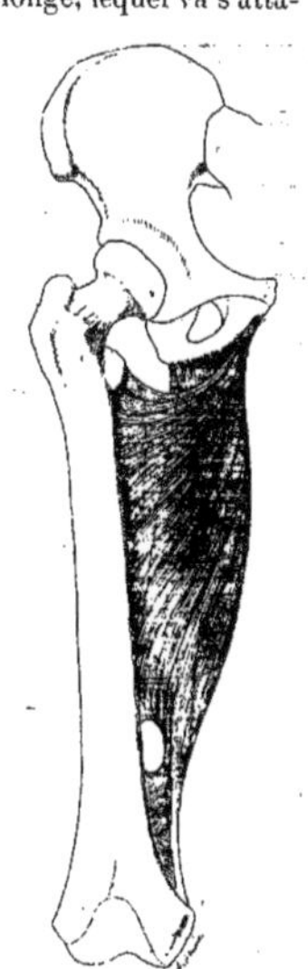

Fig. 172. — Le grand adducteur ; vue antérieure.

Examiné lorsqu'il est tendu, le grand adducteur présente une torsion des plus nettes. Cette torsion est sous l'influence de différents facteurs. Elle est due d'abord à l'entrecroisement des différents chefs du grand adducteur. Elle est due aussi à la torsion particulière que présente chacun d'eux ; cette torsion, à peu près nulle pour le chef inférieur, à cause de son mode spécial de terminaison, est très nette pour le chef moyen et le chef supérieur. Elle tient, comme le montre le schéma ci-joint, à ce que les fibres dont l'origine est la plus interne ont l'insertion la plus élevée. La cause première de ces dispositions paraît résider dans la différence d'orientation des lignes d'origine et de terminaison ; en effet, tandis que la première chemine oblique en avant et en dedans, dans un plan à peu près horizontal, la deuxième descend verticale, dans un plan sagittal.

Rapports. — La face antérieure du grand adducteur est recouverte, en allant de haut en bas, par le pectiné, le petit et le moyen adducteur. Au-dessous de ce muscle, elle intervient dans la constitution de la paroi postérieure du canal de Hunter, paroi constituée surtout par le moyen adducteur. Au-dessous, elle répond en dehors au vaste interne, et en dedans à l'aponévrose et à la peau. — Sa face postérieure répond aux muscles de la région postérieure :

biceps, demi-membraneux, demi-tendineux (fig. 163). Son bord inférieur, ou plus exactement interne, recouvert en haut par le droit interne, répond plus bas à l'aponévrose et à la peau; près de son insertion condylienne, le muscle fait saillie sous la peau. Le grand adducteur est traversé, le long de son insertion fémorale, par les diverses perforantes. La perforante supérieure passe souvent entre son chef supérieur et son chef moyen; la perforante moyenne traverse le muscle à sa partie moyenne; l'inférieure le perfore un peu au-dessus du grand anneau qui livre passage à l'artère et à la veine fémorales.

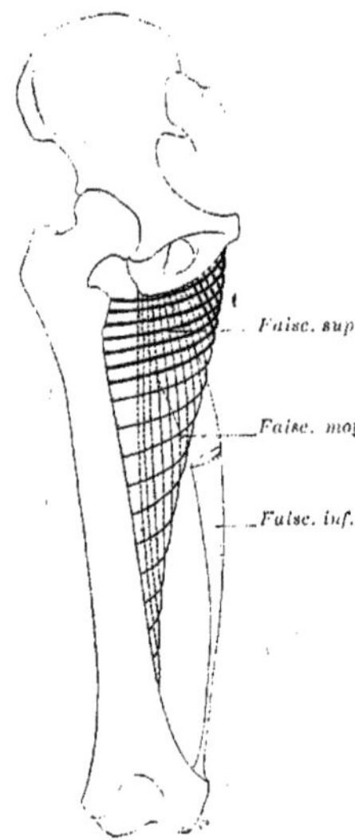

FIG. 173. — Schéma du grand adducteur.

Action. — Le grand adducteur : 1° porte énergiquement et directement la cuisse dans l'adduction; 2° lui imprime par son chef supérieur et son chef moyen un mouvement de rotation en dehors, par son chef inférieur un mouvement de rotation en dedans, lorsqu'elle a été préalablement placée dans la rotation en dehors. C'est ce chef qui se contracte lorsque le cavalier combine l'adduction et la rotation en dedans pour serrer les flancs de sa monture sans la toucher de l'éperon (Duchenne). D'après cet auteur le grand adducteur ne serait nullement fléchisseur. Le chef interne joue un rôle important dans la conservation de l'attitude normale du membre inférieur au repos; sa paralysie entraîne la rotation du membre en dehors.

Innervation. — Le grand adducteur reçoit ses nerfs de deux sources différentes : l'obturateur et le grand sciatique. — La branche venue de l'obturateur se place, à sa sortie du canal sous-pubien, entre le moyen et le grand adducteur, sur la face antérieure duquel elle descend assez bas, avant de se ramifier au milieu des fibres musculaires. — Le rameau venu du grand nerf sciatique, obliquement dirigé en bas et en dedans, aborde le muscle au niveau de son bord interne. L'innervation du grand adducteur vient surtout de l'obturateur; la branche du grand sciatique, fort petite, se termine dans les faisceaux les plus longs.

Variations et anomalies. — Les adducteurs peuvent se fusionner soit entre eux, soit avec les muscles voisins. Il n'y a pas lieu de revenir ici sur la fusion du grand adducteur avec le carré crural. Je signalerai seulement la fusion plus ou moins complète du grand adducteur soit avec le petit, soit avec le moyen. Je rappellerai celle du moyen avec le pectiné. — On a décrit comme anormale la division en plusieurs faisceaux plus ou moins distincts de chacun des adducteurs; attribuant à quelques-uns de ces faisceaux une individualité propre, on en a fait des muscles tels que l'ischio-condylien, l'adductor minimus de Gunther, l'adductor quartus de Diemerbroek.

DROIT INTERNE. — M. gracilis.

Muscle allongé, aplati et rubané, le droit interne s'étend du pubis à la partie supérieure de la face interne du tibia.

Il naît : 1° de la moitié inférieure de la face antérieure de la surface angulaire *du pubis*, tout près de la symphyse; en dedans du moyen et du petit adducteur; — 2° sur le tiers antérieur de la lèvre externe du bord inférieur de la *branche ischio-pubienne*, en dedans du petit et du grand adducteur. — Cette origine se fait par un tendon aplati, orienté dans le sens sagittal, et affectant la forme d'un triangle dont la base a une longueur de 3 à 4 centimètres environ. Ce tendon, constitué à son origine par une lame unique, se dédouble inférieurement. C'est de l'écartement de ces deux feuillets que naissent les fibres charnues (fig. 174).

Celles-ci constituent un corps musculaire, aplati de dehors en dedans, qui descend verticalement le long de la face interne de la cuisse. Au niveau de la

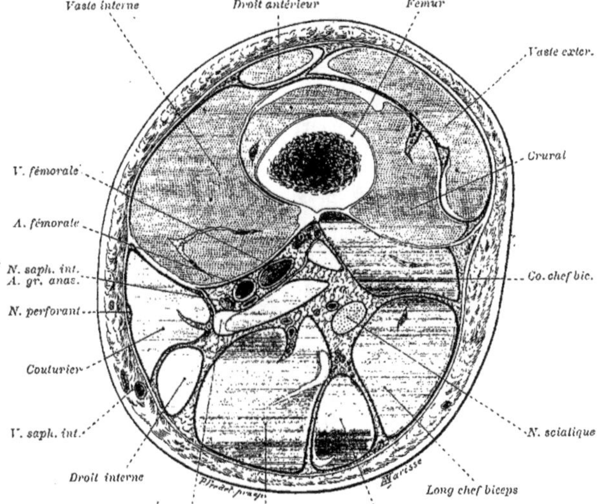

FIG. 174. — Coupe de la cuisse passant par le canal de Hunter. Sujet fixé par la formaline chromique. Côté droit, segment distal de la coupe (P. Fredet).

Extenseurs (quadriceps fémoral) : teinte claire; adducteurs et couturier : teinte moyenne; fléchisseurs : teinte foncée.

partie moyenne de la cuisse, le corps musculaire s'arrondit et ses fibres vont se terminer dans la concavité antérieure d'un demi-cône tendineux qui apparaît à la partie moyenne de la cuisse. — Ce demi-cône s'effile rapidement en un tendon cylindrique, qui contourne le condyle interne du fémur et la tubérosité correspondante du tibia, et s'insère à la *partie supérieure de la face interne* de cet os.

Rapports. — Dans la plus grande partie de son étendue, le muscle répond par sa face interne à l'aponévrose et à la peau ; sa face externe s'applique sur le bord interne des trois adducteurs. Sa portion tendineuse, qui forme avec le demi-tendineux le plan profond de la patte d'oie, est séparée du plan superficiel formé par le couturier, par une large bourse séreuse, et glisse sur le ligament latéral interne par une deuxième bourse, souvent fusionnée avec la précédente.

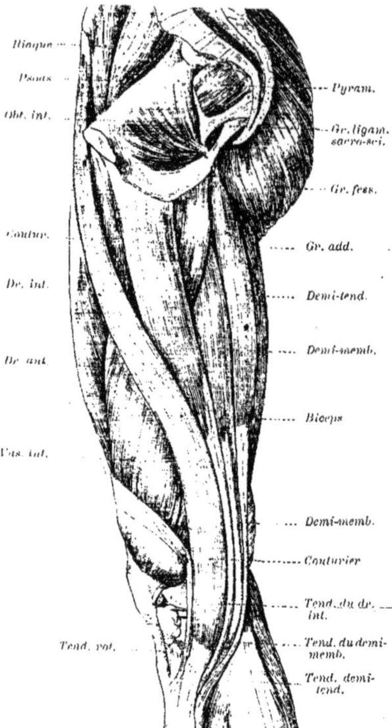

FIG. 173. — Muscles de la cuisse; face interne.

Action. — Le droit interne : 1° porte la cuisse dans l'adduction ; 2° fléchit la jambe sur la cuisse ; 3° la jambe étant fléchie, imprime à la cuisse un mouvement de rotation en dedans.

Le rôle de fléchisseur de la jambe, que l'on attribue généralement au droit interne, n'est pas accepté par tous les auteurs. Winslow prétendait que le droit interne n'était fléchisseur que lorsque la cuisse avait été préalablement placée dans la rotation interne, et qu'il achevait seulement le mouvement de flexion commencé par d'autres muscles. Les expériences de Duchenne n'ont pas confirmé les vues de Winslow et ont montré que le droit interne fléchissait la jambe, quelle que fût la position occupée par la cuisse au début de la contraction du muscle.

Innervation. — Le droit interne reçoit son nerf de l'obturateur. Né souvent d'un tronc commun avec le nerf du grand adducteur, ce filet passe entre le moyen et le troisième adducteur, et aborde le droit interne, au niveau de sa partie moyenne.

Variations et anomalies. — Les insertions pubiennes du droit interne peuvent être très réduites, d'où diminution de la largeur de son corps charnu. — Son tendon abandonne parfois quelques fibres à l'aponévrose fémorale, ou à l'aponévrose jambière.

RÉGION POSTÉRIEURE

BICEPS FÉMORAL. — M. biceps femoris.

Le biceps fémoral, long, volumineux, répond à la partie postéro-externe de la cuisse. Il est constitué par deux chefs : l'un, long, d'origine pelvienne; l'autre, court, d'origine fémorale. Ces chefs se réunissent en bas sur un tendon unique allant à la tête du péroné et au tibia.

Le long chef (l. tête, l. portion, caput longum, portion ischiatique), naît *de la tubérosité de l'ischion*, par un tendon qui lui est commun avec le demi-tendineux. Ce tendon s'attache immédiatement en dehors et au-dessous de l'insertion du grand ligament sacro-sciatique, en arrière et en dehors de l'insertion du demi-membraneux, au-dessus du grand adducteur (*Ost.*, fig. 195).

Large d'abord, il se rétrécit un peu et s'épanouit en gouttière ou cône aponévrotique, ouvert en dehors : les fibres charnues naissent à l'intérieur de ce cône, tandis que celles du demi-tendineux tirent leur origine de sa partie externe, de telle sorte que sur une longueur de 10 à 15 cm. à partir de l'ischion, les deux muscles, l'un charnu (demi-tendineux), l'autre tendineux (biceps) sont intimement soudés. Le tendon, bien que masqué en partie par la portion charnue du demi-tendineux, reste visible sur la face interne du biceps, jusqu'au milieu de la cuisse. Les fibres charnues se rassemblent peu à peu en un ventre épais et prismatique, obliquement dirigé en bas et un peu en dehors. Elles se rendent successivement à une aponévrose qui apparaît, dès le milieu de la cuisse, sur la face postérieure du muscle; cette aponévrose se condense en un large tendon d'insertion qui descend vers la tête du péroné et la tubérosité externe du tibia.

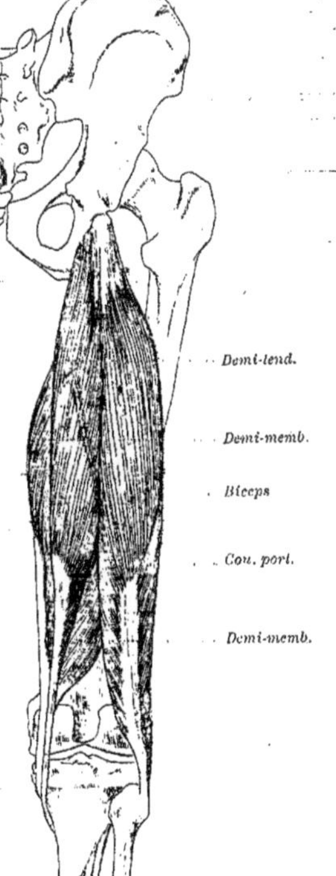

Fig. 176. — Les trois muscles de la région postérieure de la cuisse.

La courte tête (caput breve, courte portion, chef fémoral) naît par de courtes fibres tendineuses de la *lèvre externe de la ligne âpre du fémur* (fig. 178), dans le tiers moyen de celle-ci, et de l'aponévrose intermusculaire externe : les fibres, parallèles, obliques en bas, en arrière et en dehors, forment un corps charnu aplati, losangique; elles viennent successivement se terminer sur la face antérieure du tendon de la portion ischiatique; les supérieures succèdent immédiatement aux fibres inférieures de cette portion; les inférieures n'abordent le tendon que près de son insertion.

Ce tendon passe, élargi, sur le condyle externe et va s'insérer : 1° par sa portion principale à *l'extrémité supérieure ou tête du péroné*, sur une facette en croissant entourant l'insertion du ligament latéral externe de l'articulation du genou (Voy. *Ost.*, fig. 245); 2° à la *tubérosité externe du tibia* par ses faisceaux supérieurs, rassemblés en un fort trousseau qui englobe entre ses deux

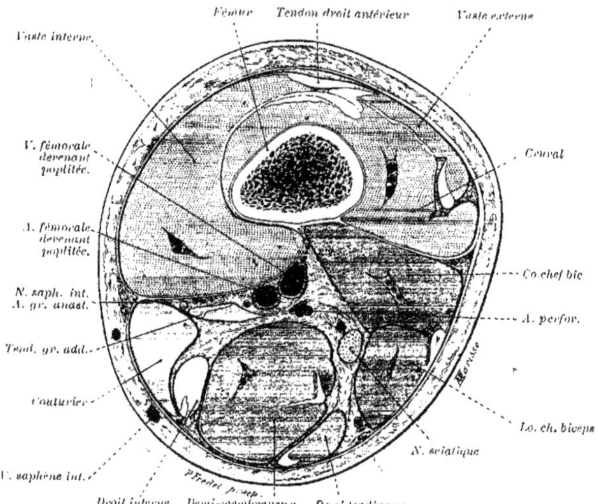

FIG. 177. — Coupe de la cuisse, passant par l'étage supérieur de la région poplitée. — Sujet fixé par la formaline chromique. — Côté droit, segment distal de la coupe (P. Fredet).

Cette coupe, exécutée quelques centimètres au-dessous de celle représentée figure 174, montre le passage de l'artère et de la veine fémorales à la région postérieure de la cuisse. Les deux chefs du biceps, isolés dans la coupe sus-jacente, sont ici unis en une seule masse.

feuillets le ligament latéral externe; 3° à *l'aponévrose jambière* par un faisceau inférieur.

Rapports. — Recouvert à son origine par le grand fessier, le biceps s'applique par sa face antérieure au grand adducteur, au demi-membraneux et au vaste externe, séparé de ce dernier par la cloison intermusculaire externe. Contigu par sa face interne au demi-tendineux, puis au demi-membraneux, il s'écarte bientôt de ces muscles, formant ainsi avec eux le triangle supérieur du losange poplité. Près de sa terminaison, il répond au jumeau externe et au plantaire grêle. — Le nerf sciatique est placé d'abord en dehors, puis en avant, puis à la face interne du muscle; vertical, le nerf sciatique croise très obliquement le biceps; sa branche externe de bifurcation, le sciatique poplité externe, suit le tendon d'insertion du muscle, jusqu'à la tête du peroné. — La courte portion du biceps répond en dedans aux vaisseaux poplités.

Variations et anomalies. — Le biceps crural, muscle peu fixe, se fusionne parfois avec le demi-tendineux, le grand adducteur, le vaste externe. — Les deux chefs ne se réunissent que très bas, à leur insertion péronière. — Ils peuvent être distincts dans toute leur étendue (Macalister), indépendance normale chez les singes.

Longue portion. — Chudzinski a constaté, chez un boschiman, l'isolement complet du tendon ischiatique. — On a signalé des insertions iliaques accessoires (Wood), des insertions coccygiennes vestiges du chef caudal normal des mammifères.

Testut a vu une intersection tendineuse au milieu du corps charnu de la longue portion qui prenait ainsi le type digastrique. Parfois, cette longue portion présente un chef calcanéen en tout semblable à celui que Meckel a observé normalement chez la hyène : quelques-uns des faisceaux charnus le quittent au niveau de sa partie moyenne, pour se jeter sur un tendon grêle qui va se perdre dans le tendon d'Achille (Gruber-Kelsch). Parfois ce faisceau affecte la forme d'un muscle digastrique dont le ventre inférieur, logé dans l'interstice des jumeaux, aborde le tendon d'Achille par sa face antérieure (Halliburton).

Courte portion. — Son absence, signalée par Meckel, Budge, Theile, Knott, assez rare chez l'homme et les anthropoïdes, est fréquente dans la série.

Gruber, Meckel, Giacomini ont décrit un faisceau surnuméraire d'origine fémorale. Henle a vu un faisceau accessoire naître du tenseur du fascia lata.

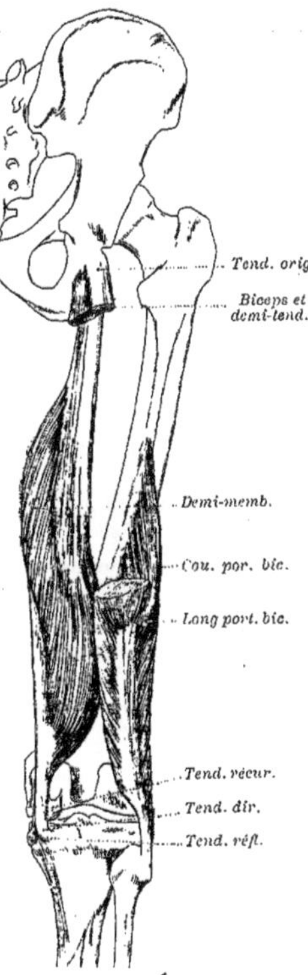

Fig. 178. — Les muscles de la région postérieure de la cuisse; couche profonde.

DEMI-TENDINEUX. — **M. semi-tendinosus.**

Le ventre charnu du demi-tendineux, allongé en cône, s'attache par sa base à l'ischion, s'effile et se termine en un long tendon qui va s'insérer au tibia.

Le demi-tendineux naît *de la tubérosité de l'ischion :* — 1° par un tendon qui lui est commun avec le biceps; — 2° par quelques fibres charnues. Sur l'ischion, l'empreinte d'origine du demi-tendineux est au-dessous de la facette bicipitale, au-dessus de l'insertion du grand adducteur (Voy. *Ost.*, fig. 195). Il tire aussi son origine de la face interne du *tendon qui lui est commun avec le biceps*, sur une longueur de 10 à 15 centimètres.

Le corps charnu, d'abord aplati d'avant en arrière, s'arrondit et se porte un peu obliquement en bas et en dedans; plus bas, il s'effile sur un tendon qui apparaît, dès le milieu de la cuisse, sur le bord interne et la face postérieure du muscle. Ce tendon devient libre au-dessus du condyle interne; il descend en arrière de cette éminence, réduit à un cordon arrondi, et s'épanouit enfin en un triangle aponévrotique. La partie supérieure de cette expansion tendineuse, épaisse, resplendissante, représente proprement le tendon du demi-tendineux; elle contourne d'arrière en avant la tubérosité interne du tibia, par une courbe parallèle et sous-jacente à celle du droit interne, et va s'insérer immédiatement en dedans de la *crête du tibia, sur la face interne de cet os*. La partie inférieure, moins épaisse, se poursuit sur l'aponévrose de la jambe (fig. 165).

On remarque sur la face postérieure du demi-tendineux, vers sa partie moyenne, une intersection aponévrotique qui pénètre plus ou moins profondément dans le corps charnu; elle peut occuper toute l'épaisseur du muscle, tranformé alors en muscle digastrique.

Rapports. — Au niveau de la cuisse, le demi-tendineux répond par sa face postérieure au grand fessier et plus bas à l'aponévrose et à la peau; il recouvre le grand adducteur et le demi-membraneux. D'abord contigu au biceps, il s'en sépare inférieurement pour former avec le demi-membraneux le bord interne du triangle supérieur du losange poplité. — Au niveau du condyle, il chemine entre le tendon terminal du demi-membraneux et l'origine du jumeau interne et fait saillie dans la bourse séreuse commune à ces deux muscles. — Près de sa terminaison il forme avec le droit interne le plan aponévrotique profond de la patte d'oie. — Deux bourses séreuses le séparent l'une du couturier, l'autre du ligament latéral interne : le plus souvent elles sont ouvertes dans la grande bourse séreuse, cloisonnée, de la patte d'oie.

Variations et anomalies. — Sans revenir ici sur les faits de fusion du demi-tendineux avec les muscles voisins, demi-membraneux, grand adducteur, biceps, je signalerai la possibilité pour le muscle de présenter un chef coccygien commun avec le biceps.

On rapporte à ce muscle un corps charnu étendu de la ligne âpre au condyle interne (Luschka), que l'on considère comme représentant chez l'homme le chef fémoral constant du demi-tendineux des oiseaux (Meckel).—Parfois, quelques-unes de ses fibres abandonnent son corps charnu à la partie moyenne de la cuisse, pour se jeter sur un tendon grêle qui se perd dans l'aponévrose jambière postérieure. Gruber a observé deux fois ce petit muscle surnuméraire, véritable tenseur de l'aponévrose jambière.

DEMI-MEMBRANEUX. — M. semi-membranosus.

Il naît, par un tendon large et fort, *de la face postérieure et de la partie externe de la tubérosité ischiatique*, entre le tendon commun au biceps et au demi-tendineux, qui est en dedans, et le carré crural, qui est en dehors. Ce tendon d'origine, d'abord large et plat, se rétrécit et s'engage sous le tendon commun aux deux autres muscles ischiatiques; il adhère à ce tendon ainsi qu'à celui du grand adducteur par un tissu dense dans lequel on trouve quelquefois une bourse séreuse. Ce tendon, arrondi sur son bord externe, tranchant sur son bord interne, s'élargit et s'amincit en descendant: les fibres charnues naissent d'abord de sa face antérieure, puis de sa face postérieure, suivant une ligne descendant très obliquement du bord interne au bord externe. En somme, ce large tendon, ainsi coupé obliquement par les fibres charnues, répond à la moitié supérieure de la cuisse et du muscle, dit pour cette raison *semi-aponévrotique* ou *demi-membraneux*. Les fibres charnues ainsi nées des deux faces de ce tendon descendent, obliques et courtes, pour se fixer à l'aponévrose et au tendon d'insertion, qui apparaissent sur la face antérieure et le bord externe du muscle.

Le tendon d'insertion (fig. 179), dont la pointe apparaît au niveau où le tendon d'origine finit sur le bord interne du muscle, c'est-à-dire vers le milieu de la cuisse, descend verticalement en arrière du condyle interne, recevant des fibres charnues jusqu'à l'interligne articulaire du genou; là, il s'isole en un tendon court, épais et plat. Ce tendon terminal se divise en plusieurs trousseaux tendineux qui prennent des directions différentes : — les uns, moyens, continuant la direction verticale du muscle, se fixent à la partie postérieure de la *tubérosité interne du tibia*, immédiatement au-dessous de la cavité glénoïde; les plus superficiels descendent sur le bord interne du tibia et donnent de larges lamelles à l'aponévrose du poplité : c'est le *tendon direct;* — d'autres, internes, se portent en dedans, en arrière et en haut, formant un large trousseau resplendissant qui remonte obliquement vers le condyle externe, sur la partie postérieure de l'articulation du genou, formant là le *ligamentum obliquum* des auteurs qui décrivent encore un ligament postérieur unique à cette articulation bifurquée à sa partie postérieure en articulations condylo-tibiales; c'est le *tendon récurrent;* — d'autres, enfin, rassemblés en une forte lame, nettement isolée, se portent horizontalement en dedans, contournent la tubérosité interne du tibia, creusant la margo infraglenoïdalis d'une large gouttière à l'extrémité antérieure de laquelle ils s'insèrent; c'est le *tendon réfléchi* qui s'engage sous le ligament latéral interne de l'articulation du genou : une séreuse résulte du glissement de ce tendon réfléchi dans sa gouttière osseuse.

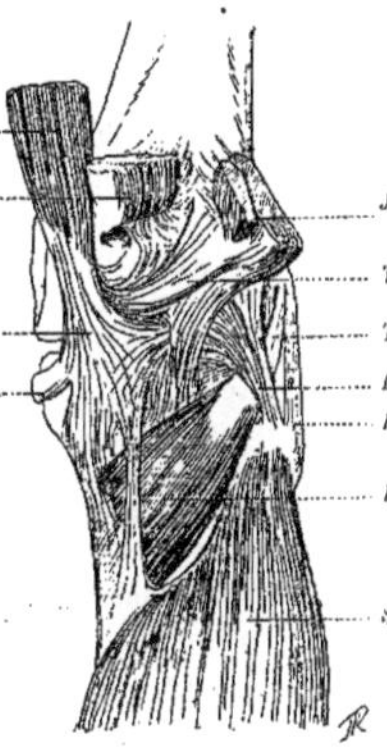

FIG. 179. — Muscle poplité, tendons de la région poplitée.

Rapports. — Le demi-membraneux est successivement recouvert, de haut en bas, par le grand fessier, la longue portion du biceps, le demi-tendineux et l'aponévrose de la cuisse. Une petite bourse séreuse le sépare à son origine du tendon du biceps. Il recouvre le carré crural, le grand adducteur et l'articulation du genou. — Inférieurement, il est contigu au jumeau interne; il est séparé de ce muscle par une large bourse séreuse, bourse commune au jumeau interne et au demi-membraneux (Voy. POIRIER, *Archives générales de médecine*, 1886).

Variations et anomalies. — Le demi-membraneux peut s'anastomoser, se fusionner même, soit avec le demi-tendineux, soit avec le grand adducteur. C'est un fait intéressant à retenir que cette tendance à la fusion des muscles de la région postérieure en une masse unique, qui parfois même perd son individualité. Il explique que certains anatomistes aient mis en doute les faits d'absence du demi-membraneux rapportés par Loschge et de Souza. Il semble en effet bien établi depuis Henle que dans le cas de Loschge, il s'agissait d'une simple réduction du muscle. — De Souza ne parlant pas des autres muscles (grand adducteur et demi-tendineux), on est en droit de se demander s'il n'y avait pas simple fusion.

Récemment Gilis (*Soc. Biologie*, août 1895) a publié un cas indéniable d'absence du demi-membraneux. — Sur la cuisse gauche d'une femme de 50 ans, le demi-membraneux n'était représenté ni sur l'ischion, ni sur la capsule du genou, ni dans l'interstice séparant le demi-tendineux du troisième adducteur qui étaient, l'un *normal*, l'autre *très réduit*. — Calori a décrit un cas de dédoublement très net de ce muscle. — Macalister a vu son insertion supérieure s'étendre sur le ligament sacro-sciatique.

Action du demi-tendineux, du demi-membraneux et du biceps. — Le demi-tendineux, le demi-membraneux et le biceps : 1° fléchissent la jambe sur la cuisse; 2° étendent la cuisse sur le bassin. — Le demi-tendineux et le biceps déterminent la rotation de la cuisse, le premier de dehors en dedans, le deuxième de dedans en dehors.

C'est grâce à leur double rôle de fléchisseur de la jambe et d'extenseur de la cuisse que le demi-tendineux, le demi-membraneux et le biceps interviennent dans la marche. Je rappelle que l'élément primordial de cette dernière, le double pas, est décomposable en deux périodes : la période du double appui, la période de l'appui unilatéral. Pendant cette dernière, l'un des membres abdominaux reste fixe, tandis que l'autre se porte d'arrière en avant en croisant le précédent; ce mouvement du membre mobile comprend lui-même trois stades : le stade du pas postérieur, le stade de la verticale, le stade du pas antérieur. *Du côté du membre fixe*, les trois muscles commencent à se contracter au moment de la verticale et leur contraction se continue pendant le pas antérieur; ils agissent comme extenseurs du bassin et empêchent le corps de basculer en avant. C'est à tort, du moins pour la marche normale, que l'on a attribué ce rôle au grand fessier. — *Du côté du membre oscillant*, les fléchisseurs de la cuisse se contractent pendant le pas postérieur, pour empêcher la pointe du pied de traîner sur le sol; ils agissent là comme collaborateurs des extenseurs du pied. Leur contraction se continue pendant la verticale, pour cesser au début du pas antérieur.

J'ai dit que le demi-tendineux et le biceps impriment à la jambe un mouvement de rotation. Ces mouvements de rotation de la jambe ne sont pas possibles pendant son extension sur la cuisse, à cause de la disposition anatomique des ligaments du genou; ils se transmettent intégralement à la cuisse et le membre inférieur tourne alors en totalité. Ces mouvements de rotation peuvent au contraire s'exécuter librement pendant la flexion de la jambe; ils sont alors beaucoup plus étendus de dedans en dehors que de dehors en dedans, ce que Duchenne explique par la disposition des ligaments croisés, qui se détordent dans la rotation en dehors, et par ce fait que le ligament latéral externe, notablement situé en arrière de l'axe de flexion, est relâché pendant cette dernière.

Duchenne pense que ce sont les fléchisseurs de la jambe qui s'opposent à l'hyperextension de la jambe à l'état normal. On attribue aujourd'hui généralement ce rôle aux ligaments croisés.

Les muscles postérieurs de la cuisse sont trop courts pour fléchir le genou et étendre la hanche en même temps (Henke-Bugnion); en outre, comme leur pouvoir d'élongation est proportionnel à leur pouvoir de raccourcissement, ils ne peuvent s'allonger assez pour permettre la flexion complète de la cuisse sur le bassin lorsque la jambe est étendue, d'où impossibilité de toucher le sol avec la main, la jambe étant étendue.

Innervation des muscles de la région postérieure de la cuisse. — Tous rameaux collatéraux du grand nerf sciatique, les nerfs des muscles de la région postérieure de la cuisse sont au nombre de quatre. — Trois naissent le plus souvent d'un même tronc : filets du demi-membraneux, du demi-tendineux, de la longue portion du biceps. Le dernier, allant à la courte portion du biceps, naît un peu au-dessous des autres. — Le nerf du demi-membraneux dirigé obliquement en bas, en dedans et en avant, croise le biceps et le demi-tendineux, arrive sur la face postérieure du muscle demi-membraneux et se ramifie en plusieurs filets qui se perdent dans le muscle. — Le demi-tendineux reçoit son nerf vers la partie moyenne de sa face antérieure; il est aisé de suivre ses dernières ramifications jusqu'au niveau du tendon long et grêle de ce muscle. — Le nerf de la longue portion du biceps, né du bord interne du grand nerf sciatique, se porte obliquement en bas et en dehors, aborde le muscle par sa face antérieure, au niveau de sa partie moyenne, et s'y épuise en se ramifiant. — Bourgery et Hirschfeld décrivent un filet « rameau ascendant du biceps et du demi-tendineux », venu du grand sciatique, qui remonte vers l'insertion ischiatique de ces muscles, en formant une courbe à concavité supérieure. — La courte portion du biceps reçoit un filet spécial né du grand nerf sciatique, à quelque distance des autres; il se porte en bas et en dehors, arrive sur la face postérieure de la courte portion du biceps et se divise en deux ou trois filets qui se perdent dans l'épaisseur du muscle.

MUSCLES DE LA JAMBE

La musculature de la jambe rappelle dans son ensemble la musculature de l'avant-bras. Les différences s'expliquent, d'une façon générale, par l'adaptation des muscles de la jambe à la marche; elles tiennent surtout au peu de mobilité des orteils et à l'absence des mouvements de pronation et de supination, remplacés par des mouvements de torsion se passant dans les articulations du pied. — L'atrophie, toute relative d'ailleurs, du système moteur des orteils se traduit par son absence d'attaches sur le fémur, et par le déplacement d'une partie des fléchisseurs et des extenseurs qui, dépourvus de toute insertion tibiale et péronière, font partie de la musculature intrinsèque du pied. Les systèmes pronateur et supinateur, à peu près absents, ne sont guère représentés que par le poplité, auquel les modifications du squelette ont d'ailleurs fait perdre son rôle primitif.

En revanche, si les muscles moteurs des orteils et des deux os de la jambe l'un sur l'autre ont subi une atrophie, partielle pour les premiers, à peu près totale pour les autres, les moteurs du pied proprement dits, c'est-à-dire les moteurs du squelette tarso-métatarsien, ont pris un développement considérable et représentent la partie la plus importante des muscles de la jambe.

Ces muscles sont, comme à l'avant-bras, disposés en trois groupes, que délimitent le squelette et les cloisons aponévrotiques. — Le *groupe antérieur*, groupe des fléchisseurs, est formé par quatre muscles. Le plus interne de ceux-ci, très volumineux, va aboutir à la partie interne du pied; c'est le jambier antérieur, fléchisseur adducteur. Le plus externe, ordinairement peu développé, parfois absent, va aboutir à la partie externe du squelette tarso-métatarsien; c'est le péronier antérieur, fléchisseur abducteur. Entre ces deux muscles se trouvent les deux extenseurs des orteils. — Le *groupe externe* n'est formé que par deux muscles, muscles péroniers, puissants abducteurs, qui par leur fonction rappellent les radiaux à l'avant-bras; mais qui, par leurs insertions, ne peuvent pas être regardés comme leurs homologues. — Le *groupe postérieur*, groupe des extenseurs, présente sur un premier plan le volumineux triceps sural, constitué par une portion superficielle (jumeaux),

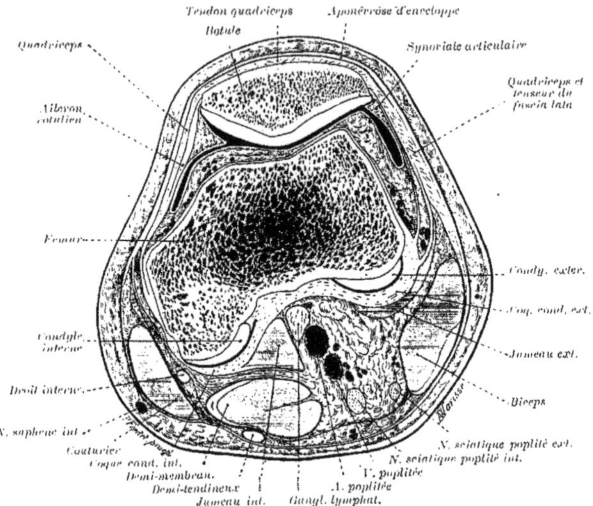

Fig. 180. — Coupe du genou, passant par le milieu de la rotule. — Sujet fixé par la formaline-chromique. Côté droit, segment distal de la coupe (P. Fredet).

La section porte en avant sur la séreuse sous-tricipitale ; à quelques millimètres au-dessous on verrait le cartilage de la trochlée. — La coupe rase en arrière la partie supérieure des condyles, montre les coques condyliennes et l'origine des jumeaux. Le nerf sciatique est divisé en sciatique poplité interne et sciatique poplité externe.

et une portion profonde (soléaire). — Entre ces deux couches chemine le plantaire grêle, homologue atrophié du petit palmaire, et qui est comme absorbé par la masse du triceps sural. Sur un dernier plan, nous trouvons : en haut, le poplité, qui descend obliquement du condyle externe vers l'extrémité supérieure du tibia; plus bas, le jambier postérieur, puissant adducteur, qui se dirige vers le bord interne du pied en cheminant entre les deux longs fléchisseurs, fléchisseur péronier ou long fléchisseur propre du gros orteil et fléchisseur tibial ou long fléchisseur commun des orteils.

RÉGION ANTÉRIEURE

JAMBIER ANTÉRIEUR. — **M. tibialis anterior.**

Charnu, prismatique et quadrangulaire dans sa partie supérieure, tendineux et aplati dans sa portion inférieure, le jambier antérieur, le plus interne des muscles de la région antéro-externe, s'étend de la tubérosité externe du tibia au premier cunéiforme et au premier métatarsien.

Il naît : — 1° de la *ligne rugueuse* qui part de la tubérosité antérieure du tibia et se porte en haut et en dehors, limitant en bas la tubérosité externe du tibia, et de la partie inférieure du *tubercule de Gerdy*, improprement appelé tubercule du jambier antérieur, car il est soulevé par l'insertion de la bandelette de Maissiat; — 2° de la partie externe de la *tubérosité antérieure;* — 3° du *tiers supérieur de la face externe du tibia*, plus ou moins excavée suivant le développement du muscle; — 4° du tiers supérieur de la moitié interne du *ligament interosseux;* — 5° de la *face profonde de la partie supérieure de l'aponévrose jambière;* — 6° d'une cloison aponévrotique, haute de 4 à 5 centimètres, qui le sépare de l'extenseur commun des orteils. — A part quelques faisceaux superficiels aponévrotiques, ces origines se font par l'implantation directe des fibres charnues. Par leur réunion, celles-ci constituent un corps charnu prismatique et quadrangulaire, dont les fibres vont se jeter sur les faces et les bords d'une lame aponévrotique, orientée dans le sens frontal, qui commence très haut dans l'épaisseur du muscle. Elle émerge de la face antérieure de celui-ci à la partie moyenne de la jambe, et constitue alors un tendon plat et fort, qui continue à recevoir par sa face postérieure des fibres charnues, jusque dans le voisinage du ligament annulaire antérieur. Ce tendon s'engage dans un dédoublement du ligament annulaire, dévie ensuite vers le bord interne du pied, en exécutant un mouvement de torsion par lequel ses faces d'abord frontales deviennent sagittales. Il se termine en s'épanouissant : 1° sur la *face interne du premier cunéiforme*,

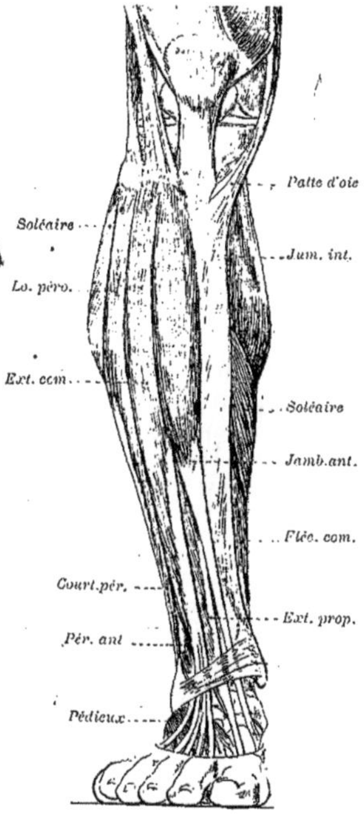

Fig. 181. — Muscles de la jambe; face antérieure.

dans une dépression située près de l'angle antéro-inférieur de cette face; 2° sur la partie inférieure et interne de la *base du premier métatarsien*.

Rapports. — Par sa portion jambière, le tibial ou jambier antérieur répond : *en avant*, à l'aponévrose *dont il est impossible de le détacher supérieurement, à cause des insertions qu'il prend sur elle*; plus bas, il est séparé de cette aponévrose par une couche de tissu cellulaire assez lâche; — *en arrière*, au ligament interosseux; — *en dedans*, à la face interne du tibia ; — *en dehors*, au long extenseur commun des orteils d'abord, puis à l'extenseur propre du gros orteil. L'artère tibiale antérieure et le nerf tibial antérieur, d'abord situés entre le jambier antérieur et l'extenseur commun, cheminent ensuite entre le jambier et l'extenseur propre du gros orteil. Plus bas, ce dernier muscle se place entre le paquet vasculo-nerveux et le jambier antérieur, et le supplante dans son rôle de satellite. — Dans la portion tarsienne, le tendon du jambier antérieur, recouvert par l'aponévrose dorsale du pied, passe sur la tête de l'astragale, le scaphoïde et le premier cunéiforme, et glisse sur la gouttière osseuse que j'ai signalée sur la face interne de ce dernier à l'aide d'une bourse séreuse, d'existence inconstante.

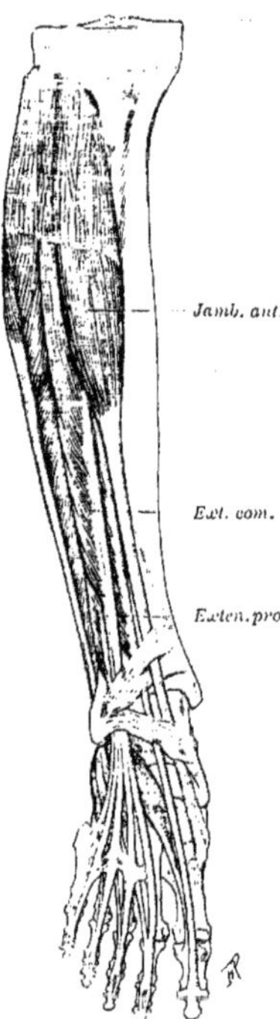

Fig. 182. — Muscles de la jambe; région antérieure.

OBSERVATIONS GÉNÉRALES SUR LA PHYSIOLOGIE DES ARTICULATIONS DU PIED. — Je crois utile de faire précéder l'étude souvent complexe de l'action des muscles qui meuvent le pied, par quelques remarques générales sur la physiologie des articulations mises en jeu. C'est en effet beaucoup plus à la direction des surfaces articulaires qu'à la direction et au mode d'insertion des muscles qu'est dû le sens du mouvement produit.

Les mouvements qu'exécute le pied sous l'action des différents muscles qui le meuvent sont de deux ordres : 1° mouvements de flexion et d'extension ; 2° mouvements de torsion en dedans et en dehors.

Les mouvements de flexion et d'extension se passent dans la tibio-tarsienne dont l'axe est sensiblement transversal; ces mouvements sont extrêmement simples et il est inutile d'y insister davantage.

Les mouvements de torsion ont pour siège les trois articulations calcanéo-astragalienne, calcanéo-cuboïdienne et astragalo-scaphoïdienne. — Henke (*Handbuch der Anatomie und Mechanik der Gelenke*, 1863), dans l'étude magistrale qu'il a faite de la physiologie des articulations du pied, a bien montré comment ces trois articulations forment un tout physiologique inséparable.

On peut toutes les regarder comme ayant un axe commun, oblique en haut, en avant et un peu en dedans, axe autour duquel leurs surfaces articulaires s'enroulent à la façon de segments de cylindres concentriques, mais à rayons différents (Voy. t. I, *Arth.*, fig. 769). — Il en résulte que les mouvements produits dans ces trois articulations sont des mouvements de même ordre, et qu'ils se combinent, ou pour mieux dire s'ajoutent, dans la production des mouvements de torsion. — Prenez un pied dont vous avez disséqué les articulations; fixez solidement l'astragale, saisissez l'extrémité antérieure du pied et tordez-la en bas et en dedans, c'est-à-dire mettez le pied en varus. Suivez pendant ce temps le jeu de vos trois articulations; vous voyez, dans un premier temps, le mouvement se passer dans la calcanéo-astragalienne et s'amorcer dans l'astragalo-scaphoïdienne. A la fin de ce premier temps, l'extrémité antérieure du calcanéum, arrivée au bout de sa course, est venue s'arrêter sous la tête astragalienne, sur laquelle a commencé à glisser le scaphoïde, assez vite arrêté par son attache avec le cuboïde jusqu'à présent immobile dans son articulation calcanéenne. — Mais alors, dans un deuxième temps, le cuboïde se déplace dans son articulation avec le calcanéum; il se porte en bas et en dedans et ce déplacement du cuboïde permet au scaphoïde de continuer son mouvement initial : la torsion en dedans est alors portée à son maximum.

Ces différents temps que j'ai séparés, un peu trop schématiquement peut-être, se confondent dans la réalité.

Si j'ai insisté sur ces quelques points de physiologie, c'est qu'ils nous faciliteront beaucoup la compréhension de l'action des différents muscles de la jambe. En effet, tout muscle qui mettra en jeu une de ces trois articulations sera en quelque sorte obligé d'obéir aux courbures des surfaces articulaires et produira forcément soit la torsion en dedans, soit la torsion en dehors. En somme, ce qui domine l'étude de l'action des muscles de la jambe, c'est la configuration des articulations sur lesquelles ils agissent.

Action du jambier antérieur. — La contraction du jambier antérieur : 1° détermine avec énergie la flexion du pied; 2° le tord légèrement en dedans; 3° porte l'extrémité postérieure du premier métatarsien en haut et en dedans.

Le mouvement de flexion qui se passe dans l'articulation tibio-tarsienne est très étendu et très énergique. C'est le mouvement principal produit par le jambier antérieur. Cependant, chronologiquement, il n'est exécuté qu'après que le jambier antérieur a produit les mouvements de torsion en dedans et d'élévation du premier métacarpien.

Le mouvement de torsion se passe dans les trois articulations astragalo-scaphoïdienne, calcanéo-cuboïdienne et astragalo-calcanéenne. Mais, il est en réalité très peu étendu, la direction du jambier antérieur ne lui permettant pas d'agir commodément sur ces articulations. Duchenne admet même qu'il n'agit point sur la calcanéo-cuboïdienne. Étant donnée la solidarité physiologique de ces trois articulations, il nous semble difficile d'admettre que l'action du jambier antérieur sur cette articulation soit absolument nulle. — L'élévation de l'extrémité postérieure du premier métatarsien est due à des mouvements de glissement se passant dans les articulations du premier cunéiforme avec le premier métatarsien et avec le scaphoïde.

Au maximum de contraction, il transforme la voûte plantaire en une longue courbe à convexité supérieure allant du talon à l'extrémité du gros orteil; en outre, il produit la flexion des orteils, et spécialement du premier, par allongement des fléchisseurs.

Innervation. — Le muscle jambier antérieur est innervé par le tibial antérieur, branche du sciatique poplité externe. Deux ou trois petits filets s'en détachent à la sortie du canal ostéo-musculaire du long péronier, et se perdent dans la portion supérieure du muscle; un autre filet, plus long, suit le côté externe du muscle et se perd dans ses fibres au niveau de sa partie moyenne. — Il reçoit aussi par sa face postérieure de petits rameaux du tibial postérieur, qui traversent le ligament interosseux pour se perdre dans son épaisseur.

Variations et anomalies. — Rhinghoffer a observé une seule fois, et sur un membre congénitalement déformé, l'insertion fémorale du tibial antérieur, telle qu'on la rencontre chez le cochon et l'hippopotame (Cuvier), chez les chéloniens (Meckel). — Parfois le tendon inférieur se trifurque; dans ce dernier cas, ses insertions sont cunéennes, métatarsiennes et phalangiennes, le faisceau cunéen représentant le tibial antérieur, le f. métatarsien le long abducteur du pouce, le f. phalangien le court extenseur du premier. Cette division, fréquente pour le tendon, est rare au niveau du corps charnu. Cependant, Chudzinski a observé chez un nègre la division complète du corps charnu en deux faisceaux se jetant, l'un sur le tendon cunéen, l'autre sur le tendon métatarsien, comme on le voit normalement chez les carnassiers. — Sous le nom de *tibio-aponévrotique*, Macalister a décrit un faisceau du tibial antérieur s'arrêtant soit sur le ligament dorsal, soit sur l'aponévrose dorsale du pied; ce faisceau, signalé depuis par Wood, Banhsen, Humphry, est normal chez l'hippopotame (Cuvier). — Macalister a vu un faisceau musculaire parti du tibia s'insérer soit à l'astragale, soit au calcanéum. Ce faisceau a été retrouvé par Hyrtl, puis par Gruber qui l'a désigné sous le nom de *tibio-astragalien antérieur*; sa signification n'est pas établie d'une façon définitive. Il en est de même pour le *tibio-tibial* de Blandin et pour le *tibio-plantaire* de Wood. — Enfin, Blandin et Gruber ont encore décrit un faisceau tibial qui allait se perdre sur la capsule tibio-tarsienne.

EXTENSEUR PROPRE DU GROS ORTEIL. — **M. extensor hallucis longus.**

Mince et allongé, le long extenseur propre du gros orteil, charnu en haut, tendineux en bas, s'étend de la partie moyenne du péroné à la seconde phalange du gros orteil.

Son origine, linéaire, se fait : — 1° sur les *deux quarts moyens de la face interne du péroné*, tout près du bord antérieur de l'os; — 2° sur le *quart inférieur du ligament interosseux*. — Les fibres charnues, nées directement de l'os et du ligament, se portent en avant vers le bord postérieur du tendon terminal, jusqu'au niveau du bord supérieur du ligament annulaire antérieur. — Ce tendon, qui apparaît haut, s'engage sous le ligament, se réfléchit sur lui, glisse ensuite sur la face dorsale du pied et se fixe, en s'étalant un peu, sur la partie supérieure de la *base de la deuxième phalange*. — Aux bords latéraux de la portion du tendon qui glisse sur la première phalange, viennent s'attacher deux bandelettes dont l'externe est beaucoup plus forte que l'interne, et qui sont constituées, en partie, par des fibres perforantes venues de la bandelette interne de l'aponévrose plantaire moyenne, en partie par des fibres qui s'attachent sur les parties latérales de l'articulation métatarso-phalangienne et les bords de la phalange.

On voit souvent un tendon filiforme se détacher de ce tendon de terminaison, à quelques centimètres au-dessus de l'articulation métatarso-phalangienne, et aller se fixer à la partie supérieure de la base de la première phalange.

Rapports. — *A la jambe*, l'extenseur propre du gros orteil est d'abord profondément situé entre le jambier antérieur et l'extenseur commun; vers le tiers inférieur, il émerge et son tendon vient se montrer entre ces deux muscles. — L'artère tibiale et le nerf, primitivement placés en dedans du muscle, passent au-dessous de lui et répondent au bord externe du tendon au niveau du cou-de-pied. — *Sur la face dorsale du pied*, le tendon, compris entre l'aponévrose superficielle et l'aponévrose profonde, glisse sur la tête de l'astragale, la crête du premier cunéiforme, le premier métatarsien et sur la première phalange du pouce. — Son bord interne forme avec le tendon du jambier antérieur un angle aigu ouvert en avant. — Son bord externe répond à l'artère pédieuse, située en dehors.

Action. — L'extenseur propre du gros orteil étend puissamment la première phalange et faiblement la deuxième. — Lorsque la première phalange est fortement étendue, la deuxième est fléchie par la résistance tonique du long fléchisseur propre de cet orteil. Ce manque d'action sur la première phalange s'explique par l'union des bords du tendon aux bords de la première phalange. L'extenseur propre agit comme extenseur adducteur du pied en collaboration avec le jambier antérieur.

Innervation. — Le nerf tibial antérieur, qui longe la face interne du muscle, lui abandonne un nombre indéterminé de filets courts et grêles.

Variations et anomalies. — Son tendon peut se diviser en deux et même en trois chefs (*extensor hallucis longus tricaudatus* de Gruber). Testut, qui a vu une fois ce dernier muscle, a observé qu'il s'insérait par une languette à la première phalange, par deux languettes à la deuxième phalange. D'une façon générale, les chefs surnuméraires s'insèrent soit à la première phalange, soit à l'extrémité postérieure du premier métatarsien, soit encore, mais rarement, au deuxième orteil (Chudzinski). Le plus souvent, le dédoublement du corps charnu est incomplet; complet, il donne lieu à la formation de certains muscles surnuméraires de la région externe : les uns, à insertion inférieure métatarsienne, tels que l'*Extensor ossis metatarsi hallucis* de Macalister, les autres, à insertion inférieure phalangienne, *extensor primi internodii hallucis* de Macalister, ou encore court extenseur.

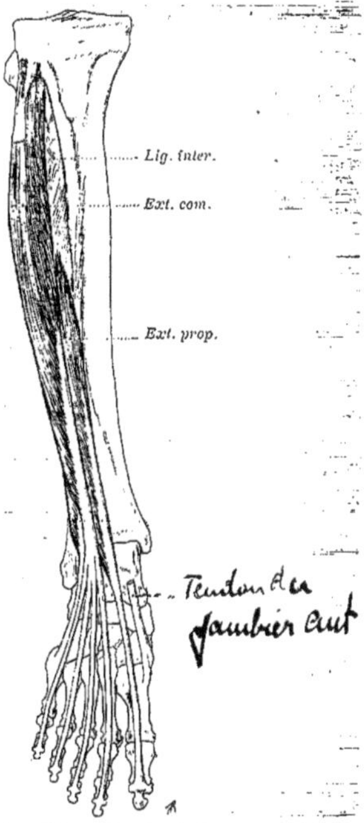

Fig. 183. — Muscles de la jambe; région antérieure.

EXTENSEUR COMMUN DES ORTEILS. — **M. extensor digitorum longus.**

Allongé, charnu et aplati transversalement dans sa partie supérieure, divisé en quatre tendons en bas, le long extenseur commun est situé en dehors du précédent.

Il naît : — 1° de la *tubérosité externe du tibia*, entre les insertions du jambier antérieur et celles du long péronier latéral; — 2° du *bord antérieur du péroné*; — 3° de la *cloison intermusculaire* qui le sépare du jambier antérieur;

— 4° de la partie externe du *ligament interosseux* sur une assez petite étendue ; — 5° sur la *cloison* qui le sépare du long péronier latéral ; — 6° sur la face profonde de la partie supérieure de l'*aponévrose jambière*.

Ces origines se font par implantation directe des fibres charnues. Comme le fait remarquer Henle, les origines osseuses sont très peu étendues. Il n'existe

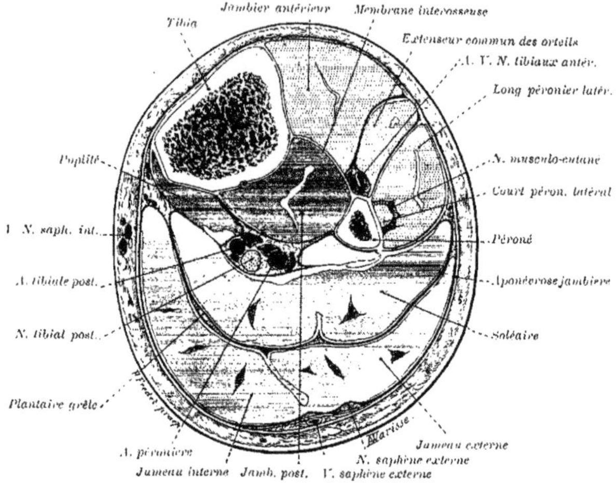

Fig. 184. — Coupe passant par le tiers supérieur de la jambe. — Sujet fixé par la formaline chromique. Jambe droite, segment distal de la coupe (P. Fredet).

Les muscles de la *région antéro-externe* (teinte claire) se partagent en deux groupes. Le groupe *antérieur* proprement dit ne comprend, à ce niveau, que le jambier antérieur et l'extenseur commun des orteils, séparés par les vaisseaux tibiaux antérieurs et le nerf correspondant. L'extenseur propre du gros orteil naît plus bas. Le groupe *externe* est constitué par deux muscles. Le long péronier latéral est attaché aux bords antérieur et postéro-externe du péroné. La surface osseuse restée libre entre ces deux lignes d'insertion donne attache à la pointe du court péronier latéral. Notez la situation du nerf musculo-cutané.

Les muscles de la *région postérieure* sont disposés en deux couches. Le triceps sural forme à lui seul la *couche superficielle* (teinte moyenne). La *couche profonde* (teinte foncée) n'est ici représentée que par le jambier postérieur (contrairement à ce que laissait croire l'examen superficiel de la pièce). On observe aussi, en dedans, la terminaison du muscle poplité.

Entre les muscles jambiers profonds et superficiels est placé le nerf tibial postérieur, flanqué latéralement des vaisseaux tibiaux postérieurs et péroniers. Remarquez encore l'artère nourricière du tibia, la situation et les rapports de la veine et du nerf saphène externe.

que quelques rares fibres s'implantant directement sur le péroné ; la plupart ne prennent une attache osseuse que par l'intermédiaire de la cloison intermusculaire externe. — Nées de ces différents points, les fibres charnues constituent un corps musculaire, semi-penniforme et aplati dans le sens transversal. Elles vont se rendre sur le bord postérieur d'un tendon qui apparaît à la partie moyenne de la jambe. Ce tendon, d'abord unique, se divise bientôt en deux portions, l'une interne, l'autre externe, qui s'engagent sous le ligament annulaire et se réfléchissent sur lui pour gagner la face dorsale du pied. — Au niveau du bord inférieur du ligament, chaque tendon secondaire se bifurque à son tour; l'interne forme le tendon du deuxième et du troisième orteil; l'externe, le tendon du quatrième et du cinquième orteil. — Il n'est pas rare de voir le tendon du cinquième orteil se détacher très haut du tendon commun et même se continuer avec un faisceau distinct de fibres charnues, constituant ainsi un véritable extenseur propre du petit orteil.

Chacun des tendons, arrivé sur la face dorsale des phalanges, se divise en trois faisceaux : un médian, qui s'attache sur la partie supérieure et postérieure de la seconde phalange, et deux latéraux, qui convergent pour s'insérer sur la partie supérieure et postérieure de la troisième phalange.

On ne trouve pas au pied, comme à la main, cette expansion qui, se détachant de la face profonde du tendon de l'extenseur, va s'attacher à la capsule de l'articulation métacarpo-phalangienne et à la base de la première phalange. Mais on retrouve les expansions latérales, formées par des fibres perforantes de l'aponévrose plantaire, qui viennent passer au-dessous du tendon et s'attacher sur ses bords, au niveau des têtes métacarpiennes; — de plus, on voit se détacher de toute la longueur des bords latéraux du corps des premières phalanges des fibres qui fixent le tendon de l'extenseur à ces os; nous verrons l'importance physiologique de ces faits.

Rapports. — *A la jambe*, le muscle, recouvert en avant par l'aponévrose, répond, en dedans, d'abord au tibial antérieur, ensuite à l'extenseur propre du gros orteil. Le paquet vasculo-nerveux chemine profondément entre le jambier antérieur et l'extenseur propre, et plus bas, entre les deux extenseurs. En dehors, il est en rapport avec le long péronier latéral, dont il est séparé par la cloison intermusculaire externe. En arrière, il repose sur le ligament interosseux. — *Au pied*, les tendons, divergeant sur la face dorsale, répondent en haut à l'aponévrose superficielle, en bas au pédieux. — *Au niveau des orteils*, les tendons s'appliquent sur la face dorsale des phalanges et les articulations métatarso-phalangiennes. J'ai signalé leur union intime avec la première phalange. Nous verrons plus loin comment les interosseux se comportent vis-à-vis de ces tendons.

Action. — Ce que nous avons dit de l'action de l'extenseur commun des doigts nous permettra d'être bref sur l'action de l'extenseur commun des orteils. — Ce muscle étend puissamment les premières phalanges; il reste sans action sur les deuxième et troisième, qui se fléchissent au contraire par élongation des fléchisseurs. — Ce manque d'action sur les 2ᵉ et 3ᵉ phalanges s'explique par les fibres qui relient les portions digitales de ce tendon aux bords latéraux de la première phalange. Les extenseurs des deuxième et troisième phalanges sont ici, comme à la main, les interosseux et les lombricaux.

L'extenseur commun des orteils détermine la flexion du pied sur la jambe, c'est même là sa fonction principale (Duchenne). En même temps il tord légèrement le pied en dehors. Mais son action sur les trois articulations de la torsion est toujours très limitée. La flexion directe du pied sur la jambe ne peut se faire que par l'action combinée des trois muscles de la région antérieure.

Innervation. — Il reçoit du tibial antérieur plusieurs petits filets.

Variations et anomalies. — L'extenseur commun peut, comme Chudzinski l'a noté chez un nègre, se fusionner avec l'extenseur propre du gros orteil, soit par fusion de leurs fibres charnues, soit plus fréquemment par anastomose tendineuse. C'est encore par des languettes intertendineuses qu'il se fusionne avec le pédieux. Dans le cas de fusion des corps charnus, on est en présence d'un retour à la masse indivise constituant *l'extenseur du cryptobranche* (Humphry). Dans le cas d'anastomose tendineuse, il s'agit au contraire d'un dédoublement du tendon du deuxième orteil (Wood, Gruber, Chudzinski). Ces dédoublements tendineux portent sur l'un quelconque des tendons, dont le nombre total se trouve ainsi augmenté. — Dans certains cas, l'une des branches de bifurcation, au lieu de se porter à l'orteil voisin, suit le même orteil. D'autres fois, les faisceaux surnuméraires ainsi constitués s'arrêtent sur les métatarsiens un, quatre ou cinq; c'est là un vestige de l'insertion métatarsienne, constante chez le cochon, le porc-épic (Meckel), les lézards (Humphry). — Ces tendons s'anastomosent entre eux par des languettes variables dans leur forme, leur nombre, etc., languettes que Chudzinski a trouvées remarquablement développées chez un Annamite. Cette division des tendons ne va pas toujours sans une division du corps charnu. C'est ainsi que Wood a constaté l'existence de quatre chefs répondant à chacun des quatre tendons, et que Morestin (*Bull. Soc. Anat.*, 1894) a vu le corps charnu subdivisé en deux faisceaux.

PÉRONIER ANTÉRIEUR. — **M. peronœus tertius.**

Grêle et allongé, parfois absent, souvent confondu, à sa partie supérieure, avec le précédent, le péronier antérieur est constitué par un corps charnu semi-penniforme, se détachant du péroné pour aller s'attacher par un tendon sur le cinquième métatarsien.

Il naît : — 1° du *tiers inférieur* de la *face interne du péroné*; — 2° *de la cloison intermusculaire externe*; — 3° de la partie la plus externe du *ligament interosseux*, sur une hauteur équivalente à celle de son insertion osseuse. Ses fibres se dirigent obliquement en bas et en avant et viennent s'attacher sur le bord postérieur d'un tendon cylindrique, qui est accompagné par les fibres charnues jusque sous le ligament annulaire antérieur. — Il s'engage sous ce ligament, glisse ensuite sur la partie externe de la face dorsale du pied et va se terminer sur la face supérieure de la *base du cinquième métatarsien*, et souvent aussi, sur la base du quatrième.

Rapports. — *A la jambe*, le muscle, recouvert par l'aponévrose, chemine entre les péroniers latéraux et l'extenseur commun, en avant du péroné. — *Au pied*, il croise en écharpe la face dorsale du pédieux, pour gagner la base du cinquième métatarsien.

Action. — Le péronier antérieur est avant tout fléchisseur du pied ; accessoirement, il le tord un peu en dehors, c'est-à-dire élève son bord externe et tourne sa face plantaire en dehors.

Innervation. — D'après Froment, le péronier antérieur est innervé, comme les deux péroniers latéraux, par le nerf musculo-cutané. Le rameau du péronier antérieur est le plus inférieur des rameaux musculaires du musculo-cutané.

RÉGION EXTERNE

LONG PÉRONIER LATÉRAL. — **M. peronœus longus.**

Charnu, allongé, épais et prismatique à sa partie supérieure, aplati et tendineux en bas, le long péronier latéral s'étend de la partie supérieure du péroné à l'extrémité postérieure du premier métatarsien.

Il naît : — 1° des parties antérieure et externe de *la tête du péroné*; — 2° du tiers supérieur de la *face externe et des bords antérieur et externe de cet os*;

— 3° du ligament antérieur de l'articulation péronéo-tibiale supérieure ; — 4° de la *tubérosité externe du tibia*, immédiatement en avant de la facette articulaire péronière ; — 5° de la face profonde de l'aponévrose jambière ; — 6° des cloisons intermusculaires qui séparent le long péronier de l'extenseur commun des orteils en avant, du soléaire et du long fléchisseur propre du gros orteil en arrière.

De ces origines multiples, celles que prend le muscle sur le péroné sont les plus intéressantes. Je les ai représentées dans la figure 208 de l'*Ostéologie* ; on y voit que la zone d'insertion sur l'extrémité supérieure est séparée de la zone d'insertion sur le corps de l'os, par une gouttière oblique en bas et en avant. Les fibres dont l'origine est sus-jacente à cette gouttière délimitent avec elle un véritable tunnel long de 4 centimètres environ ; l'orifice postéro-supérieur, orifice d'entrée de ce tunnel ostéo-musculaire, est formé par une petite arcade aponévrotique, dépendance de la cloison qui sépare le long péronier latéral du soléaire. L'orifice antéro-inférieur, orifice de sortie, que l'on ne voit bien qu'après avoir vidé la loge antérieure des muscles qu'elle contient, est également limité par une arcade aponévrotique, beaucoup plus résistante que la précédente, et qui se rattache à la cloison qui sépare la loge des péroniers de la loge des extenseurs. Ce n'est pas tout. Sur ce conduit vient se brancher un autre conduit qui répond à la bande blanche verticale, représentée sur la même figure, bande qui sépare la zone d'insertion diaphysaire en deux champs secondaires, l'un antérieur, l'autre postérieur ; ce canal est donc, comme le précédent, en partie osseux, en partie musculaire. Cette disposition, un peu complexe, est due au passage et au dédoublement du sciatique poplité externe dans l'épaisseur du long péronier latéral. Ce nerf pénètre dans le tunnel oblique et se divise immédiatement en ses deux branches terminales ; tandis que le tibial antérieur continue la direction du tronc principal, pour aller émerger dans la loge antérieure, le musculo-cutané descend contre la face externe de l'os dans le conduit vertical, pour sortir plus bas sur le bord antérieur de l'os.

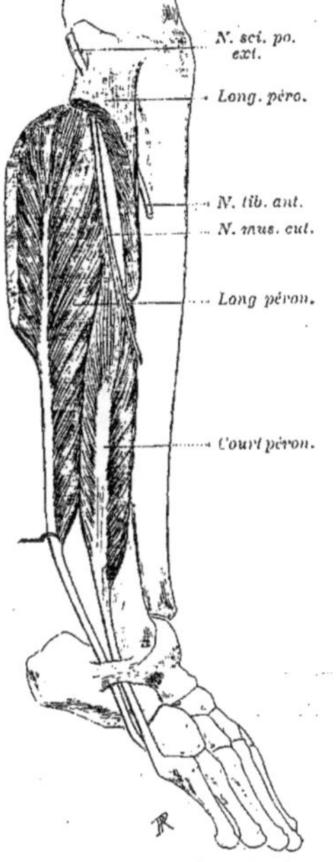

Fig. 185. — Les muscles péroniers.

Ces différentes insertions se font par implantation directe des fibres charnues ; celles-ci, en se fusionnant, constituent un corps musculaire qui affecte la forme d'un prisme quadrangulaire, assez irrégulier.

Pour la majorité des classiques français, ce corps charnu formerait une masse unique ;

Theile et Henle lui décrivent deux chefs : — le chef principal (antérieur ou supérieur ou externe) est plus spécialement formé par les fibres venues de la tête du péroné, du tibia, de la cloison intermusculaire externe et du champ antérieur de la zone d'origine située sur le corps de l'os; ses fibres sont assez longues, à direction presque verticale. — Le chef accessoire (postérieur, inférieur ou interne), est formé par les fibres venues du champ postérieur de la zone d'origine diaphysaire et de la cloison qui sépare le long péronier des muscles de la région postérieure. Je le répète, ces deux chefs sont le plus souvent intimement unis. Cependant, en prenant le musculo-cutané pour guide, on peut les séparer sans trop de difficulté.

Les fibres charnues vont toutes se terminer sur une lame tendineuse à direction sagittale; celle-ci, d'abord cachée dans l'épaisseur du corps musculaire, s'en dégage, sous forme d'un tendon aplati, à l'union du quart inférieur et des trois quarts supérieurs du péroné; son bord postérieur reçoit les dernières fibres charnues à 5 ou 6 centimètres au-dessus de la malléole externe. Ce tendon se contourne, comme la face externe de l'os, dont il suit la direction, devient postérieur comme elle, glisse dans la gouttière rétro-malléolaire, se coude à angle obtus au sommet de la malléole et passe sur la face externe du calcanéum; arrivé à la plante, il s'engage dans la gouttière oblique du cuboïde, croise au sortir de cette dernière les deuxième et troisième articulations cunéo-métatarsiennes, et se termine au niveau du premier métatarsien sur le *tubercule externe de l'extrémité postérieure de cet os*. — Parfois le tendon envoie une expansion au premier cunéiforme, au deuxième métatarsien et au premier interosseux dorsal.

Comme on le voit, le tendon du long péronier latéral se réfléchit deux fois : une première fois sur le sommet de la malléole externe, en formant un angle obtus ouvert en avant, une deuxième fois, sur le bord interne du pied, en formant un angle presque droit, ouvert en dedans et en haut. — Dans son ensemble, il décrit une courbe dont la concavité regarde en avant, en dedans et en haut. Ce tendon présente constamment, au niveau du point où il pénètre dans la gouttière du cuboïde, un renflement fibro-cartilagineux, parfois même un véritable sésamoïde.

Quelquefois absolument libre, ce renflement sésamoïdien est d'ordinaire relié aux parties voisines par des bandes fibreuses qui jouent à son égard le rôle de freins; — ces freins sont au nombre de deux : l'un, postérieur, bien décrit par Krause, va se perdre sur les faisceaux externes du ligament calcanéo-cuboïdien inférieur; l'autre, antérieur, plus volumineux, rattache le sésamoïde à la base du cinquième métatarsien et aux origines du muscle court fléchisseur propre du gros orteil (Picou, *Bull. soc. anat.*, mars 1894).

Rapports. — *A la jambe*, le long péronier latéral est en rapport par sa face superficielle avec l'aponévrose jambière, qui le sépare du tissu cellulaire sous-cutané et de la peau. Par sa face profonde, il répond successivement, de haut en bas, au péroné et au court péronier latéral. En avant, la paroi antérieure de sa loge aponévrotique, détachée de la face profonde de l'aponévrose jambière, le sépare de l'extenseur commun des orteils et du péronier antérieur. En arrière, la paroi postérieure de sa loge aponévrotique le sépare du soléaire en haut, du fléchisseur propre du gros orteil en bas. Au niveau du cou-de-pied, son tendon, sus-jacent à celui du court péronier, répond en dehors à la peau, en dedans à la face externe du calcanéum. — *A la plante*, il repose sur le cuboïde et sur les articulations tarso-métatarsiennes, immédiatement recouvert par le ligament calcanéo-cuboïdien, qui le sépare de la face profonde du fléchisseur et de l'opposant du cinquième orteil, de l'adducteur oblique du premier.

Action. — Le long péronier latéral remplit un triple rôle : 1° il étend le pied sur la jambe; 2° il produit la torsion du pied en dehors; 3° il maintient la concavité de la voûte plantaire.

Le mouvement d'extension se passe dans la tibio-tarsienne; il est peu étendu et peu énergique; le long péronier latéral n'est, en tant qu'extenseur *proprement dit*, qu'un faible auxiliaire du triceps sural.

Le mouvement de torsion en dehors est schématiquement décomposable, en un mouvement de rotation en vertu duquel le bord interne du pied s'abaisse et le bord externe s'élève, en même temps que la face plantaire regarde en dehors, et en un mouvement d'adduction, en vertu duquel la pointe du pied se dirige en dehors. — Ce mouvement se passe dans les trois articulations de la torsion : astragalo-scaphoïdienne, astragalo-calcanéenne et calcanéo-cuboïdienne. Le long péronier latéral imprime à ces articulations un mouvement en sens inverse de celui que leur imprime le tibial antérieur. Les surfaces articulaires mobiles se déplacent en haut, en dehors et en arrière, autour de l'axe commun à ces trois articulations. Dans ce mouvement, la face dorsale du pied tend à devenir supérieure, et la face supérieure de la grande apophyse du calcanéum vient combler la partie externe du sinus astragalo-calcanéen.

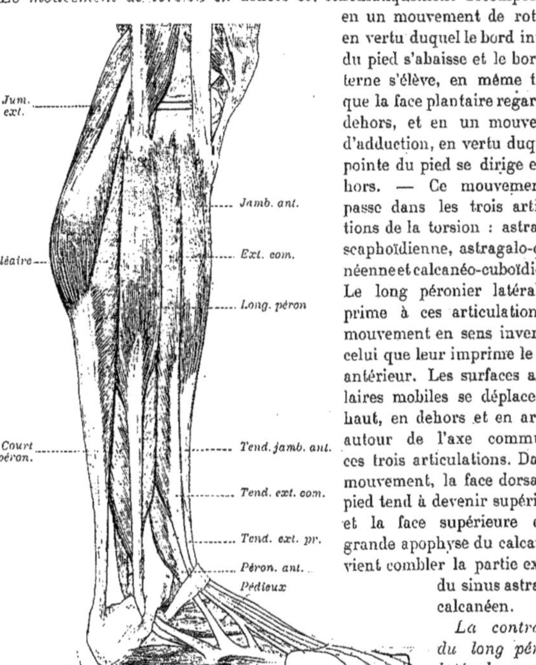

Fig. 186. — Muscles de la jambe; face externe.

La contraction du long péronier latéral exagère la concavité de la voûte plantaire. — Cette action du muscle est due à ce qu'il porte le bord interne du pied en bas et en dehors. Il en résulte une augmentation de la concavité de la voûte plantaire dans le sens transversal et dans le sens antéro-postérieur.

Ces deux mouvements du bord interne du pied se combinent pour produire un mouvement de torsion complexe dont témoigne l'existence de plis cutanés curvilignes qui apparaissent sur la face plantaire pendant la contraction du long péronier latéral. — Ce mouvement de torsion de la partie interne de l'avant-pied, qu'il ne faut pas confondre avec le mouvement de torsion en dehors de la totalité du pied, est dû, non plus à des mouvements se passant dans les trois articulations de la torsion, mais à des mouvements de glissement qui ont pour siège les petites articulations de la partie interne de l'avant-pied. Ces mouvements s'accomplissent d'abord dans l'articulation du premier métatarsien avec le premier cunéiforme, dans celle du premier cunéiforme avec le scaphoïde et un peu dans l'articulation astragalo-scaphoïdienne.

« La tête du premier métatarsien est abaissée d'un centimètre et demi par le premier mouvement articulaire et d'un centimètre par le second ; le dernier a moins d'étendue... En même temps qu'elle s'abaisse, la tête du premier métatarsien se porte en dehors, en exécutant une sorte de mouvement d'opposition et va recouvrir un peu la tête du deuxième métatarsien » (Duchenne). A un degré plus avancé de la contraction du muscle, le mouvement se propage aux deux autres cunéiformes, et ces trois os se tassent les uns contre les autres à leur face inférieure.

Ce rôle de soutien de la voûte plantaire est le rôle capital du long péronier latéral. Quelle que soit la pathogénie que l'on adopte pour la tarsalgie des adolescents, il est indiscutable que « l'impotence fonctionnelle du long péronier latéral a pour conséquence l'effondrement de cette voûte et l'apparition d'un pied plat ».

J'ai dit que le long péronier latéral n'intervenait guère dans l'extension proprement dite du pied, c'est-à-dire dans le mouvement qui se passe dans l'articulation tibio-tarsienne. Mais, grâce à son rôle d'abaisseur de l'avant-pied interne par le mécanisme que je viens d'étudier, il est un auxiliaire indispensable du triceps sural. Nous verrons en effet que, si le triceps sural est un extenseur énergique de l'arrière-pied et de la partie externe de l'avant-pied, en revanche, il n'a qu'une action très limitée sur la partie interne de l'avant-pied. Comme il est indispensable que, dans la marche, le *talon antérieur* appuie énergiquement sur le sol, celle-ci ne serait pas possible si le long péronier latéral ne venait suppléer à l'insuffisance d'action du triceps sural sur la partie interne de l'avant-pied.

Innervation. — Le sciatique poplité externe abandonne dans le canal que lui fournit le long péronier latéral un filet nerveux qui se porte verticalement en bas au milieu des fibres du muscle dans lequel on peut le suivre très loin. Ce nerf vient quelquefois aussi du nerf musculo-cutané. — Le court péronier reçoit son nerf soit du musculo-cutané soit du rameau qui va au long péronier.

COURT PÉRONIER LATÉRAL. — **M. peronæus brevis.**

Sous-jacent au muscle précédent, qu'il rappelle un peu par sa forme, le court péronier latéral, aplati et penniforme, s'étend de la partie moyenne du péroné à l'extrémité postérieure du cinquième métatarsien.

Il naît : 1° du *tiers moyen de la face externe du péroné* : 2° des *cloisons* qui le séparent des muscles de la région antérieure et de la région postérieure de la jambe. Son origine péronière affecte la forme d'un losange vertical : l'angle supérieur, très effilé, de ce losange s'insinue entre les deux chefs d'origine du long péronier latéral ; son angle inférieur descend très bas le long du bord externe de l'os. Ces origines se font d'ordinaire, par implantation directe des fibres charnues; parfois, par une lame aponévrotique visible sur la face profonde du muscle.

Les fibres se dirigent en bas et en avant, et viennent se fixer sur les deux faces d'un tendon aplati, dont elles accompagnent le bord postérieur jusqu'au niveau de la base de la malléole péronière. Ce tendon glisse, élargi, dans la gouttière rétro-malléolaire, se réfléchit sur le sommet de la malléole, ou plutôt sur le ligament péronéo-calcanéen, passe obliquement sur la face externe du calcanéum, et va s'insérer au *sommet de l'apophyse du cinquième métatarsien*. Quelquefois, le tendon du court péronier envoie une expansion qui va se fixer sur le tendon du long extenseur appartenant au petit orteil. Comme les autres insertions surnuméraires du court péronier latéral que nous signalerons plus loin, cette expansion représente le reliquat de l'extenseur péronier du cinquième orteil de certains animaux.

Rapports. — Sous-jacent au long péronier latéral, il recouvre le péroné, le ligament péronéo-calcanéen et la face externe du calcanéum. Sous la malléole, son tendon est croisé par celui du long péronier qui lui devient inférieur.

Action. — Le court péronier latéral tord le pied en dehors, c'est-à-dire élève son bord externe et amène la plante à regarder en dehors. — Il n'agit ni comme extenseur, comme le croyait Sabatier, ni comme fléchisseur, comme le pensait Winslow. Comme l'a bien montré Duchenne, le court péronier latéral ne produit de mouvement dans la tibio-tarsienne que lorsque le pied a été préalablement placé dans la flexion ou l'extension forcée; il le ramène alors dans la position moyenne. Le mouvement de torsion se passe dans les trois articulations de la torsion. De plus, le court péronier latéral met en jeu la petite articulation du cinquième métatarsien sur le cuboïde, en lui imprimant un mouvement de bas en haut.

Variations et anomalies du groupe péronier. — Long péronier latéral. — Le long péronier peut s'anastomoser avec le court (Macalister), se fusionner avec lui (Ringhoffer). Un muscle péronier latéral observé par Ringhoffer naissait du condyle externe du fémur, pour se fixer sur la face externe du calcanéum et sur l'aponévrose plantaire. — Le long péronier envoie fréquemment des expansions tendineuses aux deuxième et troisième orteils, plus rarement aux quatrième et cinquième. Il envoie une expansion au premier cunéiforme (Walter); Picou a rencontré cette expansion 51 fois sur 54 cas. Macalister a vu un faisceau aberrant se détacher du corps charnu de ce muscle pour s'arrêter sur le ligament latéral externe de l'articulation tibio-tarsienne. D'après Budge, un faisceau semblable se fixe sur la malléole externe. Nous verrons plus loin la signification de ce faisceau. On a signalé comme très rare une expansion fibreuse émanée du tendon du long péronier à son entrée dans la gouttière du cuboïde. Sur cette expansion venaient s'insérer les deux chefs du court fléchisseur (Wood, Picou et Delanglade). L'union du tendon du long péronier avec celui du jambier postérieur, signalée par Meckel, n'a été rencontrée que 12 fois sur 54 cas.

Court péronier latéral. — Son tendon se divise assez souvent, son corps charnu plus rarement. La languette tendineuse surnuméraire va se fixer soit sur la deuxième ou la troisième phalange du cinquième orteil, soit sur le tendon correspondant de l'extenseur commun, soit encore sur le cuboïde. L'expansion envoyée au quatrième métatarsien est très fréquente, sinon constante. Par contre, celle que Wood a vu donner naissance à un faisceau de l'abducteur transverse est très rare.

Le péronier antérieur varie beaucoup. On l'a vu plus développé à lui seul que l'extenseur commun. Plus souvent encore (10 fois sur 102 sujets), il peut manquer. Tous les états intermédiaires sont susceptibles de se rencontrer. L'absence est un retour à la disposition constante chez les singes. Rarement son corps charnu se divise; plus souvent son tendon se bifurque, parfois même se trifurque. Il peut alors s'insérer sur les métacarpiens cinquième, quatrième, troisième et dans les espaces interosseux correspondants (Souligoux); tantôt les différents faisceaux tendineux sont de volumes égaux, tantôt l'un prédomine, l'autre disparait.

Péroniers accessoires. — Ces muscles, décrits sous les noms les plus divers, par les auteurs qui les ont successivement signalés, ne seraient, que des formes plus ou moins incomplètes d'un même muscle, normal chez les singes et chez un certain nombre de mammifères : le ***péronier du cinquième orteil***. Ce muscle qui, d'après les statistiques de Wood et de Pozzi, ne se rencontrerait chez l'homme blanc qu'une fois sur six ou sept sujets, serait beaucoup plus fréquent dans les races de couleur suivant Chudzinski, qui l'a rencontré sur presque la moitié des sujets noirs disséqués par lui. Le muscle, distinct du court péronier latéral, se détache du quart inférieur du péroné et se jette sur un tendon qui s'insère sur le cinquième orteil (Macalister). — Son corps charnu s'est fusionné avec celui du court péronier. Le tendon d'insertion peut s'arrêter en chemin, s'insérant alors en un point quelconque du cinquième métatarsien, sur le cuboïde (*P. accessoire de Henle*), sur le tendon du long péronier latéral; sur le calcanéum (*P. quartus d'Otto*, — *P. sextus de Macalister*); sur la malléole externe (Budge), sur le ligament latéral externe de la tibio-tarsienne (Macalister).

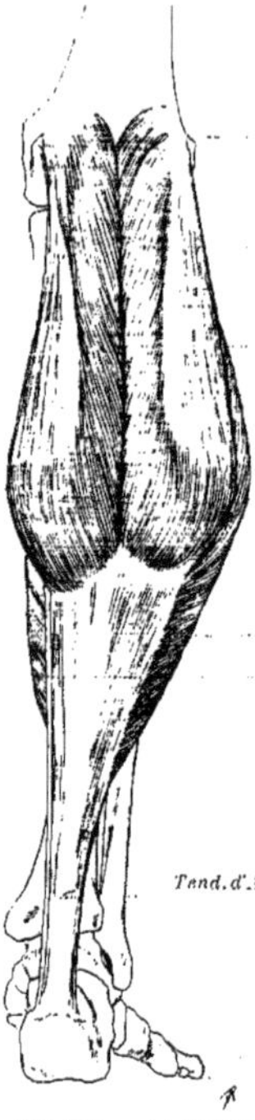

Fig. 187. — Le triceps sural.

RÉGION POSTÉRIEURE

TRICEPS SURAL. — M. triceps suræ.

Le triceps sural constitue une masse musculaire considérable, étendue du fémur et des deux os de la jambe à l'extrémité postérieure du calcanéum. Cette masse musculaire, qui détermine la saillie du mollet, est formée par trois muscles : deux superficiels, les *jumeaux*; un troisième profond, le *soléaire*.

Les trois muscles aboutissent à un tendon commun, *le tendon d'Achille*.

JUMEAUX. — M. gastrocnemius.

Allongés et aplatis, plus épais à leur partie moyenne qu'à leurs extrémités, les deux jumeaux, qui, sans être absolument identiques, présentent de grandes ressemblances, se détachent des condyles fémoraux, s'accolent et se fusionnent inférieurement pour aller s'unir par un tendon commun au tendon terminal du soléaire.

Jumeau interne. — Les faisceaux d'origine du *jumeau interne* forment trois groupes : les faisceaux externes, rassemblés en un faisceau tendineux, se détachent d'une facette lisse, allongée, oblique en haut et en arrière, frappée sur la partie postéro-supérieure de la face cutanée du condyle interne ; les faisceaux moyens s'attachent sur le tubercule sus-condylien ; les faisceaux internes se détachent d'une ligne qui descend du tubercule sus-condylien vers l'échancrure intercondylienne. — Quelques-uns d'entre eux n'ont cependant pas une origine osseuse; ils se détachent de ce plan fibreux qui passe sur l'échancrure intercondylienne et qui porte, bien à tort, le nom de ligament postérieur de l'articulation du genou.

La zone d'origine représente en somme une surface triangulaire, dont le sommet répond au tubercule sus-condylien et dont la base limite en haut la surface articulaire du condyle. L'ensemble des attaches osseuses forme une sorte de capuchon tendineux qui coiffe la saillie condylienne, et au centre duquel se trouve une petite bourse séreuse (bourse sus-condylienne interne) (Poirier, Bourses séreuses de la région poplitée. *Archives générales de médecine*, mai 1886; et *Progrès médical*, 1886, Insertions des jumeaux).

Jumeau externe. — *Le jumeau externe* naît du pourtour de la fossette sus-condylienne externe par trois faisceaux d'origine, à peu près analogues à ceux du jumeau interne. Ses origines sur le tubercule sus-condylien et la facette condylienne externe sont fortes; celles qu'il prend sur le bord interne de la fossette sus-condylienne sont moins marquées que du côté interne. En revanche, quelques fibres charnues du jumeau externe s'insèrent directement sur la coque condylienne.

Ces origines se font pour chacun des deux jumeaux de la façon suivante : les origines sur la facette sus-condylienne interne ou externe se font par un tendon aplati, très résistant, qui constitue l'origine principale du muscle. Dans l'épaisseur du tendon du jumeau externe, on trouve presque constamment un os sésamoïde. — Ce tendon s'épanouit en demi-cône sur le bord externe (par rapport à l'axe de la jambe) et la face postérieure de chacun des jumeaux, et donne attache aux fibres charnues par sa concavité qui regarde en avant et en dedans. — Les fibres qui naissent du sommet de la surface sus-condylienne, ou sur son bord interne, s'attachent sur le tubercule correspondant par de courtes fibres aponévrotiques auxquelles font suite les fibres charnues. — L'ensemble des fibres charnues constitue deux corps musculaires de forme ovalaire

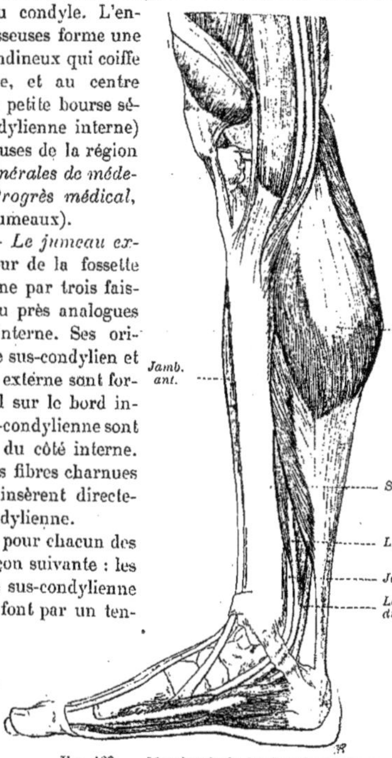

Fig. 188. — Muscles de la jambe; face interne.

Ces deux corps charnus sont limités en bas par deux courbes dont l'interne descend plus bas que l'externe. C'est sur la face antérieure de ces corps charnus qu'apparaît le tendon terminal. Ce tendon est formé par deux portions séparées, qui se fusionnent pour donner naissance à une lame tendineuse unique. Celle-ci, d'abord large et étalée, se rétrécit peu à peu, et s'épaissit en descendant; d'abord lâchement unie avec le tendon terminal du soléaire, elle se fusionne peu à peu avec lui. — Cette fusion s'accomplit plus vite en dehors qu'en dedans, de telle sorte que si, après avoir sectionné les jumeaux, on cherche à détacher leur tendon du soléaire, on voit que la zone de fusion est limitée par une ligne oblique en bas et en dedans.

Rapports. — En arrière, les jumeaux sont recouverts par l'aponévrose qui les sépare du tissu cellulaire sous-cutané; la veine saphène externe et le nerf homonyme cheminent dans leur interstice. A leur partie supérieure, près de leurs origines, leurs faces postérieures sont croisées, celles de l'externe par le biceps, celles de l'interne par le demi-membraneux. En avant, le jumeau interne recouvre la coque condylienne correspondante et le poplité dont le sépare l'artère poplitée; l'externe recouvre la coque condylienne correspondante, et le corps charnu du plantaire grêle. Plus bas, les deux jumeaux reposent par leur face antérieure sur la face postérieure du soléaire. Le bord interne, tendineux, du jumeau interne glisse sur le demi-membraneux, par l'intermédiaire d'une bourse séreuse dont j'ai déjà parlé à propos du demi-membraneux. Au niveau de leur insertion à la facette condylienne les jumeaux présentent parfois une petite bourse séreuse. Entre le jumeau interne et la coque condylienne, existe toujours une bourse séreuse qui communique fréquemment, d'une part avec la bourse du demi-membraneux, d'autre part avec la synoviale articulaire du genou. C'est dans la grande séreuse qui résulte de cette fusion que se développent la plupart des kystes poplités : je lui ai donné le nom de *bourse séreuse des kystes poplités.*

Innervation. — Les muscles jumeaux reçoivent chacun un nerf du sciatique poplité interne. Ces rameaux, nés à la même hauteur sur le tronc du sciatique poplité, se portent en bas, en divergeant, et vont pénétrer dans la face antérieure des muscles, à peu de distance du bord supérieur.

SOLÉAIRE. — M. soleus.

Extrêmement épais, le soléaire, sous-jacent aux jumeaux, peut être considéré comme naissant des deux os de la jambe par deux chefs distincts.

Le *chef péronier* naît : 1° de la partie postérieure de la *tête du péroné*; — 2° *du tiers supérieur du bord externe de cet os*; — 3° *du quart supérieur de sa face postérieure*; — 4° par quelques fibres de la cloison intermusculaire qui sépare le soléaire du long péronier latéral, et, plus spécialement, de la *petite arcade*, dépendance de cette cloison, sous laquelle nous avons vu s'engager le sciatique poplité externe (Voy. Long péronier latéral). — Cette origine péronière se fait par une aponévrose large, épaisse, *extrêmement résistante*. Sur la face postérieure de l'os, l'origine se fait par implantation directe des fibres charnues.

Le *chef tibial* s'attache : 1° sur la *lèvre inférieure de la ligne oblique du tibia*; — 2° *sur le tiers moyen du bord externe de cet os*. — Cette origine se fait également par l'intermédiaire d'une aponévrose, qui, moins épaisse que la précédente, l'emporte sur elle en largeur.

Formées par des fibres verticales, ces deux aponévroses, d'abord distinctes, ne tardent pas à se fusionner en une lame unique dont les bords se recourbent en arrière sur les parties latérales du corps musculaire. — En convergeant l'une vers l'autre, ces deux lames déterminent la formation d'une arcade aponévrotique, *l'arcade du soléaire*. Celle-ci est presque exclusivement formée par la rencontre à angle aigu des fibres constituantes des deux aponévroses d'origine; il existe cependant quelques fibres unissant la tête du péroné à l'extrémité supérieure de la ligne oblique du tibia et à l'aponévrose du poplité.

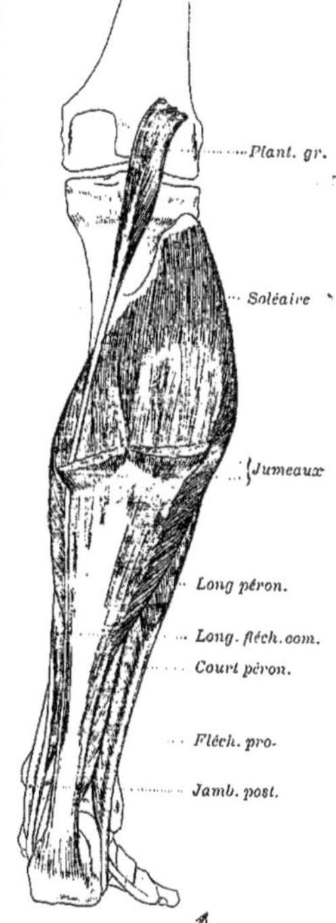

Fig. 189. — Soléaire et plantaire grêle.

Inférieurement, les deux lames d'origine se séparent de nouveau et n'occupent plus que les parties latérales de la face antérieure du muscle; elles descendent très bas, mais diminuent rapidement de volume, et se perdent en plusieurs languettes tendineuses isolées et parallèles.

Les fibres charnues naissent des deux faces de cette aponévrose d'origine. — Les fibres qui naissent de la face postérieure sont de beaucoup les plus nombreuses; elles constituent la masse principale du muscle. Elles se dirigent obliquement en bas et en arrière, et viennent se fixer après un trajet assez court sur *l'aponévrose principale de terminaison*. Cette aponévrose, que l'on voit sur la face postérieure du muscle, commence très haut; elle est très large mais très mince à son origine; elle devient plus étroite et plus épaisse vers la terminaison du muscle, et se confond avec le tendon terminal des jumeaux, pour former avec celui-ci le tendon d'Achille.

Les fibres *nées de la face antérieure de l'aponévrose d'origine* constituent un véritable petit muscle bipenné, indépendant, formé de deux portions nettement séparées. — La portion interne se détache des deux tiers supérieurs du tendon tibial; la portion externe, de la partie correspondante du tendon péronier et aussi de la face postérieure du péroné. — Ces deux portions sont formées par des fibres parallèles, qui convergent pour s'insérer sur les faces latérales d'un tendon spécial. — Ce tendon se détache du tiers inférieur de la face antérieure du grand tendon terminal, dont il est une émanation; il se dirige en haut et en avant, glisse entre l'extrémité péronière et l'extrémité tibiale de l'aponévrose d'origine bifurquée inférieurement, et passe en avant de celle-ci pour recueillir les fibres nées sur la face antérieure de cette aponévrose. Ce tendon, ou plus exactement cette lame tendineuse, est orienté dans un plan intermédiaire au plan frontal et au plan sagittal, de façon à présenter une face antéro-externe et une face postéro-interne (Coupe A).

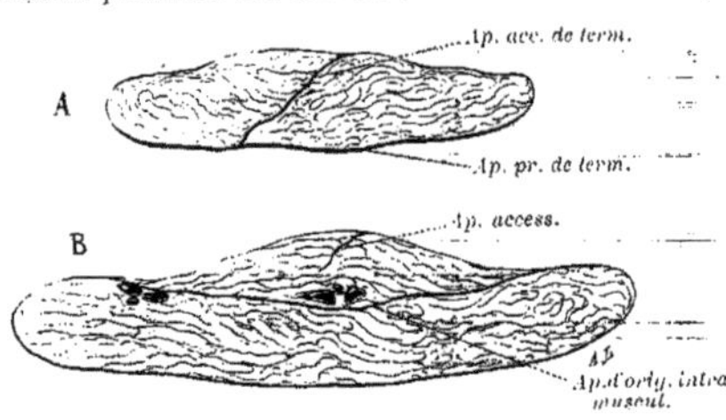

Fig. 190. — Coupes du soléaire : A, au tiers inférieur; B, au tiers supérieur.

On voit l'aponévrose d'origine dans l'épaisseur du muscle B, tandis que l'aponévrose de terminaison est visible sur sa face postérieure, A et B.

En somme, nous voyons que le soléaire est formé par deux systèmes charnus différents, l'un naissant de la face postérieure, l'autre de la face antérieure de l'aponévrose d'origine.

Toutes ces fibres vont aboutir au tendon terminal; mais, alors que les premières se fixent directement sur ce tendon, les autres s'y attachent par l'intermédiaire d'une lame tendineuse accessoire.

Les deux coupes schématiques que j'ai fait représenter rendent bien compte de cette disposition. Elles montrent notamment comment le tendon accessoire de terminaison, attenant inférieurement au tendon principal (Coupe A), s'en sépare supérieurement et se place en avant de l'aponévrose d'origine (Coupe B). — C'est cette aponévrose d'origine qui constitue l'aponévrose intramusculaire dont parlent les auteurs, en décrivant la ligature de la tibiale antérieure. Lorsque cette aponévrose est sectionnée, les fibres qui séparent encore l'opérateur de l'artère appartiennent au petit muscle penniforme antérieur.

Tendon d'Achille. — Formé par la fusion des aponévroses terminales des jumeaux et du soléaire, le tendon d'Achille se rétrécit et s'épaissit peu à peu. Il atteint son minimum de largeur un peu au-dessus de la face postérieure du calcanéum; puis il s'étale de nouveau pour aller s'insérer sur la moitié inférieure de cette face. Il est séparé de la partie supérieure de cette dernière par une large bourse séreuse.

Cette bourse affecte sur une coupe (Voy. fig. 80) la forme d'un prisme triangulaire dont la face antérieure est formée par la surface osseuse revêtue par une couche de fibro-cartilage. La paroi postérieure est formée par le tendon revêtu d'une couche analogue, épaisse de 1 millimètre environ. La paroi supérieure, formée par une mince toile celluleuse, présente constamment une grosse frange graisseuse qui fait saillie dans l'intérieur de la séreuse et divise sa partie supérieure en deux compartiments. J'ai étudié (page 81) les raisons d'être de cette séreuse et de sa frange graisseuse.

Au tendon d'Achille est annexé un autre organe séreux, dont l'existence est à peu près constante : c'est une bourse séreuse qui se développe sur la face postérieure du tendon, entre le tendon et l'aponévrose. Quoique bien limitée, elle n'est autre chose qu'une cellule agrandie de ce tissu celluleux lâche dans lequel se meut le tendon d'Achille. Son existence est intéressante, parce qu'elle permet d'expliquer le siège élevé de la douleur dans certains cas de synovite localisés à tort dans la bourse séreuse rétrocalcanéenne. Je possède deux observations, qui ne laissent aucun doute sur le siège de l'inflammation dans la bourse séreuse, sus-calcanéenne, que je viens de décrire. De Bovis (*Soc. Anat.*, 1898, p. 745) a décrit encore 2 ou 3 petites bourses séreuses sous-jacentes à celle-ci et répondant comme elle à la face postérieure du tendon.

Rapports. — Par sa face postérieure, le soléaire répond aux jumeaux dont le sépare le plantaire grêle. Par sa face antérieure, il recouvre les muscles de la couche profonde : tibial postérieur, fléchisseur commun des orteils, fléchisseur propre du gros orteil, dont le séparent le tronc tibio-péronier et ses branches de bifurcation, la tibiale postérieure et la péronière, le nerf tibial postérieur et ses branches. Son bord supérieur, oblique, est contigu au bord inférieur du poplité. Ses bords latéraux débordent les jumeaux, pour se mettre en rapport avec l'aponévrose.

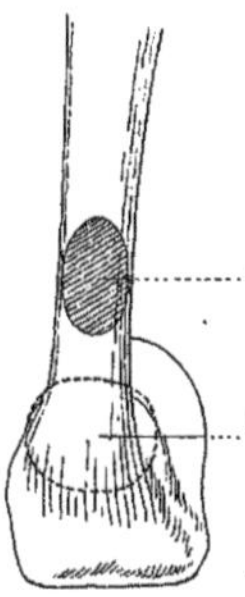

FIG. 191. — Les bourses séreuses du tendon d'Achille.

Action. — La contraction du triceps produit : 1° l'*extension du pied*; 2° *son adduction*; 3° *sa rotation en dedans*; en somme il place le pied en varus équin. On peut regarder, d'une façon schématique, ce mouvement complexe comme la résultante de deux mouvements secondaires s'accomplissant successivement : dans un premier temps, il se fait un mouvement d'extension simple; dans un deuxième, un mouvement de torsion en dedans, c'est-à-dire de supination.

Le *mouvement d'extension* s'accomplit avec une grande énergie pour l'arrière-pied et pour la partie externe de l'avant-pied, beaucoup plus faiblement pour la partie interne de ce dernier; une pression légère exercée sous le premier métatarsien empêche très facilement l'extension de ce dernier. Ce peu d'action du triceps sural sur la partie interne de l'avant-pied est dû « à ce que les articulations correspondantes jouent entre elles verticalement de bas en haut et vice versa dans une assez grande étendue, et qu'il n'existe pas à leur partie inférieure de ligaments qui puissent s'opposer à ce mouvement » (Duchenne). — Au contraire, la partie externe de l'avant-pied est si solidement unie au calcanéum que dans *les mouvements d'extension* elle ne fait qu'un avec ce dernier. — Ce mouvement d'extension se passe dans l'articulation tibio-tarsienne. C'est un mouvement presque direct; je dis presque, parce que l'axe de rotation de la tibio-tarsienne n'est pas exactement transversal, mais s'incline un peu en arrière par son extrémité externe. Cette inclinaison est d'ailleurs pratiquement négligeable.

Le mouvement de *torsion en dedans* se passe surtout dans la calcanéo-astragalienne et accessoirement dans l'astragalo-scaphoïdienne. L'axe de cette articulation calcanéo-astragalienne étant dirigé, comme je l'ai dit, en bas, en arrière et en dehors, il en résulte que l'extrémité antérieure du calcanéum se portera en bas, en dedans et un peu en avant, et viendra se placer au-dessous de la tête astragalienne. — La partie externe de l'avant-pied suit passivement l'extrémité antérieure du calcanéum, à laquelle elle est solidement attachée, et il ne se produit aucun mouvement dans l'articulation calcanéo-cuboïdienne. Mais, ce mouvement de la partie externe de l'avant-pied ne peut se

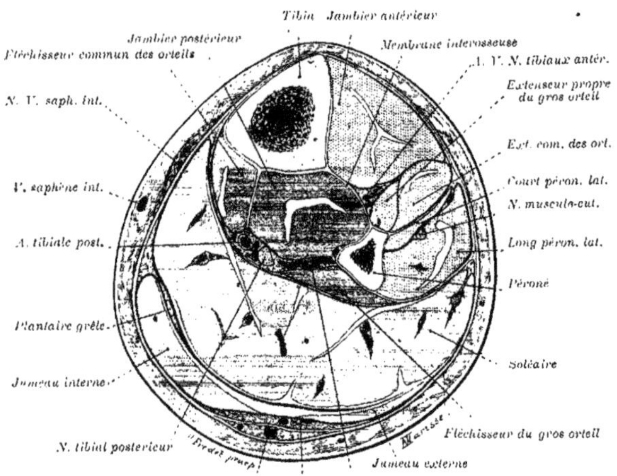

FIG. 192. — Coupe passant au-dessus du milieu de la jambe. — Sujet fixé par la formaline chromique. Côté droit, segment distal de la coupe (P. Fredet).

Tous les muscles de la jambe, constitués à ce niveau, apparaissent sur la coupe.

Région antéro-externe (teinte claire). — Dans le *groupe antérieur* proprement dit, notez la situation des vaisseaux et nerfs tibiaux antérieurs, satellites du jambier antérieur. Dans le *groupe externe*, comparez la disposition des muscles péroniers avec celle qu'ils avaient plus haut.

Région postérieure. — *Couche profonde* (teinte foncée); *couche superficielle* (teinte moyenne) : les jumeaux s'épuisent, la saillie du mollet est presque entièrement due à la masse du soléaire.

produire sans mettre en mouvement l'articulation astragalo-scaphoïdenne sur laquelle agit le triceps sural. — Nous avons vu que l'axe de l'articulation astragalo-scaphoïdienne coïncidait sensiblement avec celui de l'astragalo-calcanéenne; les deux mouvements vont s'ajouter pour produire la torsion du pied en dedans. — Il importe de remarquer qu'une fois l'action du triceps crural épuisée, on peut encore exagérer cette torsion en dedans. Dans ce cas, intervient l'articulation calcanéo-cuboïdienne; le cuboïde, qui se déplace en bas et en dedans, permet au scaphoïde une excursion plus étendue sur la tête astragalienne.

Dans l'étude remarquable qu'il a donnée des mouvements de torsion produits par le triceps sural, Duchenne ne parle que de mouvements se passant dans la calcanéo-astragadienne. Il est facile de se convaincre que tout mouvement dans cette articulation a pour corollaire obligé des mouvements dans l'astragalo-scaphoïdienne.

Cet exemple nous montre que, conformément à la formule générale que j'ai énoncée plus haut, c'est la direction des surfaces articulaires qui détermine le sens du mouvement produit; je ne fais que signaler l'opinion de Delpeuch qui attribuait les mouvements d'adduction et de rotation en dedans, produits par le triceps sural, à la prédominance d'action de ce muscle sur le bord interne du calcanéum. — A ces mouvements principaux d'extension et de torsion en dedans produits par le triceps sural, il faut ajouter l'extension des premières phalanges des orteils et la flexion des deux dernières. Ce mouvement secondaire est dû à la mise en jeu de la tonicité de l'extenseur commun des orteils, et consécutivement, de celle des fléchisseurs de ces mêmes doigts.

Innervation. — Le nerf du soléaire, branche du sciatique poplité interne, naît très souvent par un tronc commun avec celui du jumeau externe. Il descend au-devant du jumeau externe, suit la face postérieure du soléaire, et pénètre dans le muscle tout près de son arcade fibreuse. Le soléaire reçoit aussi un filet long et grêle qui, venu du nerf du long fléchisseur commun des orteils, s'épuise dans la face antérieure du muscle.

Variations et anomalies. — Les chefs constitutifs du triceps sural peuvent s'isoler plus ou moins. Bankart, Pye-Smith, Philips, chez un nègre, Chudzinski, chez un caraïbe, ont observé l'indépendance de ces chefs dans toute leur étendue, disposition constante chez les anthropoïdes, les singes et certains carnassiers. — Le triceps devient quadriceps par l'adjonction d'un faisceau qui tantôt est ischio-calcanéen, tantôt fémoro-calcanéen. Le faisceau ischio-calcanéen détaché du biceps, du demi-tendineux, ou même, quoique plus rarement, du grand adducteur nous est connu. Le faisceau fémoro-calcanéen (*gastrocnemius tertius* de Krause) naît soit dans l'angle de bifurcation de la ligne âpre (Smith, Virchow), soit de la branche de bifurcation interne de la ligne âpre (Terrier, Walsham). Il est assez fréquemment bifide (Quain, Kœlliker, Flesch et Wood), l'un de ses chefs naissant de la surface poplitée, tandis que l'autre vient de la capsule du genou. — L'un ou l'autre des chefs constitutifs peut ou prédominer ou disparaître. En général, le jumeau interne est plus développé que le jumeau externe. Macalister a signalé la transformation fibreuse de ce dernier; Shefferd a observé son absence; cependant Chudzinski a vu chez un nègre le jumeau externe plus développé que le jumeau interne. Parfois, on observe dans le tendon du jumeau externe, plus rarement dans celui du jumeau interne (Theile, Hyrtl, Cruveilhier, Macalister) un sésamoïde. Suivant Chudzinski, ce sésamoïde serait presque constant dans les races nègres. — Lorsque le soléaire est distinct des jumeaux dans toute son étendue, il va s'insérer directement au calcanéum par ses fibres charnues. — Sous les noms de soléaire surnuméraire (Cruveilhier), de secundus soleus (Pye-Smith), on a décrit un faisceau qui tantôt s'isole de la face profonde du soléaire, tantôt part de la ligne oblique du tibia et de l'aponévrose d'enveloppe du fléchisseur commun, tantôt encore de ces deux dernières origines à la fois, pour se terminer directement sur le côté interne du calcanéum. Testut a noté une très grande réduction du chef tibial en tout semblable à celle vue par Macalister chez le gorille : les singes ont un soléaire uniquement péronier.

MUSCLE PLANTAIRE GRÊLE. — M. plantaris.

Situé entre les jumeaux et le soléaire, le plantaire grêle est constitué par un petit corps charnu qui se détache du condyle externe du fémur (fig. 189), se continue par un tendon très mince et va s'insérer à l'extrémité postérieure du calcanéum. — Il naît : tantôt de la coque condylienne, et du tendon d'origine du jumeau externe, tantôt de la partie inférieure de la branche externe de bifurcation de la ligne âpre du fémur. Ces origines se font par de courtes fibres aponévrotiques auxquelles font suite les fibres charnues. Celles-ci constituent un corps musculaire aplati, puis pyriforme, très court, dont l'extrémité inférieure s'effile et se continue avec un tendon plat et fort long. Ce tendon, qui descend obliquement entre les jumeaux et le soléaire, apparaît au niveau du bord interne du tendon d'Achille; il se termine à côté de ce dernier sur la partie externe de la face postérieure du calcanéum, ou va se perdre dans le tissu cellulo-graisseux du voisinage.

Rapports. — Son corps charnu est en rapport en arrière avec la face antérieure du jumeau externe, en avant avec la face postérieure du poplité. Il est en rapport en dedans avec les vaisseaux poplités et le nerf sciatique poplité interne. Son tendon, qui répond d'abord à l'interstice des jumeaux en arrière, croise obliquement de haut en bas et de dehors en dedans la face postérieure du soléaire, sur laquelle il repose, pour gagner le bord interne du tendon d'Achille, où il entre en rapport avec l'aponévrose superficielle.

Action. — Chez certains animaux le plantaire grêle est un tenseur de l'aponévrose plantaire. Chez l'homme il ne joue aucun rôle. Les différentes fonctions qu'on lui a attribuées, et qui varient d'ailleurs suivant son origine ou sa terminaison, sont toutes plus ou moins hypothétiques. Il est aussi difficile de voir en lui un tenseur de la capsule du genou, de celle de la tibio-tarsienne, ou de la bourse séreuse rétro-calcanéenne, que de le considérer comme un auxiliaire du triceps sural.

Innervation. — Son rameau nerveux vient du sciatique poplité interne.

Variations et anomalies. — Le plantaire grêle peut recevoir un faisceau surnuméraire venant du ligament postérieur de l'articulation du genou ou du fémur dans la portion sus-jacente au condyle externe, réalisant ainsi un plantaire grêle biceps. Il peut naître sur le bord interne du tibia, sur l'aponévrose du poplité (Hyrtl, Chudzinski), sur le péroné, sur l'aponévrose (tenseur de l'aponévrose jambière, Macalister). — Il peut se terminer dans la couche celluleuse comprise entre les jumeaux et le soléaire, sur le ligament annulaire interne, dans le tissu cellulaire environnant le tendon d'Achille, entre le calcanéum et la malléole interne. Son absence, assez fréquente dans la race blanche, est fort rare dans les races de couleur. Chudzinski n'a noté cette absence que sur un seul des sujets nègres disséqués par lui. — Il peut se fusionner plus ou moins avec le soléaire, constituant alors certaines formes spéciales de soléaires accessoires.

MUSCLE POPLITÉ. — M. popliteus.

Muscle triangulaire, assez épais, le poplité, profondément situé dans le creux du jarret, s'étend du condyle externe du fémur à l'extrémité supérieure du tibia. Il naît par un tendon très fort : 1° *d'une fossette ovoïde située sur la face cutanée du condyle externe*, immédiatement au-dessous de l'origine du ligament latéral externe (Voy. *Ost.*, fig. 238); 2° sur la coque fibreuse condylienne (Sappey) par de courtes fibres aponévrotiques. Cette origine fémorale se fait par un tendon aplati qui glisse sur la face externe du condyle externe, cheminant dans l'intérieur même de l'articulation, puis sur le fibro-cartilage externe auquel il est uni par une expansion détachée de son bord inférieur. Le tendon descend ensuite, en s'élargissant, dans une large gouttière située en arrière de l'articulation péronéo-tibiale supérieure. — Les fibres charnues qui se détachent du tendon apparaissent plus tôt sur la face postérieure que sur l'antérieure; elles constituent un corps musculaire aplati, triangulaire, dont les fibres vont s'attacher sur la lèvre supérieure de la ligne oblique du tibia et sur toute l'étendue de la face de l'os située au-dessus de cette ligne.

D'après Cruveilhier, le tendon du poplité se diviserait inférieurement en quatre ou cinq petits faisceaux divergeants qui donneraient naissance aux fibres charnues. Cruveilhier compare cette disposition à celle que présente le tendon terminal de l'obturateur interne. — Ce tendon adhère au ligament poplité arqué (ligamentum arcuatum); au dire de Henle quelques fibres naissent de ce ligament.

Rapports. — Sa face postérieure est recouverte en haut et en dehors par le plantaire grêle, qui la sépare du jumeau externe. Elle est croisée par les vaisseaux poplités et le nerf sciatique poplité interne, qui la séparent de la face profonde du jumeau interne. Sa face antérieure répond au condyle fémoral, à la face postérieure de l'articulation du genou, à l'articulation péronéo-tibiale et au tibia. Son bord supérieur est longé dans sa moitié inférieure par l'artère articulaire inférieure et interne. Son bord inférieur est contigu au bord supérieur du soléaire.

Action. — Le poplité : 1° fléchit la jambe sur la cuisse; 2° imprime à la jambe un mouvement de rotation de dehors en dedans assez énergique.

D'après Henle, les fibres que le poplité envoie au ligamentum arcuatum tendraient cette bande fibreuse pendant la flexion du genou et maintiendraient béant l'orifice qui permet la communication entre la grande cavité synoviale et son prolongement poplité.

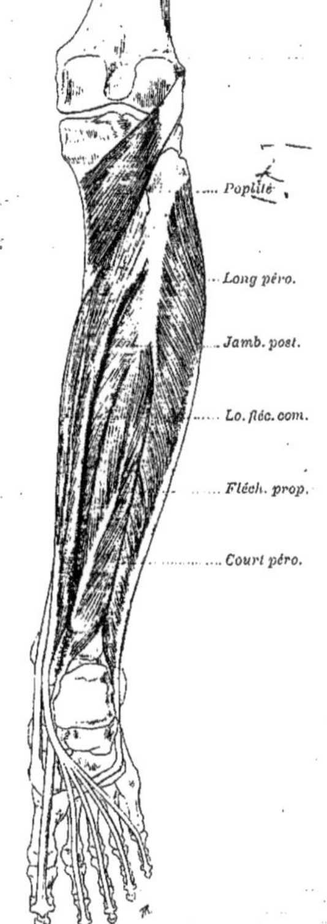

Fig. 193. — Muscles de la jambe, région postérieure, couche profonde.

Innervation. — Le nerf du poplité, né du sciatique poplité interne, prend quelquefois son origine par un tronc commun tantôt avec le nerf du soléaire, tantôt avec le nerf articulaire. Il descend en bas et en dedans, et arrive sur la face postérieure. Le poplité reçoit encore un petit filet venu du tibial postérieur, filet qui, contournant son bord inférieur, s'épanouit sur sa face antérieure.

Variations et anomalies. — Le système pronateur de la jambe, normalement réduit au poplité, homologue du rond pronateur, peut être complété par la présence du *peroneotibialis* de Gruber, homologue du carré pronateur. Comme son homologue antibrachial, le poplité présente parfois deux chefs d'origine. Le chef accessoire, signalé pour la première fois par Fabrice d'Aquapendente, revu depuis par Gruber, Calori, etc., s'insère à la partie supérieure et postérieure du condyle fémoral externe, à la partie adjacente de la capsule articulaire, parfois au tendon du jumeau externe et au sésamoïde si souvent inclus dans ce tendon. De là, il se porte obliquement en bas et en dedans pour rejoindre le corps charnu normal avec lequel il se confond. Gruber a décrit ce poplité bifide sous le nom de *poplité biceps*. — Macalister a décrit dans le tendon d'origine du poplité un sésamoïde inconstant comme celui observé par Hyrtl et Scheffer dans le tendon d'origine du rond pronateur. — Tandis que la fixité de ce muscle est remarquable (un seul cas d'absence, Ringhoffer, in *Virchow's Archiv*), la présence du péronéo-tibialis est exceptionnelle : Gruber l'a trouvé 128 fois sur 860 sujets; Knott et Krause 8 f. sur 100. De forme variable, tantôt quadrilatère, tantôt fusiforme, il est transversalement étendu du péroné au tibia et correspond manifestement à l'*interosseux de la jambe* décrit par Wiedmann chez les chéloniens, au *pronator tibiæ* observé par Humphry chez le cryptobranche. Il est constant chez les oiseaux (Alix), chez la sarigue (Meckel), chez le loup et le renard, les prosimiens et les simiens (Gruber). Ce dernier auteur l'a trouvé 24 fois sur 30 cadavres de chiens.

JAMBIER POSTÉRIEUR. — **M. tibialis posterior.**

Situé entre le fléchisseur commun superficiel et le long fléchisseur du gros orteil, le jambier postérieur est charnu et prismatique à sa partie supérieure; plus bas, il devient aplati et tendineux, pour se terminer en s'épanouissant sur toute la partie moyenne de la face plantaire du squelette du pied.

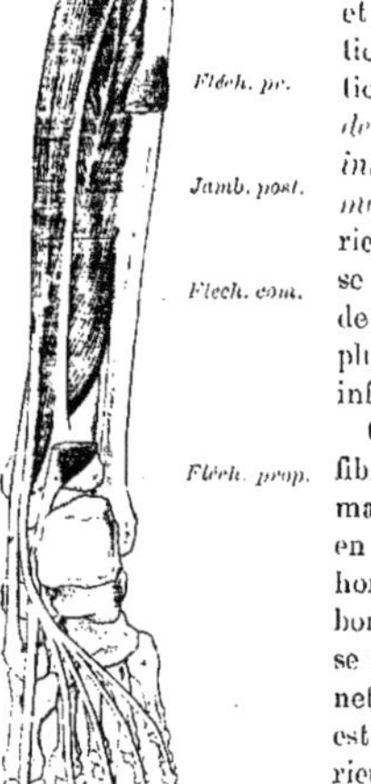

FIG. 194. — Muscles de la jambe; région postérieure; couche profonde.

Il naît du *tibia*, *du péroné*, *du ligament interosseux et des cloisons qui le séparent du long fléchisseur commun et du long fléchisseur propre du gros orteil*. Les origines tibiales se font sur la *lèvre inférieure de la moitié externe de la ligne oblique* et au tiers moyen de la face postérieure. Les insertions péronières se font sur la capsule de l'articulation péronéo-tibiale supérieure, sur la *face interne de la tête du péroné, et sur la partie de la face interne du corps de l'os située en arrière du ligament interosseux*, au niveau des deux tiers supérieurs de cette face. — Les origines *interosseuses* se font sur toute la largeur du ligament, au niveau de la partie supérieure de celui-ci, et n'occupent plus que sa portion externe au niveau de sa partie inférieure.

Ces origines se font par l'implantation directe des fibres charnues. Celles-ci se portent en bas en formant deux groupes, l'un externe oblique en bas et en dedans, l'autre interne oblique en bas et en dehors, qui convergent pour aller s'attacher sur les bords latéraux de l'aponévrose de terminaison, en se disposant de façon à donner au muscle un aspect nettement bipenné. — L'aponévrose de terminaison est orientée dans le sens sagittal. Son bord postérieur apparaît libre à la partie moyenne de la face postérieure du muscle. Cette aponévrose se condense d'ailleurs bientôt en un tendon résistant, qui passe au-dessous du tendon du long fléchisseur commun des orteils, gagne la face postérieure de la malléole, contourne son sommet, croise obliquement le ligament latéral interne et arrive, après avoir cheminé par l'intermédiaire de ce ligament, sur la partie interne du col de l'astragale, au niveau du bord interne du pied. Le tendon du jambier postérieur se renfle et présente, à ce niveau, dans son épaisseur, un os sésamoïde, puis il s'épanouit en formant un véritable bouquet tendineux, à insertions multiples.

Les fibres *antérieures* très nombreuses se dirigent directement en avant pour s'insérer : 1° *sur le tubercule du scaphoïde*; 2° *sur la capsule de la pre-*

mière articulation scapho-cunéenne; 3° *sur la face inférieure du premier cunéiforme*. — Les fibres *moyennes* vont s'attacher : sur la *face inférieure du cuboïde*, au niveau de l'extrémité interne de la crête de cet os, en se confondant plus ou moins avec les fibres du grand ligament calcanéo-cuboïdien ; sur le *bord inférieur du premier et du deuxième cunéiforme et sur l'extrémité postérieure des deuxième, troisième et quatrième métatarsiens*. Souvent quelques-unes de ces fibres moyennes se confondent avec les tendons d'origine du court fléchisseur du pouce et de l'adducteur oblique. — Les fibres *postérieures*, beaucoup moins nombreuses que les précédentes, se portent en arrière et en dehors en suivant un trajet presque récurrent, et vont s'attacher *sur le sommet de la petite apophyse du calcanéum*.

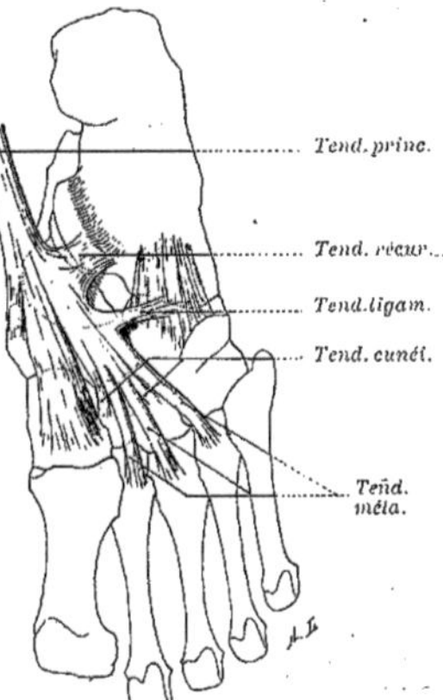

Fig. 195. — Insertions du jambier postérieur.

Rapports. — *A la jambe*, il est recouvert par le soléaire, le fléchisseur commun et le fléchisseur propre du gros orteil. Il recouvre l'aponévrose interosseuse et la partie adjacente des deux os de la jambe. Son tendon est d'abord situé en avant et en dedans de celui du long fléchisseur commun ; puis en avant et au-dessus de lui, à la plante.

Action. — Le jambier postérieur porterait, d'après Duchenne, le pied dans l'adduction directe. Il ne serait que très légèrement rotateur en dedans : « pendant le mouvement d'adduction, dit Duchenne, le bord interne du pied est à peine plus élevé que l'externe ». — Duchenne pense que ce mouvement d'adduction se passe dans l'astragalo-scaphoïdienne. Étant donnée la configuration des surfaces articulaires, il nous semble difficile qu'il en soit ainsi. Si le jambier postérieur est un adducteur direct, comme le pense Duchenne, ce mouvement d'adduction ne peut être que le résultat de mouvements de glissement se passant dans les articulations du tarse antérieur. Tout mouvement dans les articulations de la torsion ne peut produire l'adduction pure, mais amène toujours une adduction combinée à de la rotation en dedans.

Innervation. — Ce muscle est innervé par une branche longue et grêle, venue du nerf tibial postérieur. Ce rameau descend fort bas sur la face postérieure du muscle, en lui envoyant successivement de petits filets. Le jambier postérieur reçoit en outre un rameau plus gros, qui vient du sciatique poplité interne, reste longtemps accolé au tronc nerveux, et s'en détache au niveau des insertions péronières du muscle (Bourgery).

Variations et anomalies. — Le tibial postérieur peut être plus ou moins complètemen fusionné avec les longs fléchisseurs, ce qui n'est en somme qu'une exagération de la disposition normale chez l'homme et une reproduction de la disposition normale chez le chat (Strauss-Durckeim). Son absence a été signalée une fois par Budge. Ce sont là les seules anomalies que présente ce muscle très fixe. Car il ne saurait être question ici du sésamoïde rencontré dans son tendon inférieur, d'une façon constante, par Theile et Cruveilhier; de ses insertions inférieures, accessoires pour Macalister, normales pour Theile et Richard; ni du *tibialis secundus*, chef accessoire que lui a décrit Banhsen par erreur d'interprétation.

LONG FLÉCHISSEUR COMMUN DES ORTEILS. — M. flexor digitorum longus.

Le plus interne des muscles de la région postérieure de la jambe, le long fléchisseur commun des orteils, simple et charnu en haut, devient tendineux, et se divise de façon à donner un tendon à chacun des quatre derniers orteils.

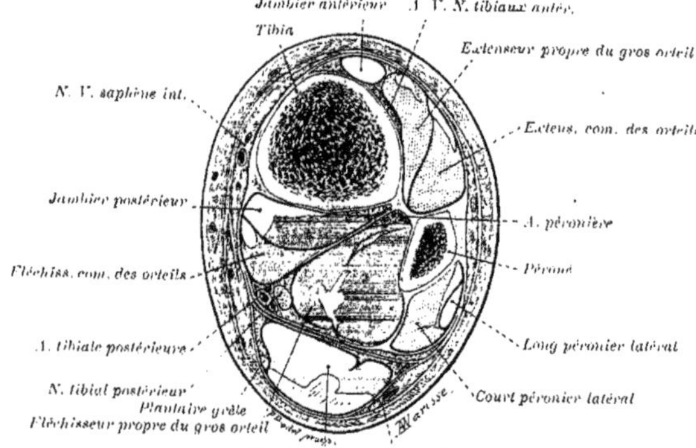

FIG. 196. — Coupe passant à la partie inférieure de la jambe. — Sujet fixé par la formaline chromique. Côté droit, segment distal de la coupe (P. Fredet).

Région antéro-externe (teinte claire). — Les deux groupes *antérieur* et *externe* se séparent nettement. Le jambier antérieur, devenu purement tendineux, reste satellite de l'artère tibiale antérieure. Les fibres charnues du long péronier latéral sont épuisées. Le court péronier s'attache sur toute la face correspondante du péroné. Le nerf musculo-cutané a quitté l'interstice des deux muscles, mais chemine encore sous l'aponévrose jambière qu'il va perforer.

Région postérieure. Couche profonde (teinte foncée). — On note un déplacement des muscles. Le jambier postérieur, profond, abandonne l'intervalle compris entre les fléchisseurs et gagne la région interne en s'engageant sous le fléchisseur commun des orteils.

Couche superficielle (teinte moyenne). — Le tendon d'Achille qui résume le triceps sural reçoit les dernières fibres du soléaire.

Il naît : 1° *de la ligne oblique du tibia*, au-dessous du soléaire; — 2° *du tiers moyen de la face postérieure de cet os*; — 3° d'une cloison fibreuse qui le sépare du jambier postérieur. — On peut rattacher à cette cloison fibreuse une arcade spéciale, inconstante d'ailleurs, présentant de grandes variations dans son volume, et sur laquelle s'insère le long fléchisseur commun des orteils.

Cette arcade, lorsqu'elle est peu développée, s'insère en haut sur la partie moyenne de la face postérieure du tibia et va se terminer sur la partie inférieure de cette même face, tout près de l'articulation péronéo-tibiale inférieure. Lorsque l'arcade est bien développée, ses insertions supérieures s'étendent. On voit alors l'extrémité supérieure de cet arc tendineux s'épanouir pour aller s'attacher sur le bord postérieur du péroné, au-dessus des origines du jambier postérieur (Voy. fig. 193) et sur la ligne oblique du tibia; quelques-unes des fibres dépassent même la ligne oblique pour aller se perdre sur l'aponévrose du muscle poplité. Cette arcade détermine avec la face postérieure du tibia la formation d'un anneau dans lequel s'engage le jambier postérieur. — C'est du bord inféro-interne, convexe, de cette arcade que se détachent les fibres charnues. Celles-ci, parfois réunies en un faisceau assez distinct, se dirigent en bas et en dedans à la rencontre des fibres d'origine tibiale, dont le

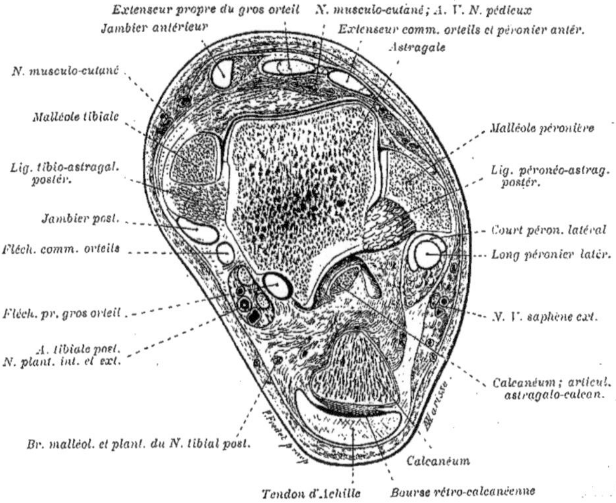

Fig. 197. — Coupe passant par les malléoles et la face supérieure du calcanéum. — Sujet fixé par la formaline chromique. Côté droit, segment distal de la coupe (P. Fredet).

Cette coupe ouvre en avant l'articulation tibio-tarsienne. En raison de sa légère obliquité en bas et en arrière, elle rase la face supérieure du calcanéum qui est tranché en deux points : au contact de l'astragale (l'articulation du calcanéum et du corps de l'astragale est ouverte); au contact du tendon d'Achille (la bourse séreuse rétro-calcanéenne est ainsi mise en évidence).

Au-devant des tendons extenseurs, on remarque la coupe des éléments du ligament antérieur du cou-de-pied.

trajet est sensiblement vertical. — Toutes ces fibres vont se jeter sur une lame tendineuse contenue dans l'épaisseur du muscle. Cette lame donne naissance à un tendon qui contourne la face postérieure de la malléole interne, en arrière du tendon jambier postérieur, croise obliquement les fibres postérieures du ligament latéral interne, passe sur le sommet de la petite apophyse du calcanéum, et descend dans le canal calcanéen. Il coupe à angle aigu le tendon du long fléchisseur propre, et débouche dans la région plantaire. — A ce niveau, le tendon s'étale, reçoit une anastomose du tendon du long fléchisseur propre du gros orteil, et se divise un peu en arrière de l'interstice calcanéo-cuboïdien en quatre tendons secondaires qui vont aux quatre derniers orteils. — Le tendon du second orteil se dirige en avant; les autres se portent en avant et en dehors, d'autant plus obliques qu'ils sont plus externes. Arrivés au niveau des articulations métatarso-phalangiennes, les tendons pénètrent dans les coulisses fibreuses situées sous la face inférieure des orteils. Dans les gaines ostéo-fibreuses, les tendons du fléchisseur commun se comportent vis-à-vis des tendons du court fléchisseur plantaire, comme les tendons du fléchisseur profond ou perforant des doigts se comportent à l'égard des tendons du fléchisseur superficiel ou perforé. Chacun d'eux, logé d'abord dans le croissant à concavité supérieure formé par les deux languettes correspondantes du court fléchisseur, passe ensuite entre ces languettes qui se réunissent au-dessus de lui, et va s'attacher à la base de la première phalange du gros orteil (fig. 200).

Rapports. — A *la jambe*, le long fléchisseur commun est recouvert par le soléaire et les vaisseaux tibiaux postérieurs; il recouvre le tibia et le jambier postérieur. Au niveau de l'articulation tibio-tarsienne, son tendon est en arrière de celui du jambier postérieur, en avant des vaisseaux et nerfs tibiaux postérieurs. — A *la plante*, recouvert par l'adducteur du gros orteil et par le court fléchisseur commun, il croise et recouvre l'adducteur du gros orteil, le tendon du fléchisseur propre du gros orteil et le tendon du long péronier latéral. — Au *niveau des orteils*, ses tendons sont logés dans des gaines ostéo-fibreuses qui les séparent des vaisseaux et nerfs collatéraux, situés dans le tissu cellulaire sous-cutané.

Action. — Le long fléchisseur commun : — 1° fléchit énergiquement les troisièmes phalanges sur les deuxièmes et les deuxièmes sur les premières; — 2° au maximum de sa contraction, fléchit, mais sans force, les premières phalanges sur les métatarsiens; — 3° imprime aux orteils, surtout au quatrième et au cinquième, un mouvement de torsion sur leur axe, de telle sorte que leurs extrémités regardent en dedans.

Je n'insiste pas sur le manque d'action du long fléchisseur commun sur les premières phalanges; je me suis suffisamment expliqué sur ce fait en étudiant la physiologie des fléchisseurs des doigts. J'y reviendrai d'ailleurs en étudiant les interosseux. — L'action rotatrice exercée par le long fléchisseur sur les orteils s'explique par l'obliquité du trajet plantaire de ses tendons. — Nous verrons, en étudiant l'action de l'accessoire du long fléchisseur, que celui-ci, en se contractant synergiquement avec le long fléchisseur, s'oppose à ce mouvement de torsion. L'action du long fléchisseur commun sur l'articulation tibio-tarsienne est nulle. C'est donc à tort que quelques auteurs l'ont regardé comme extenseur du pied.

Innervation. — Le long fléchisseur commun des orteils reçoit du tibial postérieur un filet peu volumineux mais assez long, qui suit sa face postérieure et se termine vers la partie moyenne du muscle.

LOMBRICAUX. — **M. lumbricales.**

Les lombricaux du pied, constituant un deuxième groupe d'accessoires du long fléchisseur commun, rappellent en tous points les lombricaux de la main : ce sont quatre petits corps musculaires fusiformes, étendus des tendons du long fléchisseur commun aux phalanges des orteils correspondants. Désignés sous les noms de premier, deuxième, troisième, etc., en comptant de dedans en dehors, ils décroissent de volume dans le même sens. Ils naissent dans l'angle de division des tendons fléchisseurs, à l'exception du premier qui prend naissance uniquement sur le bord tibial du tendon du deuxième orteil (fig. 200) et se terminent par un tendon grêle au niveau de la première articulation digitale. Ce tendon passe au côté tibial de la phalange, s'y insère et envoie une expansion au tendon extenseur correspondant. — Suivant Theile, le tendon lombrical adhérerait seulement à la phalange et irait en entier se réunir à celui de l'extenseur.

Action. — Comme les lombricaux de la main, les lombricaux du pied étendent les deux dernières phalanges des orteils et fléchissent la première.

Innervation. — Les deux premiers lombricaux sont innervés par le plantaire interne, dont les deuxième et troisième rameaux fournissent chacun un filet. Les deux derniers lombricaux reçoivent leurs nerfs de la branche profonde du plantaire externe.

Variations et anomalies. — L'absence totale des lombricaux a été signalée par Macalister; l'absence d'un ou de plusieurs d'entre eux est relativement fréquente (Macalister, Petsche, Rudolphi, Behrends, Sœmmering, Ledouble, etc.). Les lombricaux sont parfois dédoublés; ce dédoublement porte spécialement sur le troisième et le quatrième.

LONG FLÉCHISSEUR PROPRE DU GROS ORTEIL. — **M. flexor hallucis longus.**

Le plus externe des muscles de la région postérieure et profonde de la jambe, ce muscle, d'abord charnu puis tendineux, s'étend du péroné à la dernière phalange du gros orteil.

Il naît : 1° des *deux tiers inférieurs de la face postérieure du péroné*; — 2° *du bord postérieur et du bord interne de cet os*; — 3° de la cloison qui le sépare du jambier postérieur et de l'aponévrose qui recouvre la partie supérieure de ce muscle, et qui se rattache à l'arcade que j'ai décrite avec le long fléchisseur commun; — 4° d'une petite arcade aponévrotique sous laquelle passent les vaisseaux péroniers.

Les fibres charnues forment deux groupes, l'un externe, l'autre interne, dont les fibres vont aboutir à une lame aponévrotique incluse dans l'épaisseur du muscle; elles s'ordonnent donc de façon à constituer un muscle bipenné. Cette lame aponévrotique s'épaissit peu à peu et se transforme en un tendon, qui ne se dégage complètement des fibres musculaires qu'au niveau de l'interligne tibio-tarsien. Là, il croise obliquement le bord postérieur de la mortaise tibiale, glisse dans la gouttière de la face postérieure de l'astragale, se réfléchit sur celle-ci, et court horizontalement dans la gouttière de la face interne du calcanéum pour gagner la loge plantaire moyenne. A son entrée dans cette dernière, il croise, au niveau du troisième cunéiforme, le tendon du long fléchisseur commun, passant au-dessous de lui et lui envoyant une expansion qui sera étudiée plus loin. De là, il gagne directement le gros orteil, s'engage dans la coulisse ostéo-fibreuse de celui-ci, et s'attache à la partie inférieure de la base de sa deuxième phalange (fig. 193, 194, 200).

Rapports. — *A la jambe*, le long fléchisseur propre est recouvert par le soléaire, puis par le tendon d'Achille. Il recouvre le péroné, le jambier postérieur, la partie inférieure de l'aponévrose interosseuse et le tibia. Il est traversé par l'artère péronière qui, située d'abord sur sa face postérieure, atteint ensuite sa face antérieure. En dehors, il répond au long et au court péronier latéral : en dedans, au fléchisseur commun. — *Au niveau du cou-de-pied*, son tendon est profondément situé, au-dessous et en dehors de celui du fléchisseur commun. Il passe obliquement en bas et en dedans sur la face postérieure de l'astragale, dans une gouttière propre limitée en dehors par l'os trigone. Puis il descend dans la gouttière calcanéenne, sous la petite apophyse. — *A la plante*, il suit un sillon limité par les deux chefs du court fléchisseur. Il est recouvert par le court fléchisseur commun et l'aponévrose plantaire.

Action. — Le long fléchisseur du gros orteil fléchit énergiquement la deuxième phalange sur la première et faiblement la première sur le premier métatarsien. Son action sur la tibio-tarsienne est à peu près nulle (Duchenne). On ne peut donc le regarder avec quelques auteurs comme extenseur du pied.

Innervation. — Long et verticalement descendant, le nerf du fléchisseur propre du gros orteil vient du tibial postérieur; il s'applique à la face postérieure du muscle dans lequel il envoie de nombreux rameaux à mesure qu'il descend.

Variations et anomalies du système long fléchisseur des orteils. — Nous étudierons uniquement ici les variations du système fléchisseur, laissant de côté celles de ses accessoires normaux et anormaux. — Le système long fléchisseur des orteils est constitué par deux muscles normalement indépendants : le long fléchisseur commun des orteils et le long fléchisseur propre du gros orteil.

Les variations de ce système, très fréquentes, sont de deux ordres bien différents : dans un premier groupe de faits, s'accentue la tendance à la différenciation. C'est ainsi que Bauhsen a vu un fléchisseur propre du deuxième orteil, Bartholin un fléchisseur propre du cinquième. Dans un deuxième groupe de faits, de beaucoup les plus nombreux et les plus fréquents, se manifeste au contraire un retour plus ou moins complet à la masse primitivement indivise, à insertion péronéo-tibiale, de la marmotte, du lapin, du kangourou. Cette tendance à la fusion se manifeste d'ailleurs de façons diverses, tantôt sous forme d'anastomoses entre les deux chefs tibial et péronier, tantôt par l'adjonction à chacun d'eux d'un chef surnuméraire. L'anastomose que le fléchisseur propre du pouce envoie au fléchisseur commun présente d'assez grandes variétés, décrites par Wood, Macalister et surtout bien étudiées chez l'homme par Schultze (*Zeitsch. für wissensch. Zool.*, XVII, 1) et Turner (*Transact. of the roy. soc. of Edimb.*, vol. XXIV, p. 1, p. 181), par Duvernoy, Champneys, Bischoff chez les singes. Ordinairement l'expansion, égale sinon supérieure en volume au tendon dont elle émane, se rend aux tendons du deuxième et du troisième orteil (38 p. 100, Schultze; 40 p. 100, Turner). Assez souvent, elle ne se distribue qu'au tendon du 2e orteil (32 p. 100, Schultze : 20 p. 100, Turner). Pour Schultze, elle fournirait assez rarement des fibres aux tendons du deuxième, du troisième et du quatrième orteil (20 p. 100). Pour Turner, cette disposition serait au contraire assez fréquente (36 p. 100). Schultze n'a jamais vu l'expansion prendre part à la constitution du tendon du cinquième orteil. — Dans un cas de Turner, l'expansion se divisait en quatre languettes distinctes, aboutissant chacune à une des divisions du tendon principal du long fléchisseur commun. — Dans tous les cas, le nombre des fibres envoyées par l'expansion à chaque tendon secondaire va toujours en décroissant de dedans en dehors. — Il n'est pas rare, d'après Schultze, de voir l'expansion tendineuse envoyer quelques fibres aux lombricaux. Dans 29 p. 100 des cas (Schultze), 10 pour 100 (Turner), on voit se détacher du long fléchisseur commun une expansion qui va renforcer le tendon du long fléchisseur propre. — Ce faisceau anormal se rencontre surtout dans les cas où l'expansion du long fléchisseur du gros orteil présente un volume considérable.

Ces anastomoses entre les deux fléchisseurs sont de véritables tendons supplémentaires, envoyés par le fléchisseur propre du premier aux tendons des deuxième, troisième, quatrième. — Ce fléchisseur propre est donc en réalité un fléchisseur commun, au même titre que le fléchisseur commun classique. — C'est pourquoi Chudzinski (*Rev. d'Anthropologie*, 1873), insistant sur l'incorrection de la terminologie classique, propose de désigner les fléchisseurs communs et propre du premier sous les noms de fléchisseur tibial et fléchisseur péronier, empruntés à leurs insertions. — Lorsqu'il existe un chef surnuméraire, celui du *Fl. tibial* est toujours péronier (Chudzinski), celui du *Fl. péronier* est tibial (Bankart, Pye-Smith et Philipps). — De plus, on a noté l'insertion du chef péronier du fléchisseur tibial à l'aponévrose jambière (Macalister), à l'aponévrose interosseuse (Chudzinski). — Shepherd a vu un sésamoïde dans le tendon du long fléchisseur propre du gros orteil, là où ce tendon glisse sur l'astragale et le calcanéum.

MUSCLES DU PIED

Si nous faisons abstraction du pédieux et du court fléchisseur plantaire, muscles dont l'origine, primitivement tibio-péronière, a été reportée au niveau du pied par suite de l'atrophie des orteils au double point de vue anatomique et physiologique, et de la chair carrée de Sylvius, formation surnuméraire sans homologue à la main, nous voyons que les muscles du pied rappellent par leur disposition générale les muscles de la main. Tous sont des dérivés de la musculature primordiale représentée par les interosseux. Les interosseux qui se rendent aux premier et cinquième orteils ont pris un développement plus considérable. Il importe toutefois de remarquer que l'existence de muscles plus volumineux et plus nombreux, au niveau des régions plantaires externe et interne, n'est pas en relation, comme à la main, avec des mouvements plus étendus de ces orteils, mais tient à ce que ces derniers ont à fournir dans la marche un effort plus considérable que les autres.

Les muscles du pied sont répartis en quatre régions : région dorsale, régions plantaires externe, interne et moyenne.

RÉGION DORSALE

La face dorsale ne comprend qu'un seul muscle : le pédieux.

PÉDIEUX. — M. extensor digitorum brevis.

Muscle court et aplati, le pédieux, simple et charnu à sa partie postérieure, se divise en avant en quatre faisceaux qui vont aboutir aux quatre premiers orteils.

Il naît : — 1° de la partie antérieure de la *face supérieure du calcanéum*, à l'entrée du creux astragalo-calcanéen ; — 2° de l'origine des deux piliers *du ligament annulaire antérieur*. Les origines aponévrotiques ou ligamenteuses se font par implantation directe des fibres charnues ; les attaches osseuses se font par de courtes fibres tendineuses, qui se condensent parfois au niveau du bord interne du muscle en un tendon aplati.

Le corps charnu, fort épais et ramassé sur lui-même, commence dans le creux astragalo-calcanéen et s'étale sur le dos du pied ; il se divise en quatre faisceaux d'autant moins volumineux qu'ils sont plus externes. Chacun de ces faisceaux se termine sur un tendon suivant le type penniforme. Le tendon qui se rend au gros orteil croise la face profonde du tendon du long fléchisseur propre, un peu au-dessus de l'articulation métatarso-phalangienne, et vient se terminer sur *la base de la première phalange du pouce*. Les trois tendons externes viennent s'accoler au bord externe du tendon correspondant de l'extenseur commun, se fusionnent avec lui et partagent sa terminaison (Voy. Extenseur commun des orteils).

Les quatre faisceaux du pédieux sont intimement confondus en arrière. Le chef externe est parfois distinct sur une assez grande étendue. C'est en se basant sur cette indépendance d'ailleurs toute relative, ainsi que sur son mode de terminaison spécial, mais plus encore sur les données de l'anatomie comparée, que quelques auteurs, notamment Henle et Gegenbaur, décrivent le chef interne du pédieux comme un muscle indépendant sous le nom d'*extensor hallucis brevis*.

Rapports. — La face supérieure du pédieux est croisée par les tendons du péronier antérieur, de l'extenseur commun des orteils et de l'extenseur propre du pouce; elle est séparée de ces organes par une mince toile celluleuse. — Le pédieux recouvre la face dorsale des os du tarse et du métatarse, les ligaments qui unissent ces os, les interosseux recouverts par l'aponévrose interosseuse dorsale, les artères dorsales du tarse et du métatarse et les interosseuses dorsales. — Le bord externe du muscle, très oblique par rapport à l'axe du pied, forme avec le tendon de l'extenseur propre du gros orteil un angle aigu ouvert en arrière et en haut. L'artère pédieuse, accompagnée du nerf tibial antérieur, d'abord située en dedans de ce bord, s'engage ensuite sous lui, pour plonger à la partie postérieure du premier espace interosseux.

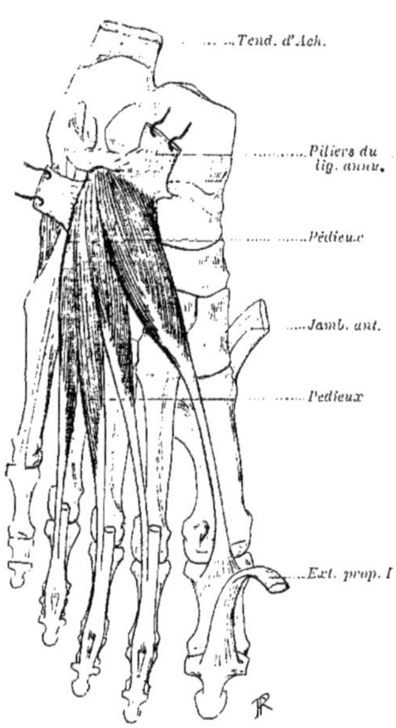

Fig. 198. — Le muscle pédieux.

Action. — Le pédieux a une action analogue à celle du long extenseur commun et du long extenseur propre. Il étend énergiquement les premières phalanges et n'exerce qu'une action très limitée sur les troisièmes et les secondes. De plus, le pédieux en étendant les premières phalanges, les incline latéralement vers le petit doigt. L'étendue de ce mouvement de latéralité est en raison directe de l'obliquité des tendons du pédieux : très marqué pour le premier orteil, il est à peu près nul pour le deuxième. Les classiques admettent que ce mouvement de latéralité a pour but de corriger un mouvement de latéralité en sens contraire que produisent les longs extenseurs. D'après Duchenne, les longs extenseurs produiraient l'extension directe et le pédieux n'aurait pas à intervenir pour modifier leur action.

Innervation. — Le nerf tibial antérieur, au moment où il côtoie le bord interne du pédieux, envoie dans ce muscle un filet assez gros qui pénètre le muscle par son bord interne et s'y épuise en se ramifiant. — Parfois il y a plusieurs filets se rendant au ce muscle.

Variations et anomalies. — Le court extenseur des orteils, accessoire constant du système long extenseur, présente, comme tous les muscles en voie de régression, une variabilité extrême, tant par la constitution même de son corps charnu que par ses relations avec les systèmes musculaires voisins, extenseur et surtout péronier. Il peut faire défaut (Ledouble). Il peut être réduit à deux ou trois faisceaux. C'est ainsi que Murrie et Flower ont observé chez un boschiman un pédieux réduit à deux faisceaux qui se rendaient l'un au premier orteil, l'autre au quatrième. Macalister a décrit un pédieux constitué par deux chefs se rendant l'un au deuxième et au troisième orteil, l'autre au troisième et au cinquième. Bankart, Pye-Smyth et Philipps ont noté l'absence du faisceau destiné au premier orteil. Beaunis et Bouchard ont signalé l'absence du faisceau allant au quatrième orteil. Dans le cas de ce dernier auteur, le chef absent du pédieux était remplacé par un faisceau venu du péronier antérieur. C'est là un fait intéressant que cette suppléance par un muscle d'un groupe voisin, dont les connexions deviennent parfois plus intimes encore. Cette réduction s'observe normalement chez certains singes (Bischoff), chez la sarigue, le porc-épic, le castor (Meckel).

Parfois, au contraire, le pédieux atteint un plus haut degré de développement : il présente chez l'homme des chefs supplémentaires, comme bien souvent Meckel l'a observé chez les oiseaux. Nous laissons de côté ici les faits de chefs surnuméraires aberrants par suite de bifurcation tendineuse, pour n'envisager que ceux où un tendon surajouté fait suite à un corps charnu supplémentaire. Le plus souvent, le chef surnuméraire va au deuxième orteil, parfois au cinquième. Le faisceau surnuméraire du deuxième orteil est variable dans son origine et dans sa terminaison. Il peut naître entre le corps charnu du premier et le chef normal du deuxième, sur le côté péronier du premier. Bifide, il peut venir du côté péronier du premier et du troisième cunéiformes, ou de la base du troisième métatarsien. Tantôt il se termine sur le côté tibial du tendon long extenseur, tantôt sur l'extrémité postérieure de la première phalange. Parfois encore, il s'arrête sur le deuxième métatarsien ou se perd dans le premier espace interosseux. Cette variabilité extrême d'origine, portée ici à son plus haut degré sur un chef inconstant, se rencontre pour chacun des chefs normaux de ce muscle : nous y reviendrons plus loin. Le faisceau du cinquième orteil, signalé par Meckel, Theile, Macalister, Ringhoffer, peut s'isoler complètement de la masse musculaire, comme d'ailleurs chacun des faisceaux constitutifs. Il apparaît alors comme représentant très vraisemblablement le péronier du cinquième orteil. — L'isolement de l'un quelconque des aisceaux constitutifs est très fréquent suivant Meckel. Il semble se produire avec une fréquence maxima pour le faisceau du premier orteil, disposition constante chez les oiseaux et les singes (Meckel). — Cette fréquence est si grande d'ailleurs qu'Henle a pu considérer ce faisceau comme un muscle indépendant qu'il a décrit sous le nom d'extensor hallucis brevis. — Au point de vue des insertions, on observe les variations suivantes qui ne sont, comme on s'en rendra facilement compte, que la reproduction plus ou moins fidèle de celles déjà décrites à propos du faisceau surnuméraire du deuxième orteil. Le faisceau du court extenseur se perd sur l'aponévrose interosseuse; il se continue, ce qui est très rare, avec le muscle interosseux correspondant. Il naît des cunéiformes, du cuboïde, pour se terminer soit normalement, soit à l'extrémité postérieure d'un métatarsien. — Dans ce dernier cas se trouvent constitués de petits faisceaux cunéo- ou cuboïdo-métatarsiens d'interprétation parfois difficile; Ledouble incline à les considérer comme des lambeaux d'un pédieux mal développé.

RÉGION PLANTAIRE MOYENNE

La région plantaire moyenne est constituée par le court fléchisseur, l'accessoire du long fléchisseur, et les interosseux. — La description de l'accessoire du long fléchisseur serait peut-être plus logiquement placée à côté de celle de ce muscle : je le décrirai néanmoins ici pour me conformer à l'usage et ne pas m'écarter trop des résultats immédiats de la dissection.

COURT FLÉCHISSEUR PLANTAIRE. — M. flexor digitorum brevis.

Muscle allongé et aplati, étroit et simple en arrière, divisé en avant en quatre faisceaux, le court fléchisseur plantaire naît : — 1° de la *grosse tubérosité de la face inférieure du calcanéum* et de l'échancrure qui sépare cette tubérosité de la petite; — 2° de la partie la plus reculée de la *face inférieure de l'os*; — 3° du tiers postérieur de l'*aponévrose plantaire*; — 4° des cloisons intermusculaires interne et externe.

Il forme un corps charnu étroit et épais, qui s'étale peu à peu et se divise en quatre faisceaux penniformes, dont les tendons se rendent aux quatre derniers orteils. Les faisceaux du deuxième et du troisième orteil sont de beaucoup les plus gros, et occupent un plan plus superficiel; le faisceau du cinquième orteil est très grêle; il peut même manquer. Les tendons du court fléchisseur se superposent à ceux du long fléchisseur, et pénètrent avec eux dans les gaines ostéo-fibreuses des orteils.

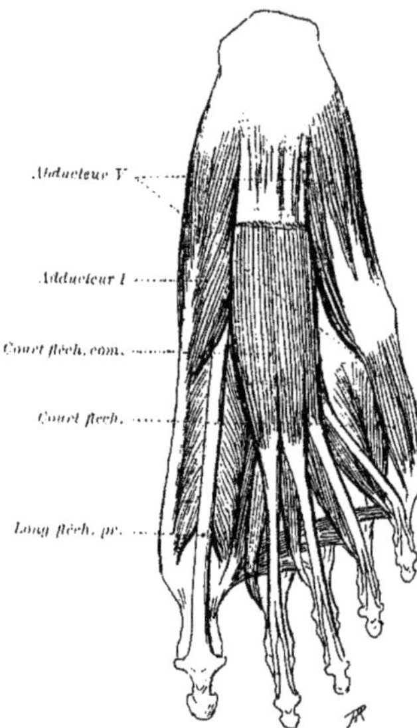

Fig. 199. — Muscles de la plante; couche superficielle.

Au niveau des articulations métatarso-phalangiennes, les tendons du court fléchisseur forment une gouttière à concavité antérieure qui reçoit le tendon du long fléchisseur. Chaque tendon se divise ensuite en deux bandelettes qui s'écartent pour laisser passer le tendon du long fléchisseur, et se rapprochent ensuite, pour aller s'insérer à côté l'une de l'autre, sur les côtés de la face inférieure de la deuxième phalange. En un mot, le court fléchisseur commun des orteils se comporte vis-à-vis du long fléchisseur comme le long fléchisseur commun superficiel des doigts se comporte vis-à-vis du long fléchisseur commun profond.

Rapports. — Par sa face inférieure, le court fléchisseur commun répond à l'aponévrose plantaire et à la peau. Sa face supérieure recouvre le long fléchisseur commun, son accessoire, les lombricaux, les vaisseaux et nerfs plantaires externes.

Action. — Le court fléchisseur commun fléchit énergiquement les deuxièmes phalanges; il agit très faiblement sur les troisièmes que fléchit le long fléchisseur commun, et est presque sans action sur les premières qui sont fléchies par les interosseux. Il rappelle donc complètement, au point de vue physiologique, le fléchisseur commun superficiel des doigts.

Variations et Anomalies. — Homologue du fléchisseur commun superficiel des doigts, il semble être un muscle en voie de régression. — La plupart des anomalies de ce muscle accusent sa tendance à l'atrophie. Dans la plupart des cas il s'agit de l'absence de quelques-uns de ses faisceaux constituants. L'absence totale a été signalée par Chudzinsky et Ledouble. D'après Wood, le chef allant au petit doigt manquerait 13 fois sur 100. Les autres chefs manquent plus rarement. Il faut d'ailleurs faire observer que les chefs absents sont souvent suppléés par des chefs anormaux; ceux-ci peuvent avoir les origines les plus différentes. — Il n'est pas rare de les voir naître du tendon du long fléchisseur. — La tendance à la fusion du court fléchisseur plantaire avec le long fléchisseur commun accuse la même tendance régressive du muscle; cette fusion peut se faire, soit par l'union des tendons qui vont prendre une insertion commune sur les phalanges, soit par l'adjonction aux faisceaux calcanéens du court fléchisseur, de faisceaux supplémentaires naissant du tendon du long fléchisseur.

ACCESSOIRE DU LONG FLÉCHISSEUR COMMUN DES ORTEILS. — M. quadratus plantæ.

Aplati et quadrilatère, l'accessoire du long fléchisseur ou *chair carrée* naît par deux chefs distincts. — Le chef externe naît par un tendon allongé : de la *petite tubérosité du calcanéum*, et de la partie externe du ligament calcanéo-cuboïdien, jusqu'à la crête du cuboïde. — Le chef interne s'attache par implantation directe des fibres charnues : 1° *à la partie inférieure de la face interne du calcanéum, dans le canal calcanéen*; 2° *à la grosse tubérosité du même os*; 3° à une lame fibreuse qui s'étend de la face profonde du ligament annulaire interne à la gouttière osseuse du canal calcanéen et sépare les vaisseaux plantaires du long fléchisseur propre du gros orteil; 4° au ligament calcanéo-scaphoïdien inférieur.

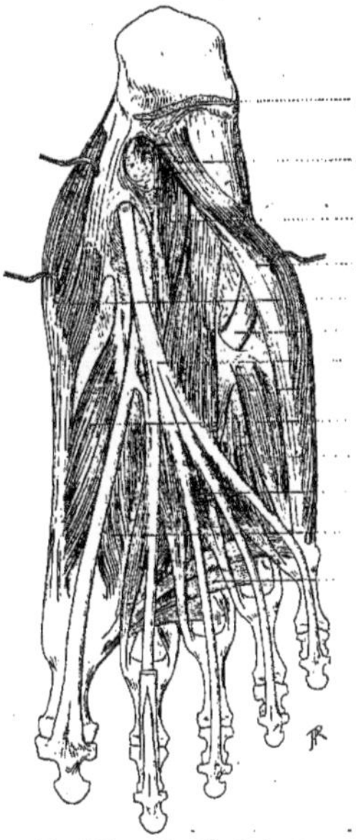

Les deux faisceaux, d'abord séparés par un espace angulaire à sommet antérieur, dans lequel on aperçoit le ligament calcanéo-cuboïdien inférieur, se fusionnent bientôt en un corps musculaire unique.

Fig. 200. — Muscles de la plante; couche moyenne.

Dans le voisinage de sa terminaison, l'accessoire est formé de deux plans : un plan superficiel, constitué par un tendon assez étroit, qui succède à une partie du plan charnu du chef interne et va se perdre à la face profonde du tendon commun du long fléchisseur; un plan profond, exclusivement charnu, formé par la totalité du chef externe et les fibres restantes du chef interne, qui va s'attacher : 1° aux tendons terminaux du long fléchisseur commun, et plus spécialement, au tendon du petit orteil; — 2° à l'anastomose que le long fléchisseur propre du gros orteil envoie au long fléchisseur commun ; — 3° quelquefois au tendon du long fléchisseur propre lui-même.

La terminaison de l'accessoire du long fléchisseur présente d'assez grandes variétés, comme on peut s'en rendre compte par l'examen d'un certain nombre de sujets, et par la lecture des auteurs. J'ai décrit la disposition qui m'a paru être la plus fréquente. Il m'a semblé que le volume de l'anastomose avec le long fléchisseur propre avait une certaine importance au point de vue de ces variétés. Lorsque l'anastomose est considérable, elle reçoit la presque totalité des fibres de l'accessoire.

Rapports. — Par sa face inférieure, l'accessoire du long fléchisseur répond au court fléchisseur commun dont il est séparé par une couche de tissu cellulaire lâche, dans laquelle se trouvent les vaisseaux et nerfs plantaires externes.

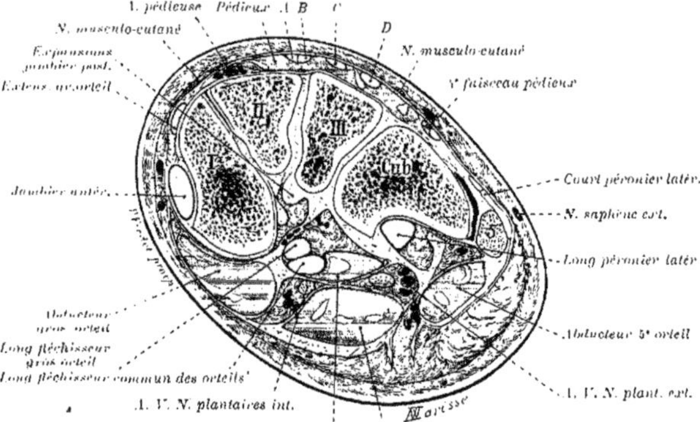

Fig. 201. — Coupe du pied passant par les trois cunéiformes (I, II, III), le cuboïde (Cub) et la pointe du 5ᵉ métatarsien (5). — Sujet fixé par la formaline chromique. Côté droit; segment distal de la coupe (P. Fredet).

On voit nettement les trois groupes musculaires superficiels de la plante du pied, externe, moyen et interne. Sur un plan plus profond apparaissent les tendons des fléchisseurs longs et l'accessoire des fléchisseurs; au contact des os, le tendon du long péronier latéral dans sa gouttière et les expansions plantaires du tendon du jambier postérieur.

A, *B*, *C*, *D*, tendons de l'extenseur commun des orteils (*A* = 2ᵉ, *D* = 5ᵉ), au contact du pédieux dans lequel ils s'incrustent pour ainsi dire. — Le nerf pédieux s'est épuisé en partie dans le pédieux au-dessus de la coupe; il n'en reste qu'un filet, logé au-dessous du pédieux, entre le IIᵉ et le IIIᵉ cunéiforme

La face supérieure recouvre le grand ligament calcanéo-cuboïdien qui le sépare du calcanéum et du cuboïde.

Action. — Lorsque le muscle se contracte isolément, il produit, sans aucune énergie, la flexion des troisièmes phalanges. Son vrai rôle est de corriger l'obliquité du tendon du long extenseur commun et de s'opposer ainsi à la torsion des orteils produite par ce muscle, lorsqu'il se contracte isolément.

Innervation — Le court fléchisseur commun des orteils est innervé par un filet, né du nerf plantaire interne à la sortie de la gouttière calcanéenne; ce filet se porte transversalement en dehors et pénètre la face supérieure du muscle. — Le nerf de l'accessoire du long fléchisseur commun des orteils vient du plantaire interne, dont il se détache au niveau de la bifurcation du tibial postérieur.

Variations et anomalies. — On a signalé l'absence du muscle accessoire du long fléchisseur, sa réduction extrême (Wood). On a noté l'absence de l'un de ses deux chefs d'origine, l'externe le plus souvent. Morestin (*Bull. Soc. Anat.*, 1895) a observé la disparition du chef interne. Cette réduction, sous ses modalités les plus diverses, est la règle chez les singes (Champneys, Humphry). L'absence est fréquente chez nombre d'anthropoïdes (Duvernoy, Bischoff).

D'autre part, ce muscle présente parfois une extension considérable de ses insertions qui peuvent, par l'intermédiaire d'un chef accessoire, s'étendre jusqu'à la jambe. Ce faisceau, constituant le long accessoire, accessorius ad accessorium de Turner, peroneo-calcaneus internus de Macalister, se détache le plus souvent du péroné, parfois du tibia, parfois encore de ces deux os. Il peut encore naître, mais plus rarement, de la face profonde du soléaire, de l'aponévrose recouvrant le fléchisseur tibial, de l'aponévrose jambière, du court péronier latéral. Suivant Wood, ce muscle existerait une fois sur cent cadavres. — Ce long accessoire est constant chez les cryptobranches où Humphry l'a décrit sous le nom de pronator tibiæ.

RÉGION PLANTAIRE INTERNE

Elle comprend quatre muscles : l'*abducteur du gros orteil*, son *court fléchisseur*, son *adducteur oblique* et son *adducteur transverse*.

MUSCLE ABDUCTEUR DU GROS ORTEIL. — M. abductor hallucis.

Le muscle abducteur du gros orteil est le plus superficiel et le plus volumineux des muscles du groupe interne.

Il paraît au premier abord avoir des insertions multiples, et s'attacher : 1° à *la tubérosité interne du calcanéum*; 2° au ligament annulaire interne du cou-de-pied ; 3° à la face profonde de l'aponévrose plantaire ; 4° à la cloison qui le sépare du court fléchisseur commun ; 5° à la gaine du long fléchisseur commun par une expansion qui cloisonne le canal calcanéen et sépare la loge vasculaire de ce canal de la loge tendineuse. — En réalité, l'*insertion calcanéenne est l'insertion principale.* En effet, lorsqu'on détache les fibres charnues les plus superficielles du muscle, et qu'on met ainsi à nu le tendon d'origine, on voit que les fibres de ce tendon se rendent toutes à la *tubérosité interne du calcanéum*. Les fibres inférieures s'y rendent directement ; les supérieures s'y rendent en décrivant une courbe plus ou moins marquée, suivant qu'elles sont plus ou moins élevées. Ces fibres, ainsi réfléchies, prennent une part importante à la constitution de la partie inférieure du ligament annulaire. De la convexité de ces courbes tendineuses se détachent des trousseaux fibreux qui vont se fixer à la malléole interne, à la petite apophyse du calcanéum, au col de l'astragale et à la tubérosité du scaphoïde, et permettent la réflexion des fibres du tendon calcanéen, sans constituer pour le muscle des insertions au sens rigoureux du mot.

J'ai bien souvent vu se détacher du bord supérieur du muscle une expansion aponévrotique très solide, qui va se continuer avec le faisceau inférieur du ligament annulaire antérieur. J'ai rencontré une fois un petit sésamoïde dans l'épaisseur de cette expansion qui ne paraît pas avoir été signalée, bien qu'elle soit, je le répète, très fréquente.

Le tendon d'origine suit la face profonde ou externe du muscle. Il donne attache aux fibres charnues qui vont se jeter, à la façon des barbes d'une plume, sur les parties latérales de petits faisceaux tendineux ; ceux-ci apparaissent très tôt et se fusionnent, à la partie moyenne du muscle, en un tendon unique répondant à la face superficielle ou interne du corps charnu. — Ce tendon se dirige en avant, subit un léger mouvement de torsion qui, du bord interne du pied, le porte insensiblement sur sa face plantaire, et se termine sur le sésamoïde interne et sur la partie externe de l'extrémité postérieure de la première phalange, après avoir envoyé une expansion au tendon de l'extenseur.

Très souvent le muscle est renforcé par quelques fibres qui se détachent de la tubérosité du scaphoïde et d'une bandelette allant du bord interne de l'aponévrose plantaire moyenne au bord interne du pied, sous la face profonde du muscle. — C'est là un véritable chef accessoire, chef interne de quelques anatomistes. A propos de cette division en deux chefs de l'abducteur, il est bon de rappeler la division de quelques auteurs (Theile: Courcelles, *Icon. musc. plantæ pedis*, Lugd. Bat. 1739), qui appellent chef postérieur l'ensemble des fibres à insertion calcanéenne, et chef antérieur les fibres venant du ligament annulaire. Comme nous l'avons vu, toutes les fibres aboutissent en dernière analyse au calcanéum; cette division ne peut donc être acceptée.

Rapports. — Par sa face interne, le muscle répond à l'aponévrose qui le sépare de la peau. — Sa face externe, séparée des muscles et des tendons de la région moyenne par une cloison fibreuse, répond : *en arrière*, à la chair carrée, aux tendons des fléchisseurs et du jambier postérieur, aux vaisseaux et nerfs plantaires passant dans la gouttière calcanéenne : *en avant*, au court fléchisseur du gros orteil. — Le bord inférieur, libre, répond à l'aponévrose plantaire; le bord supérieur répond successivement à la tête de l'astragale, au tubercule du scaphoïde, au premier cunéiforme et au premier métatarsien, il adhère intimement à l'aponévrose profonde qui recouvre ces os; *mais, en dépit de l'apparence, il n'y prend aucune insertion.* — Au niveau de l'interligne métatarso-phalangien, le tendon, devenu franchement plantaire, chemine en dedans du tendon du long fléchisseur propre du gros orteil.

Variations et anomalies. — Les variations du court abducteur sont insignifiantes. Ce muscle reçoit parfois un faisceau supplémentaire venu du bord interne du pied (Lépine. *Dict. an. des progrès des sciences médicales*, 1864, p. 35). Chudzinski a vu le tendon terminal envoyer une expansion tendineuse à la première phalange du deuxième orteil.

COURT FLÉCHISSEUR DU GROS ORTEIL. — M. flexor hallucis brevis.

Situé au-dessous du muscle précédent, qu'il déborde en dehors, appliqué contre le premier métatarsien, le court fléchisseur, simple en arrière au niveau de son origine sur les os de la deuxième rangée du tarse, se bifurque en avant et va s'insérer sur les deux sésamoïdes de l'articulation métatarso-phalangienne du gros orteil.

L'origine de ce muscle est représentée par un tendon étalé, dont les fibres moyennes s'insèrent sur le *premier et le deuxième cunéiformes*, les fibres externes se continuant avec des fibres du ligament calcanéo-cuboïdien inférieur et parfois avec l'aponévrose plantaire moyenne, et les fibres internes avec l'expansion du tendon du jambier postérieur.

A ce tendon fait suite un corps charnu qui, d'abord unique, ne tarde pas à se diviser en deux faisceaux : le faisceau interne se place sur le bord interne du tendon du long fléchisseur propre, puis se jette sur le tendon de l'abducteur, pour s'attacher avec lui sur le sésamoïde interne et la partie interne de la base de la première phalange du pouce; le faisceau externe longe le bord externe du tendon du long fléchisseur propre et va se confondre avec le tendon des adducteurs, pour s'insérer avec lui sur le sésamoïde externe et la partie externe de la base de la première phalange.

Rapports. — Par sa face supérieure ou profonde, le court fléchisseur recouvre les deux cunéiformes internes, la gaine du long péronier latéral, sur laquelle il glisse à l'aide d'une large bourse séreuse, et le premier métatarsien. — Sa face inférieure est creusée d'une gouttière dans laquelle chemine le long fléchisseur propre. — En dehors, il répond à l'adducteur oblique ; en dedans à l'abducteur.

Variations et anomalies. — On a signalé la fusion de son chef interne avec l'adducteur oblique. Cette disposition est normale chez nombre de mammifères, et, notamment, chez les lémuriens (Cunningham). — Quelquefois le court fléchisseur envoie un tendon à la base de la première phalange du deuxième orteil (Ledouble). Cette anomalie s'explique par la présence primitive de courts fléchisseurs pour la plupart des orteils.

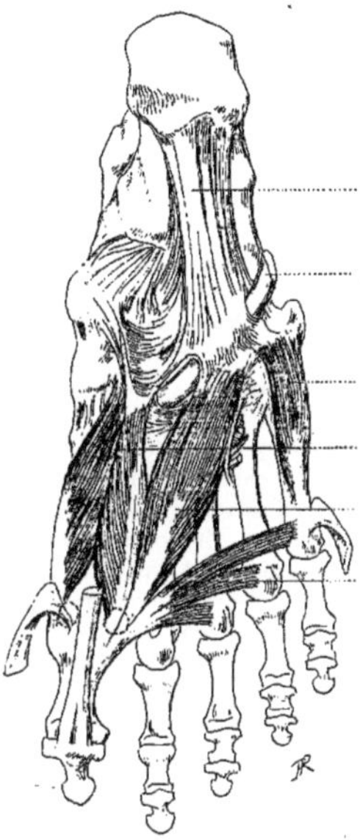

Fig. 202. — Muscles de la plante, couche profonde.

MUSCLE ADDUCTEUR OBLIQUE

M. adductor hallucis (caput obliquum).

Profondément situé dans la région plantaire moyenne, l'adducteur oblique naît : — 1° de la *crête du cuboïde* ; — 2° du plan superficiel du ligament calcanéo-cuboïdien inférieur ; — 3° du *troisième cunéiforme* ; — 4° de la *base des deuxième et troisième métatarsiens* ; — 5° d'une arcade fibreuse étendue du ligament calcanéo-cuboïdien à l'aponévrose interosseuse, arcade sous laquelle s'engagent les vaisseaux et nerfs plantaires externes. Ces attaches se font par de courtes fibres aponévrotiques auxquelles font suite les fibres charnues ; celles-ci constituent un corps musculaire très épais qui se dirige en bas et en dedans, en diminuant peu à peu de volume, et va s'insérer par un tendon aplati sur le sésamoïde externe, et surtout sur la partie externe de l'extrémité supérieure de la première phalange, après avoir envoyé une expansion au tendon de l'extenseur.

Rapports. — L'adducteur oblique du gros orteil est recouvert par l'aponévrose plantaire, le court fléchisseur plantaire, la portion superficielle des vaisseaux et nerfs plantaires externes, organes qui sont séparés de lui par le plan formé par le long fléchisseur commun, son accessoire et les lombricaux. — Par sa face profonde, il recouvre les interosseux et la terminaison de l'artère plantaire externe. — Son bord interne répond au premier métatarsien et au court fléchisseur. — Son bord externe est séparé de l'adducteur transverse par un espace angulaire ouvert en haut et en dehors, et variable en étendue suivant les sujets.

MUSCLE ADDUCTEUR TRANSVERSE DU GROS ORTEIL.

M. adductor hallucis (caput transversum).

Beaucoup plus grêle que le précédent, l'adducteur transverse est couché transversalement sur les têtes des derniers métatarsiens.

Il naît par trois languettes charnues sur *les capsules des troisième, quatrième et cinquième articulations métatarso-phalangiennes* et sur le *ligament intermétatarsien profond.*

Ces languettes sont d'autant plus postérieures qu'elles proviennent d'un métatarsien plus éloigné. Elles se dirigent toutes obliquement en avant et en dedans vers l'articulation métatarso-phalangienne du pouce, et se fusionnent en un corps charnu unique, qui se termine sur le tendon de l'adducteur oblique.

Ces languettes charnues ne s'insèrent point sur les métatarsiens, comme on peut s'en convaincre en disséquant le muscle par sa face dorsale après avoir désarticulé les métatarsiens. Leboucq (Muscles adducteurs du pouce et du gros orteil, *Bulletin de l'Académie royale de médecine de Belgique*, 1893) insiste sur ce fait, qui a son importance, pour retrouver l'homologue de ce muscle à la main. D'après Leboucq, ce muscle à insertion purement aponévrotique et capsulaire ne doit être comparé qu'à la portion, d'ailleurs inconstante. du chef métacarpien de l'adducteur du pouce, qui se détache des capsules des articulations métacarpo-phalangiennes.

D'après Leboucq, l'insertion de l'adducteur transverse sur le sésamoïde péronier ne se confondrait pas avec l'insertion de l'adducteur oblique. — « Les fibres de l'adducteur transverse restent distinctes de celles de l'adducteur oblique, qu'elles enveloppent à leur terminaison, de telle sorte que quelques-unes vont passer du côté dorsal de l'appareil métatarso-phalangien, comme le décrit Henle; mais une autre partie, la plus volumineuse même, passe du côté plantaire de l'insertion commune de l'adducteur oblique et du court fléchisseur péronier, pour se terminer sur la gaine du long fléchisseur du gros orteil. »

Rapports. — Recouvert par les tendons du long et du court fléchisseur des orteils, et par les lombricaux qu'il croise perpendiculairement, l'adducteur transverse répond aux articulations métatarso-phalangiennes et au ligament transverse du métatarse qui le sépare des lombricaux.

Innervation des muscles de la région plantaire interne. — L'innervation des muscles de la région plantaire interne provient des deux nerfs plantaires. — L'abducteur du gros orteil reçoit un filet du plantaire interne, filet qui se détache à la sortie de la gouttière calcanéenne. Ce nerf est fréquemment double (Hirchfeld). — Le court fléchisseur du gros orteil est innervé par plusieurs filets, assez grêles, qui se détachent du collatéral interne du gros orteil et se jettent dans la portion interne de ce muscle. Il reçoit aussi du deuxième rameau du plantaire interne deux ou trois petits nerfs qui se perdent dans sa portion externe. — Les nerfs qui vont à l'adducteur oblique et à l'adducteur transverse naissent par un tronc commun de la branche profonde du plantaire externe, passent sous l'accessoire du long fléchisseur et se divisent en un grand nombre de filets qui se perdent dans les deux muscles.

Variations et anomalies des adducteurs oblique et transverse — Les anomalies des adducteurs du gros orteil sont relativement fréquentes; elles s'expliquent facilement par l'atrophie que subit le muscle au cours de son évolution.

L'adducteur du gros orteil est originairement formé, d'après Leboucq, de trois faisceaux : un faisceau supérieur venant du tarse et de la tête du deuxième et du troisième métatarsien; — un faisceau moyen venant du corps du deuxième et parfois du troisième métatarsien; — un faisceau inférieur venant des capsules des deuxième, troisième, quatrième articulations métatarso-phalangiennes et de l'aponévrose d'enveloppe du muscle; ce faisceau recouvre d'ordinaire le précédent.

Ce muscle à trois faisceaux existe chez quelques anthropoïdes. Leboucq l'a trouvé très développé chez le chimpanzé. D'après Ruge les trois faisceaux existent aussi chez le fœtus humain. — Mais, au cours du développement, le chef venu du corps du métatarsien s'atrophie complètement et il ne reste du chef capsulo-aponévrotique que les faisceaux capsulaires qui constituent l'abducteur transverse de nos auteurs.

Anormalement le chef capsulo-aponévrotique peut persister en entier. Il disparaît, de bas en haut, dans le processus d'atrophie; rarement la disparition est totale (Bœhmer). La persistance du chef venu du 2e métatarsien, chef auquel Leboucq propose de réserver le nom d'adductor hallucis transversus, est exceptionnelle. Macalister l'a signalée, Leboucq l'a rencontrée 3 fois sur 60 pieds.

RÉGION PLANTAIRE EXTERNE

Les muscles de la région plantaire externe sont au nombre de trois : l'*abducteur du petit orteil*, son *court fléchisseur*, son *opposant*.

ABDUCTEUR DU PETIT ORTEIL. — M. abductor digiti quinti.

Allongé, rappelant par sa forme l'abducteur du gros orteil, ce muscle naît : 1° de la *tubérosité postéro-externe de la face inférieure du calcanéum*; — 2° de la *tubérosité postéro-interne correspondante*, un peu en avant de la ligne d'insertion du court fléchisseur plantaire; — 3° de la face profonde de la très épaisse aponévrose plantaire externe; — 4° de la cloison intermusculaire qui le sépare du court fléchisseur commun. — Ces origines se font par implantation directe des fibres charnues, qui, au niveau des cloisons aponévrotiques, se continuent avec les fibres de celles-ci. — Ces fibres charnues se dirigent en avant, constituant un corps musculaire allongé, et se jettent sur un tendon aplati qui apparaît dans l'épaisseur du muscle, dès l'interstice calcanéo-cuboïdien. Ce tendon reçoit d'abord les fibres charnues par ses faces supérieure et inférieure, puis par sa face supérieure seulement; il est accompagné par elles jusqu'à l'interligne métatarso-phalangien; il se termine sur la partie externe de la base de la première phalange du petit orteil, et sur la partie inférieure de la capsule de l'articulation métatarso-phalangienne. Le tendon terminal envoie souvent une expansion au tendon de l'extenseur correspondant.

Rapports. — Par sa face inférieure, l'abducteur du petit orteil répond à l'aponévrose plantaire externe et à la peau. Il recouvre le chef externe de l'accessoire du long fléchisseur, le ligament calcanéo-cuboïdien, la gaine du long péronier latéral, le cinquième métatarsien, le court fléchisseur et l'opposant du petit orteil. — En dedans, il confine au court fléchisseur plantaire et au long fléchisseur propre.

Dans un grand nombre de cas, l'abducteur du petit orteil ne contracte avec la tubérosité du cinquième métatarsien que des rapports de voisinage; il glisse alors sur elle, par l'intermédiaire d'une bourse séreuse. D'autres fois, quelques-unes de ses fibres se terminent ou naissent sur cette tubérosité. Les fibres qui s'y terminent ont une origine calcanéenne et s'attachent sur le métatarsien, soit directement, soit en s'implantant sur les fibres d'une forte bandelette réunissant la tubérosité postéro-externe de la face inférieure du calcanéum à la tubérosité du métatarsien, bandelette que nous décrirons avec l'aponévrose plantaire externe. Ce petit faisceau calcanéo-métatarsien correspond à l'abductor ossi metatarsi quinti de Wood, au faisceau externe de l'abducteur de Bourgery. L'abducteur du cinquième métatarsien existerait dans la moitié des cas d'après Wood, dans le quart seulement d'après Macalister. — Les fibres qui naissent de la tubérosité constituent un petit faisceau d'ordinaire assez distinct qui se jette sur le tendon terminal, dans le voisinage de son insertion phalangienne.

Variations et anomalies. — Le court abducteur du petit orteil est parfois renforcé par une expansion aponévrotique venue des muscles voisins; nous avons signalé son insertion supplémentaire sur le cinquième métatarsien; il prend quelquefois une insertion anormale sur les troisième et quatrième métatarsiens.

COURT FLÉCHISSEUR DU PETIT ORTEIL. — **M. flexor digiti quinti brevis.**

Muscle étroit et aplati, le court fléchisseur naît : — 1° de la *gaine du long péronier latéral*; — 2° de la *crête de la face inférieure du cuboïde*, par un tendon souvent confondu avec celui de l'opposant; — 3° de la *base du cinquième métatarsien*. — J'ai vu le muscle renforcé, comme le court fléchisseur du gros orteil, par un faisceau charnu venant de l'aponévrose plantaire. — Nées de ces différents points, les fibres charnues constituent un corps musculaire fusiforme qui va se terminer, par de courtes fibres aponévrotiques, sur la *base de la première phalange du petit orteil et la capsule de l'articulation correspondante*.

Rapports. — Recouvert par l'abducteur et l'aponévrose plantaire, il répond supérieurement au quatrième métatarsien et au dernier interosseux plantaire.

Variations et anomalies. — Le court fléchisseur peut être plus ou moins confondu avec l'abducteur. Quelquefois, l'origine métatarsienne fait défaut.

OPPOSANT DU PETIT ORTEIL. — **M. opponens digiti quinti.**

Muscle aplati et triangulaire, il naît de *la gaine du long péronier latéral* et *de la crête du cuboïde*, par un tendon toujours très grêle. Ce tendon contourne la tubérosité du cinquième métatarsien et donne attache aux fibres charnues qui s'épanouissent en éventail et vont se terminer *sur le bord externe du cinquième métatarsien*.

Rapports. — Recouvert par l'abducteur, il repose sur le cinquième métatarsien, en dehors du court fléchisseur avec lequel il est souvent confondu.

Ce muscle manque souvent. Sappey ne le mentionne pas dans son traité; Henle, Krause, Luschka, Gegenbaur le décrivent comme normal. Theile, Bourgery, Cruveilhier en font un chef externe du court fléchisseur. Henle s'élève vivement contre cette opinion et regarde l'opposant comme un muscle absolument autonome.

Innervation des muscles de la région plantaire externe. — L'opposant reçoit un filet nerveux du rameau interne du plantaire externe. — L'abducteur du petit orteil reçoit du plantaire externe un filet nerveux qui se porte transversalement sur le court fléchisseur plantaire et aborde le muscle par sa face interne. — Le court fléchisseur du petit orteil reçoit un filet nerveux du rameau externe du nerf plantaire externe.

INTEROSSEUX

Les interosseux du pied occupent et comblent les espaces intermétatarsiens. Mais, à l'étroit dans ces espaces trop petits pour eux, ils font saillie dans la région plantaire, et, débordant fortement les métatarsiens sur lesquels ils s'insèrent, ils forment, au-dessous de ces derniers, une couche musculaire continue qui cache les surfaces osseuses. Comme à la main, on peut les diviser en deux groupes : interosseux dorsaux et interosseux plantaires.

D'après Gegenbaur et Ruge (*Morph. Jahrb.*, 1878), les interosseux dorsaux occupent originairement une position plantaire, et se portent progressivement dans les espaces interosseux où les muscles interosseux plantaires les suivent. Cette situation plantaire primitive, qui explique leur mode d'innervation, est plus accentuée qu'au membre supérieur, où l'évolution est plus avancée, et la tendance des interosseux à gagner la face dorsale beaucoup mieux indiquée.

INTEROSSEUX DORSAUX. — **M. interossei dorsales.**

Au nombre de quatre, et distingués sous les noms de premier, deuxième, etc., en allant de dedans en dehors, les interosseux dorsaux sont situés dans les espaces intermétatarsiens et les remplissent complètement.

Prismatiques et triangulaires, lorsqu'on les examine sur une coupe, les interosseux dorsaux sont aplatis et penniformes lorsqu'ils ont été étalés et disséqués, après écartement des métatarsiens. Ils naissent : 1° des *faces latérales des métatarsiens* qui circonscrivent l'espace interosseux dans lequel ils sont situés, sur toute la largeur de ces deux faces latérales, l'origine de l'interosseux plantaire correspondant étant reportée sur le bord inférieur de l'os; — 2° de la *face inférieure de la base des métatarsiens*; — 3° de l'apovévrose interosseuse dorsale.

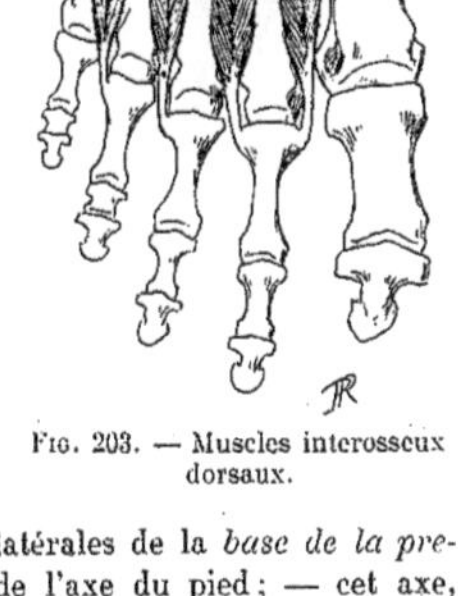

Fig. 203. — Muscles interosseux dorsaux.

Pour Cruveilhier, les interosseux dorsaux ne s'insèrent qu'à un seul métatarsien. Cette disposition, qui existe parfois, ne saurait être regardée comme habituelle.

Les fibres charnues, nées de ces différents points, soit directement, soit par l'intermédiaire de courtes fibres aponévrotiques, viennent se jeter sur les faces latérales d'une cloison tendineuse qui se ramasse bientôt en un tendon aplati. Ce tendon va se fixer sur les parties latérales de la *base de la première phalange* de l'orteil le plus rapproché de l'axe du pied ; — cet axe, contrairement à ce que nous avons vu à la main, passe ici par le deuxième orteil. — Le tendon de terminaison, ordinairement très fort, s'applique sur la capsule des articulations métatarso-phalangiennes ; il n'est pas rare de voir le tendon envoyer quelques fibres aux os sésamoïdes qui se trouvent parfois dans le fibro-cartilage glénoïdien. Par contre, les interosseux dorsaux n'envoient pas d'expansion aponévrotique au tendon de l'extenseur. C'est là du moins l'opinion générale. Quelques auteurs admettent l'existence d'une expansion aponévrotique rappelant celle des interosseux de la main. Dans tous les cas, cette expansion est très mince, et, contrairement à ce qui se passe à la main, n'a qu'une importance secondaire.

Chacun des interosseux dorsaux présente quelques particularités. — Le chef interne du premier interosseux dorsal s'insère, non sur le corps, mais sur la base du premier métatarsien. — Il naît encore : 1° d'une arcade étendue de la base de ce métatarsien à sa tête (Henle) ; — 2° de l'angle antéro-interne du premier cunéiforme, — et 3° d'une expansion que lui envoie le tendon du long péronier. Entre les deux chefs passe l'artère pédieuse qui va s'anastomoser avec la terminaison de la plantaire externe.

Le deuxième interosseux dorsal aurait, d'après Theile, son chef interne ou tibial très réduit.

Le troisième reçoit quelques fibres, se détachant du corps charnu du premier interosseux plantaire.

Le quatrième est renforcé par une expansion aponévrotique se détachant du tendon du péronier antérieur. — Quelques fibres charnues du troisième et du quatrième interosseux font suite à une expansion du grand ligament calcanéo-cuboïdien inférieur, expansion qui envoie aussi des rameaux aux trois interosseux plantaires.

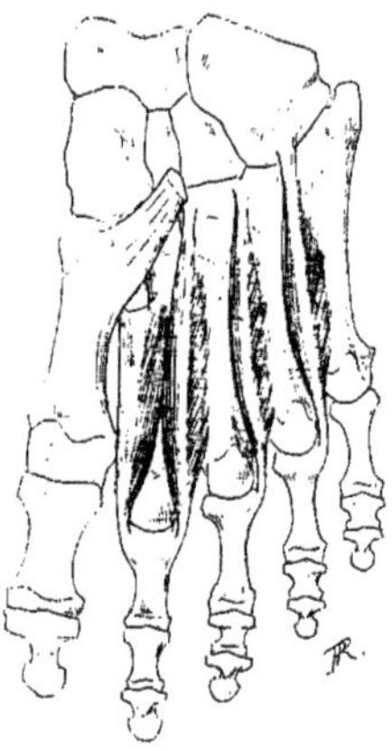

FIG. 204. — Muscles interosseux dorsaux, vus par la face plantaire.

Rapports. — Les corps charnus des interosseux dorsaux, logés entre les deux métatarsiens, répondent par leur face supérieure à l'aponévrose dorsale interosseuse, qui les sépare des tendons extenseurs, du pédieux et des artères interosseuses dorsales. Leur face inférieure est en rapport, en allant de dedans en dehors, avec le court fléchisseur, les adducteurs du gros orteil, les trois tendons internes du long fléchisseur commun, les lombricaux correspondants, et les vaisseaux et nerfs plantaires externes. Par leurs faces latérales, ils répondent aux métatarsiens. Au-dessus de ceux-ci, ils se mettent en contact entre eux, ou avec les interosseux plantaires. Leur tendon est appliqué sur les faces latérales des articulations métatarso-phalangiennes par des trousseaux fibreux, qui, partis de l'aponévrose plantaire moyenne, vont contourner en anse le tendon extenseur. Il est séparé de ces articulations par une bourse séreuse importante. Cette bourse séreuse fait toujours défaut au niveau des premier et quatrième interosseux dorsaux ; elle communique rarement avec la cavité articulaire.

INTEROSSEUX PLANTAIRES. — **M. interossei plantares.**

Au nombre de trois, les interosseux plantaires sont distingués en premier, deuxième, etc., en allant de dedans en dehors. Couchés sur le bord plantaire des trois derniers métatarsiens, ils appartiennent en réalité à la région plantaire, et méritent à peine le nom d'interosseux.

La plupart des auteurs ne décrivent que trois interosseux plantaires et regardent le premier espace interosseux comme en étant dépourvu. On peut, avec Henle, considérer comme constituant le premier interosseux plantaire, un faisceau de l'adducteur oblique, souvent assez distinct, qui naît de la base du deuxième métatarsien, reçoit quelques faisceaux supplémentaires, venant du tendon du long péronier près de sa terminaison, passe au-dessous du tendon de l'abducteur transverse et se termine sur la partie externe de la base de la première phalange du gros orteil. Cette interprétation, acceptée par Wood, n'est pas admise par Cunningham, ni par Brooks.

Les interosseux plantaires naissent : — 1° du *tiers postérieur du bord inférieur des trois derniers métatarsiens*; — 2° de la *face inférieure de la base de ces os*; — 3° des expansions métatarsiennes du feuillet superficiel du ligament calcanéo-cuboïdien inférieur. Le troisième interosseux plantaire prolonge parfois ses origines sur la face inférieure de la petite tubérosité, jusque vers le sommet de celle-ci. Nées de ces différents points, les fibres charnues se fusionnent en petits corps musculaires allongés, puis se jettent sur un tendon allant à la base de la phalange qui s'articule avec le métatarsien sur lequel ils naissent. Cette insertion phalangienne se fait sur le tubercule latéral le plus rapproché de l'axe du pied. — Ici, comme pour les interosseux dorsaux, l'expansion dorsale est peu marquée, le plus souvent même, elle manque.

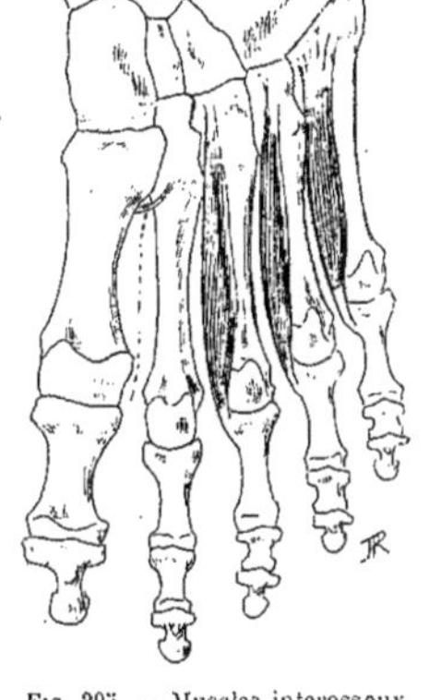

FIG. 205. — Muscles interosseux plantaires.

Rapports. — Les corps charnus des interosseux plantaires répondent par leur face supérieure au métatarsien sur lequel ils s'insèrent. Leur face inférieure est en rapport avec l'adducteur du gros orteil, les vaisseaux et nerfs plantaires externes, le long fléchisseur propre, et les lombricaux. La face plantaire du troisième est recouverte par le court fléchisseur et l'opposant du petit orteil.

Variations et anomalies. — Les anomalies des interosseux du pied sont sinon rares, du moins mal connues. Il n'est pas exceptionnel de voir le deuxième interosseux dorsal ne prendre aucune insertion sur le troisième métatarsien (Theile). Dans un cas observé dans mon laboratoire, le premier interosseux palmaire était très développé et recevait un faisceau supplémentaire du quatrième métatarsien et du corps charnu du deuxième interosseux dorsal; sur la même pièce, le chef tibial du troisième interosseux dorsal faisait défaut.

Innervation. — La branche profonde du plantaire externe envoie un filet qui va se perdre dans la partie moyenne de chacun des interosseux. Le tibial antérieur donne, suivant Froment, un filet au premier des interosseux dorsaux

MUSCLES SURNUMÉRAIRES DU PIED

Opposant du gros orteil. — C'est un petit faisceau qui se détache du court fléchisseur du gros orteil ou de la cloison intermusculaire interne, et va s'attacher sur toute la longueur du corps du premier métatarsien (Macalister, Ledouble). Il est normal chez le gorille, le chimpanzé (Hartmann), l'orang (Ledouble), le macaque (Bischoff).

Adducteur du deuxième orteil. — Ledouble décrit sous ce nom un petit muscle surnuméraire d'origine variable, mais à terminaison constante sur la partie externe de la première phalange du deuxième orteil. Ce muscle, homologue des adducteurs du gros orteil, appartient à un groupe spécial formé par des muscles rapprochant les orteils de l'axe du pied, muscles adducteurs par conséquent; ces muscles, absents normalement chez l'homme, ont été décrits sous les noms de *contrahentes digitorum* chez les différentes espèces simiennes par Bischoff, Halford, Cunningham.

Abducteur accessoire du petit orteil. — Petit faisceau anormal décrit par Ledouble, ce muscle peut être regardé comme un faisceau aberrant de l'abducteur du petit orteil. Il existe comme formation autonome dans quelques espèces animales.

Action des muscles des régions plantaires externe et interne et des interosseux du pied. — Ces muscles possèdent une triple action : 1° ils impriment aux orteils des mouvements de latéralité; 2° ils fléchissent la première phalange; 3° ils étendent la deuxième et la troisième phalange.

Notons que les mouvements de latéralité sont envisagés par rapport à l'axe du pied passant par le deuxième orteil.

1. — Tous les *interrosseux dorsaux* écartent les orteils de cet axe, en d'autres termes, ils jouent le rôle d'abducteurs. Au niveau de la région plantaire interne, l'abduction du gros orteil (par rapport à l'axe du pied, bien entendu) est produite par l'abducteur de ce muscle et le faisceau interne de son court fléchisseur. Cette action abductrice du court fléchisseur a été nettement établie par Duchenne de Boulogne. Au niveau de la région plantaire externe, l'abduction est produite par l'abducteur et le court fléchisseur.

Les *interosseux plantaires* rapprochent les orteils de l'axe du pied; en d'autres termes ce sont des adducteurs. — Au niveau du gros orteil, l'abduction est produite : 1° par le faisceau externe du court fléchisseur; 2° par l'adducteur oblique; 3° par l'adducteur transverse. L'action adductrice de ce dernier muscle est très énergique. Comme le fait remarquer Duchenne, c'est aussi un véritable ligament actif qui s'oppose à l'écartement des têtes métatarsiennes lorsque le poids du corps appuie sur elles.

2. — Tous les interosseux et tous les muscles des régions plantaires internes et externes sont des fléchisseurs de la première phalange, à l'exception de l'adducteur transverse du premier orteil. — C'est là la fonction principale de tous ces muscles. Ce mouvement de flexion s'accomplit avec une grande énergie et joue un rôle considérable dans la marche. Ce rôle est surtout important pour les muscles annexés au gros orteil. « Lorsque, à la fin de la marche, le talon a été élevé et séparé du sol par la contraction du triceps sural, la partie interne de l'avant-pied, principalement la saillie sous-métatarsienne est abaissée par le long péronier latéral et appuie fortement contre le sol, afin d'imprimer au corps une impulsion en avant. A ce moment, tous les muscles ou faisceaux musculaires qui s'attachent aux deux os sésamoïdes du gros orteil, se contractent énergiquement, afin d'abaisser la première phalange avec une force considérable et pour continuer le mouvement d'impulsion du corps en avant, avec le concours du long fléchisseur du gros orteil, qui déprime fortement la dernière phalange contre le sol, un peu avant que le pied s'en détache » (Duchenne).

3. — Ces muscles produisent l'extension des deux dernières phalanges, moins par action directe, que par élongation des extenseurs.

APONÉVROSES DU MEMBRE ABDOMINAL

De même que celle du membre thoracique, l'aponévrose du membre abdominal se présente comme une longue gaine, infundibuliforme, évasée en haut au niveau de ses attaches à la ceinture pelvienne, où elle se continue avec les aponévroses des muscles du tronc, cylindro-conique à la cuisse et à la jambe, et terminée par cinq prolongements en culs-de-sac, les gaines des orteils. — Dans chaque segment du membre, des cloisons aponévrotiques se détachent de la face profonde de cette aponévrose, et séparent les grandes régions musculaires.

HANCHE. — L'aponévrose se détache de la lèvre externe de la crête iliaque, du sacrum et du coccyx : en bas, elle se continue insensiblement avec l'aponévrose fémorale.

Sur le *grand fessier*, l'aponévrose est représentée par un feuillet celluleux, mince, demi-transparent, semblable aux feuillets de recouvrement du deltoïde et du grand pectoral. Par sa face profonde, cette mince aponévrose se poursuit en cloisons entre les gros faisceaux du muscle. Elle est formée de fibres parallèles à celles du muscle, entre-croisées avec d'autres fibres, plus fortes, perpendiculaires à la direction des faisceaux musculaires.

En avant, la mince aponévrose fessière se continue avec l'aponévrose si épaisse qui recouvre le moyen fessier ; — en bas, elle se continue en partie avec l'aponévrose de la cuisse ; en partie elle se recourbe sous le bord inférieur du grand fessier pour gagner l'ischion et le grand ligament sacro-sciatique, et se poursuivre sous la face profonde du muscle, entre le grand et le moyen fessier.

L'aponévrose qui recouvre le *moyen fessier*, très épaisse, représente la partie moyenne, atrophiée, du deltoïde fessier. La bandelette de Maissiat en a été artificiellement détachée.

Ce très épais feuillet fibreux, de la face profonde duquel naissent les fibres charnues du moyen fessier, se détache de la lèvre externe de la crête iliaque, dans la partie moyenne de celle-ci ; le tubercule, si saillant, de cette crête, répond à l'insertion des faisceaux détachés sous le nom de bandelette de Maissiat. En bas, il se continue directement avec l'aponévrose fémorale. En avant, cette aponévrose se bifurque pour se continuer avec les deux feuillets de la gaine du tenseur du fascia lata ; en arrière, elle se bifurque également, englobant le grand fessier dans son dédoublement ; c'est-à-dire que son feuillet superficiel se continue avec l'aponévrose du grand fessier, tandis que le profond passe entre ce muscle et le moyen fessier ; plus bas, ce feuillet recouvre le pyramidal. — Une cloison celluleuse, mince, sépare le pyramidal du moyen fessier et se continue avec le feuillet qui sépare les muscles moyen et petit fessiers.

CUISSE. — L'aponévrose fémorale, très forte et très épaisse, forme une gaine conique autour des muscles de la cuisse. J'étudierai successivement les diverses régions de ce cône aponévrotique tronqué.

Elle atteint son maximum d'épaisseur sur la face externe de la cuisse ; c'est à cette partie externe de l'aponévrose fémorale que certains anatomistes réservent le nom de fascia lata, appliqué par d'autres à toute l'aponévrose de la cuisse. Continue en haut avec l'aponévrose du moyen fessier, elle va s'attacher en bas à la rotule et au tibia. J'ai déjà indiqué comment le tenseur du fascia lata était logé dans un dédoublement de cette aponévrose, et comment une grande partie des faisceaux du grand fessier venaient se terminer dans son épaisseur. Cette partie de l'aponévrose fémorale recouvre et maintient le vaste externe.

La partie antérieure de l'aponévrose fémorale, plus mince, s'attache en haut à l'arcade fémorale, de l'épine iliaque antérieure et supérieure à l'épine pubienne ; en bas, elle descend au-devant du genou pour se fixer à l'extrémité supérieure du tibia ; j'ai décrit dans l'arthrologie (Voy. Articul. du genou) les connexions de l'aponévrose fémorale avec les expansions fibreuses des vastes et la capsule articulaire. En dehors, elle se continue avec la partie externe, si épaisse ; en dedans avec la partie interne plus mince. Si nous suivons cette aponévrose, de la partie externe de la cuisse vers la partie interne, nous voyons que, très épaisse d'abord, elle se dédouble pour englober le muscle couturier, sur le bord interne duquel ses deux feuillets se reconstituent en un feuillet unique. De ce bord du couturier l'aponévrose passe au-devant des vaisseaux fémoraux, pour se rendre sur la saillie des adducteurs, où nous la retrouverons amincie ; je reviendrai plus loin sur les détails que présente cette partie antérieure de l'aponévrose fémorale, renforcée en bas par une bandelette arciforme (Voy. fig. 164).

Dans *sa partie interne et postérieure*, l'aponévrose fémorale est plus mince. Appliquée sur les muscles adducteurs et fléchisseurs, elle se détache de la branche ischio-pubienne et va se continuer en bas avec l'aponévrose de la jambe.

De la face profonde de l'aponévrose fémorale se détachent des prolongements qui pénètrent dans les interstices des muscles et leur forment des gaines particulières. Parmi ces cloisons, les plus remarquables sont celles qui séparent les trois groupes musculaires de la cuisse ; elles ont reçu les noms de cloisons *intermusculaire, interne et externe* (Voy. fig. 174 et 177).

Cloison intermusculaire externe. — A la fois cloison et aponévrose d'insertion, elle va du grand trochanter au condyle externe. Au-dessous du grand trochanter, elle adhère au tendon du grand fessier, qui suit la lèvre externe de la ligne âpre, puis la bifurcation externe de celle-ci jusqu'au condyle.

Constituée par des fibres longitudinales, elle atteint son maximum de largeur au-dessus du condyle, où, renforcée par quelques fibres transversales, elle forme une corde saillante, facile à sentir à travers la peau. Son bord interne se fixe à la lèvre externe de la ligne âpre ; son bord externe s'unit à la face profonde de l'aponévrose fémorale ; par sa face antérieure, elle donne insertion au vaste externe ; par sa face postérieure, à la courte portion du biceps.

Cloison intermusculaire interne. — Cette cloison est constituée essentiellement par l'aponévrose d'origine du vaste interne, elle se détache de la lèvre interne de la ligne âpre, et de sa branche interne de bifurcation, et accompagne le tendon du grand adducteur jusqu'au condyle interne. De sa face antérieure naissent les fibres charnues du vaste interne ; sa face postérieure adhère fortement aux aponévroses d'insertion des adducteurs. — Sa partie inférieure forme la paroi externe de cette partie de la gaine des vaisseaux fémoraux qui a reçu le nom de canal de Hunter.

Gaine des vaisseaux fémoraux; — canal crural; — canal de Hunter. — La partie antérieure de l'aponévrose fémorale présente dans son tiers supérieur, répondant au triangle de Scarpa, des dispositions particulières, qui doivent retenir l'attention. Nous l'avons vue, reconstituée en feuillet unique sur le bord antérieur du tenseur du fascia lata, se dédoubler pour englober le couturier, sur le bord interne duquel ses feuillets, réunis de nouveau, passent au-devant des vaisseaux fémoraux, pour se rendre sur la saillie des adducteurs. Ce feuillet aponévrotique, qui passe au-devant des vaisseaux, limite avec l'aponévrose du psoas-iliaque d'une part, avec celle du pectiné de l'autre, un canal prismatique dont la paroi antérieure est formée par l'aponévrose fémorale, la paroi postéro-externe par le psoas revêtu de son aponévrose, la paroi interne par le pectiné revêtu de son aponévrose; c'est le *canal des vaisseaux fémoraux* ou *gaine fémorali-vasculaire*.

On peut encore présenter d'une autre façon la formation de ce canal prismatique, et dire : sur le bord interne du couturier, l'aponévrose fémorale se dédouble de nouveau : son feuillet superficiel passe au-devant des vaisseaux fémoraux, son feuillet profond descend en arrière de ces vaisseaux sur le psoas iliaque et se relève sur le pectiné, pour rejoindre le feuillet superficiel, constituant ainsi un canal prismatique et triangulaire, la *gaine des vaisseaux fémoraux*.

Cette longue gaine commence à l'arcade crurale et finit à l'anneau du troisième adducteur. Son commencement, ou orifice supérieur, s'attache à un cadre ostéo-fibreux formé par la bandelette ilio-pectinée ou arcade fémorale profonde (Voy. Aponévrose lombo-iliaque), l'arcade fémorale proprement dite et la crête pectinéale.

On donne le nom d'**arcade crurale** à une bande fibreuse, reliant l'épine iliaque antéro-supérieure à l'épine pubienne. Nous verrons que l'arcade crurale est constituée par les fibres inférieures du tendon du grand oblique. Elle n'est point rectiligne : en effet, les fibres tendineuses descendent obliquement en bas et en dedans en décrivant des arcs à concavité supérieure. Ainsi la *gouttière fibreuse* qu'elles forment paraît tordue autour de son axe longitudinal, ou mieux encore, enroulée spiralement autour d'un axe rectiligne fictif allant de l'épine iliaque à l'épine pubienne. (Voy. plus loin Aponévroses de l'abdomen).

A l'insertion pubienne, quelques fibres se réfléchissent pour s'insérer sur la crête pectinéale, formant ainsi un petit ligament triangulaire, le **ligament de Gimbernat**. — Le ligament de Gimbernat n'est point formé uniquement par des fibres récurrentes : en fait, les fibres inférieures de l'arcade crurale, après s'être infléchies et tordues, se rendent directement à la crête pectinéale, en formant une véritable gouttière à concavité supérieure : c'est dans cette gouttière qu'est reçu le cordon spermatique.

Déjà, nous avons vu comment la large échancrure du bord antérieur de l'os coxal, convertie en trou par l'arcade crurale, est subdivisée en deux compartiments par l'arcade crurale profonde : le compartiment *externe* est occupé par le muscle psoas au côté interne duquel chemine le nerf crural; l'*interne* constitue ce qu'on appelle l'*anneau crural*. Cette expression est mauvaise : elle tend à faire croire que cet orifice est l'orifice supérieur du canal crural; tandis que son tiers interne seul forme l'orifice du véritable canal crural; il est mieux d'appeler cet orifice, *orifice supérieur de la gaine des vaisseaux fémoraux*, et de réserver le nom d'orifice du canal crural ou d'ANNEAU CRURAL à son tiers interne seulement. (Voy. les schémas aux Aponévroses de l'abdomen.)

En effet, cet orifice forme le cadre d'un canal aponévrotique, prismatique et triangulaire, l'*entonnoir fémorali-vasculaire*, gaine des vaisseaux fémoraux dont nous avons vu la constitution. Dans son angle externe passe l'artère fémorale; dans l'angle postérieur est la veine fémorale; l'angle interne, libre, représente l'orifice supérieur de ce que nous allons appeler tout à l'heure le *canal crural proprement dit*. Une membrane mince, dite *septum crurale*, dépendance du *fascia transversalis*, ferme cette partie de l'orifice.

La gaine des vaisseaux fémoraux contient l'artère fémorale dans son tiers externe, la veine fémorale dans sa partie moyenne, un ou deux ganglions lymphatiques dans son tiers interne. Entre l'artère et la veine, entre la veine et les lymphatiques, le tissu cellulaire condensé forme cloison. Et la grande gaine fémorali-vasculaire est ainsi subdivisée en trois compartiments ou loges : 1° la loge externe, *artérielle*; 2° la loge moyenne, *veineuse*; 3° la loge interne, *lymphatique*.

C'est cette loge ou compartiment interne, lymphatique, qui seule doit porter le nom de CANAL CRURAL : il constitue la voie ordinaire des hernies crurales.

Canal crural. — Sa forme est celle d'une pyramide triangulaire. De ses trois parois, l'*externe* est formée par la veine fémorale et la mince cloison celluleuse qui la sépare des lymphatiques; la *postérieure*, par le pectiné revêtu de son aponévrose; l'*antérieure*, par le feuillet superficiel de dédoublement du fascia lata. — Sa *base* ou *embouchure* répond au tiers interne de l'orifice supérieur de la gaine des vaisseaux fémoraux, véritable anneau crural, et au *septum crurale* qui ferme cet anneau; son sommet répond à l'embouchure de la saphène interne dans la veine fémorale. Le contour inférieur de l'orifice par lequel la saphène traverse l'aponévrose fémorale est concave en haut, solide, tranchant : le doigt l'accroche facilement : il porte le nom de *repli falciforme* (anneau de Hey ou d'Allan Burns). La paroi antérieure du canal crural, aponévrotique, porte un nom : c'est le *fascia crebriformis*; en effet, de nombreux vaisseaux lymphatiques venant des ganglions lymphatiques superficiels situés dans la couche sous-cutanée du triangle de Scarpa, perforent l'aponévrose, pour se rendre aux ganglions contenus dans le canal crural (loge ou compartiment lymphatique de la grande gaine fémorali-vasculaire). Cette aponévrose ainsi perforée, criblée, a reçu le nom de *fascia crebriformis*. — Pendant longtemps on ne décrivit point le fascia crebriformis que le scalpel détachait facilement : et cette partie de la gaine fémorali-vasculaire, ainsi dépourvue de sa paroi antérieure, était alors décrite sous le nom de *fosse ovale*.

Dans sa partie moyenne, la gaine des vaisseaux fémoraux est croisée par le couturier qui renforce sa paroi antérieure; de plus sa paroi interne est formée par le moyen adducteur remplaçant le pectiné, et sa paroi externe par le vaste interne qui a succédé au psoas iliaque.

Canal de Hunter. — Dans son tiers inférieur, la gaine des vaisseaux fémoraux offre une paroi antérieure renforcée par le couturier et par des trousseaux fibreux allant du vaste interne au grand adducteur. C'est à cette partie de la gaine que l'on donne le nom de canal de Hunter. Les parois de ce canal sont : en dehors, le vaste interne; en arrière, le troisième adducteur, dont le tendon apparaît sous forme d'un épais cordon descendant vers le tubercule du condyle interne; en avant et en dedans, l'aponévrose très épaissie. La limite supérieure de ce canal est toute conventionnelle : il commence là où s'épaissit la paroi antérieure de la gaine, il se termine en bas à l'anneau du troisième adducteur; il a donc environ cinq travers de doigt de long. Sa paroi antérieure est intéressante à étudier; formée de fibres aponévrotiques qui passent obliquement du tendon du troisième adducteur sur le vaste interne, elle est perforée par le passage du nerf saphène interne et de l'artère grande anastomotique, qui sortent de la gaine des vaisseaux (Voy. fig. 174 et 177).

JAMBE. — Étendue du genou aux malléoles, l'aponévrose de la jambe représente un cône presque complet, interrompu seulement au niveau de la face interne du tibia.

Sa circonférence supérieure prend en avant de solides attaches sur la tête du péroné et sur les trois tubérosités du tibia; à ce niveau, il y a contiguïté mais non continuité entre le segment fémoral et le segment jambier de l'aponévrose du membre inférieur. En arrière, au contraire, les deux feuillets se continuent au niveau du creux poplité sans ligne de démarcation aucune et leur limite est toute conventionnelle.

La circonférence inférieure de l'aponévrose jambière se fixe latéralement sur les malléoles et, en arrière, sur la face postérieure du calcanéum.

Entre ces trois saillies osseuses, elle se continue avec les trois ligaments annulaires du cou-de-pied qui en représentent des épaississements.

Sa surface externe est recouverte par les ligaments et le tissu cellulo-adipeux qui les double et dans lequel rampent les veines et les nerfs sous-cutanés. Des orifices, dont le plus important est celui qui livre passage au musculo-cutané, permettent l'émergence des filets nerveux et des rameaux veineux qui établissent la communication entre le réseau superficiel et le réseau profond.

Sa surface interne recouvre les muscles de la jambe. Si nous suivons l'aponévrose sur une coupe transversale passant à la partie moyenne, nous la voyons naître au bord antérieur du tibia, se porter en dehors en recouvrant le jambier antérieur, le long extenseur propre, l'extenseur commun et le péronier antérieur, et s'appliquer ensuite sur le long péronier latéral. Elle passe de ce muscle sur le bord externe du soléaire, recouvre la face postérieure du jumeau externe, embrasse dans un dédoublement la saphène externe, recouvre le jumeau interne et le bord interne du soléaire, et vient se terminer sur le bord interne du tibia. La face profonde de l'aponévrose est séparée de tous ces organes par un tissu cellulaire plus ou moins chargé de graisse. En haut et en avant, elle adhère cependant aux muscles sous-jacents qui prennent sur elle des insertions très étendues (Voy. fig. 192).

De cette face profonde se détachent les cloisons intermusculaires. Celles-ci sont au nombre de deux. La première va s'attacher sur le bord antérieur du péroné; la deuxième sur le bord externe de cet os. Ces cloisons divisent l'espace sous-aponévrotique en trois loges. La loge antérieure, très profonde, de forme prismatique et quadrangulaire, est remplie par le jambier antérieur, les deux extenseurs des orteils, le péronier antérieur et les vaisseaux et nerfs tibiaux antérieurs. La loge externe contient les deux péroniers latéraux et la partie supérieure du musculo-cutané. — La loge postérieure, beaucoup plus vaste que la précédente, est divisée en deux loges secondaires par une cloison transversale. Cette cloison, formée par l'aponévrose jambière postérieure profonde, s'étend du bord interne du tibia au bord externe du péroné. Très forte en haut où elle recouvre le poplité, elle s'amincit brusquement au-dessous de ce muscle pour s'épaissir de nouveau lorsqu'on se rapproche de l'articulation tibio-tarsienne. En arrière de cette cloison, dans la loge superficielle par conséquent, nous trouvons le triceps sural et le plantaire grêle; en avant d'elle, dans la loge profonde, les deux fléchisseurs des orteils, le jambier postérieur, les vaisseaux et nerfs tibiaux postérieurs et les vaisseaux péroniers.

L'aponévrose jambière présente une épaisseur variable. En arrière, elle reste assez mince, sauf en bas où elle s'épaissit quelque peu pour relier les bords latéraux du tendon d'Achille à la partie postérieure des malléoles. En dehors, assez épaisse en haut, elle s'amincit graduellement en bas. C'est en haut et en avant qu'elle présente son maximum d'épaisseur. Elle donne attache à ce niveau aux fibres des muscles de la région antérieure; elle s'amincit ensuite, mais présente un peu au-dessus du ligament annulaire antérieur un épaississement notable qui affecte la forme d'une bandelette transversale étendue du bord antérieur du tibia au bord antérieur du péroné. C'est le *ligamentum transversum cruris*. (Lig. trav. tibiæ., Lig. vaginale cruris s. tibiæ).

L'aponévrose jambière est formée par des fibres transversales, des fibres longitudinales et des fibres obliques. Les fibres transversales naissent du bord antérieur du tibia et viennent se terminer, après avoir entouré presque toute la jambe, sur le bord interne de cet os. Les fibres longitudinales et obliques viennent soit des saillies osseuses sur lesquelles nous avons vu l'aponévrose jambière s'insérer supérieurement, soit des tendons terminaux de certains muscles (biceps en dehors; couturier, droit interne et surtout demi-tendineux en dedans).

LIGAMENTS DU COU-DE-PIED

Ligament annulaire antérieur du tarse. — Examiné après ablation de la peau et de la couche graisseuse sous-cutanée, le ligament annulaire antérieur apparaît comme une bande d'aspect tendineux qui émerge du creux astragalo-calcanéen, gagne la face dorsale du pied, et se divise en deux branches (Voy. fig. 209); l'une, ascendante, continuant la direction primitive du ligament, va se perdre sur la crête du tibia et sur la malléole interne; l'autre, obliquement descendante, va contourner le bord interne du pied pour se continuer avec l'aponévrose plantaire interne. Dans son ensemble le ligament figure assez bien un Y, ou de préférence un V, afin d'éviter toute confusion avec le ligament profond en Y, clef de l'articulation médio-tarsienne.

Au premier abord, ce ligament paraît représenter un simple épaississement de la portion de l'aponévrose superficielle qui répond au cou-de-pied; en réalité sa constitution est beaucoup plus complexe.

Sa *branche supérieure*, la plus importante, est constituée par deux feuillets. Le *feuillet* ou *pilier superficiel*, large de 2 cm. environ, naît de la face supérieure de la grande apophyse du calcanéum, à la partie la plus externe du creux astragalo-calcanéen. A son origine, il est renforcé par quelques fibres provenant de l'aponévrose d'enveloppe du pédieux et de la coulisse fibreuse des péroniers latéraux. Il se porte ensuite en haut et en dedans, croisant obliquement les tendons du péronier antérieur, de l'extenseur commun et de l'extenseur propre. Au niveau du jambier antérieur, il se dédouble; quelques-unes de ses fibres passent en avant du tendon; le plus grand nombre passe en arrière; toutes se rejoignent pour aller s'attacher sur la face antérieure de la malléole interne et sur la partie inférieure de la crête du tibia. Un certain nombre d'entre elles contourne la saillie malléolaire pour aller renforcer le ligament annulaire interne.

Le *feuillet* ou *pilier profond* naît de la partie la plus reculée du creux astragalo-calcanéen. A ce niveau ses fibres s'insèrent sur la face supérieure de la grande apophyse du calcanéum, et sur la portion de l'astragale qui forme la paroi postérieure du canal interosseux; quelques fibres ont même une origine plus éloignée encore et vont s'attacher à la petite apophyse du calcanéum, en passant par le *sinus tarsi*; il est facile de les voir et de les suivre dans le canal interosseux, lorsqu'on a séparé l'astragale du calcanéum. Retzius, dans son excellent travail sur le ligament annulaire, travail auquel nous devons les éléments essentiels et les termes mêmes de cette description, a suivi ces fibres jusqu'à leur origine au *sustentaculum tali* (RETZIUS, Bemerkungen über ein schleuderfœrmiges Band in dem Sinus tarsi des Menschen und mehrerer Thiere. *Müller's Archiv*, 1841, p. 497).

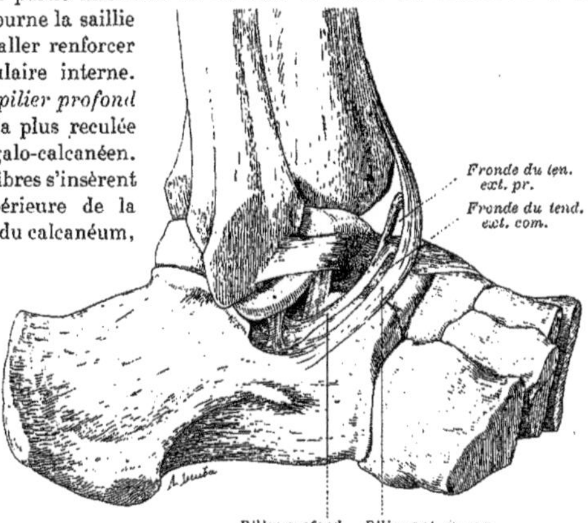

Fronde du ten. ext. pr.
Fronde du tend. ext. com.
Pilier profond *Pilier ant. ou sup.*

FIG. 206. — Ligament annulaire du cou-de-pied; branche supérieure.

L'origine du feuillet ou pilier profond est séparée de celle du feuillet superficiel par un intervalle de 1 cm. environ dans lequel s'insinuent les faisceaux d'origine du pédieux. D'abord séparées, ses fibres se ramassent ensuite en un faisceau compact qui ne tarde pas à s'étaler, glisse sur la face externe du col de l'astragale et s'engage en arrière des tendons du péronier antérieur et de l'extenseur commun. Au niveau du tendon que l'extenseur commun envoie à l'orteil, la plupart de ses fibres se recourbent, contournent *ce tendon et vont se perdre à la face profonde du feuillet superficiel*; *mais elles ne font que s'accoler à ce feuillet* et, par une dissection attentive, on peut s'assurer *qu'elles reviennent, par un trajet récurrent*, à l'origine calcanéenne du feuillet ou pilier superficiel. Les fibres restantes poursuivent leur trajet, mais bientôt elles contournent le tendon de l'extenseur propre, comme les précédentes ont contourné le paquet tendineux de l'extenseur commun et, comme elles encore, elles s'accolent à la face profonde du feuillet superficiel pour regagner le calcanéum.

Nous voyons ainsi que la branche supérieure du ligament annulaire se comporte d'une façon différente vis-à-vis des différents tendons de la région antérieure. Le tendon du jambier antérieur est en quelque sorte préligamenteux. J'ai parlé d'un dédoublement du ligament annulaire à son niveau; mais, bien souvent, les fibres qui passent en avant du tendon sont si peu nombreuses et si faibles que celui-ci peut être regardé comme cheminant en avant du ligament. C'est cette disposition qui explique la saillie du tendon du jambier antérieur au niveau du cou-de-pied. Les anciens avaient bien observé cette disposition du « musculus catenæ ». — Les tendons du péronier antérieur et des deux extenseurs sont au contraire inclus entre les deux piliers du ligament annulaire. Le pilier profond de ce ligament relié au pilier superficiel par les fibres récurrentes que nous avons décrites, forme, autour de ces tendons, deux *anses* ou *frondes* (Schleuderfœrmig, Retzius) qui les maintiennent, en même temps qu'elles leur servent de poulie de réflexion. De ces deux frondes, l'externe, la plus large et la plus forte, contient les tendons du péronier antérieur et de l'extenseur commun, l'interne, plus étroite et moins résistante, ne contient que l'extenseur propre du gros orteil; cette dernière peut faire défaut; cependant son absence est rare. — Le paquet vasculo-nerveux passe ordinairement en arrière d'elle, dans le tissu cellulo-graisseux abondant qui sépare son feuillet profond de la capsule de l'articulation tibio-tarsienne.

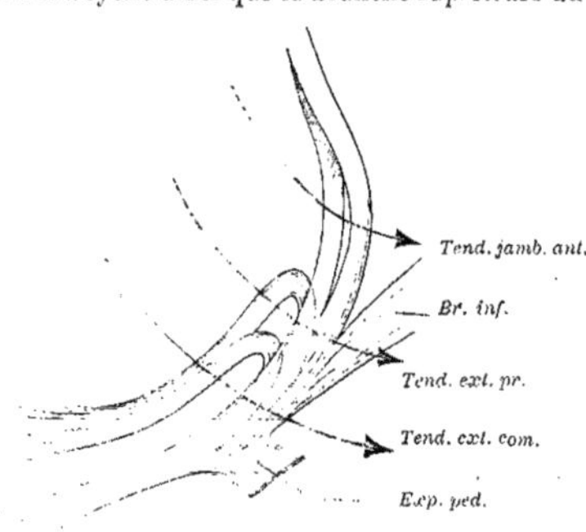

FIG. 207. — Schéma du ligament en V du cou-de-pied.

En somme la branche supérieure du ligament annulaire antérieur se compose de deux ordres de fibres; les unes, superficielles, vont directement de la partie externe du creux astragalo-calcanéen au tibia; les autres, recouvertes par les précédentes, forment les frondes des tendons extenseurs. C'est à celles-ci qu'il faut réserver le nom de *ligamentum fundiforme de Retzius*. Cet anatomiste a depuis longtemps fait remarquer l'indépendance relative de ces deux ordres de fibres; il a montré que chez certains animaux, comme le chien et le Simia cynomolgus, le ligament fundiforme existait à l'état de formation complètement isolée.

La *branche inférieure* du ligament annulaire antérieur offre une disposition beaucoup plus simple (Voy. fig. 209). Elle se détache de la partie moyenne du bord inférieur de la branche précédente, se dirige en avant et en dedans, passe au-dessus de tous les tendons qui descendent sur la face dorsale du pied, et vient se terminer sur le bord interne de celui-ci. A ce niveau, la plupart de ses fibres se terminent sur l'aponévrose plantaire interne; quelques-unes se fixent sur le scaphoïde et le premier cunéiforme. A leur origine les fibres de la branche inférieure se confondent avec les fibres du feuillet superficiel de la branche supérieure; parfois, elles croisent ces dernières et arrivent à la malléole externe; ce n'est que dans ces cas, exceptionnels d'après Luschka, que le ligament annulaire antérieur prend une forme en X, qui lui a valu le nom de *ligamentum cruciatum*, sous lequel il est décrit par quelques anatomistes depuis Weitbrecht.

Ligament annulaire interne. — Le ligament annulaire interne constitue une lame fibreuse de forme triangulaire. Son sommet émoussé s'attache sur le bord postérieur et le sommet de la malléole interne. Sa base se fixe sur le tendon d'Achille, sur la face interne du calcanéum et sur l'aponévrose plantaire interne. Son bord supérieur se continue, sans ligne de démarcation bien nette, avec les deux aponévroses superficielle et profonde de la jambe qui s'accolent à ce niveau. Son bord inférieur, recouvert par les fibres charnues de l'adducteur du gros orteil, se confond plus ou moins avec le tendon d'origine de ce muscle. La face superficielle répond aux téguments; la face profonde, adhérente à la petite tubérosité du calcanéum, recouvre les tendons du jambier postérieur, du long fléchisseur commun et du long fléchisseur propre du gros orteil, les vaisseaux et nerfs tibiaux postérieurs. Chacun de ces organes chemine dans une coulisse spéciale. Le jambier postérieur et le long extenseur commun sont séparés l'un de l'autre par une cloison fibreuse qui se détache de la face profonde du ligament annulaire interne. Les fibres qui constituent cette cloison passent entre les deux tendons, puis se recourbent au-dessous d'eux : les unes, ascendantes, reviennent à la malléole interne en s'appliquant sur le ligament latéral interne; les autres, descendantes, vont s'attacher à la petite tubérosité du calcanéum. — Le tendon du long fléchisseur propre est contenu dans une gaine fibreuse spéciale, tout à fait indépendante du ligament annulaire interne; les fibres de cette gaine naissent de la lèvre interne de la gouttière rétro-astragalienne et du sommet de la petite apophyse du calcanéum; elles vont se terminer sur la lèvre interne de la même gouttière et sur la face interne du calcanéum, à un centimètre au-dessous de la petite apophyse. Les vaisseaux cheminent au-dessus de cette gaine, recouverts par le ligament annulaire interne proprement dit.

Ligament annulaire externe. — Le ligament annulaire externe, qui maintient les tendons des péroniers dans leur trajet sur la face externe du cou-de-pied, est essentiellement formé par des fibres qui se détachent du bord externe de la gouttière rétro-malléolaire et du sommet de la malléole et vont se terminer sur le tendon d'Achille et sur la face externe du calcanéum. Ce ligament présente deux épaississements. Le premier se trouve au niveau même de la gouttière rétro-malléolaire, c'est le *retinaculum peroneorum* *superius* de Henle. Le deuxième, séparé du précédent par un intervalle d'un centimètre et demi environ, dans lequel le ligament est très mince, constitue le *retinaculum peroneorum inferius* du même auteur. Situé un peu en arrière du point où les deux tendons vont se séparer, il serait constitué, d'après Henle, par l'adjonction aux fibres péronéo-calcanéennes superficielles dont nous avons parlé d'un système de fibres qui, parties de la face externe du calcanéum, au-dessous du tendon du long péronier latéral, contourneraient les deux tendons, pour revenir s'attacher sur le calcanéum, un peu au-dessus de leur point de départ. Ces fibres constituent ainsi, au niveau du cou-de-pied, un véritable ligament frondiforme qui rappelle le ligament frondiforme antérieur.

La coulisse fibreuse des péroniers forme un canal d'abord unique. Mais, au niveau même des fibres en frondes, ce canal est divisé en deux canaux secondaires par une cloison qui s'étend de la coulisse fibreuse au tubercule du calcanéum.

APONÉVROSES DU PIED

Les aponévroses du pied se divisent en aponévroses plantaires et en aponévroses dorsales.

I. — APONÉVROSES PLANTAIRES

Les feuillets aponévrotiques de la face plantaire forment deux plans : l'un, superficiel, aponévrose plantaire proprement dite; l'autre, profond, aponévrose interosseuse plantaire. — Le plan superficiel est lui-même décomposable en trois segments : aponévrose plantaire moyenne, interne et externe.

Aponévrose plantaire moyenne. — Extrêmement résistante, présentant l'aspect nacré des tendons, l'aponévrose plantaire moyenne, épaisse et condensée en arrière, s'amincit et s'étale en avant. — Elle revêt dans son ensemble la figure d'un triangle à sommet calcanéen.

Sa face inférieure répond à la peau dont elle est séparée par une couche épaisse de tissu graisseux d'aspect aréolaire, fortement comprimé entre l'aponévrose et la peau, et par un riche plexus veineux à mailles extrêmement serrées. Cette face, contrairement à ce que nous avons vu pour l'aponévrose palmaire moyenne, n'adhère que faiblement aux téguments. Aussi peut-on la disséquer sans grande peine. — *Sa face supérieure* recouvre le court fléchisseur plantaire, auquel elle donne insertion dans son tiers postérieur. — *Ses bords* se continuent, ou plutôt *paraissent* se continuer, avec les aponévroses plantaires, externe et interne. A leur niveau, il existe deux profonds sillons antéro-postérieurs que comble un tissu graisseux abondant. — Son *sommet* s'attache aux deux tubérosités de la face inférieure du calcanéum. — *Sa base*, irrégulièrement découpée, se trouve au niveau des articulations métatarso-phalangiennes.

L'aponévrose plantaire moyenne est essentiellement constituée par des fibres à direction *longitudinale*. — La plupart de ces fibres s'insèrent sur les tubérosités calcanéennes; quelques-unes paraissent se continuer avec des fibres du tendon d'Achille. Anormalement, on les a vues faire suite au tendon du plantaire grêle, disposition de grand intérêt au point de vue de la signification et des homologies de ce muscle. — Ces fibres, d'abord réunies en une nappe continue, se divisent ensuite en cinq bandelettes. La bandelette interne est ordinairement peu marquée; c'est pour cela que quelques auteurs ne la décrivent pas. — Ces bandelettes cheminent en avant des tendons fléchisseurs et, arrivées un peu au-dessus des articulations métatarso-phalangiennes, se divisent en trois languettes : la médiane qui envoie quelques fibres au ligament palmant interdigital, puis va s'insérer à la face profonde de la peau; les latérales, qui contournent le tendon fléchisseur. Quelques-unes de leurs fibres s'insèrent sur le ligament transverse profond du métatarse, les autres perforent ce ligament et longent les parties latérales des articulations métatarso-phalangiennes, en appliquant sur ces dernières le tendon des interosseux, pour aller se continuer au-dessus du tendon de l'extenseur avec les fibres qui ont contourné la face opposée de l'articulation.

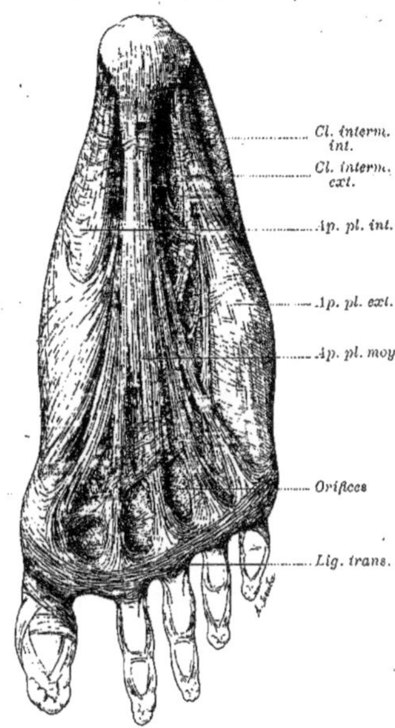

Fig. 208. — Aponévrose plantaire.

A ces fibres à direction longitudinale s'ajoutent quelques *fibres transversales*, clairsemées. On en rencontre quelques-unes un peu en avant de l'origine calcanéenne de l'aponévrose plantaire moyenne, qu'elles réunissent aux aponévroses plantaires externe et interne et à la peau qui recouvre ces dernières. Au niveau des têtes métatarsiennes, il existe d'autres fibres transversales, plus superficiellement placées que les fibres longitudinales, à trajet un peu irrégulier, et qui constituent par leur réunion une sorte de ligament transverse superficiel, beaucoup moins marqué que la formation homologue de la main.

Des bords de l'aponévrose plantaire moyenne se détachent un certain nombre de fibres *obliques*, qui ne sont que des fibres longitudinales, à insertion calcanéenne, déviées de leur direction primitive. Parmi ces fibres, *les unes* restent superficielles et se perdent sur les aponévroses plantaires interne et externe; peu nombreuses en dehors, elles se détachent en assez grand nombre de la partie inférieure du bord interne de l'aponévrose plantaire moyenne; parmi ces dernières, un assez grand nombre va se perdre à la face profonde de la peau de la partie antérieure de la région plantaire interne; — *les autres* se dirigent vers la profondeur et prennent part à la constitution des cloisons intermusculaires. En dedans, ces fibres profondes s'accolent aux fibres du tendon d'origine de l'abducteur du gros orteil, et peuvent être regardées comme faisant partie de ce tendon, car elles se continuent avec les fibres charnues du muscle; quelques-unes d'entre elles vont cependant s'attacher sur le tubercule du scaphoïde et le bord inférieur du premier cunéiforme, en se confondant avec le tendon du jambier postérieur. En dehors, elles se dirigent obliquement vers le bord externe du pied, et s'insèrent à la gaine du péronier latéral, à la crête du cuboïde et même à l'extrémité postérieure du cinquième métatarsien.

On peut rattacher au système des fibres transversales de l'aponévrose plantaire moyenne le *ligament palmant interdigital*; absolument semblable au ligament homologue que j'ai décrit à la main; il ne mérite pas une description spéciale, étant moins épais et beaucoup moins nettement limité que celui-ci.

L'aponévrose plantaire moyenne a pour rôle principal de maintenir la concavité de la voûte osseuse du pied; à ce point de vue, on peut la regarder comme une annexe du squelette. — De plus, formant un plan résistant, au-dessus des veines sous-cutanées du pied, elle permet la compression de ces veines et l'expression du sang qu'elles contiennent, au moment où le pied repose sur le sol. Elle favorise donc la progression du sang veineux et joue par conséquent un rôle analogue à celui que nous avons signalé pour l'aponévrose palmaire.

Aponévrose plantaire interne. — En arrière, l'aponévrose plantaire interne est constituée par une fine toile celluleuse, difficile à disséquer et qui laisse voir par transparence les muscles sous-jacents; elle s'épaissit en avant où elle est renforcée par des fibres se détachant du bord interne de l'aponévrose moyenne. En arrière, elle s'insère sur le calcanéum; en avant, elle se perd insensiblement sur la terminaison de la bandelette que l'aponévrose plantaire moyenne envoie au gros orteil; en dedans, elle se termine sur l'aponévrose plantaire moyenne et sur la cloison intermusculaire interne. — En dehors, elle se continue avec le ligament annulaire interne et l'aponévrose dorsale superficielle, non sans adhérer assez fortement au bord interne du pied.

Recouverte par la peau à laquelle elle adhère intimement, elle recouvre l'abducteur et le court fléchisseur du gros orteil.

Aponévrose plantaire externe. — Elle présente un aspect très différent, suivant qu'on l'examine dans sa partie antérieure ou dans sa partie postérieure. — En arrière, elle est très résistante, et son épaisseur le cède à peine à celle de l'aponévrose moyenne. A ce niveau, elle est constituée par un trousseau résistant qui se divise bientôt en deux faisceaux divergents : l'un, externe, beaucoup plus fort, va s'attacher à la partie inférieure de la tubérosité du cinquième métatarsien et constitue le ligament calcanéo-métatarsien de quelques auteurs; l'autre, interne, moins résistant, se dirige en avant et en dedans et va se fusionner avec les deux ou trois dernières bandelettes longitudinales de l'aponévrose plantaire moyenne. — Entre ces deux faisceaux de bifurcation, on en aperçoit quelquefois un troisième, qui se perd sur la partie mince ou celluleuse de l'aponévrose plantaire externe. — Cette partie celluleuse, qu'on peut opposer à la partie précédente ou tendino-aponévrotique, commence en arrière dans l'interstice compris entre les deux faisceaux externe et interne de celle-ci; en bas, elle se perd sur la gaine fibreuse des fléchisseurs du gros orteil; en dedans, elle se continue avec la cinquième bandelette de l'aponévrose moyenne, et en dehors avec l'aponévrose dorsale superficielle.

Aponévrose plantaire profonde. — L'aponévrose plantaire profonde, ou interosseuse plantaire, tapisse la face inférieure des muscles interosseux. — Fixée latéralement sur le bord inférieur du premier et du cinquième métatarsiens, elle se perd en arrière sur les ligaments de la face plantaire du tarse. En avant, elle s'épaissit pour former le ligament intermétatarsien transverse profond, renforcé par les fibres que nous avons décrites comme venant de l'aponévrose plantaire moyenne.

Loges de la face plantaire. — Les feuillets aponévrotiques, que je viens de décrire, divisent la région plantaire en trois loges : loges plantaire moyenne, interne et externe. La première est séparée des deux antres par les *cloisons intermusculaires interne et externe* (Voy. fig. 201). Je rappelle que ces cloisons sont une dépendance de l'aponévrose plantaire moyenne. — L'externe est essentiellement constituée par des fibres dont la plupart sont en réalité des fibres tendineuses constituant l'origine de l'abducteur du gros orteil. Ces fibres sont elles-mêmes reliées au bord interne du pied par des trousseaux fibreux ou tendineux, dont les uns s'insèrent sur le premier cunéiforme et le scaphoïde, et dont les autres appartiennent à l'expansion terminale du jambier postérieur. Cette cloison est d'ailleurs très incomplète; elle n'existe pas en arrière, là où les organes passent du canal calcanéen dans la région plantaire moyenne. Elle n'existe pas non plus en avant, là où le long et le court fléchisseur du gros orteil et les deux adducteurs de ce dernier passent dans la loge plantaire interne. — L'artère et le nerf plantaires internes perforent d'ordinaire cette cloison au-dessus du large orifice qui donne passage aux muscles.

La cloison intermusculaire externe est essentiellement constituée par des fibres obliques en bas, en avant et en dehors, qui passent au-dessus de l'abducteur du petit orteil pour aller s'attacher au grand ligament calcanéo-cuboïdien, à la crête du cuboïde, à la gaine du long péronier latéral et à l'extrémité postérieure du cinquième métatarsien. Elle est incomplète en haut, ce qui permet à l'abducteur du petit orteil, qui s'attache sur le calcanéum au-dessus du court fléchisseur plantaire, de pénétrer dans la loge plantaire externe. Elle est également incomplète là où passe le court fléchisseur du petit doigt.

Des trois loges de la face plantaire, la moyenne est la plus importante; elle contient non seulement les muscles de la région plantaire moyenne, mais même l'adducteur oblique et transverse, et le faisceau externe du court fléchisseur du gros orteil. Elle contient aussi les vaisseaux et nerfs plantaires externes et une partie du nerf plantaire interne.

La loge plantaire interne ne contient que l'abducteur et le faisceau interne du court fléchisseur du gros orteil, l'artère plantaire interne et une partie du nerf du même nom; les adducteurs oblique et transverse, ainsi que le tendon du long fléchisseur propre, pénètrent dans la loge pour gagner leurs insertions.

La loge plantaire externe renferme l'abducteur, le court fléchisseur et l'opposant du petit orteil, ainsi que le dernier interosseux plantaire.

APONÉVROSES DORSALES

Les aponévroses dorsales sont au nombre de trois : l'aponévrose superficielle, l'aponévrose du pédieux, l'aponévrose interosseuse dorsale.

[POIRIER.]

L'aponévrose superficielle recouvre toute la face dorsale du pied. Latéralement, elle se continue en partie avec les aponévroses plantaires externe et interne, non sans adhérer aux bords du squelette du pied. En haut, elle fait suite au ligament annulaire antérieur; en bas, elle se perd sur les gaines digitales des tendons extenseurs. Sa face superficielle est séparée des téguments par les veines et les nerfs sous-cutanés; sa face profonde recouvre les tendons du jambier et du péronier antérieur et les tendons extenseurs.

L'aponévrose du pédieux, lame celluleuse extrêmement mince, naît en dehors du bord externe du pied, recouvre la face superficielle du muscle, l'artère pédieuse et le nerf tibial antérieur, s'engage ensuite sous le tendon de l'extenseur propre du gros orteil et se termine sur l'aponévrose superficielle au-dessus de ce tendon.

L'aponévrose interosseuse dorsale, sous-jacente au pédieux, recouvre les interosseux et la face dorsale des métatarsiens. Elle est en réalité formée de quatre lamelles distinctes qui quoique très minces possèdent une certaine résistance.

Loges de la face dorsale. — Ces feuillets aponévrotiques divisent la région dorsale du pied en deux loges : une loge supérieure contenant les tendons des longs extenseurs, du jambier antérieur et du péronier antérieur; — et une loge profonde contenant le pédieux et l'artère pédieuse accompagnée du nerf tibial antérieur.

GAINES SYNOVIALES TENDINEUSES DU PIED

Analogues dans leurs dispositions générales aux gaines tendineuses de la main, les gaines tendineuses du pied sont réparties, comme les tendons auxquels elles sont annexées, en gaines dorsales, externes et plantaires.

Gaine du jambier antérieur. — La plus interne des gaines dorsales du cou-de-pied; elle commence haut dans la jambe, débordant le bord supérieur du ligament annulaire, suit le tendon du jambier et finit au voisinage de l'interligne astragalo-scaphoïdien. Sa longueur varie de 6 à 8 cm. — Au niveau du cul-de-sac supérieur, cette gaine présente constamment un cornet séreux, haut de 2 cm., qui va se continuer avec le méso qui se détache de la face profonde du tendon sur toute sa longueur.

Au tendon jambier antérieur est annexé un autre organe séreux constitué par une bourse séreuse placée tout près de l'insertion du tendon, entre celui-ci et la gouttière cunéenne. Cette bourse communique parfois avec la synoviale de l'articulation cunéo-métatarsienne ou avec la grande gaine synoviale tendineuse du jambier. Je n'ai observé cette dernière communication qu'une seule fois; dans ce cas la gaine tendineuse, très allongée par l'addition de la cavité séreuse, descendait jusqu'à l'interligne cunéo-métatarsien. — Caunieu aurait observé deux fois la communication de cette gaine avec la suivante au niveau du cul-de-sac supérieur.

Gaine de l'extenseur propre du gros orteil. — La gaine séreuse annexée au tendon de l'extenseur propre du gros orteil commence plus bas que la précédente, sous le ligament frondiforme de ce tendon. Sa limite inférieure est plus difficile à préciser : le plus souvent, elle finit un peu au-dessus de l'interligne cunéo-métatarsien; plus rarement, elle descend au delà de l'interligne cunéo-métatarsien, s'avançant plus ou moins sur la face dorsale du premier métatarsien. Bouchard l'a rencontrée une fois se prolongeant jusqu'au milieu de la première phalange du gros orteil. Ces différences tiennent à ce que la gaine tendineuse est ou n'est pas entrée en communication avec une bourse séreuse que l'on rencontre, sur le prolongement de la gaine, au niveau de l'articulation cunéo-métatarsienne.

Indépendamment de cette bourse séreuse, placée, je le répète, sur le prolongement de la gaine synoviale du tendon et décrite par les auteurs comme compartiment de cette gaine, au niveau de la saillie formée par l'articulation cunéo-métatarsienne, on peut rencontrer, au même niveau, mais plus profondément, entre la face profonde du tendon et les os, une deuxième bourse séreuse. Cette dernière, bien décrite récemment par M. Morestin (*Soc. anat.*, octobre 1894) peut rester isolée, tant de la gaine synoviale que de la bourse séreuse qui prolonge parfois celle-ci; plus souvent, elle communique avec la séreuse superficielle par un orifice ovalaire, de dimensions variables. Pour voir cette communication, il faut, après avoir incisé la séreuse superficielle placée sur le prolongement de la gaine et communiquant parfois avec elle, il faut, dis-je, saisir et attirer avec deux pinces les parois latérales de la séreuse incisée; on verra alors le mince feuillet celluleux qui la sépare de la bourse séreuse profonde, et au milieu de ce feuillet transparent l'hiatus qui fait communiquer les deux séreuses.

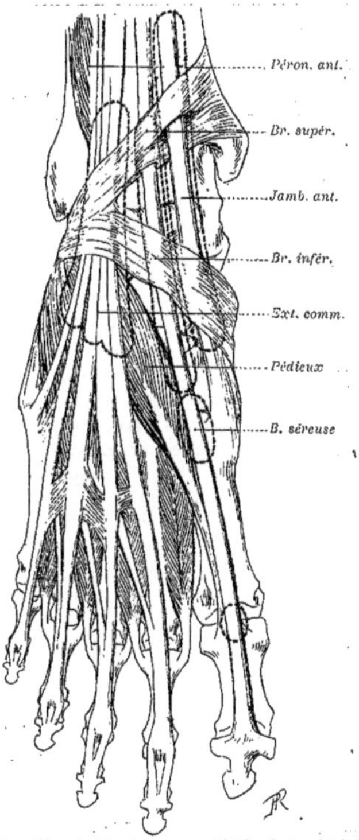

FIG. 209. — Ligament annulaire, tendons et synoviales tendineuses de la face dorsale du cou-de-pied et du pied.

En résumé, on peut rencontrer en outre de la gaine synoviale qui descend le long du tendon extenseur propre du pouce, non pas, comme on l'a dit, une bourse séreuse cunéo-métatarsienne, mais deux bourses séreuses, superposées au niveau de l'interligne cunéo-métatarsien. Ces deux séreuses peuvent communiquer entre elles et avec la gaine synoviale du tendon, gaine dont les dimensions sont variables suivant que cette communication existe ou non.

[POIRIER.]

Dans quelques cas très rares, on peut encore rencontrer une bourse séreuse très petite, au niveau de la tête du métatarsien, entre le tendon extenseur propre du gros orteil et le tendon du chef interne du pédieux (*fig.* 209).

Gaine de l'extenseur commun des orteils. — Plus large, mais moins longue que les précédentes, elle commence un peu au-dessus du ligament frondiforme et descend en s'élargissant sur la face dorsale du pied, pour se terminer vers l'interligne scapho-cunéen par un grand cul-de-sac, subdivisé parfois en culs-de-sac plus petits annexés à chaque tendon.

On rencontre parfois, en arrière de cette gaine, une bourse séreuse répondant à la tête de l'astragale; le plus souvent cette bourse séreuse communique avec la gaine principale.

Bourgery représente, planche 159, fig. 4 du tome II de son magnifique atlas, trois gaines synoviales faisant suite à la gaine commune de l'extenseur commun que je viens de décrire; ces gaines annexées aux tendons des orteils II, III et IV, n'existent pas; à leur place on trouve seulement un tissu celluleux très lâche.

Gaine des tendons péroniers latéraux. — Les tendons péroniers latéraux, réunis et accolés dans la gouttière qu'ils ont creusée sur la face postérieure de la malléole péronière, s'écartent au niveau du tubercule de la face externe du calcanéum, pour suivre un trajet différent. Leur gaine séreuse, commune dans la partie rétro-malléolaire, se divise inférieurement en deux culs-de-sac qui accompagnent les tendons séparés : le cul-de-sac qui suit le court péronier, plus court, se termine un peu en avant de l'interligne calcanéo-cuboïdien; celui du long péronier, plus long, descend jusqu'à l'entrée de la gouttière cuboïdienne. Cette séreuse, simple en haut, bifurquée en bas, commence à deux travers de doigt au-dessus du sommet de la malléole : dans son cul-de-sac supérieur, chaque tendon est pourvu d'un beau cornet séreux. Derrière la malléole, elle contracte des rapports importants avec la synoviale articulaire tibio-tarsienne, au-dessus et au-dessous du ligament péronéo-astragalien postérieur sur lequel elle repose. La cavité séreuse se prolonge un peu plus sur la face profonde du tendon : nous utiliserons dans un instant cette remarque.

Gaine plantaire du long péronier. — Dans son trajet plantaire, le tendon du long péronier est pourvu d'une gaine séreuse qui commence dans la gouttière cuboïdienne et accompagne le tendon jusque près de son insertion.

Cette gaine plantaire communique assez souvent avec la gaine supérieure des péroniers; la communication s'établit à l'entrée de la gouttière cuboïdienne, et *sur la face profonde du tendon.* Tandis que les culs-de-sac de la gaine supérieure et de la gaine plantaire s'adossent ou restent à quelque distance l'un de l'autre sur la face superficielle du tendon, ils se rapprochent beaucoup plus sur la face profonde, osseuse, de celui-ci. Là, ils sont seulement séparés par une lamelle celluleuse transparente, qui peut disparaître.

On dit que toujours les deux gaines restent indépendantes. Je puis affirmer que la communication est fréquente : on la constatera dans un tiers des cas environ, pour peu qu'on veuille la chercher en suivant la face profonde du tendon.

Gaine du jambier postérieur. — Longue de 7 à 8 centimètres, elle commence à trois travers de doigt au-dessus du sommet de la malléole, descend le long du tendon dans la gouttière rétro-malléolaire et accompagne le tendon jusqu'à son insertion au scaphoïde, s'étendant un peu plus bas sur la face profonde que sur la face superficielle. — Parfois, elle descend un peu moins bas : on trouve alors une bourse séreuse entre la face profonde du tendon et le ligament calcanéo-scaphoïdien inférieur. — En général, le tendon jambier postérieur est libre de tout méso à l'intérieur de sa gaine séreuse.

Gaine du long fléchisseur commun. — Située en arrière et en dedans de la précédente, dont elle est séparée par une cloison cellulo-fibreuse fort mince, elle commence un peu moins haut, mais se prolonge plus bas sur le tendon, jusqu'au niveau de l'interligne scapho-cunéen.

Gaine du long fléchisseur propre du gros orteil. — Plus profondément située que les précédentes, comme le tendon auquel elle est annexée, elle commence plus bas, à un centimètre au-dessus de l'interligne tibio-tarsien, descend avec le tendon dans la gouttière astragalienne, puis sous la petite apophyse du calcanéum et va se terminer un peu en avant et au-dessus de la précédente, vers l'interligne scapho-cunéen. Dans cette dernière partie de son trajet, la gaine du long fléchisseur propre croise la gaine du fléchisseur commun et passe au-dessus d'elle, comme le tendon qu'elle accompagne croise le tendon fléchisseur commun. A ce point de croisement les deux séreuses, adossées, ne sont séparées que par un mince feuillet celluleux : assez souvent, deux fois sur dix environ, une communication s'établit entre les deux gaines, en ce point.

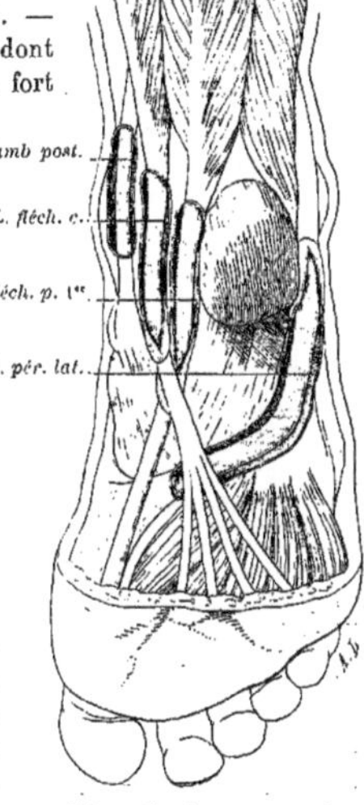

Fig. 210. — Tendons et synoviales tendineuses de la plante du pied.

Gaines phalangiennes. — Au niveau des orteils, dans le canal ostéo-fibreux que suivent les tendons fléchisseurs, on trouve, annexées à ces tendons, des synoviales tendineuses, fort analogues à celles que nous avons étudiées aux doigts. Elles commencent sur les têtes métatarsiennes et se poursuivent jusqu'à l'insertion du tendon à la phalange unguéale. La plus longue est celle du gros orteil qui s'avance souvent de deux ou trois centimètres sous le métatarsien. — Contrairement à ce qui se passe à la main, les gaines phalangiennes des orteils restent toujours à grande distance des gaines tarsiennes, avec lesquelles elles ne communiquent jamais.

CHAPITRE QUATRIÈME

MUSCLES PEAUCIERS DU COU ET DE LA TÊTE

par A. CHARPY[1]

Nous réunissons dans un même chapitre le peaucier du cou et ceux de la tête; en effet, ces deux catégories de muscles ont entre elles les plus étroits rapports au point de vue de la disposition, de l'origine, de la situation topographique et enfin de l'innervation. Tous ces muscles sont des peauciers, c'est-à-dire qu'ils ont une insertion cutanée; les peauciers de la tête dérivent, par différenciation progressive, d'un peaucier primitif cervico-facial; le peaucier du cou, primitivement étendu à toute la face, en occupe encore chez l'homme la partie inférieure, et entre en connexion avec un grand nombre de ses muscles, même avec ceux qui recouvrent la voûte crânienne; enfin, tous sont innervés par le même nerf, le nerf facial, né lui-même au voisinage de l'arc hyoïdien.

Plusieurs auteurs allemands les décrivent aujourd'hui sous le nom de *muscles mimiques* ou muscles expressifs, ayant pour rôle de traduire extérieurement les impressions, volontaires ou non, de la vie cérébrale. Mais ce n'est là certainement qu'une partie de leur fonction, et non pas toujours la plus importante. Nous observerons en effet : 1° que ces muscles apparaissent chez les vertébrés inférieurs autour des orifices naturels qu'ils servent à ouvrir ou à fermer, dans un but purement utilitaire, non expressif; tels sont les mouvements de l'oreille, de l'œil, du nez, de la bouche, dans la perception des sons, des images, des odeurs, la préhension des aliments. Le caractère mimique est une fonction ultérieure, dérivée de la fonction organique; celle-ci existe encore presque exclusivement chez l'homme dans les premiers mois de la vie. — 2° Que même les muscles les plus expressifs du visage humain ont une action utilitaire qui prime l'action mimique; c'est ainsi que le sourcilier se contracte plus souvent pour défendre l'œil contre une lumière trop vive ou contre des corps étrangers qui le menacent, ou encore pour faciliter la vision à distance, que pour exprimer la réflexion ou la colère. La plupart des muscles de la bouche fonctionnent surtout pour la préhension et la mastication des aliments, ou pour des actes respiratoires, et le buccinateur, si important comme muscle nutritif, ne remplit qu'un rôle bien effacé comme muscle physionomique.

Les muscles peauciers sont groupés autour des orifices naturels et agissent comme dilatateurs ou constricteurs de ces orifices. De là une classification logique, tout à la fois topographique et fonctionnelle. Nous décrirons d'abord le peaucier du cou, père des autres muscles, selon Gegenbaur; puis nous répartirons ceux-ci suivant les organes des sens auxquels ils sont annexés; de là, les groupes suivants :

I. — *Muscle peaucier du cou.*

II. — *Muscles de l'oreille externe* . . . . . { Auriculaires antérieur, supérieur et postérieur.

1. Les alinéas en petit texte, intitulés : *Variétés et Anomalies*, sont dus à M. P. Poirier.

III. — *Muscles des paupières*	Occipital, frontal, pyramidal. Orbiculaire des paupières, sourcilier.
IV. — *Muscles du nez* . .	Transverse, dilatateur des narines. Myrtiforme.
V. — *Muscles des lèvres*.	Risorius, grand zygomatique. Petit zygomatique, releveur superficiel, releveur profond. Canin, triangulaire des lèvres. Carré, houppe du menton. Buccinateur. Orbiculaire des lèvres, incisifs supérieur et inférieur.

Caractères communs aux muscles peauciers. — Les muscles peauciers présentent un certain nombre de caractères communs :

1° Ils sont disposés en sens *radié* ou en sens *concentrique* autour des orifices. Henle a distingué trois couches, une couche transversale superficielle, une couche verticale, et une couche transversale profonde (le buccinateur notamment); cette distinction est en partie arbitraire, car on est obligé de faire rentrer les muscles à direction oblique dans la classe des muscles verticaux ou des transversaux.

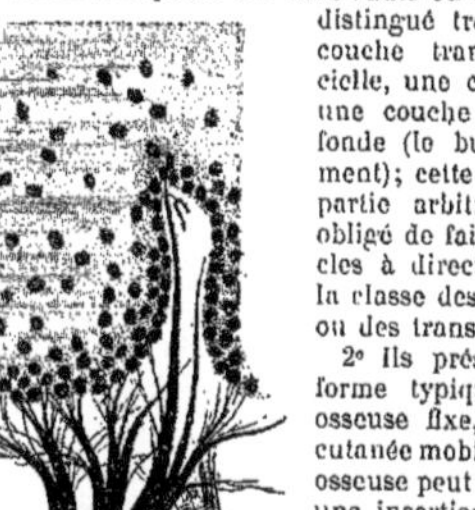

Fig. 211. — Terminaison des muscles dans la peau (d'après Podwyssozki).

2° Ils présentent, dans leur forme typique, une insertion osseuse fixe, et une insertion cutanée mobile. Mais l'insertion osseuse peut être remplacée par une insertion fibreuse, comme il arrive pour le muscle frontal, les auriculaires supérieur et antérieur qui sont fixés à l'épicrâne, le transverse du nez et le risorius insérés tous deux sur une aponévrose. Les deux insertions peuvent même être encore plus modifiées. La portion palpébrale de l'orbiculaire des paupières va d'un ligament fibreux à un autre ligament fibreux, le dilatateur des narines se fixe par ses deux extrémités sur un cartilage, et l'orbiculaire des lèvres s'épuise à ses deux bouts dans le plan cutanéo-muqueux. En général, les fibres des insertions osseuses sont rouges et compactes, celles des insertions cutanées sont pâles et éparpillées.

Fig. 212. — Terminaison des muscles dans la peau; terminaisons intra-épithéliales, d'après Podwyssozki. — Partie de la figure précédente, vue à un plus fort grossissement.

Les insertions cutanées se font suivant une disposition étudiée par Podwyssozky (*Arch. f. microsc. Anatomie*, 1887). Arrivées au voisinage de l'épithélium, les fibres musculaires se décomposent en fibrilles isolées en pinceau, qui aboutissent chacune à une fibrille tendineuse. Celles-ci s'entre-croisent en réseau et vont se fixer, le plus grand nombre dans les renflements épithéliaux interpapillaires, et quelques-unes dans l'épithélium de la papille elle-même. La terminaison se fait de la façon suivante : un certain nombre de fibrilles tendineuses se confondent avec la membrane basale du derme qui est sans doute elle-même constituée par un réseau fibrillaire; les autres traversent cette membrane et se perdent dans les espaces intercellulaires de l'épithélium en se fixant probablement au ciment.

L'auteur, qui a étudié quelques animaux domestiques et l'homme, a trouvé cette disposition très développée chez le lapin. Il pense qu'elle est en rapport avec la mimique si active des lèvres chez cet animal; par cette terminaison intra- ou juxta-épidermique et par la dissociation de leurs fibres, les peauciers peuvent faire mouvoir la couche épithéliale et commander à des territoires extrêmement restreints. Peut-être y a-t-il aussi une action vaso-motrice exercée sur les capillaires de la papille par les fibres musculaires qui enlacent ces vaisseaux.

Il n'est pas dit d'ailleurs que toutes les insertions des peauciers soient épithéliales; vraisemblablement, d'autres se font par fixation des fibres musculaires aux faisceaux fibreux du derme ou mieux du tissu sous-dermique très dense en certaines régions de la face.

3° La plupart des muscles peauciers n'ont pas de gaine aponévrotique, soit à cause de leur éparpillement, soit parce qu'un certain nombre sont plongés dans une graisse molle. Il faut faire exception pour les muscles auriculaire et occipito-frontal qu'enveloppe un dédoublement de l'aponévrose épicrânienne, le buccinateur qui a un feuillet lamelleux sur sa face externe, le peaucier du cou qui possède un fascia.

4° Sur tous les sujets, un certain nombre de muscles, variables d'ailleurs, sont *continus* avec les muscles voisins, soit par accolement exact des deux bords sur un certain trajet, soit le plus souvent par échange de fibres musculaires. Telles sont les anastomoses du peaucier avec le carré du menton, de l'orbiculaire des paupières avec les zygomatiques, du temporal superficiel avec le frontal. Cette continuité est bien plus marquée chez les singes inférieurs: l'homme possède les muscles les plus différenciés, les plus indépendants; mais cette indépendance n'est jamais absolue, les anastomoses excentriques indiquent encore l'origine de chaque muscle dans le masque continu du peaucier qui s'est progressivement segmenté. L'embryon humain présente souvent la disposition simienne, qui se transforme par la suite en muscles autonomes.

Le type fusionné se rencontre surtout chez les sujets à musculature vigoureuse. Chudzinski a constaté que chez les nègres les muscles de la face sont très intriqués, et forment un masque en apparence uniforme, ce qui est dû soit au plus grand nombre de fibres musculaires, soit à leurs anastomoses plus fréquentes. Le type discontinu est au contraire celui des sujets aux traits fins, à musculature un peu grêle.

5° Le développement de la musculature faciale est loin d'être toujours régulier. Il peut varier dans son ensemble et dans ses parties. La musculature totale est sur certains sujets très prononcée, sur d'autres très affaiblie, comme il arrive d'ailleurs pour tous les muscles du corps; mais on observe aussi des différences régionales. On peut voir prédominer les muscles des paupières, ou bien les muscles des lèvres. Cruveilhier a noté que certains muscles présentent un volume inversement proportionnel, comme le releveur superficiel et le releveur profond de la lèvre supérieure, ou directement proportionnel et corrélatif comme le buccinateur et l'orbiculaire, le triangulaire avec le grand zygomatique, le frontal avec le sourcilier, l'orbiculaire et le pyramidal. Ce sont là des groupements fonctionnels agissant par synergie ou par antagonisme.

6° Les variations sont plus fréquentes sur les muscles de la face que sur tous les autres muscles du corps, soit parce que leur dérivation d'un muscle unique et commun laisse subsister dans les muscles isolés des traces différentes de la continuité originelle, soit parce que l'exercice éminemment variable des organes des sens et des expressions mimiques pousse les muscles dans des voies spéciales et leur crée des formes individuelles que transmet l'hérédité. Ces variations portent sur le nombre, le volume, la forme, la disposition des muscles, et influent considérablement sur les caractères de la physionomie.

7° Tous les muscles peauciers sont innervés par le *nerf facial*. La sphère de distribution de ce nerf s'étend depuis l'occipital jusqu'au peaucier du cou; il commande donc à des muscles synergiques et à des muscles antagonistes : la même branche préside à l'élévation et à l'abaissement du sourcil, à l'occlusion et à l'ouverture de la bouche. Au contraire les muscles masticateurs sous-jacents au peaucier, notamment le masséter et le temporal, reçoivent leur motricité du trijumeau par sa petite branche motrice ou branche masticatrice.

8° La dissection de ces muscles offre d'assez grandes difficultés, surtout pour ménager leurs insertions cutanées. On recommande de choisir des sujets vigoureux. Cruveilhier a basé sa description sur l'étude de têtes de suppliciés ou d'individus morts de mort violente, et il fait remarquer que les muscles de la face pâlissent et maigrissent avec une grande rapidité dans le cours des maladies; ils se décolorent aussi promptement après la mort.

Toutefois les sujets vigoureux présentent ce grand défaut, que leurs muscles sont continus et anastomosés; mieux vaut pour les débutants un sujet sec et maigre, non phtisique, dont les muscles soient bien distincts. Si l'on veut pousser l'étude un peu loin, il faut faire une double dissection, une par la face superficielle, une autre par la face profonde qui ménage mieux les insertions cutanées. Les figures 299 de l'*Anatomie chirurgicale* de B. Anger, et 84 du tome Ier de l'atlas de Bonamy et Beau représentent les muscles vus par leur couche profonde. Cruveilhier recommande aussi le trempage dans l'acide nitrique dilué qui dissout le tissu cellulaire et durcit les fibres des muscles.

I. — MUSCLE PEAUCIER OU PLATYSMA.

Le *muscle peaucier*, ainsi nommé par Winslow (*subcutaneus colli, platysma myoides* de Cooper) occupe la région antérieure et latérale du cou. Par ses extrémités, il s'étend sur la région pectorale et sur la région faciale. C'est un muscle large, très mince, irrégulièrement quadrilatère à grand axe vertical.

Il s'insère, *d'une part* : 1° à la peau de la région pectorale supérieure ou sous-claviculaire et de la région scapulaire deltoïdienne, sur le trajet d'une ligne étendue du deuxième cartilage costal à l'acromion ; 2° par des faisceaux postérieurs inconstants, à l'aponévrose cervicale superficielle, dans les points où elle recouvre, sur le bord externe du cou, le trapèze et le sterno-mastoïdien, et aux aponévroses parotidienne et massétérine ; — *d'autre part*, à sa partie supérieure : 1° à la base de l'éminence mentonnière, et en dehors d'elle à la lèvre externe du bord inférieur du maxillaire inférieur, en remontant jusqu'à la ligne oblique externe, sur laquelle il peut s'étendre en partie ; 2° à la peau de la commissure des lèvres et à la peau de la partie inférieure de la joue.

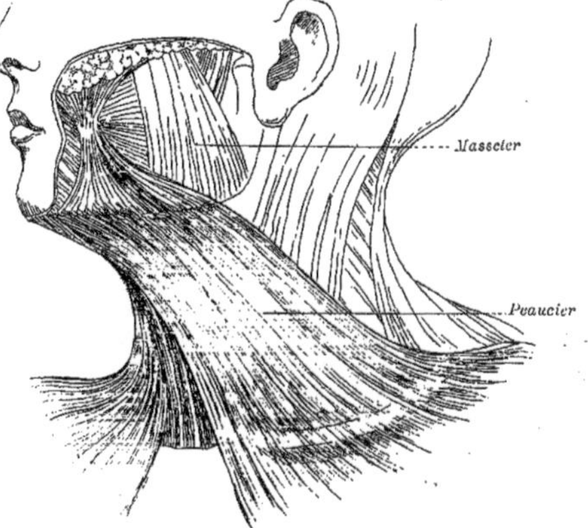

FIG. 213. — Muscle peaucier du cou.

Les insertions inférieures, qui se font sur la poitrine et l'épaule, sont des insertions *cutanées* ; c'est à tort que quelques auteurs leur attribuent pour points d'attache l'aponévrose thoracique et l'aponévrose deltoïdienne. Elles se font suivant une ligne sinueuse et oblique. Welcker a montré que, sur un sujet vigoureux, elles pouvaient supporter des poids successifs de 5 à 10 kil., et que la partie supérieure du muscle se déchirait avant que la partie cutanée fût rompue. Les insertions latérales, échelonnées le long du bord externe, appartiennent à des faisceaux inconstants. Quand elles sont complètes, elles se font en deux échelons ou nappes : une première qui émerge, par des fibres disséminées, du bord externe du cou au niveau du trapèze, de l'angle supérieur du triangle sus-claviculaire, et de la portion moyenne du sterno-mastoïdien ; une deuxième, qui recouvre la portion supérieure de ce dernier muscle, la région parotidienne et une partie de la région massétérine. On admet que toutes ces insertions laté-

[CHARPY.]

rales sont des insertions *aponévrotiques*, qui se font sur l'aponévrose cervicale ou sur les gaines des muscles ; mais ce point n'est pas définitivement établi, il se pourrait que ce fussent encore des insertions cutanées.

Les insertions supérieures ou faciales se font, elles aussi, suivant deux lignes horizontales échelonnées, une première osseuse, qui comprend le bord maxillaire dans sa moitié antérieure, jusqu'au voisinage du muscle masséter, et coupe la joue en deux moitiés supérieure et inférieure ; une seconde, cutanée. Nous verrons plus loin que ces insertions faciales manquent de netteté, à cause des échanges de fibres musculaires qui se font entre le peaucier et les muscles voisins.

Le peaucier appartient aux muscles verticaux, bien que sa direction générale soit un peu oblique en haut, en avant et en dedans. Son bord antérieur est presque vertical, tandis que le bord postérieur est d'autant plus oblique que les faisceaux musculaires accessoires s'étagent sur une plus grande hauteur. Les faisceaux qui proviennent de la région acromiale et de la partie latérale du cou suivent d'abord un trajet horizontal, puis, arrivés sur le bord externe du muscle, se recourbent pour devenir ascendants ; les faisceaux parotidiens sont transversaux sur toute leur longueur ou légèrement ascendants, et peuvent décrire des courbes à concavité supérieure. La masse totale du muscle n'est pas disposée sur un seul plan ; elle se moule sur les inflexions de la poitrine, du cou et de la face : convexe sur la clavicule, le sterno-mastoïdien, le bord maxillaire ; concave dans le reste de son étendue. Ses fibres, plates et comme disséminées sur sa partie inférieure, où elles mesurent toute la largeur de la poitrine, se ramassent et se condensent à mesure qu'elles s'élèvent ; elles finissent par ne plus occuper en sens diamétral que la longueur du bord maxillaire inférieur. Le peaucier croise en X le sterno-mastoïdien, oblique en bas et en avant. La direction sensiblement longitudinale de ses fibres explique comment on plisse plus facilement la peau du cou dans le sens longitudinal que dans le sens transversal, comment aussi les plaies verticales de cette région tendent à se froncer sur leurs bords, et les plaies horizontales à s'écarter.

Les deux peauciers, convergeant l'un vers l'autre, se rencontrent par leurs bords antérieurs et s'entrecroisent sur la ligne médiane au-dessous du menton (30 fois sur 34, Schmidt).

Rapports. — Le peaucier est engainé dans un fascia à deux feuillets que l'on peut à la rigueur considérer comme une émanation du fascia superficialis de la peau et qui en tout cas s'unit avec lui au niveau des insertions thoraciques.

Sa *face antérieure* est en rapport avec la peau. Chez les sujets maigres, dans la région sous-hyoïdienne, la peau, ne présentant qu'une très mince couche adipeuse, semble faire corps avec le platysma, auquel elle est unie par des adhérences, peu serrées d'ailleurs, soit chez l'homme, soit chez les animaux ; de là un plan tégumentaire unique, cutanéo-musculaire, que l'on a comparé aux téguments du crâne ; de là aussi les difficultés du froncement transversal de la peau à la région cervicale. Chez les femmes, les enfants, et chez les hommes d'un certain embonpoint, une nappe graisseuse d'épaisseur variable s'interpose entre le muscle et la peau ; car malgré l'assertion de Meckel, aussi bien chez l'homme que chez les animaux, le peaucier est situé *sous le pannicule adipeux*. Dans la région sus-hyoïdienne, la couche graisseuse sous-cutanée est plus importante, le peaucier devenant plus profond ; je trouve sur une femme obèse, au-dessous du menton une nappe graisseuse de 10 mm. au-dessus du platysma, et de 20 mm. au-dessous ; le double menton est donc produit par la graisse pré- et rétro-musculaire. Dans la région faciale, le peaucier est en partie recouvert par le triangulaire des lèvres et par le risorius qui le croise à angle droit ou à angle aigu.

Sa *face postérieure*, également tapissée par son fascia, couvre une vaste étendue et des régions très différentes, les régions sous-claviculaire, deltoïdienne supérieure, sus-claviculaire, sterno-mastoïdienne, sous-maxillaire, sus-hyoïdienne médiane, la partie inférieure de la joue et quelquefois les régions parotidienne et massétérine. Elle est en rapport avec les aponévroses sous-jacentes, surtout avec l'aponévrose cervicale superficielle, dont elle est séparée par une couche de tissu cellulaire lâche, rarement infiltrée de graisse, permettant le glissement du plan tégumentaire ; la mobilité de cet espace sous-musculaire est très grande, comme on peut s'en assurer en saisissant la peau entre les doigts (on saisit toujours en même temps le peaucier) et en la déplaçant ou en la fronçant ; elle permet les vastes ecchymoses et les phlegmons larges du cou. Nous avons indiqué plus haut la couche graisseuse sous-mentale et sous-maxillaire. Faisons observer dès maintenant que le peaucier recouvre toute la région sus-claviculaire, mal défendue par une faible aponévrose, et qu'il protège vraisemblablement les veines qui traversent cette aponévrose pour déboucher dans les vaisseaux profonds.

Le *bord antérieur* rectiligne est la partie la plus épaisse, surtout en haut ; on le voit dans la contraction du muscle se détacher en relief vigoureux. Avec le bord antérieur du côté opposé avec lequel il s'entre-croise, il limite un V ou triangle médian, dont le sommet est à la région sus-hyoïdienne, et la base à la région sternale ; ce triangle correspond à la région sous-hyoïdienne médiane ; à défaut du peaucier, il est recouvert par une forte aponévrose.

Le *bord postérieur*, très oblique, est mince et comme perdu dans le tissu cellulaire sous-cutané. Il devient irrégulier quand il existe des faisceaux postérieurs à fibres disséminées qui viennent successivement s'ajouter au muscle. Sur les limites de la face, et hormis le cas où il existe des fibres parotidiennes, le bord postérieur coupe ordinairement l'angle du maxillaire, tantôt le recouvrant, tantôt le laissant à découvert, suivant le volume très variable du muscle.

Le *bord supérieur*, qui répond à la ligne des insertions faciales, est irrégulièrement découpé. Le *bord inférieur* est constitué par une série de tendinets, faisant suite aux fibres musculaires ; ceux-ci traversent obliquement le pannicule adipeux du cou qu'ils séparent de celui de la poitrine et vont se terminer dans le derme.

La veine jugulaire antérieure, à son origine cutanée sous-mentale, est d'abord *par-dessus* le peaucier quand celui-ci présente son plan entrecroisé, puis elle le perfore pour devenir sus-aponévrotique. La veine jugulaire externe est dans toute son étendue *sous* le peaucier ; elle est contenue en haut dans un dédoublement de la gaine du sterno-mastoïdien, plus bas elle rampe sur l'aponévrose sus-claviculaire. Les nerfs du plexus cervical superficiel et les ganglions lymphatiques sont également sous-jacents au platysma.

Les deux portions *externe et interne*, que nous avons distinguées dans le muscle, sont parfois séparées dans la région sous-maxillaire par un interstice celluleux, qui peut correspondre au passage de l'artère faciale sur la branche horizontale du maxillaire.

Action. — L'action du peaucier consiste dans le *soulèvement* de la peau du cou qui se tend au-devant du sterno-mastoïdien. Ce mouvement s'accompagne d'un *plissement longitudinal*, dû à la rigidité des fibres musculaires qui se détachent en cordes saillantes, et d'un *froncement transversal*, bien prononcé dans la région sus-hyoïdienne où la mobilité de la peau permet la formation de bourrelets curvilignes. En même temps, les deux insertions du muscle tendant à se rapprocher, la peau de la poitrine s'élève faiblement, et, tandis que le maxillaire inférieur s'écarte à peine de quelques millimètres, on voit la commissure des lèvres s'abaisser d'une manière notable, jusqu'à 2 et 3 centimètres, et découvrir les dents. Les lèvres s'élargissent et se tendent. La partie inférieure de la joue descend à son tour et les narines elles-mêmes sont entraînées par continuité de tissu dans ce mouvement qui attire en bas et en dehors les téguments de la face.

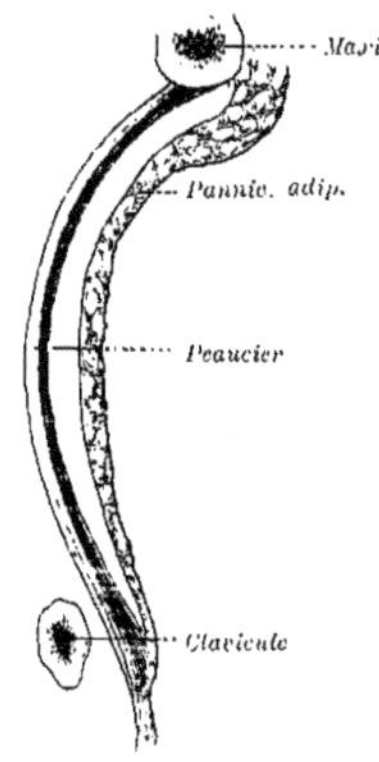

Fig. 214. — Coupe schématique du peaucier.

L'action du peaucier se manifeste dans trois circonstances différentes, dans l'effort, dans certaines émotions, dans la mastication ; — 1° Foltz (de Lyon) a le premier indiqué que le peaucier était un muscle de l'effort, qu'en soulevant la peau du cou il produisait la béance des veines sous-jacentes, empêchait par conséquent leur affaissement, favorisait la circulation par appel du sang veineux et contre-balançait la pression atmosphérique. De là, sa mise en jeu dans les grandes inspirations, dans l'effort thoracique, dans le chant, dans le vomissement. Peut-être même est-ce là sa fonction principale, car on ne concevrait pas qu'il eût persisté sur une aussi grande étendue, s'il ne servait qu'à exprimer des états aussi exceptionnels que la frayeur ; — 2° Il exprime en effet la frayeur, mais non pas seul, car sa contraction isolée est inexpressive, et n'acquiert un sens défini qu'à la condition d'être associée à celle du frontal, et à celle des abaisseurs de la mâchoire qui ouvrent la bouche. Aussi Darwin conteste-t-il la justesse de la dénomination *muscle de la frayeur* que lui a donnée Duchenne, l'expression de la peur étant la résultante de plusieurs muscles combinés. D'après Reynier (Paris, 1880) qui se fonde sur un certain nombre d'expériences, « la véritable action du peaucier du cou est d'être tenseur des téguments de la partie inférieure de la face et de jouer pour les peauciers situés au-dessous du front le rôle de régulateur des mouvements. Il se contracte dans les expressions énergiques, et de son association habituelle aux sentiments intenses il résulte que sa simple contraction volontaire, ou que la tension que l'on peut artificiellement donner aux téguments de la partie inférieure de la face, réveille l'énergie dans l'expression et dans les centres nerveux. » — 3° Henle a émis l'hypothèse que le peaucier pouvait, en comprimant la glande parotide et la glande sous-maxillaire, favoriser l'excrétion de la salive; il fait remarquer qu'il suffit d'une contraction très faible pour agir sur des glandes tendues.

La contraction du peaucier est toujours involontaire à l'état normal, et se fait par excitation réflexe. Elle peut aussi cependant être provoquée par la volonté, et un grand nombre de personnes contractent plus ou moins leur peaucier volontairement, mais d'ordinaire très faiblement; j'ai vu sur un sujet qui s'est montré en public une contraction volontaire aussi intense que dans les photographies de Duchenne. Il faut se rappeler que le peaucier est très inégalement développé suivant les individus; d'après Wood, il est plus volumineux chez les personnes qui ont le cou mince et les épaules larges, et coïncide alors avec une plus grande puissance de la volonté sur l'occipito-frontal. A titre pathologique, on a observé sa contraction dans les états convulsifs, le frisson, la rage, le tétanos.

Chez le vieillard, dont le maxillaire inférieur atrophié et privé de ses dents remonte vers le maxillaire supérieur, le peaucier subit une certaine tension plutôt qu'une tonicité active, qui lui fait abaisser et écarter les angles des lèvres, caractère frappant de la caducité.

Le peaucier est innervé par le facial (branche cervico-faciale).

Insertions. — Il est moins facile qu'on ne croirait de déterminer quelles sont les insertions fixes et quelles sont les insertions mobiles. Nous distinguerons deux portions dans le platysma, une portion interne dont les insertions faciales sont osseuses, et une portion externe dont les mêmes insertions sont cutanées. Dans la *portion interne*, l'insertion maxillaire est évidemment en théorie une insertion fixe, et l'insertion thoracique une insertion mobile, mais en fait toutes les deux sont sensiblement fixes; la peau de la région sous-claviculaire est en effet épaisse, très peu mobile; fixée par son fascia au périoste de la clavicule et à l'aponévrose du grand pectoral, elle ne se soulève pas plus (quelques millimètres) que le maxillaire ne s'abaisse dans la contraction du muscle; l'effet obtenu est un soulèvement et non une ascension des téguments du cou. Dans la portion *externe*, les deux insertions sont cutanées, toutes deux sont mobiles et tendent dans la contraction à se rapprocher l'une de l'autre; mais, les téguments de la joue et des lèvres étant plus mobiles que ceux de la région thoracique latérale et de la région deltoïdienne, ces derniers fournissent un point relativement fixe. Les mêmes réflexions s'appliquent aux faisceaux cervico-parotidiens accessoires.

Entre-croisement. — L'*entre-croisement* des deux peauciers commence ordinairement dans la région sus-hyoïdienne, à distance égale de l'os hyoïde et du menton, et de là se prolonge jusqu'au bord maxillaire, sur une hauteur de 2 ou 3 cm.; tantôt il est très court, limité au menton même, tantôt il occupe une bien plus grande étendue, puisqu'on l'a vu commencer chez un nègre à 25 mm. de la fourchette sternale, en sorte que le peaucier couvrait toute la région antérieure du cou. Chose remarquable, cette décussation musculaire est souvent asymétrique; dans la moitié des cas (Schmidt), le peaucier du côté droit, arrivé au côté opposé, devient superficiel, et le peaucier gauche est profond, exemple invoqué par ceux qui soutiennent l'individualisation des deux moitiés du corps. Ruge a avancé que l'entre-croisement des peauciers est un phénomène progressif chez l'homme, c'est-à-dire plus marqué que chez les animaux; Popowsky au contraire, l'ayant constaté chez les mammifères non primates, chez les cynocéphales, et à l'état intensif chez le gorille et chez le nègre, le considère chez l'homme européen comme une disposition atavique, en voie de disparition.

Connexions. — Les deux peauciers droit et gauche peuvent être asymétriques et très inégaux comme développement; dans le même peaucier, la partie supérieure peut être beaucoup plus forte que la partie inférieure, ce qui fait admettre à Gegenbaur qu'elle est la partie originelle et fondamentale. On connait plusieurs cas de dédoublement en deux plans, un superficiel, l'autre profond, tous deux à fibres longitudinales; ce dédoublement est normal chez un certain nombre de primates. Seydel (Ueber eine Variation der Platysma. *Morphol. Jahrb.*, 1895) a même observé un cas où le peaucier était divisé en trois couches, dont une transversale. Il en conclut que ce muscle est la réunion de deux parties originellement distinctes : une partie postérieure, la plus ancienne, formant un sphincter externe du cou, et partagée elle-même en deux couches, une superficielle et une profonde; une partie antérieure ou ventrale, dérivée de la couche profonde de ce sphincter externe.

Le peaucier a, chez beaucoup d'animaux et chez l'embryon humain, une plus vaste extension sur la face que chez l'homme adulte, et la plupart des muscles de la face étant des produits de sa segmentation, de nombreux rapports persistent encore entre ces muscles et le platysma. C'est ainsi qu'il se continue, à l'état normal et habituel : 1° avec le muscle de la houppe du côté opposé, par conséquent par ses fibres croisées; 2° avec les fibres du carré du menton, auquel il abandonne un nombre de fibres très variable; — à l'état anormal, 3° avec le triangulaire des lèvres, par le bord externe de ce muscle; 4° avec le grand zygomatique; 5° avec l'orbiculaire; — plus rarement encore, 6° avec le temporal superficiel; 7° avec le muscle auriculaire postérieur.

Toutes ces variétés ont une grande importance dans l'étude des origines et des connexions des peauciers de la face.

Voy. sur certains points particuliers de l'anatomie du peaucier : Welcker, Platysma myoïdes, in *Zeitschrift f. Anatomie*, 1875; et Frorier, Ueber der Hautmuskel des Halses, in *Arch. f. Anatomie*, 1877. — Schmidt. Ueber das Platysma, in *Arch. f. Anat.*, 1894.

II. — MUSCLES DE L'OREILLE EXTERNE

Le pavillon ou auricule possède deux espèces de muscles : — 1° des muscles extrinsèques, qui ne sont fixés au pavillon que par une de leurs extrémités, l'autre étant attachée aux os ou aux aponévroses des régions voisines ; — 2° des muscles intrinsèques, dont les deux insertions se font sur la membrane cartilagineuse. Ces derniers seront décrits en même temps que l'oreille externe, dont ils supposent la connaissance exacte; nous n'étudierons ici que les muscles extrinsèques, qui sont au nombre de trois : les *auriculaires antérieur, supérieur* et *postérieur*.

Quelques auteurs, Cruveilhier entre autres, réunissent l'auriculaire antérieur et l'auriculaire supérieur en un seul muscle, l'*auriculo-temporal*; il est certain que ces deux muscles se touchent par un de leurs bords et ne sont pas toujours séparés, même par une ligne celluleuse. Mais plusieurs particularités permettent de les distinguer; c'est ainsi que l'auriculaire antérieur est plus profond, qu'il se continue avec le temporal superficiel, et qu'il détermine un mouvement de protraction et non d'élévation de l'oreille. Nous les décrirons donc séparément. D'autre part, l'auriculaire antérieur forme avec le temporal superficiel un muscle digastrique et doit être réuni avec lui.

MUSCLES AURICULAIRE ANTÉRIEUR ET TEMPORAL SUPERFICIEL

Le muscle auriculaire antérieur est situé en avant de l'oreille, dans la partie inférieure de la région temporale, un peu au-dessus de l'arcade zygomatique. Il est mince et a une forme rayonnée, à base antérieure. Sa longueur est de 2 cm. environ.

Il s'insère : d'*une part* (insertion fixe), à une intersection fibreuse qui lui est commune avec le temporal superficiel ; — d'*autre part* (insertion mobile), par un tendon, à l'épine de l'hélix sur sa face postérieure et à la conque sur son bord antérieur. L'intersection tendineuse est constante ; elle a ordinairement une forme arquée, à convexité antérieure ; elle est située à 15 ou 20 mm. de la scissure préauriculaire ; sa largeur varie de 5 à 10 mm.

La plupart des auteurs font insérer le muscle, en avant, non pas à l'arc fibreux qu'ils paraissent avoir méconnu, mais à la partie temporale de l'épicrâne. En arrière, Henle refuse toute insertion auriculaire aux fibres charnues, qui iraient se fixer par du tissu cellulaire condensé au bord du conduit cartilagineux, à la capsule articulaire et à un arc tendineux sous lequel passent les vaisseaux temporaux.

Rapports. — L'auriculaire antérieur est dirigé un peu obliquement en haut et en avant. Il est plus profond que les autres muscles auriculaires. Sa face superficielle est recouverte par les vaisseaux temporaux et la graisse pré-auriculaire; sa face profonde repose sur l'aponévrose temporale.

Cruveilhier décrit sous le nom d'*auriculaire antérieur profond* un petit faisceau quadrilatère profond, situé sous le muscle précédent, et qui s'étend de la face externe du tragus à l'apophyse zygomatique. Gegenbaur dit aussi que l'auriculaire antérieur est, dans certains cas, divisé en deux couches, et que la

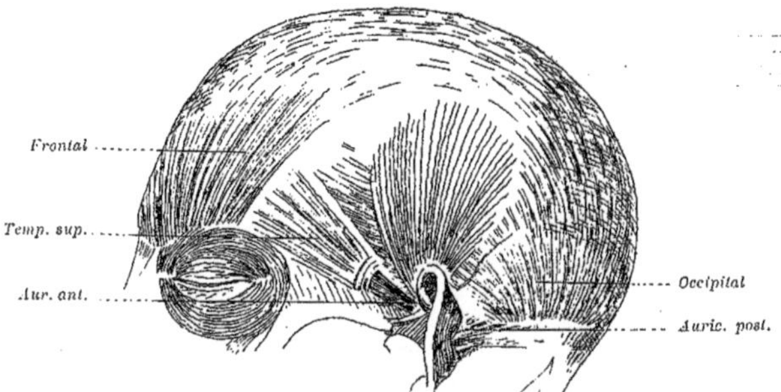

FIG. 215. — Muscles auriculaires et occipito-frontal.

profonde seule arrive alors jusqu'à l'oreille. Macalister considère l'existence d'un auriculaire antérieur profond comme une anomalie rare.

Le muscle TEMPORAL SUPERFICIEL est décrit dans Henle comme *épicrânio-temporal*, dans Cruveilhier comme partie antérieure du muscle auriculo-temporal; Sappey, qui l'a étudié avec plus de soin, lui a donné le nom de muscle *temporal superficiel*. Plusieurs auteurs, Bertelli entre autres, le confondent avec l'auriculaire antérieur, mais il en est toujours séparé par l'intersection fibreuse que nous avons mentionnée. On peut donc les considérer ou comme deux muscles distincts, ou mieux comme un muscle digastrique, ayant succédé chez l'homme à un muscle unique qui se trouve chez beaucoup d'animaux, sous le nom de muscle *orbito-auriculaire*, et qui s'étend de l'oreille au bord supérieur de l'arcade orbitaire.

Le muscle temporal superficiel occupe la partie antérieure de la région temporale, entre le muscle frontal et le muscle auriculaire supérieur. C'est un muscle vaste, mais très mince, de forme quadrilatère; sa couleur presque toujours pâle contraste avec les fibres rouges de l'auriculaire antérieur. Son existence est constante (Schwalbe dit pourtant qu'il fait quelquefois défaut), mais huit fois sur dix il est à peine visible à l'œil nu. On l'a constaté chez le gorille et l'orang.

Il s'insère, d'*une part*, par son bord antérieur, à la partie temporale de l'aponévrose épicrânienne ; — d'*autre part*, par son bord postérieur, à l'intersection fibreuse qui le sépare de l'auriculaire antérieur. Ces deux insertions se faisant également sur des parties aponévrotiques, il est difficile de déterminer celle qui est fixe et celle qui est mobile. Logiquement, l'insertion épicrânienne est l'insertion fixe, le muscle se continuant par l'intermédiaire de l'auriculaire antérieur jusqu'à l'oreille qu'il doit mouvoir.

Sappey a décrit un tendon, émané du faisceau supérieur, qui se prolongerait jusqu'à la portion externe du muscle occipital, ce qui produirait un faisceau digastrique ; je ne l'ai pas rencontré, d'autres non plus.

Rapports. — Le muscle temporal superficiel est dirigé, comme l'auriculaire qu'il continue, obliquement en haut et en avant, par ses fibres moyennes ; les postérieures se rapprochent de la direction verticale, et les antérieures sont presque horizontales. Engainé par un dédoublement de l'épicrâne, il présente une face externe, plus superficielle que celle de l'auriculaire antérieur, intimement adhérente à la peau ; une face interne qui glisse imparfaitement sur l'aponévrose temporale. Les vaisseaux temporaux superficiels sont ordinairement sur le muscle, mais je les ai aussi vus au-dessous. Le bord antérieur correspond au bord externe du frontal, le bord postérieur à l'auriculaire antérieur ; le bord supérieur s'affronte au bord antérieur du muscle auriculaire supérieur, séparé ou non de lui par un interstice où passe fréquemment une branche artérielle ; le bord inférieur est libre, et longe seulement en avant le bord supérieur de l'orbiculaire des paupières.

Connexions. — Chez certains sujets, le temporal superficiel se fusionne complètement en arrière avec l'auriculaire postérieur ; chez d'autres, il s'unit en bas au bord supérieur du peaucier. Il est fréquent de le voir, sur son bord antérieur, se mêler par quelques faisceaux à l'orbiculaire des paupières, disposition qui rappelle le muscle orbito-auriculaire des animaux ; on a vu ces fibres passer sous le muscle frontal et se prolonger jusqu'au voisinage du grand angle de l'œil. Souvent, le long du bord antérieur, des fibres se recourbent et s'accolent aux fibres externes du muscle frontal ; d'ailleurs, chez les prosimiens et chez plusieurs espèces de singes, l'auriculaire antérieur, le temporal superficiel et le frontal forment un seul muscle auriculo-frontal (Gegenbaur).

Bibliographie. — Voy., sur le muscle temporal superficiel, les recherches de Bertelli : (Il muscolo auricolare anterior, in *Jahresberichte für Anatomie*, 1889), avec les observations critiques de Schwalbe. Kazzander (*Internat. Monatschr.*, 1892) le rattache à l'auriculaire supérieur auquel il serait constamment uni par une couche musculaire plus ou moins mince.

MUSCLE AURICULAIRE SUPÉRIEUR

Le muscle *auriculaire supérieur*, ou élévateur de l'oreille, occupe la région latérale ou pariétale de la tête ; c'est un muscle large, radié, mais mince, à peine visible sur les sujets peu musclés.

Il s'insère, *d'une part* (insertion fixe), par son bord supérieur convexe, à la partie latérale de l'aponévrose épicrânienne, elle-même peu mobile à ce niveau, à cause de ses adhérences avec les tissus profonds ; — *d'autre part* (insertion mobile), par une expansion lamellaire, au pavillon de l'oreille, c'est-à-dire à la convexité qui reproduit sur la face interne la fossette de l'anthélix ou fosse naviculaire, et au bord antérieur de l'hélix qui limite en avant cette fossette.

Gegenbaur dit que les insertions inférieures n'arrivent pas toujours jusqu'à l'oreille.

Rapports. — L'auriculaire supérieur est dirigé verticalement par son axe général; ses fibres extrêmes s'inclinent en avant et en arrière, suivant les bords du triangle que ce muscle représente. La face antérieure, recouverte par un feuillet de l'épicrâne, est en rapport avec le cuir chevelu avec lequel elle adhère; la face postérieure également recouverte par l'épicrâne, repose sur l'aponévrose temporale et sur le périoste pariétal. L'auriculaire supérieur est intercalé entre les muscles auriculaires antérieur et temporal superficiel en avant, le muscle occipital en arrière. Nous avons déjà dit que son bord antérieur touche le bord correspondant de l'auriculo-temporal; il y a ordinairement entre eux une mince intersection fibreuse, signalée par Cruveilhier, et qui loge la veine temporale ou un rameau artériel.

AURICULAIRE POSTÉRIEUR

Le muscle *auriculaire postérieur*, ou rétracteur de l'oreille, est situé dans la région mastoïdienne, en arrière de l'oreille, en avant de la bosse occipitale supérieure. Il a la forme d'une languette, dirigée horizontalement le long de la base de l'apophyse mastoïde.

Il s'insère, *d'une part* (insertion fixe), à la base de l'apophyse mastoïde, et à la partie voisine de l'occipital; accessoirement, à l'aponévrose du muscle sterno-mastoïdien, à l'aide d'une languette tendineuse ou charnue, émanée surtout du faisceau inférieur, et que parfois on peut suivre jusqu'à la protubérance occipitale externe; — *d'autre part* (insertion mobile), à la convexité de la conque, au-dessus de la branche horizontale de l'hélix.

Rapports. — Ce muscle est dirigé horizontalement et croise les insertions supérieures du sterno-mastoïdien. Il se compose ordinairement de deux faisceaux, l'un supérieur, l'autre inférieur, celui-ci étant le plus fort, rarement d'un seul faisceau ou au contraire de trois. La face externe est située sous la peau; sa face profonde repose sur le périoste et les aponévroses d'insertion de la région mastoïdienne. Il est sur le même plan que le muscle occipital, dont il semble continuer les fibres les plus externes, et avec lequel il est souvent continu; l'épicrâne les engaine tous les deux.

Action des muscles auriculaires. — Ces muscles sont disposés en demi-cercle autour de l'oreille, et s'insèrent sur la face interne de la conque ou sur les branches voisines de l'hélix et de l'anthélix. Prenant leur point fixe sur les os ou sur l'aponévrose épicrânienne, ils tirent sur le pavillon dans le sens des rayons que représentent leurs fibres. L'auriculaire antérieur avec le temporal superficiel qui le prolonge est *protracteur*, il tire l'oreille en avant et un peu en haut; l'auriculaire supérieur est un *élévateur* direct; l'auriculaire postérieur, un *rétracteur* qui déplace le pavillon horizontalement en arrière. Tous sont dilatateurs de l'orifice externe du conduit auditif, en même temps qu'ils amènent l'oreille de leur côté; il n'y a pas de constricteur. Cette action est d'ailleurs purement théorique. Tandis que beaucoup d'animaux peuvent dilater et resserrer l'orifice de l'oreille, et surtout diriger celle-ci à la recherche des sons, au point que le chat n'a pas moins de vingt-cinq muscles actifs, l'homme a perdu la faculté de dilatation et d'orientation exécutées par le seul jeu de ses muscles auriculaires. L'oreille est complètement immobile, même chez les anthropoïdes, qui ont pourtant en général une musculature plus développée que la nôtre. Il ne semble pas qu'il existe dans ces muscles de contraction réflexe; *dresser l'oreille* est purement métaphorique. Quelques personnes peuvent volontairement contracter l'auriculaire postérieur ou le supérieur; on voit alors se produire un déplacement brusque, très limité et sans effet utile. Le Double, dans ses *Variations du système musculaire*, en a rapporté quelques exemples historiques. L'auriculaire antérieur échappe, dit-on, complètement à la volonté; c'est d'ailleurs celui qui semble être le plus souvent en rétrogradation. Il manque plus souvent que les autres, même chez les anthropoïdes, D'après Sung, l'excitation artificielle d'un des muscles auriculaires provoquerait la contraction simultanée de tous les autres.

III. — MUSCLES DES PAUPIÈRES

Les muscles des paupières et des sourcils ont tous pour action ou bien de rétrécir la fente palpébrale, et de diminuer par conséquent la quantité de lumière qui pénètre dans l'œil, en même temps que de le protéger contre des corps étrangers, ou bien d'agrandir cet orifice et de découvrir une plus vaste étendue du globe oculaire. Les premiers sont des constricteurs, ils comprennent l'orbiculaire des paupières, le sourcilier et le pyramidal; les seconds sont des dilatateurs ou apériteurs, et sont au nombre de deux : le releveur de la paupière supérieure qui, en raison de sa situation intra-orbitaire, est décrit avec les muscles de l'œil, et le muscle occipito-frontal.

Muscles constricteurs (par action décroissante. .	Orbiculaire des paupières. Sourcilier. Pyramidal.
Muscles dilatateurs (par action décroissante). .	Releveur de la paupière supérieure. Occipito-frontal.

Nous ne suivrons pas cet ordre physiologique, qui présente quelques inconvénients au point de vue de la dissection, et nous étudierons successivement l'occipito-frontal, le pyramidal qui est son antagoniste, l'orbiculaire et le sourcilier.

MUSCLE OCCIPITO-FRONTAL

Albinus avait déjà réuni le muscle occipital et le muscle frontal sous le nom de *muscle épicrânien* (epicranius); l'épicrânien de Henle comprend en plus les auriculaires. Il est bien vrai qu'à leur origine, dans la série animale, ces deux muscles sont complètement distincts et proviennent de deux parties différentes du peaucier crânien; l'occipital est alors un muscle de l'oreille; mais chez l'homme, et déjà chez les primates, ces deux muscles sont réunis par un tendon commun, qui en fait un muscle digastrique, et fonctionnent toujours dans une dépendance réciproque étroite.

Considérant donc cette masse charnue comme un muscle digastrique, étendue d'avant en arrière sur la voûte du crâne, nous décrirons d'abord sa partie postérieure, muscle occipital, puis sa partie antérieure, muscle frontal, et enfin son tendon intermédiaire, aponévrose épicrânienne.

MUSCLE OCCIPITAL

Le *muscle occipital* occupe la région occipitale dont il recouvre les bosses supérieures. Il est plat, mince, de forme quadrilatère, nettement fasciculé. Sa largeur est d'environ 5 à 6 cm. et sa hauteur de 3 cm.

Il s'insère, *d'une part* (insertion fixe), à la ligne courbe supérieure de l'os occipital dans ses deux tiers externes, et à la partie postérieure de la région mastoïdienne; — *d'autre part* (insertion mobile), au bord postérieur de l'aponévrose épicrânienne.

Rapports. — Le muscle occipital est dirigé un peu obliquement en haut et en avant; ses faisceaux internes sont presque verticaux, tandis que les faisceaux externes, curvilignes à concavité inférieure, se rapprochent de la ligne horizontale en se dirigeant vers l'oreille.

Le muscle est tapissé sur ses deux faces par un dédoublement de l'aponévrose épicrânienne. La face antérieure ou profonde est en rapport avec le périoste de la bosse occipitale supérieure; sa face postérieure ou superficielle, avec le cuir chevelu auquel elle est solidement unie. L'artère occipitale, avec ses deux branches de bifurcation et le grand nerf occipital, est située entre le muscle et la peau. Le bord externe longe la base de l'apophyse mastoïde et est en rapport avec le muscle auriculaire postérieur. Le bord interne est séparé de celui du côté opposé par un espace angulaire à sommet inférieur tronqué, dans lequel s'enfonce un prolongement de l'épicrâne. La largeur de ce triangle varie de 1 à 5 cm.; elle est relativement plus grande chez le nouveau-né.

Insertions. — Les insertions osseuses se font par des fibres aponévrotiques courtes et fortes, qui s'entrecroisent avec celles du sterno-mastoïdien et du trapèze, traversées elles-mêmes horizontalement par une languette tendineuse de l'auriculaire postérieur. C'est dans ce lacis fibreux que se trouve le filet postérieur du nerf facial. Les insertions épicrâniennes sont un peu différentes en dedans et en dehors. Dans ses deux tiers internes, le muscle se termine par des faisceaux tendineux typiques, lisses, nacrés, qui font partie intégrante de l'épicrâne, et qu'on peut suivre jusqu'au bord antérieur de celui-ci, au niveau du frontal. Dans son tiers externe, il émet des fibres plus minces et plus irrégulières qui se perdent dans la trame de l'aponévrose épicrânienne. Sappey prétend que ce tendon externe engaine l'auriculaire supérieur et va s'unir avec celui du temporal superficiel, mais cette disposition paraît être exceptionnelle.

Cruveilhier semble décrire comme normale une *portion auriculaire* ou externe qui s'insère à la partie postérieure de la conque du pavillon. On la rencontre en effet assez souvent chez le nouveau-né, constamment chez l'embryon, quelquefois seulement chez l'adulte : c'est donc une anomalie. En s'unissant au bord supérieur de l'auriculaire postérieur, cette portion aberrante nous rappelle que ces deux muscles étaient primitivement confondus, et que l'auriculaire postérieur est une différenciation relativement tardive du muscle occipital.

Muscle petit occipital ou **occipital transverse.** — Santorini a décrit sous le nom de *petit occipital* (occ. minor), Cruveilhier sous celui de *peaucier sous-occipital*, d'autres comme *transverse de la nuque*, un muscle anormal qu'on rencontre sur un assez grand nombre de sujets (8 fois sur 25 cadavres). Ce muscle, réduit ordinairement à un faisceau grêle, est couché horizontalement sous la ligne courbe supérieure de l'occipital, par conséquent sous le bord inférieur du muscle occipital. Il va de la protubérance externe à l'aponévrose du sterno-mastoïdien, en rasant l'insertion supérieure du trapèze. Il représente la portion nuchale du peaucier d'un grand nombre d'animaux. — Voyez un dessin à l'article : *Sterno-mastoïdien.*

Variations et anomalies. — Macalister, Cassebohm et Ledouble ont rapporté chacun un cas d'absence complète des muscles occipitaux. — Sœmmering a observé l'entre-croisement des deux occipitaux sur la ligne médiane. On a signalé le dédoublement de l'occipital en deux plans dont le postérieur ne serait pour Ledouble que le faisceau supérieur de l'auriculaire postérieur. — Ledouble a vu un faisceau charnu du grand complexus se perdre dans l'occipital du même côté. — Chudzinski a noté que toujours chez les sujets de races

[CHARPY.]

de couleur, les faisceaux les plus antérieurs de l'occipital allaient se fixer sur le pavillon de l'oreille.

MUSCLE FRONTAL

Situation. — Le *muscle frontal* occupe la région frontale, la région des sourcils et l'espace intersourcilier. Il est large, mince, quadrilatère comme l'occipital. Cruveilhier considère les deux frontaux, droit et gauche, comme formant un seul muscle impair et médian; mais malgré la communauté des fibres médianes, il y a bien deux muscles distincts, ainsi que le montrent leur innervation par un nerf facial droit et un nerf facial gauche, la localisation de l'excitation électrique et de la paralysie hémiplégique à une moitié du front.

Il s'insère, *d'une part* (insertion fixe), par son bord supérieur curviligne, au

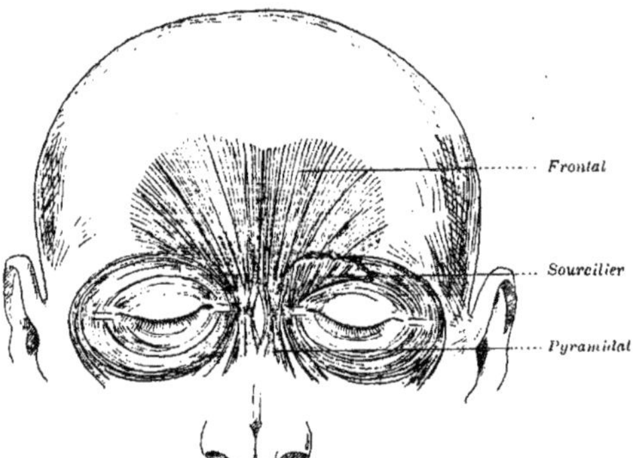

Fig. 216. — Muscles frontal, sourcilier et pyramidal.

bord antérieur de l'aponévrose épicrânienne; — *d'autre part* (insertion mobile), par son bord inférieur à la peau de la région sourcilière et de la région intersourcilière ou glabelle.

Les insertions supérieures se font suivant une ligne à convexité supérieure, qui est située un peu au-dessous de la suture fronto-pariétale et qui se dessine en relief plus ou moins apparent pendant la contraction des muscles. Entre les deux frontaux est un triangle à sommet inférieur, occupé par un prolongement inconstant de l'épicrâne. Ces insertions fibreuses se font par continuité des fibres musculaires avec les fibres tendineuses de l'aponévrose. Les insertions inférieures ou cutanées ont lieu par pénétration des fibres musculaires dans la couche profonde de la peau; au niveau du sourcil, elles croisent perpendiculairement les fibres du sourcilier et de l'orbiculaire, à travers le coussinet adipeux de cette région; dans l'espace intersourcilier, elles s'allongent au contraire parallèlement aux fibres supérieures du pyramidal, sans qu'on puisse voir à ce niveau ni une intersection fibreuse, ni une ligne de séparation entre les deux muscles.

Outre ces insertions cutanées, beaucoup d'auteurs décrivent encore des insertions osseuses. Le frontal par des fibres profondes se fixerait à l'arcade sourcilière, à la suture fronto-nasale et à l'apophyse orbitaire interne; ces insertions internes se feraient à l'aide d'une bande fibreuse transversale. On ne peut les considérer que comme des insertions irrégulières, anormales, car il est manifeste que le frontal est un muscle élévateur des sourcils et non pas abaisseur.

Rapports. — Le muscle frontal a une direction générale verticale plus prononcée que celle de l'occipital; ses fibres internes suivent la ligne sagittale, ses fibres externes sont obliques en haut et en dehors; les fibres moyennes sont les plus longues, car elles atteignent le sommet de la convexité.

Un dédoublement de l'épicrâne engaine le muscle et lui fournit sur ses deux faces un feuillet lamelleux. Par sa face antérieure, le frontal adhère intimement à la peau et fait corps avec elle, grâce aux adhérences serrées qui unissent sa gaine au fascia superficialis et qui rendent la dissection très difficile. Ces adhérences se font entre les deux plans parallèles de la peau et du muscle, mais je ne crois pas qu'il y ait émission continue de fibres musculaires, comme l'avancent plusieurs auteurs; toutes les fibres paraissent se prolonger jusqu'au bord supérieur pour se continuer par les tendons de l'épicrâne. La face postérieure ou profonde glisse sur le périoste à l'aide d'une couche celluleuse, siège des bosses sanguines. Les artères frontale et sus-orbitaire, ainsi que les veines et nerfs de même nom, situées d'abord contre l'os à leur émergence orbitaire, ne ardent pas à se bifurquer en branches cutanées principales, qui s'engagent et cheminent entre la peau et le muscle frontal, en branches périostiques accessoires peu volumineuses, qui rampent dans le périoste.

Le bord externe du frontal est en rapport avec le muscle temporal superficiel, souvent à peine visible, dans d'autres cas uni à lui par des fibres curvilignes qui renforcent ce bord externe. Le bord interne est uni et confondu avec celui du côté opposé, sans aucune ligne de démarcation, comme s'il y avait un muscle unique; mais en haut ces deux bords s'écartent et sont séparés par l'angle antérieur de l'épicrâne.

Le frontal se continue par des faisceaux variables : en dedans, avec les fibres verticales du sourcilier, avec le pyramidal et le releveur commun; en dehors avec le temporal superficiel et l'orbiculaire des paupières.

Action du muscle occipito-frontal. — Le muscle occipital, qui chez beaucoup d'animaux fonctionne comme rétracteur de l'oreille, grâce à ses insertions au pavillon, n'est plus chez l'homme qu'un tenseur de l'aponévrose épicrânienne qu'il attire en bas et en arrière. D'après les auteurs, en fixant cette aponévrose, il assure un point d'appui stable à la contraction du frontal. Il y aurait donc deux temps dans les mouvements ascensionnels du front et du sourcil : 1° contraction de l'occipital fixant l'aponévrose; 2° contraction du frontal, à l'aide de cette aponévrose. Chez les sujets qui peuvent faire onduler le cuir chevelu, les contractions des deux muscles sont alternatives.

Cette action de l'occipital me paraît très contestable. Il semble, au contraire, que dans la contraction du frontal la peau de l'occipital soit attirée vers le sommet de la tête à la rencontre de celle du front, et que le muscle occipital agisse, postérieurement au frontal, pour ramener le cuir chevelu en arrière, synergiquement avec le pyramidal qui abaisse la peau du front. Le sommet du front

[CHARPY.]

s'abaisse en effet dans une contraction un peu forte du frontal, ce qui suppose un occipital à l'état d'allongement et non de raccourcissement.

L'action du frontal consiste essentiellement dans l'*élévation du sourcil*. Prenant son point fixe sur l'aponévrose épicrânienne qui elle-même fait corps avec le cuir chevelu, il tire de bas en haut la peau du sourcil; la courbure de celui-ci est augmentée. L'ascension et la courbure du sourcil se voient même chez l'enfant, dont le front ne se plisse pas.

Ce muscle est donc un apériteur de l'œil; comme tel, il intervient soit dans la vision intensive, soit dans le phénomène de l'attention.

Les conséquences de cette traction ascensionnelle du sourcil sont : l'abaissement du bord supérieur du front, les deux insertions du muscle tendant à se rapprocher, et par suite le raccourcissement du front en hauteur; — la formation de plis transversaux curvilignes, concentriques à l'arc sourcilier, à concavité inférieure, raccordés de droite à gauche, sur la ligne médiane, par de petits plis à courbure inverse; ces plis transversaux, ou rides frontales, font défaut chez l'enfant; ils manquent souvent chez l'adulte dans le triangle intermusculaire supérieur: dans la contraction intensive du muscle, ils deviennent irréguliers et se relèvent sur le côté externe; ils sont la conséquence de l'adhérence complète du muscle à la peau sur toute sa face antérieure; — le déplissement et la tension de la peau intersourcilière également attirée en haut; — l'ascension de la paupière supérieure, et par suite l'agrandissement de l'ouverture palpébrale. Par cette élévation du sourcil et de la paupière, l'œil est découvert, une plus grande quantité de lumière lui arrive, anime le regard, et de là glisse sur les joues qu'elle illumine.

Comme apériteur de l'œil, le frontal agit quand la vision est rendue difficile par un éclairage insuffisant, soit à cause de l'éloignement de l'objet, soit à cause de la faible lumière ambiante: c'est ainsi que, lorsque les yeux sont *écarquillés* dans l'obscurité, le contraction énergique du frontal s'associe à la fixité de l'œil. Il est des myopes qui, pour voir au delà de leur point normal, utilisent surtout leur muscle frontal, alors que d'autres se servent presque exclusivement d'un muscle antagoniste, le sourcilier, qui leur permet de voir dans les conditions de la fente sténopéique.

Au point de vue expressif, il a été bien nommé par Duchenne le *muscle de l'attention*. Il caractérise en effet le regard actif, c'est-à-dire la volonté de voir. Son action se porte sur les objets extérieurs: la vision intérieure, qui est la réflexion, s'accompagne au contraire d'un jeu inverse de la physionomie, de la contraction du sourcilier et de celle de l'orbiculaire, les paupières se ferment au lieu de se dilater. L'attention simple, physique ou morale, est de tous les états d'esprit le plus fréquent, le plus habituel; il est exprimé par l'élévation du sourcil. L'attention à son tour entre comme élément constitutif dans des états composés, tel que la surprise, l'admiration, la frayeur, et dans l'horreur, combinaison de frayeur et de répulsion.

Le frontal prend part aussi à certains mouvements expansifs du visage qui ne relèvent pas directement de l'attention, tels que le sourire et la gaîté qui *déride* les sourcils.

Ce n'est pas lui qui produit le *hérissement* des cheveux, qu'on observe dans la frayeur extrême, et même à l'état chronique chez certains aliénés. Le redressement des cheveux est produit par les *arrectores pilorum*, muscles microscopiques annexés aux poils. En revanche, c'est lui qui, conjointement avec l'occipital, provoque le *roulement* du cuir chevelu, successivement attiré en avant et en arrière dans un mouvement d'ondulation transversale. Ce mouvement est très marqué chez beaucoup de singes; il s'exerce avec une grande puissance chez le gorille et annonce un état de colère et de menace. Un assez grand nombre d'hommes (on ne signale pas ce fait chez la femme) peuvent volontairement et dans des limites très variables faire mouvoir leur cuir chevelu, quelques-uns avec force. A l'état reflexe, purement mimique, ce fait a été observé chez des personnes qui parlaient avec animation, en gesticulant fortement.

APONÉVROSE ÉPICRANIENNE

L'aponévrose épicrânienne, dite encore *épicrâne*, *aponévrose occipito-frontale*, *galea aponeurotica* (casque ou calotte tendineuse), est une membrane fibreuse interposée entre les muscles peauciers de la voûte crânienne. Elle recouvre le sommet de la tête, c'est-à-dire la région pariétale, et empiète sur les régions des os frontal et occipital. Sa position au milieu de muscles qui s'insèrent sur tout son pourtour, le frontal, l'occipital et les auriculaires, l'a fait comparer au centre phrénique, et désigner sous le nom de *centre tendineux* de la région crânienne.

Sa forme est celle d'une calotte moulée sur le sommet de la tête, ou, si l'on veut, d'un quadrilatère à surface courbe, à contour dentelé. On peut lui reconnaître quatre bords, un antérieur, un postérieur et deux externes; deux faces, une externe et une interne.

Le bord antérieur, concave de chaque côté, reçoit le bord convexe du muscle frontal, et se prolonge en pointe triangulaire entre les deux muscles frontaux;

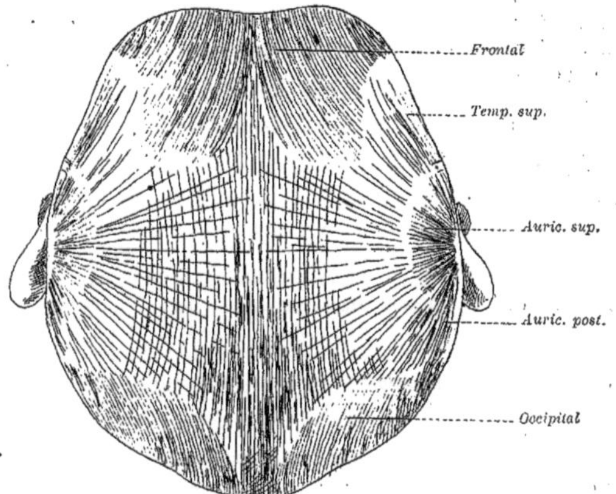

FIG. 217. — Aponévrose épicrânienne.

ce prolongement antérieur ou frontal est aigu et a son sommet dirigé en bas; il n'est pas constant.

Le bord postérieur est semblable; il reçoit aussi dans ses concavités latérales les convexités des muscles occipitaux, et se prolonge en pointe entre ceux-ci. Seulement ici les muscles occipitaux sont séparés sur toute leur hauteur; il s'ensuit que le prolongement postérieur ou occipital est plus large (de 4 à 5 cm. en moyenne), qu'il se termine en sommet tronqué, et que l'aponévrose arrive jusqu'à la protubérance et à la ligne courbe occipitale sur lesquelles elle prend insertion.

Les bords externes droit et gauche sont identiques. Leur partie moyenne est également creusée d'une concavité où s'enchâsse l'insertion du muscle auriculaire supérieur. En avant et en arrière de cette insertion, l'aponévrose se prolonge sur les parties latérales de la voûte; en avant (prolongement temporal) entre le muscle frontal et le muscle auriculaire supérieur, en arrière (prolongement mastoïdien) entre ce même auriculaire et le muscle occipital. Le prolongement latéral antérieur ou temporal paraît très large et très long, car il recouvre la moitié antérieure de la région de la tempe et descend jusqu'à l'arcade zygomatique; mais, strictement parlant, il est très court, car toute cette région est barrée par un muscle plus ou moins apparent, le temporal superficiel.

La périphérie que nous venons de décrire à l'aponévrose est celle qui répond à la ligne des insertions musculaires, et elle marque bien la fin de la partie aponévrotique, tendineuse, de l'épicrâne. Mais il faut savoir qu'arrivé au niveau des muscles, l'épicrâne, par sa couche la plus superficielle et sa couche la plus profonde, fournit à chacun d'eux une gaine complète, avec un feuillet superficiel mince et adhérent à la peau, et un feuillet profond toujours beaucoup plus épais et mobile sur le périoste du crâne; c'est l'épaisseur de ce feuillet profond qui fait paraître les muscles comme couchés sur l'épicrâne (Voy. fig. 218). On dit communément que l'aponévrose se dédouble pour envelopper les muscles peauciers; ce n'est pas très exact, ou du moins ce n'est pas tout, car elle possède en plus une partie moyenne ou tendineuse qui fait suite aux fibres musculaires.

Le feuillet superficiel de la gaine des muscles se confond naturellement avec la peau au niveau des insertions cutanées et, bien avant déjà, lui est en partie fusionné. Quant à l'épais feuillet profond, il finit différemment sur la périphérie de la voûte. En arrière, il s'insère avec le muscle occipital à la ligne courbe supérieure et, entre les deux muscles, à la protubérance occ. externe. En avant, et sur la ligne médiane, il s'insère sur le périoste du nez, au-dessous du pyramidal; latéralement, dans la peau du sourcil au-dessous du frontal et du sourcilier. Sur les côtés, il va s'attacher à la base de l'apophyse mastoïde et aux aponévroses de ses muscles avec l'auriculaire postérieur, au cartilage de l'oreille avec l'auriculaire supérieur; et enfin, dans le prolongement temporal, au-dessous du temporal superficiel, il finit dans la peau de la joue. Merkel a donné un dessin qui montre sur une tête d'enfant la ligne d'attache de l'épicrâne aux os et aux aponévroses du contour de la voûte; elle représente la barrière que ne franchissent ni les phlegmons du cuir chevelu, ni les suffusions sanguines ou les décollements traumatiques des téguments. Je diffère avec lui sur deux points. Sans doute, en arrière, la ligne d'insertion va de l'oreille à la protubérance occipitale; mais 1° en avant, l'épicrâne ne s'insère pas à l'arcade orbitaire, il s'insère à la peau et les injections expérimentales, comme les hémorragies, envahissent la paupière supérieure; 2° sur le côté, Merkel décrit des adhérences serrées entre l'épicrâne et l'aponévrose temporale; or j'ai toujours vu l'épicrâne finir en une mince lamelle qui au niveau de l'arcade zygomatique se confond avec le fascia superficialis de la peau, et ne contracter avec l'aponévrose temporale que des connexions lâches; les injections sous-épicrâniennes fusent toujours dans la région temporale avec la plus grande facilité et il en est de même des phlegmons diffus.

La face externe ou superficielle de l'aponévrose n'est libre nulle part, et ne peut se préparer qu'artificiellement; elle adhère intimement à la peau qui la recouvre et avec laquelle elle fait corps, constituant le tégument du crâne ou *cuir chevelu*. Il n'est pas possible de creuser une cavité dans l'épaisseur de ce tégument, ni d'y faire pénétrer une masse liquide quelconque, il ne peut donc y avoir ni phlegmon ni bosse sanguine sus-aponévrotiques; j'ai démontré par les injections expérimentales que l'espace sous-cutané admis par les auteurs n'existait pas (Voy. LARMARAUD, Th. de Lyon, 1882). Je me suis assuré aussi que l'épicrâne n'était pas en rapport immédiat avec le pannicule adipeux; il est intimement appliqué et adhérent à une lame conjonctive mince, mais résistante, qui recouvre sa face externe; cette lame qu'on dissèque non sans peine dans quelques régions, et qu'on reconnaît bien sur les coupes histologiques, n'est autre que le fascia superficialis de la peau. C'est elle qui envoie à la face profonde du derme ces travées fibreuses solides, qui, semblables à des colonnettes, élargies à leur origine et à leur terminaison, cloisonnent le pannicule adipeux et le décomposent en loges remplies par des boules graisseuses à l'état de tension. Les gros troncs artériels et veineux, les gros troncs nerveux, sont situés entre l'aponévrose et le fascia, dans des espaces celluleux qui forment leur adventice; ils sont donc, à strictement parler, ici comme ailleurs, *sous*

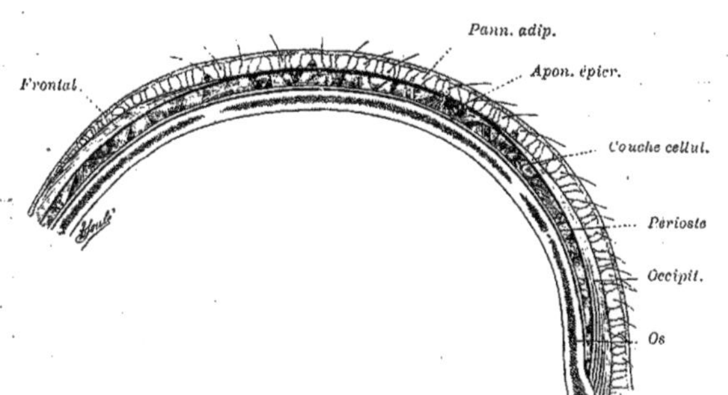

Fig. 218. — Aponévrose épicrânienne. Coupe antéro-post. schématique.

plutôt qu'*intra-cutanés;* les branches secondaires seules sont au-dessus du fascia superficialis, dans d'autres canaux celluleux semblables, d'où elles émettent leurs branches dermiques ascendantes.

La face interne ou profonde de l'aponévrose épicrânienne est partout lisse et libre; elle est en rapport avec le périoste externe du crâne ou *péricrâne*, et glisse sur lui à l'aide d'une couche celluleuse, plus ou moins lâche suivant les sujets; cette couche est la véritable séreuse dans laquelle se font les phlegmons, les bosses sanguines, les œdèmes, les vastes décollements; c'est ce que démontrent les injections expérimentales sur le cadavre ou sur les animaux, et les constatations de l'anatomie pathologique.

Le tégument du crâne ou *cuir chevelu* (terme que quelques auteurs réservent à tort à la peau seule) comprend de la surface à la profondeur : la peau, le pannicule adipeux, le fascia superficialis et l'aponévrose épicrânienne. Merkel donne à ce tégument, chez un homme jeune et bien conformé, une épaisseur moyenne de 6 mm. dont 2 pour la peau, 2,5 pour le pannicule adipeux, et 1,5 pour l'aponévrose avec le fascia. Sur une tête chauve, le tégument peut n'avoir que 2 mm.

La *structure* de l'aponévrose est différente dans sa partie médiane et dans ses parties latérales. Sa partie médiane est épaisse, au centre plus qu'ailleurs, et nettement tendineuse, c'est-à-dire lisse, nacrée, composée de forts faisceaux plats, parallèles; cette disposition est toujours bien prononcée en arrière, où le muscle occipital émet une véritable membrane tendineuse; elle est déjà moins nette pour le tendon du frontal dont les fibres sont petites et ternes. Ces faisceaux médians sont antéro-postérieurs, sagittaux pour le frontal, obliques pour l'occipital. Dans la partie latérale de l'épicrâne, la structure aponévrotique disparaît et fait place à la texture irrégulière des fascias lamelleux, l'épaisseur est aussi bien moindre. On reconnaît cependant des faisceaux transversaux qui proviennent de l'auriculaire supérieur et croisent à angle droit les fibres sagittales de l'occipito-frontal. De nombreux interstices se voient au point de croisement, quand on regarde l'aponévrose par sa face profonde : ce sont des orifices vasculaires, surtout veineux, qui font communiquer la circulation cutanée avec la circulation périostique.

Nous avons dit plus haut que, sur la circonférence des muscles peauciers, l'épicrâne présentait trois couches superposées : une superficielle et une profonde qui deviennent les deux feuillets de la gaine du muscle, une moyenne qui est constituée par les faisceaux tendineux émanés des fibres musculaires. Les auteurs n'ont pas discuté la *nature* de l'aponévrose épicrânienne; Wiedersheim dit seulement qu'une grande partie de cette aponévrose est composée de faisceaux du muscle occipital devenu tendineux. Je l'avais considérée autrefois comme une forme condensée du fascia superficialis, analogue à l'aponévrose palmaire; cette opinion ne peut plus se soutenir, puisqu'il y a un fascia superficialis au-dessus de l'épicrâne et distinct, bien que soudé avec lui. On pourrait se la représenter comme la partie moyenne d'un muscle unique occipito-frontal, qui se serait dissocié et dont les deux extrémités auraient conservé leur union primitive sous forme d'une membrane tendineuse; mais les muscles frontal et occipital sont originellement indépendants chez les animaux, et dérivent de masses différentes, le frontal de la partie antérieure ou faciale du peaucier, l'occipital de sa partie nuchale ou crânienne. En outre, l'occipital est primitivement un muscle de l'oreille. C'est donc vraisemblablement le résultat de la fusion de deux tendons voisins : celui de l'occipital, ayant cessé de mouvoir l'oreille, a perdu ses connexions avec elle et s'est conservé en se soudant à celui du frontal, avec lequel son muscle forme un couple anatomique et fonctionnel; il s'est également allongé en se substituant à une partie de son muscle devenu tendineux.

Voy. sur les points spéciaux de l'épicrâne auxquels j'ai fait allusion : LARMARAUD, *les Téguments du crâne*. Thèse de Lyon, 1882. — Voy. aussi P. POIRIER, *Anat. médico-chir.*, p. 23 et 24.

Variations et anomalies. — Macalister a signalé l'absence du frontal. A ce propos, Chudzinski se demande si cet auteur n'a pas eu affaire à un muscle atrophié à fibres d'une pâleur extrême. — Tous les auteurs qui ont disséqué des nègres, Hamy, Chudzinski, s'accordent à reconnaître le développement très considérable que prend chez ces sujets le frontal comme d'ailleurs tous les autres muscles de la face. Ledouble a observé l'entre-croisement sur la ligne médiane des deux frontaux. — Mayer a noté la continuité directe des fibres charnues du frontal avec celles de l'occipital.

MUSCLE PYRAMIDAL

C'est par erreur que ce muscle a reçu le nom de pyramidal; Santorini l'avait nommé *procerus nasi*, et c'est l'élévateur de l'aile du nez qu'il appelait le *pyra-*

midalis. Beaucoup d'anatomistes le considèrent comme la portion interne du frontal et ne le décrivent pas comme un muscle à part. Mais les expériences physiologiques de Duchenne ont mis fin à cette question litigieuse et montré qu'on avait bien affaire à un muscle indépendant, antagoniste du frontal. Depuis lors on a reconnu, à l'aide de l'embryogénie et de l'anatomie comparée, que le pyramidal dérivait par différenciation du muscle releveur commun de la lèvre supérieure, et non pas du muscle frontal.

Le muscle pyramidal occupe la partie supérieure du dos du nez et la bosse

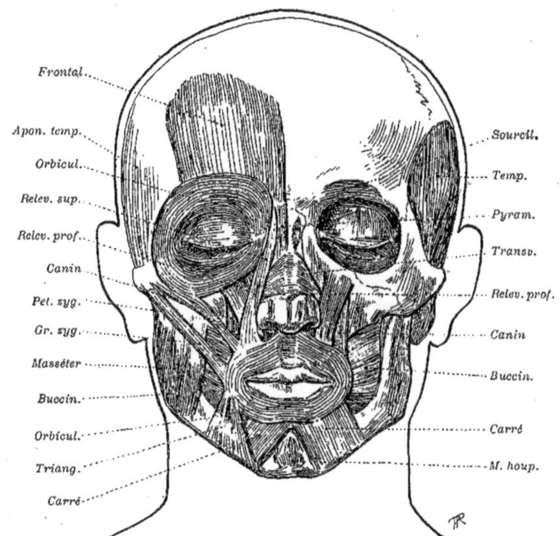

Fig. 219. — Muscles de la face.

frontale moyenne. Il est constitué par une petite languette qui a la forme de l'os propre du nez sur lequel elle se moule.

Il s'insère, *d'une part* (insertion fixe), à sa partie inférieure, par ses fibres superficielles, au cartilage latéral du nez, au moyen d'une membrane fibreuse, et par ses fibres profondes, au périoste des os propres du nez, sur la partie inférieure de leur bord interne; — *d'autre part* (insertion mobile), à la peau de la région intersourcilière.

Les insertions aux os propres du nez sont contestées, et se feraient pour quelques auteurs au tégument du dos du nez; pour d'autres à l'aponévrose du muscle transverse. Les insertions cutanées supérieures sont entre-croisées avec les insertions inférieures du frontal, mais on ne voit là aucune intersection fibreuse, et ce n'est que sur des coupes histologiques que l'on peut reconnaître la terminaison des deux muscles par des fibres qui s'enfoncent dans le derme en sens opposé, mais sous des incidences si faibles qu'elles sont presque parallèles. L'expérimentation montre que la ligne neutre d'excitation, qui marque la limite entre les deux muscles, est une ligne transversale, située un peu au-dessus du sillon fronto-nasal, sur la glabelle ou bosse frontale moyenne.

Rapports. — Le pyramidal se dirige verticalement; il a une longueur de 12 à 15 mm. Il commence par un bord inférieur élargi, puis se condense à la racine du nez en un faisceau plus épais, rouge, arrondi, et de nouveau s'étale sur la glabelle. Cruveilhier dit qu'il est le plus souvent entre-croisé en totalité ou en partie avec celui du côté opposé; les deux muscles droit et gauche sont en effet affrontés par leurs bords internes et échangent ordinairement des fibres, mais chacun d'eux garde son individualité unilatérale. Par sa face antérieure, le pyramidal est en rapport avec la peau avec laquelle il fait corps, surtout dans sa partie supérieure; cette face est concave en sens vertical, convexe en sens transversal; — par sa face postérieure il répond aux cartilages latéraux, aux os propres du nez et à la bosse frontale moyenne; il glisse sur ces organes à l'aide d'une couche celluleuse interposée entre le périoste et le fascia profond qui recouvre le muscle. Son bord externe longe en bas le muscle transverse du nez, plus haut le releveur commun et l'orbiculaire dont le sépare la veine angulaire.

Le pyramidal est souvent uni au releveur commun, dont il est du reste un dérivé, et quelquefois au frontal qui lui envoie des fibres.

Action. — Avant les expériences électro-physiologiques de Duchenne, Sappey avait déjà remarqué sur lui-même, et avant Sappey d'autres observateurs, que le pyramidal est l'antagoniste du frontal. Le frontal est élévateur de la peau du front, qu'il plisse et détend; le pyramidal est abaisseur de la peau frontale qu'il tend et déplisse. Prenant son point fixe en bas, il exerce une traction verticale, qui porte sur la région intersourcilière et sur la queue du sourcil; il est par conséquent antagoniste du *frontal médian* ou portion médiane du frontal. Les résultats sont : l'abaissement direct de la peau du front et la formation d'un sillon transversal dans l'espace intersourcilier. L'abaissement de la tête du sourcil rétrécit l'angle interne de l'œil et cache la caroncule.

Le pyramidal est de tous les muscles de l'œil celui qui obéit le moins à la volonté. Il agit : 1° comme muscle défensif, pour protéger l'œil : 2° comme muscle mimique, pour exprimer des émotions douloureuses.

Darwin a montré qu'il se contracte synergiquement avec le sourcilier et l'orbiculaire pour rétrécir la fente palpébrale, et augmenter la saillie du sourcil, dans le cas où l'œil est exposé à une vive lumière. Il concourt donc à l'occlusion de l'œil. Cette action se manifeste aussi dans certains efforts, tels que les cris chez l'enfant.

Au point de vue expressif, Duchenne l'a nommé le *muscle de l'agression*, parce qu'il donne de la dureté au regard, et annonce la méchanceté, la haine. Toutefois beaucoup d'observateurs, au dire de Darwin, n'ont pas reconnu dans les photographies de Duchenne cette expression de dureté agressive. La contraction du muscle isolé paraît inexpressive; associée à d'autres, elle se rapporte plutôt à des émotions pénibles; c'est ainsi qu'on la constate dans le pleurer, dans la méditation morose, dans les grandes douleurs concentrées. Talma tirait de grands effets de l'abaissement puissant du front.

Variations et anomalies. — Harrison et Ledouble signalent l'absence possible du pyramidal. — Les pyramidaux peuvent s'entre-croiser ou se fusionner plus ou moins intimement sur la ligne médiane. — Suivant Chudzinski, sa forme subirait des variations ethniques; c'est ainsi que, trapézoïde dans la race blanche, il devient plus ou moins triangulaire dans les races noire et jaune.

MUSCLE ORBICULAIRE DES PAUPIÈRES

Le *muscle orbiculaire des paupières* occupe les paupières et la circonférence de l'orbite. C'est un muscle plat, disposé en ellipse à grand axe transversal autour de la fente palpébrale.

Il est nécessaire de distinguer dans chaque orbiculaire droit et gauche deux portions : une palpébrale et une orbitaire. La *portion palpébrale*, portion originelle et fondamentale du muscle, est limitée à la paupière même dont elle fait partie intégrante; elle est composée de deux demi-anneaux à insertions fibreuses sur leurs deux extrémités; les fibres sont pâles; le muscle détermine l'occlusion régulière, habituelle, de l'ouverture palpébrale. La *portion orbitaire*, portion secondaire et beaucoup plus variable dans la série animale, entoure l'arcade orbitaire en dehors des paupières; elle forme un anneau unique et presque complet à insertion osseuse; ses fibres sont rouges; elle entre en jeu comme auxiliaire de la portion palpébrale, dans l'occlusion de l'œil avec effort.

Disons tout d'abord que les cartilages tarses qui constituent le squelette des

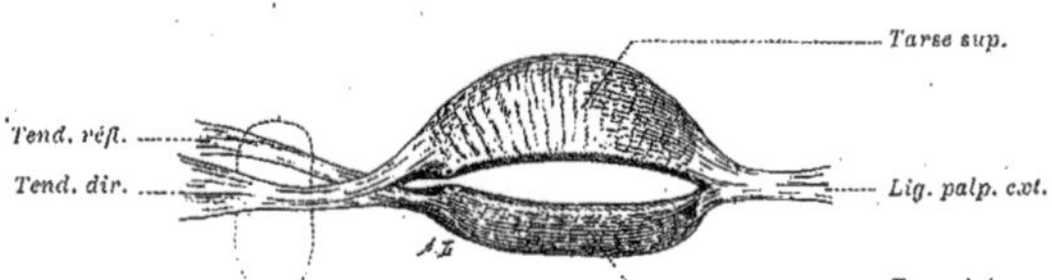

Fig. 220. — Les tendons de l'orbiculaire; côté gauche.

paupières sont attachés, à leurs extrémités, à une bandelette fibreuse appelée *ligament palpébral;* il y a deux bandelettes, une interne et une externe.

Le *ligament palpébral interne*, situé en dedans du grand angle de l'œil, est une corde ligamenteuse tendue horizontalement, que l'on voit et que l'on sent facilement en tirant la paupière en dehors; il s'insère sur l'apophyse montante du maxillaire supérieur, se dirige en dehors et se bifurque en deux branches dans lesquelles sont creusés les canalicules lacrymaux; la branche supérieure va se fixer à l'extrémité du tarse supérieur, la branche inférieure au tarse inférieur. Sa longueur est de 6 à 7 mm.; son épaisseur de 2 mm. De sa face postérieure se détache un faisceau semblable, *faisceau réfléchi*, ou faisceau postérieur, qui se dirige également sur le plan horizontal, en dedans et en arrière, derrière le sac lacrymal, pour s'attacher à la crête de l'unguis qui forme la lèvre postérieure de la gouttière lacrymale. Le sac lacrymal, poche fibreuse qui occupe la gouttière de l'unguis, est donc entouré par un demi-anneau fibreux qui le coupe transversalement, anneau constitué en avant par le faisceau antérieur du ligament palpébral qui adhère intimement à la paroi du sac, en arrière par le faisceau postérieur qui ne lui adhère pas.

Le ligament palpébral interne est souvent désigné en France sous le nom de *tendon direct* de l'orbiculaire, et sa portion postérieure sous le nom de *tendon réfléchi*; ces dénominations ne sont pas heureuses, car le ligament n'est que la terminaison des cartilages tarses auxquels il appartient; ses fibres ne se continuent pas avec les fibres musculaires de l'orbiculaire, qui viennent au contraire s'y jeter perpendiculairement.

Au côté externe de l'œil, un ligament semblable, mais moins compact, moins fort, attache au périoste de la circonférence orbitaire les extrémités externes des tarses : c'est le *ligament palpébral externe*, que l'on aurait tout aussi bien pu appeler le tendon externe.

1° La *portion palpébrale* s'insère : d'*une part*, en dedans, au ligament palpébral interne (ou tendon direct), sur sa face antérieure et sur ses deux bords; quelques auteurs ajoutent : à la partie voisine de la circonférence orbitaire; — d'*autre part*, en dehors, à la face antérieure du ligament palpébral externe; ces dernières insertions sont partiellement croisées.

Le muscle palpébral s'étend d'un ligament palpébral à l'autre et il est composé de deux demi-ellipses distinctes, une supérieure et une inférieure; ses deux insertions sont fibreuses et sont des insertions fixes.

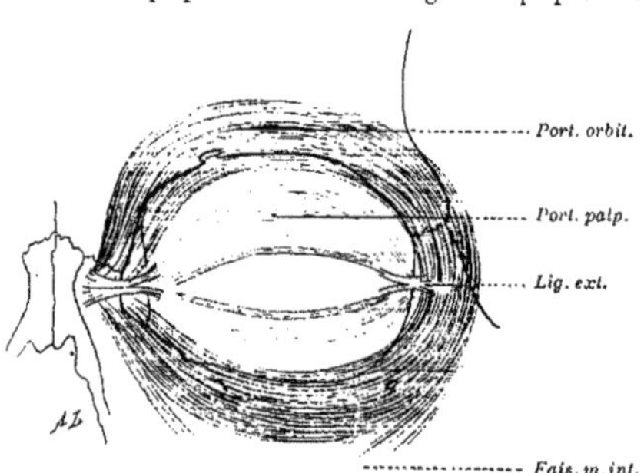

Fig. 221. — Muscle orbiculaire des paupières.

2° La *portion orbitaire* n'a que des insertions internes que nous distinguerons en supérieures et inférieures. Elle s'insère : d'*une part*, par ses insertions supérieures, au ligament palpébral interne, à l'apophyse montante du maxillaire, à l'apophyse orbitaire interne du frontal et au tiers interne et supérieur de l'arcade orbitaire jusqu'à l'échancrure sus-orbitaire; — d'*autre part*, par ses insertions inférieures, à ce même ligament palpébral interne et au tiers interne et inférieur de l'arcade orbitaire, jusqu'au trou sous-orbitaire.

Le muscle orbitaire a donc deux insertions fixes, fibreuses et surtout osseuses, toutes deux en dedans de l'œil, l'une au-dessus de l'autre; il forme par conséquent une ellipse à peu près complète qui n'est ouverte qu'en dedans, entre les insertions supérieures et inférieures.

Rapports. — Le muscle *palpébral*, appelé encore orbiculaire interne, est étendu en couche mince translucide, sur la partie profonde des paupières; ses fibres sont pâles, groupées en petits faisceaux plats et espacés, qui décrivent des courbes à concavité postérieure moulées en quelque sorte sur le globe de l'œil. Il occupe le tissu cellulaire sous-cutané; une double couche celluleuse le tapisse sur ses faces superficielle et profonde et le sépare en avant de la peau, en arrière du cartilage tarse et du ligament large des paupières. Il n'adhère donc par aucune de ses faces aux tissus voisins et glisse librement dans cet espace de tissu lâche. Cette couche celluleuse ne renferme jamais de graisse; c'est elle qui s'infiltre dans les œdèmes, les ecchymoses. C'est seulement au niveau des ligaments palpébraux externe et interne que la peau très mince est unie aux bandes fibreuses et aux origines du muscle.

Le muscle *orbitaire* ou orbiculaire externe, plus vaste, plus épais, épais surtout vers l'angle interne de l'œil, plus rouge, a des rapports bien différents. Il s'étend dans la région du sourcil, celle de la tempe, et dans la partie supérieure de la joue. Ses fibres rapprochées ne sont pas disposées sur un plan courbe en sens frontal, comme les fibres palpébrales, mais déroulent leurs ellipses sur un plan presque droit. Il recouvre la partie extérieure de la base de l'orbite, y compris la pommette, le sourcilier, la partie antérieure du temporal, les insertions supérieures du grand zygomatique et des élévateurs de la lèvre. Sa partie inférieure est quelquefois très vaste et s'étend jusqu'au tiers de la distance qui sépare l'orbite de la commissure des lèvres. Par sa face antérieure, il est en rapport avec la peau, non plus une peau mince et sans graisse, mais une peau épaisse et adipeuse; en outre il est adhérent au tégument. Ces adhérences se font à plat, c'est-à-dire que le fascia lamelleux qui recouvre la face antérieure du muscle est fusionné avec le fascia superficialis de la peau; elles sont surtout marquées dans la région externe, au point où les fibres supérieures se réfléchissent pour décrire leur arc inférieur. C'est en vain qu'en ce point, à l'angle externe, on chercherait un raphé fibreux ou un entre-croisement musculaire, ou des insertions cutanées; je n'ai pu en constater au microscope et il faut admettre que l'œil nu ne nous trompe pas; les fibres musculaires décrivent des courbes continues; ce sont les fortes adhérences de l'angle externe qui maintiennent leur courbe et leur tiennent lieu d'insertion tendineuse.

Fibres cutanées. Muscle de Riolan. Muscle de Horner. — Le muscle orbiculaire émet constamment par son bord externe un certain nombre de *fibres cutanées* qu'on a décrites comme des portions distinctes. Ces fibres s'échappent surtout des deux angles. De l'angle interne partent des fibres ascendantes, fibres sourcilières, qui vont s'unir au muscle sourcilier et se terminer avec lui dans la peau du sourcil, et des fibres descendantes qui vont dans la peau de la joue. De même, de l'angle externe émanent des fibres descendantes qui vont en bas et en dedans dans la peau de la joue, à la rencontre des fibres internes avec lesquelles elles peuvent s'entre-croiser. Ces fibres des joues ont été décrites comme *portion malaire* de l'orbiculaire. D'après Ruge, le faisceau malaire interne n'est qu'une partie intermédiaire entre l'orbiculaire et l'élévateur commun; le faisceau malaire externe n'a jamais appartenu à l'orbiculaire, c'est une partie intermédiaire entre l'orbiculaire et le grand zygomatique, reste de la fusion primordiale des deux muscles. (Voy. MERKEL, Der Musculus superciliaris. *Anat. Anzeiger*, 1887; et RUGE, in *Jahresbericht f. Anatomie*, 1887).

Le *muscle ciliaire* ou *muscle de Riolan* n'est autre que le faisceau marginal de la portion palpébrale, celui qui occupe le bord libre de la paupière, et que

Riolan a en effet distingué du reste du muscle. Il est rectiligne, large de 2 ou 3 mm., composé de fibres striées qui comptent parmi les plus fines de l'organisme. Les glandes de Moll et les cils le séparent du reste du muscle palpébral. Il rase dans son trajet les conduits excréteurs des glandes de Meibomius et des glandes sébacées, et envoie en sens horizontal, autour de ces conduits et de leurs culs-de-sac, des fibres disposées en plexus, qui s'étendent jusque sous la conjonctive. Le muscle ciliaire sert probablement à l'excrétion des glandes et au mouvement des cils.

Le *muscle de Horner* (Philadelphie, 1827), ou lacrymal postérieur, est considéré tantôt comme un muscle indépendant, tantôt et le plus souvent comme une dépendance du muscle orbiculaire; il était déjà connu des anciens anatomistes. Il s'insère sur la crête de l'unguis, se dirige horizontalement en dehors, en languette carrée, appliqué contre la face postérieure du ligament palpébral interne postérieur, ou tendon réfléchi, et contre le sac lacrymal; au niveau des cartilages tarses, il se bifurque en deux moitiés supérieure et inférieure, dont chacune se termine en partie sur le canalicule lacrymal auquel elle fournit un sphincter, en partie sur le cartilage tarse. Nous n'insisterons pas sur la description de ce muscle dont l'étude se rattache justement à celle des voies lacrymales. Disons seulement qu'il paraît être un antagoniste de l'orbiculaire, ce qui témoignerait en faveur de son indépendance anatomique. L'orbiculaire, en se contractant dans le clignement, dilate le sac lacrymal et relâche le muscle de Horner, le sac se remplit de larmes; le clignement terminé, l'orbiculaire se relâche, et le muscle de Horner comprime et vide les canalicules lacrymaux et le sac lacrymal.

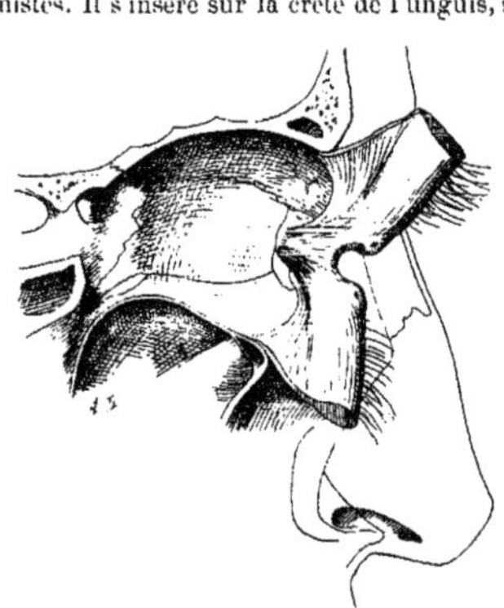

Fig. 222. — Muscle de Horner.

Action. — L'orbiculaire des paupières est un sphincter qui préside à leur occlusion.

La *portion palpébrale* ferme l'œil en rapprochant l'une de l'autre les deux valves des paupières supérieure et inférieure, dont elle affronte les bords libres, au moins par leur lèvre postérieure.

En même temps, les points lacrymaux renversés en dedans baignent dans le sac lacrymal, et se juxtaposent sur une même ligne transversale; le sac lacrymal est dilaté par la traction en avant du ligament palpébral; les larmes y affluent. La paupière supérieure est déplissée et tendue, mais des plis obliques très fins se voient sur la paupière inférieure au niveau des angles externe et interne, ils sont dirigés en bas et en dehors.

Le muscle palpébral préside à l'occlusion régulière de l'œil dans les conditions normales, sans effort, telles que le sommeil et le clignement. Il a pour antagoniste direct le releveur de la paupière supérieure, et pour auxiliaire la pression atmosphérique qui suffit à maintenir la fermeture de l'œil (Wilmart).

Le muscle *orbitaire* se contracte surtout dans l'occlusion avec effort; il a pour antagoniste le frontal, pour muscles synergiques le sourcilier et le pyramidal. Il ferme l'œil en présence d'une lumière trop vive, d'un danger immédiat; il joue un grand rôle dans la vision des myopes, dans les travaux minutieux, dans l'acte du viser. Darwin observe que cette occlusion se voit dans tous les actes qui entraînent une expiration forcée, dans les pleurs, cris, sanglots, dans les cris du rire, dans la toux, l'éternuement, le vomissement, la défécation énergique, lorsqu'on se mouche bruyamment. Dans tous ces cas, l'expiration forcée congestionne la face. Ch. Bell suppose que la contraction de l'orbiculaire a pour effet d'empêcher la congestion de l'œil en le comprimant; Donders a justifié cette explication en montrant que, dans ces circonstances, la pression s'élevait en effet dans les artères et dans les veines de la circulation intra et extra-oculaire; la compression du muscle diminue cette injection vasculaire comme le ferait un bandeau ou l'application des mains.

L'orbiculaire, comme tous les autres muscles peauciers de l'œil, est innervé par le nerf facial; tandis que son antagoniste direct, le releveur de la paupière supérieure, reçoit sa motricité du nerf moteur oculaire commun. Dans la paralysie faciale, l'œil restera donc ouvert; tandis que la chute de la paupière supérieure caractérise la paralysie du releveur.

Connexions. — L'orbiculaire possède ordinairement des fibres communes avec un ou plusieurs des muscles qui l'entourent. C'est ainsi qu'il envoie des fibres (ou qu'il en reçoit) au muscle sourcilier, avec lequel plusieurs auteurs le confondent encore, avec le frontal dans la partie externe de ce dernier muscle, avec le petit zygomatique et l'élévateur commun. Il est plus rare de le voir uni au temporal superficiel et même à l'auriculaire antérieur, par des faisceaux qui rappellent le muscle orbito-auriculaire des animeaux, au peaucier dans sa portion parotido-massétérine, au grand zygomatique.

Action. — La portion *palpébrale*, qui ferme la boutonnière curviligne des paupières, ne peut agir efficacement, d'après Wilmart (*la Clinique de Bruxelles*, 1897), que si les deux bords ont été préalablement déplacés et l'angle lacrymal fermé, ce qui suppose l'intervention préalable ou des fibres orbitaires ou du muscle de Horner. Chaque moitié fonctionne indépendamment et prenant son point d'appui, à ses deux extrémités, sur les ligaments palpébraux, redresse ses fibres curvilignes, dont la concavité est inverse dans les deux paupières; le redressement fait glisser la paupière à la surface du globe de l'œil. La paupière supérieure exécute le mouvement principal; elle s'abaisse jusqu'au delà de la ligne horizontale. La paupière inférieure au contraire ne s'élève que d'une quantité très faible, 1 à 2 mm., et paraît presque immobile; son bord libre est en effet déjà horizontal au repos et ses fibres sont moins courbes. En même temps, elle est attirée en haut vers l'angle interne de l'œil, de sorte que la caroncule lacrymale est refoulée en dedans et que le point lacrymal inférieur monte et se rapproche du nez. D'après Theile, cette adduction du point lacrymal serait plus marquée du côté gauche, et l'élévation de la paupière plus prononcée à droite. Ajoutons qu'une certaine pression est exercée sur le globe de l'œil.

La *portion orbitaire* se contracte dans l'occlusion avec effort. Prenant son point fixe à l'angle interne de l'œil, elle rapproche les anneaux de ses deux moitiés l'une vers l'autre et aussi son angle externe de son angle interne. Le mouvement d'adduction de l'extrémité externe du muscle est limité par ses adhérences intimes avec la peau; il n'en existe pas moins, et ne cesse qu'avec la tension de la peau de la région temporale elle-même fixée à à l'oreille. Il se passe en grand ce qui était esquissé seulement dans la contraction du muscle palpébral, les paupières se rapprochent, mais la paupière inférieure est attirée fortement en haut et en dedans. Comme résultat de cette contraction, on remarque l'abaissement du sourcil et le déplissement de la partie latérale du front, la tension de la peau de la tempe, l'ascension de la peau de la joue vers l'angle interne de l'œil; chez certains sujets, il s'y joint une ascension de l'angle des lèvres par les fibres communes de l'orbiculaire avec l'élévateur et le grand zygomatique. La fente palpébrale diminue, non seulement dans son ouverture verticale qui finit par être nulle, mais aussi dans son diamètre transversal par adduction de son extrémité externe; l'œil paraît de toutes manières plus petit. La joue élevée forme un bourrelet sur la base de l'orbite, une gouttière concave la sépare de la paupière. Enfin des plis rayonnants se montrent sur la région temporo-malaire, vers l'angle externe de l'œil; ces plis curvilignes, disposés en éventail, perpendiculairement au sens des fibres de l'orbiculaire, sont la conséquence des adhérences cutanéo-musculaires et de la traction que subit la peau à ce moment; fixés à l'état de rides, ils constituent la *patte d'oie*.

Au point de vue expressif, la contraction de l'orbiculaire se manifeste dans tant de cas, depuis le plus fin clignement jusqu'à l'occlusion complète, qu'elle appartient à un très grand nombre d'expressions ou d'émotions et perd par cela même toute valeur caractéristique. L'orbiculaire ne peut être ni le muscle de la méditation par sa partie supérieure, ni le muscle de la bienveillance par sa partie inférieure (*Duchenne*). Il me suffira de citer la réflexion, la rêverie, le doute sceptique, le mépris, la décision, l'ennui, la honte, le sourire et le rire, la bouderie, la tristesse, la douleur, la colère, tous états de l'âme dans lesquels un certain resserrement de la fente palpébrale accompagne d'autres contractions des muscles de la face, et surtout le froncement du sourcil. Presque tous annoncent ou une concentration en nous-mêmes, par conséquent la volonté de nous soustraire en partie aux images extérieures, ou bien un effort moral produisant des effets analogues à l'effort physique.

MUSCLE SOURCILIER

Le *sourcilier* (corrugator supercilii) est situé sur l'arcade sourcilière. C'est un muscle étroit et de faible longeur, arciforme à concavité inférieure, comme l'arcade osseuse sur laquelle il se moule.

Il s'insère : *d'une part* (insertion fixe), par deux ou trois faisceaux, à l'arcade sourcilière, sur son extrémité interne, un peu au-dessus de la suture fronto-nasale, à 1 cm. environ de son congénère du côté opposé; — *d'autre part* (insertion mobile), à la peau de la moitié interne du sourcil.

Ces insertions cutanées commencent au niveau du trou sus-orbitaire et de là s'étendent tantôt jusqu'à la moitié, tantôt jusqu'aux deux tiers internes du sourcil. Elles se font par émanations successives de fibres pâles mêlées de graisse qui vont se fixer à la face profonde de la peau, en s'entre-croisant avec celles du frontal et en formant avec elles un lacis inextricable.

Rapports. — Court, ramassé à son origine, aplati, étalé à sa terminaison, le sourcilier se dirige d'abord en haut et un peu en dehors, puis devient horizontal ; sa direction générale est oblique en haut et en dehors, et la concavité de la courbe qu'il décrit regarde en dehors et en bas. On lui reconnaît deux espèces de fibres, des fibres courtes qui constituent la grosse masse du muscle et forment le sourcilier proprement dit; des fibres verticales, à peu près constantes chez le blanc, qui font défaut chez les primates et paraissent caractéristiques de l'homme (Popowsky).

Le sourcilier est relativement profond, il n'est nulle part sous-cutané. Sa face antérieure est recouverte par le pyramidal, le frontal et l'orbiculaire; elle adhère à la peau du sourcil par les fibres qu'elle lui envoie à travers les interstices de ces muscles. Sa face postérieure joue à la surface de l'arcade sourcilière; elle recouvre les vaisseaux et nerfs sus-orbitaires. Le muscle est tout entier noyé dans une graisse molle, qui forme coussinet adipeux et qui atteste que le sourcil est un tégument facial et non crânien.

Le sourcilier se continue par quelques fibres avec l'orbiculaire, dont il est un faisceau spécialisé et avec lequel on le voit encore décrit par Henle, par Merkel; — il se continue par d'autres fibres avec le frontal.

Action. — Le muscle sourcilier est le muscle qui fronce le sourcil (corrugator supercilii). Duchenne seul, et ceux qui l'ont copié, ont pu lui dénier cette action pour l'attribuer à l'orbiculaire des paupières. Tous les autres observateurs sont unanimes sur ce point.

La contraction du sourcilier accompagne presque toujours l'effort physique ou l'effort moral. Dans les deux cas il agit réellement ou est censé agir comme protecteur de l'œil.

Le sourcilier forme avec l'orbiculaire et le pyramidal la triade des muscles défenseurs de l'œil, soit contre la lumière excessive en rétrécissant le champ visuel, soit contre les corps étrangers. C'est ainsi qu'il se contracte en présence d'une lumière trop vive ou trop grande, chez la plupart des myopes dans la vision au loin, chez presque tous les sujets dans les travaux rapprochés, minutieux et dans le simple acte d'enfiler une aiguille, dans l'exposition au vent, à la poussière. Dans l'effort physique, la contraction du sourcilier semble s'ajouter à celle de l'orbiculaire pour contenir le globe de l'œil et modérer sa tension.

Au point de vue mimique, le sourcilier seul, comme d'ailleurs tous les autres muscles, est par lui-même inexpressif. Associé à d'autres, il indique presque toujours une certaine énergie intellectuelle, une concentration de l'âme.

Le froncement du sourcil se manifeste par les caractères suivants : gonflement de la tête du sourcil et aplatissement de la partie moyenne; tassement et léger redressement en avant des poils dans la partie gonflée; abaissement de la tête du sourcil qui prend une position oblique en bas et en dedans, d'où redressement de l'arc sourcilier et rapprochement des deux sourcils; formation d'un pli vertical entre le sourcil et la glabelle, pli un peu oblique en bas et en dehors, perpendiculaire à la direction du muscle. Comme conséquence, l'œil paraît enfoncé derrière un sourcil qui le surplombe davantage, la fente palpébrale se rétrécit et une moins grande quantité de lumière lui arrive d'en haut. Sur les parties voisines, on remarque le déplissement de la partie latérale du front et le gonflement de la peau sur la racine du nez.

L'élévation de l'extrémité interne du sourcil (obliquité supérieure) et les plis transversaux médians du front, que Duchenne a attribués au sourcilier, doivent être rapportés à la portion interne du frontal.

Duchenne l'a nommé le *muscle de la douleur*, mais à tort, car nous fronçons les sourcils dans beaucoup de circonstances autres que la douleur vraie, et que l'on peut répartir dans les trois groupes principaux de la réflexion, de la souffrance et de la colère. C'est de lui, et non de l'orbiculaire, que Duchenne aurait dû dire : « ces sourcils, fortement abaissés, « rectilignes, portés en dedans, faisant pour ainsi dire la nuit autour de l'œil, ces sourcils « dont la tête se gonfle, dont l'espace intersourcilier est creusé de lignes verticales; ces « sourcils en un mot, tourmentés par la pensée, annoncent un travail laborieux de l'esprit. « Tel est le *Pensieroso* de Michel-Ange. » Le froncement du sourcil s'observe dans tous les états de souffrance, depuis la simple inquiétude, l'impression désagréable même physique, comme de sentir une mauvaise odeur, et la mélancolie, jusqu'à la douleur la plus extrême, et dans tous les états de colère, depuis l'indignation jusqu'à la férocité; dans tous il rend l'œil sombre, que celui-ci paraisse seulement voilé, ou qu'il prenne un aspect sinistre.

Le sourcilier peut se contracter synergiquement avec le frontal médian ou partie médiane du frontal. Les sourcils sont alors froncés, rapprochés et gonflés par l'action du sourcilier; mais ils sont en même temps obliques en haut, leur extrémité interne étant relevée par l'action du frontal médian. De là une combinaison de rides verticales sourcilières, coupées à leur partie supérieure par des rides transversales frontales, dont la disposition générale est celle d'une demi-ellipse à ouverture inférieure; ces rides sont connues sous le nom de *rides en fer à cheval*, rides quadrangulaires. Presque toujours disgracieuses, elles s'observent surtout dans les états de tristesse.

Ajoutons enfin avec Darwin que le froncement des sourcils est un geste très humain; chez les nègres inférieurs les sourcils s'élèvent et s'abaissent, mais ne se froncent pas. L'orang et le chimpanzé ont un sourcilier rudimentaire, mal distinct de l'orbiculaire palpébral: Darwin ne leur a jamais vu froncer le sourcil d'une manière bien sensible. Il pense que le froncement des sourcils a commencé avec la station verticale. Les enfants au contraire, même en très bas âge, froncent souvent le sourcil pour exprimer une peine, une inquiétude.

IV. — MUSCLES DU NEZ

Le nez possède des muscles qui lui sont propres et d'autres qui lui sont communs avec la lèvre supérieure; on ne saurait les distinguer en intrinsèques et extrinsèques comme pour l'oreille, car tous s'insèrent en dehors du nez par une de leurs extrémités, tous seraient donc extrinsèques, exception faite de quelques faisceaux musculaires des narines que l'on peut à peine considérer comme des muscles réels.

Les muscles communs sont les deux releveurs superficiel et profond, auxquels il faut joindre le faisceau nasal du triangulaire des lèvres; les muscles propres sont au nombre de trois : le transverse, le myrtiforme et le dilatateur des narines. On peut les grouper ainsi au point de vue de leur action sur l'orifice des narines.

Muscles dilatateurs.	Transverse du nez. Dilatateur des narines. Releveurs superficiel et profond.
Muscles constricteurs. . . .	Myrtiforme. Triangulaire des lèvres.

Il ne faut pas prendre d'ailleurs ces termes de constriction et de dilatation dans le sens d'un mouvement concentrique ou excentrique, s'opérant dans la direction des rayons de l'ouverture nasale, mais comme signifiant un resserrement ou un agrandissement de cette ouverture.

L'étude des muscles propres du nez, dit Theile, est une des parties les plus difficiles de la myologie. Cela n'est vrai toutefois que pour les fibres musculaires atrophiées du cartilage des narines. Il y a d'autre part une synonymie inutile dans leurs dénominations, et des opinions contradictoires sur leur action.

MUSCLE TRANSVERSE DU NEZ

Ce muscle, qui porte encore les noms de *triangulaire du nez*, *constricteur du nez*, *compressor nasi*, est placé transversalement sur la partie moyenne de cet organe, au-dessus du sillon horizontal qui limite en haut l'aile du nez. Il est mince, plat, de forme triangulaire; la base des deux muscles droit et gauche se touche sur le dos du nez.

Il s'insère, d'*une part* (insertion fixe), à une aponévrose qui recouvre le dos du nez; — d'*autre part* (insertion mobile), à la peau du sillon naso-labial, sillon vertical qui sépare le nez de la joue.

Les insertions supérieures se font par continuité des fibres musculaires avec une aponévrose mince, étalée, qui s'unit ordinairement sur le dos du nez avec celle du côté opposé soit par ses fibres tendineuses, soit par un mélange de fibres musculaires et tendineuses; on a même vu les deux transverses se continuer par leur base sans interposition de tissu fibreux. L'union des deux muscles par leur aponévrose fait que la partie moyenne du nez est recouverte d'une sangle contractile. La fixité du point d'appui est assurée soit par cette continuité même, soit par les adhérences qui relient l'aponévrose avec la peau. Quelques fibres musculaires se terminent dans la peau de l'aile du nez.

Les insertions inférieures ou cutanées se font au sillon naso-labial, où viennent aboutir une partie des fibres des élévateurs et du myrtiforme. Telle est l'opinion de Weber, de Sappey et ce qu'il nous a semblé avoir observé nous-même. Mais d'autres anatomistes décrivent au contraire à ce niveau une insertion osseuse, fixe par conséquent, qui se ferait à l'alvéole de la dent canine, quelquefois aussi à celle de la première molaire (Theile, Cruveilhier, Popowsky); pour eux d'ailleurs, le transverse est un constricteur. Nous verrons plus loin que les expériences d'électro-physiologie concordent avec l'hypothèse d'insertions purement cutanées.

Rapports. — Le transverse a son sommet ramassé en un faisceau épais, arrondi, dirigé en arrière et en bas, tandis que sa base, mince, étalée, est parallèle à l'arête médiane du nez. Les fibres inférieures longent le sillon supérieur des ailes du nez; son bord postérieur paraît se continuer avec le myrtiforme. Par sa face externe il est en rapport avec la peau, et en arrière avec les élévateurs; il adhère à la peau, surtout à ses extrémités. Sa face interne ou profonde recouvre le cartilage latéral du nez, cartilage fixe interposé entre les os propres et le cartilage de l'aile ou des narines; elle glisse sur ce cartilage, à l'aide d'une couche celluleuse.

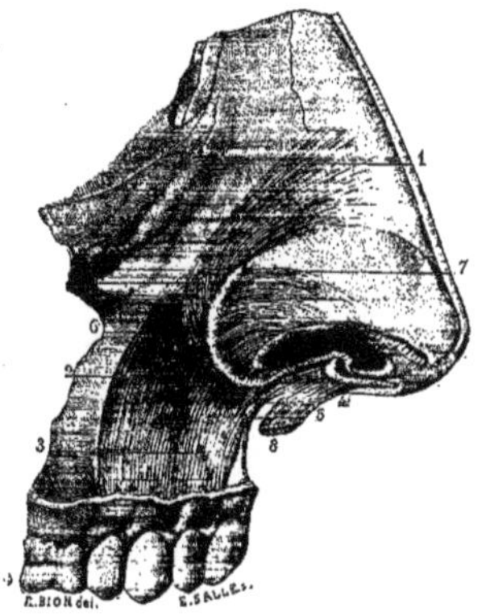

Fig. 223. — Muscle transverse du nez. (d'après Sappey).

1. Transverse. — 2, 3, 4, 5, 6. Myrtiforme. — 7. Dilatateur des narines. — 8. Faisceau nasal du triangulaire.

Action. — La plus grande discordance règne au sujet de l'action du transverse du nez. Cruveilhier, qui lui assigne des insertions inférieures osseuses, se contredit plus loin en lui attribuant, d'après Duchenne, une action dilatatrice.

Pour Albinus, Theile, Sappey, le transverse et le myrtiforme constituent un couple musculaire, associé physiologiquement et même anatomiquement par la continuité de leurs faisceaux externes; tous deux se contractent synergiquement et, avec les muscles de l'autre côté, forment une sorte de sphincter autour de l'orifice des narines. Ils sont *dépresseurs* et *abaisseurs* de l'aile du nez, par conséquent constricteurs. Henle et Gegenbaur ne décrivent même comme muscle propre du nez qu'un seul muscle, *muscle nasal* (nasalis), avec deux ou trois portions, et par conséquent doué d'une seule action.

Les expériences électro-physiologiques de Duchenne font au contraire du transverse du nez un muscle dilatateur. Il attire l'aile du nez en haut et en avant, ainsi que la partie supérieure du sillon naso-labial; il *retrousse* par conséquent la narine; sur les parties latérales du nez se forment des plis perpendiculaires à ses fibres, dirigés suivant une ligne étendue de l'angle interne de l'œil au bout du nez. Richer a confirmé cette action sur des hystériques hypnotisées. Theile avoue qu'il a vu ce muscle sur le vivant prendre son point fixe sur le dos du nez et agir comme corrugateur. J'ajouterai que, sur le cadavre, sa traction retrousse manifestement la narine.

Il s'associe ordinairement aux releveurs pour élever et dilater l'angle externe des narines. Il prend donc part à l'acte physique du flairer. Comme muscle physionomique, il concourt à certaines expressions, le mécontentement, le mépris; mais il est surtout le muscle sensuel. Duchenne l'a nommé le muscle de la lascivité, il vaudrait mieux dire de *la sensualité*, car il exprime toutes les nuances de la volupté, depuis les sensations délicates jusqu'à la passion lubrique.

Connexions. — Le transverse du nez se continue avec plusieurs muscles : presque toujours avec les fibres externes ou postérieures du myrtiforme, ce qui les fait décrire comme un seul muscle par quelques auteurs; — avec le pyramidal du dos du nez; — fréquemment avec l'élévateur superficiel, dont il est pourtant génétiquement différent, ce qui suppose une fusion acquise secondairement (Popowsky); — avec l'orbiculaire des lèvres. Le muscle transverse étant, comme tous les muscles propres du nez, un dérivé de l'orbiculaire des lèvres qui s'est étendu sur le nez et s'est peu à peu différencié en muscle indépendant, a conservé avec ce muscle des rapports variables; chez les animaux, il lui est normalement continu, il en est de même encore partiellement chez certains nègres.

Transverse accessoire. — « Chez certaines personnes dont les muscles de la face sont très développés, on trouve une couche musculaire mince et triangulaire sur la partie inférieure de la portion osseuse du nez, au-dessus du constricteur, auquel touche son bord inférieur. Les fibres de cette couche, que l'on voit quelquefois très bien à l'œil nu, naissent de l'apophyse montante du maxillaire supérieur, se portent en avant et en haut sur les os propres du nez, pour gagner le dos de celui-ci, se réunissent avec celle du côté opposé, et s'attachent aux os nasaux, entre les prolongements nasaux (pyramidal) des muscles frontaux (Theile). »

Variations et anomalies. — On a signalé un cas d'absence unilatérale du transverse. — La réduction est fréquente. — Il peut devenir rectangulaire. — Hamy l'a vu, chez un nègre, se fusionner plus ou moins avec celui du côté opposé. Chudzinski l'a vu chez un nègre s'insérer accessoirement à l'apophyse montante du maxillaire supérieur.

DILATATEUR DES NARINES

Ce muscle (dilatateur propre de Santorini, pinnal transverse de Cruveilhier) occupe l'aile du nez (fig. 223). On appelle *aile du nez* la partie inférieure de cet organe, qui est située de chaque côté du bout du nez et qui forme la paroi externe des narines; elle est mobile, séparée du reste de la face latérale par la branche transversale du sillon naso-labial; un cartilage, dit cartilage des narines ou de l'aile du nez, lui sert de charpente.

Le dilatateur est constant dans son existence, mais souvent on ne le reconnaît qu'au microscope; c'est en effet un des muscles les plus petits et les plus pâles. Sa forme est celle d'un triangle dont le sommet est dirigé en avant. Cruveilhier se trompe doublement en appelant aile du nez le bord inférieur du nez purement cutané, et en avançant que le muscle occupe ce repli cutané au-dessous du cartilage des narines.

Il s'insère, *d'une part*, en arrière, à la peau du sillon naso-labial; — *d'autre part*, en avant, au bord inférieur de l'aile du nez, ou plus exactement aux téguments, dans la moitié postérieure curviligne du bord inférieur de la valve externe des narines. Au lieu des insertions cutanées naso-labiales, Cruveilhier indique une insertion à la fosse canine, et Theile une insertion au bord de l'apophyse montante du maxillaire. Les insertions que nous avons indiquées sont toutes deux cutanées; les postérieures paraissent être le point fixe, les antérieures le point mobile.

Rapports. — Le dilatateur est composé de fibres curvilignes à concavité inférieure, qui se développent excentriquement depuis l'angle de la narine où elles sont très courtes jusqu'au milieu de l'aile du nez. Par sa base qui correspond à ses insertions postérieures, il longe le sillon naso-labial; son bord inférieur, marqué par des fibres plus rouges et plus condensées, occupe le repli cutanéo-muqueux du bord inférieur des narines. Sa face externe ou superficielle adhère intimement à la peau; sa face interne ou profonde recouvre, en y adhérant, en haut le cartilage de l'aile du nez, en bas la muqueuse des narines, muqueuse qui du reste est un véritable feuillet cutané. — Le muscle est uni, à son insertion postérieure, avec le transverse et le myrtiforme.

Action. — C'est un dilatateur vrai, c'est-à-dire qu'il ne retrousse pas l'angle de la narine comme le font les élévateurs ou le transverse, mais il écarte l'aile du nez de la ligne médiane et agrandit la courbe que dessine la valve externe des narines.

Ce muscle est très inégalement développé chez les différents sujets. Peu de personnes peuvent le faire contracter volontairement; il m'a semblé que cette contraction coïncidait avec des narines charnues et épaisses. Même au point de vue de l'action involontaire, il est des sujets chez lesquels l'excitation électrique ou autre reste négative.

Il entre en jeu pour activer l'inspiration, de façon à faire pénétrer une plus grande masse d'air à la fois; c'est ce que l'on voit dans le flairer et dans la dyspnée. Cruveilhier signale particulièrement son action chez les enfants qui respirent difficilement. Le flairer est un acte accompli ordinairement sans le secours des élévateurs, ou par le dilatateur seul, ou par le transverse quand le dilatateur fonctionne insuffisamment.

En tant que muscle expressif, il caractérise soit la volupté délicate par sa contraction modérée et mobile; soit l'orgueil, aux narines gonflées et dilatées.

Muscles accessoires. — Arnold a décrit sous le nom de *compressor narium minor* un petit muscle qui, du bout du nez, se porte en travers sur la face antérieure du cartilage de l'aile du nez. Theile ne l'a jamais rencontré, même avec l'aide du microscope. A son tour, Theile divise le dilatateur en deux muscles, un dilatateur antérieur et un postérieur, dont la description diffère un peu de la nôtre.

Variations et anomalies. — Ledouble l'a vu manquer. — Macalister l'a vu recevoir un faisceau de l'orbiculaire des paupières.

MUSCLE MYRTIFORME

Le *muscle myrtiforme* (pinnal radié de Cruveilhier, depressor alæ nasi, dépresseur de l'aile du nez) est situé au-dessous de l'aile du nez, entre cette aile et le bord alvéolaire du maxillaire inférieur. On le découvre immédiatement en incisant la muqueuse buccale au-dessus de l'incisive latérale. Il est mince, aplati, de forme rayonnée à sommet inférieur tronqué, ou de forme quadrilatère.

Il s'insère : *d'une part* (insertion fixe), par son bord inférieur étroit ou sommet, aux saillies alvéolaires de l'incisive latérale, de la canine et quelquefois de la première molaire; quelques fibres émanent de la gencive; — *d'autre part* (insertion mobile), à toute la circonférence postérieure de l'orifice des narines, c'est-à-dire à la partie postérieure de la sous-cloison, à l'espace qui sépare la sous-cloison de l'aile du nez, et à l'extrémité postérieure de cette aile. Ces insertions sont toutes cutanées.

Rapports. — Le myrtiforme a une direction verticale; ses fibres rayonnent de bas en haut; les plus internes sont les plus courtes et vont en haut et en dedans; les externes, qui sont les plus longues, décrivent une courbe à concavité antérieure. Le muscle est profond. Sa face externe est recouverte par la muqueuse buccale au-dessus de la seconde incisive et de la canine, et plus haut par l'orbiculaire des lèvres et le releveur superficiel. Sa face interne recouvre la face antérieure du bord alvéolaire du maxillaire supérieur.

Il se continue ordinairement par quelques fibres : avec le transverse, que plusieurs auteurs considèrent comme étant sa partie supérieure ou plutôt celle d'un muscle unique, le nasal, — avec l'orbiculaire des lèvres, dont il dérive; — avec les élévateurs, — avec le canin; Henle dit que les bords du canin et du myrtiforme sont continus et souvent échangent des fibres.

Ce muscle, qui fait défaut ou n'est que rudimentaire chez beaucoup d'animaux, paraît être bien développé chez le nègre et concourt avec l'orbiculaire à donner à sa lèvre son épaisseur caractéristique (Chudzinski).

Action. — Le myrtiforme est essentiellement abaisseur de l'aile du nez, qu'il tire en bas et en arrière; en même temps il l'aplatit, le diamètre transversal des narines diminue, le diamètre antéro-postérieur s'allonge un peu. Quand cet effet est bien prononcé, la voix nasonne, d'où le nom de muscle *nasillard* donné au myrtiforme. De l'abaissement et de l'aplatissement de l'aile du nez résulte une diminution dans l'ouverture des narines, ce qui revient au fond à un effet de constriction. Notons en outre que la lèvre supérieure devient saillante et est projetée en avant; le sillon naso-labial est attiré vers la ligne médiane.

La constriction des narines s'opère avec une grande force chez certains sujets. Elle s'observe quand nous voulons nous soustraire à une mauvaise odeur, à un flot de poussière, et coïncide ordinairement avec le froncement des sourcils produit par le sourcilier. A l'état mimique, elle accompagne les expressions de sévérité, de timidité, les émotions tristes, la douleur physique.

V. — MUSCLES DES LÈVRES

La musculature des lèvres comprend deux systèmes de fibres, un système périphérique de fibres radiées qui rayonnent sur toute la circonférence de l'orifice buccal, et un système central de fibres circulaires, traversé perpendiculairement par les fibres radiées.

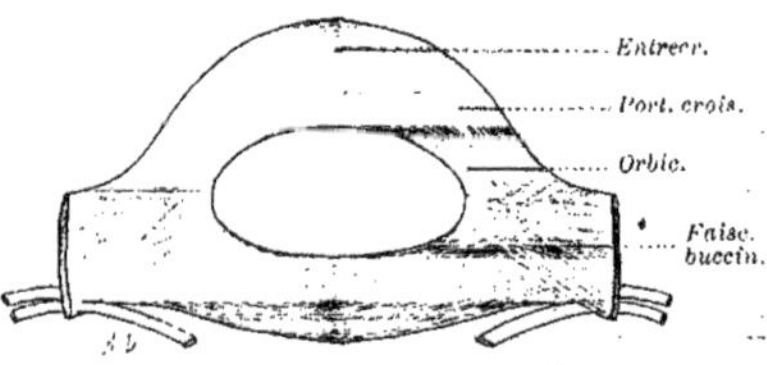

Fig. 224. — Muscles radiés des lèvres.

Les *fibres radiées* sont dilatatrices. Elles appartiennent aux muscles risorius, grand zygomatique, petit zygomatique, releveur superficiel, releveur profond, canin, triangulaire, carré du menton et buccinateur; tous muscles pairs. A ces fibres vient se joindre le peaucier du cou qui, par un faisceau à peu près constant de sa portion externe, s'insère à l'angle des lèvres. Nous décrirons en même temps le muscle de la houppe du menton, qui n'appartient pas à la lèvre inférieure, mais à la peau du menton, dont il est élévateur.

Les *fibres circulaires* sont groupées en un seul muscle impair et unique, l'orbiculaire des lèvres, qui est le constricteur ou sphincter de la bouche. L'orbiculaire est à son tour renforcé par un système de fibres antéro-postérieures appelées muscle compresseur des lèvres, et par des muscles qui lui sont parallèles et disposés derrière lui en arc de cercle, les incisifs supérieur et inférieur.

Tous ces muscles sont inégalement répartis dans les deux lèvres. A la lèvre supérieure appartiennent : les deux releveurs, le petit zygomatique, l'incisif supérieur et la portion supérieure de l'orbiculaire; à la lèvre inférieure, le carré et la houppe du menton, l'incisif inférieur et la portion inférieure de l'orbiculaire; à l'angle des lèvres ou commissure labiale, le grand zygomatique, le risorius, le peaucier, le canin, le triangulaire et le buccinateur. Ces attributions ne sont pas absolues. Tout d'abord, les deux releveurs ont un de leurs faisceaux qui se distribue à l'aile du nez, et le peaucier a pour insertions principales le maxillaire inférieur et la peau de la joue ; tous les trois ne sont donc qu'en partie labiaux. D'un autre côté, le triangulaire se prolonge sur la lèvre supérieure et même sur le nez, le canin sur la lèvre inférieure, et le buccinateur sur les deux lèvres.

Les muscles radiés forment entre eux certains groupes anatomiques qui présentent plus d'avantage pour l'étude que la simple division en couches superficielle, moyenne et profonde. Dans un premier groupe se rangent les muscles superficiels de la région malaire, le risorius et le grand zygomatique ; — dans un second groupe, les trois muscles petit zygomatique, releveur superficiel et releveur profond, que depuis Henle les auteurs allemands décrivent comme un seul muscle, le *carré supérieur*, par opposition au carré de la lèvre inférieure ou carré du menton ; — dans un troisième, le canin et le triangulaire, qui ont la même disposition en sens inverse, s'entre-croisent fibre à fibre, et ont été encore décrits sous les noms de triangulaires supérieur et inférieur ; — dans un quatrième, le carré du menton et la houppe du menton ; — dans un cinquième enfin le buccinateur, le plus profond de tous, qui est essentiellement le muscle de la joue et qui se rattache plus au tube digestif qu'à la musculature mimique de la face.

RISORIUS

Le *muscle risorius* ou muscle rieur de Santorini a été décrit par cet anatomiste (1739), qui le distingua du peaucier. Quelques auteurs le confondent encore avec ce dernier muscle, dont il ne serait que le faisceau le plus élevé. Mais les caractères suivants le différencient comme muscle indépendant : 1° il est plus superficiel que le peaucier, et quand celui-ci possède une portion massétérine, le risorius passe par-dessus cette portion et croise ses fibres ; 2° il naît en arrière par des tendons distincts ; 3° il fait défaut chez tous les primates inférieurs, qui ont pourtant un platysma très développé ; 4° il dérive probablement du triangulaire des lèvres dont il représente une extension transversale sur la joue (Ruge, Popowsky). Il semble que ce soit un muscle humain en voie de développement progressif.

Le risorius est situé sur la partie moyenne de la joue. C'est un muscle toujours grêle, souvent extrêmement mince, de forme triangulaire à base postérieure parallèle à la branche montante du maxillaire inférieur, à sommet antérieur répondant à la commissure antérieure des lèvres. Il est inconstant chez l'homme; il fait défaut chez tous les primates inférieurs, et même chez les anthropoïdes sa présence est exceptionnelle.

Il s'insère : *d'une part* (insertion fixe), par sa base, à l'aponévrose parotidienne, ordinairement en avant du bord postérieur de la branche montante du maxillaire; — *d'autre part* (insertion mobile), par son sommet, dans la peau de la commissure des lèvres et peut-être à la muqueuse par quelques-unes de ses fibres.

Les insertions postérieures, aponévrotiques, se font sur une ligne verticale qui mesure ordinairement 1 cm. et demi, mais qui peut être moindre ou plus étendue; elle comprend deux ou trois languettes, quelquefois une seule très grêle ou une série de petits faisceaux. Quand le risorius est bien développé, les insertions peuvent s'étendre jusqu'au bord antérieur du sterno-mastoïdien et même jusqu'à son bord postérieur. L'extrémité antérieure du muscle s'unit au bord postérieur du triangulaire qu'elle longe et tantôt se confond avec ses insertions, tantôt et le plus souvent passe en avant de lui pour aller se fixer aux téguments de la commissure.

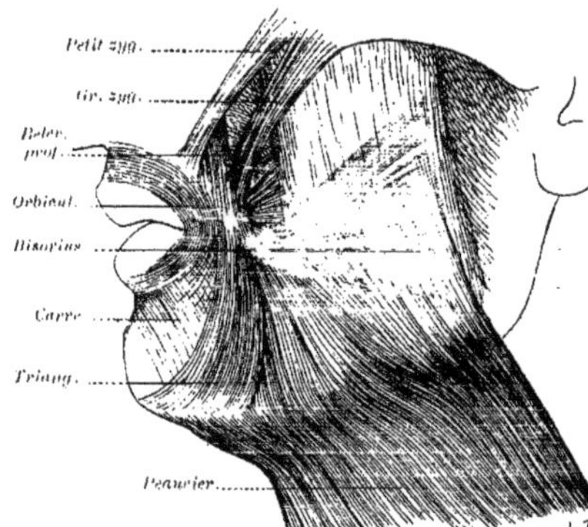

Fig. 225. — Le risorius, les zygomatiques, le triangulaire, le carré, etc.

Rapports. — Le risorius est dirigé transversalement de dehors en dedans; il est ordinairement légèrement ascendant; ses fibres supérieures deviennent curvilignes à concavité supérieure. Il est tout à fait superficiel.

Action. — Le muscle de Santorini écarte les commissures et allonge la bouche dans le sens transversal. On pense généralement que, quand il se contracte avec l'orbiculaire des lèvres, c'est-à-dire la fente buccale étant fermée, il produit le sourire; mais cet effet est douteux, car le risorius, par la direction habituelle de ses fibres, tire le coin des lèvres non pas directement en dehors, mais en dehors et en bas; il ne faut pas oublier non plus qu'il peut manquer ou être très grêle. Il est plus vraisemblable qu'il est un auxiliaire des muscles du rire.

Sa face externe adhère en partie à la peau sous laquelle elle est située, au milieu du pannicule adipeux. Sa face interne ou profonde recouvre le peaucier, quand celui-ci présente une portion massétérine; elle le recouvre alors en arrière et croise à angle aigu ou même à angle droit la direction de ses fibres; en avant, près de leur terminaison labiale, les deux muscles sont presque sur le même plan, le risorius étant pourtant encore plus superficiel que le platysma. On trouve aussi, sous le risorius, le masséter et le buccinateur. Dans son plein développement, il peut s'étendre en hauteur depuis le triangulaire

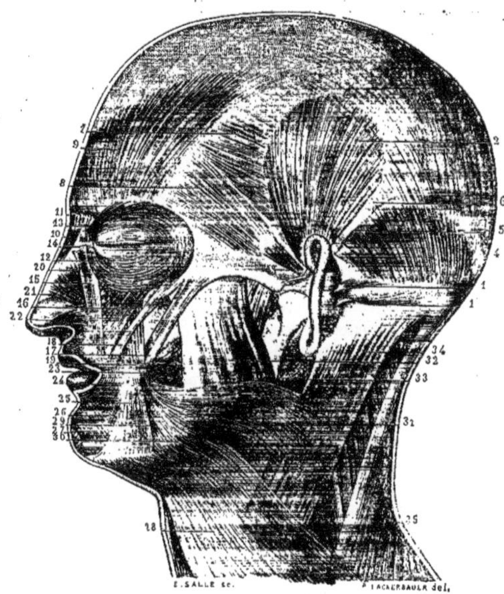

Fig. 226. — Muscles de la face; vue latérale (d'après Sappey).

1. Auriculaire postér. — 2. A. supér. — 3. A. ant. — 4. Occipital. — 5, 6. Aponévrose. — 7, 8. Tempor. superfic. — 9. Frontal. — 10. Pyramidal. — 12, 13, 14. Orbiculaire. — 15. Relev. superfic. — 16. Relev. profond. — 17. G. zygomat. — 18. Petit zygomat. — 19. Canin. — 20. M. innominé. — 21. Transv. du nez. — 22. Dilatateur. — 23. Buccinat. — 24. Orbiculaire. — 25. Triangulaire. — 26. Carré. — 27. M. de la houppe. — 28, 29, 30. Peaucier. — 31. Risorius. — 32. Masséter.

jusqu'au grand zygomatique, et en arrière se superposer à la parotide et au sterno-mastoïdien.

Il est rare de voir coexister le risorius vrai avec une portion parotido-massétérine du peaucier, portion appelée par quelques auteurs platysma-risorius. Le grand zygomatique peut lui aussi émettre des faisceaux inférieurs qui se prolongent dans la même région (zygomato-risorius).

Le risorius est en continuité avec le triangulaire des lèvres, dont on suppose qu'il est un dérivé, un chef transversal, et non avec le peaucier.

Variations et anomalies. — Chudzinski a noté, sur les races de couleur, le grand développement et la complexité du risorius qu'il a vu entrer en connexion avec l'orbiculaire des paupières, le muscle occipital, les zygomatiques et le triangulaire des lèvres.

[CHARPY.]

Le même auteur a noté son insertion à l'oreille, aux os malaires, au sterno-cléido-mastoïdien. Il l'a vu se prolonger sur la région temporale, et même jusqu'à la protubérance occipitale. — Il a signalé sa décomposition en faisceaux dont le nombre peut varier de 2 à 15; il a vu ses faisceaux inférieurs descendre jusqu'à la symphyse mentonnière et même dans la région sous-hyoïdienne.

MUSCLE GRAND ZYGOMATIQUE

Le muscle grand zygomatique occupe la partie centrale de la joue, de la pommette à la commissure des lèvres, entre le petit zygomatique et le risorius. C'est un muscle étroit, allongé, assez épais, dont le volume est très variable, mais qui manque rarement.

Il s'insère : *d'une part* (insertion fixe), par son extrémité postérieure, à l'os malaire, dans le sillon transversal qu'on voit sur sa face externe, près de son angle postérieur ou temporal; cette insertion se fait à l'aide de petits faisceaux tendineux; — *d'autre part* (insertion mobile), par son extrémité antérieure, au tégument des lèvres dans la région de la commissure, en partie à la peau, en partie à la muqueuse.

Rapports. — Le grand zygomatique est dirigé obliquement, à 45° environ, de haut en bas, et de dehors en dedans. Sa face externe est en rapport avec la peau de la joue, en haut avec l'orbiculaire des paupières; sa face interne ou profonde recouvre l'os malaire, l'angle antéro-supérieur du masséter, la boule de Bichat, le buccinateur et la veine faciale. Le corps du muscle est d'ailleurs plongé dans la couche adipeuse de la joue.

Action. — Le grand zygomatique détermine par sa contraction : l'ascension oblique de la commissure des lèvres en haut et en dehors, et l'incurvation du sillon naso-labial qui devient convexe en dedans et en bas; par le refoulement des tissus, il produit le gonflement des parties molles de la pommette et une élévation légère de la paupière inférieure.

Il agit comme dilatateur de la bouche dans la préhension des aliments, la respiration difficile. Son rôle mimique est considérable. Contracté seul, il est le muscle de la grimace; Dupuytron, dit-on, l'aurait trouvé double et même triple sur des grimaciers fameux; il caractérise le masque des valets de comédie. Associé à l'orbiculaire des paupières (occlusion légère de l'œil) et aux releveurs de la lèvre supérieure, il est le *muscle de la joie* (Duchenne) dont il traduit tous les degrés et toutes les nuances, depuis le plus simple sourire jusqu'au rire le plus fou. C'est la contraction synergique de l'orbiculaire palpébral, bien plus que le refoulement des tissus par le zygomatique, qui produit les rides rayonnantes des paupières dans l'acte du rire. Par d'autres associations musculaires, il peut exprimer le rire sardonique, le ricanement et le grognement; dans tous ces cas, il découvre en partie la dent canine (Voy. Raulin. *Étude sur le rire*. Thèse de Paris, 1899).

Un certain nombre de personnes présentent sur la joue, pendant qu'elles rient, une petite fossette, située un peu en dehors de la commissure, appelée *fossette du rire*. On l'a attribuée à un écartement entre le grand zygomatique et le risorius, ou entre le grand et le petit zygomatique, ou même entre les deux faisceaux d'un grand zygomatique anormalement double. Luschka dit qu'elle est produite par la contraction de quelques fibres du risorius qui se termineraient dans la peau à ce niveau et exerceraient sur elle une traction.

Chez l'homme, comme chez les singes, l'extrémité antérieure du muscle, arrivée sur le bord externe du triangulaire, se divise en deux faisceaux, de proportions très variables : un *faisceau superficiel*, en général le plus faible, qui se dirige par-dessus le canin et le triangulaire confondus dont il croise les fibres pour aller se fixer, à l'aide de fibres minces et éparpillées, recourbées en avant, à la peau de l'angle des lèvres, et à la partie immédiatement adjacente des deux lèvres; un *faisceau profond*, plus épais, qui se continue par un certain nombre de ses fibres avec le risorius et le triangulaire et, passant sous ce dernier muscle, va s'épuiser dans la muqueuse de la commissure. D'après Henle, entre les deux faisceaux est un canal de tissu conjonctif qui contient l'artère coronaire supérieure.

Connexions. — Il est uni presque constamment avec l'orbiculaire des paupières, dont les faisceaux externes renforcent son bord antérieur; cette communication ne manque que 4 fois sur 100, — souvent avec le triangulaire, auquel il abandonne un faisceau externe, quelquefois avec le carré supérieur, et avec le buccinateur. — Souvent, chez le nègre et chez l'embryon, son bord inférieur se juxtapose au bord contigu du peaucier, et les deux muscles ne forment qu'un seul plan; cette connexion est plus rare chez le blanc adulte.

Variations et anomalies. — Prodigieusement développé dans les races de couleur (Chudzinski), il fait très rarement défaut. — Macalister l'a trouvé double. — Il peut se détacher soit de l'aponévrose épicrânienne (Chudzinski), soit de l'aponévrose qui recouvre le buccinateur, soit de l'aponévrose massétérine (Ledouble). — Chudzinski et Ledouble l'ont vu se fusionner avec le petit zygomatique.

MUSCLE PETIT ZYGOMATIQUE

Le petit zygomatique constitue, avec les muscles releveur superficiel et releveur profond, un groupe musculaire, que les Allemands désignent avec Henle du nom de *carré supérieur*, par analogie avec le *carré inférieur* ou carré du menton. Ces trois muscles se rapprochent en effet par la similitude de leurs insertions, l'anastomose de leurs fibres et leurs variations de volume qui sont solidaires et inversement proportionnelles; leur contraction est en outre presque toujours synergique, et même l'excitation électrique d'un d'entre eux se répand ordinairement sur les autres. On a objecté toutefois à ce groupement que les trois muscles sont distincts chez les singes supérieurs, et que le petit zygomatique paraît être un dérivé de l'orbiculaire des paupières, ce qui n'est pas le cas pour les releveurs de la lèvre supérieure. Il n'en est pas moins vrai que, tant au point de vue anatomique qu'au point de vue physiologique, le carré supérieur représente un ensemble homogène.

Le petit zygomatique est situé dans la partie supérieure de la joue, en dedans du grand zygomatique, en dehors du releveur profond et sur le même plan que lui. C'est un petit muscle allongé. Sa présence n'est pas constante ; il manquait 22 fois sur 100 sujets examinés par Le Double. Theile prétend que son absence n'est qu'apparente, à cause de sa fusion avec le releveur profond.

Il s'insère : *d'une part* (insertion fixe), à l'aide de courtes fibres aponévrotiques, à la partie inférieure de l'os malaire, au-dessous de l'insertion du grand zygomatique; — *d'autre part* (insertion mobile), à la peau de la lèvre supérieure. Outre son insertion à l'os malaire, le petit zygomatique est souvent en rapport avec la portion externe de l'orbiculaire palpébral par un faisceau, qui peut même constituer sa partie la plus importante, et que l'on a considéré comme une insertion accessoire. L'insertion cutanée a lieu à la lèvre supérieure. à quelques millimètres en dedans de la commissure, et non à la commissure même, comme celle du grand zygomatique; elle se confond avec le bord externe du releveur profond.

Rapports. — Le muscle est dirigé obliquement d'arrière en avant, du grand zygomatique au releveur profond. Il est entouré par l'atmosphère adipeuse de la joue. Sa face externe est en rapport avec la peau et l'orbiculaire des paupières; sa face interne, avec le canin et la veine faciale.

Action. — Ce muscle élève en haut et en dehors la partie externe de la lèvre supérieure; c'est donc un releveur ou élévateur de la lèvre, comme les autres releveurs dont il fait partie.

Connexions. — Les connexions les plus fréquentes du petit zygomatique se font avec l'orbiculaire des paupières et avec le releveur profond. Il reçoit souvent des faisceaux externes de l'orbiculaire, faisceaux appartenant à la portion malaire de ce muscle; quelquefois même il émane entièrement de l'orbiculaire. Avec le releveur profond, il s'unit fréquemment par des faisceaux internes, et peut même se confondre totalement avec lui dans sa partie inférieure. On l'a vu aussi s'anastomoser avec le buccinateur, avec le releveur superficiel, et avec le bord interne du grand zygomatique.

Action. — Comme conséquence de sa contraction, on observe une incurvation, en arc à concavité inférieure, du bord libre de la lèvre supérieure et du sillon naso-labial; puis, par refoulement des tissus, le gonflement de la pommette et une légère élévation de la paupière inférieure. Si la lèvre est épaisse, elle est en même temps retroussée, c'est-à-dire renversée en dehors. Chez le vieillard il se produit des rides secondaires obliques sur la lèvre supérieure, et des plis cutanés transversaux sur la paupière inférieure.

Le petit zygomatique agit comme dilatateur de la bouche dans la respiration difficile. Son action mimique est malaisée à préciser, parce qu'il se contracte synergiquement avec les muscles voisins. Duchenne dit qu'il marque l'attendrissement, et qu'il s'unit aux releveurs de la lèvre supérieure pour exprimer le dédain et le pleurer. Ce serait donc un antagoniste du grand zygomatique. Mais Darwin objecte que, dans le rire, la lèvre supérieure est toujours un peu élevée et arquée, en même temps que l'œil se ferme un peu; il pense que ce fait est dû au petit zygomatique, dont les connexions avec l'orbiculaire sont très intimes. Henle fait remarquer aussi qu'on ne peut fermer exactement un œil qu'en élevant la lèvre correspondante.

Variations et anomalies. — Il peut manquer (une fois sur trois ou quatre suivant Sappey); plusieurs anatomistes l'ont trouvé double; Morgagni a noté un cas de triplicité; Ledouble a constaté son absence et sa duplicité. — Eustachius a signalé son union avec des fibres externes du frontal; Ledouble l'a vu rejoindre l'auriculaire antérieur et se perdre dans les parties molles de la joue. — Chudzinski l'a vu naître, sur un nègre, de l'aponévrose épicrânienne, dans la région temporale; le même auteur, sur un Cochinchinois, l'a vu se prolonger dans le peaucier du cou, et dans le canin sur un Annamite.

MUSCLE RELEVEUR SUPERFICIEL

Ce muscle est l'*élévateur commun* de la lèvre et de l'aile du nez d'un grand nombre d'auteurs, le *pyramidal* de Santorini et de Theile. Il occupe le sillon naso-génien qui sépare le nez de la joue.

Allongé, étroit en haut, élargi à sa partie inférieure, il descend d'abord verticalement, puis un peu obliquement en dehors. C'est un muscle très variable, souvent grêle, pouvant même faire défaut, et généralement d'un volume inversement proportionnel à celui du releveur profond.

Il s'insère : *d'une part* (insertion fixe), par un double faisceau, 1° à la face externe de l'apophyse montante du maxillaire supérieur, creusée d'une dépression verticale; 2° au rebord orbitaire, au-dessous de l'orbiculaire; — *d'autre part* (insertion mobile) par ses fibres externes, qui sont les plus nombreuses, à la peau de la lèvre supérieure, près de la commissure, et par ses fibres internes, moins importantes, à la partie postérieure et inférieure de l'aile du nez.

Les insertions supérieures peuvent s'étendre en haut jusqu'au ligament palpébral interne et même jusqu'à l'apophyse orbitaire interne; Cruveilhier signale aussi quelques fibres transverses qui se jettent sur le nez. Les insertions inférieures, malgré leur double terminaison, ne divisent pas le muscle en deux faisceaux ; elles sont très superficielles et croisent perpendiculairement les fibres horizontales de l'orbiculaire des lèvres.

Rapports. — Le releveur superficiel est, en haut, sur le même plan que l'orbiculaire palpébral. Sa face externe est recouverte par la peau à laquelle elle adhère à sa partie inférieure; sa face profonde ou interne recouvre l'apophyse montante du maxillaire, les muscles du nez, le releveur profond. — Il peut être continu avec le pyramidal, qui en dérive d'après certains auteurs; avec l'orbiculaire des paupières, auquel on l'a vu étroitement uni chez le nègre; avec le releveur profond.

Action. — Son action se confond avec celle du releveur profond.

Anomalus maxillæ (*muscle anormal d'Albinus*). — Albinus a décrit sous ce nom (Santorini sous celui mal justifié de *rhomboïdeus*) un faisceau musculaire allongé, cylindrique, obliquement descendant, large à son extrémité supérieure, rétréci à son extrémité inférieure, qui se fixe par ses deux bouts à une surface osseuse, de là son caractère *anormal*. Il s'insère en haut à l'apophyse montante du maxillaire supérieur, au-dessous de l'insertion du releveur superficiel; en bas, à la saillie alvéolaire de la première molaire. Sappey, qui l'a vu s'insérer en bas au cul-de-sac supérieur de la muqueuse gingivo-labiale, le considère comme son tenseur; il le figure sous le nom de *muscle innominé* (Voy. 20, fig. 226). Ce muscle est très variable dans ses dimensions. Il a été successivement rattaché à l'élévateur superficiel, au transverse du nez, enfin à l'orbiculaire des lèvres avec lequel il peut s'anastomoser. D'après Le Double, ce muscle est indépendant dans la majorité des cas; mais sa présence n'est pas constante.

Variations et anomalies. — Il peut manquer (Cruveilhier, Ledouble); Macalister l'a vu remplacé par une bandelette fibreuse. — Lorsqu'un des faisceaux constitutifs fait défaut, c'est le plus souvent le faisceau nasal (Ledouble). Chudzinski a vu chacun des faisceaux présenter une double origine nasale. — Chudzinski fait remarquer que, dans les races de couleur, il peut remonter jusqu'à la suture fronto-nasale et même à l'arcade sourcilière.

MUSCLE RELEVEUR PROFOND

Le muscle *releveur profond* (*élévateur propre de la lèvre supérieure* de beaucoup d'auteurs, élévateur commun profond de Sappey) est situé au-dessous et en dehors du releveur superficiel. Il est mince, quadrilatère; sa largeur peut varier du simple au double.

Il s'insère : *d'une part* (insertion fixe), par sa partie supérieure et à l'aide de fibres aponévrotiques, au rebord orbitaire dans ses deux tiers internes, sur une ligne courbe horizontale longue de 2 cm. environ, qui s'étend au-dessous des insertions de l'orbiculaire palpébral, au-dessus du trou sous-orbitaire; — *d'autre part* (insertion mobile) par sa partie inférieure : 1° à la peau de la lèvre supérieure, dans presque toute son étendue (faisceau labial); 2° à l'aile du nez, dans toute la hauteur de son bord postérieur (faisceau nasal).

Rapports. — Le releveur profond est dirigé en bas et en dedans, et croise en sautoir par le releveur superficiel qui est dirigé en bas et en dehors. Tous deux ont des fibres rouges et fasciculées jusqu'à la base du nez, pâles et éparpillées dans la lèvre supérieure; ils s'unissent par leurs bords internes, qui limitent de chaque côté la gouttière labiale médiane. Le releveur profond est en rapport par sa face externe en haut avec l'orbiculaire des paupières, dans sa partie moyenne avec la peau à laquelle il adhère intimement à partir du sillon naso-labial, dans sa partie inférieure et tout le long de son bord interne avec le releveur superficiel. Par sa face profonde, il recouvre le muscle canin qui le déborde en dehors, le myrtiforme, l'orbiculaire des lèvres, et, au-dessous de son insertion supérieure, les vaisseaux et nerfs sous-orbitaires.

Le releveur profond peut entrer en connexion avec l'orbiculaire des paupières, le releveur superficiel et le petit zygomatique.

Action. — Les deux muscles releveurs superficiel et profond agissent sans doute synergiquement, et leurs tractions obliques en sens inverse, en haut et en dedans pour le premier, en haut et en dehors pour le second, aboutissent à une élévation directe de la lèvre supérieure et de l'aile du nez. Dans ce mouvement, les incisives et la canine supérieure sont découvertes; le sillon naso-labial s'allonge et devient rectiligne dans sa branche verticale, qui subit un mouvement ascensionnel, la peau refoulée se gonfle dans l'angle naso-génien et des plis rayonnants se montrent vers le grand angle de l'œil.

Les releveurs, en dilatant la bouche et les narines, sont des muscles inspirateurs; ils contribuent aussi au flairer. Certaines personnes les contractent d'un côté sous forme de tic. Leur action expressive se manifeste dans deux circonstances principales, dans la mauvaise humeur, le mécontentement, le chagrin, le grognement (dents à découvert), et dans le pleurer, depuis le pleurer de la joie jusqu'à celui de la douleur.

Insertions. — Les insertions à la lèvre supérieure se font sur toute la hauteur, et par quelques fibres jusque près du bord libre, soit à la peau, soit au tissu cellulo-adipeux rigide qui double la peau; elles constituent la couche superficielle de la lèvre. Ces fibres sont pâles, disséminées, extrêmement adhérentes, tantôt confondues avec celles du releveur superficiel, tantôt et le plus souvent au-dessous d'elles; les fibres de ce dernier muscle s'irradient surtout vers la commissure et celles du releveur profond vers la ligne médiane. Les insertions nasales, méconnues par les anciens auteurs, d'où le nom d'élévateur propre de la lèvre, se font à l'aide d'un faisceau qui se détache du bord interne du muscle et passe transversalement sous le releveur superficiel, pour aborder l'aile du nez.

Sillon naso-labial. — Le sillon naso-labial est une dépression qui sépare l'aile du nez et la lèvre supérieure de la joue correspondante. Il comprend deux branches : une branche transversale qui s'étend sur la partie inférieure du nez et marque la limite entre l'aile du nez mobile et le reste de l'organe rigide, une branche verticale qui descend entre la lèvre supérieure et la joue, et finit en encadrant la commissure. Ces deux branches du sillon sont curvilignes; la branche transversale, la seule indiquée chez l'enfant, est à concavité inférieure; la branche verticale, à concavité interne, bien qu'on puisse la voir aussi rectiligne et même convexe en dedans.

Ce sillon correspond à la ligne où commencent les adhérences et les insertions tendineuses de plusieurs muscles : les zygomatiques, les deux releveurs, le transverse du nez, le myrtiforme, le dilatateur des narines. En dedans de lui, la peau adhère intimement aux muscles sous-jacents par un tissu cellulaire mince et serré; en dehors, au contraire, sur la joue, la peau est séparée des muscles par du tissu lâche et une graisse abondante qui s'arrête nettement à pic sur la lèvre externe du sillon. Tous les dilatateurs de la lèvre supérieure et des narines modifient la forme du sillon naso-labial et augmentent de plus en plus sa profondeur.

Variations et anomalies. — Otto a signalé le seul cas connu d'absence de l'élévateur propre de la lèvre supérieure. — Fréquemment il reçoit un chef supplémentaire qui se détache de l'os malaire; il peut être constitué par deux faisceaux séparés dans toute leur étendue.

MUSCLE CANIN

Le muscle canin occupe la fosse canine du maxillaire supérieur. Sa forme est quadrilatère, plus étroite et plus épaisse à son extrémité inférieure, et son volume serait, d'après Cruveilhier, inversement proportionnel à celui du grand zygomatique. En raison de son entre-croisement avec le triangulaire des lèvres et de la grande analogie de disposition qu'il présente avec ce dernier muscle, un certain [nombre d'auteurs allemands le désignent, depuis Henle, sous le nom de *triangulaire supérieur*.

Il s'insère : d'*une part* (insertion fixe), par sa partie supérieure, à l'aide d'un double faisceau : 1° à l'aide d'un faisceau externe, à la fosse canine, sur sa partie la plus élevée, à 1 centimètre au-dessous du trou sous-orbitaire et dans une étendue de 12 à 15 mm.; 2° à l'aide d'un faisceau interne à peu près constant, à la base de l'apophyse montante du maxillaire supérieur, au-dessous de l'insertion du releveur profond; quelquefois une seconde languette lui vient du dos du nez; — d'*autre part* (insertion mobile), par sa partie inférieure : 1° à la peau de la commissure des lèvres ; 2° par un faisceau irradié, à la peau de la lèvre inférieure dans toute son étendue, jusqu'à la ligne médiane.

Rapports. — Le canin est dirigé un peu obliquement en bas et en dehors; quand la bouche est étroite, il est complètement vertical, car son bord interne rencontre toujours la commissure (Theile).

C'est un muscle profond dans la plus grande partie de son étendue ; mais il devient superficiel à son extrémité inférieure. Sa face externe est en rapport en haut avec le releveur profond et le petit zygomatique, en bas avec la peau doublée de graisse; les vaisseaux et nerfs sous-orbitaires occupent l'atmosphère adipeuse qui sépare le canin du releveur profond. Sa face interne recouvre la fosse canine du maxillaire, le buccinateur, la muqueuse labiale; l'artère faciale passe en dessous de son extrémité inférieure.

Il peut s'unir au releveur superficiel par un faisceau grêle, avec le triangulaire avec lequel il est en continuité apparente, avec le transverse du nez, par des faisceaux curvilignes longeant le bord supérieur de ce muscle. Chez les animaux domestiques, il est plus ou moins confondu avec les releveurs et agit autant sur les naseaux que sur la lèvre supérieure (Le Double).

Action. — Comme le canin se dérobe en partie aux excitations électriques à cause de sa profondeur, son action n'est pas nettement déterminée. Il élève la commissure en haut et en dedans, ou verticalement quand ces fibres ont une direction verticale. Par son faisceau irradié dans la lèvre inférieure, il est auxiliaire de l'orbiculaire; il élève légèrement la lèvre inférieure et l'applique contre l'arcade du maxillaire. Pour Ch. Bell, le canin, secondé d'ailleurs par les zygomatiques et le buccinateur, est essentiellement un retrousseur de l'angle labial qui découvre la dent canine; selon lui, le muscle et la dent correspondante ont un volume proportionnel. Le découvrement de la canine s'observe dans l'acte de mordre, dans la mastication. Physionomiquement, c'est un mouvement puissant chez les carnassiers qui montrent leurs crocs; chez l'homme il donne, suivant les combinaisons des autres muscles, une expression amère, ou une attitude de grognement, ou une impression de haine menaçante.

Insertions. — Les insertions inférieures sont remarquables. Arrivé à 1 cm. en dehors de l'angle des lèvres, le canin, ramassé sur lui-même, rencontre l'extrémité supérieure du triangulaire, et s'entre-croise avec lui, en occupant généralement le plan superficiel; puis une partie de ses fibres se jette dans la peau de la commissure à ce niveau même, tandis que l'autre forme un faisceau assez mince, longtemps méconnu par les anatomistes, qui se dirige en bas et en dedans sur la lèvre inférieure dont il constitue la partie excentrique. Ce faisceau labial inférieur s'insère à la peau de la lèvre inférieure, jusqu'à la ligne médiane, par des fibres directes, et à la peau du côté opposé, par des fibres croisées qui coupent celles de l'autre faisceau labial; il prend part ainsi à la constitution de l'orbiculaire externe, comme nous le verrons plus loin (Voy. fig. 229). L'entrelacement musculaire des extrémités du canin et du triangulaire produit un *nœud musculaire*, dur, qu'on sent à 1 cm. de la commissure en prenant la joue entre les doigts; il est encore renforcé par des fibres des zygomatiques et du buccinateur. Henle a décrit en ce point un raphé tendineux dont Aeby a nié l'existence; on y trouve en tout cas souvent des épaississements fibreux et denses du tissu conjonctif sous-muqueux.

Variations et anomalies. — Le canin des nègres est plus large et plus épais que celui des blancs (Chudzinski). Sur un nègre, Hamy a vu un faisceau du canin aller se perdre dans l'orbiculaire des paupières.

MUSCLE TRIANGULAIRE DES LÈVRES

Le *triangulaire des lèvres*, triangulaire inférieur pour ceux qui donnent au canin le nom de triangulaire supérieur, occupe la partie de la joue qui limite en dehors le menton. Large, aplati, volumineux, plus épais à son extrémité supérieure, il présente la forme d'un triangle dont la base est fixée sur le bord inférieur du maxillaire, dont le sommet est à la commissure; le bord externe est vertical, légèrement convexe, le bord interne concave regarde la concavité du triangulaire opposé.

Il s'insère : *d'une part* (insertion fixe), par son bord inférieur ou base, à la ligne oblique externe du maxillaire inférieur, dans son tiers antérieur; — *d'autre part* (insertion mobile), par son sommet : 1° à la peau de la commissure des lèvres, au même point que le canin; 2° à l'aide d'un double faisceau irradié, à la peau de la lèvre supérieure jusqu'au sillon médian et au delà, et au cartilage de l'aile du nez et de la sous-cloison.

Les insertions inférieures ou osseuses se font entre le bord inférieur de l'os et le trou mentonnier, depuis l'éminence mentonnière jusqu'à la deuxième molaire; elles ont lieu à l'aide d'arcades aponévrotiques entre-croisées avec celles du peaucier, et sous lesquelles passent les origines des fibres du carré. Les insertions supérieures ou cutanées se font à 1 cm. en dehors de l'angle de la bouche; à ce niveau, marqué par un nœud musculaire épais, les fibres du triangulaire s'entre croisent avec celles du canin, si bien que les deux muscles semblent passer l'un dans l'autre et ne former qu'un seul muscle digastrique; mais ce n'est qu'une apparence, car une partie notable des fibres se fixe immédiatement à la peau sur une hauteur d'un centimètre, tandis que l'autre, émergeant de l'entre-croisement, constitue le faisceau irradié qui se dirige en haut et en dedans sur la lèvre supérieure et sur les narines pour s'y fixer. Cette terminaison se fait par deux faisceaux secondaires : un faisceau supérieur ou *nasal*, qui va s'attacher à tout le bord postérieur des narines depuis la sous-cloison jusqu'à l'aile du nez; un faisceau inférieur ou *labial*, qui, semblable au faisceau irradié du canin, prend part à la formation de l'orbiculaire externe, et se jette en partie dans la peau de la lèvre du même côté, sur les deux tiers supérieurs en hauteur et toute la longueur, en partie dans la peau du côté opposé voisine du sillon médian, à l'aide de fibres entrecroisées (Voy. fig. 229). — C'est Henke qui a reconnu le premier le faisceau irradié; Aeby a confirmé sa description en s'appuyant sur des recherches histologiques.

Rapports. — Le triangulaire est un muscle tout à fait superficiel, plus superficiel que le carré du menton et le peaucier. Sa face externe est en rapport avec la peau, à laquelle elle adhère intimement dans son tiers supérieur. Sa face interne ou profonde recouvre le peaucier, le buccinateur, et surtout le carré du menton auquel l'attache un tissu conjonctif serré. Le bord antérieur ou interne, arqué, mince, dirigé obliquement en haut et en dehors, croise en X les fibres du carré; le bord postérieur, épais, légèrement convexe, vertical, reçoit en bas le faisceau labial du peaucier, plus haut l'extrémité antérieure du risorius. Enfin, au niveau de son entre-croisement avec le canin et de son insertion à la commissure, il est embrassé par la terminaison du grand zygomatique, qui se bifurque en deux faisceaux dont l'un, superficiel, passe au-dessus du triangulaire, tandis que l'autre, profond, passe en dessous; pour aller se terminer respectivement dans la peau et la muqueuse de l'angle des lèvres.

Action. — Le triangulaire exerce une traction légèrement oblique sur la commissure des lèvres. Par ses insertions à la commissure, il abaisse celle-ci en bas et en dehors, donne à la fente buccale une forme arquée à concavité inférieure, et allonge le sillon naso-labial qu'il tend à rendre vertical. Par son faisceau irradié, il abaisse faiblement la lèvre supérieure et la narine dont il rétrécit un peu l'ouverture. L'action sur la lèvre supérieure est très limitée et ne produit ni plis ni rides; l'action principale se concentre sur l'angle des lèvres (muscle abaisseur du coin de la bouche), et s'y traduit par des plis et des saillies transversales.

Le rôle purement physiologique du triangulaire paraît être bien restreint, et, comme celui de tous les dilatateurs, se rapporter surtout à la mastication et à la respiration difficile. Le rôle physionomique est au contraire des plus importants. Le triangulaire est, avec le sourcilier, un des muscles caractéristiques de l'expression humaine. Chez les primates inférieurs, il fait défaut ou reste rudimentaire; chez les anthropoïdes, il est encore le plus souvent très peu développé. Les animaux abaissent la lèvre inférieure en totalité, mais non pas son angle; l'abaissement du coin de la bouche et le froncement des sourcils sont deux gestes humains, qu'on ne retrouve qu'imparfaitement et très passagèrement même chez les singes supérieurs. Darwin observe que la contraction du triangulaire atteste dans beaucoup de circonstances un acte de volonté, d'empire sur nous-mêmes, car nous le contractons quand nous faisons effort pour retenir nos cris ou nos pleurs.

Duchenne l'a nommé le *muscle de la tristesse*. Il exprime en effet les différents états d'abattement et de tristesse; mais par d'autres associations musculaires, il traduit aussi le dégoût, le mépris, la jalousie, la haine. Il est donc affecté surtout aux passions tristes et sombres, et avec les autres abaisseurs de la lèvre inférieure appartient au masque tragique, tandis que le masque comique est caractérisé surtout par l'agilité musculaire de la lèvre supérieure et du nez.

Connexions. — Sous le nom de *triangulaire interne*, on a décrit une couche très mince qui s'irradie du bord interne dans la peau du menton, par des fibres curvilignes à concavité supérieure. J'ai vu aussi le triangulaire émettre par son bord externe un faisceau de fibres qui allait se fixer à l'aponévrose buccinatrice; l'artère faciale passait sous ce faisceau aberrant.

Le triangulaire est souvent continu par son bord postérieur avec le peaucier, dont il n'est cependant pas un dérivé immédiat comme le carré, et avec le risorius. Il semble aussi se continuer avec le grand zygomatique, l'orbiculaire interne et surtout avec le canin; mais ce n'est là qu'une apparence. Il y a pourtant fréquemment échange d'un certain nombre de fibres entre le triangulaire et le canin.

Transverse du menton. — Santorini a décrit sous ce nom, et Cruveilhier sous celui de *faisceau sous-symphysien* du triangulaire, une couche de fibres musculaires qui émanent du bord interne du triangulaire et descendent vers la ligne médiane, par-dessous le menton, dans la région sus-hyoïdienne. Parmi les anatomistes, les uns le considèrent comme un muscle spécial, indépendant, d'autres comme une portion du triangulaire des lèvres.

Sans être constant, il s'observe chez un grand nombre de sujets. Theile l'a constaté dix fois sur quatorze sujets féminins, deux fois sur quatorze sujets masculins; Schmidt 25 fois sur 34 sujets; Ledouble, 19 fois sur 30. Ordinairement il est grêle et pâle et ne dépasse pas 3 à 4 mm. de largeur. Les fibres partent le plus souvent de deux points : de l'angle antéro-inférieur du triangulaire, en continuité directe avec les fibres musculaires du bord interne de ce muscle, en partie du bord inférieur du maxillaire sur lequel elles prennent insertion. De là elles se dirigent en bas et en dedans dans la région sus-hyoïdienne médiane, et s'y terminent d'une façon variable, ou en se perdant sur l'aponévrose sus-hyoïdienne ou bien en s'unissant avec celle du côté opposé, soit par continuité de fibres musculaires, soit par une aponévrose intermédiaire, ou même des deux manières à la fois. De la réunion des deux transverses sur la ligne médiane résulte une écharpe, en forme d'arc à concavité supérieure, appelée quelquefois la *sangle* du triangulaire. Le transverse du menton est sous-cutané, placé par-dessus le peaucier qu'il sépare de la peau; c'est à son bord postérieur qu'on attribue le sillon transversal qui limite le double menton.

Froriep et après lui Schmidt font dériver le transverse du peaucier du cou; mais il est en connexion manifeste avec le triangulaire et fait défaut chez les animaux qui ont ce dernier muscle rudimentaire, comme chez les singes cercopithèques. Sappey le considère comme un tenseur de la peau de la région sous-mentonnière.

Variations et anomalies. — Les fibres constitutives du triangulaire sont plus fortes et plus colorées dans les races de couleur que dans la race blanche (Chudzinski). — Le plus souvent, suivant Ledouble, le triangulaire est divisé en trois faisceaux, très rarement en deux entre lesquels passe le nerf mentonnier. Suivant Chudzinski, le transverse du menton serait plus fréquent dans les races de couleur que dans la race blanche.

CARRÉ DU MENTON

Le *carré du menton* occupe la partie latérale du menton et la lèvre inférieure. C'est un muscle très mince et très pâle, dont la forme est plutôt losangique.

Il s'insère : *d'une part* (insertions fixes), par son bord inférieur, au tiers inférieur de la ligne oblique externe du maxillaire inférieur, au-dessous du trou mentonnier, dans l'espace qui correspond à la canine et aux trois premières molaires; Cruveilhier ajoute : à la lèvre externe du bord inférieur du maxillaire; — *d'autre part* (insertions mobiles), par son bord supérieur, à la peau de la lèvre inférieure et en partie à sa muqueuse.

Les insertions inférieures, osseuses, sont entre-croisées avec celles du peaucier et du triangulaire. Les insertions supérieures, tégumentaires, se font à toute la longueur de la lèvre inférieure, sauf 4 ou 5 mm. de l'angle, et sur toute sa hauteur depuis le sillon mento-labial jusqu'au bord rouge. Les faisceaux les plus élevés, au lieu de se courber en avant, se courbent en arrière et traversent l'orbiculaire pour aller se fixer à la muqueuse.

Rapports. — Le carré du menton semble continuer le peaucier, dont il n'est d'ailleurs qu'une portion interrompue par une insertion maxillaire; il s'en distingue quelquefois cependant par sa couleur. Comme le peaucier, il est oblique en haut et en dedans. Ses fibres sont disposées en fascicules parallèles. Au niveau du sillon mento-labial, il rencontre le carré du côté opposé et s'entre-croise avec lui à angle aigu; ces fibres internes, croisées, sont les plus courtes et n'atteignent pas le bord de la lèvre.

Ce muscle est situé superficiellement. Par la plus grande partie de sa face externe, il est en rapport avec la peau avec laquelle il est uni, à travers la couche adipeuse qui infiltre ses faisceaux; en dehors, il est recouvert par le triangulaire qu'il croise à angle droit et avec lequel il contracte également d'étroites adhérences. Par sa face profonde, il recouvre l'orbiculaire des lèvres, auquel il est fixé par du tissu cellulaire serré qui le sépare de la muqueuse, les vaisseaux et nerfs mentonniers et une partie de la houppe du menton.

Action. — Le carré est abaisseur de la lèvre inférieure, Il l'abaisse en bas et en dehors, et la traction commence à quelques millimètres en dedans de la commissure. La lèvre est tendue transversalement, quelquefois renversée en dehors. En se contractant avec l'incisif, il peut donner à la bouche une forme carrée.

Il agit dans la mastication comme antagoniste de la houppe du menton, qui est élévatrice de la lèvre. Dans l'expression, il s'associe au peaucier pour indiquer la terreur; ou bien à d'autres muscles de la face pour traduire l'ironie, la colère concentrée, en général les passions tristes et sombres.

Connexions. — Chez les mammifères inférieurs et chez les lémuriens, le peaucier du cou va directement se fixer à toute la lèvre inférieure, il n'y a pas de carré; c'est chez les singes inférieurs qu'il commence à se fixer partiellement au maxillaire, séparant ainsi de lui une portion supérieure, maxillo-labiale, qui est le carré du menton. Il est exceptionnel que le carré ait perdu toute connexion avec le peaucier, et presque constamment il reçoit du peaucier le tiers ou le quart de ses fibres externes, le long de son bord postérieur. Plus rarement il lui est uni le long de son bord antérieur ou interne, ou même lui est continu par toute sa face superficielle. On a observé aussi la continuité du carré avec le triangulaire, et avec la houppe du côté opposé.

Variations et anomalies. — Chez le nègre, Chudzinski a trouvé les carrés du menton très larges. Il a vu leur entrecroisement descendre jusqu'au bord inférieur du maxillaire recouvrant ainsi la houppe.

MUSCLE DE LA HOUPPE DU MENTON

La *houppe du menton* (*levator menti, releveur du menton, mentalis* de Henle) occupe la partie médiane de la région du menton. C'est un faisceau musculaire, assez puissant, de forme conoïde, juxtaposé sur la ligne médiane à celui du côté opposé (fig. 231).

Ce muscle s'insère : *d'une part* (insertion fixe), par son sommet, à la saillie alvéolaire de l'incisive externe et de la canine, immédiatement au-dessous de la gencive et de l'insertion du muscle incisif inférieur, et, plus bas, à la fossette mentonnière (Cruveilhier); — *d'autre part* (insertion mobile), par sa base à la peau du menton, dans sa partie la plus saillante. Les fibres de l'insertion osseuse sont rouges, fasciculées; celles de l'insertion cutanée sont pâles, de couleur jaunâtre, et disséminées à la façon d'une houppe.

Rapports. — La houppe du menton est oblique en bas et en avant, et occupe par conséquent un plan vertical; mais ses fibres, qui rayonnent en éventail, s'étendent aussi un peu en dehors et en dedans. En dedans, les fibres supérieures sont toujours unies à celles du côté opposé en arc musculaire et les fibres inférieures aboutissent à un raphé tendineux, qui est le ligament de la houppe. La face externe du muscle est en rapport avec la muqueuse buccale, au point où celle-ci se réfléchit des lèvres sur la gencive, avec l'orbiculaire des lèvres et le carré du menton qui le recouvrent en partie. La face interne ou profonde est appliquée sur l'os. La terminaison cutanée du muscle est noyée dans le coussinet adipeux du menton.

La houppe est constamment unie au peaucier du cou, qui après son croisement se fixe sur l'éminence mentonnière et se continue par quelques-unes de ses fibres avec les fibres inférieures de la houppe.

Ligament de la houppe. — Entre les deux muscles de la houppe est interposé un cordon fibreux ou fibro-élastique, *ligament de la houppe*, très fort, très dense, qui né de la symphyse du menton, se prolonge en bas, en diminuant d'épaisseur, sur l'éminence mentonnière. Nous avons vu que les fibres internes des muscles de la houppe venaient s'y insérer de chaque côté, ce qui a pu faire considérer ce ligament comme un raphé tendineux intermusculaire. Il est placé verticalement, de champ; son bord antérieur se fixe à la peau, les fibres les plus élevées passent sous le cul-de-sac de la muqueuse des lèvres pour arriver au sillon mento-labial ; ses fibres inférieures sont plus espacées et disposées en travées qui logent des grains adipeux. C'est l'insertion cutanée du ligament de la houppe, et aussi sans doute des fibres centrales du muscle, qui produit sur le menton une dépression, tantôt en forme de sillon vertical, tantôt en fossette, *fossette du menton*, dont la forme et la profondeur varient suivant la disposition du cordon fibreux et du coussinet adipeux qui l'entoure.

Près de la pointe du menton, Richet a signalé une bourse muqueuse, *bourse prémentonnière*, profondément située sur la ligne médiane, entre le périoste et les fibres inférieures du ligament de la houppe. Elle manque fréquemment, et, quand elle existe, elle est ordinairement cloisonnée. A ce niveau le ligament de la houppe est lui-même recouvert par un plan musculaire, qui comprend quelques fibres du peaucier du cou et les fibres les plus internes de la houppe entre-croisées en avant du ligament.

Sillon mento-labial — La lèvre inférieure est séparée du menton par le *sillon mento-labial*, sillon transversal, arqué à concavité inférieure. Il correspond à la partie supérieure de l'éminence mentonnière et au cul-de-sac gingivo-labial. Au-dessus de lui, la peau est mobile sur l'os; au-dessous, la peau, doublée d'un coussinet adipeux, est assez étroitement unie au maxillaire par la réflexion même de la muqueuse, par la houppe du menton avec son ligament et par des travées conjonctives qui vont de la peau au périoste. En même temps qu'il marque la limite supérieure de la partie adhérente du ligament, il est aussi un pli de flexion dans les mouvements de la lèvre sur le menton.

Anomalus menti. — Theile a décrit sous ce nom un faisceau musculaire à peu près constant, de forme triangulaire, sous-jacent à la houppe, qui naît du maxillaire inférieur et se fixe à l'éminence mentonnière, et qui a par conséquent ses deux insertions osseuses. Est-ce un muscle indépendant, un faisceau de la houppe avec laquelle il est parfois continu, ou un faisceau du peaucier? Theile laisse la question douteuse.

Action. — Le muscle de la houppe est élévateur de la peau du menton, qu'il fronce fortement en forme de saillies et de plis rayonnants (corrugator menti), et aussi de la lèvre inférieure qu'il courbe en arc à concavité inférieure et qu'il renverse un peu en dehors. Il est très développé chez l'homme et son action est énergique.

Comme muscle physiologique, il agit dans la mastication, surtout pour repousser les débris alimentaires, et dans l'occlusion avec effort, la protraction des lèvres, par suite dans le baiser, l'insufflation. Il prend part aussi à l'articulation des sons, notamment pour les voyelles *o*, *u* et pour les consonnes *b*, *f*, *g*, *m*, *p*, *v* (Wilmart), et joue un rôle important dans le marmottement, les prières à voix basse. Comme muscle physionomique, il concourt à l'expression de l'hésitation, du doute, du dédain, du dégoût. On l'a appelé le *musculus superbus*, bien qu'il caractérise plutôt le mépris que l'orgueil.

MUSCLE BUCCINATEUR

Le *muscle buccinateur*, muscle de la trompette, ainsi nommé pour la part qu'il prend au jeu de cet instrument, est essentiellement le muscle de la joue, dont il constitue le plan profond conjointement avec la muqueuse buccale.

Large, épais, quadrilatère, à petit côté antérieur, plus grand que l'espace mesuré par ses insertions, il apparaît comme étant plutôt un muscle de la vie végétative qu'un muscle de la vie de relation. Il est très profond, il se continue avec le constricteur supérieur du pharynx, il a de vastes insertions osseuses, il est recouvert par une forte aponévrose, il présente un développement précoce, tous caractères qui le différencient des autres peauciers. Luschka l'a comparé au releveur de l'anus, tous deux, à chaque extrémité du tube digestif, constituant (avec celui du côté opposé) un muscle creux, infundibuliforme, qui pénètre par ses fibres radiées les fibres circulaires du sphincter anal ou buccal.

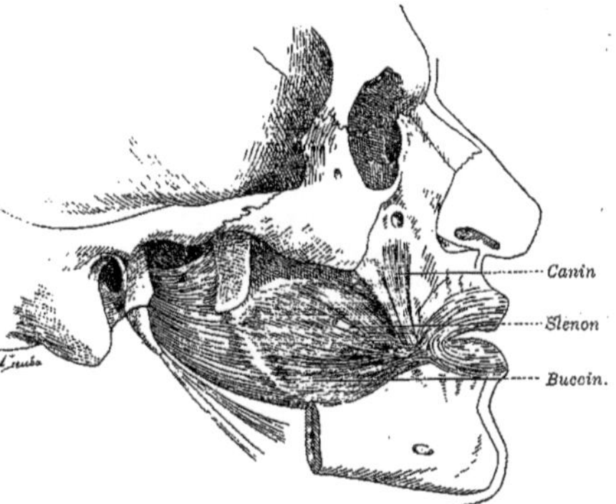

Fig. 227. — Le buccinateur et le canin.

Ce muscle s'insère : *d'une part* (insertion fixe), par son bord postérieur, sur trois lignes, dont deux horizontales réunies à une verticale ; 1° (insertion supérieure) au maxillaire supérieur, sur le bord alvéolaire qui répond aux trois dernières molaires, ou même aux quatre dernières, jusqu'à la crête canine, et aussi (Henle, Sappey) à la tubérosité maxillaire, en arrière des insertions précédentes; 2° (insertions inférieures) au maxillaire inférieur, sur la ligne oblique externe, depuis son origine jusqu'au voisinage du trou mentonnier, espace qui correspond aux trois ou quatre dernières molaires; 3° (insertions intermaxillaires) au ligament intermaxillaire ou aponévrose buccinato-pharyngienne, sur toute la hauteur de son bord antérieur; — *d'autre part* (insertion mobile), à la muqueuse de la commissure des lèvres et de la partie adjacente des lèvres supérieure et inférieure.

Les insertions postérieures se font suivant une ligne en fer à cheval dont l'ouverture regarde en avant et en dedans. Les deux branches horizontales sont égales, c'est-à-dire que les extrémités des insertions aux maxillaires supérieur et inférieur cessent en avant au même niveau et se trouvent sur une même ligne verticale.

Le *ligament intermaxillaire* ou *ptérygo-maxillaire* ou *aponévrose buccinato-pharyngienne* est une bande fibreuse étroite, arrondie en haut, élargie vers le bas, qui s'insère en haut au crochet de l'aile interne de l'apophyse ptérygoïde et descend verticalement se fixer sur le maxillaire inférieur, à l'extrémité postérieure de la ligne oblique interne ou ligne mylo-hyoïdienne. Sur le bord antérieur de ce ligament s'attache le buccinateur, sur le bord postérieur le constricteur supérieur du pharynx; souvent les deux muscles s'unissent par-dessus le ruban fibreux et semblent former avec le côté opposé une vaste ceinture musculaire, ouverte seulement au niveau de la fente buccale. Cruveilhier signale en outre comme constante une insertion sur le tendon du temporal, au niveau de la partie la plus reculée du bord alvéolaire inférieur.

Les insertions antérieures se font sur une assez grande étendue qui comprend la commissure des lèvres et le tiers externe de la moitié de chaque lèvre; les fibres de la portion intermaxillaire, les plus nombreuses, s'insèrent sur une longueur de 2 cm. environ à la muqueuse de la commissure, dont le derme est très épais et noueux, aussi le muscle est-il très adhérent à ce niveau à la muqueuse buccale; quelques fibres se recourbent en avant et traversent l'orbiculaire pour aller à la peau. Les fibres maxillaires inférieures sont destinées à la lèvre supérieure, les fibres maxillaires supérieures à la lèvre inférieure; elles font partie de l'orbiculaire externe ou portion excentrique du sphincter labial et s'épuisent successivement dans la muqueuse des lèvres.

Rapports. — Le buccinateur s'étend en longueur du pharynx aux lèvres, en hauteur d'un bord alvéolaire à l'autre. La direction générale de ses fibres est antéro-postérieure; les fibres moyennes sont horizontales; les supérieures, moins nombreuses, descendent obliquement en bas et en avant, les inférieures montent en avant et en haut. Toutes se rassemblent vers l'angle des lèvres en un faisceau épais, serré, haut de 2 cm. environ, profondément situé, dont les fibres entre-croisées enchâssent l'angle des lèvres.

Il forme, avec la muqueuse buccale, le plan profond de la joue et le plancher de la fosse adipeuse que contient cette partie de la face. La face externe est en rapport avec la branche montante du maxillaire inférieur, les muscles masséter, temporal, zygomatiques, risorius, canin et triangulaire, avec les graisses de la joue et la boule de Bichat. Elle est longée par l'artère et la veine faciale qui la coupent obliquement, par l'artère transverse de la face, l'artère buccale et le nerf du même nom, enfin par le canal de Sténon, émané de la parotide, qui chemine obliquement entre ses fibres pour aller s'ouvrir dans le vestibule de la bouche. Sa face interne est appliquée contre la muqueuse buccale avec laquelle elle fait corps; les adhérences sont surtout marquées en arrière, et en avant sur un espace de 2 cm. à partir de l'angle des lèvres. Entre la muqueuse et le muscle se trouvent quelques glandes assez rares, qui peuvent s'engager dans les interstices des fibres musculaires; on signale surtout les *glandes molaires* au voisinage du canal de Sténon, et un groupe glandulaire au commencement de la ligne oblique externe.

On sait que le buccinateur reçoit ses filets moteurs du nerf facial, et que le nerf buccal lui fournit seulement des fibres sensitives. Debierre et Lemaire

(*Soc. Biol.*, 1895) prétendent même qu'aucune fibre du buccal ne s'arrête dans le muscle.

Aponévrose buccale ou **buccinatrice.** — Le muscle buccinateur est recouvert par une lame fibreuse épaisse, dense surtout en arrière, de plus en plus mince en avant, qui lui adhère fortement à l'aide de prolongements qu'elle envoie entre ses fibres : c'est l'*aponévrose buccale* ou *buccinatrice.* En haut et en bas, elle s'insère au bord alvéolaire du maxillaire; en arrière, elle se continue avec l'aponévrose péri-pharyngienne qui recouvre le constricteur supérieur du pharynx; elle cesse en avant au voisinage des entrecroisements musculaires de la commissure. Elle sépare le buccinateur de la masse adipeuse de la joue. On la voit en arrière s'unir avec la gaine externe du canal de Sténon, qui, par son autre extrémité, se continue avec l'aponévrose massétérine; elle est également reliée à cette dernière aponévrose par un feuillet de raccordement, qui passe par dessus la boule adipeuse de Bichat et limite en avant les déplacements de cette boule mobile.

Action. — C'est un muscle cavitaire, plus viscéral que peaucier. Son action produit des effets différents suivant l'état de vacuité ou de réplétion de la cavité buccale. Si la bouche est vide et si les lèvres sont relâchées, il agit comme dilatateur transversal, il tire horizontalement en dehors la fente buccale qu'il allonge; un ou plusieurs plis arqués verticaux se dessinent sur la joue et produisent de grandes rides chez les vieillards. Ce mouvement est antagoniste de celui de l'orbiculaire des lèvres et surtout des incisifs. Si, la bouche étant vide, la fente buccale est tout à la fois fermée par le sphincter oris et projetée en avant par les incisifs, le buccinateur s'enfonce dans la cavité buccale et produit un creux dans la joue que le sujet semble avaler. Si la bouche est remplie par de l'air ou des substances solides ou liquides et l'ouverture buccale fermée par l'orbiculaire, le buccinateur distendu comprime le contenu de la cavité et l'expulse ou vers le pharynx ou à travers les lèvres entr'ouvertes. Chez les animaux domestiques et surtout chez les herbivores, il est renforcé par une couche superficielle, prémassétérine, à fibres verticales (Le Double).

L'action du buccinateur se manifeste surtout dans la mastication, dans la succion énergique. Il expulse l'air dans le siffler, le souffler, le jeu des instruments à vent. On a signalé sa dilatation chez les joueurs de cor, les souffleurs de verre, et son grand volume chez les gros mangeurs, chez les animaux herbivores et chez ceux qui se servent de la bouche comme garde-manger. Le nouveau-né possède un buccinateur bien développé, de même que son orbiculaire des lèvres.

La fonction expressive paraît être restreinte. Duchenne dit pourtant qu'il s'associe à d'autres muscles pour exprimer le rire ironique, la colère concentrée.

Le buccinateur peut s'unir au canin, au triangulaire des lèvres, au constricteur supérieur du pharynx. Sa continuité avec l'orbiculaire des lèvres est surtout apparente.

MUSCLE ORBICULAIRE DES LÈVRES

L'*orbiculaire des lèvres* (sphincter des lèvres) occupe l'épaisseur des lèvres supérieure et inférieure. Sa forme est celle d'un large anneau elliptique, à grand diamètre transversal comme la fente buccale qu'il entoure complètement.

La structure de l'orbiculaire est compliquée et difficile, comme l'a dit Haller depuis longtemps, et les descriptions varient suivant l'idée que l'on se fait de la constitution du muscle. Avec Bichat, nous admettons que l'orbiculaire des lèvres comprend deux portions différentes, une portion excentrique, formée par le prolongement des muscles radiés, une portion concentrique ou marginale, dont les fibres appartiennent en propre au muscle constricteur; de là un orbiculaire externe et un orbiculaire interne.

L'orbiculaire externe, portion accessoire de Sappey, est la partie périphérique du muscle. Elle est large, mince, au moins sur ses parties latérales. Sa largeur correspond aux deux tiers externes de la largeur totale de la lèvre, c'est-à-dire pour la lèvre supérieure aux deux tiers supérieurs, pour la lèvre inférieure aux deux tiers inférieurs. Ce muscle est situé autour de l'orbiculaire interne, mais il empiète un peu sur lui et recouvre sa partie excentrique.

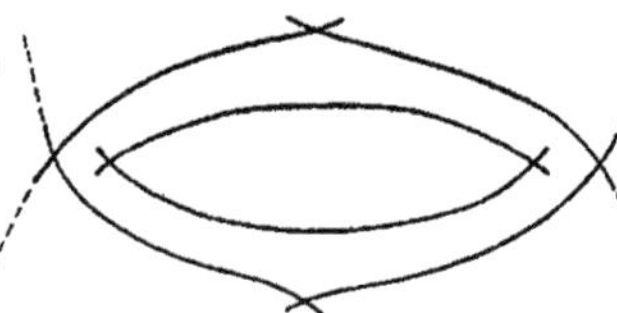

Fig. 228. — Schéma de l'orbiculaire.

Les fibres proviennent de plusieurs muscles qui se superposent ou se juxtaposent et forment un plan en apparence homogène.

A la lèvre supérieure se rendent : 1° le triangulaire, par ses deux faisceaux irradiés, le faisceau interne qui se fixe en partie à la peau du même côté, en partie à la peau de l'autre côté après entrecroisement avec le triangulaire opposé; le faisceau externe ou *nasal*, qui est plus superficiel et s'attache au cartilage de l'aile du nez, ainsi qu'aux téguments de la sous-cloison; ce faisceau nasal est le *muscle moustachier* de certains auteurs; 2° le buccinateur, par les faisceaux obliquement ascendants de sa portion inférieure, qui vont en diminuant peu à peu se fixer à la muqueuse labiale, dans sa partie externe; 3° le muscle incisif supérieur, qui de la fossette incisive descend obliquement en bas et en dehors, sous la muqueuse, et se perd dans la lèvre près de la commissure.

A la lèvre inférieure appartiennent : 1° le canin, dont le faisceau irradié, plus mince que celui du triangulaire, affecte la même disposition, se fixant en partie à la peau du même côté, en partie à celle de l'autre côté; 2° le buccinateur, par ses faisceaux obliquement descendants, tout à fait analogues à ses faisceaux ascendants; 3° le muscle incisif inférieur, qui de la fossette incisive inférieure se porte en haut et en dehors, à la peau de l'angle des lèvres.

Tous ces muscles sont unilatéraux. De là pour chaque lèvre deux demi-orbiculaires externes droit et gauche, et, pour l'ensemble de l'ouverture buccale, quatre orbiculaires externes, à savoir les orbiculaires externes supérieurs droit et gauche, et les orbiculaires externes inférieurs droit et gauche. Dans chaque moitié de la lèvre, le triangulaire ou le canin occupent toute la surface depuis la commissure jusqu'à la ligne médiane, le buccinateur la moitié externe, et l'incisif la moitié interne, au moins par son corps.

L'orbiculaire interne ou *sphincter oris*, portion principale de Sappey, faisceau marginal de Roy, est un anneau compact qui occupe le bord libre renflé de chaque lèvre. Il est marginal par rapport à la fente buccale, concentrique par rapport à l'orbiculaire externe. Sa hauteur ou largeur équivaut à la moitié interne de la largeur totale de la lèvre; il empiète sur l'orbiculaire externe et par son bord périphérique aminci se place derrière lui, entre ce muscle et la muqueuse labiale. Ses fibres s'étendent d'une extrémité à l'autre de la fente buccale, sur toute la longueur de la lèvre, et finissent au niveau de la commissure. L'orbiculaire interne est donc bilatéral; il est divisé en deux portions, chacune en demi-ellipse, qui correspondent aux deux lèvres; de là, un orbiculaire interne supérieur et un orbiculaire interne inférieur.

Insertions. — L'*orbiculaire externe* a pour insertions celles des muscles qui le constituent et que nous avons décrites ou que nous décrirons avec eux. Le triangulaire, le canin, le buccinateur, les incisifs sont tous, par une de leurs extrémités, fixés sur les maxillaires supérieur ou inférieur. Par une partie de leurs extrémités mobiles, ils se terminent dans la peau des lèvres et aussi dans la muqueuse au niveau de la commissure; un certain nombre de fibres des triangulaires et des canins s'entrecroisent sur la ligne médiane avec celles du muscle homonyme et vont se fixer à une courte distance au delà; cet entrecroisement est, comme on le sait, un fait extrêmement général pour les muscles médians; le frontal et le peaucier en fournissent des exemples à la face.

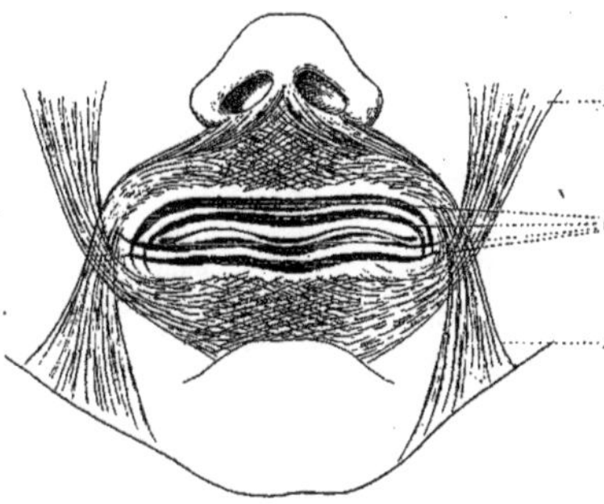

Fig. 229. — Schéma de la musculature des lèvres (d'après Roy).

L'*orbiculaire interne* se termine, au niveau de la commissure, dans les couches profondes de la peau et probablement aussi de la muqueuse. L'orbiculaire supérieur, arrivé à l'angle des lèvres, se recourbe de haut en bas et de dedans en dehors, s'éparpille en dehors et au-dessous du niveau de cet angle et s'entrecroise avec les fibres presque horizontales de l'orbiculaire inférieur; une partie des fibres, après croisement, se prolonge sur une certaine distance dans la lèvre inférieure, ce qui donne l'illusion de fibres complètement annulaires. L'orbiculaire inférieur moins courbé se termine semblablement, après s'être décussé avec le faisceau supérieur, mais ne se recourbe pas comme lui pour remonter dans l'autre lèvre.

Cette description de la terminaison du sphincter oris par des insertions tégumentaires croisées aux angles de la bouche est conforme à celle qu'a donnée Sappey; c'est aussi ce qui nous a paru résulter des coupes histologiques faites dans différents plans au niveau de la commissure (Roy et nous-même). Le sphincter oris est, par conséquent, disposé comme l'orbiculaire palpébral (non orbitaire), qui est composé de deux demi-ellipses fixées à leurs extrémités sur les ligaments palpébraux et qui est entouré d'une portion accessoire ou orbitaire, rappelant, avec une autre structure d'ailleurs, la portion périphérique des lèvres; dans les deux cas, les orbiculaires périphériques sont une partie surajoutée et accessoire. Le sphincter anal et le sphincter de l'urètre sont eux aussi une boutonnière elliptique à deux lèvres.

Rapports. — Pris dans son ensemble, l'orbiculaire des lèvres occupe tout le pourtour des lèvres en forme d'un anneau, rétréci vers les commissures, aux extrémités de son grand diamètre, où se voit la terminaison entre-croisée de l'orbiculaire interne, élargi sur la ligne médiane, aux extrémités du petit diamètre qui répond à la terminaison croisée de l'orbiculaire externe. L'orbiculaire supérieur est plus large. Chaque orbiculaire supérieur et inférieur est, dans le sens transversal, concave à concavité postérieure comme l'arcade maxillaire; dans le sens vertical, ces deux portions sont également arquées, l'ouverture de l'arc regarde la fente buccale. La face antérieure du muscle adhère intimement à la peau, non seulement dans la zone périphérique où se font des insertions cutanées continues, mais aussi dans la zone marginale où le sphincter oris est fixé au tégument par sa face antérieure. Elle est en rapport avec les deux releveurs superficiel et profond et le petit zygomatique, pour la lèvre supérieure, avec le carré du menton pour la lèvre inférieure. L'orbiculaire appartient à la couche profonde des muscles de la face; il n'est sous-cutané qu'au niveau du sillon médian de la lèvre supérieure et de la région des commissures.

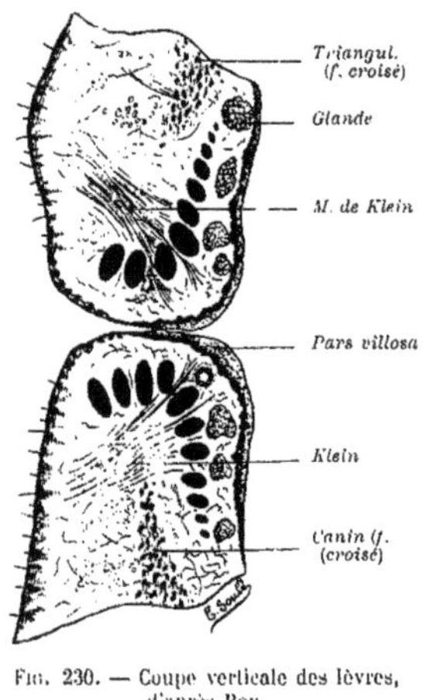

FIG. 230. — Coupe verticale des lèvres, d'après Roy.

Les cercles noirs disposés en L représentent la coupe de l'orbiculaire interne.

Sa face postérieure recouvre la muqueuse labiale, qui lui adhère assez intimement et qu'on ne peut que très faiblement plisser; il recouvre une partie des muscles myrtiforme, buccinateur et la houppe du menton.

L'orbiculaire interne présente quelques rapports spéciaux. La coupe verticale des lèvres (fig. 230) nous le montre conformé en L, avec une longue branche verticale et une courte branche horizontale; les L des orbiculaires supérieur et inférieur se regardent par leur branche horizontale. La branche verticale, d'abord mince et profonde à la périphérie, recouverte par l'orbiculaire externe et recouvrant la couche glandulaire de la muqueuse, ne tarde pas à s'accroître et s'unit à angle droit avec la branche horizontale épaisse; celle-ci occupe le bord libre de la lèvre, dans la région cutanéo-muqueuse de transition, et se termine au point où commencent les follicules pileux. L'artère coronaire labiale est située sous la muqueuse, à l'angle de réunion des deux branches musculaires.

L'orbiculaire externe est normalement continu avec les muscles triangulaire, canin et buccinateur, qui font partie intégrante de la musculature des lèvres; accessoirement avec les releveurs. L'orbiculaire interne ne semble avoir aucune connexion, sauf peut-être avec le buccinateur.

Gouttière labiale. — La lèvre supérieure présente sur sa ligne médiane une dépression verticale, appelée *gouttière labiale, sillon médian, philtrum.* Plus étroite dans sa partie supérieure ou nasale, cette gouttière s'étend de la sous-cloison du nez au lobule médian de la lèvre; elle est bordée de chaque côté par une saillie longitudinale, légèrement oblique en bas et en dehors. La dépression médiane est une ligne de suture embryonnaire; elle représente la soudure des deux bourgeons incisifs. Les bourrelets latéraux sont dus à la superposition à ce niveau de plusieurs plans musculaires : le faisceau cutané du triangulaire, son faisceau nasal, et le corps du muscle incisif. Il faut y joindre aussi le faisceau interne du releveur profond, auquel Cruveilhier attribue une part exagérée.

Action. — L'orbiculaire préside à l'occlusion de la bouche. Il faut distinguer plusieurs états d'occlusion.

L'occlusion ordinaire, sans effort, consistant dans le simple rapprochement des lèvres, dont les bords libres se juxtaposent en laissant entre eux une gouttière angulaire ouverte en avant, est effectuée par le sphincter oris; ses moitiés supérieure et inférieure, prenant leur point fixe aux insertions cutanées des commissures, redressent leurs courbes opposées et se mettent au contact. Ce mouvement d'abaissement de la lèvre supérieure et d'élévation de la lèvre inférieure est identique à la fermeture de l'œil par la portion palpébrale de l'orbiculaire.

L'occlusion avec effort met en jeu l'orbiculaire externe, de même que la portion orbitaire de l'orbiculaire des paupières dans la fermeture énergique de l'œil. A la contraction plus forte du sphincter oris, s'ajoutent celles du triangulaire qui abaisse la lèvre supérieure, du canin qui élève la lèvre opposée, celle du buccinateur qui tend les commissures et augmente la fixité des insertions de l'orbiculaire interne. Des plis rayonnants, analogues à la patte d'oie des paupières, se montrent aux angles de la fente buccale.

L'orbiculaire des lèvres appartient à la vie de nutrition et à la vie de relation : 1° comme muscle de la vie végétative, il ferme la cavité buccale et empêche l'écoulement de la salive, la pénétration de corps étrangers, il sert à la préhension des aliments, des liquides surtout, à la succion, à la mastication; 2° comme muscle de la vie de relation, il ferme complètement ou partiellement l'ouverture des lèvres dans l'effort physique, l'articulation des mots, le siffler, le jeu de certains instruments, le baiser. Au même titre, « il est un muscle « mimique qui prend part à des états variés de l'âme, la douleur physique, la « contention d'esprit, la décision, l'énergie, la mauvaise humeur, la défiance, « la moue, le dédain, l'envie, la colère. Il est remarquable que la contraction « de l'orbiculaire des lèvres s'ajoute, dans la plupart de ces cas, à celle de

« l'orbiculaire des paupières et du sourcilier, que par conséquent les ouver-
« tures buccale et oculaire tendent plus ou moins à se fermer simultanément
« comme pour nous faire rentrer en nous-même (Roy). »

La dualité physiologique de l'orbiculaire, en concordance avec sa dualité anatomique, ressort des faits que nous avons exposés plus haut. Elle est également confirmée par les expériences électro-physiologiques de Duchenne, qui ont démontré surtout l'indépendance des quatre portions excentriques de l'orbiculaire externe, ce qui avait fait admettre à cet observateur quatre orbiculaires, deux pour chaque lèvre, ce qui est exact, sauf que Duchenne méconnaissait l'orbiculaire interne. Landois (*Traité de physiol.*, p. 685) dit « qu'il peut à volonté contracter la moitié latérale de la portion du muscle orbiculaire qui borde la lèvre inférieure. »

D'après Roy, on pourrait observer aussi une dissociation pathologique des deux parties constitutives du muscle. Dans la paralysie glosso-labio-laryngée, c'est surtout l'orbiculaire interne qui est atteint; les malades ne peuvent siffler, souffler, prononcer l'*o* et l'*u*, retenir leur salive. Dans l'hémiplégie faciale au contraire, l'action du sphincter oris est en grande partie conservée, sans doute par les fibres nerveuses du côté sain; les malades peuvent encore fermer la bouche, souffler, siffler, parler, toutes ces fonctions s'exécutant du reste de travers par suite de la déviation de la bouche, que détermine la paralysie de l'orbiculaire externe.

Si l'occlusion de la bouche s'accompagne de renversement des lèvres en dedans (lèvres pincées) cachant leur bord libre, c'est que le sphincter se contracte assez énergiquement, surtout si la bouche est entr'ouverte. Les élévateurs et les abaisseurs des lèvres rendent ce mouvement plus prononcé. Dans le renversement des lèvres en dehors (lèvres retroussées), qui découvre le bord libre et une partie de la muqueuse postérieure, plusieurs muscles apportent leur action synergique; l'orbiculaire interne ne semble prendre qu'une part secondaire, tandis que l'orbiculaire externe creuse la portion périphérique des lèvres et que le muscle de la houppe élevant la lèvre inférieure la fait butter et plisser contre la lèvre inférieure. Ordinairement aussi les commissures sont rapprochées par les incisifs.

Dans le baiser, le siffler, le crachement, la bouderie, la prononciation de l'*o*, l'occlusion s'accompagne de protraction ou allongement en avant; la fente buccale transversale se transforme en orifice circulaire ou mieux losangique, à plis rayonnants. L'occlusion est le fait du sphincter, tandis que la projection en avant est déterminée par les muscles incisifs supérieur et inférieur, adducteurs de l'angle des lèvres.

Historique. — Aucun muscle de la face n'a donné lieu à un aussi grand nombre de recherches et d'interprétations que le muscle orbiculaire des lèvres. Autant d'auteurs, autant de descriptions. On trouvera dans la thèse de Roy (*Le muscle orbiculaire des lèvres.* Thèse de Bordeaux, 1890), l'exposé et la discussion de ces opinions diverses; cette thèse renferme les études que l'auteur a faites, surtout à l'aide de coupes histologiques en série, et mes recherches personnelles.

Constitution du muscle. — Il y a deux hypothèses principales, celle de la non-individualité du muscle et celle de son individualité :

1° La non-individualité suppose que l'orbiculaire n'a aucune fibre propre, et n'est que le prolongement des muscles extra-labiaux. Ici deux hypothèses secondaires, celle de Santorini et celle d'Albinus. Dans l'hypothèse de *Santorini*, l'orbiculaire dérive entièrement du buccinateur; il n'en est que la partie médiane passant d'un côté à l'autre de la face. Elle est adoptée par Cruveilhier, Luschka, Gegenbaur. Dans l'hypothèse d'*Albinus*, plusieurs muscles, et non plus seulement le buccinateur, concourent à former l'orbiculaire, notamment le canin et le triangulaire. A cette opinion se rattachent Theile, Langer, Aeby, Henke, Henle. Depuis le grand travail d'Aeby, on peut dire que c'est l'opinion classique en Allemagne.

Dans l'hypothèse de la non-individualité, les auteurs sont obligés d'admettre qu'une partie des fibres radiées d'un muscle (partie devenue orbiculaire) peut se contracter indépendamment des autres fibres de ce muscle, et que le buccinateur par exemple peut être son propre antagoniste.

2° L'hypothèse de l'individualité admet des fibres propres, un muscle anatomiquement indépendant. Elle est celle de *Winslow*, et à sa suite, de Bichat, de Sappey, de Ruge, de Popowsky. Elle est d'ailleurs comprise différemment suivant les auteurs et comporte deux formes différentes. Dans une première opinion, le muscle tout entier est indépendant; c'est de beaucoup la plus générale. Dans la seconde manière de voir, celle que nous avons défendue, l'orbiculaire se divise en deux parties : l'orbiculaire externe, non individuel, emprunté à divers muscles périphériques, et l'orbiculaire interne, le sphincter oris, individuel, indépendant.

Il est à remarquer que Ruge et Popowsky, qui ont tous deux fait de grandes recherches d'anatomie comparée et d'embryologie, soutiennent que ces deux sciences confirment formellement l'existence d'un sphincter individuel.

Disposition du muscle. — Les opinions ne sont pas moins nombreuses et plusieurs combinaisons sont représentées : 1° Il n'y a qu'un seul muscle, complètement annulaire, dont les fibres n'ont ni commencement ni fin; 2° il y a deux muscles, un pour chaque lèvre, soit un demi-orbiculaire supérieur et un demi-orbiculaire inférieur. Popowsky, qui admet deux muscles aussi, les dispose autrement, il y en a un droit et un gauche se regardant par leur concavité; 3° il y a quatre muscles, deux pour chaque lèvre. Cette hypothèse (Duchenne, Langer) a surtout pour but d'expliquer l'indépendance des deux lèvres et des deux moitiés de chaque lèvre; 4° pour nous, après Sappey et d'autres, il y a, premièrement un sphincter ou orbiculaire interne divisé en deux muscles supérieur et inférieur; secondement, un orbiculaire externe composé de quatre portions unilatérales et indépendantes. Bichat admettait la même division, mais avec un orbiculaire interne unique et continu.

Origine de l'orbiculaire. — Gegenbaur a avancé que l'orbiculaire des lèvres dérivait de la musculature cutanée profonde que l'on rencontre sur le cou chez les lémuriens et chez beaucoup de mammifères non primates. Ces animaux ont sur le cou un double peaucier, un peaucier superficiel à fibres longitudinales et un peaucier profond (sphincter colli) à fibres transversales. C'est cette couche transversale qui, en s'étendant sur la face, a produit les muscles profonds, et notamment l'orbiculaire des lèvres. Ruge et Popowsky se rallient à l'hypothèse de Gegenbaur. Mais si elle est très vraisemblable pour l'explication de l'orbiculaire externe dérivé de muscles radiés, eux-mêmes en connexion avec le peaucier, elle ne s'applique plus aussi facilement à l'orbiculaire interne. Tous les vertébrés semblent posséder un sphincter oris; au moins l'a-t-on constaté déjà chez les poissons. Il apparaît comme un muscle du tube digestif, servant à fermer l'orifice supérieur, antérieur aux muscles de la face et indépendant d'eux. Même chez l'homme, dont les peauciers de la face sont si développés, le sphincter oris n'affecte aucune connexion avec eux. Nous pensons donc qu'il a une origine individuelle, et qu'il ne se rattache pas au territoire du platysma.

Développement. — La dualité de l'orbiculaire se manifeste même dans son évolution. Tandis que l'orbiculaire externe suit dans son développement la marche des autres muscles mimiques, l'orbiculaire interne, le sphincter oris, muscle de la vie végétative, présente une apparition précoce et une grande rapidité d'accroissement. A la naissance, il est pleinement développé et relativement à la partie périphérique plus volumineux qu'il ne sera plus tard; il permet dès les premières heures la succion énergique. Cette forte musculature coïncide avec un grand développement des surfaces sensitives de la lèvre; la muqueuse du bord libre et de la face postérieure se fait remarquer par ses longues papilles qui lui donnent un aspect villeux. C'est encore le sphincter oris qui prédomine chez les anthropoïdes et les nègres, et leur donne cette grosse lèvre ourlée et charnue, caractéristique des appétits matériels de la vie de nutrition.

Quant à l'orbiculaire externe, Popowsky semble considérer comme un phénomène progressif possible, que des interruptions tendineuses se produisent au niveau des commissures, comme cela paraît avoir été observé par Henle et d'autres, et que les portions labiales du triangulaire et du canin, isolées de leur muscle originel, soient incorporées à l'orbiculaire propre.

Variations et anomalies. — Suivant Chudzinski, il atteint chez les nègres, comme chez les anthropoïdes, un développement considérable.

MUSCLE COMPRESSEUR DES LÈVRES OU MUSCLE DE KLEIN

Dans l'épaisseur des lèvres, près du bord libre, se trouve un muscle formé par des fibres à direction sagittale, qui se fixent à la peau et à la muqueuse

(Voy. fig. 230). Ce muscle, qui a été observé pour la première fois par Luschka, a été étudié spécialement par Klein, qui lui a donné le nom de *compresseur des lèvres*.

Aeby a complété ces recherches et proposé un nouveau nom, celui de *Rectus labii* ou droit des lèvres. Voici, d'après Roy, le résumé de sa description :

« Le muscle occupe tout le bord libre des lèvres et ne s'étend que fort peu sur la périphérie. Dès son origine il se dispose en faisceaux assez serrés, plats ou arrondis qui traversent la partie marginale de l'orbiculaire et font croire à une pénétration de celui-ci dans la peau. Près du plan médian, la direction de ces faisceaux est descendante (de la peau à la muqueuse) pour la lèvre supérieure, ascendante pour la lèvre inférieure. Leur origine cutanée va depuis la première jusqu'à la dixième ou même la quatorzième rangée de follicules pileux. Dans la muqueuse, ils occupent l'espace compris entre la première rangée de glandes en grappe qu'ils traversent en partie et le point le plus haut de la lèvre.

« Vers l'angle de la bouche, leur trajet est de plus en plus sagittal et ils ne se rapprochent plus autant du bord libre à leur insertion muqueuse. A l'angle même, ils passent sous les faisceaux du risorius et du zygomatique qui s'infléchissent en avant, mais ils ne présentent pas la direction radiée que Klein leur attribue. Aeby n'a pas non plus observé que ce muscle fût moins développé à la lèvre supérieure qu'à l'inférieure. Leur volume croît du milieu de la lèvre à son extrémité; à l'angle des lèvres les deux muscles supérieur et inférieur restent bien distincts l'un de l'autre. »

Le muscle de Klein est bien développé chez le nouveau-né, comme d'ailleurs l'orbiculaire interne dont il est un auxiliaire. Ruge n'a pas constaté son existence chez les prosimiens ni chez les primates inférieurs. Je ne l'ai pas non plus observé dans les lèvres du lapin qui ont pourtant un fort sphincter. Son action est probablement, comme le pensait Luschka, de favoriser la succion et particulièrement celle du sein par le nouveau-né. Le mamelon étant saisi par la bouche à l'aide de l'orbiculaire et des incisifs, fournit un plan rigide qui permet la contraction d'avant en arrière du muscle de Klein; celui-ci comprime tout à la fois la lèvre et le mamelon, et rend l'occlusion plus hermétique, la pression plus forte. Wilmart (*La Clinique*, Bruxelles, 1897), au contraire pense que ce muscle a pour effet unique d'*amincir* en le durcissant le bord libre des lèvres, et qu'il entre en jeu, non dans la succion, mais dans le siffler et dans la prononciation des consonnes labiales, c'est-à-dire quand les lèvres fonctionnent comme anches membraneuses.

D'après Luschka, à l'origine de la muqueuse sur le bord libre des lèvres, l'épithélium est soulevé en forme de renflements épais, et les premières rangées des papilles, longues de 1 mm., donnent à cette portion de la muqueuse un aspect velouté (*pars villosa*); c'est à ce niveau qu'aboutissent les fibres musculaires antéro-postérieures, qu'il désigne dans leur ensemble et d'après leur fonction probable sous le nom de muscle de la succion.

Ce muscle a été l'objet, de la part de Klein, de recherches microscopiques très détaillées. Selon lui, les fibres musculaires partent de la peau, dans l'espace compris entre la première et la sixième ou septième rangée de follicules pileux, se disposent sous la peau en quatre ou cinq fascicules, en décrivant des arcs faiblement courbés, traversent les fibres de l'orbiculaire pour aller se terminer en éventail dans la muqueuse, et rarement dans la zone de transition entre la muqueuse et la peau. Klein ajoute qu'à la lèvre inférieure ce système musculaire est plus développé sur la ligne médiane que latéralement, et que c'est l'inverse pour la lèvre supérieure où ce muscle est d'ailleurs très atténué. Sur les parties latérales, sa direction devient radiée par rapport à la cavité buccale.

Voy. sur ce muscle : LUSCHKA. *Zeitschrift f. rat. Medecin*, 1863; — KLEIN, *Zur Kenntniss des Baues der Mundlippen*, Wien, 1869; et *Histologie* de Stricker, 1871; — AEBY, Die Muskatatur der menschlichen Mundspatte, *Arch. f. microsc. Anatomie*, 1879; — WERTHEIMER. Structure du bord libre des lèvres, *Arch. génér. de médecine*, 1883; — ROY, Thèse de Bordeaux, 1890).

MUSCLES INCISIFS

Les *muscles incisifs* (adductores anguli, protractores, protrusores) sont situés dans la partie postérieure des lèvres. Il y a de chaque côté un incisif supérieur et un incisif inférieur, annexés chacun à la lèvre correspondante.

INCISIF SUPÉRIEUR — Il occupe la partie postérieure et supérieure de la lèvre inférieure. Il s'insère : *d'une part* (insertion fixe), au bord alvéolaire entre l'incisive externe et la canine; — *d'autre part* (insertion mobile), dans la peau des lèvres au voisinage de la commissure.

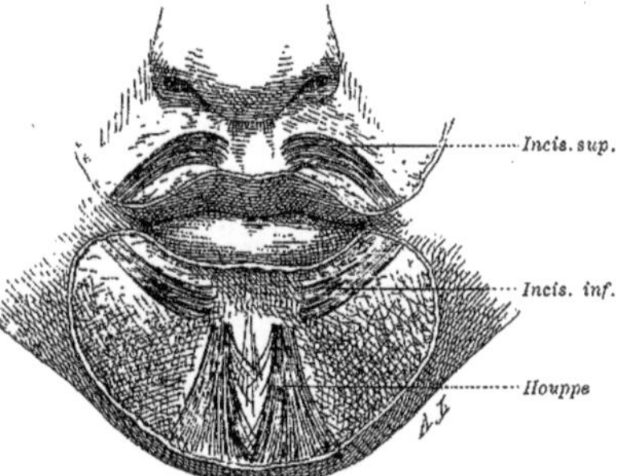

FIG. 231. — Muscles incisifs et de la houppe du menton.

Les insertions osseuses se font par une série denticulée. Quelquefois les fibres les plus élevées naissent du bord postérieur de l'aile du nez. De là le muscle se dirige en bas et en dehors, en décrivant une courbe à concavité inférieure et va se perdre dans la lèvre supérieure, tantôt dans la commissure même, tantôt en un point moins éloigné. A son origine, il est sous la muqueuse labiale, et la saillie de son corps charnu contribue au relief qui borde de chaque côté la gouttière labiale médiane.

Il est quelquefois très imparfaitement séparé de l'orbiculaire, dont il fait d'ailleurs partie intégrante, en ce qui concerne l'orbiculaire externe. On a signalé aussi sa continuité avec le canin.

INCISIF INFÉRIEUR. — L'incisif inférieur, plus petit ordinairement que le supérieur, s'insère : *d'une part*, par un seul faisceau à l'alvéole de la canine, audessus de la houppe du menton; — *d'autre part*, à la peau de la lèvre inférieure, dans la lèvre même ou dans celle de la commissure. On a mentionné aussi des fibres pour le menton. Il est dirigé obliquement en haut et en dehors, à la rencontre de l'incisif supérieur, longeant le bord inférieur de l'orbiculaire, puis se plaçant derrière lui. Les quatre incisifs figurent quatre arcs dessinant les quatre quarts des lèvres, dans leur portion périphérique. L'incisif inférieur peut s'unir au buccinateur.

Action des muscles incisifs. — Ces muscles existent déjà chez les mammifères non primates; ils sont même très développés chez les solipèdes et les ruminants. Leur action a pour effet de porter les commissures en avant et en dedans (adductores anguli oris), par conséquent de déterminer la protraction des lèvres. Ils fonctionnent presque toujours synergiquement avec l'orbiculaire interne dans la succion, la préhension des liquides, le baiser, l'expression de la moue, de la bouderie, de la petite bouche.

ORIGINE DES MUSCLES DE LA FACE

Gegenbaur, le premier, émit l'idée de l'unité morphologique des muscles peauciers de la face. Tous, selon lui, dérivent du peaucier du cou ou platysma. Celui-ci, qui apparaît chez les amphibiens au voisinage de l'arc hyoïdien et au même niveau que le nerf facial, s'étend progressivement, dans la série des mammifères, en dessus et en dessous de son point d'origine. Son extension inférieure est faible et limitée à la base du cou. Ce muscle ne se différencie pas en organes secondaires. Du côté de la tête, au contraire, le platysma s'avance par deux voies, par la voie antérieure ou faciale, par la voie postérieure ou occipitale: l'oreille est la limite entre ces deux portions. Le peaucier occipital forme une couche continue qui s'étend en arrière de l'oreille sur la partie postérieure du crâne; elle donne, par différenciation, les muscles occipital, auriculaire postérieur et le transverse de la nuque. Le peaucier de la face prend une tout autre importance par les connexions qu'il contracte avec les organes des sens; il se sépare en muscles de plus en plus nombreux et de plus en plus indépendants qui atteignent chez l'homme leur plein développement. Les deux portions initiales du peaucier, la portion faciale et la portion occipitale, se rencontrent sur le plan frontal, au milieu de la voûte crânienne, par l'union du muscle frontal avec le muscle occipital, et du muscle auriculaire antéro-supérieur avec l'auriculaire postérieur. En même temps que s'accroît le territoire du peaucier, le nerf facial, qui est son nerf moteur, progresse à son tour; il émet un rameau postérieur, rameau auriculaire postérieur ou auriculo-occipital, destiné au peaucier occipital; tandis qu'en avant la branche cervicale originelle se dédouble pour donner la branche temporo-faciale qui suit le peaucier de la face dans son extension vers le crâne. Il prend en même temps un type plexiforme de plus en plus accentué.

La démonstration de cette origine des peauciers de la face aux dépens d'un peaucier primitif du cou est fournie par l'anatomie comparée, montrant l'accroissement et l'individualisation progressive du platysma, par l'embryologie humaine qui nous révèle des formes simples, ataviques, dans les premiers temps de la musculature de la tête, enfin par les innombrables variétés, anomalies ou anastomoses des peauciers de la tête chez l'homme adulte.

Cette hypothèse, que Gegenbaur avait émise comme une idée générale sans l'appuyer de recherches particulières, a été reprise par Ruge (1887), dont les études ont porté sur un grand nombre de singes et de prosimiens; Ruge a confirmé l'opinion fondamentale de Gegenbaur, et quelques années plus tard, Popowski lui apportait la consécration de ses observations sur les mammifères non primates et sur les embryons humains.

La généalogie de chaque muscle est loin d'être établie d'une façon incontestable. L'orbiculaire des lèvres, une des premières différenciations du platysma, aurait donné naissance à son tour par émanation de fibres aux incisifs, au myrtiforme, au buccinateur et au canin; du canin dériverait le triangulaire par extension inférieure, du triangulaire le risorius comme faisceau transversal. De l'orbiculaire des paupières dériveraient le sourcilier et le petit zygomatique. Mais sur ces rapports génétiques, les auteurs sont maintes fois en discordance.

La difficulté la plus grave à laquelle se heurte l'hypothèse de Gegenbaur, est l'explication des muscles profonds de la face, étant donné que le peaucier du cou est un muscle éminemment superficiel. Gegenbaur a fait observer que les mammifères inférieurs possédaient deux peauciers du cou, un peaucier superficiel ou externe, un peaucier profond ou interne; le premier est composé de fibres longitudinales, le second (*sphincter colli*) de fibres transversales annulaires. Le sphincter colli existe encore chez les lémuriens, mais ne se retrouve jamais ni chez les singes supérieurs, ni chez l'homme. Le dédoublement du platysma qui existe normalement chez certains singes, accidentellement chez l'homme, et qui le sépare en deux couches superposées externe et interne, se fait uniquement aux dépens du feuillet superficiel à fibres longitudinales; il n'y a pas de fibres circulaires. C'est ce peaucier profond, ce sphincter colli qui, s'étendant sur les os de la face au-dessous du platysma superficiel, a produit les muscles de la couche profonde. Les muscles profonds comprendraient le releveur profond, l'orbiculaire des lèvres, le myrtiforme, le canin et le triangulaire, le risorius, le buccinateur; ici encore, il y a désaccord, et il faut admettre que le triangulaire, muscle superficiel et origine hypothétique du risorius, a émigré de la profondeur à la surface.

Comme ces muscles profonds de la face se montrent chez les animaux d'une manière précoce, et qu'ils sont déjà bien distincts chez les carnivores, il est difficile d'établir leur rapport originel avec les muscles superficiels, et Ruge déclare que les relations entre le platysma et le sphincter colli sont inconnues; on ne peut affirmer que le peaucier profond dérive du peaucier superficiel, ce qui entraîne la possibilité d'une origine double pour les muscles de la face.

Mais une objection plus grave est tirée de l'anatomie comparée. Tout d'abord, chez certains animaux, une partie des muscles peauciers de la face reçoit sa motricité du trijumeau et non pas du facial. Mais surtout il paraît acquis que les vertébrés inférieurs, comme les poissons, possèdent des muscles de la face, alors qu'ils n'ont pas de platysma; ces muscles seraient les orbiculaires de la bouche, des paupières et des narines; c'est-à-dire les sphincters indispensables au fonctionnement de ces orifices. Il est donc possible que des études ultérieures amènent à scinder les muscles de la face en deux groupes, les muscles platysmiques, émigrations du peaucier cervical, et les muscles autochtones, nés sur place par le fonctionnement des ouvertures cutanées.

L'homme, avons-nous dit, est celui de tous les animaux qui possède les peauciers de la tête les plus développés, les plus autonomes. Il faut excepter cependant les muscles de l'oreille, qui ont suivi l'atrophie et surtout l'immobilité du pavillon, phénomène que l'on constate déjà d'ailleurs chez les singes supérieurs et même chez beaucoup de ruminants; les muscles propres du nez sont, eux aussi, faiblement constitués, et chez un grand nombre de sujets les narines n'éprouvent guère que le mouvement que leur impriment les releveurs. En revanche, l'œil et la bouche ont des muscles nombreux et distincts; les expressions caractéristiques de la physionomie, avec leur mille nuances, viennent se concentrer autour de ces ouvertures; la bouche surtout est desservie par une foule de muscles radiés, dont le développement a dû être grandement influencé par l'exercice de la parole. Il faut citer, comme des caractères de la musculature faciale de l'homme, l'indépendance complète du peaucier du cou, l'individualisation du sourcilier surtout par ses fibres verticales, du petit zygomatique, du risorius, du transverse du menton, du triangulaire des lèvres. Le rire, le froncement du sourcil, l'abaissement des coins de la bouche, sont des expressions essentiellement humaines. L'homme se distingue aussi par la fréquence considérable de ses anomalies ou des simples variétés, et l'asymétrie de la musculature faciale, droite et gauche, qui rappelle celle des deux moitiés du cerveau. Ces variations ne sont pas toutes *réversives*, c'est-à-dire un retour à des formes inférieures, elles sont souvent *progressives*, tendant à la constitution d'un type supérieur. On peut dire d'une manière générale que les muscles peauciers, en raison de leur côté expressif ou mimique, ont suivi une marche parallèle à celle des centres psychiques; leur individualisation comme leurs multiples associations sont commandées par le développement cérébral.

Ces mêmes conditions règlent l'évolution de la musculature faciale de la naissance à la mort. Le nouveau-né n'a de bien développé encore que ses muscles végétatifs nécessaires à la succion, comme l'orbiculaire des lèvres, le muscle de Klein, le buccinateur. Le vieillard passe, au contraire, pour présenter les peauciers dans leur forme typique. A ce moment, les muscles, par leur adhérence à la peau, ont dessiné extérieurement le sens de leur traction; des plis coupent perpendiculairement le sens de leurs fibres. Les sillons normaux, comme le sillon naso-labial, ou l'oculo-palpébral, sont devenus plus longs et plus profonds, et d'autre part, vers quarante ans, ont apparu les rides. Les *rides* sont les plis temporaires de la peau, pendant la contraction musculaire, devenus permanents, c'est-à-dire persistants au repos; elles sont la conséquence du jeu incessant des muscles et de l'élasticité du tégument qui va toujours en s'affaiblissant. Et de même que les peauciers de la face ont une double fonction, organique et expressive, de même les rides ont une double signification; elles sont expressives ou inexpressives, physionomiques ou banales, suivant leur origine. C'est ainsi qu'un grand nombre de rides connues tiennent, non au jeu du caractère ou des passions, mais à la conformation des organes, à la myopie, à la forme du nez, à la dentition, ou aux circonstances extérieures, la vie au grand air ou à l'obscurité, les travaux professionnels.

Sur l'origine des muscles de la face, consultez : GEGENBAUR, *Traité d'anatomie humaine*; — RUGE, *Untersuchungen über die Gesichtsmuskulatur der Primaten*, Leipzig, 1887; — POPOWSKY, *Esquisse d'anatomie comparée des muscles de la face chez l'homme et chez les animaux*, 1888 (en russe); — VINCENT, *Recherches morphologiques sur les muscles mimiques*, Thèse de Bordeaux, 1889.

Sur la fonction expressive des muscles de la face, voy. : CH. BELL, *Anatomy and Physiology of expression*, 1844; — DUCHENNE (de Boulogne), *Mécanisme de la physionomie humaine*, 1852; — DARWIN, *Expression de l'émotion chez l'homme et les animaux*, 1877.

[*CHARPY*.]

MUSCLES MASTICATEURS

Les muscles masticateurs sont représentés, chez les vertébrés inférieurs, par une masse musculaire unique (Gegenbaur), réunissant le maxillaire primordial à la base du crâne. Chez les vertébrés supérieurs, le système masticateur s'est développé peu à peu et s'est différencié en plusieurs muscles distincts. La disposition de ces muscles présente d'ailleurs de grandes variations suivant les espèces, et est en relation directe avec la configuration de l'articulation maxillaire, façonnée elle-même par le mode de mastication. Chez les primates, où le maxillaire présente surtout des mouvements d'abaissement et d'élévation, c'est le système des fibres verticales qui a pris le plus grand développement, il est constitué par trois muscles : *le temporal, le masséter, le ptérygoïdien interne*. Le système des fibres horizontales est beaucoup moins développé; il n'est représenté que par le *ptérygoïdien externe*. Ajoutons que dans l'espèce humaine et, plus spécialement, dans la race blanche, les muscles masticateurs semblent être en voie de régression, régression d'ailleurs toute relative.

TEMPORAL. — M. temporalis.

Muscle large, aplati et rayonné, mince à sa partie supérieure, très épais en bas, le temporal s'étend de la fosse temporale à l'apophyse coronoïde du maxillaire inférieur.

Il naît de la *fosse temporale* et *de l'aponévrose qui le recouvre*. Sa zone d'origine sur l'os a une forme irrégulièrement circulaire. Elle est limitée en haut par la ligne courbe temporale inférieure; en bas, par la crête temporale de la face externe de la grande aile du sphénoïde, par la gouttière que forme, en s'implantant sur l'écaille du temporal, la racine transverse de l'apophyse zygomatique et par la crête sus-mastoïdienne. En avant, la zone d'implantation dépasse à peine la suture sphéno-malaire, laissant libre de toute insertion la face postérieure de l'os jugal, que recouvre une graisse fluide, abondante. Plus haut, les fibres charnues s'implantent sur toute la face postérieure de l'apophyse externe du frontal. En arrière, la zone d'implantation est limitée par la courbe formée par la rencontre de la ligne temporale inférieure avec la crête sus-mastoïdienne.

Toutes ces origines se font par implantation directe des fibres charnues. Au niveau de la grande aile du sphénoïde et surtout de la crête infra-temporale, il existe quelques fibres aponévrotiques qui s'entrecroisent avec les fibres d'origine du faisceau supérieur du ptérygoïdien externe.

Les origines sur l'aponévrose, beaucoup moins importantes, se font par des faisceaux assez clairsemés sur les deux tiers supérieurs de la face profonde de l'aponévrose temporale. — Au-dessous de l'attache de cette aponévrose sur l'arcade zygomatique, quelques fibres charnues naissent du tiers moyen de la face interne de cette arcade et même du tendon d'origine du masseter.

Toutes ces fibres constituent, par leur réunion, un corps charnu qui, très mince et très étalé à sa partie supérieure, se ramasse et devient très épais inférieurement. Il atteint son maximum d'épaisseur au niveau de la crête infra-temporale. Les fibres convergent vers l'apophyse coronoïde, les antérieures verticalement, les moyennes obliquement; les postérieures suivent d'abord un tra-

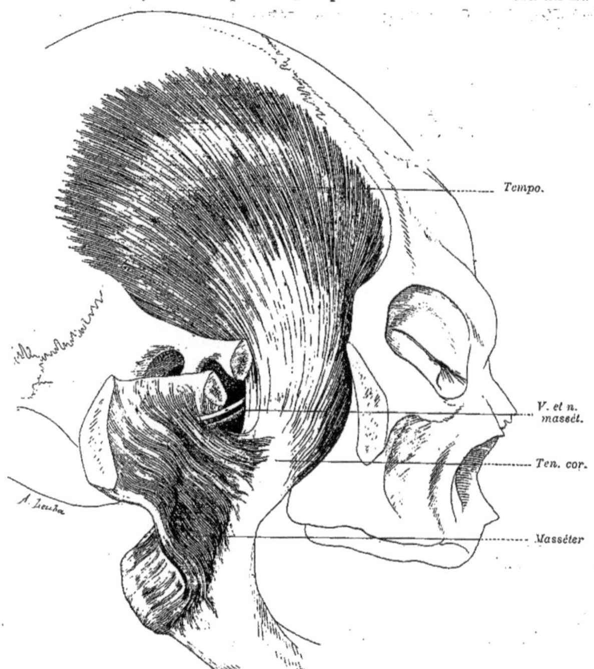

Fig. 232. — Muscle temporal.

jet horizontal, puis se réfléchissent sur la gouttière formée par la racine transverse de l'arcade zygomatique, et descendent obliquement vers l'apophyse coronoïde. Elles vont toutes se jeter sur les deux faces d'un tendon très résistant, de forme triangulaire, qui apparaît très haut dans l'épaisseur du muscle.

Les fibres nées de la fosse temporale s'attachent sur la face interne de ce tendon, qu'elles couvrent jusque dans le voisinage de l'apophyse coronoïde; les fibres venues de l'aponévrose et de l'arcade zygomatique se jettent sur la face externe du tendon, mais, en raison de leur petit nombre, elles ne le masquent qu'incomplètement. Ce mode de terminaison des fibres charnues sur le tendon donne au temporal la structure d'un muscle bipenné, avec deux chefs d'origine très inégaux en volume : l'un, profond, d'origine osseuse, très volumineux ; l'autre, superficiel, d'origine aponévrotique surtout, très mince (Voy. la coupe frontale, fig. 233).

Le tendon terminal, extrêmement résistant, engaine l'apophyse coronoïde du maxillaire. Cependant, en dehors, les insertions ne couvrent guère que la partie toute supérieure de la face externe de cette apophyse, tandis que, en dedans, elles descendent plus bas et dépassent presque toujours la base de l'apophyse. En arrière, elles empiètent sur tout le tiers antérieur de l'échancrure coronoïdienne. En avant, nous les voyons descendre jusqu'à l'origine de la ligne oblique interne.

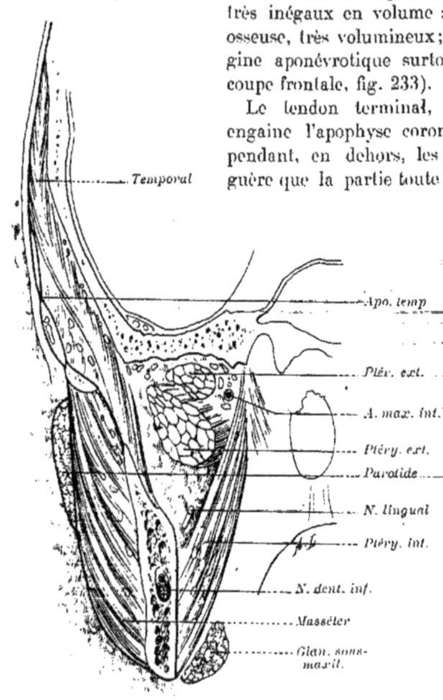

Fig. 233. — Région ptérygo-maxillaire, coupe frontale, partie antérieure. (Figure extraite de l'*Anatomie médico-chirurgicale.*)

Il n'est pas rare de voir les fibres venues de la grande aile du sphénoïde constituer un faisceau profond assez distinct du reste du muscle, faisceau qui va s'attacher par des fibres mi-charnues, mi-aponévrotiques, à la partie inférieure de la face interne de la coronoïde, « sur l'éminence qui se continue inférieurement avec la ligne oblique interne du maxillaire ». (Theile.)

Rapports. — Dans ses trois quarts supérieurs, le temporal chemine dans la loge ostéo-aponévrotique que lui forment, en dedans, la paroi osseuse de la fosse temporale, en dehors, l'aponévrose temporale. Entre lui et l'os cheminent les vaisseaux et nerfs temporaux profonds. Plus bas, il descend entre l'arcade zygomatique et le masséter en dehors, le ptérygoïdien externe, le buccinateur et la partie postérieure de la boule graisseuse de Bichat en dedans. — Son bord antérieur vertical, est séparé de la gouttière rétro-malaire par une graisse abondante. J'ai signalé la réflexion de son bord postérieur sur la gouttière creusée à la base de l'apophyse zygomatique.

Innervation. — Le temporal est innervé par les branches temporales profondes du nerf maxillaire inférieur. Ces branches sont au nombre de trois. La première ou postérieure naît par un tronc commun avec le nerf massétérin. D'abord horizontalement dirigée en dehors, elle monte ensuite obliquement en haut et en arrière et se distribue dans la partie postérieure du temporal. — La branche moyenne naît directement du tronc du maxillaire : elle est souvent double (Froment). Après avoir longé en dedans la paroi osseuse, et en dehors le ptérygoïdien externe et le tendon du temporal, ce nerf se dirige verticalement en haut dans la portion moyenne du temporal. — La branche antérieure naît du rameau buccal au moment où il traverse les deux faisceaux du muscle ptérygoïdien externe; elle monte verticalement et se distribue dans la portion antérieure et inférieure du muscle.

Variations et anomalies. — Le temporal peut se rapprocher de la suture sagittale. — Très fréquemment quelques-unes de ses fibres postérieures s'insèrent directement à la face interne et au bord antérieur de la coronoïde. — Le temporal peut encore s'étendre le long du bord antérieur de la branche montante du maxillaire inférieur comme chez certains gorilles (Macalister, Ledouble).

Ledouble l'a vu divisé en deux chefs : l'un zygomatique, l'autre temporo-sphénoïdal; Massa a rencontré un temporal formé par deux couches superposées, disposition en tout semblable à celle observée chez le chat. — Horner puis Macalister ont signalé la fusion de ses fibres les plus inférieures avec celles du bord supérieur du ptérygoïdien externe. — D'après Henke (*Zeitschr. für rat. Med.*, 3e S., vol. VIII, 76), il ne serait pas rare de voir un faisceau du temporal s'insérer au bord antérieur du ménisque temporo-maxillaire. D'autres fois, au contraire, on voit naître du ménisque des faisceaux qui vont se perdre dans le temporal ou le masséter. Ces faisceaux s'isolent quelquefois et donnent naissance à un petit muscle qui s'attache sur l'échancrure sigmoïde (*M. temp. minor* de Henke).

MASSÉTER. — M. masseter.

Court, très épais et de forme quadrilatère, le masséter s'étend de l'apophyse zygomatique au bord inférieur et à la face externe de la branche montante de la mâchoire, qu'il couvre presque tout entière de son insertion.

Il est formé de deux parties, ou, plus exactement, de deux couches superposées qui, distinctes en arrière, sont plus ou moins confondues en avant.

La couche superficielle, plus longue et plus antérieure, naît du bord inférieur de l'arcade zygomatique, depuis l'implantation à la face externe du maxillaire jusqu'à la jonction des portions malaire et temporale de l'arcade. Cette origine se fait par une aponévrose, épaisse et très résistante, qui entaille le bord inférieur si épais de l'arcade. Cette aponévrose, beaucoup plus haute en avant qu'en arrière, où elle fait parfois défaut, est découpée inférieurement en plusieurs languettes pointues qui s'allongent à la surface du muscle et s'enfoncent dans son épaisseur.

Les fibres charnues, nées de la face interne de cette aponévrose, se portent en bas et en arrière et vont se fixer sur l'angle de la mâchoire, qu'elles déjettent en dehors quand le muscle est très développé, sur le bord inférieur de la branche montante et sur la partie inférieure de la face externe de cette branche, les antérieures directement, les postérieures par l'intermédiaire de fortes lames aponévrotiques qui relèvent en crêtes la surface osseuse (V. *Ost.*, fig. 548 et 549).

La couche profonde, plus courte que la précédente, la déborde en arrière. Elle naît, par implantation directe des fibres charnues, sur toute la longueur du bord inférieur et de la face interne de l'arcade zygomatique. Quelques faisceaux naîtraient, d'après Theile, sur la surface profonde de l'aponévrose temporale. Les fibres charnues, d'autant plus courtes qu'elles sont plus postérieures, descendent presque verticalement, croisent à angle aigu les fibres de la couche superficielle, et viennent s'implanter soit directement, soit par l'intermédiaire de courtes fibres aponévrotiques, sur la partie supérieure de la *face externe de la branche montante du maxillaire*. En bas, sa zone d'insertion confine à celle des faisceaux superficiels. En haut, elle s'approche de l'échancrure coronoïde, et empiète, au niveau de la base de l'apophyse coronoïde, sur l'insertion du temporal.

Le masséter est ordinairement formé de fascicules rassemblés en faisceaux imbriqués : cette structure apparaît nettement lorsque l'on étudie le muscle en action sur un sujet rasé et musclé.

Rapports. — La face externe du masséter est recouverte par l'aponévrose

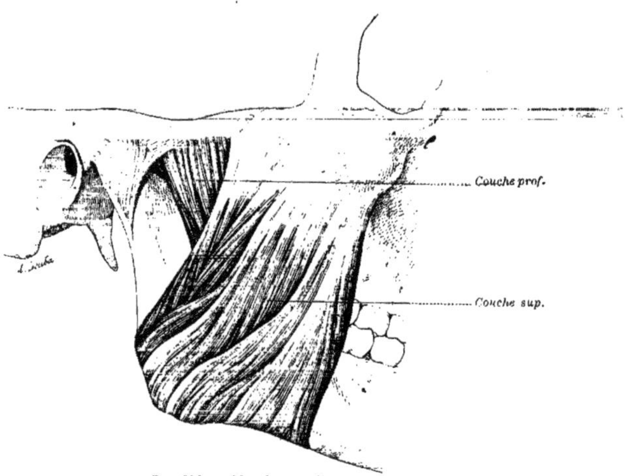

Fig. 234. — Muscle masséter.

massétérine. Par son intermédiaire, elle répond au peaucier et au risorius de Santorini, qui croise obliquement la partie inférieure du masséter, à la partie antérieure de la parotide et au prolongement antérieur de cette glande, aux filets du facial, à l'artère transverse de la face et au canal de Sténon qui la croisent perpendiculairement. La face interne répond au buccinateur dont la sépare la partie antérieure de la boule graisseuse de Bichat (fig. 238), à la branche montante du maxillaire, au tendon du temporal et au ptérygoïdien externe dont le sépare le *septum sigmoïdal*, lame fibreuse qui comble l'échancrure sigmoïdale. D'après Monro, il existerait entre le ptérygoïdien externe et le masséter une et quelquefois deux petites bourses séreuses (Monro, *Icon. burs. corp. hum.*, Taf. II, fig. 1, 2). Je n'ai pu trouver à la place indiquée qu'un tissu celluleux lâche. Une autre bourse séreuse a été signalée par Hyrtl, entre le bord postérieur du masséter et la capsule de l'articulation temporo-maxillaire repoussée par le condyle dans les mouvements étendus de la mâchoire (Hyrtl, *Top. Anat.*, p. 415, 7e édit.).

Innervation — Ce muscle, comme tous les masticateurs, est innervé par le nerf maxillaire inférieur. Né à la sortie même du trou ovale, le nerf massétérin est d'abord placé entre la paroi supérieure de la fosse zygomatique et le muscle ptérygoïdien externe; après avoir fourni le nerf temporal profond postérieur, il se dirige en bas et en dedans, traverse l'échancrure sigmoïde, et se divise alors en deux groupes de filets qui se répandent dans le corps charnu (fig. 232).

Variations et anomalies. — Le masséter acquiert un volume considérable chez certaines races noires d'Océanie (Chudzinski).

Duméril a signalé son absence, mais dans un cas de malformations congénitales multiples. — Sœmmering l'a vu constitué par deux faisceaux distincts, séparés par une bourse séreuse. Les Rongeurs, le gorille ont deux masséters. — Macalister a signalé un faisceau surnuméraire parti du ligament latéral externe de l'articulation temporo-maxillaire. Chudzinski a très fréquemment retrouvé ce faisceau chez les nègres. — Le Double a observé un faisceau supplémentaire qui naissait sur le malaire. Ce faisceau se rencontre chez le Troglodytes Aubryi. — Les fibres les plus internes de sa couche profonde se fusionnent avec quelques-unes des fibres inférieures du temporal, disposition qui rappelle celle observée chez le cheval, où le crotaphyte et le masséter sont intimement confondus. Haller a signalé sa fusion avec le buccinateur. Sa fusion plus ou moins complète avec le ptérygoïdien externe s'observe également chez l'homme. — Tous ces faits de fusion des masticateurs s'expliquent par l'origine commune de ces muscles qui, comme l'a démontré Mathias Duval, dérivent tous de la musculature de l'arc maxillaire.

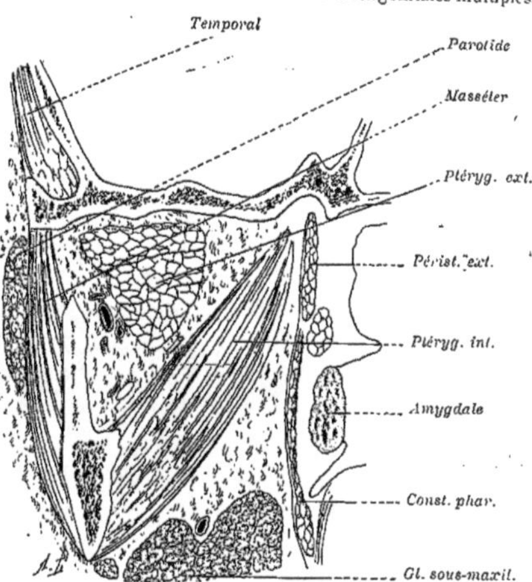

Fig. 233. — Région ptérygo-maxillaire, coupe frontale, partie postérieure (d'après Juvara).

PTÉRYGOIDIEN INTERNE. — **M. pterygoideus internus.**

Muscle épais, de forme quadrangulaire, le ptérygoïdien interne s'étend de l'apophyse ptérygoïde à l'angle du maxillaire. Obliquement dirigé en bas, en arrière et en dehors, il va rejoindre le masséter au niveau de ses insertions inférieures. Rappelant le masséter par sa forme et sa configuration, assez pour justifier le nom de *masséter interne* que lui donnent certains auteurs, il forme avec lui une sorte de sangle musculaire excessivement puissante, dont les extrémités répondent à l'apophyse zygomatique et à l'apophyse ptérygoïde, et dont la partie moyenne embrasse l'angle du maxillaire.

Il naît : 1° de la *face externe de l'aile interne de l'apophyse ptérygoïde*; 2° de la *face interne de l'aile externe*; 3° du *fond de la fosse ptérygoïde*;

4° de la face postérieure de l'*apophyse pyramidale du palatin*; 5° de la face externe de la tubérosité du *maxillaire supérieur*, près de la suture qui l'unit au palatin.

Les origines sur les deux ailes de l'apophyse ptérygoïde se font par deux aponévroses nacrées, qui donnent attache par leurs faces latérales aux fibres charnues; dans le fond de la fosse ptérygoïdienne, elles se font par implantation directe des fibres charnues; sur l'apophyse pyramidale du palatin elles se font par un tendon extrêmement résistant qui réunit en avant les aponé-

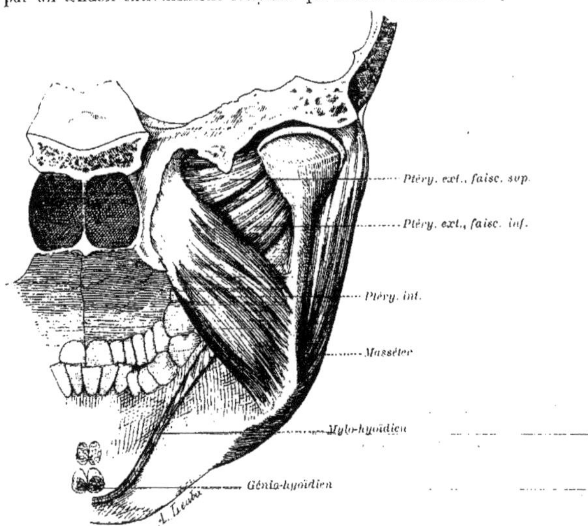

FIG. 236. — Muscles ptérygoïdiens.

vroses d'origine disposées en V à concavité postéro-supérieure. Sur la tubérosité du maxillaire, les insertions se font par un mince tendon qui croise la face externe du ptérygoïdien externe en se réunissant aux autres fibres du ptérygoïdien interne. Quel que soit leur mode d'origine, les fibres musculaires se dirigent en bas et en arrière, constituant un corps charnu épais, qui va s'attacher en bas sur la face interne et le bord inférieur du maxillaire, soit directement, soit par l'intermédiaire de fortes lames aponévrotiques. La surface d'insertion représente assez bien un triangle dont le sommet répond à l'angle du maxillaire et dont la base affleure l'orifice d'entrée du canal dentaire et la gouttière mylo-hyoïdienne. Comme le masséter, le ptérygoïdien interne est constitué par un ensemble de petits faisceaux penniformes; ces faisceaux, plus ou moins confondus à leur origine, sont assez nettement distincts en bas, où les multiples lames de terminaison constituent à chacun d'eux un tendon spécial, et relèvent en crêtes parallèles la surface osseuse sur laquelle elles se fixent.

Rapports. — La face interne du ptérygoïdien interne répond, près de son origine, au péristaphylin externe; plus bas, elle répond au pharynx; d'abord contiguë à celui-ci, elle s'en écarte peu à peu, formant avec lui un angle dièdre ouvert en arrière : espace ptérygo-pharyngien. La face externe répond d'abord au ptérygoïdien externe; plus bas, elle limite avec la branche montante du maxillaire un espace angulaire dans lequel cheminent les deux branches terminales du maxillaire inférieur; au-dessous de l'orifice supérieur du canal dentaire, le muscle applique contre l'os les vaisseaux et nerfs mylo-hyoïdiens situés dans la gouttière de même nom (fig. 235 et 238).

Innervation. — Le nerf maxillaire inférieur, un peu au-dessus du ganglion otique, abandonne un filet assez grêle qui s'accole au ganglion; et s'applique ensuite à la face profonde du ptérygoïdien interne, dans lequel il se perd en s'anastomosant, dit Froment, avec le filet ptérygoïdien du rameau lingual. Le ptérygoïdien interne reçoit aussi des filets très grêles du buccal.

Variations et anomalies. — Assez fréquemment chez l'homme comme chez les anthropoïdes, le ptérygoïdien interne reçoit un chef surnuméraire venu de la facette inférieure de l'apophyse pyramidale du palatin. — Parfois encore il échange des fibres avec le péristaphylin externe. — Moser l'a vu donner naissance au stylo-glosse. De même, Macalister a vu, chez le gorille, le stylo-glosse provenir du ptérygoïdien interne. — Gruber a signalé un faisceau envoyé par le ptérygoïdien interne à la bandelette stylo-maxillaire.

PTÉRYGOIDIEN EXTERNE. — **M. pterygoideus externus.**

Epais et court, le ptérygoïdien externe s'étend horizontalement, de l'apophyse ptérygoïde et de la grande aile du sphénoïde au condyle du maxillaire.

Il est formé par deux faisceaux.

Le *faisceau supérieur*, *faisceau sphénoïdal*, naît : 1° du *tubercule sphénoïdal*; 2° de la *crête sous-temporale du sphénoïde*; 3° *de la face externe de l'apophyse ptérygoïde* dans sa partie supérieure, près de la base (Voy. Ost., fig. 449). Ces origines se font par de courtes fibres aponévrotiques et par l'implantation directe des fibres charnues. — Assez souvent, il existe au niveau du tubercule sphénoïdal un gros faisceau tendineux, très résistant. — Il n'est pas rare de voir les fibres tendineuses qui se détachent de la crête sous-temporale donner à la fois naissance à des fibres charnues du ptérygoïdien externe et du temporal.

Les faisceaux charnus constituent un corps musculaire aplati haut de 2 cm., épais de 1 cm. environ, qui se dirige en arrière, en bas et en dehors, et qui va s'insérer par de courtes fibres aponévrotiques : 1° sur le bord *antérieur du ménisque articulaire*; 2° *sur le tiers supérieur de la facette* rugueuse et ovalaire creusée sur la face antérieure du col du condyle.

Le *faisceau inférieur ou ptérygoïdien* naît : 1° sur les deux tiers inférieurs de *la face externe de l'aile externe de l'apophyse ptérygoïde*; 2° sur la partie externe de l'*apophyse pyramidale du palatin*; 3° sur la partie de la *tubérosité du maxillaire* contiguë à cette apophyse. — Les fibres charnues nées de ces origines, soit directement, soit par l'intermédiaire de courtes fibres tendineuses, se dirigent en arrière et en dehors, en suivant un trajet horizontal pour les supérieures, obliquement ascendant pour les inférieures. Elles constituent un corps musculaire très épais, qui se termine par de fortes fibres aponévrotiques sur les deux tiers inférieurs de la facette du col du condyle.

Les deux faisceaux, séparés à leur origine par un espace triangulaire, s'accolent et tendent à se fusionner dans le voisinage de leur insertion condylienne. — Dans quelques cas, l'interstice qui les sépare est rempli par des fibres musculaires naissant d'une arcade qui réunit leurs origines et sous laquelle passe l'artère maxillaire interne.

Rapports. — Par sa face supérieure, le ptérygoïdien externe répond au pla-

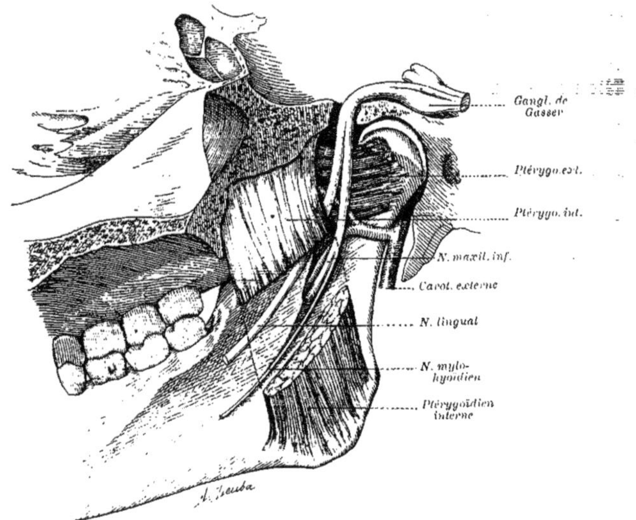

Fig. 237. — Muscle ptérygoïdien interne.

fond de la fosse zygomatique; sa face antéro-externe, légèrement concave, répond au maxillaire inférieur, puis à la boule de Bichat et au plexus veineux ptérygoïdien qui la séparent du tendon du temporal; en arrière de ce tendon elle entre en rapport avec la face profonde du masséter, au niveau de l'échancrure sigmoïde, obturée par le septum sigmoïdal. — La face postéro-interne, convexe, répond au péristaphylin externe et au ptérygoïdien interne, séparée de ces deux muscles par l'aponévrose interptérygoïdienne.

La maxillaire interne affecte avec le ptérygoïdien externe des rapports variables bien étudiés par Juvara (Th. Paris, 1895) : tantôt l'artère, après avoir contourné le col du condyle, chemine sur la face interne du ptérygoïdien externe et passe près du fond de la fosse ptérygo-maxillaire, entre les deux faisceaux du muscle, pour gagner le trou sphéno-palatin ; c'est *la variété profonde*. Tantôt l'artère contourne le bord inférieur du muscle, tout près de sa terminaison, et chemine sur sa face antéro-externe jusque vers le trou sphéno-palatin : *variété superficielle*. Il en résulte des modifications faciles à comprendre dans les rapports de certaines des branches de la maxillaire interne avec le muscle ptérygoïdien. — Le nerf maxillaire inférieur et ses deux branches principales, le dentaire inférieur et le lingual, croisent la face interne du ptérygoïdien externe. Tout près de son origine, le lingual reçoit à ce niveau la corde du tympan. L'auriculo-temporal suit la face postérieure du muscle pour aller contourner le condyle. Le nerf massétérin et le nerf temporal profond moyen émergent entre la face supérieure du muscle et le rebord osseux ; le nerf buccal passe entre les deux faisceaux du ptérygoïdien.

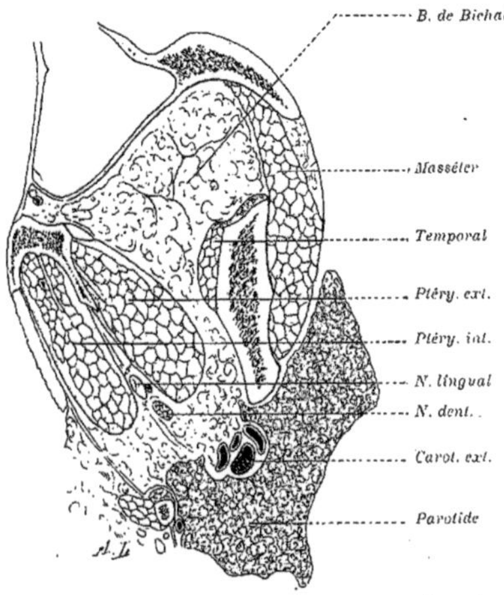

Fig. 238. — Région ptérygo-maxillaire, coupe horizontale (d'après Juvara).

Innervation. — Le nerf buccal, passant entre les deux faisceaux du muscle ptérygoïdien externe, abandonne des filets ascendants pour le faisceau supérieur et des filets descendants qui vont se perdre dans le faisceau inférieur du muscle. Le ptérygoïdien externe reçoit également un filet du nerf du ptérygoïdien interne (Froment).

Variations et anomalies. — Les deux faisceaux, supérieur et inférieur, du ptérygoïdien externe peuvent rester plus ou moins distincts, comme chez le cheval. — Ledouble a vu le chef supérieur devenir entièrement tendineux et la moitié externe du chef inférieur devenir aponévrotique. — Fæsebeck, puis Ledouble, ont vu se détacher du chef inférieur de ce muscle un faisceau qui allait se perdre sur la capsule temporo-maxillaire. Dans ces cas, le maxillaire interne passait entre le muscle normal et le faisceau surnuméraire. — Meckel a observé l'union plus ou moins intime avec le temporal et le digastrique.

Ptérygoïdiens accessoires. — Sous les noms de *Ptérygo-épineux* et de *Ptérygoïdien propre*, les auteurs ont décrit deux petits muscles surnuméraires, inconstants, et de signification encore douteuse. Le ptérygo-épineux s'étend de l'épine du sphénoïde, parfois de la scissure de Glaser, au bord postérieur de l'apophyse ptérygoïde (aile externe), entre les deux ptérygoïdiens. Suivant Theile et Macalister, il dériverait d'un faisceau du ligament ptérygo-épineux de Civinini ; pour Poland et Humphry, il dériverait du ligament sphéno-maxillaire. — Le *ptérygoïdien propre*, petit sphéno-ptérygoïdien signalé par Theile, Henle, Macalister, Wagstaff, a été trouvé trois fois par Ledouble. Il se détache toujours de la crête temporale de la grande aile du sphénoïde, pour se fixer soit au bord postérieur et à la face externe de l'aileron externe de la ptérygoïde, soit à la tubérosité maxillaire. Il peut encore se terminer sur l'apophyse pyramidale du palatin, sur le ligament ptérygo-maxillaire, sur le maxillaire inférieur et même dans le muscle buccinateur. — Sa signification est des plus obscures. Ledouble, qui a cherché mais en vain son homologue dans la série animale, se demande si ce petit muscle, sans action chez l'homme dont les ptérygoïdes sont fixes, ne serait pas le vestige d'un muscle existant normalement chez les vertébrés ovipare dont les ptérygoïdes sont mobiles.

Action des muscles masticateurs. — Avant d'étudier l'action des muscles masticateurs, je crois utile de rappeler en deux mots la mécanique de l'articulation temporo-maxillaire. Nous savons que cette articulation est décomposable en deux articulations secondaires qui sont chacune le siège de mouvements ayant lieu autour d'un axe de rotation spécial. Dans la première (articulation ménisco-temporale), le ménisque se déplace dans le sens antéro-postérieur sur le condyle temporal en décrivant autour de l'axe de ce condyle une circonférence d'un centimètre de rayon. — Dans la deuxième (articulation ménisco-maxillaire), le condyle du maxillaire se déplace en décrivant une circonférence dont le rayon est plus petit que celui de l'articulation précédente. Bien entendu les mouvements qui se passent dans ces articulations sont exécutés, non pas successivement, mais simultanément et se combinent pour produire les mouvements physiologiques que j'ai signalés dans l'*Arthrologie*.

Les muscles masticateurs impriment à la mâchoire des mouvements d'élévation, de propulsion et de rétropulsion, et des mouvements de diduction ou de latéralité.

Mouvements d'élévation. — Le mouvement d'élévation est produit par le temporal, le masséter et le ptérygoïdien interne. Il est intéressant de remarquer la force considérable de ces muscles élévateurs, force qui contraste singulièrement avec la faiblesse des agents qui produisent l'abaissement du maxillaire (Voy. Action du digastrique, du mylo-hyoïdien, etc.). Ces trois muscles agissent sur les deux articulations ménisco-temporale et ménisco-maxillaire. L'action sur l'articulation ménisco-maxillaire s'explique aisément; il n'en est pas de même pour l'action sur l'articulation ménisco-temporale. Pendant le mouvement de fermeture, condyle et ménisque se déplacent dans cette articulation d'avant en arrière. On comprend facilement que les fibres inférieures du temporal produisent ce mouvement. L'explication est moins facile pour les autres fibres du temporal, pour le masséter et pour le ptérygoïdien externe. Étant donné leurs points d'attache et leur direction ainsi que la situation de l'axe de rotation de l'articulation supérieure, il semble à priori qu'ils doivent produire dans l'articulation supérieure un mouvement d'arrière en avant. Mais, en calculant les deux composantes de la force développée par chacun des élévateurs, on est amené, mathématiquement, à conclure, avec Henke, que ces muscles ne peuvent produire dans l'articulation ménisco-temporale qu'un mouvement d'avant en arrière. C'est, par ce même calcul des composantes, qu'on peut prouver théoriquement ce fait, facile à constater par l'expérience, que la force développée par les élévateurs est en raison directe du degré de rapprochement des organes dentaires.

L'action élévatrice du temporal, du masséter et du ptérygoïdien interne a été bien étudiée par Henke (*Zeitsch. f. rat. Med.*, IIIe série, vol. VIII); il a montré que la direction de l'axe de traction de ces muscles, tangente pour chacun d'eux à la circonférence que doivent décrire les points qu'ils sont destinés à mouvoir, était disposée de façon à permettre leur action synergique.

Mouvements en avant et en arrière, propulsion et rétropulsion. — Ces mouvements, qui s'accomplissent en tant que mouvements accessoires dans le mouvement complexe d'ouverture et de fermeture physiologique, peuvent s'exécuter isolément.

Le mouvement de propulsion est déterminé exclusivement par la contraction synergique des deux ptérygoïdiens externes; nous avons vu, en effet, que malgré leurs origines antérieures, les autres masticateurs étaient plutôt des rétracteurs. Ce mouvement s'accomplit dans l'articulation ménisco-temporale, Le ptérygoïdien externe n'agit pas, en effet, sur l'articulation ménisco-maxillaire. S'il produit, en se contractant, un léger écartement des arcades dentaires, c'est que le ménisque, et avec lui le condyle, doit, pour se porter en avant, descendre la pente du condyle temporal.

Mouvements de latéralité ou de diduction. — Ces mouvements, qui sont caractérisés par la propulsion unilatérale d'un condyle, avec rotation sur place du condyle opposé, sont produits par la contraction d'un seul des ptérygoïdiens externes. Qu'ils se contractent simultanément ou isolément, les ptérygoïdiens externes ont pour antagonistes les fibres postérieures du temporal et le digastrique.

APONÉVROSES ANNEXÉES AUX MUSCLES MASTICATEURS

Aponévrose temporale. — L'aponévrose temporale, resplendissante et nacrée, naît : en avant, du bord postérieur de l'apophyse orbitaire externe; en haut et en arrière, de la ligne courbe temporale supérieure et de l'interstice qui sépare les deux lignes courbes. Dans tout cet interstice, large de plus d'un centimètre, elle se confond entièrement avec le périoste, sans qu'on puisse, cependant, admettre, avec Richet et Merkel, que celui-ci se dédouble au niveau de la ligne courbe temporale pour envelopper le muscle. J'ai dit ailleurs (Voy. *Traité d'anatomie médico-chirurgicale*, par P. Poirier, page 38, et *Ostéologie*, page 444) que la largeur de l'origine crânienne de l'aponévrose temporale, occupant toute la largeur de la bande osseuse comprise entre les deux lignes courbes, était sans doute explicable par ce fait que ces lignes, et d'autres qui leur sont intermédiaires, marquent les étapes successives du retrait du muscle temporal.

Dans son quart inférieur, l'aponévrose temporale se dédouble en deux feuillets, séparés par un tissu cellulo-graisseux dans lequel chemine parfois l'artère temporale moyenne. Plus bas, ces deux feuillets se fusionnent de nouveau en un feuillet unique qui vient se fixer sur le bord supérieur tranchant de l'arcade zygomatique (Voy. fig. 233). La face superficielle de l'aponévrose temporale répond à l'aponévrose épicrânienne qui vient se perdre sur elle, au tissu cellulaire sous-cutané et aux vaisseaux et nerfs qui cheminent dans son épaisseur, artère temporale superficielle, nerf auriculo-temporal. Sa face profonde donne naissance, dans ses deux tiers supérieurs, au muscle temporal, dont elle est séparée en bas par une graisse abondante et fluide.

Aponévrose massétérine. — Très mince, mais assez résistante, l'aponévrose massétérine présente, comme le muscle qu'elle applique sur la branche montante du maxillaire, une forme quadrilatère. En haut, elle s'attache sur le bord supérieur de l'arcade zygomatique, en arrière, sur le bord postérieur du maxillaire, en bas sur son bord inférieur. En avant elle se fixe sur le bord antérieur de l'apophyse coronoïde et la face externe du corps de l'os. Recouverte par le canal de Sténon, le prolongement antérieur de la parotide, l'artère transverse de la face, les filets du facial, le risorius de Santorini et les fibres postérieures du peaucier qui cheminent dans le tissu cellulaire sous-cutané, elle forme, avec la branche montante du maxillaire, une loge ostéofibreuse qui contient le masséter.

Aponévroses des ptérygoïdiens. — Chacun des ptérygoïdiens est enveloppé par une mince toile celluleuse qui envoie dans l'épaisseur du corps charnu des expansions qui séparent les faisceaux. De plus, il existe, entre les deux muscles, une toile aponévrotique résistante, c'est l'aponévrose interptérygoïdienne. Beaucoup plus épaisse en dedans qu'en dehors, elle s'insère, par son bord supérieur, sur la face antérieure et sur le bord inférieur de l'apophyse vaginale et sur l'épine du sphénoïde. Son bord inférieur se perd en avant sur la face externe du ptérygoïdien interne et s'insère en arrière sur la face interne du maxillaire, au niveau de la limite supérieure de l'insertion du ptérygoïdien interne. Son insertion inférieure se prolongerait même, d'après Juvara, sur le bord postérieur du maxillaire. Le bord interne de l'aponévrose inter-ptérygoïdienne suit le ligament sphéno-épineux et l'aile externe de la ptérygoïde. Son bord externe, libre, présente un aspect falciforme; il limite, avec la face interne du col du condyle, un orifice par lequel passent l'artère maxillaire interne, le nerf auriculo-temporal et de grosses veines. L'aponévrose interptérygoïdienne, ainsi conçue, présente deux renforcements, l'un à sa partie moyenne, c'est le ligament sphéno-épineux, l'autre au niveau de son banc postérieur, c'est le ligament tympano-maxillaire. — On pourrait également rattacher aux ptérygoïdiens les aponévroses stylo-maxillaire et stylo-pharyngienne, décrites avec les aponévroses du pharynx.

MUSCLES DU COU

Les muscles du cou, tels qu'on les décrit dans les classiques, sont formés par des éléments de valeur bien différente. Le peaucier, quelle que soit son origine embryonnaire, se rattache morphologiquement au système des muscles de la face avec lesquels il a été décrit. — Le sterno-cléido-mastoïdien, annexe en partie du membre supérieur, par son insertion claviculaire, devrait être décrit avec le trapèze dont il a la valeur morphologique. — Seuls, les autres muscles du cou appartiennent en propre à la région cervicale. Essentiellement formés par des fibres verticales, ils entourent la portion initiale du tube digestif et du conduit laryngo-trachéal. Ils se groupent soit en avant de ces organes (muscles des régions sus- et sous-hyoïdiennes), soit sur leurs parties latérales (groupe des scalènes), soit en arrière d'eux (muscles prévertébraux). — Dérivés des myomères primordiaux de la région cervicale, la plupart de ces muscles possèdent des intersections aponévrotiques, indices de leur origine métamérique.

Les muscles du cou peuvent être répartis de la façon suivante : — 1° sterno-mastoïdien ; — 2° muscles de la région sus-hyoïdienne ; — 3° muscles de la région sous-hyoïdienne ; — 4° muscles de la région profonde et latérale ; — 5° muscles de la région profonde et médiane ou muscles prévertébraux.

STERNO-CLÉIDO-MASTOIDIEN. — M. sterno-cleido-mastoideus.

Muscle large et puissant, allongé sur les parties latérales et antérieures du cou, au-dessous du peaucier, le sterno-cléido-mastoïdien, formé de deux couches,

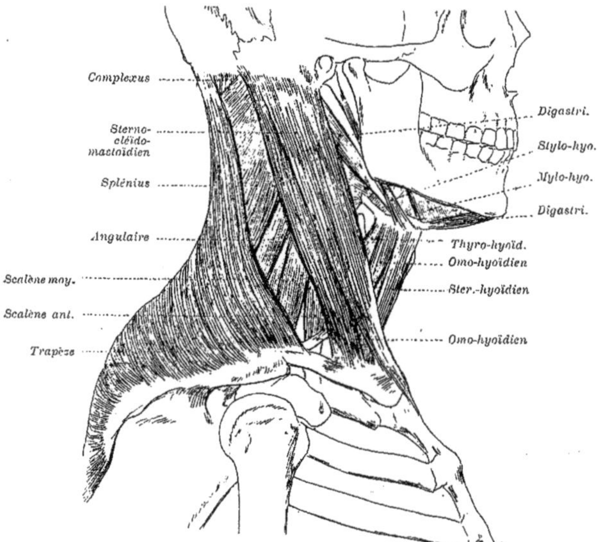

Fig. 239. — Muscles du cou ; face latérale.

descend obliquement de l'apophyse mastoïde vers l'articulation sterno-claviculaire. Il serait logique de décrire comme origine de ce muscle, ainsi que l'ont déjà fait Sœmmering et Theile, l'extrémité qui s'implante sur l'apophyse mastoïde. Cependant l'usage a prévalu de considérer l'extrémité sterno-claviculaire comme l'origine du sterno-cléido-mastoïdien.

Obliquement étendu du sternum et de la clavicule à l'apophyse mastoïde et à la ligne courbe supérieure de l'occipital, le sterno-cléido-mastoïdien, formé de deux couches musculaires de direction différente, s'insère en bas par trois chefs nettement distincts, un chef sternal et deux chefs claviculaires, ces deux derniers superposés. Le plus souvent ces faisceaux conservent leur indépendance et peuvent être suivis jusque près de l'insertion mastoïdienne.

Le *chef sternal* s'insère sur la face antérieure de la première pièce du sternum, à deux centimètres au-dessous de la fourchette, au-dessous et en dedans de l'encoche claviculaire. Ces insertions se font par un fort tendon, plus ou moins étalé, dont les fibres les plus internes vont s'entre-croiser sur la ligne médiane du sternum avec les fibres homologues du côté opposé. Assez souvent ce tendon est rassemblé en un gros cordon fibreux, qui monte obliquement en haut et en dehors, au-devant de l'articulation sterno-claviculaire, et s'épanouit en cône de l'intérieur duquel naissent les fibres charnues. Celles-ci forment un corps musculaire qui s'élargit et s'amincit en montant sur les parties latérales du cou, recouvrant en partie les chefs claviculaires qui s'engagent au-dessous de lui, et va s'insérer par sa base étalée en une mince aponévrose à la base de l'apophyse mastoïde et parfois sur la portion externe de la ligne courbe supérieure de l'occipital. Ce chef porte le nom de *chef sterno-mastoïdien*.

Il n'est pas rare de rencontrer, en arrière de ce chef sterno-mastoïdien, un deuxième chef plus grêle, qui, partageant l'insertion sternale du précédent, monte parallèlement à lui et va s'insérer à la partie externe de la ligne courbe supérieure de l'occipital. Nous retrouverons bientôt ce chef sterno-occipital dans la constitution du sterno-cléido-mastoïdien, envisagé comme muscle quadriceps de la tête.

Les *chefs claviculaires* sont au nombre de deux : l'un, superficiel, oblique, cléido-occipital ; l'autre, profond, vertical, cléido-mastoïdien.

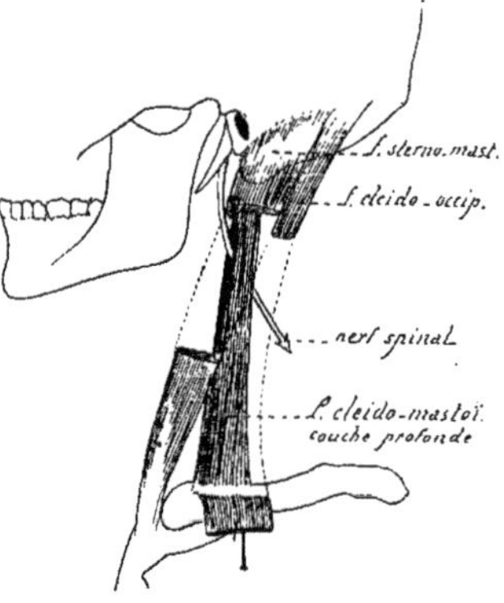

FIG. 240. — Le muscle sterno-cléido-mastoïdien. Schéma.

Le *chef claviculaire superficiel et oblique*, *cléido-occipital*, s'insère sur la *face supérieure de la clavicule* sur une longueur de deux à quatre centimètres, par un plan assez mince de fibres tendineuses courtes et parallèles, entremêlées de fibres musculaires. Ses fibres charnues forment aussi un plan mince, bande musculaire rectangulaire, qui monte en arrière du chef sternal et va se fixer immédiatement, en dehors et en arrière du sterno-mastoïdien (du sterno-occipital, lorsque ce chef existe), sur la *ligne courbe supérieure de l'occipital* jusqu'aux insertions du trapèze. Ce *chef cléido-occipital*, parallèle au précédent, est cependant moins oblique ; aussi est-il parfois recouvert en partie par le bord postérieur de celui-ci. Wood, qui a bien étudié ce chef (*Trans. of roy. Soc. of London*, 1869) lui a donné son nom de cléido-occipital. Son développement est très variable : il peut manquer. Quand il est bien développé, il cache entièrement la couche profonde.

Le *chef claviculaire profond et vertical, cléido-mastoïdien*, s'insère sur la *face supérieure de la clavicule* en arrière du précédent, sur le point de réunion de la *face postérieure avec la face supérieure de l'os*. Vérifiez sur la figure 118 de l'*Ostéologie* la séparation et la superposition des insertions claviculaires du sterno-cléido-mastoïdien. Ces insertions se font par de courtes fibres tendineuses et par des fibres charnues qui s'implantent directement sur l'os.

Cette insertion, qui commence à 15 mm. en moyenne en dehors de l'articulation sterno-claviculaire, se poursuit sur une longueur de 2 ou 4 cm. Le corps musculaire ainsi formé est épais, il se dirige presque verticalement en haut, s'engage sous les chefs précédents, *formant à lui seul la couche profonde du sterno-cléido-mastoïdien*; et va s'insérer en se fusionnant avec le chef sternal : *au bord antérieur de l'apophyse mastoïde*, par un tendon épais et solide qui, fusionné avec le tendon du chef sterno-mastoïdien, occupe le bord antérieur du muscle sur une longueur de 3 à 5 cm., et à la *face externe de l'apophyse mastoïde*.

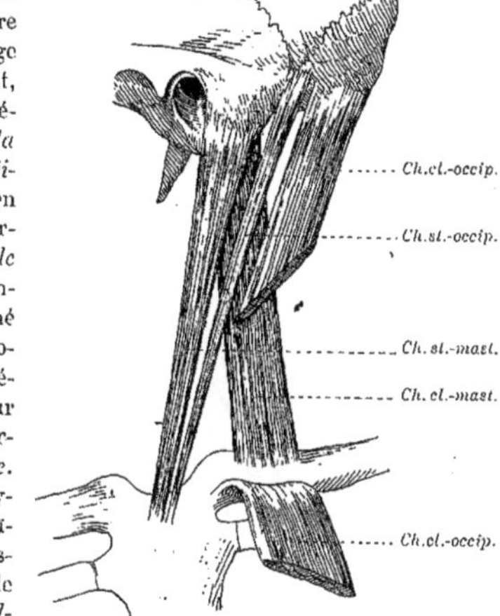

FIG. 241. — Le sterno-cléido-mastoïdien, type quadricipital (d'après Maubrac).

Telle est la constitution typique du sterno-cléido-mastoïdien, quadriceps de la tête, constitution donnée en 1876 par le professeur W. Krause (*Central-blatt. f. d. medicin. Wissenschaften*, n° 27, 17 juin 1876). Nous reproduisons un exemple de cette constitution typique, emprunté à la thèse de Maubrac (Le sterno-cléido-mastoïdien. *Thèse de Bordeaux*, 1883). En 1880, M. Farabeuf (*Bull. Soc. Anat.*, p. 474 et 476) a réuni les chefs sterno-mastoïdien et cléido-occipital en un muscle superficiel, le sterno-cléido-occipito-mastoïdien.

Le type quadriceps ne peut être constitué qu'en supposant l'addition au chef sterno-mastoïdien, d'un chef sterno-occipital que l'on ne trouve pas dans la majorité des cas. Par contre, le dédoublement de la portion claviculaire en deux chefs superposés, l'un cléido-occipital, superficiel, mince et oblique, l'autre cléido-mastoïdien profond, épais et vertical, répond certainement à la très grande majorité des cas. Le sterno-cléido-mastoïdien se présente alors sous l'aspect d'un triceps à deux couches, comme je l'ai figuré dans le schéma (fig. 240) emprunté aux *Quinze leçons d'anatomie*.

Rapports. — La face superficielle du sterno-cléido-mastoïdien est recouverte par la peau, le peaucier et l'aponévrose cervicale superficielle qui se dédouble pour entourer le muscle (Voy. Aponévr. du cou). Entre le peaucier et l'aponévrose cheminent la jugulaire et les branches du plexus cervical superficiel. La branche auriculaire et la branche mastoïdienne croisent obliquement la moitié supérieure du muscle; la branche sus-claviculaire couvre de ses ramifications la partie inférieure; la branche cervicale transverse la coupe à sa partie moyenne. Toutes ces branches émergent au niveau du bord postérieur du muscle. Dans le voisinage de ses insertions occipitales, le sterno-cléido-mastoïdien est parfois recouvert par un petit muscle surnuméraire, le musculus transversus Nuchæ de Schultze.

Le *transverse de la nuque* est un muscle surnuméraire inconstant décrit pour la première fois par Schultze. Il se porte de la protubérance occipitale externe, passant tantôt au-dessus, tantôt au-dessous du trapèze, vers la partie la plus externe de la ligne courbe occipitale supérieure, ou le bord postérieur du sterno-cléido-mastoïdien, ou l'auriculaire postérieur. Schultze l'a rencontré dix-huit fois sur vingt-cinq sujets; Macalister sept fois sur trente; Ledouble huit fois sur trente-quatre. Le plus souvent il est bilatéral. — Ce muscle n'est pour Macalister qu'une dépendance de l'auriculaire postérieur. Il existe normalement chez certains chéiroptères.

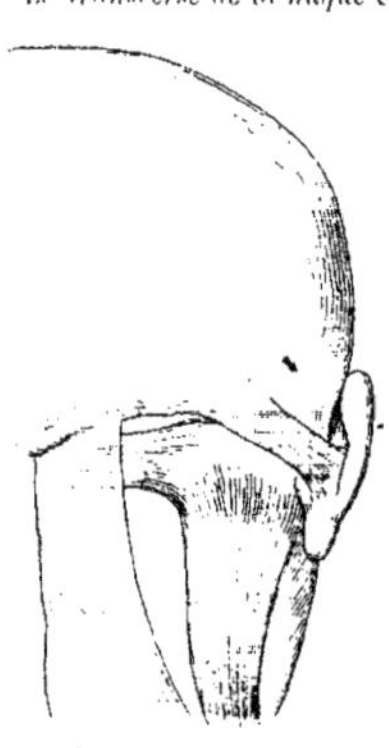
FIG. 242. — Transverse de la nuque (d'après Henle).

La face profonde du sterno-cléido-mastoïdien recouvre le splénius, les trois scalènes, l'omo-hyoïdien, le sterno-cléido-hyoïdien, le sterno-thyroïdien et l'articulation sterno-claviculaire, sur laquelle son tendon sternal glisse parfois par l'intermédiaire d'une petite bourse séreuse. Le plexus cervical profond s'étale entre la partie supérieure des scalènes et de l'angulaire de l'omoplate et la face profonde du sterno-mastoïdien. Mais les rapports les plus intéressants de cette face sont ceux qu'elle affecte avec le paquet vasculo-nerveux formé par la carotide primitive d'abord, par la carotide externe et interne ensuite, par la jugulaire interne et le pneumo-gastrique; en arrière de ces organes descend la portion cervicale du grand sympathique; en avant d'eux, on trouve de nombreux ganglions lymphatiques, les filets cardiaques supérieurs du sympathique et du pneumogastrique, et l'anse anastomotique formée par la branche descendante de l'hypoglosse.

Ces rapports avec le paquet vasculo-nerveux et plus spécialement avec les carotides sont différemment décrits par les auteurs. Pour la plupart des auteurs, la carotide montant verticalement alors que le muscle est oblique en haut et en arrière, celui-ci abandonne le vaisseau en haut, de sorte que la partie terminale de la carotide primitive et l'origine des deux carotides externe et interne le débordent en avant; mais il convient de remarquer avec Richet que le sterno-cléido-mastoïdien, étalé par son aponévrose et fixé en avant à l'angle de la mâchoire par une solide bandelette aponévrotique (Voy. Aponévroses du cou), recouvre d'ordinaire la carotide primitive et ses deux branches qui viennent affleurer le bord antérieur du muscle, au niveau duquel leur battement est visible. — Il faut encore observer avec Tillaux que ces rapports sont variables suivant la position de la tête : c'est ainsi que dans l'extension le sterno-cléido-mastoïdien se porte un peu en arrière, découvrant la bifurcation carotidienne.

Le bord antérieur du sterno-cléido-mastoïdien répond en haut à la parotide; en bas, il est longé par la jugulaire antérieure. Son bord postérieur, moins oblique que l'antérieur, limite avec le bord antérieur du trapèze la région sus-claviculaire.

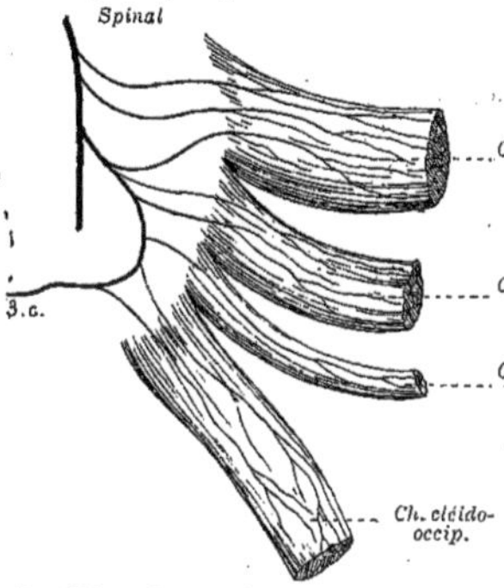

Fig. 243. — Innervation du sterno-cléido-mastoïdien (schéma de Maubrac).

Innervation. — La branche externe du spinal perfore et traverse, dans la majorité des cas, la couche profonde (chef cléido-mastoïdien; elle donne au muscle des rameaux qui s'anastomosent avec les rameaux émanés de la branche antérieure de la troisième paire cervicale. Maubrac (*loc. cit.*) s'est efforcé de déterminer, au milieu des nombreuses variétés que l'on rencontre, la part revenant au plexus cervical et au spinal. Le spinal, après avoir perforé le chef sterno-mastoïdien, s'anastomose avec la troisième cervicale : les rameaux qui se rendent au chef profond cléido-mastoïdien naissent directement du spinal; ceux qui vont aux autres chefs du muscle naissent en général de l'arcade anastomotique du spinal avec la troisième cervicale, comme le montre le schéma ci-joint, emprunté à la thèse de Maubrac. — Froment donne comme normal un filet du laryngé externe allant au sterno-cléido-mastoïdien.

Action du sterno-cléido-mastoïdien. — Le sterno-cléido-mastoïdien peut prendre son insertion fixe en bas ou en haut. Dans le premier cas, il est moteur de la tête; dans le deuxième, il agit comme muscle inspirateur.

Lorsque le sterno-cléido-mastoïdien, prenant point d'appui sur le thorax, se contracte en totalité, il fléchit la tête, l'incline de son côté, et lui imprime en même temps un mouvement de rotation qui porte la face du côté opposé. Dans ce mouvement, il agit sur les deux articulations occipito-atloïdienne et atloïdo-axoïdienne. L'action sur la deuxième de ces articulations s'explique facilement. Il n'en est pas de même de l'action sur l'articulation occipito-atloïdienne. En effet, l'axe de traction du sterno-cléido-mastoïdien *passe en arrière de l'axe de rotation de cette articulation.* Le sterno-cléido-mastoïdien devrait donc être plutôt extenseur que fléchisseur de la tête. Son action de fléchisseur, que les données d'observation clinique et de l'expérimentation électro-physiologique ne permettent pas de nier, s'explique, d'après Maubrac, par ce fait que le moindre mouvement de flexion préalable de la tête reporte l'insertion de ce muscle en avant de l'axe de l'articulation. Ce mouvement de flexion préliminaire est produit par le grand et le petit droit antérieurs. Si cette flexion préalable fait défaut et, à plus forte raison, si la tête est renversée en arrière au moment de la contraction du sterno-cléido-mastoïdien, celui-ci exagère le mouvement d'extension (Duchenne).

Les physiologistes ont depuis longtemps cherché à établir quel est le rôle propre à chacun des faisceaux constituants du sterno-cléido-mastoïdien. Duchenne a établi par ses expériences électro-physiologiques (DUCHENNE, *loc. cit.*, p. 715) et l'observation clinique (*id.*, p. 745) que la portion sternale du muscle est plus rotatrice que sa portion claviculaire. — Maubrac a cherché à préciser l'action de chacun des faisceaux du sterno-cléido-mastoïdien, envisagé comme quadriceps. Il est arrivé aux conclusions suivantes : « Lorsque le chef sterno-mastoïdien se contracte, il incline la tête de son côté et lui imprime en même temps un léger mouvement de rotation qui porte la tête du côté opposé. Le sterno-occipital a la même action; le mouvement de rotation de la tête est un peu exagéré. Le cléido-mastoïdien détermine un mouvement de rotation moins accentué que celui du sterno-mastoïdien, et un mouvement d'inclinaison latérale très prononcé. Quant au cléido-occipital, il agit comme rotateur en même temps qu'il incline latéralement la tête. En somme, lorsque le muscle superficiel se contracte, il y a surtout rotation de la tête; lorsque c'est le profond, l'inclinaison latérale est le mouvement le plus accentué. »

Maubrac, dans sa monographie, insiste sur les relations qui existent entre les mouvements de la tête, produits par le sterno-cléido-mastoïdien et les mouvements des globes oculaires. Ces relations, intéressantes au point de vue neuro-pathologique pour l'interprétation du syndrome de la déviation conjuguée de la tête et des yeux, ne peuvent guère s'expliquer que par l'existence de connexions intra-cérébrales entre les centres corticaux moteurs des muscles de l'œil et du sterno-cléido-mastoïdien.

Lorsque le sterno-cléido-mastoïdien prend son point fixe sur la tête, il devient inspirateur. Ce rôle respiratoire est bien connu depuis Haller. Il exige l'immobilisation préalable de la tête par les antagonistes du sterno-cléido-mastoïdien en tant que moteur de la tête. Ce rôle respiratoire est surtout dévolu aux chefs sternaux. Les chefs claviculaires ne peuvent guère produire l'inspiration, qu'en fixant l'insertion omo-claviculaire du petit pectoral et du sous-clavier. Duchenne cite une observation où un malade a pu vivre plusieurs semaines en ne respirant qu'avec son sterno-cléido-mastoïdien. Mais, à l'état normal, ce muscle ne joue dans la respiration qu'un rôle tout à fait accessoire. Il paraît agir comme modérateur de l'expiration, et à ce titre, intervient dans la phonation et dans le chant. Cette fonction spéciale du sterno-cléido-mastoïdien paraît être réglée par le spinal qui, ici comme au niveau de l'orifice glottique, est antagoniste du pneumogastrique.

J'ai dit que le sterno-cléido-mastoïdien élevait indirectement le thorax par l'intermédiaire de son chef claviculaire; par l'intermédiaire de ce chef, il attire en haut la clavicule et le moignon de l'épaule et fournit des insertions fixes aux muscles de l'épaule agissant sur le bras.

Variations et anomalies. — Le sterno-cléido-mastoïdien se présente sous des aspects assez variables; le nombre de ses faisceaux constitutifs varie; il en est de même de ses insertions au sternum et à la clavicule. Ces divers points ont été bien exposés dans la thèse de Maubrac. On observe parfois au niveau du tiers inférieur du sterno-cléido-mastoïdien une intersection aponévrotique. On a signalé la présence d'un sésamoïde dans le tendon d'origine sternale. — Quelques faisceaux du sterno-cléido-mastoïdien (faisceaux aberrants) peuvent se perdre dans l'omo-hyoïdien et le sterno-hyoïdien, sur le ligament stylo-maxillaire, sur le pavillon de l'oreille, sur l'angle du maxillaire. Chudzinski a vu chez un nègre un petit faisceau se détacher de la face superficielle du sterno-cléido-mastoïdien, passer sur la clavicule et se terminer sur l'aponévrose du grand pectoral en un point correspondant à la deuxième côte. — Quelques faisceaux se terminent sur la gaine vasculaire du cou. — Gruber considère comme chefs erratiques du sterno-cléido-mastoïdien certains cléido-transversaires. Le tendon sternal se continuant directement avec le présternal, Gegenbaur considère le sterno-cléido-mastoïdien comme dérivant du présternal.

MUSCLES DE LA RÉGION SUS-HYOÏDIENNE

La région sus-hyoïdienne comprend quatre muscles : le *digastrique*, le *stylo-hyoïdien*, le *mylo-hyoïdien* et le *génio-hyoïdien*.

DIGASTRIQUE. — M. digastricus.

Formé par deux ventres charnus réunis par un tendon intermédiaire, le digastrique, situé sur la partie supérieure et latérale du cou, va de l'apophyse

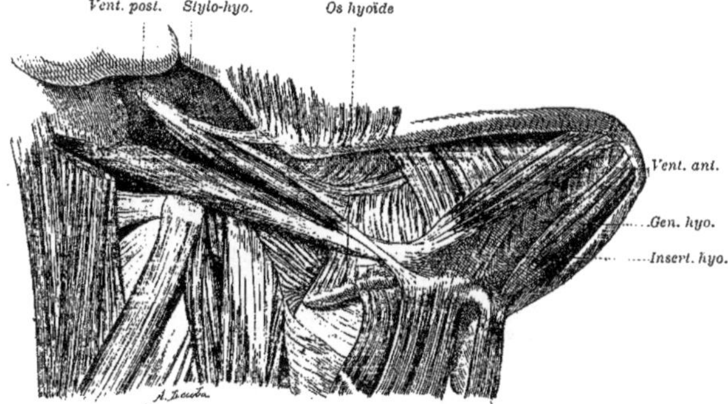

Fig. 244. — Muscles digastrique et stylo-hyoïdien.

mastoïde à la symphyse mentonnière, en se réfléchissant au niveau du bord supérieur de l'os hyoïde.

Il naît de la *rainure digastrique*, en partie par implantation directe des fibres charnues, en partie par des fibres tendineuses beaucoup plus nombreuses en dedans qu'en dehors. Ces fibres constituent un corps musculaire, aplati de dehors en dedans, qui descend obliquement en bas, en avant et en dedans, formant le ventre postérieur du muscle. Elles se jettent sur la face interne d'un demi-cône tendineux qui se condense bientôt en un tendon cylindrique. Celui-ci continue d'abord la direction du corps charnu, puis se réfléchit au niveau de l'os hyoïde en décrivant une courbe à concavité supérieure. Ce tendon, après sa réflexion, s'aplatit et donne naissance par ses deux faces à des fibres charnues qui, par leur réunion, constituent un nouveau corps musculaire, aplati d'avant en arrière. Ce ventre antérieur du digastrique monte en avant et en dedans et se termine sur une facette ovalaire située sur la *face interne du maxillaire*, immédiatement en dessous de la fossette sublinguale (Voy. *Ostéologie*, fig. 551).

Cette insertion se fait, en partie par implantation directe des fibres charnues, en partie par l'intermédiaire de courtes fibres tendineuses.

Nos auteurs décrivent le digastrique comme ne prenant aucune insertion sur l'os hyoïde. Cependant, Henle, Luschka, etc. ont bien montré que « d'ordinaire les faisceaux supérieurs du tendon intermédiaire se continuent avec les fibres du ventre antérieur, tandis que *les faisceaux inférieurs vont en partie à l'os hyoïde, en partie à l'aponévrose qui réunit les ventres antérieurs des deux digastriques* ». Henle a également montré qu'il existait parfois des faisceaux qui, partis de l'os hyoïde, allaient renforcer le ventre antérieur. Morestin (*Bull. Soc. Anat.*, oct. 1894), a, de nouveau, bien décrit ces insertions hyoïdiennes. Quelle que soit leur fréquence, elles nous sont expliquées par l'évolution phylogénique du muscle, bien tracée par Gegenbaur. D'après cet auteur, cette évolution serait la suivante : le digastrique serait originairement constitué par deux muscles distincts, l'un postérieur (futur ventre postérieur), étendu d'un point variable de la base du crâne à l'angle maxillaire, l'autre antérieur (futur ventre antérieur), *ayant une direction primitivement transversale* et appartenant vraisemblablement au système du diaphragme buccal (diaphragma oris), qui donne également naissance au mylo-hyoïdien. Dans un deuxième stade, les deux ventres du digastrique perdraient leur direction primitive et viendraient s'insérer sur l'os hyoïde. Dans un troisième stade ces insertions hyoïdiennes subissent à leur tour un processus de régression, et les deux muscles, originairement distincts, se fusionnent en se réunissant par un tendon intermédiaire. — A défaut de l'anatomie comparée et des anomalies du muscle, l'innervation atteste nettement la dualité primitive du digastrique et la réalité de cette évolution.

La réflexion du muscle est due à ce qu'il est fixé à la grande corne de l'os hyoïde par les insertions hyoïdiennes que je viens de signaler. Ces insertions forment une expansion qui réunit le tendon intermédiaire à la grande corne de l'os hyoïde, et qui se continue en avant avec l'aponévrose interdigastrique. Dans quelques cas, d'ailleurs assez rares, à cette expansion aponévrotique se joint une bande fibreuse qui forme une véritable poulie de réflexion. Mais il est exceptionnel de voir exister entre elle et le tendon un organe séreux. Henle fait également intervenir comme agent de la réflexion le tendon perforé du stylo-hyoïdien. En réalité ce tendon est très grêle. De plus, comme l'a bien remarqué Theile, la grande majorité de ses fibres passe en dehors du tendon digastrique et il n'existe en dedans de celui-ci qu'un petit faisceau insignifiant qui peut même manquer. Dans ces conditions le rôle du stylo-hyoïdien dans la réflexion du digastrique devient bien peu probable.

Rapports. — Le ventre postérieur du digastrique répond en avant à la loge parotidienne, et prend part à la constitution de la paroi postérieure de cette loge. En arrière, d'abord contigu à la colonne cervicale et à l'apophyse transverse de l'atlas, il s'en écarte peu à peu, se portant en avant. En dehors, il est recouvert par le petit complexus, le splénius et le sterno-mastoïdien. En dedans, il répond à l'origine des muscles styliens et sur un plan plus éloigné à la carotide et à la jugulaire interne, au pneumogastrique, au glosso-pharyngien, au spinal et au grand hypoglosse qui cheminent dans l'espace sous-parotidien postérieur et au ganglion supérieur du grand sympathique contenu dans cet espace. Son tendon intermédiaire, recouvert par la glande sous-maxillaire, dont le bord inférieur dépasse presque toujours l'os hyoïde, repose sur l'hyo-glosse et le mylo-hyoïdien. Sa concavité forme avec le grand hypoglosse et le bord postérieur du mylo-hyoïdien le triangle de l'artère linguale. Sa convexité est séparée de la grande corne de l'os hyoïde par un intervalle très variable ; tantôt il n'est distant de cette corne que de quelques millimètres seulement, tantôt il s'en écarte de 1 cm. à 1 cm. 1/2. Dans ce dernier cas, le triangle de l'artère linguale n'existe pour ainsi dire pas. Les deux ventres antérieurs, recouverts par l'aponévrose et le peaucier, reposent sur les mylo-hyoïdiens; leurs bords internes limitent un espace triangulaire à sommet supérieur dont l'aire est occupée par les mylo-hyoïdiens. Ces deux bords sont réunis par une lame aponévrotique assez résistante, l'aponévrose interdigastrique.

Innervation. — Le digastrique présente une innervation spéciale pour chacun de ses ventres. Le ventre postérieur reçoit ses nerfs du glosso-pharyngien et du facial. Le filet venu de la neuvième paire contourne le stylo-pharyngien et le stylo-hyoïdien et vient se terminer dans le digastrique en s'anastomosant avec un filet émané du facial à sa sortie du trou stylo-mastoïdien. Cette anastomose se fait quelquefois en dehors du muscle et les filets qui s'y portent viennent alors de l'anse anastomotique. — Le ventre antérieur reçoit son nerf du filet du mylo-hyoïdien.

Action. — Etant donné le mode d'innervation du muscle, on peut admettre que chacun de ses faisceaux peut se contracter isolément. La contraction isolée du faisceau postérieur attire l'os hyoïde en haut et en arrière, celle du faisceau antérieur porte l'os en haut et en avant; la contraction synergique des deux ventres détermine son élévation directe. Lorsque les deux ventres prennent leur point d'appui sur l'os hyoïde, l'antérieur abaisse le maxillaire et l'attire en arrière, c'est-à-dire met en jeu les deux articulations temporo-méniscale et ménisco-maxillaire. Le ventre postérieur pourrait, d'après Béclard et Cruveilhier, rejeter la tête en arrière.

Variations et anomalies. — Lorsque le ventre antérieur du digastrique manque, le ventre postérieur va se fixer à l'angle de la mâchoire. — Parfois les tendons intermédiaires des deux digastriques s'unissent sur la ligne médiane, constituant une arcade fibreuse sus-jacente à l'hyoïde. — Les ventres antérieurs peuvent s'anastomoser et même se fusionner. — Le ventre postérieur peut présenter à sa partie moyenne une intersection tendineuse (Walsham). — Le ventre antérieur du digastrique envoie parfois une expansion au mylo-hyoïdien du côté opposé. — Son ventre postérieur reçoit un faisceau du stylo-hyoïdien. — Le digastrique reçoit encore, soit au niveau de son ventre antérieur, soit au niveau de son ventre postérieur, un faisceau surnuméraire venu de l'angle du maxillaire inférieur. — Parfois quelques faisceaux s'isolent du ventre antérieur ou naissent du tendon intermédiaire, soit pour se perdre dans le mylo-hyoïdien, soit pour s'insérer dans la fossette digastrique du côté opposé. Weber a vu ces faisceaux se fixer à l'hyoïde. Ces faisceaux peuvent s'isoler simultanément des deux digastriques, ou naître des deux tendons intermédiaires pour former sur la ligne médiane un corps charnu triangulaire signalé par Wood, Macalister, Chudzinski et Morestin.

STYLO-HYOÏDIEN. — **M. stylo-hyoideus.**

Situé sur la partie supérieure et latérale du cou, en avant et en dedans du digastrique, le stylo-hyoïdien se présente comme un faisceau charnu assez grêle, étendu de l'apophyse styloïde à l'os hyoïde (fig. 244).

Il naît de la *partie externe de la base de l'apophyse styloïde*, par un tendon qui, d'abord cylindrique, s'épanouit bientôt en un cône, de la surface interne duquel naissent les fibres charnues. Celles-ci constituent un corps musculaire, qui augmente peu à peu de volume, se dirige en bas, en avant, en dedans, et vient se terminer sur un petit tendon aplati. Ce tendon se dédouble pour laisser passer le tendon intermédiaire du digastrique, et vient se terminer sur la *face externe de l'os hyoïde*, soit sur le corps de l'os, soit sur l'extrémité antérieure de la grande corne, immédiatement au-dessus de l'omo-hyoïdien.

— Parfois ce tendon envoie des fibres à l'aponévrose qui unit le digastrique à l'os hyoïde et aux tendons de l'omo-hyoïdien et du thyro-hyoïdien.

La façon dont se comporte le stylo-hyoïdien vis-à-vis du digastrique est assez variable. Il est rare de voir ce tendon se diviser en deux parties égales. Le plus souvent le faisceau externe est le plus volumineux. D'après Henle, il serait exceptionnel de voir le tendon passer en totalité en dehors ou en dedans du digastrique; d'ordinaire, les deux faisceaux du tendon terminal s'accolent au-dessous du digastrique, mais sans se fusionner. Parfois, cependant, ils se croisent et se réunissent en une lame aponévrotique unique.

Rapports. — Le stylo-hyoïdien répond en dehors au digastrique, en avant duquel il descend bientôt. Près de sa terminaison, il est recouvert par la glande sous-maxillaire; en avant, il répond à la parotide; en dedans, au stylo-pharyngien, à la paroi latérale du pharynx, à l'hyo-glosse. Les organes vasculaires et nerveux de l'espace sous-parotidien postérieur cheminent en arrière et en dedans de lui (Voy. Rapports du digastrique).

Action du stylo-hyoïdien. — Le stylo-hyoïdien attire l'os hyoïde en haut et en arrière. Comme le digastrique et les autres muscles de la région sus-hyoïdienne, il élève l'os hyoïde et, par son intermédiaire, le larynx et la partie inférieure du pharynx, et joue ainsi un rôle important dans le deuxième temps de la déglutition.

Innervation. — Les filets nerveux qui se rendent au stylo-hyoïdien viennent du glosso-pharyngien et du facial. Le filet émané de la dixième paire se détache du rameau du digastrique, au moment où celui-ci croise le muscle stylo-hyoïdien; le filet du facial naît du tronc nerveux à sa sortie du trou stylo-mastoïdien. Ces deux filets pénètrent le muscle à l'intérieur duquel ils s'anastomosent.

Variations et anomalies. — Le stylo-hyoïdien peut manquer. — L'absence de la boutonnière pour le digastrique a été assez fréquemment observée chez les nègres et les blancs par Chudzinski. — Le muscle peut se dédoubler (Chudzinski). Chez un des nègres de Chudzinski, le stylo-hyoïdien s'insérait aux grandes et aux petites cornes de l'hyoïde, et sur le mylo-hyoïdien. Des faisceaux surnuméraires du stylo-hyoïdien, le plus fréquent est le stylo-hyoïdien profond de Sappey, qui s'étend du sommet de l'apophyse styloïde à la petite corne de l'os hyoïde. — Parfois un faisceau du stylo-hyoïdien va se terminer à l'angle de la mâchoire (stylo-maxillaire de Macalister). — Au lieu de naître sur l'apophyse styloïde, ce muscle peut venir du rocher (pétro-hyoïdien de Calori), de l'occipital (occipito-hyoïdien de Perrin). — Quelques-uns de ses faisceaux peuvent se perdre dans le stylo-glosse, le génio-glosse, ou l'hyo-glosse.

MYLO-HYOIDIEN. — **M. mylo-hyoideus.**

Muscle large et aplati, le mylo-hyoïdien s'étend de la face interne du maxillaire inférieur à l'os hyoïde et au raphé médian, en formant avec son congénère du côté opposé une sangle musculaire qui ferme, en bas, la cavité buccale et sur laquelle repose la langue.

Il naît, par implantation directe de fibres charnues, mélangées à quelques fibres aponévrotiques, *sur toute la ligne oblique de la face interne du maxillaire*. Ces fibres constituent, par leur réunion, un corps musculaire très étalé. Les fibres supérieures, les plus courtes, suivent un trajet presque horizontal; elles viennent s'implanter perpendiculairement sur un raphé aponévrotique médian.

Quelques-unes franchissent même la ligne médiane pour se continuer avec les fibres homologues de l'autre mylo-hyoïdien. Les fibres moyennes se dirigent en bas, en avant et en dedans, d'autant plus obliques qu'elles sont plus inférieures; elles viennent s'attacher à angle aigu sur le raphé. Les fibres inférieures, les plus longues, suivent un trajet presque vertical et viennent se fixer sur la face antérieure du corps de l'os hyoïde, au-dessous du mylo hyoïdien, tout près du bord. inférieur de l'os. — Le raphé médian est plus ou moins marqué suivant les sujets. Ordinairement il affecte la forme d'un triangle allongé à sommet inférieur, lorsqu'on l'examine par sa face antérieure, à sommet supérieur lorsqu'on l'examine par sa face postérieure.

Rapports. — Le mylo-hyoïdien répond par sa face externe à la glande sous-maxillaire, qui s'insinue entre lui et la face interne du maxillaire, au ventre

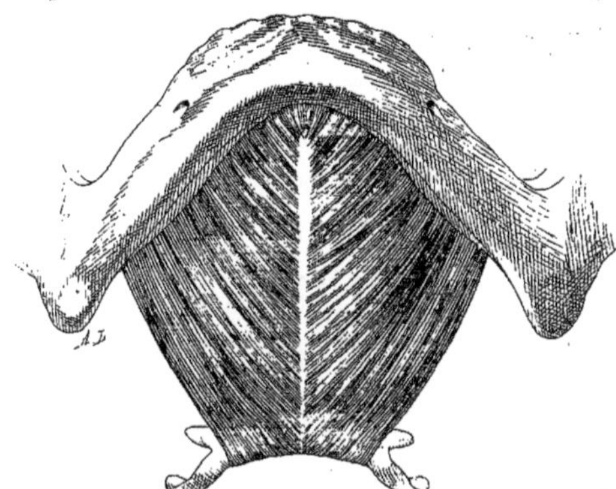

Fig. 245. — Muscle mylo-hyoïdien.

antérieur du digastrique, à l'aponévrose et au peaucier. Sa face interne forme avec les parties latérales du génio-glosse et du génio-hyoïdien un angle dièdre, fermé en haut par la réflexion de la muqueuse buccale, et contenant la glande sublinguale, en dedans de laquelle chemine le canal de Warthon accompagné par le prolongement interne de la glande sous-maxillaire, les ramifications terminales de l'hypoglosse et l'artère sublinguale.

Innervation. — Au moment où le nerf dentaire, branche du nerf maxillaire inférieur, va entrer dans le canal dentaire, il abandonne un filet nerveux, le nerf mylo-hyoïdien, qui descend sur la face interne de la mâchoire inférieure, où il se creuse une gouttière cachée par une lame périostique. Le nerf se dégage de ce canal pour pénétrer dans le muscle.

Variations et anomalies. — Les deux mylo-hyoïdiens peuvent s'anastomoser et même se fusionner. Chudzinski a vu le mylo-hyoïdien ne pas atteindre l'os hyoïde, mais s'arrêter sur une expansion aponévrotique du digastrique. On l'a vu divisé en deux portions ou couches entre lesquelles passe le canal de Wharton (Whinnie). — Le mylo-hyoïdien peut se fusionner plus ou moins avec le digastrique, le sterno-thyroïdien, le stylo-hyoïdien.

GÉNIO-HYOÏDIEN. — **M. genio-hyoideus.**

Recouvert par le précédent et sous-jacent au génio-glosse, le génio-hyoïdien, intimement accolé au niveau de la ligne médiane à celui du côté opposé, s'étend de la partie médiane de la face interne du maxillaire inférieur au corps de l'os hyoïde.

Il naît, par de courtes fibres tendineuses, des *apophyses géni-inférieures*. D'bord cylindrique et légèrement aplati dans le sens sagittal, il se dirige en bas et en arrière, en s'étalant peu à peu. Il vient se terminer sur la face antérieure du corps de l'os hyoïde qu'il couvre presque entièrement de son insertion. Le plus souvent, vers sa terminaison, sa face postérieure s'excave pour recevoir le bord antérieur de l'hyo-glosse. Il en résulte que la zone d'insertion hyoïdienne du muscle revêt la forme d'un fer à cheval dans la concavité duquel s'insère l'hyo-glosse (Voy. *Ost.*, fig. 551).

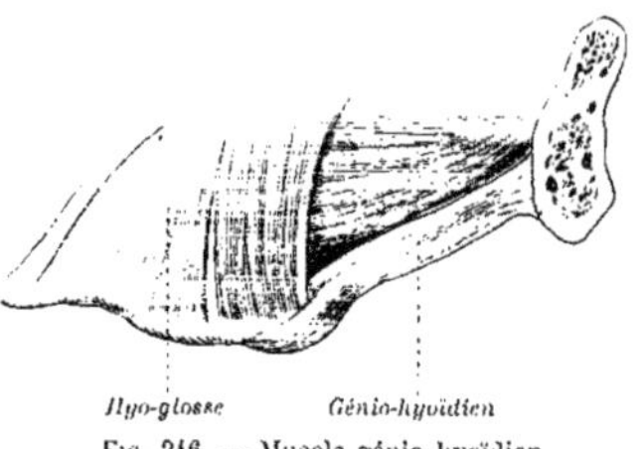

Fig. 246. — Muscle génio-hyoïdien (d'après Sappey).

Rapports. — Le génio-hyoïdien répond : en bas au mylo-hyoïdien, en haut au génio-glosse, en dedans à son homologue du côté opposé, dont il est souvent difficile de le séparer.

Innervation. — Ce muscle est innervé par un rameau du grand hypoglosse. Ce filet, né au moment où le tronc nerveux croise la face antérieure de l'hyo-glosse, se porte presque horizontalement en avant et se perd dans le muscle qu'il aborde par sa face supérieure.

Variations et anomalies. — Chudzinski a observé l'entrecroisement sur la ligne médiane des deux génio-hyoïdiens. — Il a également noté leur fusion complète chez les nègres. Les faits de fusion ne sont d'ailleurs pas rares dans nos races : Theile, Macalister, etc..., en rapportent des exemples. Macalister a signalé sa fusion plus ou moins complète avec le génio-glosse et l'hyo-glosse. — Le génio-hyoïdien présente parfois un faisceau accessoire qui se termine sur la grande corne de l'hyoïde.

Action du mylo-hyoïdien et du génio-hyoïdien. — Lorsqu'ils prennent leur point fixe sur l'os hyoïde, ces muscles abaissent la mâchoire inférieure. Cruveilhier fait remarquer que « ces muscles abaisseurs s'insèrent de la manière la plus favorable, car, d'une part, ils sont presque perpendiculaires au levier qu'ils doivent mouvoir, et, d'autre part, ils s'attachent le plus loin possible du point d'appui ». Lorsqu'ils prennent leur point fixe sur le maxillaire, ces muscles élèvent l'os hyoïde et interviennent ainsi dans le deuxième temps de la déglutition et dans la phonation pendant la production des sons aigus.

MUSCLES DE LA REGION SOUS-HYOÏDIENNE

Elle comprend quatre muscles disposés sur deux plans : le plan superficiel est formé par le *sterno-cléido-hyoïdien* et l'*omoplato-hyoïdien* qui représentent un seul et même muscle, dont la partie moyenne a disparu et a subi la transformation fibreuse (aponévrose cervicale moyenne); le plan profond est formé par une lame musculaire interrompue au niveau de la face externe du cartilage thyroïde et décomposable par conséquent en deux muscles : le *sterno-thyroïdien*, et le *thyro-hyoïdien*.

STERNO-CLÉIDO-HYOIDIEN. — M. sterno-hyoideus.

Aplati et rubané, le sterno-cléido-hyoïdien s'étend de la clavicule et du sternum au corps de l'os hyoïde.

Il naît : 1° de la *face postérieure de l'extrémité interne de la clavicule*;

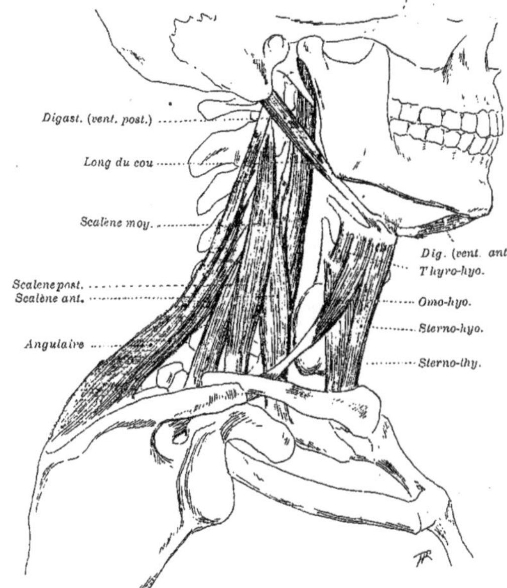

FIG. 247. — Muscles du cou; couche profonde.

2° du *ligament costo-claviculaire*; 3° de la partie voisine du *sternum*. Sa zone d'origine, presque linéaire, oblique en bas et en dedans, est longue d'environ trois centimètres. Les fibres charnues, nées directement de cette origine, constituent un corps musculaire, aplati et allongé, qui monte presque verticalement, un peu oblique cependant en haut et en dedans, se rétrécit en augmentant d'épaisseur, et vient se terminer par de courtes fibres aponévrotiques sur le *bord inférieur du corps de l'os hyoïde*, sur une étendue de 15 millimètres environ. Assez souvent le sterno-cléido-hyoïdien présente au-dessus du sternum une mince intersection aponévrotique.

[POIRIER.]

Rapports. — Recouvert en bas par la clavicule et le sterno-mastoïdien et plus haut par l'aponévrose superficielle, le peaucier et la peau, le sterno-cléido-hyoïdien recouvre le sterno-thyroïdien et le thyro-hyoïdien. Il déborde ce dernier en dedans et se met en rapport avec le corps thyroïde et la membrane hyo-thyroïdienne, sur laquelle il se meut par l'intermédiaire d'un tissu cellulaire très lâche et la portion latérale de la grande séreuse hyo-thyroïdienne. Les bords internes des deux sterno-cléido-hyoïdiens, qui convergent en haut, forment avec les bords sous-jacents des sterno-thyroïdiens, obliques en sens contraire, un losange dans l'aire duquel apparaissent l'angle du thyroïde, le cricoïde, la partie supérieure de la trachée et l'isthme du corps thyroïde.

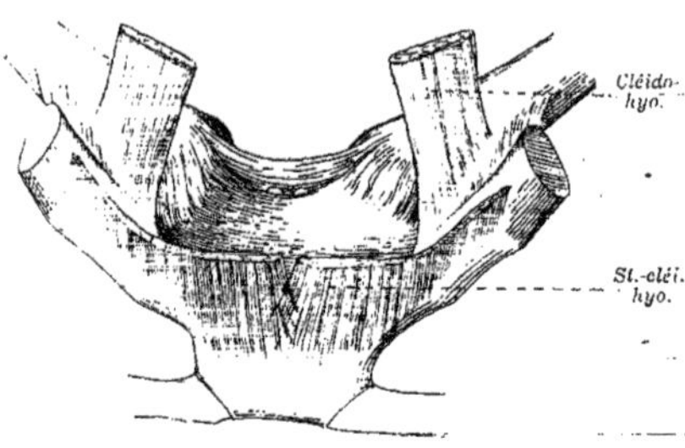

FIG. 248. — Attaches inférieures du cléido-hyoïdien et du sterno-cléido-hyoïdien (d'après Sappey).

Innervation. — Ce muscle reçoit son nerf de l'anse anastomotique formée par la branche descendante du plexus cervical et de l'hypoglosse. Le filet nerveux l'aborde vers sa partie moyenne et par son bord supérieur.

Variations et anomalies. — Chudzinski a constaté, chez un Annamite, l'absence du sterno-cléido-hyoïdien. — On a signalé maintes fois sa fusion ou son anastomose soit avec son homonyme du côté opposé, soit avec des muscles voisins, sterno-thyroïdien, omo-hyoïdien, mylo-hyoïdien. La fusion avec le sterno-thyroïdien se rencontre non seulement chez l'homme (Macalister), mais encore chez les ruminants (Meckel), les solipèdes (Chauveau), le chat (Strauss-Durckeim).

La fusion avec l'omo-hyoïdien est un retour au sterno-cléido-omo-hyoïdien de quelques espèces animales. — Mac Whinnie et Chudzinski ont observé un faisceau qui, parti du sterno-cléido-hyoïdien, allait se perdre dans le mylo-hyoïdien. — Flesch a vu un faisceau anastomotique entre les deux sterno-cléido-hyoïdiens; Macalister a signalé la fusion de ces muscles à leurs insertions sternales. Cette dernière disposition se rencontre normalement chez certains anthropoïdes (Bischoff), certains chéiroptères, certains solipèdes. — Testut a observé l'isolement complet, dans toute la hauteur du muscle, des chefs sternal et cléidal. — Le sterno-cléido-hyoïdien reçoit un chef surnuméraire d'origine cléidale. Assez fréquemment, la présence de cléido-hyoïdiens accessoires coïncide avec l'absence de l'omo-hyoïdien. Ce chef accessoire peut ne pas atteindre l'hyoïde et s'arrêter sur l'aponévrose cervicale moyenne, constituant le cléido-fascialis de Macalister. Sous le nom de sterno-fascialis, Gruber a décrit un autre chef accessoire d'origine sternale et de terminaison aponévrotique. — Il n'est pas rare de rencontrer une intersection aponévrotique à l'union du tiers inférieur avec le tiers moyen de ce muscle. — Très rarement, l'une ou l'autre des insertions manquent; ainsi se trouvent anormalement reproduits chez l'homme le sterno-hyoïdien normal des édentés (Cuvier), des lémuriens (Milne-Edwards); le cléido-hyoïdien des chéloniens (Meckel). Parfois encore, l'insertion du sterno-cléido-hyoïdien peut s'étendre jusqu'au premier cartilage costal : le muscle rappelle alors le chondro-hyoïdien du chien et du chat (Meckel, Srauss-Durckheim).

OMO-HYOIDIEN. — M. omo-hyoideus.

Mince et allongé, l'omo-hyoïdien est un muscle digastrique, qui va du bord supérieur de l'omoplate au corps de l'os hyoïde.

Il naît en partie par implantation directe des fibres charnues, en partie par de courtes fibres aponévrotiques, du *bord supérieur de l'omoplate immédiatement en dedans de l'échancrure coracoïdienne*. Il n'est pas rare de voir quelques-unes de ses fibres naître du ligament qui transforme cette échancrure en trou. Ces fibres constituent un corps musculaire aplati, qui se dirige d'abord en avant et un peu en haut, en suivant le bord postérieur de la clavicule, contourne la partie inférieure des scalènes, puis se relève en décrivant une courbe

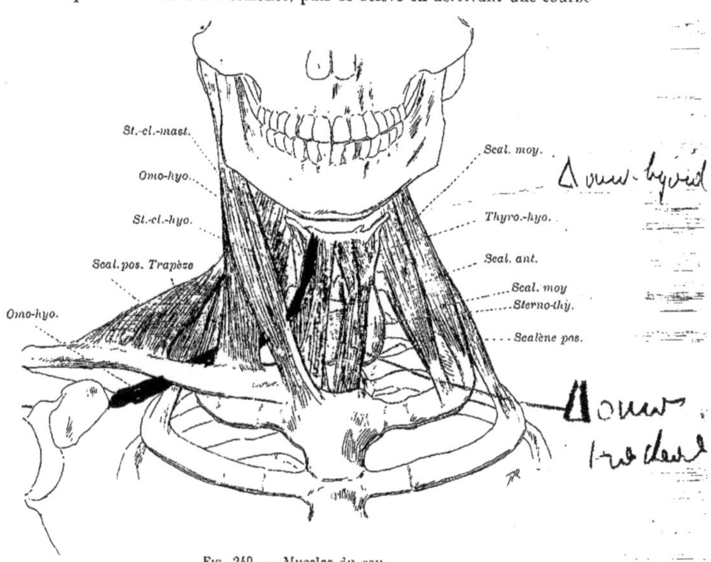

Fig. 240. — Muscles du cou.

à concavité supérieure; il croise l'aire du triangle sus-claviculaire, près de la base de celui-ci, s'engage sous le sterno-mastoïdien, passe en avant du paquet vasculo-nerveux et se place à côté du sterno-cléido-hyoïdien, pour se terminer, en dehors de ce muscle, sur la *moitié externe du bord inférieur du corps de l'os hyoïde*, par de courtes fibres tendineuses. Dans l'immense majorité des cas, l'omo-hyoïdien présente, au niveau du point où il croise la jugulaire interne, un tendon intermédiaire, qui le divise en deux ventres, l'un antérieur et supérieur, l'autre postérieur et inférieur. Ce tendon présente dans sa disposition de grandes variétés, nous les étudierons plus loin.

Rapports. — Dans son tiers postérieur la face antérieure de l'omo-hyoïdien est recouverte par le trapèze et par la clavicule; dans son tiers moyen, là où le muscle apparaît dans le triangle sus-claviculaire, elle répond à l'aponévrose cervicale superficielle, aux branches sus-claviculaires du plexus cervical et au peaucier; dans son tiers antérieur, elle répond au sterno-mastoïdien et, en avant de ce muscle, elle entre de nouveau en contact avec l'aponévrose superficielle, le peaucier et la peau. Sa face postérieure repose successivement sur le bord supérieur du grand dentelé, les scalènes, la partie supérieure du plexus cervical, la jugulaire interne, la carotide primitive, le sterno-thyroïdien et le thyro-hyoïdien. — L'omo-hyoïdien est engainé par l'aponévrose cervicale moyenne; il n'est pas rare de voir des fibres se détacher de cette aponévrose et venir se perdre dans l'omo-hyoïdien. Les connexions du muscle et de l'aponévrose ont la plus grande importance au point de vue de sa signification anatomique. Nous aurons l'occasion d'y revenir (Voy. Aponévroses du cou).

Innervation. — Ce muscle est innervé par des branches venues de l'anse formée par la branche descendante de l'hypoglosse et le plexus cervical. Un rameau se distribue au ventre supérieur du muscle; le ventre inférieur reçoit son filet de la partie inférieure de l'anse.

Variations et anomalies. — L'absence totale de l'omo-hyoïdien a été assez fréquemment observée. — Plus rarement, on a signalé l'absence de l'un de ses deux ventres et l'insertion aponévrotique du ventre qui persiste. C'est ainsi que lors de la disparition du ventre postérieur, le ventre antérieur, étendu de l'hyoïde à l aponévrose cervicale, devient l'hypo-fascialis de Gruber. — De même, dans le cas d'absence du ventre antérieur, le ventre postérieur, allant de la coracoïde à l'aponévrose cervicale constitue le coraco-cervicalis de Krause. Parfois le ventre postérieur se prolonge par un tendon long et grêle jusqu'à l'hyoïde. — Hallet et Testut ont observé le dédoublement de ce muscle dans toute son étendue. — On a noté également le dédoublement du ventre postérieur et plus rarement celui du ventre antérieur. — Le tendon intermédiaire peut manquer. — Il n'est pas rare d'observer l'extension des insertions inférieures de ce muscle qui peut s'insérer à la coracoïde, à l'acromion, à la première côte, à la clavicule, soit directement, soit par l'intermédiaire de faisceaux accessoires. — Fréquemment, il existe des faisceaux d'anastomoses entre le sterno-hyoïdien et l'omo-hyoïdien. — Tous ces faits de fusion et d'insertions anormales s'expliquent facilement si l'on se reporte à l'interprétation qu'a donnée Gegenbaur du système formé par l'omo-hyoïdien et le sterno-hyoïdien. Suivant cet auteur, ces deux muscles ne sont que les vestiges d'une vaste lame musculaire étendue de l'hyoïde à la ceinture scapulaire et dont la partie moyenne atrophiée est représentée par l'aponévrose cervicale moyenne. Ce muscle sterno-cléido-omo-hyoïdien existe d'ailleurs chez le phoque et les sauriens. — Macalister a vu un faisceau de l'omo-hyoïdien aller se perdre dans le sterno-cléido-mastoïdien, un autre dans le mylo-hyoïdien.

STERNO-THYROIDIEN. — **M. sterno-thyroideus.**

Mince, aplati et allongé, le sterno-thyroïdien s'étend du sternum et de la première côte au cartilage thyroïde.

Il naît par implantation directe des fibres charnues et par l'intermédiaire de quelques fibres aponévrotiques : 1° de la *face postérieure de la première pièce du sternum*; 2° de la *face postérieure du cartilage de la première côte*, et par quelques fibres de l'extrémité interne du cartilage de la deuxième côte. Son origine, linéaire comme celle du sterno-cléido-hyoïdien, au-dessous duquel il s'attache, est oblique en bas et en dedans. Elle a une longueur de 5 à 6 cm. et vient se mettre en contact sur la ligne médiane avec celle du côté opposé. Le corps musculaire, aplati et rubané, se porte en haut et un peu en dehors, se rétrécit en augmentant d'épaisseur, et vient se terminer par de courtes fibres tendineuses sur la *ligne oblique de la face latérale du cartilage thyroïde*. Quelques-unes de ses fibres se perdent, d'après Theile, dans le constricteur inférieur du pharynx. Le plus souvent ce muscle présente au-dessus du sternum une étroite intersection aponévrotique tantôt transverse, tantôt oblique en bas et en dedans.

Rapports. — La face antérieure du sterno-thyroïdien répond au sterno-cléido-hyoïdien et à l'omo-hyoïdien, à la première côte, à la poignée du sternum, à l'articulation sterno-claviculaire, au sterno-mastoïdien et tout à fait en haut et en dehors à l'omo-hyoïdien, à l'aponévrose cervicale superficielle, au peaucier et à la peau. Sa face profonde recouvre en bas les troncs veineux brachio-céphaliques; plus haut, elle s'applique en dedans sur la trachée et le corps thyroïde, en dehors sur la jugulaire interne et sur la carotide primitive.

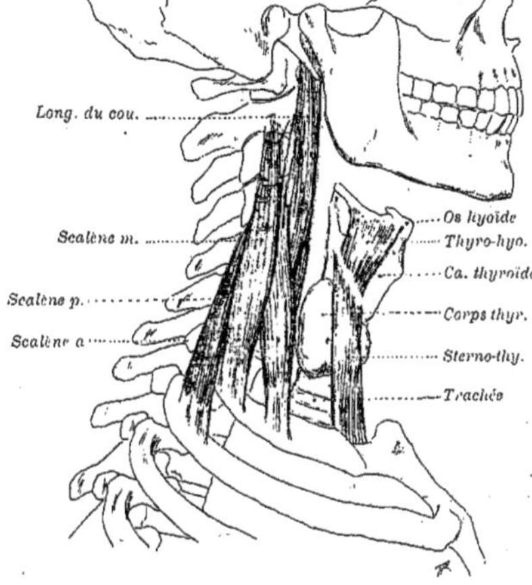

Fig. 230. — Muscles du cou.

Innervation. — Ce muscle est innervé par un filet venu de l'anse anastomotique formée par l'hypoglosse et la branche descendante du plexus cervical. Un autre filet, venu de la même origine, descend sur sa face antérieure et se termine dans l'extrémité inférieure. Valentin prétend que ce filet va plus loin et se réunit au nerf diaphragmatique.

Variations et anomalies. — Il existe un seul cas d'absence du sterno-thyroïdien rapporté par Macalister. On a signalé l'absence des faisceaux chondraux. — D'autres fois, le muscle présente une insertion claviculaire accessoire. — Fréquemment le sterno-thyroïdien reçoit un chef accessoire qui l'aborde à des hauteurs variables et vient tantôt de la clavicule, tantôt du sternum. — Il n'est pas très rare de voir le sterno-thyroïdien envoyer quelques faisceaux à l'os hyoïde soit directement, soit indirectement. Après Macalister, Wood et Walsham, Chudzinski a constaté cette insertion hyoïdienne chez un Annamite, chez un microcéphale et chez quelques sujets blancs normaux. — Sous le nom de *costo-cervicali-fascialis*, Wood a décrit un sterno-thyroïdien très réduit qui, sans atteindre le cartilage thyroïde, se perdait en haut, tantôt sur l'aponévrose cervicale moyenne, tantôt sur la gaine vasculaire du cou. — Le sterno-thyroïdien s'unit parfois à l'hyo-glosse; il devient alors très semblable au sterno-glosse du fourmilier. — Quelques-uns de ses faisceaux externes peuvent se perdre dans le constricteur inférieur du pharynx. — Le sterno-thyroïdien s'unit avec son homonyme du côté opposé soit par disparition de l'interstice celluleux séparatif et accolement des bords internes des deux muscles, soit par des faisceaux anastomotiques. Souvent on observe dans le tiers moyen de ce muscle une intersection aponévrotique. Cette intersection, suivant Chudzinski, ne manque jamais chez les primates.

THYRO-HYOIDIEN. — M. thyreo-hyoideus.

Muscle court, large et aplati, le thyro-hyoïdien, sous-jacent au sterno-thyroïdien qu'il semble prolonger, s'étend du cartilage thyroïde à l'os hyoïde.

Il s'attache, en bas, sur la *face externe du cartilage thyroïde*, suivant la *ligne oblique qui réunit les deux tubercules de cette face.* Souvent quelques-unes de ses fibres se continuent avec celles du sterno-thyroïdien et indiquent la tendance à la fusion des deux muscles.

Le corps charnu se porte verticalement en haut et va se fixer par de courtes fibres aponévrotiques : 1° sur le *bord inférieur du corps de l'os hyoïde*, en arrière du sterno-cléido-hyoïdien ; 2° sur le *bord externe de la grande corne de cet os.*

Rapports. — Par sa face superficielle, le thyro-hyoïdien répond au cléido-hyoïdien et à l'omo-hyoïdien ; en dehors, il déborde ces deux muscles et se met alors en contact avec l'aponévrose cervicale superficielle et le peaucier. Il recouvre la membrane thyro-hyoïdienne, la face externe du cartilage thyroïde et la branche supérieure du nerf laryngé supérieur et de l'artère laryngée supérieure.

Innervation. — Le rameau nerveux de ce muscle naît du grand hypoglosse, au moment où celui-ci contourne la grande corne de l'os hyoïde et le bord postérieur de l'hyoglosse. Il se porte obliquement en bas et en avant et s'épuise sur la face antérieure du muscle. Le laryngé externe lui envoie aussi quelquefois un petit filet.

Variations et anomalies. — Tous les cas d'absence du thyro-hyoïdien se rattachent à sa fusion par continuation directe avec le sterno-thyroïdien. Quelques-unes de ses fibres peuvent passer dans le constricteur moyen du pharynx (Theile). — Comme tous les muscles à faisceaux parallèles, le thyro-hyoïdien présente une certaine tendance à la division. C'est ainsi que Macalister chez l'homme, Duvernoy chez les anthropoïdes, l'ont vu constitué par deux faisceaux distincts dans toute leur étendue. Cette tendance à l'isolement explique peut-être la présence de quelques chefs surnuméraires, tels que le thyro-hyoïdien supérieur de Sœmmering, le thyro-hyoïdien latéral de Gruber. C'est sans doute à ce groupe des faisceaux accessoires du thyro-hyoïdien qu'il faut rattacher le levator glandulæ thyroïdeæ de Sœmmering. Ce muscle étendu *de l'os hyoïde au corps thyroïde* a pu être confondu avec le prolongement pyramidal de la glande thyroïde ; mais les observations précises, avec examen histologique, de Godart, Gruber, Walsham et Macalister ont démontré l'existence réelle du levator glandulæ, muscle hyo-glandulaire.

Récemment, Juvara a présenté à la Société anatomique (octobre 1894) un faisceau musculaire inséré par son extrémité supérieure à la face postérieure du cartilage thyroïde, et par son extrémité inférieure, au bord supérieur de l'isthme du corps thyroïde, *thyro-glandulaire* en somme. Déjà Gruber et Ledouble avaient signalé un muscle analogue. Sebileau (*Société anatomique*, décembre 1894) a cherché à démontrer que les faits de Gruber, Ledouble et Juvara étaient fréquents, que la plupart des anatomistes les avaient vus et les signalaient ; je crains que notre collègue n'ait confondu les muscles hyo-thyro-thyroïdiens (ou hyo-thyro-glandulaires, ce qui prête moins à confusion), très fréquents et bien connus depuis Sœmmering, avec les muscles thyro-glandulaires, — déjà séparés par Winslow et depuis par Ledouble — muscles très rares, puisque nous n'en connaissons que quelques cas. Ces petits faisceaux thyro-glandulaires paraissent devoir être rattachés au crico-thyroïdien (cas de Juvara) ou au constricteur inférieur du pharynx (cas de Winslow, Gruber, Ledouble), et non à l'hyo-thyroïdien, comme *le releveur de Sœmmering.*

Action des muscles de la région sous-hyoïdienne. — Tous les muscles de la région sous-hyoïdienne prennent leur point d'appui en bas. Ils abaissent donc l'os hyoïde. Le sterno-cléido-hyoïdien, l'omo-hyoïdien et le thyro-hyoïdien agissent sans intermédiaire sur l'os hyoïde. Le sterno-thyroïdien ne peut agir qu'en fixant le cartilage thyroïde et en fournissant ainsi un point d'appui au thyro-hyoïdien. Le thyro-hyoïdien attire directement l'os hyoïde en bas ; le sterno-cléido-hyoïdien l'attire en bas et en dedans, l'omo-hyoïdien en bas et en dehors. La contraction synergique de ces muscles détermine l'abaissement direct. Agissant sur l'os hyoïde, tous les muscles sous-hyoïdiens interviennent dans l'abaissement de la mâchoire inférieure, en fixant l'insertion inférieure des muscles de la région sus-hyoïdienne.

MUSCLES DE LA RÉGION PROFONDE ET LATÉRALE OU SCALÉNIQUE

Cette région est essentiellement constituée par les scalènes. Quelques auteurs lui rattachent les intertransversaires du cou, le droit latéral de la tête et l'angulaire de l'omoplate. Je crois que l'étude de ces muscles sera mieux placée avec celle des muscles de la colonne vertébrale.

SCALÈNES. — M. scaleni.

Situés au fond du creux sus-claviculaire, à la partie antéro-latérale du rachis cervical, les scalènes forment, dans leur ensemble, une masse musculaire irrégulièrement triangulaire, étendue des apophyses transverses des vertèbres cervicales au pourtour de l'orifice supérieur du thorax. Ils sont au nombre de trois, superposés d'avant en arrière, et désignés pour cette raison sous les noms de scalènes antérieur, moyen et postérieur. — Le *scalène antérieur*, dont le corps charnu est légèrement aplati en haut dans le sens frontal, en bas dans le sens sagittal, est oblique en bas, en avant et un peu en dehors. — Le *scalène moyen*, dont le corps charnu est aplati transversalement dans toute son étendue, présente la même direction générale, avec une obliquité en dehors plus marquée. — Le *scalène postérieur* est formé par deux chefs : un chef superficiel aplati d'avant en arrière dans toute sa longueur et presque vertical, un chef profond, très oblique en bas et en dehors.

On a tour à tour décrit 1, 2, 3, 5 et même 7 scalènes. Albinus et Haller, admettant l'un 5, l'autre 7 scalènes, élevaient au rang de muscles normaux de simples faisceaux accessoires plus ou moins inconstants. Nos classiques, contrairement aux auteurs anglais et allemands, attribuent trop d'importance à certains cas de fusion partielle et décrivent en général deux scalènes seulement. — Récemment Gilis (*Comptes rendus hebdomadaires de la Société de Biologie*, n° 23, 27 novembre 1891), a montré, en s'appuyant sur de nombreuses dissections, qu'il était logique de décrire trois scalènes. Par contre, Sebileau (*Mémoires de la Société de Biologie*, 12 décembre 1891) est revenu à l'ancienne conception du scalène unique de Riolan, Dionis, Chaussier. Le désir d'apporter quelque éclaircissement et une opinion motivée sur le sujet m'a fait, ces temps derniers, multiplier les dissections des scalènes. Je donnerai ici succinctement les résultats de mes recherches; le premier a été de me démontrer la légitimité parfaite de l'opinion générale qui reconnaît et décrit trois scalènes.

En effet, avec les nombreux auteurs qui depuis Sabatier, Sœmmering et Meckel ont décrit trois scalènes, j'ai trouvé pour chacun de ces muscles des insertions costales nettement distinctes, et je suis parvenu, sans grandes difficultés, à séparer le scalène moyen du scalène postérieur. J'ai vu souvent aussi le scalène moyen s'insérer en haut, aux apophyses transverses sans se confondre avec le scalène antérieur; et, contrairement à l'opinion de Krause, reprise par Sebileau, j'ai constaté l'insertion constante du *scalène postérieur aux tubercules postérieurs*.

De même que les auteurs ont beaucoup varié sur le nombre des scalènes, ils sont loin d'être d'accord sur la signification de ces muscles. Cruveilhier les considérait comme de longs intertransversaires cervicaux. Krause les regarde comme de longs intercostaux, homologues des sous-costaux. Avec Gegenbaur, j'incline à considérer les scalènes antérieur et moyen comme des intercostaux, et le scalène postérieur comme un surcostal. En effet, les scalènes antérieur et moyen, nés des tubercules antérieurs ou costaux, font partie des intercostaux; le scalène postérieur, né du tubercule postérieur (apophyse transverse), fait partie des releveurs des côtes.

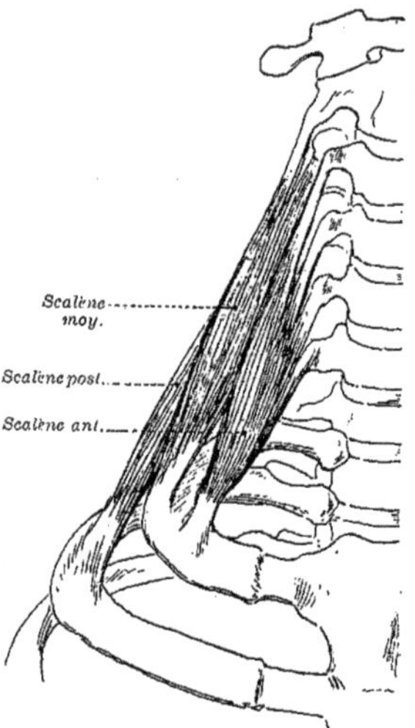

Fig. 231. — Muscles scalènes.

SCALÈNE ANTÉRIEUR. — M. scalenus anterior

Il naît le plus souvent des *tubercules antérieurs des apophyses transverses des quatrième, cinquième, sixième vertèbres cervicales*, par autant de languettes tendineuses grêles et cylindriques, parfois aplaties. Quelquefois il prend une origine supplémentaire sur la troisième, plus rarement sur la septième. La réduction de ses insertions est bien plus fréquente que leur extension qui, suivant Chudzinski, se rencontrerait surtout dans les races nègres. Pour Theile, il s'insérerait au sommet et au bord inférieur du tubercule; pour Gilis, à la face externe et postérieure de ce tubercule. J'ai presque toujours rencontré l'insertion telle que la décrit Theile. J'ai encore observé qu'assez souvent le scalène antérieur naissait, par quelques fibres charnues et tendineuses, du fond de la gouttière intertuberculeuse et plus rarement par une ou deux languettes tendineuses très grêles du tubercule postérieur, insertions accessoires, depuis longtemps signalées par Bourgery et Cruveilhier.

Les trois languettes d'origine se placent les unes à côté des autres; elles donnent naissance, par leur face superficielle, à autant de faisceaux de la fusion desquels résulte le corps charnu. Les fibres de celui-ci descendent et vont se perdre à la face profonde d'une lame tendineuse, contournée en demi-cône, qui va se fixer à la face supérieure du corps de la première côte, près du bord interne, à 2 ou 3 centimètres de l'extrémité antérieure, relevant le tissu osseux en un tubercule, *le tubercule de Lisfranc*. Parfois les fibres charnues empiètent quelque peu sur la face inférieure de la première côte. — Theile a observé l'insertion du scalène antérieur à la deuxième côte.

SCALÈNE MOYEN. — M. scalenus medius.

Le scalène moyen, le plus grand des trois, s'étend des apophyses transverses des six dernières vertèbres cervicales *à la face supérieure (externe) et au bord externe de la première côte*. Parfois il naît des sept vertèbres cervicales; plus souvent des quatre ou cinq dernières seulement. Quelquefois il descend jusqu'à la deuxième côte; plus rarement, à la troisième. Ses insertions costales, toujours nettement distinctes de celles du scalène postérieur, se font un peu en arrière et en dehors de celles du scalène antérieur, en avant et en dedans de celles du scalène postérieur (faisceau profond). Ses origines transversaires se font en haut par des languettes tendineuses, en bas par de petits faisceaux charnus, au bord externe et à la concavité de la gouttière transversaire; elles se prolongent en avant jusqu'au voisinage du tubercule antérieur, en arrière jusqu'au tubercule postérieur.

Ainsi se trouvent expliquées les divergences des auteurs, les uns décrivant uniquement une insertion au tubercule postérieur, les autres admettant seulement une insertion au tubercule antérieur.

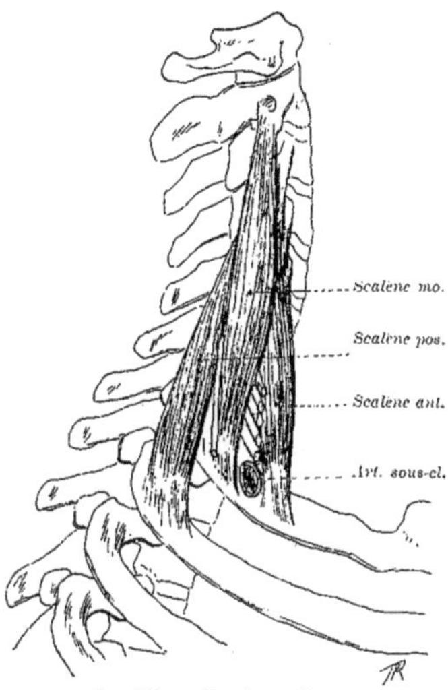

Scalène mo.
Scalène pos.
Scalène ant.
Art. sous-cl.

Fig. 252. — Muscles scalènes.

SCALÈNE POSTÉRIEUR.

M. scalenus posterior.

Le scalène postérieur est constitué par deux chefs : l'un, superficiel, mince et long; l'autre, profond, épais et court.

Le *chef superficiel* naît, par trois languettes tendineuses, *des tubercules postérieurs* et quelquefois de la lame intertuberculeuse des apophyses transverses des quatrième, cinquième et sixième vertèbres cervicales; parfois ses origines sont réduites aux cinquième et sixième ou aux quatrième et cinquième cervicales. Il se termine sur le bord supérieur, parfois sur la face externe de la deuxième côte. Theile et d'autres l'ont vu se prolonger jusqu'à la troisième, Bouchard jusqu'à la quatrième. Suivant Chudzinski, cette extension de l'insertion costale serait plus fréquente dans les races de couleur. — Le *chef profond* naît du tubercule postérieur et de la gouttière intertuberculeuse de la septième vertèbre cervicale pour se fixer en bas à la face supérieure de la première côte en arrière et en dehors du scalène moyen.

Rapports. — Les trois scalènes figurent dans leur ensemble un demi-cône creux, dont le sommet est contigu à l'apophyse transverse de l'axis, et dont la base curviligne répond aux insertions costales. Ce demi-cône présente deux faces : l'une antéro-externe, convexe, l'autre postéro-interne, concave. La face antéro-externe répond au phrénique et à l'artère cervicale ascendante verticalement appliqués tous deux sur la face antérieure du scalène antérieur, aux artères cervicales transverse et scapulaire supérieure qui croisent transversalement la face antérieure du scalène antérieur. Elle est recouverte, en bas et en dedans, par la veine sous-clavière qui la sépare de la clavicule et du muscle

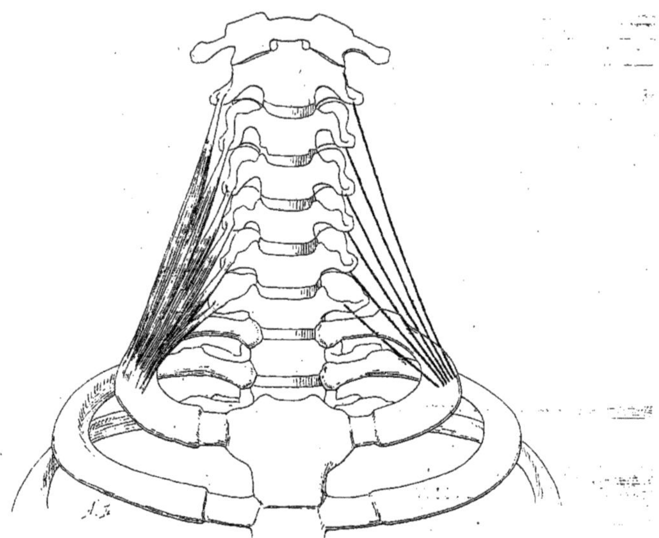

Fig. 253. — Scalène moyen.

sous-clavier; en bas et en dehors, par le grand dentelé. Elle est croisée plus haut par le sterno-cléido-mastoïdien et l'omo-hyoïdien. En arrière, elle entre en rapport avec le transversaire du cou, le splénius et l'angulaire. Vers la partie moyenne de cette face antéro-externe, les cordons du plexus brachial et l'artère sous-clavière émergent de l'interstice triangulaire compris entre le scalène antérieur et le moyen. Plus en arrière, par l'interstice celluleux qui sépare le scalène moyen du scalène postérieur, sort fréquemment le nerf de Ch. Bell. La face postéro-interne répond successivement à la première côte, au ganglion de Neubauer, au premier muscle intercostal, au cul-de-sac pleural. Elle est en rapport avec l'artère vertébrale qui, avant d'entrer dans le canal transversaire, sépare le scalène antérieur du long du cou, avec les apophyses transverses des vertèbres cervicales et les intertransversaires cervicaux, avec le grand droit antérieur de la tête.

Action. — Lorsque les scalènes prennent leur point fixe sur le thorax, ils impriment au cou un mouvement d'inclinaison latérale avec un léger mouvement de torsion du côté opposé. — Lorsqu'ils prennent leur point fixe sur la colonne cervicale, ils élèvent les deux premières côtes et deviennent inspira-

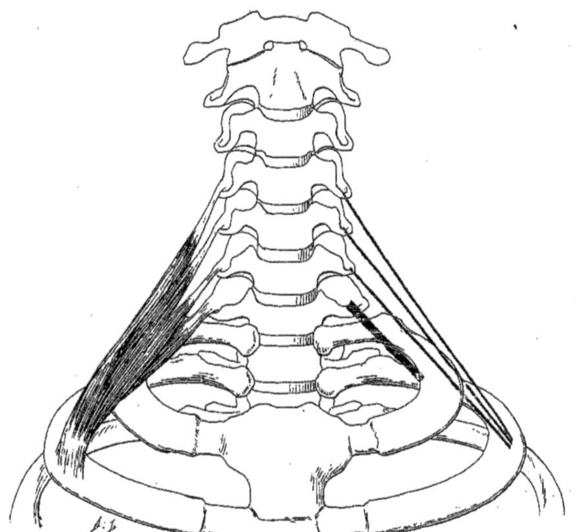

Fig. 234. — Scalène postérieur.

teurs. — Ce rôle, nié autrefois par Winslow (*Traité des muscles*), est aujourd'hui universellement admis.

Innervation. — Le scalène antérieur reçoit son innervation des branches antérieures des troisième, quatrième et cinquième paire cervicales qui, après un court trajet, se perdent dans l'épaisseur du muscle.

Les scalènes moyen et postérieur sont innervés par les branches antérieures des troisièmes et quatrième nerfs cervicaux, par des branches collatérales du plexus brachial et par un filet né du nerf du rhomboïde (Beaunis et Bouchard). Tous ces nerfs ont un trajet très court.

Variations et anomalies. — Comme nous l'avons vu, les scalènes présentent des variations d'insertions nombreuses. Ces variations portent moins, à la vérité, sur les surfaces d'insertion que sur le nombre des languettes d'origine ou des faisceaux de terminaison qui, parfois augmentent, plus souvent diminuent. Ne s'insérant, schématiquement, qu'à l'une ou l'autre des trois parties suivantes du processus transversaire : tubercules antérieur ou postérieur, gouttière, ils naissent assez souvent de deux de ces parties et même des trois pour se terminer à plusieurs côtes. Parfois l'extension de l'insertion costale est telle qu'elle permet de considérer les *supra-costaux* comme des prolongements thoraciques des scalènes. C'est ainsi que Lawson-Tait a observé chez l'homme, entre les scalènes antérieur et moyen, un muscle qui, naissant des apophyses transverses des six dernières vertèbres cervicales, allait se fixer sur les quatre premières côtes. C'est ainsi encore que Wood, chez la panthère et Humphry chez le phoque, ont vu se détacher du scalène antérieur un faisceau de renforcement pour le supra-costal. — D'autres fois, les faisceaux scaléniques s'arrêtent en chemin sur les apophyses transverses des sixième et septième vertèbres cervicales sans atteindre les côtes (Transversalis medius cervicis de Tornblœm; — Transv. cervicis ant. de Retzius). Ces faisceaux, très développés chez le rat, le chien, suivant Tornblœm, représentent de longs intertransversaires. — Enfin Theile, Gruber, Sebileau ont décrit certains cléido-transversaires comme faisceaux erratiques des scalènes. La signification de ces muscles est tout autre, du fait même de leur insertion à la clavicule. — Macalister a signalé l'absence du scalène antérieur; Isenflamm, celle du scalène antérieur et du postérieur; Theile, celle du scalène postérieur.

L'absence des scalènes antérieur et postérieur est normale chez le fourmilier, la sarigue, la marmotte. Celle du scalène antérieur est constante chez le chien, le chat, l'hyène, le blaireau, l'ours. — Assez souvent, on observe une tendance à la fusion des différents éléments de la masse scalénique. C'est ainsi que l'on observe quelquefois des faisceaux anastomotiques entre les scalènes antérieur et moyen. Ces faisceaux sont le plus souvent, Gilis l'a indiqué et je l'ai vu, entrecroisés comme les branches d'un X. L'anastomose peut être constitué par un faisceau parti de la face antérieure du scalène moyen pour aborder la face postérieure du scalène antérieur, en passant au-dessus de la sous-clavière (Wood). Plus souvent encore, on trouve incomplètement fusionnés les scalènes moyen et postérieur (Krause). Cette fusion a été le point de départ des descriptions classiques en France, nos auteurs lui ayant accordé une constance et une signification qu'elle n'a pas. On a signalé des faisceaux anastomotiques entre le scalène postérieur et l'angulaire. — Sous le nom de *scalènes accessoires*, on décrit quelques faisceaux musculaires de constance et de significations variables. Considérés autrefois comme ayant une individualité propre, une fréquence extrême, ils ont été décrits sous les noms de scalène latéral et de scalène intermédiaire, et ont grossi le nombre des faisceaux constitutifs du système scalénique. Actuellement, on les considère en général comme de simples faisceaux erratiques, détachés de l'un des muscles fondamentaux. Cette manière de voir est confirmée par des faits comme ceux où l'on voit un faisceau du scalène antérieur s'isoler et se porter en arrière de la sous-clavière à un tubercule en tout semblable à celui de Lisfranc (Henle). C'est ainsi que le scalène latéral d'Albinus, qui naît des tubercules postérieurs et de la gouttière des apophyses transverses des cinquième, quatrième, deuxième vertèbres cervicales et se termine sur la partie externe de la deuxième côte est considéré comme un faisceau du scalène postérieur. Le « scalenus minimus » d'Albinus, qui vient des tubercules antérieurs des apophyses transverses des sixième et septième vertèbres cervicales et se fixe sur le bord supérieur de la première côte, à côté du scalène antérieur, est rattaché au scalène antérieur. — Il serait constant chez les singes, suivant Alix.

Ce petit muscle, encore décrit sous le nom de scalène intermédiaire et de scalène accessoire, aurait parfois une insertion pleurale (Bouchard). Sebileau, insistant longuement sur la constance de cette insertion et sur la fixité de ce muscle, le décrit à nouveau sous le nom de pleuro-transversaire.

RÉGION PROFONDE ET MÉDIANE OU PRÉVERTÉBRALE

La région prévertébrale comprend trois muscles couchés sur la face antérieure des sept vertèbres cervicales et des trois premières dorsales : le *grand droit antérieur*, le *petit droit antérieur*, le *long du cou.*

GRAND DROIT ANTÉRIEUR. — M. rectus capitis anterior.

Le plus antérieur et le plus externe des muscles de la région prévertébrale, le grand droit antérieur est couché sur les parties latérales de la face antérieure de la colonne cervicale.

Il naît par des tendons cylindriques sur le sommet des tubercules antérieurs des troisième, quatrième, cinquième et sixième vertèbres cervicales. Ces tendons, d'autant plus volumineux qu'ils sont plus élevés, ne tardent pas à s'épanouir en demi-cônes creux à concavité antérieure. Les fibres charnues naissant de la concavité de ces cônes constituent quatre faisceaux charnus qui se fusionnent en un corps musculaire unique. Celui-ci, presque toujours renforcé par un faisceau anastomotique qui lui vient du long du cou, se dirige verticalement en haut et se termine sur la face inférieure de l'apophyse basilaire, en arrière et en dehors du tubercule pharyngien, dans une fossette séparée du trou occipital par la crête d'insertion du petit droit antérieur. Cette attache se fait par implantation directe des fibres charnues et par quelques fibres tendineuses. La plupart des fibres venues de la troisième cervicale gagnent directement l'occipital. Il n'en est pas de même des fibres venues des autres vertèbres cervicales et du long du cou ; celles-ci vont se terminer sur la face postérieure d'une lame aponévrotique qui occupe toute la partie moyenne de la face antérieure du muscle, et qui donne à son tour naissance, sur sa face antérieure, à de nouvelles fibres charnues allant s'insérer à l'apophyse basilaire. Le grand droit antérieur est donc un digastrique, mais un digastrique incomplet.

Rapports. — Le grand droit antérieur, recouvert par l'aponévrose vertébrale, répond, par la partie externe de sa face antérieure, au pharynx ; plus en dehors, il répond au paquet vasculo-nerveux (carotides primitive et interne, jugulaire interne, pneumogastrique) et à la chaîne du sympathique. Sa face postérieure recouvre le long du cou.

Innervation. — L'anastomose qui joint la deuxième paire cervicale à la troisième donne un premier filet à la partie supérieure du muscle ; la quatrième cervicale donne un filet à la partie inférieure.

Variations et anomalies. — Le grand droit antérieur peut présenter soit 5 ou 6, soit 3 faisceaux transversaires. — Certains de ces faisceaux restant indépendants, le muscle apparaît constitué par un nombre variable de portions, deux le plus souvent. — Parfois, il s'anastomose avec le scalène antérieur, avec le petit droit antérieur, avec le long du cou. — Gruber a vu des faisceaux du grand droit franchir la ligne médiane pour se perdre l'un dans le grand droit, l'autre dans le petit droit du côté opposé.

Sous le nom de *rectus anticus medius seu minimus*, Gruber a décrit un petit muscle étendu de l'apophyse basilaire, où son tendon d'origine est souvent confondu avec celui du grand droit, à l'atlas (partie la plus externe de l'arc antérieur, masses latérales). C'est un faisceau surnuméraire du grand droit antérieur de la tête.

[POIRIER.]

PETIT DROIT ANTÉRIEUR. — **M. rectus capitis anterior minor.**

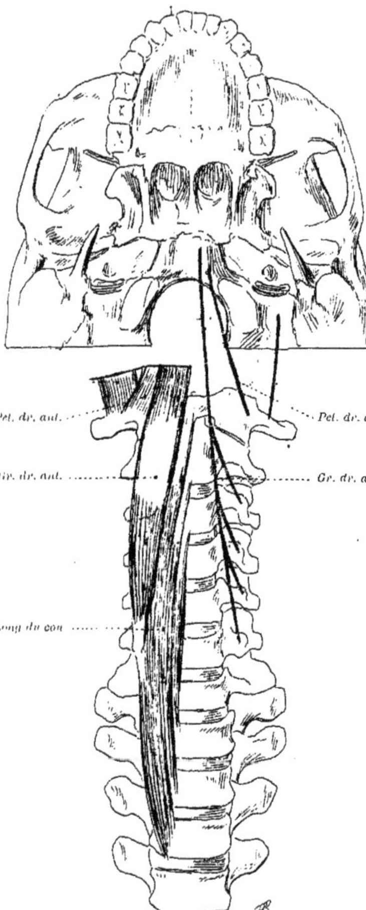

FIG. 255. — Muscles du cou : grand droit antérieur, petit droit antérieur, long du cou.

Muscle court et aplati, de forme triangulaire, le petit droit antérieur naît sur un tubercule situé au niveau de l'implantation de la racine antérieure de l'apophyse transverse de l'atlas, sur les masses latérales et sur une petite arcade fibreuse réunissant ce tubercule au sommet de l'apophyse. Cette origine se fait par un petit tendon aplati auquel fait suite un corps musculaire d'abord épais, qui se dirige verticalement en haut en s'étalant peu à peu, et va se terminer sur la face antérieure de l'apophyse basilaire, à la crête placée en arrière de la fossette d'insertion du grand droit antérieur et sur la lame fibreuse qui compose la partie la plus interne de la suture pétro-basilaire (Voy. *Ostéol.*, fig. 429).

Rapports. — Par sa face antérieure, le petit droit antérieur répond au grand droit, et en dehors de celui-ci, à la carotide interne et au pneumogastrique. Il recouvre l'articulation atloïdo-occipitale, et le ligament occipito-atloïdien antérieur.

Les bords internes

des deux petits droits convergent en haut, limitant ainsi un espace triangulaire à base inférieure dans l'aire duquel apparaît le ligament occipito-atloïdien antérieur médian.

Innervation. — Ce muscle est innervé par le plexus cervical qui lui envoie deux filets, l'un venu de la première paire cervicale, l'autre de l'anastomose qui unit la deuxième à la troisième paire.

Variations et anomalies. — Macalister a observé un cas de réduction extrême où le muscle naissait de la membrane atloïdo-occipitale. — Testut a signalé son absence. — Par contre Henle l'a vu s'étendre jusqu'à l'axis. Macalister a noté l'extension de ses insertions atloïdiennes. Parfois, 6 cas sur 101, le faisceau inséré à l'arc antérieur de l'atlas s'isole, devenant l'*atlantico-basilaris internus* de Gruber, muscle petit droit interne. Sous le nom d'*epistropheo-basilaris*, Gruber a décrit un petit muscle axoïdo-basilaire dont la signification semble être la même que celle du petit droit interne.

LONG DU COU. — M. longus colli.

Muscle allongé et multifide, le long du cou est couché sur les parties antéro-latérales des trois premières dorsales et des sept vertèbres cervicales. Luschka, qui lui a consacré une importante monographie (H. Luschka, Der lange Halsmuskel des Menschen. *Muller's Archiv*, 1854, p. 103), le compare à un triangle isocèle. La base de ce triangle s'étend du corps de la troisième dorsale au tubercule antérieur de l'atlas; ses deux bords convergent en dehors vers le sommet, qui occupe le tubercule antérieur de l'apophyse transverse de la cinquième vertèbre cervicale.

La constitution du long du cou est relativement complexe. On peut le regarder comme formé de trois portions.

La *portion interne* (rectus colli, faisceaux épineux (?) de Cruveilhier, faisceaux internes longitudinaux de Sappey), qui répond à la base du triangle musculaire formé par l'ensemble du muscle, est essentiellement constituée par un corps charnu allongé, qui naît sur les parties antéro-latérales du corps des trois premières vertèbres dorsales par un tendon aplati à pointe inférieure effilée. Ce corps charnu reçoit par ses deux côtés des faisceaux de renforcement : les faisceaux internes, au nombre de trois, sont constitués par trois languettes tendineuses assez grêles, venant du corps des trois dernières vertèbres cervicales; les faisceaux externes sont formés par trois autres languettes plus volumineuses, qui se détachent du tubercule antérieur des apophyses transverses des quatrième, cinquième et sixième vertèbres cervicales. Ainsi renforcé, le corps charnu se dirige verticalement en haut et vient se terminer par trois fascicules tendineux, aplatis, sur la face antéro-latérale du corps des deuxième, troisième et quatrième vertèbres cervicales.

La *portion inféro-externe* (portion oblique inférieure de Luschka, faisceaux épineux transversaires antérieurs de Cruveilhier, obliques externes de Sappey) est appliquée inférieurement contre le bord externe de la précédente. Plus ou moins confondue avec elle, elle naît sur les parties latérales du corps des trois premières dorsales, se dirige en haut et en avant, et se divise en deux faisceaux qui vont se fixer sur le tubercule antérieur des apophyses transverses des sixième et septième cervicales.

La *portion supéro-externe* (portion oblique supérieure de Luschka, faisceaux transversaires épineux de Cruveilhier, faisceaux obliques internes de Sappey) est constituée par la réunion de deux faisceaux qui naissent des tubercules antérieurs des troisième et quatrième vertèbres dorsales ; elle se dirige en haut et en dedans et va s'attacher par un tendon aplati sur la partie inférieure et latérale du tubercule antérieur de l'atlas.

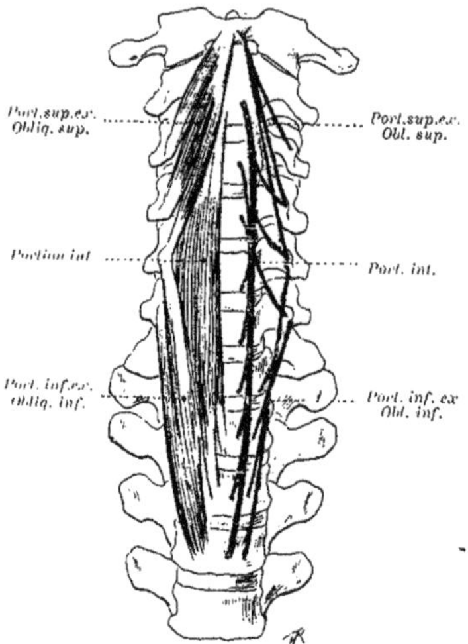

FIG. 256. — Long du cou.

Le long du cou est assez diversement décrit par les auteurs. Dans Henle, nous le trouvons scindé en deux muscles : le « *longus coli* » qui correspond à nos deux portions verticale-interne et inféro-externe, et le « *longus atlantis* » qui correspond à la portion supéro-externe. Theile le regarde comme formé par un double système de fibres ; un système supérieur qui « va du corps des vertèbres inférieures aux apophyses transverses des vertèbres supérieures » et un système inférieur, « allant des apophyses transverses des vertèbres inférieures au corps des vertèbres supérieures ». La description de Cruveilhier répond dans ses grandes lignes à celle de Luschka ; celle de Sappey en diffère légèrement en ce que cet auteur rattache à la portion supéro-externe, ou oblique externe, les trois faisceaux de renforcement externe du chef vertical.

Rapports. — Le long du cou est recouvert par le droit antérieur, qui est appliqué sur la partie supérieure et interne de sa face antérieure ; dans le reste de son étendue, cette face répond au pharynx, à l'œsophage, à la carotide primitive, à la carotide interne, à la jugulaire interne, au pneumogastrique et au sympathique. Il recouvre les vertèbres sur lesquelles il s'implante et les ligaments qui les unissent.

Innervation. — Le muscle long du cou est innervé par le plexus cervical. Ses faisceaux supérieurs reçoivent un filet de l'anastomose qui unit la deuxième à la troisième cervicale. Ses faisceaux inférieurs sont innervés par un rameau venu de la quatrième cervicale.

Variations et anomalies. — Le nombre des faisceaux constitutifs de ce muscle est très variable : tantôt il diminue, tantôt il augmente. C'est ainsi que l'oblique supérieur qui, le plus souvent, présente quatre digitations, en possède tantôt cinq ou six, tantôt deux ou trois. L'oblique inférieur, ordinairement constitué par deux faisceaux, en présente soit un, soit trois ou quatre. — Gruber, après Meckel et Theile, a vu le long du cou s'insérer en haut à l'apophyse basilaire de l'occipital. — Il peut échanger quelques faisceaux avec le grand droit antérieur et le scalène antérieur.

Action des muscles de la région prévertébrale. — Le grand droit et le petit droit antérieur sont des fléchisseurs de la tête. Lorsque le grand droit se contracte d'un seul côté, il tend à imprimer à la tête un mouvement de rotation du côté opposé. Le petit droit lui imprime un mouvement d'inclinaison latérale. Le long du cou fléchit la colonne cervicale et tend à lui donner une courbure à concavité antérieure. D'après Luschka, la portion verticale agirait surtout sur les deuxième, troisième et quatrième cervicales; la portion supéro-externe agit sur l'atlas; quant à la portion inférieure, Luschka pense, qu'étant donné son peu de volume, elle ne doit avoir sur le squelette qu'une action limitée; il croit, avec Henle, que ce faisceau, s'opposant à l'hyperextension des deux dernières cervicales, empêche l'élongation des vaisseaux et des nerfs prévertébraux.

APONÉVROSES DU COU

Par A. CHARPY

Les aponévroses du cou ou cervicales sont constituées par des membranes conjonctives, les unes vraiment fibreuses, les autres simplement lamelleuses, qui enveloppent les organes de cette région.

Comme ces derniers, muscles, vaisseaux, viscères, précèdent leurs enveloppes dans le développement embryologique, et que celles-ci représentent seulement du tissu interstitiel se moulant peu à peu sur la forme de l'organe qu'il doit recouvrir, il est nécessaire de connaître d'abord les parties principales dont se compose la région; le plan des organes est celui des aponévroses. Or, la première disposition que l'on reconnaisse est la séparation du cou en deux grandes régions secondaires, dorsale et ventrale, indiquée par le méplat que l'on voit extérieurement entre le trapèze et le sterno-mastoïdien, et profondément par une cloison fibreuse qui s'étend de ce méplat aux apophyses transverses des vertèbres cervicales. De là, une région antérieure ou cou proprement dit, et une région postérieure ou nuque.

A. Burns (d'Édimbourg) a donné le premier en 1811 une description systématique des aponévroses du cou, envisagées surtout au point de vue de leur intérêt chirurgical; mais il n'a guère étudié que le feuillet superficiel. Depuis lui, il n'est pas un anatomiste qui ne leur ait consacré un chapitre spécial. — Velpeau (*Traité complet d'anatomie chirurgicale*. 1837) a donné la clef de leur disposition dans cette phrase qui résume son exposé : « Pour réduire ma pensée à ce qu'elle a de plus simple, je répéterai que tous les muscles, « tous les vaisseaux, tous les nerfs de la région antérieure du cou, que la thyroïde, la « trachée et l'œsophage sont enveloppés chacun d'une gaine fibro-celluleuse plus ou moins « dense; que ces gaines, qui se continuent les unes avec les autres, se rattachent en définitive à la gaine commune ou fascia cervicalis de Burns comme à un centre, et qu'elles « se continuent aussi avec le tissu cellulaire ou les aponévroses de la poitrine. » — En 1857. Richet (*Traité pratique d'anatomie médico-chirurgicale*) leur consacre une description magistrale, restée classique et que l'on relira toujours avec fruit. — Deux autres travaux d'ensemble sont encore à mentionner, ceux de Poulsen et de Merkel. Poulsen (de Copenhague) a substitué au procédé défectueux de l'hydrotomie dont s'était servi Henke celui des injections de masse gélatineuse dans tous les espaces, gaines ou cavités du cou, de façon à obtenir une dissociation naturelle des feuillets et à imiter autant que possible la marche des abcès. Le résultat de ses injections, qui ont porté sur 64 cadavres, est exposé dans son mémoire : *Ueber die Fascien und die interfascialen Raume des Halses* (1886). Voyez aussi son travail sur les abcès du cou (*Deutsch. Zeitschr. f. Chir.*, 1893). — Fr. Merkel a suivi une autre voie et demandé à l'embryologie un critérium pour la détermination des aponévroses; il établit une distinction profonde entre les aponévroses, caractérisées par leur apparition fœtale précoce, leur constance de forme, leur structure tendineuse, et les fascias, formations tardives, variables d'aspect, et de structure irrégulière. Il n'y a au cou qu'une seule aponévrose vraie, l'aponévrose moyenne; tout le reste est fascia (*Ueber die Halsfascie*, 1891). On peut lui objecter que cette distinction n'a pas d'intérêt pratique; qu'importe qu'un abcès, sous le feuillet superficiel, soit sous un fascia ou sous une aponévrose? et même au point de vue morphologique, elle est certainement contestable.

Ces derniers travaux sont loin d'avoir fait l'accord sur la question des aponévroses cervicales: le schéma de Merkel n'est pas celui de Poulsen, qui n'est pas celui de nos classiques, et la phrase tant de fois citée que Malgaigne écrivait en 1838 : « L'aponévrose cervicale, espèce de protée anatomique, qui se présente avec une forme nouvelle sous la « plume de chacun de ceux qui ont tenté de la décrire », reste plus vraie que jamais. La description que j'en donne à mon tour se rapproche par ses traits fondamentaux de celle de nos auteurs français, que je trouve être encore la plus claire et la plus exacte.

Il est important, pour faire une dissection utile, non seulement de connaître à l'avance les muscles, les vaisseaux et les viscères du cou, étudiés une première fois sans se soucier de leurs gaines, mais encore de choisir son sujet. Il faut éviter les sujets trop jeunes, et ceux qui sont gras: les meilleurs sont ceux qui sont maigres et un peu âgés; surtout ceux qui ont, suivant l'expression de Luschka, l'habitus fibreux, c'est-à-dire des fascias denses et des aponévroses fortes. L'injection préalable des veines est indispensable. Une étude plus approfondie demande quelques injections à la gélatine dans les principaux espaces, et des coupes verticales et transversales de la région. On a renoncé, en partie, pour les coupes, à la congélation qui rend l'étude des aponévroses très difficile, et l'on se sert de préférence de sujets ayant reçu une injection générale d'une solution d'acide chromique ou de formol qui durcissent les tissus: la pièce séparée doit subir ensuite un trempage dans l'alcool.

RÉGION ANTÉRIEURE DU COU

Les muscles du cou sont disposés sur trois plans concentriques; le premier comprend les sterno-mastoïdiens, le second les muscles sous-hyoïdiens, le dernier les muscles prévertébraux. Chacun de ces plans musculaires étant enveloppé dans une aponévrose de contention, il y a donc trois aponévroses, désignées sous les noms de superficielle, moyenne et profonde. En outre, dans l'espace qui sépare le plan moyen du plan profond, s'intercalent : au milieu, la trachée avec l'œsophage et le corps thyroïde, de chaque côté le paquet des gros vaisseaux, carotide primitive et jugulaire interne. Chacun de ces groupes d'organes possède une gaine lamelleuse qui l'isole dans l'atmosphère celluleuse générale où il se meut; de là une gaine viscérale et une gaine vasculaire. Aponévroses superficielle, moyenne et profonde; gaine vasculaire et gaine viscérale : il n'y a rien autre au cou, et tout le reste n'est qu'une subdivision de ces groupes d'organes, indépendants les uns des autres par leur origine et leur fonction.

I. APONÉVROSE CERVICALE SUPERFICIELLE

L'aponévrose superficielle (*fascia colli*), placée sous la peau et le peaucier, entoure le cou dans toute son étendue, en hauteur comme en largeur. Si, en effet, nous limitons notre description en ce moment au cou antérieur, il n'en est pas moins vrai que l'aponévrose engaine non seulement le sterno-mastoïdien en avant, mais encore le trapèze en arrière. Et l'on aurait d'autant moins de raison de séparer ces deux portions de l'aponévrose, que les deux muscles semblent avoir été à l'origine un seul et même organe, le sterno-mastoïdien s'étant ensuite isolé et différencié du trapèze (Gegenbaur); leurs insertions supérieures sont encore confondues, leur interstice au cou peut être presque nul, ou d'autres fois comblé par un muscle surnuméraire, le cléido-occipital, enfin ils ont les mêmes nerfs moteurs. Prise à ce point de vue général, l'aponévrose superficielle peut être définie : la gaine du trapézo-sterno-mastoïdien.

Sa ligne d'*insertion supérieure* est une courbe irrégulière, en partie crânienne, en partie faciale, qui fait tout le tour de la tête. L'insertion crânienne est celle du trapèze et du sterno-mastoïdien, protubérance et ligne courbe occipitales, apophyse mastoïde; l'insertion faciale, en Z, se fait au conduit auditif cartilagineux, à l'aponévrose massétérine et au bord inférieur du maxillaire (Voy. fig. 260). — L'*insertion inférieure* longeant, comme les deux muscles, l'épine de l'omoplate et le bord antérieur de la clavicule, au contact des aponévroses du deltoïde et du grand pectoral, vient finir en avant sur la face antérieure de la poignée sternale, comme les deux tendons du sterno-mastoïdien. — En arrière, l'aponévrose se jette dans le ligament cervical postérieur, lui-même inséré aux apophyses épineuses des vertèbres. — En avant, elle se

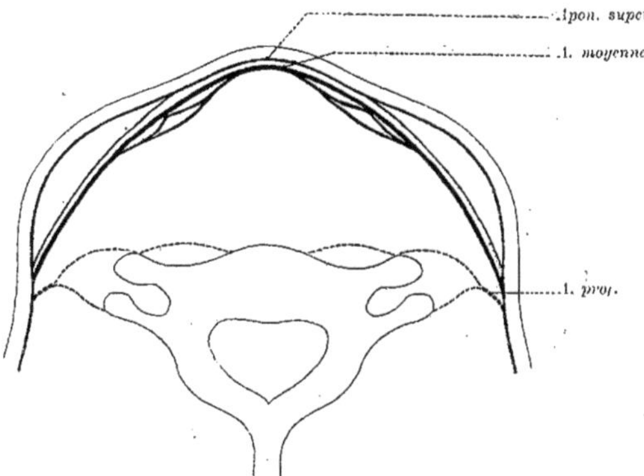

FIG. 257. — Les trois aponévroses cervicales, vues en coupe transversale (dessin schématique).
L'aponévrose profonde est pointillée.

continue à pleine lame avec celle du côté opposé; il n'y a rien qui rappelle une suture ou un entre-croisement de fibres; les termes de *raphé* et de *ligne blanche cervicale* entretiennent une erreur.

Mais s'il n'y a pas en avant de fixation longitudinale, il y a en revanche une fixation transversale remarquable sur la crête de la face antérieure de l'os hyoïde et sur le sommet de l'apophyse styloïde. Cette *insertion hyoïdienne* (fig. 262), dont la courbe en fer à cheval répète celle du maxillaire inférieur est doublement importante, au point de vue pratique et au point de vue anatomique. Au point de vue pratique, elle isole la région sus-hyoïdienne, avec ses loges parotidienne et sous-maxillaire, de la région sous-hyoïdienne; les seules communications se font par des trous vasculaires où passent les artères et les veines qui vont d'un étage à l'autre. Au point de vue anatomique, c'est la véritable démarcation entre la tête et le cou; car l'os hyoïde est crânien, les glandes sous-maxillaire et parotide sont crâniennes, et tous les muscles de la région sus-hyoïdienne, innervés d'ailleurs par des nerfs crâniens, appartiennent au squelette de la tête. En sorte que les aponévroses parotidienne et sous-maxillaire ne sont pas cervicales au sens exact du mot : elles sont céphaliques et ferment des vides dans le plancher de la tête. Malgré cela il y a tout avantage à les comprendre dans l'aponévrose cervicale superficielle.

C'est à la jonction des gaines du trapèze et du sterno-mastoïdien que, de la face profonde de l'aponévrose, partent des *cloisons intermusculaires*, qu'au dire de Cruveilhier, Denonvilliers avait reconnues et décrites dès 1835. Chacune de ces cloisons, droite et gauche, est représentée par une lame fibreuse placée verticalement sur le côté, comme si elle prolongeait les apophyses transverses des vertèbres jusqu'à la peau ; elle n'est point tout à fait dans le plan

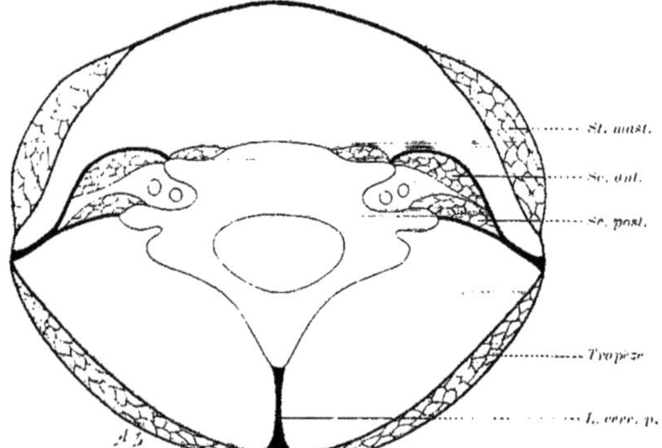

FIG. 258. — Aponévrose cervicale superficielle et cloisons intermusculaires. Coupe transversale.

frontal, mais inclinée en arrière et en dehors, de sorte qu'elle a une face antéro-externe et une face postéro-interne. Son bord interne se continue avec la gaine des scalènes, et par elle s'attache aux tubercules des apophyses transverses ; son bord externe se fixe à l'aponévrose superficielle, près du bord antérieur du trapèze ; souvent même des fibres traversent l'aponévrose et pénètrent dans la face profonde de la peau. C'est ainsi que le vaste cylindre creux, limité par l'aponévrose générale, se trouve divisé en deux demi-cylindres, ou loges antérieure et postérieure du cou, grâce à la colonne vertébrale flanquée de ses cloisons droite et gauche, de la même manière qu'on voit au bras deux cavités distinctes constituées par l'interposition de l'humérus avec ses cloisons intermusculaires interne et externe.

L'épaisseur de l'aponévrose superficielle, dont nous ne décrivons plus que la partie antérieure aux cloisons, varie considérablement suivant les points examinés, et ces différences sont telles qu'elles ont fait contester l'existence même de l'aponévrose, là où elle est atténuée. Je remarque que ces parties amincies correspondent exactement au territoire du peaucier du cou. Le peaucier forme une large écharpe qui croise en X le st.-mastoïdien; il est enveloppé dans une gaine lamelleuse, qui émane du fascia superficialis de la peau, au niveau de la base du cou, et va avec le muscle se fixer à la face antérieure du maxillaire, séparant ainsi l'espace sous-cutané en deux espaces secondaires, un superficiel entre la peau et le peaucier, un profond entre le peaucier et l'aponévrose superficielle. Tous deux renferment de la graisse, surtout dans la région sus-hyoïdienne; l'espace profond loge en outre, sous le menton, des ganglions lymphatiques. Partout où s'étend le peaucier, espace sus-claviculaire, partie inférieure du st.-mastoïdien, creux sous-maxillaire, l'aponévrose est mince; elle est forte au contraire là où il n'est pas, sur toute la partie médiane et dans la

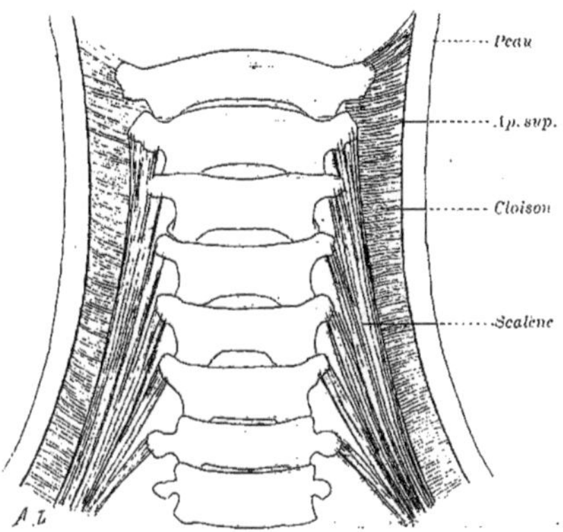

FIG. 250. — Les cloisons intermusculaires du cou, vues de face.

région supérieure du muscle. Le peaucier n'est pas seulement un muscle expressif, car on ne comprendrait pas que l'expression des émotions exceptionnelles qu'il caractérise ait suffi pour le conserver; son action problématique sur l'excrétion des glandes parotide et sous-maxillaire n'expliquerait pas non plus sa large expansion. Il est avant tout un muscle défensif; c'est une aponévrose active, qui par sa tonicité atténue la pression atmosphérique dans ses effets déprimants sur la veine jugulaire externe et sur les veines qui plongent dans le creux sus-claviculaire, et qui, par sa contraction dans les diverses circonstances de l'arrêt respiratoire, élargit le cou, dilate ses vaisseaux et prévient les congestions viscérales. C'est ce qu'a bien vu Foltz (Note sur les fonctions des muscles peauciers. *Gazette médicale de Paris*, 1852). Je m'explique ainsi le balancement de développement entre ce muscle et cette aponévrose superficielle qui se suppléent et se complètent.

Pour rendre plus facile l'étude de la vaste aponévrose superficielle, on la divise, suivant les régions naturelles qu'elle traverse, en aponévroses sterno-mastoïdienne, parotidienne, sous-maxillaire, sus-hyoïdienne médiane, sous-hyoïdienne et sus-claviculaire.

1° **Aponévrose ou gaine du St.-mastoïdien.** — Le muscle est complètement enveloppé dans un fourreau que lui constitue le dédoublement de l'aponévrose. Cette gaine, étant fixée en avant et en arrière, donne au muscle, sur la coupe, une forme large et étalée, bien différente de l'aspect ramassé et arrondi que

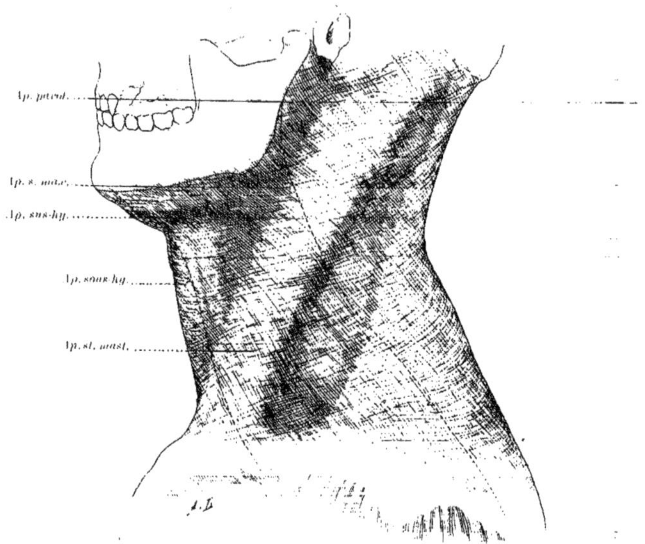

Fig. 260. — Aponévrose cervicale superficielle.
Le territoire du peaucier est indiqué par une teinte rose.

prend le même organe lorsqu'il est isolé; il se rapproche donc des muscles plats, comme le trapèze dont il émane. Dans toute la partie supérieure, au-dessus du peaucier, la gaine est épaisse et, au voisinage de la région mastoïdienne, s'unit au fascia superficialis du tégument par de fortes travées, qui rendent sa dissection difficile et empêchent le froncement de la peau. Dans toute sa partie inférieure que couvre le peaucier, elle est mince, au point que chez certains sujets on ne voit plus qu'une toile celluleuse. Le feuillet antérieur est plus fort que le postérieur. C'est dans un dédoublement de ce feuillet antérieur, dans des canaux fibreux, que sont contenus d'abord les nerfs cervicaux superficiels à leur émergence sur le bord postérieur du muscle, puis la veine jugulaire externe; celle-ci, sous-aponévrotique à son origine, devient intra-aponévrotique dans son trajet prémusculaire, puis sous-cutanée ou du moins sous le peaucier, à la région sus-claviculaire, et là perfore à nouveau les aponévroses qui la séparent de son canal collecteur, la veine sous-clavière.

Les injections gélatineuses poussées dans la gaine du st.-mastoïdien (Poulsen) la remplissent dans toute sa hauteur, de l'apophyse mastoïde à la clavicule, et englobent la veine jugulaire externe; si l'on continué l'injection, la gaine s'ouvre en bas dans sa partie amincie et la masse se répand en avant sur la face antérieure du grand pectoral, en arrière dans l'espace sus-sternal que nous décrirons plus tard. Un décollement plus considérable ouvre l'accès dans le creux sus-claviculaire. — Velpeau a signalé depuis longtemps les abcès en fuseau de la gaine musculaire, consécutifs à une myosite primitive ou à une lésion de voisinage, adénite, parotidite. Bruns a cité un cas où le pus avait fusé dans le médiastin, sans doute par irruption dans la gaine de la veine jugulaire interne.

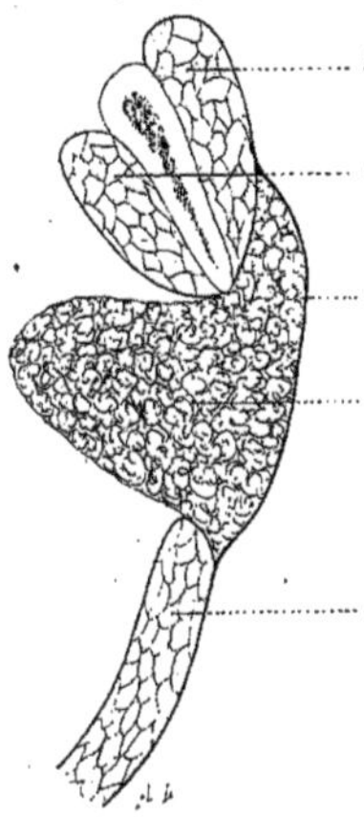

Fig. 261. — Aponévrose parotidienne. — Coupe transversale par la loge parotidienne. Côté droit.

2° **Aponévrose parotidienne.** — Cette partie de l'aponévrose superficielle est une lame ordinairement assez dense, qui couvre et ferme en dehors le creux parotidien. Elle émane en arrière de la gaine du st.-mastoïdien, le plus souvent de son feuillet antérieur; en avant elle se jette, non sur la branche montante du maxillaire dont le bord postérieur est enclavé dans une gouttière de la parotide, mais sur l'aponévrose massétérine, de là le nom d'*aponévrose d'insertion faciale* sous lequel Richet la désigne. Son extrémité supérieure élargie se fixe à l'apophyse mastoïde, au conduit auditif cartilagineux et à la partie voisine de l'arcade zygomatique; son extrémité inférieure, effilée comme la glande, se continue à la surface avec l'aponévrose générale et, en profondeur, avec une lame fibreuse qui sépare les régions parotidienne et sous-maxillaire. Cette lame fibreuse est la *bandelette maxillaire*. Elle a une forme triangulaire; sa pointe s'attache à l'angle du maxillaire, sa base s'irradie et se fixe sur l'aponévrose du du st.-mastoïdien, le ventre postérieur du digastrique et le sommet de l'apophyse styloïde. Vue du côté de la loge parotidienne, sa face est concave et se continue en dedans avec un plan fibreux composé des insertions styloïdiennes du stylo-glosse et du ligament stylo-maxillaire. Cette nappe fibreuse constitue entre les deux loges glandulaires une cloison, souvent très résistante, et que ne traversent pas les injections (Voy. fig. 263).

De la face interne de l'aponévrose parotidienne partent de fortes travées coniques qui s'enfoncent dans la glande et la fixent étroitement à son enveloppe. Il n'existe pas de *feuillet profond*, car on ne peut donner ce nom aux minces lamelles conjonctives qu'on voit sur le ptérygoïdien interne ou sur les muscles styliens, et la preuve c'est que les injections passent facilement à travers ces muscles. Seule la gaine du digastrique est un peu plus épaisse.

Les injections poussées sous l'aponévrose parotidienne ne distendent que faiblement l'espace en raison des adhérences fortes de la glande à toutes les parties fibreuses et aux vaisseaux centraux. Constamment l'injection fuse vers le pharynx par le vide bien connu qui est au-dessus de l'apophyse styloïde ou bien en dissociant les muscles de Riolan, et arrive au voisinage de l'amygdale; plus rarement elle se dirige le long du canal de Sténon, ou dans la région carotidienne à travers les orifices veineux, ou enfin elle fait irruption dans la gaine du st.-mastoïdien dont elle déchire le feuillet postérieur. Jamais la loge sous-maxillaire n'est envahie (Poulsen). — Les abcès s'ouvrent presque toujours à la peau, mais on en a vu pénétrer dans le sterno-mastoïdien, et jusque dans le médiastin le long des grosses veines; plus rares sont les ouvertures dans la bouche le long du canal de Wharton, dans le pharynx par l'espace rétro-maxillaire, dans l'oreille par les incisures de Santorini.

3° **Aponévrose sous-maxillaire.** — Presque toujours moins forte que la parotidienne, en raison du peaucier qui la supplée, et souvent même trouée comme le fascia cribriformis par des ganglions lymphatiques infiltrés dans son épaisseur, l'aponévrose sous-maxillaire comble le vide intercepté entre les deux ventres du digastrique, le maxillaire et l'os hyoïde. Elle s'insère en haut au bord inférieur du maxillaire, en bas à la crête transversale qu'on voit sur la face antérieure de l'os hyoïde. Cette insertion hyoïdienne est un peu complexe. L'aponévrose se dédouble; un feuillet superficiel et direct passe sans transition dans l'aponévrose sous-hyoïdienne, tandis qu'un feuillet réfléchi sert à la fixation osseuse. A son tour ce feuillet réfléchi se creuse en gouttière pour recevoir et maintenir le tendon du digastrique; souvent la gouttière est très imparfaite et à une certaine distance au-dessus de l'hyoïde; souvent aussi il y a une sorte de cul-de-sac inférieur, occupé par le bord de la glande qui descend dans la région sous-hyoïdienne. Malgré cela l'insertion hyoïdienne est solide, et ne se laisse pas traverser par les injections.

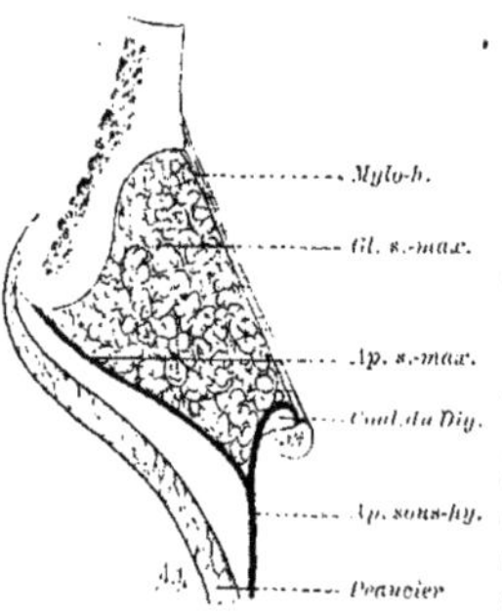

Fig. 262. — Aponévrose sous-maxillaire. — Coupe verticale par la loge sous-maxillaire.

En avant, l'aponévrose sous-maxillaire enveloppe le ventre antérieur du digastrique; mais tandis que le feuillet superficiel de la gaine est assez résistant, le feuillet profond est réduit à un simple périmysium, sans caractère fibreux, de sorte qu'en réalité l'aponévrose passe devant le digastrique, où elle devient aponévrose sus-hyoïdienne. En arrière, elle se continue avec l'aponévrose parotidienne; nous avons déjà vu que les deux loges sont séparées par une cloison fibreuse, notamment par la bandelette maxillaire; j'ajoute que cette bandelette contient quelquefois des ganglions à cheval en quelque sorte sur les deux loges, et qu'elle est trouée en dedans par l'artère faciale, en dehors par la veine faciale qui longe l'aponévrose.

Contrairement à la parotide qui adhère à son aponévrose, la glande sous-maxillaire n'a avec la sienne aucun lien solide; elle semble être dans une atmosphère séreuse et s'énuclée avec la plus grande facilité.

Il n'y a pas d'*aponévrose profonde*, pas plus que dans l'excavation parotidienne. Merkel observe avec raison que peu de muscles dans l'économie ont une gaine aussi ténue que le mylo-hyoïdien qui fait le fond de la cavité; les fibres musculaires semblent à nu à travers leur mince périmysium. Il en est ainsi pour toutes les surfaces sur lesquelles la glande délicate s'appuie et se moule : la face profonde du ventre digastrique antérieur, le mylo-hyoïdien et l'hyo-glosse. — Il y a deux ouvertures dans la loge sous-maxillaire, l'une entre l'hyo-glosse et le mylo-hyoïdien où passe le conduit de Wharton; l'autre, à l'angle postérieur, au-dessus et en dedans de la bandelette maxillaire, conduisant le long du muscle stylo-glosse jusqu'au pharynx et près de l'amygdale.

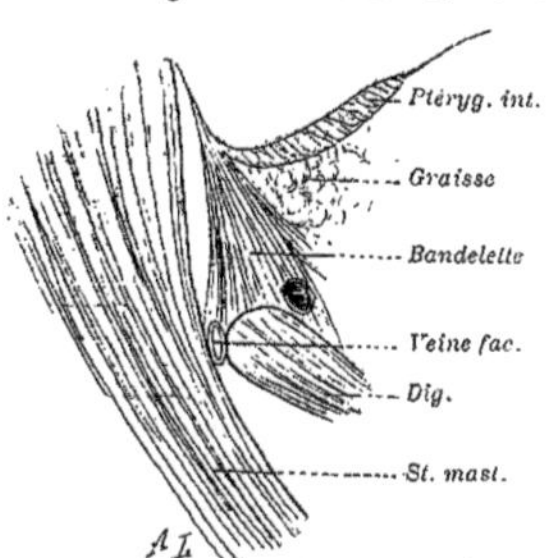

Fig. 263. — La bandelette maxillaire, vue par sa face antérieure, à l'angle post. de la loge sous-maxillaire. — Côté droit.

L'apoph. styloïde est insuffisamment indiquée, au-dessus de l'artère faciale.

Si l'on injecte l'espace sous-maxillaire, la bandelette et l'insertion hyoïdienne résistent, l'espace séreux est facilement rempli et tuméfié. Poussée plus loin, la masse se répand vers la région carotidienne en suivant la veine faciale, vers le pharynx par l'ouverture postérieure et vers le sillon alvéolo-lingual par l'ouverture supérieure, le long du canal de Wharton ou bien en écartant les fibres du mylo-hyoïdien (Poulsen). — Les abcès se dirigent presque toujours vers la peau à travers l'aponévrose et le peaucier; on en a vu s'ouvrir dans le pharynx ou sur le plancher de la bouche, par les chemins que nous avons décrits, et dans deux cas fuser jusque dans le médiastin en côtoyant les gros vaisseaux.

D'autre part Bezold a montré qu'une injection poussée à travers l'apophyse mastoïde par la rainure digastrique suivait la gaine du m. digastrique et par elle envahissait le creux sous-maxillaire jusqu'au menton.

4° **Aponévrose sus-hyoïdienne médiane.** — Cette lame assez forte remplit l'espace quadrilatère que limitent le maxillaire, l'hyoïde et les ventres antérieurs des digastriques droit et gauche. Il n'y a pas de raphé, et d'autre part l'adhérence de l'aponévrose au ventre digastrique qu'elle couvre est assez faible pour qu'une injection sous-aponévrotique puisse traverser la ligne médiane. Les muscles profonds, mylo-hyoïdiens, génio-hyoïdiens, n'ont que leur périmysium pour enveloppe.

5° **Aponévrose sous-hyoïdienne médiane.** — C'est la partie triangulaire comprise entre l'os hyoïde et le bord interne des deux sterno-mastoïdiens; elle est donc la continuation de l'aponévrose sus-hyoïdienne et des gaines des muscles; sa pointe s'attache sur la face antérieure du sternum. Elle est ordinairement bien développée, car elle est en dehors des peauciers. Sa face profonde recouvre directement l'aponévrose moyenne, à laquelle elle est superposée, et ferme en avant le creux sus-sternal. La veine jugulaire antérieure, qui vient du tissu graisseux sous-cutané de la région sus-hyoïdienne, est d'abord sur l'aponévrose, puis engainée par elle et devient sous-aponévrotique au niveau de la partie inférieure du larynx; toute sa partie inférieure, ainsi que son arcade anastomotique, sont placées entre les deux feuillets qui limitent l'espace sus-sternal.

6° **Aponévrose sus-claviculaire.** — Elle comble l'espace triangulaire qu'interceptent la clavicule, base du triangle, et les bords du trapèze et du sterno-mastoïdien. Son insertion se fait au bord antérieur de la clavicule, ainsi qu'aux bords des gaines de ces deux muscles. C'est presque toujours une lame mince, plutôt celluleuse, que traversent facilement les injections poussées dans l'espace sous-jacent; elle a pour renforcements, au-dessus d'elle la nappe musculaire du peaucier, au-dessous l'aponévrose moyenne. La veine jugulaire externe la perfore; Dittel a décrit à ce niveau un *prolongement falciforme*, fibreux, analogue à celui qui marque la pénétration de la veine saphène dans le fascia cribriformis, mais il est très inconstant (Voy. *Angéiol.*, fig. 483). Les nerfs sus-claviculaires sont engainés dans ses lamelles.

II. APONÉVROSE MOYENNE

L'aponévrose moyenne (aponévrose *omo-claviculaire* de Richet, aponévrose profonde des auteurs allemands) est cette lame fibreuse qui s'étend de l'os hyoïde au thorax et d'un omo-hyoïdien à l'autre, par-dessous les sterno-mastoïdiens et l'aponévrose superficielle, par-dessus la trachée et les gros vaisseaux.

Un certain nombre de caractères qu'elle possède en propre ou plus accentués que dans les autres feuillets conjonctifs lui donnent une physionomie particulière. Elle dérive d'un ancien muscle uniforme, dissocié et transformé chez les mammifères supérieurs. Son apparition est précoce, dès le sixième mois fœtal, alors qu'autour d'elle tout est encore purement celluleux. Sa structure est nettement tendineuse dans certaines parties. Elle enveloppe des muscles qui sont très différents des muscles sus-hyoïdiens et des muscles superficiels. Enfin elle exerce sur la circulation veineuse une influence considérable.

Au point de vue anatomique pur, elle est en rapport étroit avec les gaines des muscles sous-hyoïdiens. Or ces muscles, l'omo-, le sterno-hyoïdien, le cleido- et le thyro-hyoïdien sont des muscles *cervicaux*, muscles longs, en partie segmentés, dirigés suivant l'axe du corps, analogues aux muscles droits de l'abdomen; ils sont innervés par des nerfs spinaux qui accompagnent la branche descendante de l'hypoglosse. Tandis que les muscles sus-hyoïdiens sont *crâniens* par leur situation, et sous la dépendance des nerfs crâniens, le facial, le trijumeau, l'hypoglosse; et que les muscle trapèze et sterno-mastoïdien sont des muscles larges, affectés spécialement au crâne et au membre supérieur, avec une double innervation crânienne et spinale. L'aponévrose moyenne, par ses lames profondes, engaine donc les quatre muscles pairs situés au-dessous de l'hyoïde, et comme ces muscles sont disposés sur deux plans, il y a deux lames profondes pour envelopper l'omo- et le sterno-hyoïdien en avant, les thyroïdiens en dessous.

Sa forme est triangulaire; le sommet tronqué correspond au corps de l'os hyoïde, la base s'étend sur toute la base du cou jusqu'à l'omoplate.

Pour comprendre ses insertions, il faut dans cette aponévrose distinguer deux lames superposées, une profonde ou intermusculaire, une superficielle ou prémusculaire.

1° La *lame intermusculaire*, qui dans ses dédoublements enveloppe les muscles sous-hyoïdiens, est la seule que décrivent les auteurs français. Elle s'insère en haut à la face antérieure de l'os hyoïde, à la crête où s'attache aussi le feuillet réfléchi de l'aponévrose superficielle. Son insertion inférieure comprend tout à fait en dehors la partie du scapulum où se fixe l'omo-hyoïdien, puis le bord postérieur de la clavicule, le cartilage de la première côte, et enfin, suivant la ligne d'insertion des muscles rétro-sternaux, l'extrémité interne de la clavicule et la face postérieure du sternum. De chaque côté du triangle, l'aponévrose s'attache à l'omo-hyoïdien qu'elle entoure. Mais, tandis que sur le

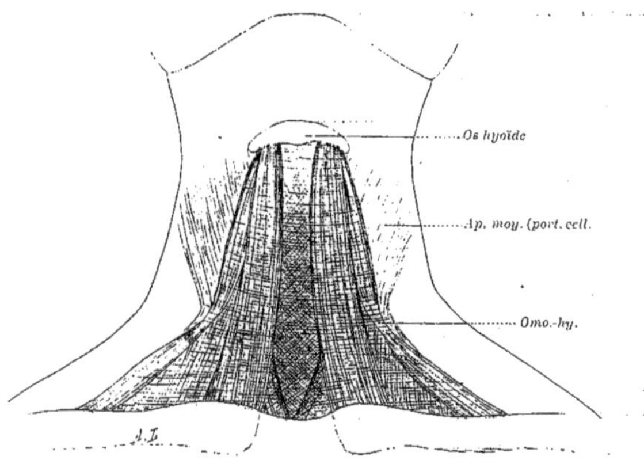

Fig. 204. — L'aponévrose moyenne.
Vue de face.

ventre inférieur et le tendon intermédiaire elle finit en leur fournissant une gaine cylindrique, au niveau du ventre supérieur elle se prolonge au delà de la gaine musculaire et passe en avant de la veine jugulaire interne et du coussinet adipeux; elle se perd là quand elle est peu développée, tandis que sur certains sujets on la suit jusqu'à l'aponévrose superficielle, à la face profonde de laquelle elle s'insère, entre les gaines du sterno-mastoïdien et du trapèze.

2° La lame superficielle que j'appellerai *prémusculaire*, confondue à tort par beaucoup d'anatomistes avec le feuillet précédent, qui est lamelleux et dédoublé en étuis, est au contraire dense, opaque, uniforme. C'est elle que l'on voit au fond du creux sus-sternal. Elle apparaît chez le fœtus bien avant les fascias des muscles. Beaucoup d'auteurs allemands en font un dédoublement de l'aponévrose superficielle; à elle seule Merkel reconnaît le caractère aponévrotique réel.

[CHARPY.]

Intimement unie à l'aponévrose superficielle jusqu'au bord inférieur du larynx, elle s'en sépare pour se diriger en bas et en arrière au contact de la gaine des sterno-hyoïdiens et se fixer un peu au-dessus d'eux, à la lèvre postérieure de l'échancrure sternale et à la face postérieure de l'extrémité de la clavicule. Latéralement elle se fixe au bord antérieur de la gaine du sterno-mastoïdien, excepté en bas où elle s'étend jusqu'à l'interstice des deux chefs musculaires. Avec l'aponévrose cervicale superficielle, elle limite l'espace sus-sternal. Ces dispositions seront mieux comprises quand nous étudierons cet espace.

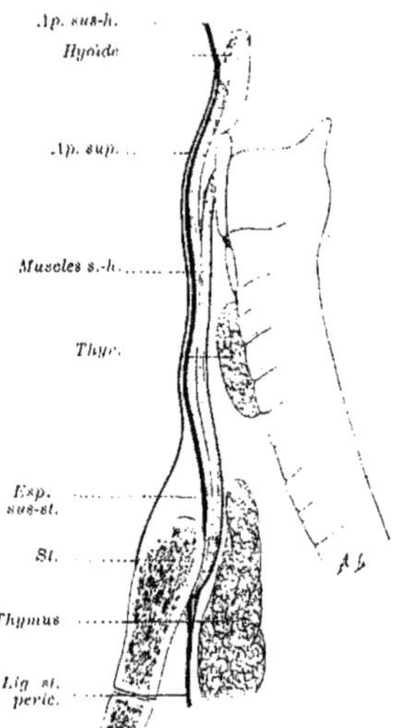

Fig. 265. — Aponévroses superficielle et moyenne en coupe verticale.

La coupe passe un peu en dehors de la ligne médiane. Un trait renforcé indique la lame prémusculaire.

Gegenbaur a montré (Ueber den Musculus omohyoideus, *Morphol. Jahrb.*, 1876) que l'aponévrose moyenne est un muscle cléido-hyoïdien rétrogradé et différencié en parties fibreuses et musculaires; unique chez les reptiles, anormalement unique chez l'homme, ce muscle s'est dissocié pour former les divers faisceaux sous-hyoïdiens; les vides se sont transformés en une aponévrose, dans l'épaisseur de laquelle on retrouve encore sur les parties latérales, entre la clavicule et le tendon de l'omo-hyoïdien, une lame tendineuse incorporée et quelquefois même des fibres musculaires.

Si telle est la *signification morphologique* de l'aponévrose, elle ne nous renseigne pas sur sa signification *fonctionnelle*, dans la forme où nous la trouvons chez l'homme. Cette fonction est double, musculaire et circulatoire.

Sa fonction musculaire consiste à maintenir dans leur direction naturelle les longs muscles sous-hyoïdiens, comme la gaine des droits de l'abdomen maintient le muscle qu'elle enferme; elle règle leur course dans ses coulisses et les empêche de faire des écarts quand ils se contractent, effet d'autant plus utile ici que le parcours des muscles est très long relativement à leur minceur, que l'omo-hyoïdien suit une ligne courbe et que les sterno-hyoïdien et thyroïdien n'ont au-dessous d'eux que le plan mobile et fuyant du conduit laryngo-trachéal.

Sa fonction circulatoire a été admirablement exposée par Bérard aîné (Mémoire sur un point d'anatomie et de physiologie du système veineux. *Archives de médecine*, 1830). Laissons d'abord de côté la suspension du péricarde qu'on lui a attribuée en partie. Il existe bien en effet un *ligament sterno-péricardique*, qui s'attache à la face postérieure de la poignée sternale sur la même ligne que l'insertion de l'aponévrose moyenne et quelquefois sur son feuillet postérieur; mais, outre que ce ligament est peu résistant, il appartient au système propre de suspension du péricarde, lequel est attaché au sternum et aux vertèbres; il n'est pas une dépendance de l'aponévrose, quand on tire sur celle-ci on ne soulève pas le péricarde.

C'est sur les veines de la base du cou que s'exerce l'action de l'aponévrose. Ces veines traversent l'aponévrose dans des canaux fibreux, et comme celle-ci est fixée aux os de toute part, à l'hyoïde, à la clavicule, au sternum, les canaux sont naturellement tendus et les veines sont béantes à la coupe, comme les veines sus-hépatiques, les sinus prostatiques, utérins ou crâniens, les lacunes diploétiques, etc. Cette béance des veines augmente à chaque inspiration, parce que les os en s'écartant (1re côte, sternum, clavicule) tendent les aponévroses qui s'y fixent; il y a appel de sang; le cœur, pompe aspirante, va puiser le liquide nourricier jusque dans l'aisselle; la rigidité des membranes tendues neutralise la pression extérieure. « Par un mécanisme admirable, dit Bérard, c'est au moment où le vide se fait avec le plus d'énergie que les vaisseaux acquièrent ce surcroît de résistance à la pression atmosphérique. »

Ainsi les *veines sont béantes parce qu'elles sont intra-aponévrotiques*. Il en résulte qu'il y a une zone physiologique *d'aspiration*, sur toute la base du cou. Mais c'est aussi pathologiquement une *zone dangereuse*; la béance constante et l'appel inspiratoire favorisent

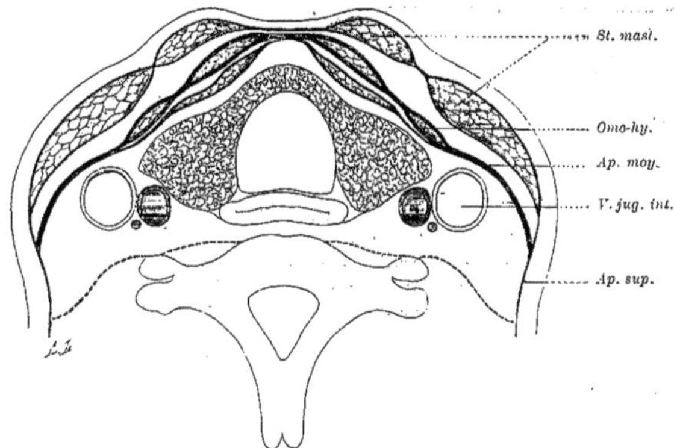

FIG. 206. — Gaines musculaires de l'aponévrose moyenne. — Coupe transversale passant par le milieu de la gl. thyr.

Un trait renforcé indique l'aponévrose moyenne. Schéma.

dans une plaie de cette région, les hémorragies rebelles, l'aspiration du pus et surtout le redoutable accident de l'entrée de l'air dans les veines.

Toutes les veines de la base du cou sont placées dans les mêmes conditions anatomiques et physiologiques; mais toutes ne sont pas dans les canaux de l'aponévrose moyenne. A cette aponévrose se rattachent : la terminaison des veines jugulaires antérieures et leur arcade anastomotique, celle des veines jugulaires externes plongeant dans le creux sus-claviculaire, la veine sous-clavière qui est d'abord adhérente à la gaine épaisse du sous-clavier avant de traverser l'aponévrose moyenne, soudée à ce niveau à cette même gaine, enfin la jugulaire postérieure et la vertébrale, quand ces veines se jettent dans la sous-clavière. La veine vertébrale est même béante sur toute sa longueur dans le canal des apophyses transverses et transmet l'appel inspiratoire jusque dans le diploé du crâne (Bérard, Franck). — Sur un plan postérieur se trouvent l'embouchure des jugulaires internes, les troncs veineux brachio-céphaliques et les veines thyroïdiennes, englobés dans les gaines des vaisseaux et de la trachée, et, par les attaches claviculaires de ces gaines, soumis aux mêmes dispositions circulatoires.

Quel est l'agent anatomique qui assure la tension de l'aponévrose moyenne et sa fonction circulaire; Richet a soutenu que c'était la contraction de l'omo-hyoïdien, et a longuement défendu son idée. Cette hypothèse, que je trouve encore dans Merkel, ne résiste pas aux objections suivantes :

1° L'omo-hyoïdien manque chez beaucoup d'animaux. — On a plusieurs fois constaté son absence chez l'homme; — on l'a sectionné dans des opérations. Aucun état vasculaire particulier ne correspond à cette absence du muscle.

2° Sa contraction, par la communauté d'innervation motrice, ne peut être isolée de celle des autres muscles sus-hyoïdiens. Ils sont tous abaisseurs ou fixateurs de l'os hyoïde : ce sont des muscles digestifs et non respiratoires.

3° Comme il est aux extrémités de l'aponévrose, laquelle forme un plan courbe, sa contraction ne peut avoir qu'un effet, c'est d'appliquer l'aponévrose contre les parties profondes, par conséquent d'aplatir les veines et de fermer les canaux. Il est d'ailleurs sans action sur la lame prémusculaire, la plus forte de toutes.

Il faut revenir à l'opinion de Bérard. C'est l'élévation inspiratoire du thorax supérieur, c'est-à-dire son ascension en haut et en avant qui tend l'aponévrose et toutes les gaines vasculaires de l'orifice thoracique : on s'en rend facilement compte par quelques essais sur le cadavre. Je comparerai l'aponévrose moyenne à une voile de navire; dans l'expansion du thorax, elle se déploie et se dilate, et avec elle les vaisseaux qui la trouent; dans la contraction des muscles sterno-hyoïdiens, elle est au contraire serrée et reployée. Il faut aussi, je crois, accorder au sterno-mastoïdien un certain rôle dans cette dilatation, comme on l'admet pour le peaucier et la v. jugulaire externe. Dans son jeu comme muscle inspirateur, il est vraisemblable que non seulement il dilate la jugulaire interne en entraînant avec lui l'aponévrose moyenne et la gaine vasculaire sous-jacente, mais surtout qu'il déploie en avant la forte lame prémusculaire dont on ne comprendrait pas sans cela l'épaisseur et l'insertion à la gaine même des deux muscles mastoïdiens.

Les deux aponévroses superficielle et moyenne étant superposées dans la partie sous-hyoïdienne du cou, il en résulte un vaste espace inter-aponévrotique ou inter-fascial, que l'insertion de l'aponévrose moyenne à la gaine du sterno-mastoïdien divise en trois espaces secondaires, un médian ou sus-sternal, et deux latéraux homologues ou espaces sus-claviculaires.

1° *Espace sus-sternal.* — L'espace, ou fente, sus-sternal correspond à l'enfoncement qu'on voit au-dessus de l'échancrure du sternum, et qu'on appelle *fossette sus-sternale* (creux sus-sternal, fossette jugulaire, triangle antérieur du cou).

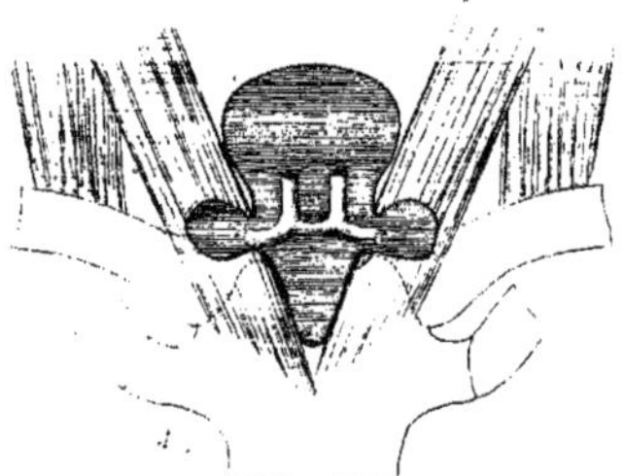

FIG. 267. — L'espace sus-sternal.

Injecté sur un nouveau-né et vu de face, avec ses deux culs-de-sac : le sterno-mast. a été échancré. Au milieu, les veines jugul. ant. et leur arcade anastomotique.

L'espace sus-sternal, mentionné dans la plupart des traités classiques, a fait l'objet de travaux spéciaux. Je citerai notamment : W. GRUBER, Ueber das Spatium intra-aponeuroticum sus-sternale, *Mémoires de l'Ac. de Saint-Pétersb.*, 1867; — TAGUCHI, Der suprasternale Spaltraum des Halses, *Arch. f. Anat.*, 1890, et Poulsen, dans son travail déjà indiqué.

C'est un sac fibreux, qui injecté fait bomber la fossette jugulaire et se dessine avec une forme générale quadrilatère; mais un examen plus attentif fait reconnaître qu'il se compose d'une cavité médiane, triangulaire, à sommet inférieur, flanquée à droite et à gauche d'une cavité accessoire ou diverticulum. La cavité centrale, dont la hauteur est de 2 à 3 cm., remonte par sa base jusqu'à la glande thyroïde, plus rarement jusqu'au niveau du cartilage cricoïde; ses bords suivent les bords internes des sterno-mastoïdiens, sa pointe s'avance sur la poignée sternale entre les tendons de ces muscles.

Sa paroi antérieure est constituée par l'aponévrose cervicale superficielle. Sa paroi postérieure n'est autre que la lame dense de l'aponévrose moyenne, que nous avons appelée prémusculaire et qui couvre les sterno-hyoïdiens; comme cette lame s'insère sur les bords de la gaine des sterno-mastoïdiens, elle ferme la cavité par côté, et comme elle se fixe en bas à la lèvre postérieure de l'échancrure sternale, il s'ensuit que toute cette échancrure avec son ligament interclaviculaire est libre dans l'espace inter-aponévrotique. Merkel considère les deux feuillets comme un dédoublement de l'aponévrose superficielle, et compare cette disposition à celle de l'aponévrose temporale au niveau de l'arcade zygomatique; mais je crois, avec Taguchi, qu'il y a bien là deux aponévroses différentes, car sur les enfants l'espace est relativement beaucoup plus grand, ce qui s'accorde mieux avec l'idée d'une soudure plus ou moins avancée.

A la cavité centrale est annexé de chaque côté et tout à fait en bas un diverticulum, le *cul-de-sac* de Gruber. Il s'étend horizontalement le long de l'extrémité de la clavicule, sur une longueur de 2 à 3 cm., derrière le faisceau sternal du sterno-mastoïdien qu'il dépasse rarement; on y introduit à peu près la dernière phalange du petit doigt. La communication entre les deux cavités est étroite et bordée en haut par une bride tendue : Gruber a donné le nom de *porte* à cet orifice.

Le sac médian de l'espace sus-sternal contient du tissu cellulaire, de la graisse, les veines jugulaires antérieures et leur arc veineux anastomotique, quelquefois deux ou trois ganglions lymphatiques (g. lymph. superficiels du cou). Dans les culs-de-sac passe la partie horizontale des veines jugulaires antérieures se dirigeant vers les sous-clavières; une fois sur cinq, il y a des ganglions.

L'injection de l'espace sus-sternal remplit successivement le sac central et ses cavités accessoires; elle ne passe pas dans le médiastin, le feuillet postérieur étant une barrière assez forte pour l'arrêter. Ce n'est donc pas une complication à redouter en cas d'abcès; au contraire la paroi antérieure du sac et surtout celle des culs-de-sac est relativement faible, de là l'ouverture à la peau, mais de là aussi des fusées faciles dans la gaine du sterno-mastoïdien ou dans l'espace sus-claviculaire superficiel, et réciproquement.

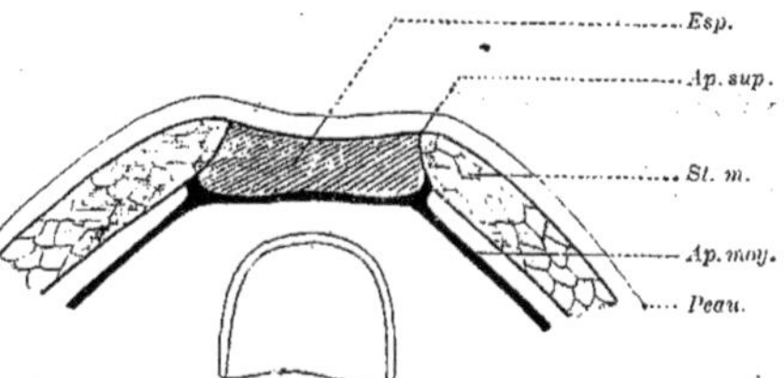

Fig. 268. — L'espace sus-sternal, vu en coupe transversale.

2° *Espace sus-claviculaire inter-aponévrotique.* — Cet espace est compris entre l'aponévrose superficielle, ordinairement mince, qui se fixe au bord antérieur de la clavicule, et l'aponévrose moyenne dense et tendineuse qui se fixe au bord postérieur. Il correspond à la fossette extérieure sus-claviculaire (le *creux sus-claviculaire* est sur un plan plus profond, derrière l'aponévrose moyenne); limité par le tendon omo-hyoïdien en haut, la clavicule en bas, dans ce triangle que Richet appelle omo-claviculaire, il déborde en dedans ce triangle et s'avance sous le sterno-mastoïdien jusqu'à la limite de l'espace sus-sternal. L'espace sus-claviculaire superficiel est étroit dans le sens antéro-postérieur. On y trouve une nappe adipeuse, deux ou trois ganglions inconstants, l'artère et la veine scapulaires supérieures qui longent la clavicule, et la veine jugulaire externe qui perfore les deux aponévroses pour s'aboucher dans la sous-clavière.

Les abcès de cet espace ne pénètrent pas en arrière dans le creux sus-claviculaire, en raison de la résistance que leur oppose l'aponévrose moyenne; ils traversent facilement la lame superficielle beaucoup plus faible. On conçoit la possibilité de fusées périphériques, en bas excepté; en dehors, on arrive vers l'omoplate avec l'omo-hyoïdien et les vaisseaux sus-scapulaires; en haut dans le triangle omo-trapézien (de Richet); en dedans sous la face postérieure du sterno-mastoïdien avec sa gaine facilement perforable et au contact du cul-de-sac sus-sternal, également mal protégé et envahi sans peine dans les injections artificielles.

III. APONÉVROSE PROFONDE

L'aponévrose *profonde* ou *prévertébrale* recouvre les muscles postérieurs du cou proprement dit, muscles qui sont immédiatement appliqués contre la colonne vertébrale et répartis en deux groupes : un groupe interne qui comprend les droits antérieurs et le long du cou, un groupe externe constitué par les scalènes.

L'aponévrose est divisée en deux loges, correspondant à ces deux groupes. La loge interne s'étend en hauteur de la base du crâne à la troisième vertèbre dorsale, en largeur du ligament vertébral antérieur aux tubercules antérieurs des apophyses transverses. Elle contient et applique contre la colonne osseuse les muscles prévertébraux, muscles qui par leur disposition dans l'axe du corps et leur innervation spinale sont tout à fait comparables aux muscles sous-hyoïdiens. Le grand sympathique est engainé dans un dédoublement de ce feuillet ou d'autres fois appliqué contre lui par une lame celluleuse. La loge externe allongée en fuseau est la gaine des scalènes et comme eux se fixe aux tubercules antérieurs et postérieurs des apophyses transverses. Elle est dédoublée entre les muscles pour laisser passer les nerfs cervicaux qui sortent des trous de conjugaison avec de nombreuses veines. Chacune des enveloppes se prolonge comme les muscles jusqu'à leurs insertions costales; sur la première côte, la gaine du scalène antérieur s'unit à celle du sous-clavier pour entourer la veine sous-clavière. Elle est assez mince dans toute sa partie inférieure et se laisse facilement traverser par les injections. Le nerf phrénique est contenu dans la gaine du scalène antérieur, immédiatement au-dessous de son feuillet superficiel; il croise en X allongé la direction du muscle et perfore en bas le feuillet qui le recouvrait, pour s'engager dans le médiastin, entre l'artère et la veine sous-clavière.

C'est de l'aponévrose des scalènes, comme nous l'avons vu, de son bord externe, que partent les cloisons intermusculaires qui séparent le cou antérieur de la nuque. Au-dessus de l'axis, les scalènes cessant, la cloison émane des muscles prévertébraux et du faisceau atloïdien de l'angulaire pour gagner l'intervalle qui sépare le trapèze du sterno-mastoïdien.

Fawcett (*Edinb. med. Journal*, 1896) a bien montré que l'aponévrose prévertébrale est la partie cervicale d'une gaine commune qui limite la face interne de la cavité générale du corps, et qui porte ailleurs les noms de fascia endothoracique, f. transversalis, f. pelvien. Seulement, au cou, la forme tubulaire s'est perdue. Cette aponévrose et les muscles qu'elle tapisse appartenant à la paroi ou somatopleure, alors que les gros troncs vasculaires naissent dans le feuillet viscéral de la splanchnopleure, l'artère sous-clavière, contenue d'abord à l'intérieur de la cavité que ferme l'aponévrose, doit perforer cette dernière de dedans en dehors pour parvenir au membre thoracique. C'est ce qu'elle fait, au côté interne du muscle scalène antérieur.

A l'étude des aponévroses antérieures du cou se rattache celle de la gaine viscérale et de la gaine vasculaire, bien qu'au fond ces deux gaines aient une individualité propre et ne contractent avec les aponévroses voisines que des rapports d'insertion ou d'adhérence.

Gaine viscérale. — La gaine viscérale est un étui lamelleux mince, mais assez dense, qui entoure la trachée et l'œsophage; elle les sépare en avant de l'aponévrose moyenne, en arrière de l'aponévrose profonde. Les auteurs allemands la décrivent sous le nom de *tunique adventice* (Voy. Tube digestif : *Pharynx et œsophage*).

Dans le sens transversal, on voit sur la coupe qu'elle est demi-cylindrique. Elle enveloppe l'œsophage et la trachée à la fois et ne s'interpose pas entre eux;

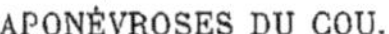

ces deux organes sont séparés par un tissu cellulaire qui leur permet de glisser l'un sur l'autre et ne se condense qu'en une mince adventice; la glande thyroïde faisant corps avec la trachée, l'enveloppe lamelleuse passe en avant de la glande, de sorte qu'à ce niveau les trois organes sont dans un fourreau commun. On ne confondra pas la gaine viscérale ou *gaine lamelleuse* avec les *tuniques fibreuses* propres de la trachée ou de l'œsophage, ni avec la capsule de la glande thyroïde; celle-ci notamment adhère intimement au parenchyme glandulaire, tandis que la gaine se dissèque et s'isole; elle est d'ailleurs séparée de la capsule par les artères et veines thyroïdiennes.

La gaine viscérale ne commence pas réellement avec la trachée; elle s'étend sur toute la face postérieure du pharynx jusqu'au crâne, seulement elle ne prend sa forme en étui qu'à partir de l'extrémité inférieure du larynx. Elle se prolonge en bas dans les médiastins. La partie antérieure, qui couvre la trachée, englobe dans son épaisseur les grosses veines thyroïdiennes inférieures et le tronc veineux brachio-céphalique gauche; ce feuillet arrive jusqu'au péricarde qui enveloppe l'origine des gros vaisseaux et s'unit à lui, d'où le nom de *lame thyro-* ou *cervico-péricardique* que lui a donné Richet; c'est probablement cette union qui provoque l'abaissement du larynx dans l'inspiration. A son entrée dans le thorax, la gaine n'est pas directement attachée au squelette antérieur, mais elle se continue latéralement avec la gaine vasculaire des jugulaires internes, et comme celle-ci est fixée à la face postérieure de la clavicule, l'élévation inspiratoire de cet os dilate d'abord le sinus des jugulaires, puis secondairement les plexus thyroïdiens et les troncs innominés.

La gaine trachéo-œsophagienne est attachée à la colonne vertébrale par deux fortes lames placées de champ, aux angles latéraux. C'est bien à tort que Sebileau (Aponévrose du cou, *Soc. anat.*, 1888), réunissant les gaines viscérale et vasculaire sous le nom d'aponévrose transverse, les fait s'insérer à l'aponévrose moyenne; car c'est une loi que, sur toute sa longueur, le tube digestif est suspendu à la colonne vertébrale. Ces lames d'attache, ou *cloisons sagittales*, dont la direction est antéro-postérieure ou oblique suivant leur état de tension ou de relâchement, et aussi suivant les régions, sont fixées en arrière sur l'aponévrose prévertébrale; en avant, par des faisceaux bifurqués, aux angles de la trachée, de l'œsophage et de la glande thyroïde. Elles se prolongent sur les côtés du pharynx jusqu'à la base du crâne; pour le constater, il suffit sur un cou sectionné en travers de passer le doigt le long de la colonne vertébrale; on arrivera, en décollant le tissu celluleux, jusqu'à l'apophyse basilaire et on sentira qu'on est arrêté de chaque côté par deux cloisons résistantes, qui vont se rapprochant de bas en haut et conduisent dans un cul-de-sac. A la partie inférieure du cou, l'artère thyroïdienne inférieure et l'artère vertébrale sont engainées dans ces cloisons.

De cette disposition résulte un long espace celluleux, l'*espace rétro-viscéral* ou *prévertébral*, limité en avant par le pharynx et l'œsophage recouverts de leur gaine, en arrière par la colonne vertébrale avec ses muscles et son aponévrose prévertébrale, latéralement par les cloisons sagittales. Il forme une nappe de glissement pour les mouvements d'ascension et de descente du tube digestif. Dans sa partie supérieure, au niveau de la troisième cervicale, se trouvent les ganglions rétro-pharyngiens.

Si, à travers le pharynx ou à travers l'apophyse basilaire, on injecte cet espace, l'injection descend jusqu'au médiastin postérieur (Soltmann). C'est un chemin qu'ont souvent suivi les abcès d'origine vertébrale.

Escat a donné récemment une description complète de l'espace rétro-pharyngé. (ESCAT. l'Aponévrose de la cavité naso-pharyngienne. *Presse médicale*, 1895; — elle est plus correcte dans les *Archives médic. de Toulouse*, 1895.)

2° **Gaine vasculaire.** — On ne comprend pas que plusieurs auteurs s'évertuent encore à nier l'existence d'une gaine vasculaire et à soutenir que la carotide et la jugulaire interne sont plongées simplement dans le tissu cellulaire inter-aponévrotique Il y a une gaine parfaitement insoluble; il serait étrange qu'il n'y en eût pas au cou, alors qu'on en trouve partout le long des membres (Voy. BIZE. Les gaines vasculaires. *Th. de Toulouse*, 1896).

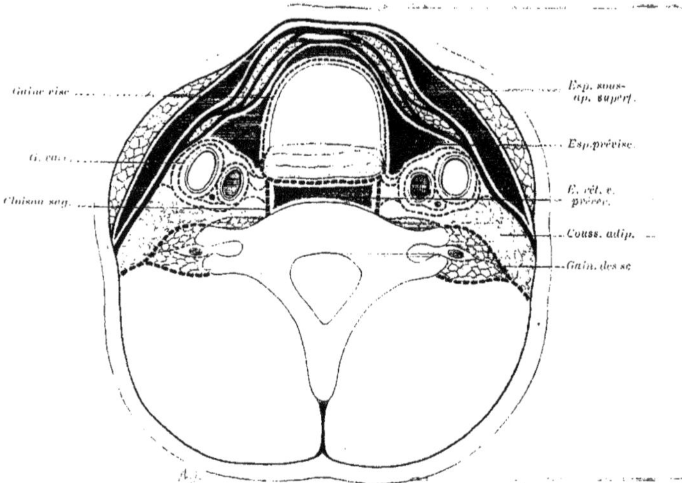

FIG. 269. — Les espaces inter-aponévrotiques, vus en coupe et supposés injectés.

La gaine viscérale, la gaine vasculaire, les cloisons sagittales et l'aponévrose profonde sont figurées par une ligne à traits discontinus; l'aponévrose moyenne par un trait plein, renforcé. — Coupe passant immédiatement au-dessous du larynx.

C'est un fourreau lamelleux englobant les deux vaisseaux et le nerf pneumogastrique. Il y a d'abord une gaine commune, de forme ovalaire en sens transversal, dans l'épaisseur de laquelle, ou sous laquelle, il n'est pas rare de trouver la branche descendante de l'hypoglosse; puis des étuis lamelleux pour chacun de ces trois organes. L'étui artériel est le plus lâche, ce qui s'explique par les pulsations de l'artère; il a derrière lui la gaine étroite du pneumogastrique qui lui est toujours attaché, car chez l'embryon, dont la veine jugulaire est très en dehors, le nerf est déjà satellite de l'artère. L'étui veineux est beaucoup plus dense et moins extensible, et par conséquent aussi la partie qui le sépare de l'étui artériel (*septum vasorum*). Langenbeck a insisté il y a longtemps sur l'importance chirurgicale de cette cloison, qui s'étend depuis la base du crâne, où elle s'insère au rocher, jusqu'à la sous-clavière. On injecte facilement l'étui veineux sur toute sa longueur; on obtient alors une tumeur longue, étroite et régulière (Poulsen).

La gaine vasculaire n'est pas isolée, malgré son autonomie anatomique et fonctionnelle. Elle est unie en dedans à la gaine viscérale, surtout à sa lame d'attache vertébrale; elle est surtout unie en dehors à l'aponévrose moyenne qui passe au-devant d'elle; il semble parfois qu'on la voie rattachée à l'aponévrose prévertébrale. Ces adhérences périphériques empêchent ordinairement les injections, comme les abcès de la gaine, de passer facilement dans le médiastin antérieur; ces derniers s'ouvrent plutôt dans la région carotidienne supérieure.

L'adhérence la plus importante est celle que contracte, par sa face antéro-externe, l'étui veineux avec l'aponévrose moyenne, car celle-ci se déployant dans la contraction du sterno-mastoïdien attire à elle la gaine vasculaire et dilate la veine jugulaire interne. C'est donc là une nouvelle forme de la production du vide et de l'appel sanguin dans la respiration. A l'entrée du thorax, la gaine entourant la fin de la jugulaire et de la sous-clavière et l'origine des troncs veineux brachio-céphaliques cesse de se fixer à l'aponévrose moyenne; elle s'attache par des prolongements lamelleux à la face postérieure de la clavicule et bénéficie dès lors de l'expansion thoracique inspiratoire. Quant à celle de l'artère carotide, elle se continue avec la gaine de la crosse aortique.

C'est en dehors de la gaine vasculaire que se trouve le *coussinet adipeux* du cou, que Merkel assimile à la boule de Bichat, en raison de sa forme définie et de son apparition embryonnaire précoce. Il occupe l'espace compris entre le sterno-mastoïdien, le trapèze, la cloison intermusculaire et la gaine vasculaire (fig. 269); on y trouve, quelquefois dans une loge lamelleuse, la chaîne des ganglions lymphatiques profonds. Comme ce coussinet disparaît presque complètement dans l'amaigrissement, il me paraît difficile d'en faire un véritable organe adipeux.

Entre l'aponévrose moyenne en avant, la gaine viscérale et la gaine vasculaire en arrière, est un espace celluleux, l'*espace prèviscéral*. Cet espace, qui contient un peu de graisse et quelques ganglions profonds, est bien fermé en avant par l'aponévrose moyenne; mais l'injection qu'on y pousse envahit facilement sur le côté et en arrière la gaine artérielle lâche, elle s'étend en haut jusqu'au cartilage thyroïde, elle fuse en bas, jusqu'au médiastin antérieur, difficilement toutefois à cause des attaches des gaines à l'ouverture thoracique. Il en est de même pour les abcès.

Comme ceux du tube digestif et de la trachée, les appareils suspenseurs de la plèvre et du péricarde prennent leur insertion fixe sur la colonne vertébrale, et notamment sur l'aponévrose profonde qui couvre les premières dorsales; l'étude de ces appareils se rattache logiquement à celle du sac pleural et du sac péricardique (Voy. sur ce point : Soulié. Article « Péricarde », dans l'*Angéiologie*).

De la confluence des aponévroses et des gaines à l'ouverture supérieure du thorax, il résulte que celle-ci est partiellement rétrécie et fermée sur sa périphérie. Quelques auteurs (Deville, Bourgery et en partie Luschka) ont vu dans cette disposition une véritable cloison de séparation, le *diaphragme cervical* ou *cervico-thoracique*. Mais outre qu'il y a au centre de larges trous ou espaces celluleux où passent la plèvre, le thymus, les gros troncs artériels et la trachée avec l'œsophage, même la cloison périphérique ne peut recevoir le nom de diaphragme, étant donné qu'elle se compose de la juxtaposition de lames très différentes comme structure et comme fonction. Elle comprend en effet : en avant les insertions sternale et claviculaire de l'aponévrose moyenne, latéralement la gaine vasculaire; en arrière la gaine viscérale avec ses lames d'attache et l'appareil musculaire et fibreux qui soutient le sommet de la plèvre.

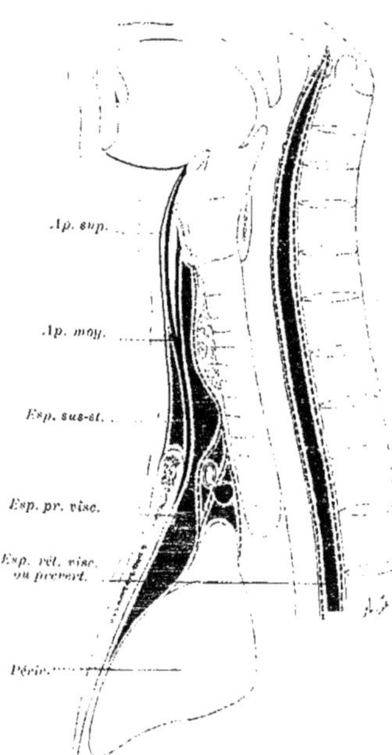

Fig. 270. — Les espaces inter-aponévrotiques injectés et vus en coupe longitudinale.

Arrivés au terme de notre description de la région antérieure du cou, nous voyons que les aponévroses forment partiellement ou complètement des loges multiples, de nature diverse, et en grande partie indépendantes. Nous ne pouvons que les indiquer dans leur ensemble; leur étude appartient à l'anatomie topographique.

Il y a d'abord les trois creux, parotidien, sous-maxillaire et sus-claviculaire; les deux premiers communiquant avec le pharynx et la bouche, le troisième avec l'aisselle.

En second lieu lès gaines : les gaines musculaires, surtout celles du trapèze et des scalènes; la gaine des vaisseaux et la gaine viscérale.

En troisième lieu, les espaces ou nappes celluleuses compris entre les aponévroses ou entre des fascias lamelleux équivalant à des aponévroses. Ces espaces sont : l'espace sous-cutané entre le fascia superficialis de la peau et l'aponévrose superficielle, dédoublé dans certains points par l'interposition du peaucier; — l'espace sous-aponévrotique superficiel, qui s'étend sous le sterno-mastoïdien et dans la région sus-claviculaire; il est pair et de chaque côté occupe presque toute la partie latérale du cou; — enfin, au milieu, trois espaces impairs superposés : l'espace sus-sternal, indépendant du précédent, mais en communication pathologique facile avec lui; l'espace prévisceral, qui est sous l'aponévrose moyenne, en avant de la trachée et des gros vaisseaux; et l'espace rétro-viscéral ou prévertébral.

RÉGION POSTÉRIEURE DU COU

Les aponévroses de la région postérieure du cou ou nuque ont une disposition des plus simples; elles ne présentent d'ailleurs qu'un faible intérêt chirurgical.

Les muscles sont disposés suivant quatre zones concentriques et délimitent entre eux trois espaces celluleux. Chaque muscle est enveloppé d'une gaine épaisse ou mince; les plus fortes sont les feuillets dorsaux du splénius, de l'angulaire et du transversaire épineux. Les couches musculaires sont elles-mêmes isolées et séparées en deux moitiés droite et gauche : sur le côté, par les cloisons qui s'étendent des scalènes à l'aponévrose superficielle, sur la ligne médiane par le puissant *ligament cervical postérieur*.

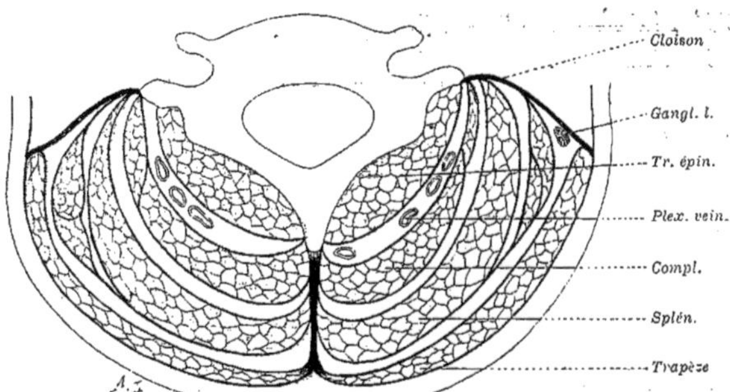

Fig. 271. — Aponévroses cervicales postérieures.
Coupe transversale de la nuque, vers la 6e vertèbre cervicale

En ne rappelant ici que les masses musculaires principales, on voit que la première couche est formée par le trapèze et la seconde par le splénius et l'angulaire. L'aponévrose qui recouvre la partie supérieure du trapèze n'est pas très forte; elle est suppléée par un tégument épais, à pannicule adipeux dense comme celui du cuir chevelu ou de la paume de la main, avec un fascia superficialis adhérent à la gaine musculaire. J'ai presque toujours trouvé des ganglions lymphatiques en avant, entre l'angulaire et le trapèze, derrière la cloison intermusculaire.

La troisième couche est celle des complexus. Entre ces muscles et le splénius, dans le deuxième espace, on rencontre un plexus veineux, et tout à fait en haut la partie horizontale de l'artère occipitale. — La quatrième couche comprend le transversaire épineux, plus haut les droits et obliques de la tête. Le feuillet qui recouvre la face dorsale du transversaire est ordinairement bien marqué; il s'insère des apophyses transverses aux apophyses épineuses et non plus au raphé. Le troisième espace, entre les complexus et le transversaire, est occupé par les veines jugulaires postérieures et par un énorme plexus veineux (Foucher) qui forme une véritable nappe vasculaire; ce plexus reçoit les grosses veines perforantes par lesquelles il est en communication, à travers le transversaire épineux, avec les plexus extra-rachidiens postérieurs.

Bezold a constaté que des injections de gélatine, poussées à travers l'apophyse mastoïde et la rainure digastrique, fusent en arrière le long de l'artère occipitale et remplissent les trois espaces que j'ai mentionnés. Le plus envahi est l'espace profond; la nappe descend jusqu'à la 2e vertèbre dorsale et s'étend en largeur du ligament cervical postérieur au sommet des apophyses transverses. Les abcès d'origine mastoïdienne peuvent suivre un trajet analogue.

Plus récemment Trolard a appelé l'attention sur un plan aponévrotique de la région sous-occipitale que je désignerai sous le nom d'*aponévrose profonde de la nuque*. C'est l'aponévrose qui recouvre les petits muscles droits et obliques, et qui est constituée par la fusion des gaines propres à chacun de ces muscles. Elle est dense, surtout en bas, de forme irrégulièrement quadrangulaire. Son bord supérieur s'insère à la ligne courbe occipitale inférieure; son bord inférieur, à l'apophyse épineuse de l'axis en dedans, au bord postérieur de l'atlas, en dehors; son bord interne, au ligament cervical postérieur. Quant à son bord externe, que longe en dehors l'artère occipitale, plus ou moins englobée dans ses travées, il se fixe de haut en bas : à la rainure de l'artère occipitale, au bord interne de la rainure digastrique, à l'apophyse transverse de l'atlas. L'aponévrose profonde se continue en bas avec celle qui recouvre le transversaire épineux : toutes deux ont leurs insertions propres à l'atlas, mais se raccordent à la surface. De la face antérieure se détachent d'épaisses cloisons qui vont se fixer à l'occipital et à l'atlas; elles séparent les muscles et les engainent. Leur densité est proportionnelle au volume du muscle.

Trolard a décrit une *loge aponévrotique*; mais c'est une loge sans espace libre, étroitement occupée par les muscles et leurs enveloppes et du tissu adipeux de remplissage.

Voy. : Trolard, La loge aponévrotique des muscles profonds de la nuque. *Journ. de l'Anatomie*, 1898. — Bezold, Ein neuer Weg f. Ausbreit.... *Deutsche medic. Wochensch.*, 1881.

CHAPITRE CINQUIÈME

MUSCLES DU THORAX

RÉGION ANTÉRO-LATÉRALE

La région antéro-latérale du thorax est formée par quatre muscles : le *grand pectoral*, le *petit pectoral*, le *sous-clavier* et le *grand dentelé*. Tous ces muscles naissent de la cage thoracique et vont se terminer sur le squelette du membre supérieur, soit sur les éléments de la ceinture scapulaire, soit sur l'humérus. Ils appartiennent donc en réalité à la musculature du membre supérieur et c'est seulement pour obéir à l'usage que nous les décrivons avec les muscles du tronc.

GRAND PECTORAL. — M. pectoralis major.

Muscle large, aplati et rayonné, le grand pectoral, situé à la partie antéro-supérieure du thorax, s'étend de la clavicule, du sternum et des six premières côtes à la partie supérieure de l'humérus.

Il naît : 1° des *deux tiers internes du bord antérieur de la clavicule*, épaissi à ce niveau et présentant l'aspect d'une véritable face ; — 2° de *la face antérieure du sternum*, dans la moitié correspondante ; — 3° de *la face antérieure des six premiers cartilages costaux et de l'extrémité antérieure de la sixième côte* ; — 4° du bord supérieur *de l'aponévrose du grand droit de l'abdomen*.

Les origines claviculaires se font par de très courtes fibres aponévrotiques et par implantation directe des fibres charnues. — Les origines sternales se font par des fibres tendineuses parallèles à l'os et lui adhérant intimement sur presque toute leur étendue; ces fibres s'entrecroisent au niveau de la ligne médiane avec celles du côté opposé, formant ainsi, en avant du sternum, un véritable raphé aponévrotique de largeur variable; chez les individus très musclés le raphé est réduit au minimum, et les deux courbes à concavité externe, qui limitent en dedans le corps charnu, deviennent tangentes vers la partie moyenne du sternum. — Les origines chondro-costales se font de la façon suivante (Voy. fig. 275) : du premier cartilage costal on voit se détacher une languette charnue aplatie, dont la ligne d'origine, oblique en bas et en dedans, se prolonge souvent sur l'aponévrose d'enveloppe du premier intercostal interne. Les origines sur le deuxième et le troisième cartilage costal se font par de petits faisceaux aplatis qui s'attachent sur la face antérieure de ces cartilages, tout près du sternum. La quatrième languette, qui naît du bord supérieur du quatrième cartilage costal, est plus volumineuse que les précédentes. Elle le cède cependant en volume aux cinquième et sixième qui se détachent, la première de toute l'étendue du cartilage costal, la deuxième du cartilage et de la portion antérieure de la sixième côte. Ces deux dernières languettes sont souvent renforcées par de petits faisceaux charnus nés de l'aponévrose du quatrième et du cinquième espace intercostal. — L'origine sur la gaine aponévrotique du grand droit antérieur se fait par un faisceau charnu assez mince.

La disposition des faisceaux costaux est assez variable. Les faisceaux supérieurs font assez souvent défaut. Les faisceaux inférieurs sont beaucoup plus constants.

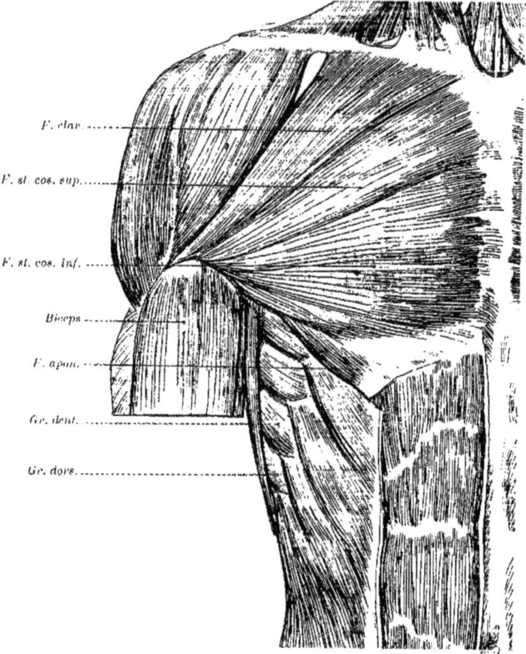

Fig. 272. — Grand pectoral.

Il n'est pas rare de les voir se dédoubler ou plutôt se diviser en deux couches superposées. Chez quelques sujets, les insertions sur l'aponévrose intercostale externe se multiplient au niveau du quatrième et du cinquième espace intercostal.

Parties de ces origines, dont l'ensemble représente une courbe à concavité externe, les fibres charnues constituent un corps musculaire qui, d'abord large et étalé, se rétrécit et devient plus épais en se portant en dehors.

Ce corps musculaire peut se décomposer en trois portions : claviculaire, sterno-costale supérieure et sterno-costale inférieure. La portion *supérieure* ou *claviculaire*, formée par les fibres naissant de la clavicule, se dirige en bas et en dehors, passe en avant de la portion sterno-costale supérieure et se jette sur un tendon aplati. Celui-ci continue le trajet du corps charnu, croise à angle très aigu les tendons des deux autres portions et vient occuper la moitié inférieure de la lèvre externe de la coulisse bicipitale. — La portion *moyenne* ou *sterno-costale supérieure*, séparée de la précédente par un interstice celluleux toujours bien marqué, mais plus difficile à séparer de la troisième portion, se dirige aussi en bas et en dehors. Ses fibres vont aussi se terminer sur les deux faces d'un tendon aplati ; elles s'avancent beaucoup plus sur ces faces au niveau du bord inférieur du tendon qu'au niveau de son bord supérieur. Il en résulte que la surface tendineuse restant libre affecte la forme d'un triangle à sommet inférieur. Ce tendon croise très obliquement le tendon de la portion précédente, auquel il s'unit le plus souvent, et va s'insérer en arrière de lui à la lèvre externe de la coulisse bicipitale soit à la même hauteur, soit à un niveau plus élevé. — La portion *inférieure* ou *sterno-costale inférieure* fait suite à la précédente. Ses fibres ont une direction variable. Les supérieures se dirigent horizontalement en dehors, les inférieures sont obliquement ascendantes et leur obliquité est d'autant plus marquée qu'elles naissent plus bas. Toutes vont se terminer sur un tendon commun, mince, large et plat ; ce tendon, continuant la direction des fibres charnues, s'engage sous les tendons des deux portions précédentes et va se terminer sur la lèvre externe de la coulisse bicipitale, débordant en haut les tendons réunis de ces deux portions. La constitution de cette troisième portion est intéressante : tandis que les deux précédentes sont formées de fibres parallèles,

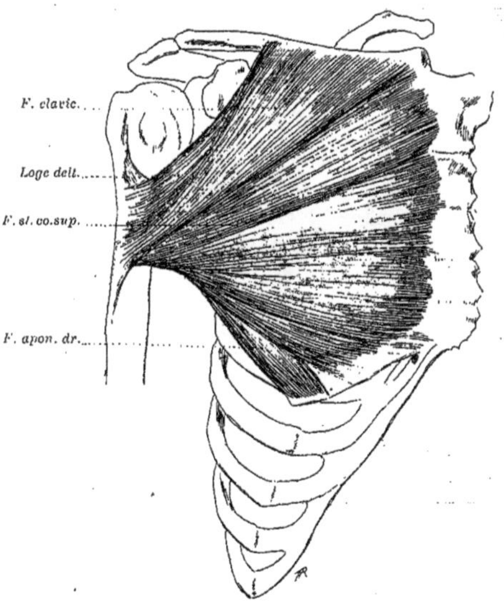

Fig. 273. — Grand pectoral.

la sterno-costale inférieure subit une sorte de torsion : les fibres venues de la partie supérieure de la zone d'origine vont se continuer avec les fibres tendineuses inférieures ; les fibres nées plus bas croisent les précédentes, au-dessous desquelles elles s'engagent, et vont se continuer avec les fibres les plus élevées du tendon. — En somme, cette torsion mise à part, les fibres tendineuses de la portion inférieure s'entrecroisent en X avec le tendon commun aux deux portions précédentes.

La séparation du grand pectoral en trois portions nettement distinctes est assez rare, surtout si on la recherche vers l'origine du muscle; là, le grand pectoral n'est divisible qu'en deux portions: l'une claviculaire, l'autre sterno-costale. A l'autre extrémité du muscle on retrouve encore une séparation très nette en deux plans tendineux entrecroisés en X: mais le plan tendineux antérieur est formé par la portion claviculaire et la portion sterno-costale supérieure, tandis que le plan profond est uniquement formé par la portion sterno-costale inférieure. C'est en raison de cette disposition, qu'il nous a paru indispensable de décomposer le muscle en trois portions.

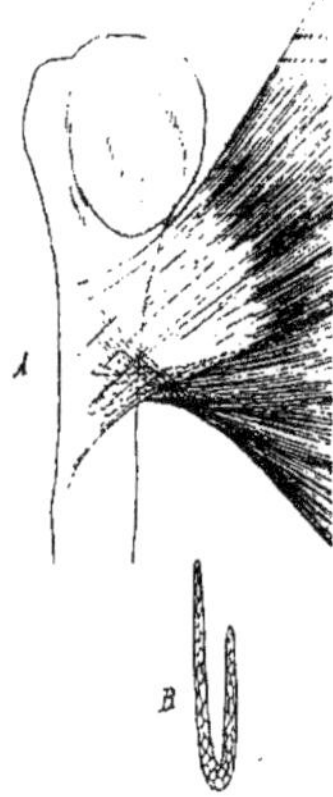

FIG. 274. — A : Schéma de l'insertion du grand pectoral; B : Coupe du tendon.

Le plus souvent les tendons des deux premières portions, accolés et soudés, formant le plan antérieur du tendon commun, sont unis intimement par leur bord inférieur au plan tendineux postérieur, formant avec lui un V tendineux à sinus supérieur (Sch. B.). Parfois les trois tendons conservent leur indépendance, de telle sorte que le tendon commun est formé, dans sa partie inférieure, par trois plans tendineux superposés.

Regardez sur l'os sec combien est large et rugueuse la crête d'insertion du grand pectoral, lèvre externe de la coulisse bicipitale, soulevée par la traction des trois plans tendineux. Le tendon commun, résultant de leur fusion, est très épais, surtout dans sa partie inférieure, il s'attache sur la lèvre externe de la coulisse bicipitale, depuis la base de la grosse tubérosité jusqu'au niveau de l'extrémité supérieure de la branche antérieure du V deltoïdien. Du bord inférieur du tendon s'échappent quelques fibres qui vont se perdre sur le tendon du deltoïde et sur l'aponévrose brachiale. De son bord supérieur partent des fibres verticales qui montent en avant de la coulisse bicipitale, entre les deux tubérosités. Sa face postérieure est unie par une expansion au tendon du grand dorsal et du grand rond. Sa face antérieure est longée, tout près de l'attache osseuse, par un faisceau de fibres verticales.

Rapports. — La face superficielle du grand pectoral est recouverte à sa partie supérieure par le peaucier; sa partie moyenne répond à la glande mammaire dont elle est séparée par une couche de tissu cellulaire très lâche ; dans tout le reste de son étendue elle répond à la peau. Sa face profonde, d'abord appliquée sur le thorax, recouvre à ce niveau les cartilages des sept premières côtes, les intercostaux externes, le sous-clavier et les origines du petit pectoral. Elle est séparée de ces deux muscles par l'aponévrose clavi-coraco-axillaire et par du tissu cellulaire dans lequel cheminent les ramifications de la branche interne de l'acromio-thoracique. Plus en dehors, elle forme avec cette aponévrose et le petit pectoral la paroi antérieure du creux axillaire. Son bord supérieur, obliquement descendant, est en rapport avec le deltoïde qui empiète sur la face antérieure du grand pectoral (fig. 273). Dans l'interstice cellulaire qui sépare les deux muscles, cheminent la veine céphalique, une branche de l'acromio-thoracique et des lymphatiques. Son bord inférieur répond aux digitations supérieures du grand oblique et du grand dentelé; lors de la contraction du muscle ou lorsque le bras est porté dans l'abduction, il fait sous les téguments une saillie arrondie dans la portion thoracique, linéaire et tranchante dans la portion brachiale qui répond au tendon. Le grand pectoral est traversé, près de ses insertions sternales, par les branches perforantes de la mammaire interne et par de nombreux lymphatiques se rendant aux ganglions médiastinaux.

Action. — Le grand pectoral peut prendre son point fixe sur le thorax ou sur l'humérus. Dans le premier cas on peut, au point de vue physiologique, le diviser en deux portions.

L'action de la portion supérieure (formée par les fibres claviculaires et costales supérieures) varie selon la position préalable du bras. Lorsque le bras est placé dans l'élévation verticale, cette portion attire l'humérus en bas et en avant et l'abaisse jusque dans la position verticale. Lorsque les bras sont placés en croix, c'est-à-dire en abduction, et dans la position horizontale, la contraction du grand pectoral détermine un mouvement d'adduction directe; lorsque les bras sont pendants, elle les rapproche du tronc; en même temps, les coudes se portent en avant, en dedans et en haut. Dans cette position du bras, la portion supérieure du grand pectoral agit surtout sur le moignon de l'épaule; elle l'élève fortement en le portant un peu en avant. Grâce à cette action spéciale, la portion supérieure joue un rôle dans l'expression de certains sentiments. « Elle exprime la crainte, l'humiliation, la prière par l'attitude qu'elle imprime aux épaules et au thorax. C'est elle, en effet, qui, portant les épaules en avant et en haut, arrondit le dos et creuse la poitrine en avant. Enfin, ses contractions saccadées expriment le frisson de la peur et de la fièvre (Duchenne). » Les classiques admettent que la portion supérieure du grand pectoral porte l'extrémité inférieure de l'humérus en haut, en avant et en dedans, comme dans l'acte de croiser les bras et de mettre la main sur l'épaule du côté opposé. Pour Duchenne, le grand pectoral intervient à peine dans ces mouvements; il a démontré par des expériences électro-physiologiques que ce rôle d'adducteur-élévateur du bras appartenait aux fibres antérieures du deltoïde.

La portion inférieure, sterno-costale inférieure, abaisse l'humérus. Lorsque celui-ci a été abaissé jusqu'à la direction horizontale par la portion supérieure, c'est la portion inférieure qui complète le mouvement d'abaissement. Ce mouvement d'abaissement complémentaire est contrarié légèrement par la contraction simultanée de la portion supérieure qui devient un peu élévatrice.

Il est au contraire favorisé par la contraction simultanée du grand dorsal qui agit, dans ce cas, comme collaborateur de la portion inférieure du grand pectoral.

Les deux portions du grand pectoral impriment à l'humérus un mouvement de rotation de dehors en dedans, lorsqu'il se trouve préalablement en rotation externe. Ces mouvements de rotation se combinent dans quelques cas aux mouvements d'abaissement dans l'accomplissement de certains gestes déterminés comme dans « le geste du prédicateur qui bénit les fidèles » (Duchenne).

Lorsque le grand pectoral prend son point fixe sur l'humérus, il agit sur les côtes, le sternum et la clavicule, et tend, lorsque son action est bilatérale, à soulever le tronc et à le rapprocher des bras; aussi joue-t-il un rôle dans l'action de grimper. Son rôle respiratoire est beaucoup plus problématique. Henle fait observer, avec raison, que les fibres du grand pectoral, presque parallèles à la direction des côtes, sont disposées de la façon la plus défavorable pour les élever et Duchenne a démontré par l'expérience directe qu'en fait, ces mouvements d'élévation n'existent pas.

Innervation. — Le nerf du grand pectoral, grand thoracique antérieur de Sappey, naît de la partie moyenne du plexus brachial, de la sixième ou de la septième paire cervicale. Il descend en avant de la veine sous-clavière et en arrière de la clavicule, passe sous le muscle sous-clavier, croise l'artère sous-clavière, et descend obliquement vers le grand pectoral qu'il aborde par sa face profonde. Un filet presque constant, venu du nerf du petit pectoral, traverse ce dernier muscle pour venir se perdre dans le grand pectoral.

Variations et anomalies. — L'absence totale du grand pectoral, en dehors de toute malformation congénitale ou altération pathologique, est rare. — Plus souvent, on rencontre la disparition complète ou incomplète de l'une de ses portions constitutives. — Le grand pectoral se confond plus ou moins intimement avec son homonyme du côté opposé, avec le deltoïde, avec le grand droit de l'abdomen, avec le biceps, avec le grand dorsal. — La fusion des deux grands pectoraux avec disparition de l'intervalle pectoro-pectoral occupé par les faisceaux d'anastomoses charnus et tendineux se rencontre chez certains singes, chez la chauve-souris, le cheval. — L'union des portions claviculaires du grand pectoral et du deltoïde est fréquente chez l'homme et dans la série animale; on l'observe constamment chez certains rongeurs, chez certains Lémuriens. — Les fibres inférieures du grand pectoral se continuent avec les fibres supérieures du grand droit. — Parfois un faisceau du grand pectoral va se perdre dans la courte portion du biceps. — Parfois encore, il existe des faisceaux d'anastomose entre le grand et le petit pectoral. — Quelques fibres du grand pectoral peuvent se continuer avec celles du présternal. — Les variations d'insertions du grand pectoral sont des plus nombreuses. C'est ainsi que ce muscle peut naître seulement des quatre premières côtes, ou au contraire s'étendre jusqu'aux septième, huitième, neuvième et même jusqu'à l'aponévrose d'enveloppe du grand oblique et du droit antérieur de l'abdomen. — Des faisceaux erratiques de ce muscle vont s'insérer sur la coracoïde, la capsule de l'épaule, l'aponévrose brachiale. — Macalister et Chudzinski ont observé chez certains sujets l'indépendance de chacune des trois portions du grand pectoral. — Plus souvent encore, on a signalé l'isolement de la portion costo-abdominale. Suivant Ledouble, c'est de la différenciation de cette portion que résulteraient les faisceaux accessoires tels que le troisième pectoral de Pozzi, le chondro-épitrochléen de Wood.

Le *troisième pectoral* s'étend de la troisième côte à la lèvre externe de la coulisse bicipitale, où il s'insère en arrière du tendon normal. — Le *chondro-épitrochléen*, né sur les cartilages des dernières côtes, des fausses côtes et de l'aponévrose épigastrique, va se fixer soit à l'épitrochlée, soit à l'aponévrose brachiale, soit même à l'aponévrose antibrachiale. Ce faisceau musculaire, inconstant et des plus variables, chez l'homme, a ses homologues dans la série animale. Il répond au brachio-abdominal décrit par Zenker chez les batraciens; il existe chez les chéiroptères. Il ne représente donc pas un muscle surnuméraire, ayant une individualité propre, mais « la portion ventrale du grand pectoral » qui, normalement très réduite chez l'homme, est susceptible de se développer par rappel atavique.

Le corps charnu peut être dédoublé en deux plans, l'un superficiel, l'autre profond (Tiedmann, Macalister, Chudzinski). — Le tendon d'insertion humérale peut se dédoubler et s'insérer à la fois aux deux lèvres de la coulisse (Knott).

PRÉSTERNAL

Le muscle présternal, décrit par nombre d'auteurs, a été étudié spécialement par Halberstma, Bardeleben et Ledouble. Muscle inconstant, qui se rencontre quatre fois sur cent sujets environ, il est situé sous la peau, au-devant du sternum. Tantôt simple, tantôt double, il fait suite le plus souvent aux tendons sternaux des sterno-cléido-mastoïdiens pour se terminer, en général, sur les cartilages des cinquième, sixième et septième côtes, plus rarement sur les côtes elles-mêmes, ou sur l'aponévrose du grand oblique. Lorsqu'il ne se continue pas avec les sterno-mastoïdiens, il s'insère au sternum, à la clavicule. Parfois, mais très rarement, il fait suite au peaucier cervical. Sa forme et sa direction sont des plus variables. Vertical le plus souvent, il peut être oblique et se croiser avec son homonyme du côté opposé comme les deux branches d'un X, ou le rencontrer de manière à former avec lui un V à sommet inférieur (Ledouble). Suivant ce dernier auteur, les intersections fibreuses transversales observées aux différentes hauteurs du corps charnu seraient très rares; le présternal ne s'insérerait que rarement à l'aponévrose du grand pectoral. — Enfin, certaines formes de présternal rudimentaire n'ont aucune insertion osseuse. Récemment Nicolas a observé une forme rare de présternal chez un fœtus à terme. Il se présentait sous la forme d'une étoile à six branches : sur la lame tendineuse centrale, rectangulaire, venaient s'insérer les languettes charnues : les deux supérieures faisaient suite aux tendons sternaux des sterno-mastoïdiens, les deux moyennes émanaient des fibres les plus superficielles du grand pectoral, les deux inférieures prenaient attache sur les aponévroses du grand pectoral, du grand oblique et du grand droit. Suivant Bardeleben, certains présternaux seraient innervés par des rameaux venus des intercostaux; d'autres recevraient leurs nerfs du thoracique antérieur; Cunningham a observé ce dernier mode d'innervation.

La signification de ce muscle est des plus obscures et les opinions des auteurs sont des plus variées. Nous ne citerons ici que pour mémoire l'opinion de Halberstma qui a voulu voir dans le présternal un muscle propre à l'homme, sans homologue dans la série. — Bourienne et Marjolin le considèrent comme un prolongement thoracique du sterno-cléido-mastoïdien, Lavocat comme un faisceau superficiel, dissocié des pectoraux. Bardeleben, se fondant sur les faits d'innervation, pense qu'il y a deux sortes de présternaux : les uns, innervés par les intercostaux, dépendance des sterno-mastoïdiens, les autres innervés par le nerf thoracique antérieur, dépendance du système pectoral. — Pour Turner, ces muscles représenteraient un peaucier pectoral. Pour Testut, ils dépendraient par leur extrémité supérieure du sterno-mastoïdien (Gegenbaur), par leur extrémité inférieure du grand oblique.

PETIT PECTORAL. — **M. pectoralis minor.**

Situé sur les parties antéro-latérales du thorax, au-dessous du grand pectoral, le petit pectoral, large, aplati et triangulaire, s'étend des troisième, quatrième et cinquième côtes au sommet de l'apophyse coracoïde.

Il naît, par trois languettes, *du bord supérieur et de la face externe des troisième, quatrième et cinquième côtes*, tout près des cartilages costaux. Parfois, il prolonge son attache jusque sur ces cartilages, surtout au niveau de la troisième côte. Chaque digitation naît du bord supérieur de la côte correspondante par une lamelle aponévrotique très mince mais assez résistante, et de la face externe de la côte par implantation directe des fibres charnues.

Ces fibres se dirigent en haut, en dehors et un peu en arrière. Elles constituent par leur réunion un corps musculaire de forme triangulaire qui, d'abord aplati et étalé, diminue ensuite de largeur, en devenant de plus en plus épais. Il va s'attacher par un tendon aplati à la *moitié antérieure du bord interne ou thoracique de l'apophyse coracoïde*, empiétant toujours, plus ou moins, sur la face supérieure ou claviculaire de celle-ci (Voy. *Ost.*, fig. 128). — On trouve quelquefois entre le tendon et la coracoïde une petite bourse séreuse, surtout lorsque le tendon franchit la coracoïde pour aller prendre une insertion anormale; d'après Gruber, on ne rencontrerait cette séreuse qu'une fois sur 40; elle m'a paru plus fréquente. La partie terminale de ce tendon est souvent unie par son bord externe au tendon du coraco-brachial.

Rapports. — Le petit pectoral est recouvert par le grand pectoral; entre les deux cheminent la branche interne de l'artère acromio-thoracique et des lymphatiques; sa face postérieure, d'abord appliquée sur la paroi thoracique, est en rapport avec les côtes, les muscles intercostaux externes, le grand dentelé et les branches de la mammaire externe. En dehors, le muscle abandonne la paroi thoracique et prend part à la constitution de la paroi antérieure de l'aisselle, entrant en rapport par sa face postérieure avec le paquet vasculo-nerveux. Le bord supérieur du muscle est séparé de la clavicule par un espace triangulaire dont l'aire est fermée par l'aponévrose clavi-coraco-axillaire. C'est au niveau de ce triangle qu'émergent le nerf du grand pectoral et les vaisseaux acromio-thoraciques. Son bord inférieur, plus oblique que le bord supérieur, longe le bord inférieur du grand pectoral; il le déborde un peu lorsque ses insertions descendent jusqu'à la sixième côte.

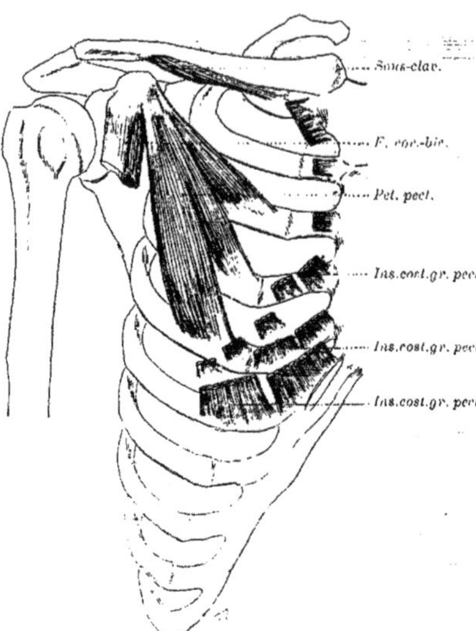

FIG. 275. — Insertions costales du grand pectoral. Petit pectoral et sous-clavier.

Action. — Lorsque le petit pectoral prend son point fixe sur les côtes, il imprime à l'omoplate : 1° un mouvement de totalité en vertu duquel l'omoplate se porte en avant et en dehors; 2° un mouvement de bascule, grâce auquel l'angle antérieur de l'os et par conséquent le moignon de l'épaule se porte en bas et en avant, tandis que son angle inférieur se porte en haut et en arrière. Le rhomboïde et l'angulaire, ses auxiliaires pour le mouvement de bascule, sont ses antagonistes pour le mouvement de totalité. — Lorsque le petit pectoral prend son point fixe sur l'omoplate, il élève les côtes et devient inspirateur.

Innervation. — Le petit pectoral est animé par un filet du plexus brachial. Né de la réunion de la sixième et de la septième paire cervicale, le nerf du petit pectoral (petit thoracique antérieur de Sappey) se porte en bas et passe en arrière de l'artère sous-clavière; avant d'atteindre le muscle, il s'anastomose avec le nerf du grand pectoral et va s'épuiser sur les faces postérieure et antérieure du muscle.

Variations et anomalies. — L'absence du petit pectoral coïncide avec celle du grand. — Fréquemment, on observe des faisceaux anastomotiques unissant le petit pectoral soit au grand pectoral, soit au sous-clavier. — Les insertions costales peuvent être réduites à deux ou même à une seule; elles peuvent au contraire s'étendre à la deuxième et à la sixième côte. — Son insertion externe est bien plus variable encore : c'est ainsi que souvent il glisse sur la coracoïde et va s'insérer au ligament acromio-coracoïdien ou se perdre sur la capsule scapulo-humérale, ou sur le tendon du sus-épineux, ou jusque sur les tubérosités humérales.

Ces insertions anormales peuvent même coïncider avec l'insertion coracoïdienne. — Wood a signalé l'insertion claviculaire d'un faisceau erratique de ce muscle. — Chudzinski a vu un faisceau du petit pectoral se fixer à une bandelette tendineuse tendue entre la clavicule et la coracoïde. — Panas et Ledouble ont signalé l'insertion du petit pectoral au col anatomique de l'humérus. — Ces insertions humérales du petit pectoral ne sont pas rares chez les mammifères. Ce sont là autant de faits qui viennent confirmer la notion du petit pectoral, faisceau différencié du grand pectoral, établie par Lannegrace.

SOUS-CLAVIER. — M. subclavius.

Muscle court, allongé, fusiforme, le sous-clavier s'étend de la première côte à la clavicule, sous la face inférieure de laquelle il est caché.

Il naît sur le *cartilage de la première côte et sur la partie la plus interne de la portion osseuse de celle-ci*, par un tendon long et fort qui se prolonge sur le bord inférieur du muscle. A ce tendon font suite les fibres charnues. Celles-ci se dirigent en haut et en dehors, cheminant d'autant plus obliquement qu'elles sont plus inférieures. Elles vont se fixer sur la partie moyenne de la *face inférieure de la clavicule*, excavée en gouttière lorsque le muscle est très développé. Cette insertion se fait, pour les fibres internes, par implantation directe des fibres charnues, pour les fibres externes, par un fort tendon qui s'enfonce à la façon d'un coin entre les insertions claviculaires des ligaments conoïde et trapézoïde.

Rapports. — Par sa face supérieure, le sous-clavier répond à la face inférieure de la clavicule, contre laquelle il est fixé par l'aponévrose clavi-coraco-axillaire; sa face inférieure répond à la première côte, à la veine, à l'artère axillaire et au plexus brachial. En avant, il est recouvert et masqué par l'épaisse aponévrose clavi-pectorale et par le grand pectoral; en arrière, il répond aux origines du sterno-thyroïdien et à la veine axillaire, qui longe le bord postérieur de la clavicule.

Action. — Lorsque le sous-clavier prend son point fixe sur la première côte, il abaisse la clavicule et avec elle le moignon de l'épaule. Lorsqu'il prend son point fixe sur l'épaule, il élève la première côte et devient inspirateur. Par sa contraction, il tend à appliquer l'extrémité externe de la clavicule contre le sternum; c'est un véritable ligament actif de l'articulation sterno-claviculaire.

Innervation. — Le sous-clavier reçoit un filet nerveux provenant de la réunion de la sixième avec la septième paire cervicale; ce filet s'anastomose avec le nerf phrénique.

Variations et anomalies. — Kœlliker a signalé l'absence du sous-clavier qui était remplacé par un trousseau ligamenteux. — Dans un cas d'absence, Gruber a vu le sous-clavier remplacé par un sterno-chondro-scapulaire, de sorte que l'on peut se demander s'il s'agissait bien d'une absence et si l'on n'était pas en présence d'un sous-clavier anormal.

[POIRIER.]

— On a signalé la duplicité du sous-clavier; mais il semble que, dans ces cas, on a pris pour faisceau de dédoublement du sous-clavier un muscle surnuméraire, le sterno-chondro-scapulaire. — Rien n'est plus variable que l'insertion externe du sous-clavier qui peut se faire à la coracoïde, aux ligaments coraco-claviculaires, à l'acromion, à l'humérus. — Le sterno-chondro-scapulaire de Wood est parfois confondu à son origine avec le sous-clavier; plus souvent il est distinct de ce muscle et s'insère au sternum et au cartilage de la première côte.

GRAND DENTELÉ. — M. serratus magnus.

Muscle large, aplati et rayonné, le grand dentelé s'étend des dix premières côtes au bord interne ou spinal de l'omoplate.

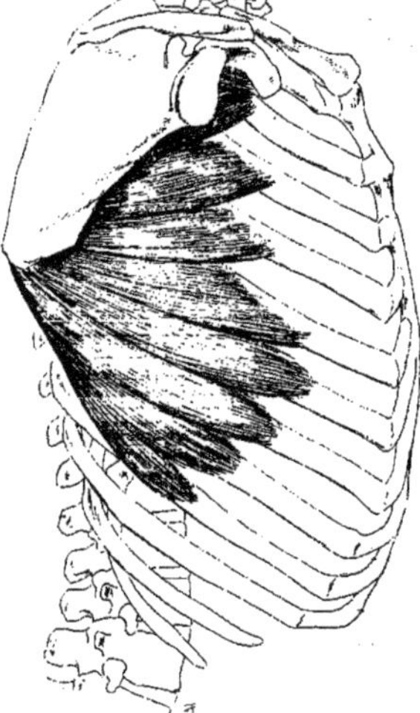

Fig. 276. — Grand dentelé.

On peut le regarder comme formé de trois portions.

La *portion supérieure* se détache de la *face externe des deux premières côtes* et d'une arcade aponévrotique réunissant ces deux os. Il n'est pas rare de voir quelques-unes de ses fibres s'insérer sur le tendon des scalènes et plus spécialement du scalène postérieur. Cette origine se fait par implantation directe des fibres charnues. Celles-ci constituent par leur réunion un corps charnu assez épais, qui se porte en haut, en arrière et en dehors, et va se terminer par de courtes fibres aponévrotiques sur l'*angle supérieur et externe de l'omoplate*, entre l'angulaire et l'omo-hyoïdien. Cette première portion, qui affecte la forme d'un triangle à base costale et sommet scapulaire, forme ordinairement un corps musculaire unique; elle est cependant quelquefois divisée par un interstice celluleux en deux digitations, dont chacune répond à l'une des deux côtes d'origine. Cette première portion est toujours nettement séparée de la deuxième; elle forme presque un petit muscle à part.

La *deuxième portion* est toujours facilement isolable de la première; en revanche, il n'est pas toujours facile de la séparer de la troisième; quand la ligne celluleuse qui existe parfois entre ces deux portions fait défaut, on se base, pour délimiter la deuxième portion, sur sa terminaison, qui se fait sur le bord spinal de l'omoplate; on peut aussi la distinguer de la troisième par ce fait qu'elle est constituée par des fibres à direction parallèle au lieu d'être formée comme celle-ci par des fibres convergentes. — Ainsi comprise, cette deuxième portion naît *de la deuxième, de la troisième et de la quatrième côtes*, par trois digitations très aplaties qui s'attachent sur la face externe de la côte correspondante, suivant une ligne oblique en bas et en avant. De ces origines, les fibres charnues se portent en dehors et un peu en bas, et vont s'attacher, par de courtes fibres aponévrotiques, sur toute l'étendue du *bord interne ou spinal de l'omoplate*. L'étendue de cette deuxième portion est d'ailleurs variable. La digitation qui naît de la quatrième côte va souvent s'attacher à l'angle inférieur du scapulum et doit alors être rattachée à la troisième portion. Chez quelques sujets même, la deuxième portion est constituée par une digitation unique venant de la

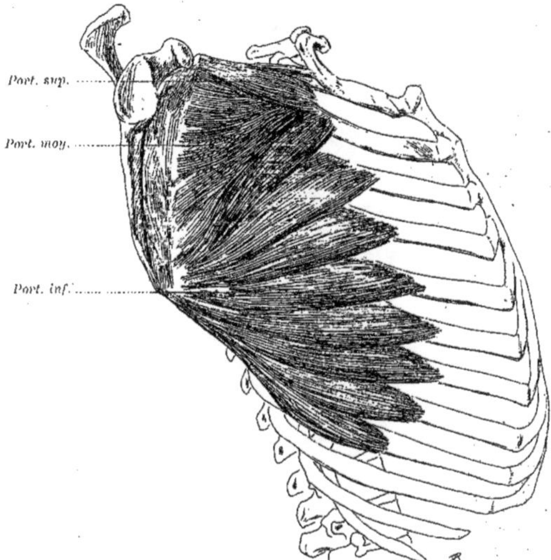

Fig. 277. — Grand dentelé. L'omoplate a été écartée du thorax.

deuxième côte (Henle). Dans ce cas, la deuxième portion affecte la forme d'un triangle à base scapulaire et à sommet costal.

La *troisième portion*, la plus volumineuse des trois, affecte la forme d'un large éventail musculaire qui naît de la face externe des *cinquième, sixième, septième, huitième, neuvième et dixième côtes* et qui vient se terminer sur l'*angle inférieur de l'omoplate*.

Les origines, dont l'ensemble représente une courbe assez régulière, se font sur la face externe des côtes, par des digitations d'abord tendineuses, puis charnues, qui s'entre-croisent avec celles du grand oblique. Toutes ces digitations convergent vers l'angle inférieur de l'omoplate : les supérieures suivent un trajet légèrement descendant; les moyennes sont horizontales; les inférieures, de beaucoup les plus nombreuses, cheminent d'autant plus obliquement en haut qu'elles sont plus inférieures. Toutes se fusionnent en un corps musculaire unique, très épais, qui vient se fixer sur l'angle inférieur de l'omoplate par de courtes fibres aponévrotiques. Dans le voisinage de leur terminaison les digitations s'imbriquent, chacune d'elles recouvrant la digitation sous-jacente. Il y a là comme une torsion ébauchée de la portion inférieure.

Constitué par la réunion de ces trois portions, le grand dentelé représente un vaste corps charnu qui se moule sur la convexité de la paroi latérale du thorax. Lorsqu'on écarte l'omoplate du tronc (fig. 274), il prend la forme d'un trapèze irrégulier dont la grande base, régulièrement dentelée, répond à la ligne d'origine et la petite à la ligne de terminaison.

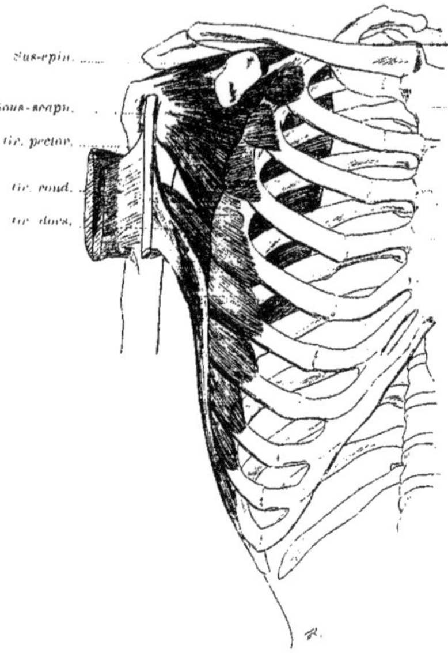

Fig. 278. — Grand dentelé; rapports.

Rapports. — Dans sa moitié inférieure, le grand dentelé répond en arrière au grand dorsal, en avant, à la peau sous laquelle ses digitations font saillie. Dans sa moitié supérieure, il présente trois parties : la partie antérieure est recouverte par les pectoraux; la partie postérieure est en rapport avec le sous-scapulaire, le petit et le grand rond, dont elle est séparée par une couche de tissu cellulaire lâche; la partie moyenne forme la paroi interne de la cavité axillaire et se met plus particulièrement en contact avec le nerf de Bell, l'artère mammaire externe et des ganglions lymphatiques. Vers le sommet de la pyramide axillaire, le paquet vasculo-nerveux repose sur la première digitation du grand dentelé. — Par sa face profonde, le grand dentelé est en rapport avec les dix premières côtes, les intercostaux et l'origine des scalènes. Son bord supérieur, légèrement ascendant, est longé par l'omoplato-hyoïdien et contourné par le plexus brachial et les vaisseaux sous-claviers. Son bord inférieur, vertical, est recouvert par le grand dorsal.

Action. — Le grand dentelé prend d'ordinaire son point fixe sur le thorax. Lorsqu'il se contracte en totalité, l'omoplate se porte en masse en avant, en dehors et en haut. Ce même mouvement est produit par l'action isolée de la partie moyenne. La contraction des portions supérieure et inférieure imprime, au contraire, à l'omoplate un mouvement de bascule ou plus exactement un mouvement de sonnette. Dans ce mouvement, l'omoplate se déplace autour

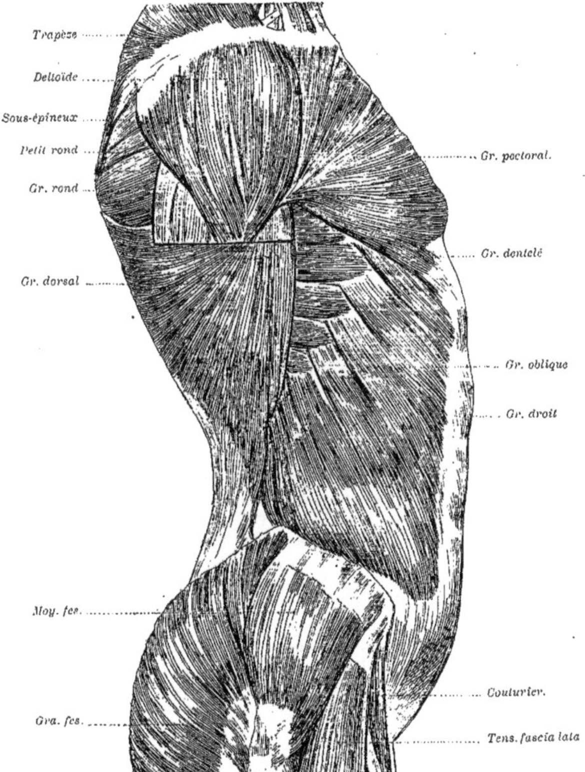

Fig. 270. — Muscles du tronc; face latérale.

d'un axe passant, soit par son angle interne, soit par son angle externe, jamais par son angle inférieur (Duchenne). — Etant donné ce mécanisme des mouvements de l'omoplate, et aussi la disposition de la première portion du muscle, on peut admettre qu'elle attire en haut et en dehors l'angle supéro-interne de l'omoplate et porte en haut et en dedans son angle inférieur. — Duchenne n'a d'ailleurs pu établir expérimentalement ce rôle de la première portion. Par contre, il a pu démontrer par l'expérimentation directe, que la contraction de la troisième portion produit la rotation de l'omoplate autour de son angle interne, l'angle externe restant immobile. Dans ce mouvement, l'angle inférieur se porte en haut et en dehors et l'angle supérieur en haut et en dedans. Le déplacement de l'angle inférieur est vite limité par la moitié inférieure du rhomboïde et par l'angulaire — La contraction du grand dentelé produit l'élévation directe de l'épaule. Malgré son rôle d'élévateur du moignon de l'épaule, la portion inférieure du grand dentelé n'intervient pas pour aider celle-ci à soutenir ou à élever un lourd fardeau : Duchenne a, en effet, constaté que les sujets qui élevaient le moignon de l'épaule dans un effort quelconque ne contractaient pas le grand dentelé ; si le grand dentelé n'intervient pas dans ces conditions, c'est parce que sa contraction gênerait la respiration en maintenant soulevées les côtes sur lesquelles il prend son point d'appui.

Lorsque le grand dentelé prend son point fixe sur l'omoplate, il agit sur les côtes. Étant donnée la direction de ses faisceaux constituants, on peut admettre que la deuxième portion est expiratrice, tandis que la première et la troisième sont inspiratrices. Le volume prépondérant de ces deux dernières amène à conclure que le grand dentelé est, dans son ensemble, un puissant inspirateur. Duchenne a démontré expérimentalement que, contrairement à l'assertion de quelques auteurs (Beau et Maissiat notamment), le grand dentelé était un inspirateur énergique.

Le grand dentelé me paraît contribuer, avec la pression atmosphérique, à appliquer l'omoplate contre le thorax (Voy. Poirier, Anatomie de l'aisselle, *loc. cit.*). D'après Duchenne, Lewinski (*Archiv. f. path. Anat. und Phys.*, t. 74, p. 473), Remak (*Galvanoth.*, Berlin, 1858), etc., le grand dentelé n'interviendrait pas dans la fixation de l'omoplate et sa paralysie ne produirait aucun déplacement notable de cet os, du moins à l'état de repos *du bras*. Tout autre est l'avis de Berger (*Mémoire de Breslau*, 1873 et 1875), de Seeligmüller (*Neurol. Centralbl.*, 1882), de Eulenburg (*Jahrb. des function. Nervenkr.*, Berlin, 1871), etc. D'après Busch (*Arch. f. kl. Chir.*, t. IV, p. 39), la paralysie du grand dentelé a pour conséquence l'écartement de l'omoplate de la cage thoracique, l'éloignement de son bord externe de la colonne vertébrale, la rotation de l'os dont l'angle inférieur s'élève et se rapproche de la ligne médiane. Ce déplacement, très net pendant le repos du bras, s'accentue encore pendant les mouvements de celui-ci (Voy. Barreiro, th. de Paris, 1895).

Innervation. — Le grand dentelé est innervé par le nerf respiratoire de Ch. Bell ou grand nerf thoracique postérieur, branche collatérale du plexus brachial. — Né des cinquième et sixième paires cervicales, ce nerf descend verticalement pour aborder le muscle par sa face superficielle, fournissant quelques filets à chacune de ses digitations : il se termine dans les digitations inférieures.

Variations et anomalies. — Il n'est pas rare de constater l'absence d'une ou deux digitations du grand dentelé. Cette absence porte parfois sur la première (Macalister), plus souvent sur les dernières (septième ou huitième). — Lorsque les interstices celluleux séparatifs des languettes prennent une plus grande importance qu'à l'ordinaire, ou lorsque la partie moyenne fait défaut, le muscle se trouve divisé en un nombre variable de portions plus ou moins distinctes. — Parfois au contraire, on rencontre des faisceaux surnuméraires profonds naissant en général de la première ou de la deuxième côte et se portant isolément à l'omoplate. Wood a vu ces faisceaux surnuméraires naître des neuvième et dixième côtes et venir s'insérer sur l'angle inférieur de l'omoplate.

Lorsque l'angulaire de l'omoplate possède une digitation supplémentaire allant à la septième vertèbre cervicale, il se continue directement avec le grand dentelé. — Cette anomalie permet de considérer l'angulaire comme la portion cervicale du grand dentelé. Cette manière de voir est d'ailleurs confirmée par les recherches d'anatomie comparée. La lame musculaire unique constituée par le grand dentelé et l'angulaire se rencontre normalement chez certains singes, chez le chat, etc.

APONÉVROSES DE LA RÉGION ANTÉRO-LATÉRALE DU THORAX

APONÉVROSE DU GRAND PECTORAL

Toile mince et celluleuse, adhérant assez fortement aux fibres charnues sous-jacentes, l'aponévrose du grand pectoral recouvre les deux faces du muscle. Sur la face antérieure, elle se continue en haut avec l'aponévrose cervicale superficielle, au niveau du bord antérieur de la clavicule. En dedans, elle se perd sur les origines du muscle; en dehors, elle se continue avec l'aponévrose du deltoïde. En bas, elle contourne le bord inférieur du grand pectoral et va tapisser sa face profonde. D'après les classiques, elle enverrait à ce niveau une expansion qui, passant à la façon d'un pont sur la base de la cavité axillaire, irait se continuer avec la gaine du grand dorsal, au niveau du bord inférieur de celui-ci. Je me suis déjà expliqué sur ce point. (Voy. Aponévrose de l'aisselle.)

APONÉVROSES DU PETIT PECTORAL ET DU SOUS-CLAVIER (APONÉVROSE CLAVI-CORACO-AXILLAIRE)

Le sous-clavier et le petit pectoral sont enveloppés par une lame aponévrotique, qui, née de la clavicule, engaine chacun de ces muscles et se prolonge dans la cavité axillaire au-dessous du bord inférieur du petit pectoral.

Cette lame aponévrotique (aponévrose clavi-coraco-axillaire de Richet) naît de la face inférieure de la clavicule, immédiatement en avant et en arrière des insertions claviculaires du sous-clavier, par deux feuillets qui engainent le muscle et le fixent solidement à l'os. Au niveau du bord inférieur du sous-clavier, ces deux feuillets se réunissent en un seul qui descend vers le bord supérieur du petit pectoral. Cette partie supérieure de l'aponévrose, que l'on distingue parfois sous le nom de clavi-pectorale, présente une grande épaisseur, surtout en dehors, au voisinage de la coracoïde; à ce niveau, l'aponévrose présente souvent un renforcement très net, le ligament coraco-claviculaire interne (Voy. *Arth.*, t. I, page 611 et fig. 630). Arrivée au bord supérieur du petit pectoral, l'aponévrose se dédouble de nouveau, forme une gaine à ce muscle et se reconstitue au niveau de son bord inférieur. — Au-dessous de ce bord, d'après les notions courantes, elle continuerait à descendre et viendrait se fixer sur la peau de la base du creux axillaire, dont elle maintiendrait la concavité, méritant ainsi, dans cette deuxième partie de son trajet, le nom de ligament suspenseur de l'aisselle. J'ai démontré (*loc. cit.*) que la disposition et la signification du ligament suspenseur de l'aisselle étaient toutes différentes. L'aponévrose clavi-coraco-axillaire, qui revêt la face postérieure de la paroi antérieure du creux axillaire, va former dans l'aisselle, avec l'aponévrose revêtant la paroi interne de celle-ci, un épaississement en forme d'arcade, très bien vu par Langer (Zur Anatomie des Musculus latissimus dorsi. *Oesterr. med. Wochenschrift*, 1846, n°s 15 et 16). La concavité de cette arcade regarde en bas et un peu en dehors; elle se termine par deux piliers: un pilier antérieur qui va se perdre sur la face interne du bras, immédiatement en arrière du tendon du grand pectoral; un pilier postérieur, qui va se perdre sur cette même face, avec le tendon du grand dorsal. Cette arcade, à laquelle Langer donne le nom d'*Achselbogen*, va former avec une arcade semblable (Voy. fig. 126) qui existe sur la face interne du bras, un large orifice, répondant au fond et à la paroi externe du creux axillaire. Cette deuxième arcade, que j'ai déjà décrite avec l'aponévrose axillaire, représente la limite supérieure de l'aponévrose brachiale; elle décrit une courbe à concavité supérieure. C'est l'*Armbogen* de Langer, dont les deux piliers ascendants vont se continuer avec les deux piliers descendants de l'*Achselbogen*. — Ces deux arcades aponévrotiques limitent ainsi, sur la paroi externe de l'aisselle, au niveau du tendon du grand dorsal, un orifice ovalaire dans l'ouverture duquel apparaît le paquet vasculo-nerveux. A ce niveau, si l'on en croit Langer, toute aponévrose ferait défaut et les vaisseaux et les nerfs seraient en quelque sorte sous-cutanés.

Je crois que Langer est tombé dans la même erreur que ceux qui décrivaient une fosse ovale dans le triangle de Scarpa. Entre les deux arcades aponévrotiques, l'aponévrose existe. Mais elle est excessivement mince, parce que c'est précisément à ce niveau qu'il existe des anastomoses entre les ganglions lymphatiques superficiels et les ganglions profonds du groupe externe de l'aisselle: il y a là un véritable *fascia crebriformis* analogue à celui de la cuisse, plus mince encore peut-être et plus difficile à disséquer. Je ne puis donc regarder avec Langer l'achselbogen et l'armbogen comme représentant la terminaison de l'aponévrose clavi-coraco-axillaire et de la partie interne de l'aponévrose brachiale. Ces deux aponévroses se continuent sans interruption sur la paroi externe du creux axillaire, et les deux arcades ne sont que de simples épaississements aponévrotiques. En d'autres termes, leur signification est de tout point semblable à celle du repli falciforme de Hey ou d'Allan Burns.

MUSCLES DE L'ABDOMEN

Les parois antérieure et latérales de l'abdomen sont essentiellement constituées par quatre muscles larges : le *grand oblique*, le *petit oblique*, le *transverse* et le *grand droit*. Les trois premiers, venus des parties inférieures de la cage thoracique et de la crête iliaque, se terminent par de larges tendons aponévrotiques, qui s'unissent en deux feuillets formant loge fibreuse pour le dernier ils vont ensuite s'entre-croiser sur la ligne médiane en un raphé fibreux, la *ligne blanche*.

Le grand droit descend verticalement de la partie antérieure de la cage thoracique vers la symphyse pubienne. — Des deux obliques, le grand descend des côtes vers la ligne blanche et le pubis, tandis que le petit monte du bassin vers les côtes inférieures et la ligne blanche; le plus profond, le transverse, dirige transversalement ses fibres, charnues ou aponévrotiques, des apophyses costiformes des vertèbres lombaires vers la ligne blanche.

Gegenbaur remarque avec raison que la largeur et l'étendue de ces muscles sont en rapport avec l'absence de côtes dans la région abdominale : le grand oblique répond aux intercostaux externes, le petit aux intercostaux internes, le grand droit à un système de muscles ventraux à fibres longitudinales.

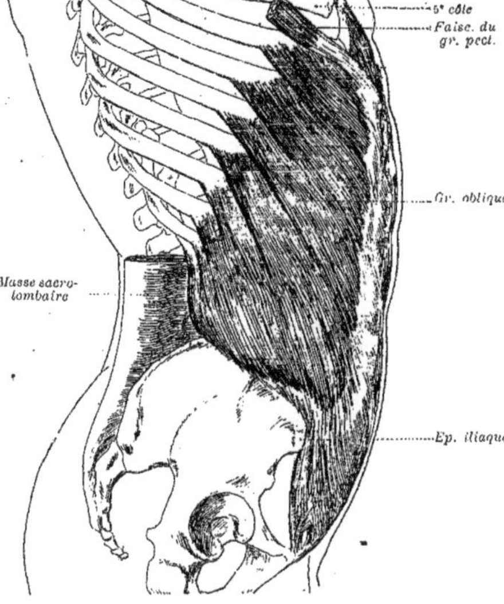

Fig. 280. — Muscle grand oblique.

Ces muscles, dérivés des segments musculaires qui occupaient primitivement cette région, montrent encore des traces de la métamérie primitive. — Leur innervation par les derniers nerfs intercostaux et les premiers nerfs lombaires confirme cette manière de voir.

Aux quatre muscles de la paroi antéro-latérale de l'abdomen, il faut ajouter un petit muscle inconstant, le *pyramidal*, logé dans la partie inférieure de la gaine du grand droit : c'est le vestige d'un muscle de l'os marsupial, devenu pubien après la disparition de cet os (Gegenbaur).

GRAND OBLIQUE. — M. abdominis obliquus externus.

Le grand oblique de l'abdomen est un muscle large, comprenant un corps charnu, qui répond à la partie inférieure de la cage thoracique et à la paroi latérale de l'abdomen, et un large tendon aponévrotique, qui s'étend sur toute la hauteur de la paroi antérieure de l'abdomen.

Cette lame très large, charnue dans sa moitié postérieure, tendineuse dans l'antérieure, est recourbée sur elle-même, suivant la courbure de la paroi antéro-latérale de l'abdomen. Le grand oblique s'attache *aux sept ou huit dernières côtes*, par autant de digitations. Chacune de ces digitations naît par de courtes fibres tendineuses de la face externe et du bord inférieur de la côte correspondante, suivant une courbe horizontale à concavité supérieure dans laquelle viennent se loger les digitations du grand dentelé pour les cinq premières, celles du grand dorsal pour les trois dernières; il y a ainsi une sorte d'engrènement entre ces deux muscles d'une part et le grand oblique de l'autre (fig. 276). Ces digitations augmentent progressivement de largeur et de longueur jusqu'à la huitième; les dernières sont plus étroites et moins allongées. Dans l'ensemble, les digitations s'étagent, en partie superposées, suivant une ligne oblique de haut en bas et d'avant en arrière; la première, inconstante, se détache de la partie antérieure de la cinquième côte, à peu de distance du cartilage, les suivantes s'éloignent d'abord, puis se rapprochent de l'extrémité antérieure de la côte, si bien que la dernière naît surtout de la partie cartilagineuse de la douzième côte. Parfois, un faisceau supplémentaire naît du ligament lombo-dorsal, dans le prolongement de l'apophyse transverse de la première lombaire.

Assez souvent, le grand oblique reçoit, par sa face profonde, *deux* ou *trois faisceaux charnus qui se détachent de la partie antérieure des neuvième, dixième et onzième côtes* (Voy. fig. 264). Ainsi nées des parties inférieures et latérales du thorax, ces dentelures musculaires, réunies et superposées en partie, se portent en avant, en dedans et en bas, d'autant plus obliques qu'elles viennent d'une côte plus inférieure; les supérieures, sous-jacentes au faisceau inférieur du grand pectoral, se rapprochent de l'horizontale; les inférieures descendent presque verticalement vers la crête iliaque. Par leur réunion elles forment une large lame musculaire, dont les fibres moyennes, répondant aux huitième et neuvième côtes, sont les plus longues.

Cette *partie charnue* du grand oblique se termine en avant sur une ligne verticale, qui répond au bord externe du muscle droit sur lequel elle empiète légèrement en haut; en bas, elle se termine sur une ligne horizontale qui répond au tiers antérieur de la crête iliaque et se continue sur l'abdomen, jusqu'à la rencontre de la ligne précédente avec laquelle elle s'unit à angle droit. A part les fibres inférieures qui, venues des dixième, onzième et douzième côtes, descendent presque verticalement vers la crête iliaque, à la lèvre externe de laquelle elles s'insèrent dans la moitié postérieure de celle-ci, toutes les fibres charnues du grand oblique viennent se continuer, tout le long des deux branches de cet angle, avec de longues fibres aponévrotiques dont la réunion forme *la large et resplendissante aponévrose du grand oblique.*

Les fibres de ce large tendon aponévrotique continuent la direction des fibres musculaires : les supérieures sont transversales; les autres, d'autant plus obliques qu'elles sont plus inférieures. Toutes celles qui naissent du bord vertical du muscle forment un plan aponévrotique qui, passant au-devant du grand droit, se rend à la ligne blanche; les fibres venues du sommet de l'angle descendent vers l'épine pubienne; celles qui naissent du bord horizontal vont à la lèvre externe de la crête iliaque, à l'épine iliaque antérieure et supérieure, et de celle-ci à l'épine et à la symphyse pubienne, formant ainsi un arc tendineux, l'*arcade de Fallope.*

On peut isoler et poursuivre le large tendon jusqu'à ses insertions, car il se réunit au feuillet postérieur de l'aponévrose du petit oblique; au-dessus de l'ombilic, il n'est libre que sur une étendue de 2 centimètres; au-dessous, il l'est sur 3 ou 4 centimètres; c'est seulement dans sa partie inférieure qu'on parvient à l'isoler jusqu'à la ligne médiane.

Les détails relatifs à la texture, aux insertions et aux rapports de cette aponévrose du grand oblique seront étudiés plus loin (Voy. Apon. de l'abdomen).

Rapports. — Le grand oblique est en rapport par sa face externe avec la peau et le tissu cellulaire sous-cutané. Il entre en rapport en haut avec le grand dentelé et le grand pectoral, plus bas et en arrière avec le grand dorsal. Son bord postérieur est recouvert par le bord externe du grand dorsal. D'autres fois, ces deux bords limitent un espace triangulaire, *triangle de Petit*, à travers lequel peuvent se produire des hernies (Voy. pour détails: Aponévroses de l'abdomen). Le grand oblique recouvre la partie antérieure des sept à huit dernières côtes, les intercostaux correspondants et le petit oblique. Dans le tissu cellulaire qui sépare les deux obliques, cheminent les deux nerfs abdomino-génitaux. En bas, il est en rapport avec le conduit vagino-péritonéal, le cordon chez l'homme, le ligament rond et le canal de Nück, chez la femme.

Variations et anomalies. — Gruber a vu deux grands obliques rudimentaires. — Quelques-unes de ses fibres peuvent se continuer avec celles du grand dentelé, du faisceau abdominal du grand pectoral, du présternal. — Son dédoublement a été souvent observé. — Flesch a signalé l'insertion cutanée de quelques-unes de ses fibres. — Tantôt on observe la disparition de quelques-uns de ses faisceaux costaux, tantôt la présence de quelques faisceaux surnuméraires. Pour Macalister, il peut avoir de six à neuf faisceaux. Ledouble a observé une intersection aponévrotique dans l'épaisseur de ce muscle.

PETIT OBLIQUE. — M. obliquus internus abdominis.

Sous-jacent au grand oblique, le petit oblique est, comme ce dernier, large et plat; ses fibres, dirigées en sens inverse de celles du précédent, montent obliquement de la crête iliaque vers les côtes inférieures. Il est aussi constitué par une portion charnue, aplatie, que continue un large tendon aponévrotique.

Il naît, par des fibres charnues entremêlées de courtes fibres tendineuses, *du versant externe de la crête iliaque*, dans les trois quarts antérieurs de celle-ci. — En arrière de cette insertion osseuse, des fibres se détachent en plus ou moins grand nombre d'un feuillet aponévrotique intimement confondu avec l'aponévrose du grand dorsal; quelques-unes de ces fibres peuvent être suivies jusqu'au quart postérieur de la crête iliaque; les postérieures, qui descendent de la douzième côte, aboutissent à une aponévrose qui se soude à celle du grand dorsal. Quelquefois, en exerçant des tractions sur ce faisceau charnu et en observant la direction des fibres aponévrotiques qui lui succèdent, on peut voir qu'elles se rendent à l'apophyse transverse de la dernière lombaire. La largeur de ce faisceau est variable; je pense, avec Charpy, qu'elle varie suivant la longueur de la douzième côte. En somme, le petit oblique est un muscle *iliaque* et non *épineux*. — En avant, quelques faisceaux musculaires se détachent, par de courtes fibres aponévrotiques, de la gouttière fibreuse formée par l'arcade crurale, dans le quart ou la moitié externe de celle-ci.

De cette longue insertion, les fibres charnues irradient, en éventail musculaire, dans des directions diverses : les postérieures montent presque verticalement vers la douzième côte; les suivantes se portent vers le contour inférieur du thorax et de la paroi abdominale antérieure, dans une direction de plus en plus oblique, se rapprochant peu à peu de l'horizontale, si bien que les fibres venues de l'épine iliaque antérieure sont horizontales. Celles qui naissent de l'arcade crurale prennent une obliquité inverse en bas et en dedans. — En somme, les fibres postérieures sont ascendantes, les moyennes transversales, les antérieures descendantes.

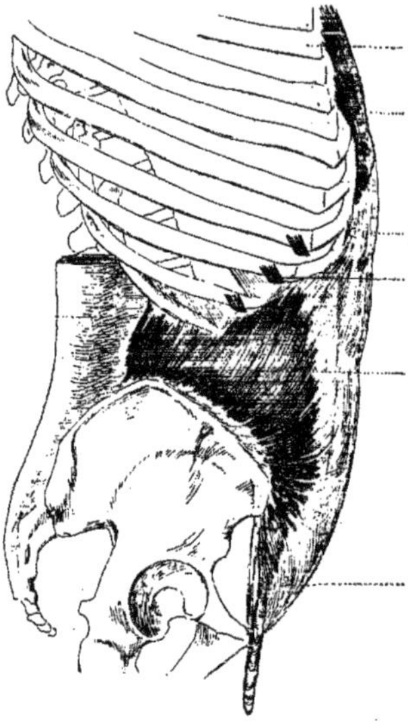

Fig. 281. — Petit oblique.

Le corps charnu, formé par la réunion de ces fibres, assez étroit en arrière, où il occupe l'espace compris entre la douzième côte et la crête iliaque, s'élargit en avant. Les faisceaux postérieurs vont se fixer, par trois digitations, aux *trois dernières côtes*. Ces insertions costales se font par trois digitations, qui se fixent au bord inférieur de l'extrémité de la douzième côte et au cartilage des onzième et dixième; au niveau des deux derniers espaces intercostaux, ces digitations entrent en connexion avec les fibres des muscles intercostaux internes auxquelles elles sont parallèles. Les faisceaux antérieurs se continuent avec de longues fibres aponévrotiques dont la réunion constitue un large tendon plat, l'*aponévrose du petit oblique*.

L'aponévrose du petit oblique, qui constitue le tendon d'insertion de la majorité des fibres du muscle, est formée des fibres qui continuent la direction des fibres musculaires. A peine constituée, à peu de distance du bord externe du muscle droit, elle se partage en deux feuillets qui enveloppent le muscle droit de l'abdomen, contribuant à la formation de sa gaine aponévrotique, et, au delà, à celle de la ligne blanche (Voy. fig. 284 et 285). Quelques-uns des faisceaux musculaires détachés de l'arcade crurale, parfois fort longs, vont s'insérer, par des fibres tendineuses isolées, sur l'épine et la symphyse pubiennes.

Les fibres les plus inférieures du petit oblique contournent la partie supérieure et antérieure du cordon, descendant avec lui jusqu'au voisinage de l'orifice superficiel du trajet inguinal, pour remonter ensuite et regagner la ligne médiane, en formant sur le cordon des anses à concavité supérieure, de plus en plus profondes. Ces fibres, éparses au milieu d'un tissu cellulaire que traversent de nombreuses veines, sont d'une dissection fort délicate; elles constituent les *premières anses crémastériennes.*

Variations et anomalies du petit oblique. — Tantôt le petit oblique est réduit dans ses insertions costales, tantôt il présente un faisceau surnuméraire allant au huitième cartilage. — De nombreux auteurs ont signalé des intersections aponévrotiques dans l'épaisseur du muscle. Henle a même observé dans l'une de ces intersections une lamelle cartilagineuse entièrement distincte du cartilage costal correspondant.

CRÉMASTER

De la partie du petit oblique qui est logée dans la gouttière crurale, se détache un faisceau volumineux de fibres charnues, c'est le *faisceau externe du crémaster*. Parfois, ce faisceau est nettement isolé; le plus souvent, il est impossible de le séparer du petit oblique, dont il semble représenter la partie inférieure; ce faisceau descend au-devant du cordon, avec lequel il sort, par l'orifice superficiel du trajet inguinal, pour descendre avec lui vers les bourses. Les fibres de ce faisceau s'éparpillent sur les parties latérales et antérieures du cordon et du testicule, en formant des anses à concavité supérieure : ces fibres, d'une teinte rouge pâle, forment ce qu'on appelle la *tunique érythroïde*; après s'être dispersées, et avoir échangé nombre d'anastomoses, elles se rassemblent en un faisceau, le *faisceau interne du crémaster*, qui va s'insérer sur l'épine du pubis, ou au voisinage et en arrière de cette épine; quelques-unes se perdent sur le cordon.

Le faisceau interne du crémaster est beaucoup moins volumineux que le faisceau externe; parfois même, comme l'a fait remarquer Cloquet, il a une apparence fibreuse, ce qui s'explique facilement, si on admet que le crémaster représente la partie inférieure du muscle petit oblique, le faisceau interne représentant la partie tendineuse du faisceau externe. Chez la femme, on trouve quelques anses musculaires, homologues du crémaster masculin, au-devant du ligament rond.

Tel est le crémaster, que je considère comme une dépendance du petit oblique, avec Meckel, Cloquet, Henle, Theile, Luschka, Richet, Morel et Mathias Duval, Blaise. — Pour d'autres, Beaunis et Bouchard, Tillaux, Paulet, Bonamy, Broca, Barrois, etc., le crémaster est un *musculus testis* autonome. Enfin, une troisième opinion, soutenue par Hunter, Milne-Edwards, Sappey, Curling, Robin, Godard, Farabeuf, considère le crémaster comme le gubernaculum testis retourné. (Voyez, pour les détails et la bibliographie, l'excellente thèse de mon élève et ami Blaise, *Canal inguinal chez l'adulte*, Paris, 1894).

Variations et anomalies. — Il peut provenir uniquement du fascia transversalis (Gruber). — On l'a vu naître en partie de l'épine du pubis, provenir en partie du transverse de l'abdomen. — Ledouble l'a vu constitué à la fois par des fibres du petit oblique et des fibres du gubernaculum.

TRANSVERSE DE L'ABDOMEN. — M. transversus abdominis.

Situé en arrière du précédent, le transverse est un muscle large et mince, contourné en demi-cylindre autour de la paroi antéro-latérale de l'abdomen. Il est constitué par une partie charnue intermédiaire à deux larges aponévroses, l'une antérieure, l'autre postérieure.

Sa portion moyenne, charnue, formée de fibres transversales et parallèles, revêt la forme d'un triangle dont le sommet tronqué se continue avec l'aponévrose postérieure, et la base avec l'aponévrose antérieure.

Elle naît : 1° par six digitations, *de la face interne de la portion cartilagineuse des six dernières côtes*. Ces digitations, musculaires, d'abord séparées par les digitations du diaphragme, se réunissent en une lame continue au-dessous du bord thoracique ; — 2° à la *lèvre interne de la crête iliaque*, dans la moitié antérieure de celle-ci, par des fibres charnues entremêlées de quelques fibres aponévrotiques ; et du *tiers externe de l'arcade crurale*, en arrière du petit oblique, sur la bandelette ilio-pubienne, pour préciser : — 3° entre ces deux insertions osseuses, les fibres moyennes naissent de l'*aponévrose postérieure du transverse*. Cette aponévrose revêt la forme d'une lame quadrangulaire ; elle ne se divise pas en trois feuillets, comme on le dit communément, mais va s'attacher au sommet des apophyses transverses de toutes les vertèbres lombaires (Voy. Apon. de l'abd., fig. 287 et 288).

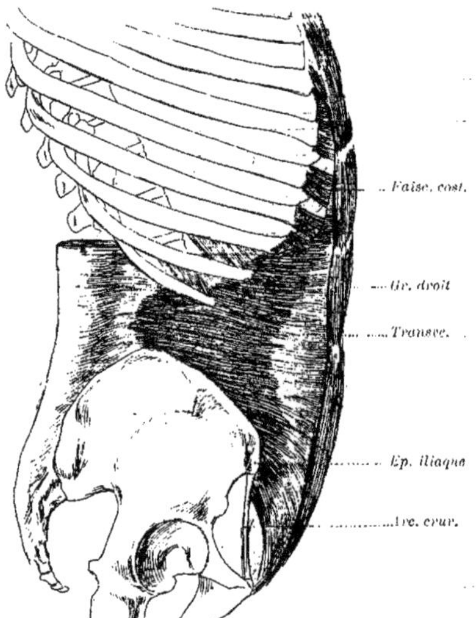

Fig. 282. — Transverse de l'abdomen.

Toutes ces fibres musculaires se portent horizontalement en dehors, rassemblées en rubans musculaires imbriqués ; parfois, ces bandelettes sont çà et là séparées par des interstices dans lesquels apparaît le feuillet postérieur de la gaine du transverse, recouvrant le péritoine.

Toutes ces fibres se terminent par des languettes fibreuses dont la réunion constitue un tendon plat analogue à ceux du grand et du petit oblique : c'est l'*aponévrose antérieure du transverse*. Cette aponévrose, dont le trajet et les connexions seront décrits avec les aponévroses de l'abdomen, va finalement s'entre-croiser sur la ligne médiane avec celle du côté opposé, participant à la formation de la ligne blanche.

J'ai déjà signalé, en traitant du petit oblique, l'échange de faisceaux musculaires qui se fait entre la portion inférieure de ce muscle et la portion adjacente du transverse. Il y a là une véritable intrication du bord inférieur des deux muscles, qu'il est d'ordinaire impossible de séparer sans rompre quelques faisceaux musculaires; au delà, dans leur portion tendineuse, les deux muscles sont intimement unis. — Lorsque, ce qui est rare, ces anastomoses font défaut, on constate que le transverse déborde le petit oblique, ou est débordé par lui; Blaise (*loc. cit.*) a vu le transverse dépasser de 12 millimètres le bord du petit oblique et le contourner pour passer finalement au-devant de lui.

Les faisceaux tendineux inférieurs des muscles petit oblique et transverse, ainsi réunis, contournent le bord externe du grand droit et vont s'insérer sur la crête pectinéale, formant ainsi le *tendon conjoint* des auteurs anglais.

Rapports. — Le transverse est recouvert par les plans suivants : peau, tissu cellulaire sous-cutané, grand oblique, petit oblique; entre le transverse et le petit oblique cheminent les rameaux des vaisseaux circonflexes; le transverse n'est séparé du péritoine que par le fascia transversalis.

Innervation des muscles de l'abdomen. — Ces trois muscles reçoivent leurs nerfs des mêmes troncs : huitième, neuvième, dixième, onzième, douzième nerfs dorsaux et les deux abdomino-génitaux qui continuent la série des intercostaux et présentent des rameaux perforants analogues. Ces nerfs cheminent dans l'interstice situé entre le transverse et le petit oblique, sauf les abdomino-génitaux qui traversent d'abord le transverse avant d'atteindre cet interstice. Ils perforent ensuite et successivement le petit et le grand oblique avant de devenir sous-cutanés. Dans tout ce long parcours, ils abandonnent de nombreux filets qui vont se perdre dans l'épaisseur des muscles qu'ils traversent.

Variations et anomalies. — Macalister et Charvet ont observé l'absence du transverse. — Homer a signalé son dédoublement. — Schwegel a observé une intersection aponévrotique dans l'épaisseur du corps charnu. — Macalister et Guthrie l'ont vu perforé au niveau de son bord inférieur par le cordon spermatique. — Il peut se fusionner plus ou moins complètement avec le petit oblique (Macalister). Quelques-unes de ses fibres peuvent se continuer avec celles du diaphragme. — L'insertion à la septième côte peut manquer. — Inférieurement, il peut ne pas s'insérer à l'arcade de Fallope (Hargrave). — Sous le nom de *pubio-transversalis*, Luschka a décrit un petit muscle qui, naissant de la branche horizontale du pubis, se terminait au voisinage de l'orifice interne du trajet inguinal. Hyrtl rattache ce faisceau musculaire au transverse. — Ce muscle est assez analogue au *pubio-péritonéal* de Macalister qui, né de la crête pectinéale, va se perdre dans le fascia transversalis un peu au-dessous de l'ombilic.

GRAND DROIT DE L'ABDOMEN. — M. rectus abdominis.

Situé à la partie antérieure et médiane de l'abdomen, sur le côté de la ligne blanche, le grand droit s'étend de la partie antérieure et inférieure du thorax au pubis. Allongé, aplati d'avant en arrière, plus large et plus mince en haut qu'en bas, il a la forme d'un long triangle, dont le sommet tronqué répond au pubis.

Il s'insère, *d'une part*, aux *cartilages des cinquième, sixième et septième* côtes; *d'autre part*, au bord supérieur du pubis, dans tout l'intervalle qui sépare l'épine de la symphyse.

Les insertions costales se font par trois dentelures ou languettes : 1° par une large languette à l'*extrémité de la cinquième côte*, et au bord inférieur de la moitié externe de son cartilage; 2° par une languette plus petite *à la face externe du cartilage de la sixième*; 3° *à la face externe et au bord inférieur du cartilage de la septième côte*; et 4° par un faisceau charnu, toujours très développé, aux *bords de l'appendice xyphoïde et au ligament costo-xyphoïdien*. — La dentelure externe, qui est la plus élevée, est aussi la plus large. De ces insertions, les fibres descendent verticalement, formant un large ventre musculaire, qui commence à se rétrécir vers l'ombilic et se rétrécit brusquement à un gros travers de doigt au-dessus du pubis, sur lequel il s'insère de la manière suivante. Le tendon d'insertion pubienne, long de 3 cm. environ, occupe tout l'intervalle qui s'étend de l'épine à la symphyse; d'ordinaire, il est divisé en deux languettes; le faisceau interne, plus étroit, plus rassemblé, va s'insérer au-devant de la symphyse, où il s'entre-croise à angle aigu avec celui du côté opposé; quelques-unes de ses fibres descendent dans l'aponévrose fémorale et dans celle du pénis ou du clitoris; le faisceau externe, plus large et

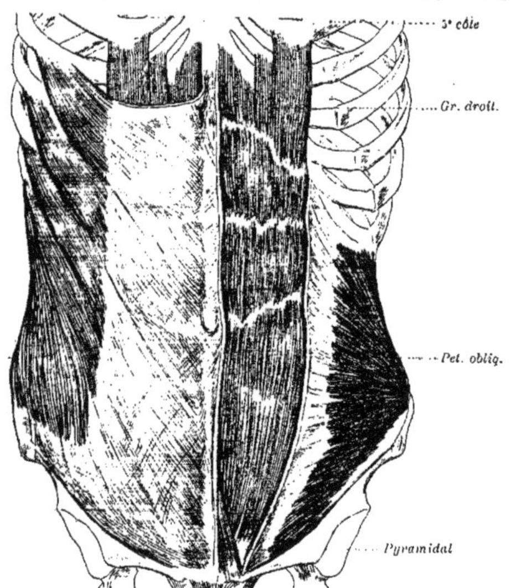

Fig. 283. — Grand droit de l'abdomen.

plus élevé, s'insère à l'angle du pubis, sur une surface rugueuse allant de l'épine pubienne à la symphyse. Cette insertion occupe une surface plus ou moins large suivant que le pyramidal existe ou n'existe pas. — J'ajoute que quelques faisceaux musculaires appartenant au bord interne du muscle se terminent par des fibres tendineuses sur la partie inférieure de la ligne blanche, tandis que d'autres, détachés du bord externe, se terminent parfois dans la gaine du muscle; ces dernières sont beaucoup plus rares.

Le droit de l'abdomen présente sur son trajet des intersections tendineuses, disposées transversalement en zigzag, ou obliquement sur la face antérieure du muscle. La longueur et l'épaisseur de ces intersections sont très variables, de même que leur nombre et leur situation. Ordinairement, on en compte quatre; les trois plus élevées sont dans la moitié supérieure du muscle; la troisième répondant à l'ombilic; la quatrième, inconstante, est située au-dessous de l'ombilic et n'occupe que le bord externe du muscle. En général, ces intersections n'occupent pas toute l'épaisseur du muscle : c'est ainsi qu'en étudiant la face postérieure de celui-ci, on n'en retrouve plus qu'une ou deux; aussi les fibres musculaires postérieures sont-elles beaucoup plus longues que les fibres antérieures qui sont intimement tissées avec les fibres de la face antérieure de la gaine des muscles, et en continuité avec nombre d'entre elles

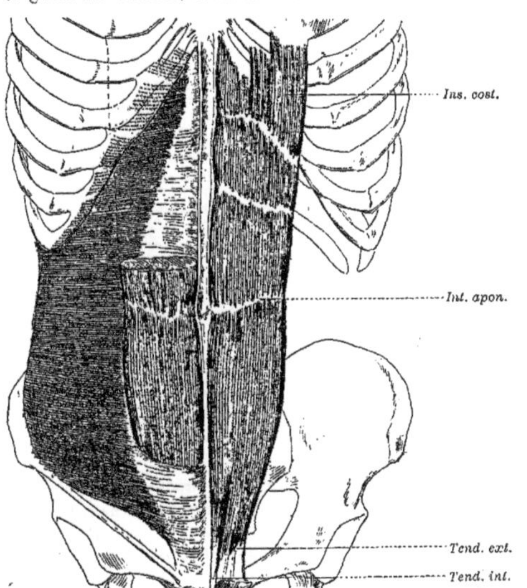

Fig. 284. — Grand droit de l'abdomen.

(celles qui viennent du grand oblique notamment). On a fait jouer aux intersections fibreuses du grand droit les rôles les plus variés. On a prétendu qu'elles avaient pour but d'augmenter la force du muscle, d'empêcher le déplacement latéral de ses fibres, de maintenir sa forme aplatie pendant les contractions, etc. On sait aujourd'hui que leur existence doit être rattachée à l'origine métamérique du grand droit.

Rapports. — Le grand droit, contenu dans sa gaine, répond en avant à la peau, au tissu cellulaire sous-cutané dans lequel se rencontrent les ramifications des tégumenteuses abdominales. En bas, dans sa partie inférieure, il répond à la face postérieure des pyramidaux. — La face postérieure répond directement à l'épigastrique et à son anastomose avec la mammaire interne, artères qui sont situées entre le muscle et le feuillet postérieur de sa gaine. En haut, le grand droit répond aux cartilages costaux depuis la cinquième jusqu'à la neuvième côte, et aux intercostaux correspondants. En bas, il n'est séparé du péritoine que par le fascia transversalis. — Les bords internes des deux droits sont séparés l'un de l'autre par la ligne blanche, simple interstice dans sa portion sous-ombilicale, intervalle de largeur variable dans sa portion sus-ombilicale, en rapport dans sa partie supérieure avec la veine ombilicale, dans sa partie inférieure avec l'ouraque et les artères ombilicales.

Innervation. — Le grand droit antérieur de l'abdomen reçoit un très grand nombre de rameaux. Les branches antérieures des cinq derniers nerfs dorsaux, arrivées au niveau du bord externe du muscle, lui donnent chacune un filet qui, avant de devenir sous-cutané, traverse le muscle de dehors en dedans en lui abandonnant de nombreux filets. Le grand nerf abdomino-génital se comporte à l'égard de ce muscle comme les nerfs dorsaux. Enfin le petit abdomino-génital lui envoie très exceptionnellement un filet.

Variations et anomalies. — Barkow et Charvet ont signalé l'absence du grand droit. — Otto a noté son dédoublement. Il existe normalement une trace de dédoublement : assez souvent, en effet, les deux parties du tendon pubien donnent naissance à deux corps charnus qui restent simplement accolés jusqu'à une certaine hauteur. — Sa largeur est des plus variables. — Les intersections aponévrotiques, très variables dans leur nombre, leur situation, leur direction, ne manquent jamais (Ledouble). — Suivant Chudzinski, elles seraient plus nombreuses chez les sujets nègres. — Il n'est pas très rare de voir le grand droit se prolonger jusqu'aux quatrième, troisième, deuxième côtes et même jusqu'à la clavicule. Ce prolongement thoracique du grand droit a été décrit sous les noms de *rectus thoracis, musculus accessorius ad rectum, supra-costalis*. C'est un vestige de la disposition normalement observée chez certains singes, carnassiers, rongeurs, etc. — Guntz et Kelsch ont décrit sous le nom de *droit latéral* un muscle étendu du bord inférieur de la dixième côte à la partie moyenne de la crête iliaque et situé entre le grand et le petit oblique. Guntz et Gruber ont vu un faisceau musculaire parti du cartilage de la onzième côte aller s'insérer à l'arcade de Fallope. Gruber a décrit en outre des faisceaux qui tantôt partaient de la dixième côte, tantôt du cartilage de la onzième, pour se terminer sur la gaine des droits.

PYRAMIDAL. — **M. pyramidalis.**

Petit muscle de forme pyramidale, situé sur le côté de la ligne blanche, au-devant du muscle droit, au-dessus du pubis. Il naît, par de courtes fibres tendineuses, de la *face antérieure de la surface angulaire du pubis*, immédiatement au-dessous du droit abdominal, sur une surface large de 2 à 5 mm., longue de 2 cm. environ, et allant de l'épine pubienne à l'épine fibreuse du moyen adducteur (fig. 283). — C'est à tort que certains auteurs le font naître de la symphyse pubienne, et d'autres sur la lèvre antérieure du bord supérieur du pubis (Voy. *Ostéologie*, fig. 197).

De là, les fibres charnues montent, d'autant plus obliques qu'elles sont plus externes, et vont se fixer, par de longues fibres tendineuses dissimulées sous les fibres charnues, aux *faces latérales du quart inférieur de la ligne blanche.*

Le pyramidal est contenu dans la gaine du droit; sa face antérieure adhère assez intimement au feuillet antérieur de cette gaine ; sa face postérieure est en contact avec la face antérieure du droit; parfois, elle en est séparée par une lame fibreuse assez résistante. C'est qu'alors le feuillet antérieur du droit s'est dédoublé pour envelopper le pyramidal; dans ces cas, la transparence de ce feuillet aminci permet d'apercevoir le pyramidal, après dissection de la peau et des couches sous-cutanées, tandis que le droit, masqué par toute l'épaisseur de sa gaine, reste invisible.

Innervation. — Le pyramidal de l'abdomen est innervé par un rameau terminal de la douzième dorsale, qui court au milieu des fibres du grand droit de l'abdomen et aborde le pyramidal par sa face antérieure.

Variations et anomalies. — Le développement du pyramidal est des plus variables; fort souvent il manque d'un seul côté, ou des deux: il est bien rare de trouver les deux pyramidaux symétriquement développés. D'après la statistique de Schwalbe et Pfitzner, il manque dans 13 p. 100 des cas chez l'homme, 10 p. 100 seulement chez la femme, aussi souvent à droite qu'à gauche. — La largeur de sa base pubienne est variable et parfois ses insertions remontent jusqu'à l'ombilic. On a observé le dédoublement du pyramidal d'un côté ou des deux côtés; Horner aurait même vu trois et quatre pyramidaux du même côté. — Dans un cas observé par Verheyen, le pyramidal du ventre présentait une intersection aponévrotique analogue à celle du droit. — Cruveilhier fait justement remarquer une sorte de solidarité entre la partie inférieure du muscle grand droit et le muscle pyramidal : quand celui-ci manque, l'extrémité inférieure du grand droit est renforcée d'une manière proportionnelle; quand il existe, l'extrémité inférieure du grand droit est moins considérable.

Le pyramidal fait défaut chez un grand nombre d'animaux (ruminants, cétacés, solipèdes, etc.); c'est sur les didelphidiens (marsupiaux et monotrèmes) qu'on le rencontre à son degré le plus avancé de développement; il joue chez les marsupiaux un rôle considérable, relatif à la nutrition du fœtus enfermé dans la poche marsupiale. — On s'accorde à penser que le pyramidal représente chez l'homme le muscle si développé chez les marsupiaux.

ACTION DES MUSCLES DE LA RÉGION ANTÉRO-LATÉRALE DE L'ABDOMEN

Grand oblique. — Le grand oblique prend ordinairement son point fixe en bas; si la colonne vertébrale est immobilisée, il produit l'abaissement des côtes; si le rachis est mobile, la contraction des deux grands obliques détermine la flexion de la colonne vertébrale et l'abaissement direct du thorax; si cette contraction est unilatérale, il se produit en même temps une rotation du thorax qui le porte du côté opposé.

Si le grand oblique prend son point fixe en haut, il soulève le bassin et attire obliquement de bas en haut et de dedans en dehors la paroi abdominale, lorsqu'il se contracte d'un seul côté. — Par sa contraction bilatérale, le grand oblique, comme les autres muscles de la paroi antéro-latérale, a pour effet de réduire les dimensions de la cavité abdominale. — Nous reviendrons plus loin sur ce rôle capital.

Petit oblique. — L'action du petit oblique se rapproche de celle du grand oblique. Peut-être peut-il aider à l'élévation du bassin par ses faisceaux costaux. Lorsqu'il prend son point fixe sur le bassin, il abaisse les côtes, fléchit la colonne vertébrale et incline le thorax en avant. Étant donnée la direction de ses fibres, qui croisent celles du grand oblique, il fait exécuter au thorax un mouvement de rotation qui le porte de son côté; lorsqu'il se contracte synergiquement avec le grand oblique du même côté, il détermine la flexion directe du thorax. Sa contraction unilatérale a pour effet d'attirer la paroi abdominale en bas et en dehors.

Transverse. — Il agit sur les dernières côtes et les attire en dedans. Mais il agit surtout sur le contenu de la cavité abdominale. C'est là son rôle principal, qui lui est d'ailleurs commun avec les autres muscles de l'abdomen.

Grand droit. — Lorsque le grand droit prend son point fixe sur le bassin, il abaisse le thorax en produisant la flexion de la colonne vertébrale. Ce mouvement est très énergique étant donné le volume du muscle, la longueur du bras de levier par lequel il agit sur la colonne vertébrale, et son mode d'implantation sur ce levier. Lorsqu'il prend son point fixe sur les côtes, il peut porter le bassin en avant. Duchenne, qui a excité isolément les différents segments du grand droit, a constaté que les segments supérieurs attiraient la paroi abdominale en haut, et que les segments inférieurs la déplaçaient en sens inverse.

Action sur les cavités abdominale et thoracique. — La contraction des muscles de la paroi antéro-latérale de l'abdomen détermine de profondes modifications dans les dimensions de la cavité abdominale. En attirant les côtes, soit en bas (grand droit, grand oblique, petit oblique), soit en bas et en dedans (transverse), ils la diminuent surtout dans le sens vertical. De plus, ils représentent dans leur ensemble une sorte de sangle contractile dont le point fixe est en arrière et qui tend à revenir sur elle-même, diminuant ainsi la cavité abdominale dans le sens transversal et dans le sens antéro-postérieur. Cette action sur les dimensions de la cavité abdominale est minimum pour le grand droit et maximum pour le transverse. C'est grâce à elle que tous ces muscles interviennent dans plusieurs actes normaux : défécation, miction forcée, accouchement, et surtout expiration, et dans certains actes anormaux, le vomissement, par exemple.

Le rôle le plus important est le rôle expirateur. Le rôle expirateur est dû surtout à ce que les muscles de la paroi abdominale refoulent en haut le contenu abdominal et, par conséquent, le diaphragme. C'est sur ce seul mécanisme que le transverse peut produire l'expiration. Mais il est juste d'ajouter que le grand oblique, le petit oblique et le grand droit antérieur agissent également en abaissant les côtes inférieures. Comme Duchenne l'a bien démontré, le concours de ces muscles n'est d'ailleurs pas indispensable à la respiration ordinaire. Il a en effet cité des cas où tous ces muscles étaient atrophiés sans qu'il en résultât le moindre trouble appréciable de la respiration. En fait, ils interviennent surtout dans les cas d'expiration forcée, chant, toux, etc.

APONÉVROSES DE L'ABDOMEN

Par A. CHARPY

On décrit sous le nom d'*aponévroses de l'abdomen* les feuillets conjonctifs qui enveloppent ou terminent les muscles de la paroi abdominale.

Les difficultés qu'elles présentent pour être bien comprises, et qui les font ranger à côté de celles du cou et du périnée, tiennent d'abord à ce que les feuillets s'entrelacent et se soudent entre eux; elles tiennent aussi à la confusion constante des termes, le mot *aponévrose* signifiant tantôt la gaine d'un muscle (*aponévrose d'enveloppe* ou de *contention*), et tantôt son tendon aplati (*aponévrose d'insertion*). Au cou, les aponévroses sont représentées presque uniquement par des gaines; à l'abdomen, au contraire, ce sont principalement les aponévroses d'insertion que l'on a en vue.

Sur toute l'étendue des parties latérales occupées par le corps charnu des trois muscles larges, il n'y a que des aponévroses d'enveloppe. « Chaque muscle est doublé de deux lames fibreuses qui lui adhèrent de la manière la plus intime. De ces deux lames, l'externe est la plus dense, l'interne est notablement plus mince et plus faible. L'une et l'autre diminuent du reste d'épaisseur et de densité, en passant du muscle superficiel au plus profond. Ces lames sont unies entre elles par une couche de tissu conjonctif dans laquelle cheminent des vaisseaux et des nerfs. Elles sont moins résistantes en arrière. En avant, toutes viennent se terminer sur l'aponévrose (d'insertion) du muscle correspondant, au niveau de son origine. La lame située sous la face interne du transverse se condense dans sa portion inférieure; c'est à cette partie inférieure plus résistante qu'on a donné le nom de *fascia transversalis* (Sappey). »

En arrière et en avant de la partie charnue des muscles, c'est-à-dire dans la région lombaire et la région sterno-pubienne, les feuillets conjonctifs, soit de contention, soit d'insertion, ont une disposition différente et doivent être décrits séparément, comme aponévroses abdominales postérieure et antérieure.

APONÉVROSES ABDOMINALES POSTÉRIEURES

La région lombaire comprend deux portions distinctes : une portion interne, en relief, occupée par la masse commune des muscles spinaux qui s'étend sur une largeur moyenne de 8 cm.; une portion externe, en méplat, qui correspond au bord postérieur des muscles obliques et transverse et à leurs prolongements aponévrotiques; elle se poursuit jusqu'au milieu de la crête iliaque. La hauteur moyenne de cet espace, entre le bassin et la douzième côte, est de 10 cm.; 12 le long des apophyses transverses[1] et 8 au niveau de l'extrémité de la dernière côte. Les muscles, de la surface à la profondeur, s'étagent de la façon suivante : sur le premier plan, le grand dorsal et le grand oblique; sur le second le petit dentelé et le petit oblique; sur le troisième la masse commune

1. Dans tout cet article, le mot apophyse transverse est synonyme d'apophyse costiforme.

et le transverse, enfin plus profondément encore et tout à fait en avant le carré des lombes. Nous décrirons successivement ces étages aponévrotiques, puis nous en étudierons les connexions sur le plan horizontal.

Outre les auteurs classiques, je mentionnerai les travaux suivants : MOUNIER, Esquisses d'anatomie topographique. *Thèse de Strasbourg*, 1865 : — LESSHAFT, Die Lumbalgegend in anat.-chirurgischer Hinsicht. *Arch. f., Anatomie*, 1870. — Ces deux auteurs ne se sont d'ailleurs occupés qu'accessoirement des aponévroses.

Voy. aussi un travail consciencieux d'un élève de Trolard : BABBÉ, De la paroi abdomin. postérieure. *Thèse de Montpellier*, 1896.

Premier plan. — Grand oblique et grand dorsal. — Le grand oblique se termine en arrière par un bord vertical, et ses fibres tendues de la douzième côte à la crête iliaque ont cette même direction. Il n'a pas d'aponévrose d'insertion ; son aponévrose d'enveloppe, dont le feuillet externe est assez fort, se continue avec celle du grand dorsal, muscle qui couvre le grand oblique sur presque toute sa hauteur. En bas seulement existe d'ordinaire un certain intervalle, triangle de J.-L. Petit, purement aponévrotique ; nous reviendrons sur ce point. L'absence de tendon en arrière fait que le bord postérieur du grand oblique est défini ainsi : il est vertical et libre.

Le grand dorsal couvre la presque totalité de la région lombaire de son aponévrose d'insertion et d'une faible partie de son corps charnu. L'*aponévrose du grand dorsal* ou *ap. lombaire*, fascia lumbo-dorsalis, est une nappe tendineuse qui, réunie à celle du côté opposé, dessine sur le milieu de la région des lombes un vaste losange dont le grand axe s'étend, le long des apophyses épineuses, de la sixième dorsale à la dernière sacrée. Sa hauteur totale atteint 40 cm., dont le quart supérieur est recouvert par le trapèze ; sa largeur mesurée du bord externe d'un grand dorsal à l'autre est de 22 cm. Les quatre angles sont tronqués. L'angle supérieur est caché par la pointe du trapèze qui descend jusqu'à la dixième ou même la douzième dorsale ; les angles latéraux correspondent à la crête iliaque ; l'angle inférieur au niveau de la quatrième vertèbre sacrée se confond avec l'aponévrose d'insertion de la masse commune et les ligaments sacro-coccygiens postérieurs. Des deux bords curvilignes, le supérieur et externe donne insertion aux fibres musculaires : l'inférieur et externe, très cintré, se fixe d'abord sur le tiers postérieur de la crête iliaque et l'épine iliaque postéro-supérieure, puis de cette épine passe en arcade tendineuse sur les tubercules postérieurs des dernières vertèbres sacrées. Le grand fessier s'insère sur cette arcade et son aponévrose d'enveloppe s'entrelace avec celle du grand dorsal. Chacune des deux moitiés du losange est attachée aux apophyses épineuses sur toute sa hauteur.

Les fibres de l'aponévrose sont horizontales en haut ; en bas, et surtout à partir de la troisième lombaire, elles sont en majorité entre-croisées en sautoir. La lame superficielle d'un côté passe par-dessus les apophyses épineuses dans celle du côté opposé. La face profonde qui recouvre la masse commune reçoit en haut l'insertion du petit dentelé, en bas celle du petit oblique.

Au niveau de son angle externe et au-dessus de la crête iliaque, le grand dorsal, dont la direction se rapproche de la verticale, est contigu au bord postérieur du grand oblique. Quelquefois il le recouvre complètement, ou encore s'affronte à lui en ne laissant qu'une fente étroite. Le plus souvent, il s'en écarte de plus en plus, à mesure qu'il descend vers la crête iliaque, et détermine ainsi la formation du *triangle de J.-L. Petit* (triangle lombaire inférieur). Ce triangle existait 84 fois sur 108 adultes examinés, soit 77 p. 100; 9 fois sur 35 nouveau-nés, soit 25 p. 100 (Lesshaft); 12 fois sur 17 sujets (Barbé). Il manque très rarement chez la femme et chez les sujets âgés. Sa base, à la crête iliaque, mesure ordinairement de 5 à 8 mm. et sa hauteur de 10 à 12 (Lesshaft); Luschka donne des chiffres plus élevés, 2 cm. et jusqu'à 4 pour la

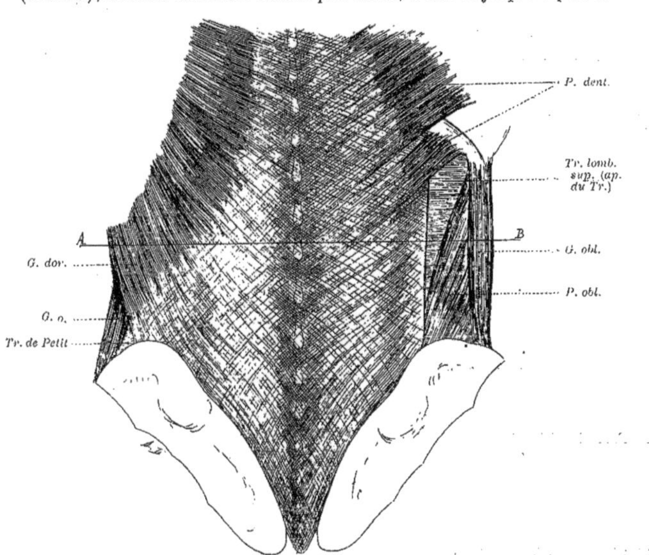

Fig. 285. — Région lombaire; face postérieure.

A gauche, plan superficiel; le grand dorsal et son aponévrose. — A droite, plan moyen; le grand dorsal a été enlevé.

base, 3 cm. et jusqu'à 7 pour la hauteur : chiffres qui se rapportent probablement aux cas où l'insertion iliaque du grand dorsal fait défaut. L'espace libre ou aire du triangle est fermé seulement par une mince expansion de l'aponévrose d'enveloppe du grand oblique allant s'unir à celle du grand dorsal. Plus profondément, se trouve un faisceau musculo-tendineux du petit oblique et sur un troisième plan l'aponévrose du transverse. « Sous le bord postérieur du grand oblique, et fréquemment dans l'aire même du triangle, on voit émerger au-dessus de la crête iliaque un rameau fessier du nerf grand abdomino-génital, accompagné d'une branche de la quatrième artère lombaire (Barbé). »

C'est un point mal défendu, un point faible de la paroi abdominale postérieure. Par là se font jour des abcès intra-abdominaux, notamment les abcès périnéphrétiques; par là aussi passe la hernie lombaire, ou hernie de J.-L. Petit. Toutefois, dans l'aponévrose même du grand dorsal, existent d'autres points faibles; ce sont les orifices nerveux échelonnés tout le long du bord supéro-externe et par lesquels émergent les branches postérieures cutanées des derniers nerfs intercostaux et des nerfs lombaires, surtout celui du dernier nerf lombaire dont la branche perforante est volumineuse. Braun (Die Hernia lumbalis. *Arch. f. klinik Chirurgie*, 1879) a autopsié un sujet chez lequel une hernie sortait à travers le trou nerveux le plus rapproché de la crête du bassin; il n'y avait pas de triangle de Petit. Ce fait est unique et ne justifie pas la généralisation de Braun qui semble placer toutes les hernies lombaires dans les orifices de l'aponévrose du grand dorsal.

L'aponévrose n'est point plane et étalée; elle fait une sorte de pli longitudinal sur le bord externe de la masse commune, et de là se courbe en gouttière pour se mouler sur le relief arrondi des muscles spinaux (Voy. fig. 288). *Ce pli est dû à ce qu'elle est suturée avec les plans fibreux sous-jacents, dépendants du petit oblique et du transverse.* Il en résulte extérieurement un méplat (sillon ou gouttière lombaire latéral), très marqué chez les sujets tout à la fois maigres et musclés, très effacé chez les sujets gras. Il se développe en effet dans cette dépression un *coussinet adipeux* de graisse molle, placé sous le fascia superficialis, distinct par conséquent du pannicule sous-cutané. A l'état ordinaire, il ne dépasse guère en épaisseur 10 à 15 mm.; mais sur des femmes obèses ou même seulement d'un embonpoint très marqué, j'ai vu la nappe graisseuse totale, de la peau à l'aponévrose, atteindre 8 et 10 cm.: un quart pour le pannicule graisseux, les trois autres quarts pour le coussinet adipeux. On comprend combien une telle conformation peut apporter de difficultés aux opérations qui se pratiquent sur la région lombaire.

Deuxième plan. — Petit dentelé et petit oblique. — Le petit dentelé inférieur se termine par une mince aponévrose d'insertion, dont les fibres obliquement dirigées en bas et en dedans vont se fixer aux apophyses épineuses des deux dernières dorsales et des trois premières lombaires. Cette aponévrose adhère intimement à celle du grand dorsal et ne peut s'en séparer; ce n'est que par la direction des fibres qu'on la suit jusqu'à la ligne épineuse.

Le petit oblique par son bord postérieur est à peu près parallèle au petit dentelé. La presque totalité de ses fibres musculaires postérieures s'insèrent à la crête iliaque par de courts tendons, qui se prolongent sur le quart postérieur de cette crête. Seul, le faisceau qui descend de la douzième côte aboutit à une aponévrose d'insertion qui se soude à l'aponévrose du grand dorsal, et qu'on peut à la rigueur suivre, d'après la direction des fibres, jusqu'à l'apophyse épineuse de la dernière lombaire, mais d'autres fois seulement jusqu'à l'épine iliaque supéro-postérieure. Cette dernière devient ainsi un rendez-vous d'aponévroses d'insertion; comme elle n'est couverte par aucun muscle et que les plans fibreux adhèrent à la peau, elle apparaît extérieurement, surtout chez les femmes d'un certain embonpoint, sous forme d'une dépression, la *fossette lombaire;* on ne la confondra pas avec la dépression linéaire du triangle de Petit qu'on peut voir beaucoup plus en dehors sur quelques sujets robustes et dans certaines attitudes musculaires. L'insertion aponévrotique du petit oblique est variable dans sa direction et son étendue, ce qui tient probablement aux grandes variations en longueur de la douzième côte; en tous cas, elle est tout à fait accessoire, et l'on peut dire que le petit oblique est un muscle iliaque et non pas épineux. Quant aux insertions décrites par la plupart des auteurs sur toute la hauteur des apophyses épineuses lombaires, elles n'existent point; il faudrait pour cela supposer un tendon perpendiculaire à ses propres fibres musculaires. Le seul rapport indirect avec la colonne vertébrale consiste en ce que l'aponévrose d'enveloppe ou gaine du petit oblique, et non son aponévrose d'insertion, se soude tout à la fois à celle du transverse et à celle du grand dorsal, et que cette dernière la prolonge, si l'on veut, jusqu'aux apophyses épineuses.

Entre le petit oblique, la masse commune, le petit dentelé et la douzième côte, est un triangle à base supérieure, signalé déjà par Luschka. Grynfeltt, qui l'appelle *triangle lombo-costo-abdominal* (*Montpellier médical*, 1866) et Lesshaft qui plus tard lui a donné le nom de *triangle lombaire supérieur* (fig. 285), ont tous deux supposé que des hernies lombaires pouvaient se faire par cet espace; mais on n'a aucune preuve de fait que cette éventualité se soit réalisée. La forme du triangle lombaire supérieur est plus souvent celle d'un carré ou d'un losange, d'où le nom de *tétragone lombaire*, de Krause. Barbé a constaté son existence, avec des dimensions appréciables, 16 fois sur 30 sujets.

Sa surface, beaucoup plus large que celle du triangle de J.-L. Petit, surtout quand la 12e côte est courte, est occupée par une aponévrose (aponévrose d'enveloppe du petit oblique, aponévrose d'insertion du transverse, soudées ensemble) qui, sur le bord interne, se fixe à celle du grand dorsal et maintient le pli vertical du sillon lombaire. C'est donc encore là un point faible, une sorte de défaut dans la cuirasse, où, comme au triangle lombaire inférieur, on peut dire qu'entre la cavité abdominale et la peau il n'y a que l'épaisseur d'une aponévrose (transverse) et du grand dorsal.

Troisième plan. — Transverse et Masse commune. — La masse commune qui occupe toute la partie interne n'a pas d'aponévrose d'enveloppe propre; elle repose par sa face profonde sur la gouttière osseuse et sur l'aponévrose du transverse, sa face superficielle est enveloppée par l'aponévrose du grand dorsal.

Le transverse est le seul des trois muscles larges de la paroi qui soit vraiment et complètement aponévrotique en arrière. Son aponévrose d'insertion, feuillet moyen des classiques français, forme une lame quadrangulaire qui s'étend en hauteur sur toute la hauteur du flanc, en largeur de l'extrémité de la douzième côte à la ligne transversaire de la colonne. Le bord externe est ordinairement rectiligne, quelquefois un peu courbe; les fibres tendineuses sont dans leur ensemble horizontales et parallèles, comme celles du muscle qu'elles prolongent; le bord interne se fixe au sommet des apophyses transverses (*costiformes*) de toutes les vertèbres lombaires. Comme nous l'avons déjà vu, cette aponévrose est unie à la gaine du petit oblique et à son court tendon; au-dessus de ce dernier, elle est reliée par adhérences latérales à l'aponévrose du grand dorsal qu'elle maintient plissée sur le bord externe de la masse commune.

Dans sa moitié inférieure, l'aponévrose du transverse est assez mince; mais en haut elle est renforcée sur sa face postérieure par le *ligament lombo-costal* de Henle. On appelle ainsi une lame fibreuse, nacrée, étendue transversalement, des apophyses transverses des deux premières lombaires au bord inférieur de la dernière côte, et de l'avant-dernière si la douzième est courte. Elle ferme l'espace angulaire costo-vertébral et protège le haut du carré des lombes, ainsi que la plus grande partie du rein placé en avant d'elle. La base du ligament lombo-costal est un bord coupant, en arcade tendineuse. Au-dessous, des trousseaux ligamenteux semblables, mais plus courts et plus faibles, quelquefois à peine reconnaissables, rayonnent des apophyses transverses des lombaires inférieures sur le tendon du transverse et s'y mélangent à des fibres verticales. On peut les suivre jusqu'à la crête iliaque, où ils se confondent avec le ligament iléo-lombaire. Pris dans leur ensemble, ces faisceaux transversaires représentent la suite des ligaments transverso-costaux postérieurs, renforcés ici comme pour remplacer la côte absente. Barbé les considère au contraire comme un muscle intercostal interne atrophié.

Le ligament lombo-costal est situé en arrière du carré des lombes et du tendon du transverse; mais Henle dit que, dans certains cas, le ligament se dédouble pour passer partie en avant, partie en arrière du carré, ou même passe tout entier en avant. Barbé considère ce dédoublement comme normal pour la partie supérieure.

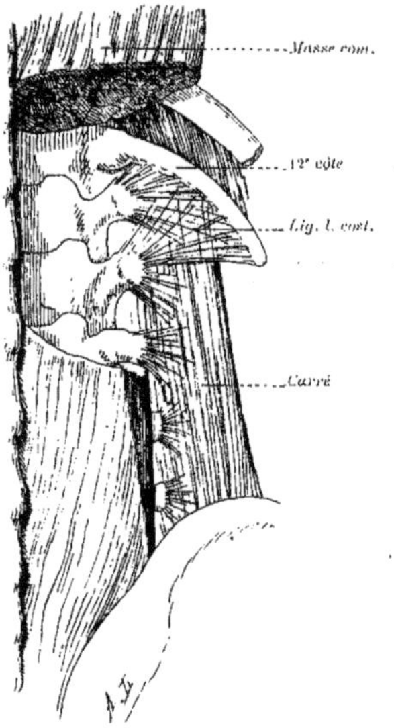

Fig. 286. — Le carré des lombes et le ligament costal; plan profond.

L'aponévrose du transverse enlevée laisse à nu la face postérieure du carré.

Quatrième plan. — Carré des lombes. — Le carré est un muscle aplati, verticalement dirigé; sa face superficielle ou postérieure repose sur le tendon du transverse et lui adhère au voisinage de ses insertions, sa face antérieure profonde est recouverte par une aponévrose d'enveloppe (gaine ou aponévrose du carré), toile lamelleuse qui se fixe en dedans aux apophyses transverses des vertèbres lombaires, et en dehors à l'aponévrose du muscle transverse (fig. 288). Elle est beaucoup plus mince que cette dernière. En haut seulement, elle est renforcée par des fibres horizontales d'origine discutée; cette partie épaissie de la gaine constitue le *ligament cintré* du diaphragme, étendu du sommet et de la face antérieure de l'apophyse transverse de la deuxième lombaire à la face interne de la douzième côte, près de son extrémité. Le ligament cintré donne insertion au faisceau lombaire externe du diaphragme, le faisceau lombaire interne se fixant à une formation fibreuse semblable, l'arcade tendineuse du psoas; la partie supérieure du carré des lombes se trouve ainsi enfermée dans un étui fibreux très résistant, constitué en avant par le ligament cintré, en arrière par le ligament lombo-costal, tous deux épaississements locaux de l'aponévrose antérieure du carré, de l'aponévrose du transverse.

La rencontre en un espace relativement étroit de plusieurs aponévroses superposées, leur nature différente (aponévr. d'enveloppe et d'insertion) et enfin leurs adhérences ou même leur fusion rendent difficile l'interprétation exacte de la coupe horizontale et expliquent les divergences d'opinion à cet égard. On trouvera dans le mémoire cité de Lesshaft l'indication des nombreux schémas qui résument, pour les auteurs, les aponévroses abdominales postérieures. Je dirai seulement qu'en Allemagne on tend à tout rapporter à l'aponévrose du grand dorsal, considérée comme lame indépendante, une sorte d'aponévrose commune, sur laquelle le grand dorsal, le grand fessier, le petit dentelé, le petit oblique et le transverse prennent leurs insertions. En France, c'est l'aponévrose du transverse qui est toute l'aponévrose abdominale postérieure ; dans la coupe classique, tant de fois recopiée (fig. 287), on voit cette aponévrose se trifurquer et se fixer par ses trois lames aux apophyses épineuses (*feuillet postérieur*), au sommet des apophyses transverses (*feuillet moyen*) et à la base de ces mêmes apophyses (*feuillet antérieur*); deux gaines, une pour la masse commune, une autre pour le carré des lombes, se trouvent ainsi constituées; les lames fibreuses des autres muscles se fixent sur le feuillet postérieur.

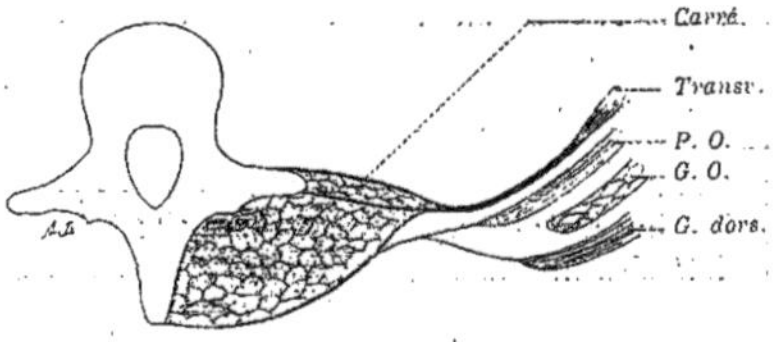

FIG. 287. — Schéma classique. L'aponévrose du transverse divisée en trois feuillets.
Coupe transversale de la région lombaire.

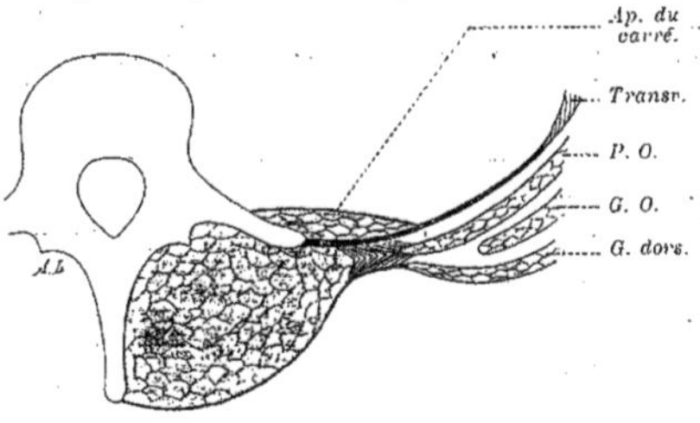

FIG. 288. — Disposition des aponévroses abdom. postér. suivant la description du texte.
Coupe transv. par la ligne AB de la fig. 285.

Ce schéma des trois feuillets est simple et clair, mais il n'est guère anatomique. Outre qu'une trifurcation aponévrotique complète est exceptionnelle dans l'économie, comment comprendre le transverse, muscle profond et ventral, figurant en arrière un muscle épineux? Que devient dans cette manière de voir l'aponévrose d'insertion du grand dorsal? Est-ce elle ou non qui recouvre la masse commune?

En considérant les quatre grands muscles de la région (la masse commune mise à part) dans leurs attaches au squelette, nous pouvons dire qu'il y en a deux essentiellement iliaques et non aponévrotiques, ce sont le grand oblique et le petit oblique (sa courte aponévrose d'insertion étant accessoire); et deux essentiellement vertébraux et aponévrotiques, c'est-à-dire terminés en totalité par une aponévrose d'insertion qui les fixe à la colonne, ce sont le grand dorsal, muscle épineux, et le transverse, muscle transversaire. Dès lors, la coupe horizontale (fig. 288) nous montrera : en dehors les quatre muscles superposés (grand dorsal, obliques et transverse); — en dedans la masse commune et le carré des lombes séparés par le tendon du transverse et recouverts en arrière par l'aponévrose du grand dorsal, en avant par l'aponévrose d'enveloppe ou gaine du carré; — au milieu les deux aponévroses (d'insertion), superposées et latéralement soudées, du grand dorsal et du transverse.

APONÉVROSES ABDOMINALES ANTÉRIEURES

Les aponévroses antérieures sont représentées par les vastes lames tendineuses qui terminent en avant les muscles obliques et transverse, et par le fascia transversalis qui recouvre la face interne de la paroi abdominale.

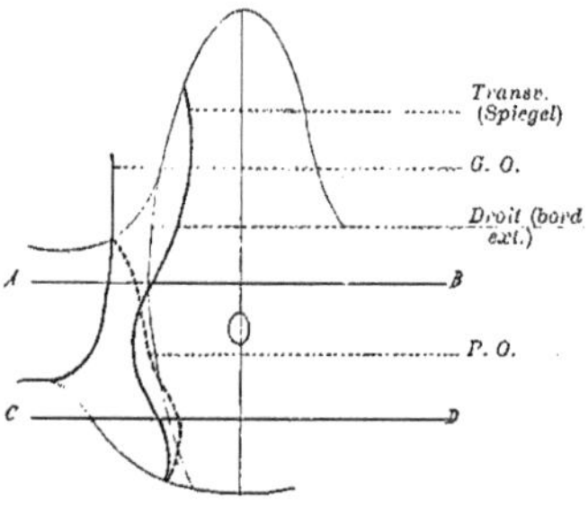

Fig. 289. — Lignes d'origine des aponévroses des trois muscles larges.

Schéma. — AB, CD, niveaux des coupes de la figure suivante.

Les aponévroses d'insertion des trois muscles ne commencent pas sur la même ligne verticale. De dehors en dedans, celle du grand oblique naît la première, un peu en avant de l'épine iliaque antérieure et suivant un bord rectiligne; puis vient celle du petit oblique, dont l'insertion musculaire est un peu convexe en dedans et descend de plus en plus vers le pubis; enfin celle du transverse. La ligne d'insertion de l'aponévrose du transverse est une courbe sinueuse et présente, sur le plan de l'ombilic, une forte courbure à concavité interne; elle commence en haut derrière le muscle droit, sur le bord de l'appendice xiphoïde, et finit en bas au tiers interne de l'arcade crurale; elle porte le nom de ligne semi-lunaire de Spiegel, *ligne de Spiegel*. Un certain nombre d'éventrations de la paroi se font le long de cette ligne.

Il faut remarquer que le niveau et la forme de ces lignes d'insertion aponévrotique varient d'un sujet à l'autre dans certaines limites; la ligne de Spiegel notamment, ondulée comme les insertions postérieures du muscle, dessine assez souvent un double feston ou un demi-losange à bords curvilignes.

Les aponévroses qui naissent des trois muscles se dirigent vers la ligne médiane, en conservant dans leurs fibres tendineuses la direction originelle de leurs fibres musculaires, de sorte que celles des obliques se croisent en sautoir et celles du transverse restent horizontales, disposition favorable à la solidité de la ceinture fibreuse. Arrivées au bord externe du muscle droit, elles se séparent régulièrement en deux nappes qui passent l'une en avant, l'autre en arrière du muscle, pour lui constituer une gaine; sur son bord interne elles s'entrelacent avec celles du côté opposé, entrelacement qui forme la *ligne blanche*.

Toutefois cette disposition n'est point la même sur toute la hauteur de la paroi abdominale. Elle est vraie pour les deux tiers supérieurs, c'est-à-dire jusqu'à deux travers de doigt au-dessous de l'ombilic; plus bas, les aponévroses passent toutes en avant du muscle droit. De là la nécessité d'étudier leur groupement sur deux coupes horizontales passant, l'une par la région sus-ombilicale, l'autre par le milieu de la région sous-ombilicale.

1° **Coupe au-dessus de l'ombilic.** — Cette coupe nous montre : que les trois muscles larges sont régulièrement étagés en escalier; — que les deux feuillets de leur gaine ou aponévrose d'enveloppe se confondent sur le bord du muscle avec l'aponévrose d'insertion qui est leur véritable tendon; — que l'aponévrose du grand oblique, isolable jusque vers la ligne blanche, passe tout entière en avant du muscle droit; l'aponévrose du petit oblique se bifurque pour enfermer le droit entre ses deux lames antérieure et postérieure; l'aponévrose du transverse, également isolable et indivise comme celle du grand oblique, passe tout entière en arrière et s'unit au feuillet postérieur du petit oblique.

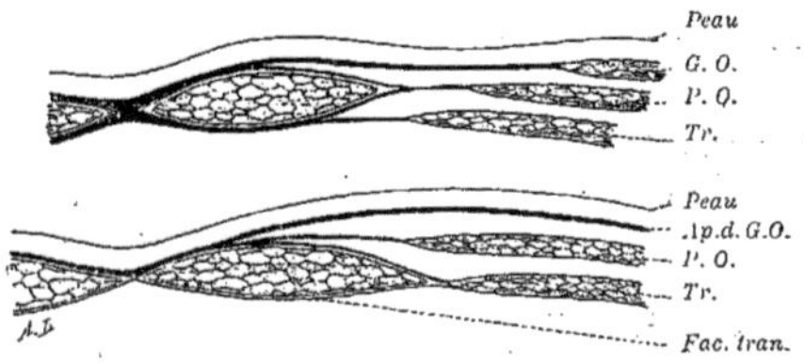

Fig. 290. — Coupe transv. de la paroi abdom. antérieure.
En haut, coupe au-dessus de l'ombilic, par la ligne AB de la fig. précéd. — En bas, coupe au-dessous de l'ombilic et de l'arcade de Douglas, par CD.

Le muscle droit est placé dans une coulisse fibreuse, composée de deux lames tendineuses en avant et en arrière.

2° **Coupe par le milieu de la région sous-ombilicale.** — Les rapports sont changés. L'aponévrose du grand oblique conserve seule sa disposition première.

Celle du petit oblique n'est plus bifurquée; sa lame unique passe en avant du droit et se fusionne avec celle du grand oblique; l'aponévrose du transverse se dirige également sur la face antérieure et s'unit à celle du petit oblique. Selon la formule classique : au-dessous de l'ombilic, tout passe en avant. *Tout* n'est pas exact; toutes les aponévroses d'insertions, oui; mais il reste en arrière une aponévrose d'enveloppe, le feuillet postérieur de la gaine du transverse ou *fascia transversalis*, qui ne suit point son tendon et va à elle seule former la gaine du droit en arrière.

On peut observer quelques variétés dans la disposition que nous venons d'indiquer. Il est d'abord évident que la manière dont s'étagent les aponévroses en dehors varie suivant le niveau de la coupe, et suivant les courbes différentes que ces aponévroses peuvent dessiner. J'ai vu en outre, dans la partie sus-ombilicale, le tendon du petit oblique non bifurqué passer tout entier en avant du droit, et le feuillet postérieur de la gaine de ce même oblique passer seul en arrière. Assez souvent, au-dessous de l'ombilic, le tendon du transverse ne passe pas d'un seul coup en avant du droit; sur une hauteur de quelques centimètres, il se bifurque en deux lames, antérieure et postérieure, comme le fait plus haut l'aponévrose du petit oblique.

[CHARPY.]

Les aponévroses des muscles larges constituent donc la ligne blanche et la gaine des muscles droits ; par leur partie inférieure, ou arcade crurale, elles ferment le bassin et le séparent de la cuisse. Nous étudierons séparément ces trois parties.

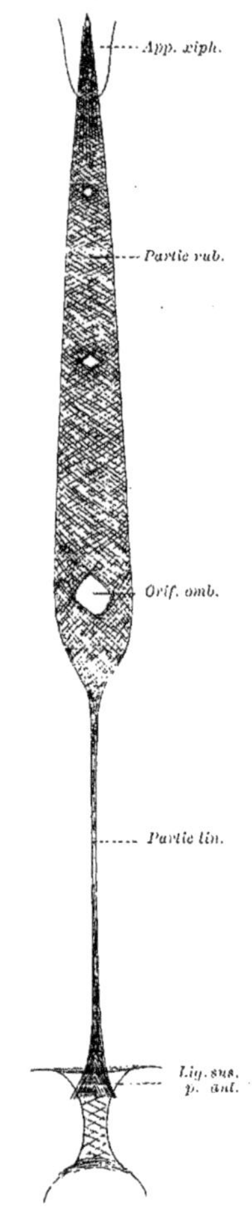

Fig. 291. — Ligne blanche.
Vue par sa face antérieure.

Ligne blanche. — La ligne blanche est un raphé tendineux étendu, sur la ligne médiane, du sternum au pubis. L'adjonction de fibres longitudinales aux fibres suturales transversales lui donne la signification d'un sternum abdominal fibreux, comme les intersections des muscles droits sont des côtes fibreuses.

Elle est insérée en haut à la face antérieure de l'appendice xiphoïde, mais non sur sa pointe, dont elle est quelquefois séparée par la *bourse muqueuse préxiphoïdienne* (Hyrtl), bourse sèche, sans endothélium ; en bas, elle s'attache au ligament pubien supérieur qui revêt le bord horizontal de la symphyse. Sa longueur, variable comme celle de l'abdomen, oscille entre 30 et 40 cm., en moyenne 33. Son épaisseur est de 2 à 3 mm. Sa largeur, un peu plus grande chez la femme, est très inégale suivant le niveau considéré. La ligne blanche est en effet divisée en deux parties distinctes, une partie rubanée et une partie linéaire. La partie *rubanée* ou *partie large* s'étend du sternum jusqu'à un ou deux travers de doigt (1 à 3 cm.) au-dessous de l'ombilic où elle finit assez brusquement ; elle s'élargit de haut en bas, mesure 6 à 8 mm. près de son origine, et atteint son maximum (15 à 25 mm.) à l'ombilic. Le fait qu'elle cesse avec l'apparition de l'arcade de Douglas laisse présumer que son élargissement est dû à la traction de l'aponévrose du transverse. — La partie *linéaire*, qui a environ 13 cm. de longueur, est une crête fibreuse, triangulaire sur la coupe, avec une base antérieure qui mesure à peine 3 mm. ; on comprend qu'il soit difficile de faire une incision ou une ponction exactement sur ce raphé, et presque toujours on pénètre dans la gaine du droit.

La face antérieure est en rapport avec la peau, son pannicule adipeux très développé à l'hypogastre et son fascia superficialis qui vient se fixer sur elle le long de la ligne médiane, formant ainsi une cloison imparfaite entre les deux moitiés droite et gauche de la paroi abdominale. Au-dessus du pubis, et sur une étendue qui peut arriver au voisinage de l'ombilic, elle donne insertion au ligament suspenseur du pénis. Sa face postérieure, légèrement déprimée en gouttière au-dessus de l'ombilic, est tapissée par le péritoine, mais médiatement pour une grande partie de son trajet; car elle en est séparée en haut par le fascia sous-péritonéal et le paquet adipeux qui entourent la veine ombilicale dans la région parombilicale, en bas par le fascia vésical qui soutient l'ouraque et limite la cavité de Retzius.

La ligne blanche doit à sa texture fibreuse une grande solidité et cependant elle peut se laisser distendre par une pression abdominale prolongée, au point de permettre de vastes éventrations. Cruveilhier l'a vue, chez une femme morte peu après l'accouchement, atteindre une largeur de 8 cm. à l'ombilic et de 3 cm. dans sa partie linéaire. — Elle est composée surtout de fibres tendineuses nattées à angle très aigu, provenant des tendons des trois muscles larges et affectant une direction à peu près transversale. Il s'y joint, aux deux extrémités, des fibres longitudinales représentées à la partie supérieure par un faisceau xiphoïdien large de quelques millimètres qui descend de la face antérieure de l'appendice et s'irradie dans le raphé; à la partie inférieure, par les ligaments sus-pubiens, que renforcent les tendons des pyramidaux et les tendinets que lui envoie le bord interne des muscles droits. Il y a deux ligaments sus-pubiens. Le *ligament sus-pubien antérieur* est un court triangle fibreux, placé entre les tendons des droits et en avant d'eux, avec une base de 1 cm. environ fixée sur la face antérieure de la symphyse. Le *ligament sus-pubien postérieur* (*ligament triangulaire*, *adminiculum*, c'est-à-dire soutien de la ligne blanche) est médian, placé derrière le raphé, en avant du péritoine; sa base s'insère sur la lèvre postérieure du pubis et, quand elle est bien développée, se prolonge dans le ligament de Cooper; sa pointe s'élève jusqu'au tiers ou à la moitié de la ligne omb.-pubienne. Ordinairement, au milieu de la base est un trou ovalaire ou fossette centrale, qui conduit entre les tendons des droits et par lequel s'engagent un peloton adipeux et une petite branche du rameau pubien de l'artère épigastrique. Les côtés sont curvilignes. La face antérieure du ligament sus-pubien adhère à la ligne blanche : sa face postérieure reçoit l'insertion du fascia transversalis; il fait donc cloison entre les deux gaines des droits et sépare les fosses rétro-musculaires.

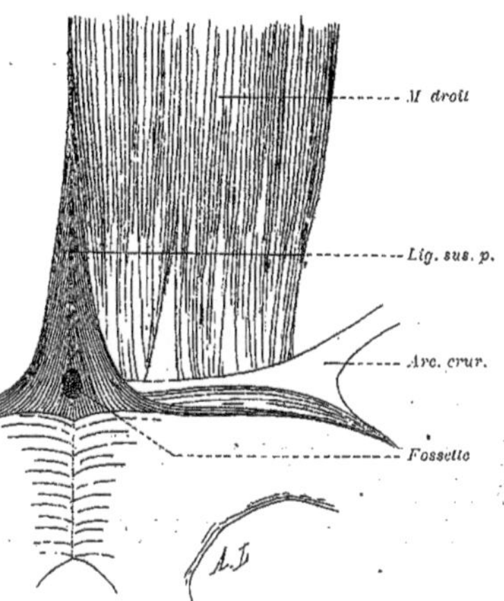

FIG. 292. — Ligament sus-pubien postérieur ou adminiculum.
Face postérieure de la symphyse pubienne.

Ces faisceaux longitudinaux mis à part, ce sont les aponévroses d'insertion ou tendons des obliques et transverses qui par leur entre-croisement médian constituent la ligne blanche. Poncet (*Recherches anatomiques sur les aponévroses abdominales*, 1877), qui a étudié au microscope la partie rubanée, a reconnu que les entre-croisements de muscle à muscle ne se font pas seulement sur un même plan, mais encore en profondeur. Ainsi le tendon du grand oblique est divisé en deux nappes, une superficielle qui passe dans la nappe opposée, une profonde qui s'enfonce et traverse en diagonale la masse fibreuse pour se fixer au feuillet postérieur de la gaine du droit. Chacun des feuillets antérieur et postérieur du petit oblique est également dédoublé et passe, après décussation, dans le feuillet antérieur et dans le feuillet postérieur de la gaine, en paraissant se continuer avec le petit oblique opposé. Seuls les transverses décussent leurs tendons sur un même plan. « L'intrication et les anastomoses sont telles qu'un faisceau quelconque ne peut se tendre sans agir immédiatement sur tous les muscles du côté opposé. »

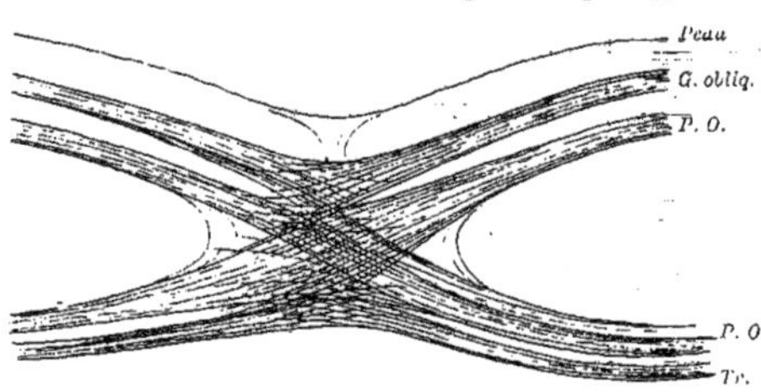

Fig. 293. — Structure de la ligne blanche.
Coupe transv. — Schéma, d'après le dessin de Poncet.

On trouve sur la ligne blanche, d'abord une dépression cicatricielle, l'ombilic, puis de petits orifices vasculaires et nerveux. Ces orifices, elliptiques ou losangiques, fréquents surtout dans la partie sus-ombilicale et autour de l'ombilic, établissent une communication entre le tissu cellulaire sous-cutané et le tissu cellulo-adipeux prépéritonéal. C'est par eux que se font les hernies médianes ou hernies de la ligne blanche, hernies qui consistent tantôt en une simple frange adipeuse sous-péritonéale, tantôt, à la suite de cette frange, en un sac péritonéal qui peut contenir une portion d'épiploon ou d'intestin ou de la paroi antérieure de l'estomac.

La ligne blanche fournit un point d'appui pour la contraction des muscles larges; elle solidarise en même temps leur action qui est presque toujours bilatérale, en les transformant en un seul muscle polygastrique; ils agissent comme le font les mains croisées. On considère généralement les muscles pyramidaux comme des tenseurs de la ligne blanche; Brucke pense que ces muscles ne sont pas synergiques mais antagonistes des droits; ils auraient pour effet d'enfoncer la ligne blanche vers la cavité abdominale et de lui permettre ainsi de résister à la contre-pression médiane ou refoulement en avant, qui suit la contraction latérale des muscles droits.

Ombilic. — L'*ombilic* ou *nombril* est, chez le fœtus à terme, un orifice vasculaire, percé dans la ligne blanche, autour duquel s'insère le cordon et qui laisse passer dans son centre les artères et la veine ombilicale. Après la chute du cordon, et dès le dixième jour après la naissance, les vaisseaux sont oblitérés et un bouchon cutané ferme l'orifice abdominal vide. La formation cicatricielle est tout à fait comparable à un moignon d'amputation; Herzog a soutenu pourtant récemment qu'il s'agit non d'un processus de cicatrisation, mais de la simple transformation d'un tissu conjonctif embryonnaire en tissu adulte. Nous n'étudierons ici que l'ombilic cicatrisé et fermé.

Voy. sur l'ombilic : Richet, *Anatomie médico-chirurgicale.* — Catteau, *Thèse de Paris*, 1876. — Gauderon, *Thèse de Paris*, 1876. — Sachs, Die Fascia umbilicalis, in *Arch. f. path. Anatomie*, 1887.

Le trou persistant dans la ligne blanche, ou anneau ombilical, est obturé à l'extérieur par un bouchon cutané cicatriciel qui adhère à son contour; à l'intérieur il est libre et n'est isolé de la cavité péritonéale que par le péritoine pariétal qui passe à sa surface; une fois sur cinq cependant, un *fascia umbilicalis* plus ou moins épais couvre l'anneau et le sépare du péritoine. Le moignon cutané est situé au fond d'une fossette circulaire ou elliptique qui mesure de 10 à 15 mm. de diamètre; la profondeur de cette fossette augmente avec l'âge, à cause de la rétraction progressive du tissu inodulaire; elle est plus considérable chez les sujets gras, chez les femmes en raison de l'embonpoint; on la voit très grande quelquefois chez certains sujets maigres.

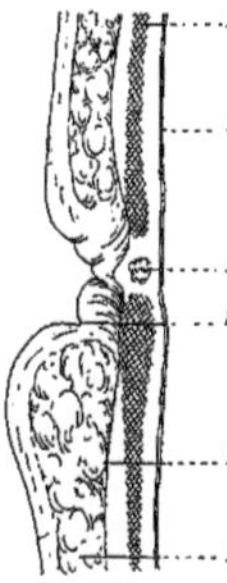

Fig. 294. — L'ombilic.
Coupe verticale.

Dans l'ombilic extérieur on distingue : le *bourrelet cutané* périphérique, qui marque le point où finit le pannicule adipeux; plus le pannicule est épais et fait relief, plus l'ombilic paraît profond; — le *sillon* ombilical qui, au fond de la fossette, entoure le mamelon; sillon en cercle, en demi-cercle, qui correspond à l'insertion de la peau et du fascia superficialis sur le contour de l'anneau; cette adhérence est très intime et ne disparaît jamais malgré la distension; — le *mamelon* ou papille, c'est-à-dire le moignon cutané froncé, saillant chez les sujets jeunes, enfoncé en arrière et en bas chez l'adulte, et portant tantôt au centre, tantôt sur le côté une *cicatrice* blanche, linéaire ou étoilée, trace de la plaie consécutive à la chute du cordon. Dans la grossesse, l'ombilic s'élargit et tend à se niveler; le mamelon s'élève, la cicatrice devient visible, et l'on sent au centre l'anneau sous-jacent où l'on peut parfois introduire la pulpe du doigt. Dans certains cas d'ascite, le refoulement en avant de l'ombilic peut aller jusqu'au déplissement du moignon ou même jusqu'à la production de tumeurs saillantes (hernies séreuses).

Quand on a enlevé la peau et coupé ses adhérences, on voit par sa face extérieure l'*anneau ombilical* dont le contour est ordinairement quadrilatère, comme pour les autres orifices de la ligne blanche (fig. 291). Vu par sa face interne, il est plutôt curviligne, car aux faisceaux obliques des aponévroses de la ligne blanche s'ajoutent par derrière des fibres arquées qui épaississent la bordure, l'arrondissent et en forment une masse homogène qui n'est point tiraillée dans les contractions abdominales. L'anneau avec sa bordure mesure

1 cm. au plus en diamètre. Il représente assez bien la gueule d'un four ordinaire (Blandin), par son bord supérieur cintré et son bord inférieur rectiligne. L'orifice central, de 2 mm. environ, est libre; il renferme seulement une boule adipeuse; il finit en avant en cul-de-sac sous la peau du centre du mamelon. C'est par cet orifice dilaté que l'épiploon, l'intestin, le liquide de l'ascite, refoulant devant eux le péritoine, peuvent venir faire saillie sous la peau déplissée (hernies ombilicales, hernies séreuses); c'est par cet orifice refoulé, puis perforé que s'établissent des fistules ascitiques, purulentes, urinaires ou biliaires. Davaine a cité dix-neuf cas d'issues de vers par l'ombilic, presque tous d'ailleurs chez des enfants au-dessous de quinze ans.

Tandis que le bord supérieur ou bord cintré de l'anneau ombilical est libre d'adhérences, le bord inférieur ou base reçoit l'insertion de l'ouraque, des artères ombilicales et de la veine ombilicale, en tout quatre cordons fibreux. Souvent l'ouraque et les artères sont réduits à l'état de réseau filamenteux; la veine ombilicale elle-même, qui se fixe quelquefois en partie sur le côté droit du cintre, peut être dissociée en filaments. Il est à remarquer que, même chez le fœtus, la veine n'est que lâchement unie à la partie supérieure de l'anneau. De la fusion de tous ces tractus avec la base de l'anneau, il résulte que celle-ci forme un noyau fibreux, épais, très adhérent à la peau qu'il attire de son côté. Dans l'atlas de Bonamy on signale comme constante une petite *fossette intervasculaire*, placée au centre des quatre cordons fibreux. Elle est quelquefois à peine reconnaissable, mais est susceptible de s'agrandir; sur un sujet qui servit à un de mes cours et qui était atteint d'ascite, le liquide l'avait distendue en une poche de 1 cm. de diamètre qui rendait l'ombilic saillant.

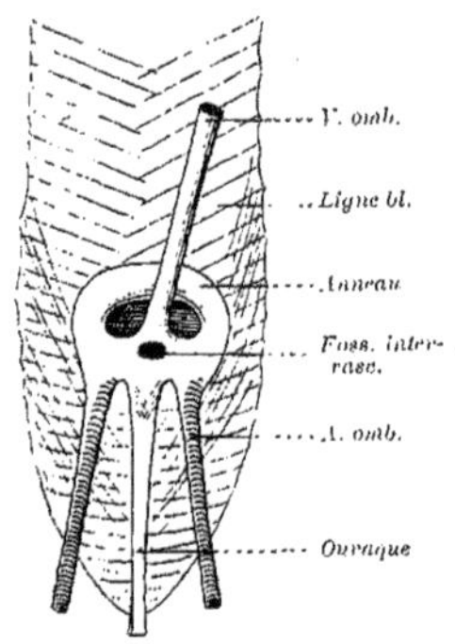

FIG. 293. — L'anneau ombilical.

Grossi. Vu par sa face postérieure, le péritoine enlevé.

Contre la face interne de l'anneau est appliqué le péritoine pariétal. Il a son épaisseur ordinaire et n'adhère que lâchement à l'anneau; il en est même séparé par une nappe adipeuse lobulée chez les sujets gras. Tantôt il passe directement le long de l'orifice, tantôt il s'y déprime légèrement. Le fait qu'il existe à ce niveau un espace où seuls la peau et le péritoine ferment la cavité abdominale constituent pour l'ombilic une infériorité au point de vue de la résistance; c'est un des points les plus faibles des parois de l'abdomen, et si les hernies n'y sont pas plus fréquentes chez l'adulte, c'est que la pression des viscères s'exerce surtout contre le bas-ventre.

Chez un certain nombre de sujets cependant, le péritoine est renforcé sur sa face externe par une lame fibreuse qu'avait indiquée déjà Vidal de Cassis et que Richet a bien décrite sous le nom de *fascia umbilicalis*. « Le péritoine qui enveloppe la veine ombilicale est, depuis l'anneau jusqu'à 3 ou 4 cm. au-dessus de cette ouverture, doublé par une lamelle blanchâtre à fibres dirigées transversalement et coupant à angle droit la direction de la veine. Ces fibres peuvent être suivies jusque sur les bords des muscles droits, où elles se confondent manifestement avec le feuillet postérieur de leur gaine aponévrotique. Destiné à protéger l'entrée de la veine ombilicale dans l'anneau, il renforce par sa présence la partie supérieure de cet orifice que j'ai dit être dépourvue d'adhérences solides. » Cette lame fibreuse limite en outre avec la ligne blanche un canal suivi par la veine ombilicale, canal que Richet assimile au canal inguinal, et auquel il fait jouer un rôle dans la pénétration et le trajet des hernies.

Dans sa forme typique, le fascia ombilicalis est un épaississement du fascia transversalis (feuillet profond du transverse) qui renforce à ce niveau la paroi

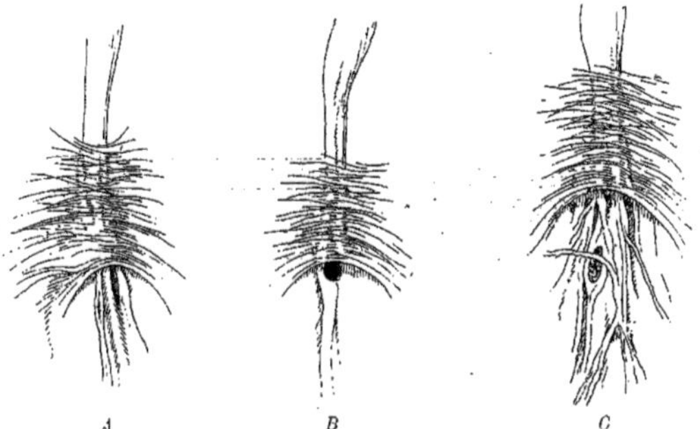

Fig. 296. — Le fascia umbilicalis sous ses trois formes typiques (d'après Sachs, chez l'enfant).

En A, il recouvre tout l'anneau. — En B, il n'en recouvre que le bord supér. (divertic. prédispos. aux hernies). — En C, il est au-dessus de l'anneau et sans rapport avec lui.

abdominale; il se présente comme une lamelle fibreuse, à fibres transversales, solidement fixé au péritoine, plus solidement fixé à droite et à gauche sur la gaine des muscles droits à laquelle il s'attache suivant une ligne verticale. Il passe en pont sur la ligne blanche. Son bord supérieur est rarement reconnaissable; mais très souvent il y a un bord inférieur tranchant, à concavité inférieure, au niveau duquel le péritoine peut former un pli saillant ou bien une poche ou diverticule entre le fascia et la ligne blanche.

Les Allemands attachent une bien plus grande importance que nous au fascia signalé par Richet. Ils lui ont attribué (Kocher) la possibilité de hernies ombilicales indirectes, qui paraissent d'ailleurs ne pas exister, mais surtout ils ont discuté si sa présence favorisait ou empêchait les hernies. Sachs conclut de nombreuses recherches qu'il faut distinguer trois formes dans le fascia umbilicalis : 1° le fascia n'existe pas, ou finit très au-dessus du bord supérieur de l'anneau, la prédisposition aux hernies est faible; 2° le fascia par son bord inférieur concave et net couvre le bord supérieur de l'anneau ou l'affleure seulement; il y a des plis péritonéaux et conséquemment une poche ou diverticule; cette condition favorise puissamment les hernies; 3° le fascia couvre tout l'anneau : la hernie est à peu près impossible.

Au point de vue de la fréquence, voici ce que lui a donné l'autopsie de plus de 200 sujets.

1° Enfants dans le 1er mois, 92 { absence du fascia, 34 ; fascia plus ou moins marqué, 58

Sur ces 58 { fascia couvrant l'anneau, 23 ; fascia au-dessus ou affleurant seulement, 35.

2° Enfants de 2 à 11 mois, 115 { absence du fascia, 30 ; fascia net, 85

Sur ces 85 { fascia couvrant l'anneau, 25 ; fascia au-dessus ou affleurant, 60.

Je note que le deuxième type signalé plus haut, celui dans lequel le bord inférieur du fascia finit au niveau du bord supérieur de l'anneau, ou le dépasse légèrement, disposition éminemment favorable aux hernies par la production d'une fossette péritonéale, s'est rencontré 19 fois sur 115 enfants dans le cours de leur première année, tandis que 25 fois l'ombilic était parfaitement défendu par une lamelle fibreuse qui lui faisait doublure. Gauderon, qui a examiné dix enfants de 2 à 15 ans, n'a trouvé le fascia bien net que deux fois; sept fois il était réduit à des lamelles sans adhérence avec la gaine des droits.

L'ombilic n'est pas au centre du corps, comme on est tenté de le croire. Son plan horizontal passe en arrière par la face inférieure de la troisième vertèbre lombaire (Luschka), rapport sujet d'ailleurs à de notables variations; sur les côtés, il est ordinairement un peu au-dessus du sommet de la crête iliaque, assez souvent tangent à ce sommet et quelquefois plus bas. Sur la verticale, l'ombilic est un peu au-dessous de la moitié de la taille totale chez le nouveau-né; il atteint cette moitié à deux ans et alors seulement il marque le milieu du corps; chez l'adulte il est au-dessus, à 20 cm. environ, soit aux 3/5 du corps. En supposant la taille égale à 100, la hauteur de l'ombilic au-dessus du sol est de 45 à la naissance, 50 à deux ans, 60 à l'âge adulte. Ce chiffre de 60 est le même dans les deux sexes et dans les différentes races; il ne varie guère que de 59 à 61.

Il peut y avoir intérêt à connaître soit la longueur abdominale totale, mesurée de la base de l'appendice xiphoïde au bord supérieur du pubis, soit les deux parties qui la constituent, la longueur xipho-ombilicale et la longueur ombilico-pubienne. Le tableau suivant donne ces mesures; les chiffres sont centésimaux, c'est-à-dire rapportés à la taille supposée égale à 100. Mes observations personnelles portent sur une cinquantaine de sujets.

			QUETELET	KRAUSE	CHARPY
Longueur abdominale. . .		H.	—	17	19 (16 à 22)
		F.	—	20	21 (18 à 24)
	N.-nés	h.	—	—	25.5 (22 à 30)
		f.	—	—	25.7 (23 à 29).
Longueur xipho-ombilicale		H.	—	10.1	11.1 (9 à 13)
		F.	—	10.8	11.9 (10 à 14)
	N.-nés	h.	—	—	16 (14 à 20)
		f.	—	—	16 (14 à 19).
Long. ombilico-pubienne .		H.	9.4	8	8.5 (7 à 10)
		F.	10.7	9.8	9.7 (8 à 12)
	N.-nés	h.	—	—	8 (5 à 12)
		f.	—	—	9 (8 à 10).

Il ressort de ces chiffres les renseignements suivants : 1° la femme a le ventre plus grand que celui de l'homme, et cela même au point de vue absolu (34 cm. en moyenne contre 33). — 2° La situation de l'ombilic sur la ligne blanche est très variable. Il est exceptionnellement au-dessus du milieu de sa longueur, rarement au milieu même, et presque toujours au-dessous (aux 43/100 comptés du pubis, chez l'homme; aux 47 chez la femme). — 3° La partie sus-ombilicale du ventre ou xipho-ombilicale est sensiblement égale dans les deux sexes, toujours relativement à la taille. La partie sous-ombilicale ou ombilico-pubienne est sensiblement plus grande chez la femme, même au point de vue absolu (154 mm. contre 147 en moyenne); et cette différence est originelle puisqu'elle se retrouve chez les nouveau-nés. — 4° L'enfant a l'abdomen proportionnellement beaucoup plus vaste que l'adulte; la partie sous-ombilicale est un peu plus petite, mais la partie sus-ombilicale est immense.

De Giovanni (*Morphologia del corpo umano*, 1891) attache à ces mensurations une grande importance clinique. Pour lui la longueur abdominale indique l'intensité du développement embryogénique du tube digestif; la longueur xipho-ombilicale est proportionnelle au volume atteint par l'estomac, le foie, la rate et le pancréas dans leur évolution jusqu'à l'âge adulte; la longueur ombilico-pubienne mesure l'importance de l'intestin. — Ces propositions attendent un contrôle anatomique précis.

Gaine des muscles droits. — Chacun des deux muscles droits est enfermé dans un fourreau rigide, que Velpeau appelait le canal des droits; cette gaine a ceci d'exceptionnel qu'elle est formée par les aponévroses d'insertion, c'est-à-dire par les tendons des muscles voisins.

Sur la gaine des droits, voyez plus spécialement : Retzius (traduit par Constantin Paul dans le *Bull. Soc. anatom.*, 1862). — Sologr, Ueber die Bedeutung der Linea semicircularis Douglasii. *Morpholog. Jahrbuch*, 1886. — Charpy, la Gaine des muscles droits. *Revue de chirurgie*, 1888; et *Études d'Anatomie*, 1891. — On trouvera dans mon travail l'analyse des travaux antérieurs.

La forme générale de la gaine est celle d'une cavité plate et allongée, étendue du rebord costal à la symphyse pubienne. Il y a deux feuillets, un antérieur et un postérieur.

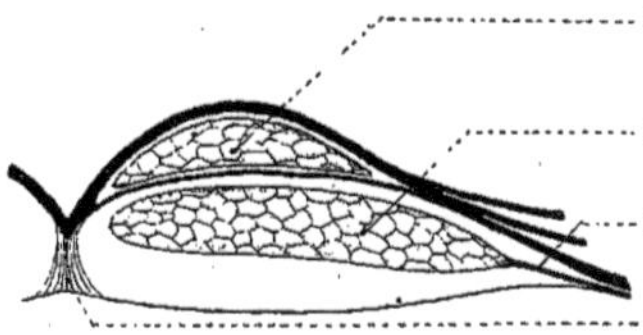

Fig. 207. — Gaine du muscle pyramidal.

Coupe horiz. un peu au-dessus du pubis. — Le tiret qui indique le fascia transversalis doit être prolongé jusqu'à la ligne inférieure.

Le feuillet antérieur est épais sur toute sa hauteur, et surtout dans sa partie inférieure. Il est formé comme nous l'avons vu, au-dessus de l'ombilic, par l'aponévrose du grand oblique et le feuillet antérieur de l'aponévrose du petit oblique; au-dessous, par les trois aponévroses des obliques et du transverse (fig. 290). Sur sa partie moyenne, on voit des orifices ovalaires, quelquefois assez grands, qui laissent passer des branches vasculaires et nerveuses. — Au-dessus du pubis, ce feuillet se dédouble pour donner au pyramidal une gaine distincte, parfaitement indépendante, dont le feuillet antérieur est de beaucoup le plus épais.

Le feuillet postérieur, qui fait défaut dans la portion pré-thoracique du muscle, présente une particularité remarquable. Dans toute sa partie ombilicale et sus-ombilicale, il est dense, résistant; le feuillet postérieur de l'aponévrose du petit oblique et l'aponévrose du transverse le constituent. Au-dessous, il est mince, lamelleux, au point qu'on a même contesté son existence, et soutenu, bien à tort, que le muscle en ce point est directement au contact du péritoine; c'est qu'à ce niveau les trois tendons des muscles larges passent en avant, et il ne reste en arrière que le feuillet postérieur de la gaine du transverse ou fascia transversalis.

De là deux zones dans ce feuillet postérieur, une zone supérieure *fibreuse*, une zone inférieure *celluleuse*. Leur limite est marquée nettement par une arcade tendineuse coupante, la *ligne semi-circulaire de Douglas*, appelée plus tard et improprement *pli de Douglas*, et enfin plus simplement l'*arcade de Douglas*. Cette arcade, qui marque la fin de l'aponévrose du transverse en arrière, est tendue transversalement d'un bord à l'autre de la gaine. Quand elle est très cintrée, ses extrémités semblent se prolonger vers le pubis sous forme de *piliers*, que quelques auteurs ont cru pouvoir suivre jusque dans le ligament sus-pubien et le ligament de Hesselbach.

L'extrémité interne se perd dans la ligne blanche, près de l'origine de sa partie linéaire. L'extrémité externe, ordinairement oblique et descendante, se confond avec la ligne de Spiegel, c'est-à-dire avec l'origine du tendon du transverse.

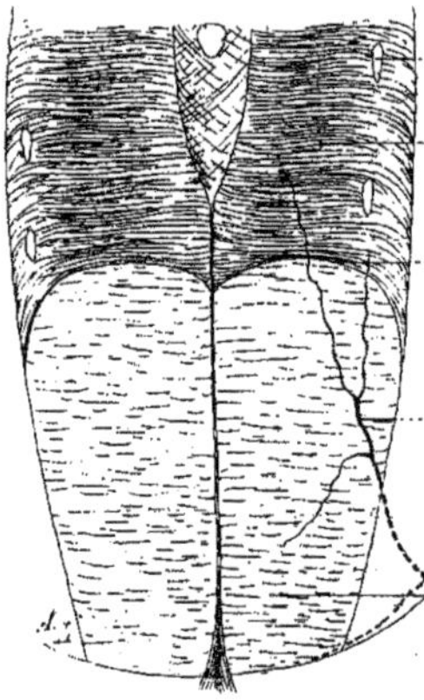

Fig. 208. — L'arcade de Douglas.

Paroi postérieure de la gaine des droits ; sa partie sous-ombilic. — Vue par devant.

L'arcade de Douglas est située à 4 ou 5 cm. au-dessous de l'ombilic, rarement plus bas, quelquefois plus haut et jusqu'à 1 cm. seulement du bord inférieur de la fossette ombilicale ; elle est à 11 ou 12 cm. du bord supérieur de la symphyse. Il est fréquent d'observer à 4 cm. au-dessous de la ligne semi-circulaire une seconde arcade moins épaisse, l'*arcade accessoire* ; elle est due à ce que l'aponévrose du transverse passe en deux fois sur la face antérieure du droit. Dans ce cas, entre la zone fibreuse et la zone celluleuse s'intercale une zone *intermédiaire* d'épaisseur et de résistance moyennes, et l'arcade supérieure semble faire défaut. Sur toute la longueur du feuillet postérieur, à 1 cm. environ de son bord externe, se voient des orifices régulièrement espacés, larges surtout au-dessus de l'arcade ; ils laissent passer les nerfs et vaisseaux intercostaux et lombaires qui pénètrent dans la gaine. Ces orifices ne sont que le débouché de véritables canaux intra-aponévrotiques qui conduisent obliquement entre les muscles larges. Ils ne laissent pas suinter les injections artificielles et se ferment automatiquement quand la gaine est distendue. Dans la partie inférieure un canal plus vaste contient les vaisseaux épigastriques.

L'arcade de Douglas a été interprétée différemment par les anatomistes. Pour Retzius et pour Hyrtl, c'est un pli véritable produit par le passage du fascia transversalis derrière la vessie, opinion unanimement abandonnée aujourd'hui. — Pour Henle, c'est une arcade tendineuse vasculaire, destinée à protéger les vaisseaux épigastriques ; à quoi on peut objecter qu'il y a une énorme disproportion entre les dimensions des vaisseaux et de l'arcade, et de plus que les vaisseaux pénètrent ordinairement dans la gaine bien au-dessous de la ligne de Douglas. — Gegenbaur lui attribue pour cause l'application de la vessie contre la paroi abdominale, d'où la nécessité d'une zone molle et dépressible dans cette paroi, zone limitée précisément par l'arcade qui marque le contour du globe vésical. La position abdominale de la vessie n'existe que chez le fœtus et dans les premières années de la vie; mais elle suppose un état ancestral semblable transmis héréditairement. — Solger, objectant qu'il y a deux arcades latérales pour une seule vessie, pense que ces arcades marquent la limite entre deux parties physiologiquement distinctes des muscles oblique et transverse : une partie supérieure, solidement insérée aux os, qui se dilate le plus dans l'inspiration et se contracte le plus dans l'effort; une partie inférieure, attachée au ligament de Poupart, relativement inactive et passive. De là, la différence dans la gaine des droits, leur zone fibreuse et leur zone celluleuse.

Eisler (Ueber nächste Ursache der Linea semi-circularis Douglasii. *Verhandl. d. anatom. Gesellschaft*, 1898), combat l'hypothèse de la pression vésicale de Retzius et de Gegenbaur, et celle de la pression abdominale de Solger. Après avoir constaté la présence de l'arcade de Douglas chez les embryons humains de tout âge et chez tous les mammifères, à l'exception des monotrèmes et des marsupiaux, il montre que cette arcade n'est en rapport ni avec la vessie ni avec les vaisseaux épigastriques. Il croit pouvoir attribuer son existence à la migration testiculaire; le processus vaginal, en longeant le bord externe du muscle droit, empêcherait le tendon du transverse de passer en arrière et obligerait toutes les aponévroses à se reporter en avant.

Des deux bords de la gaine, l'externe est sur toute sa longueur étroitement fermé, l'interne l'est moins dans sa partie inférieure. Au-dessous de l'ombilic, en effet, la ligne blanche est réduite à une crête étroite, renforcée seulement par le ligament sus-pubien. On a pu croire que, par derrière ce ligament, les gaines droite et gauche communiquaient librement; mais il n'en est rien. La soudure du fascia transversalis au bord postérieur de la ligne blanche suffit pour isoler les deux cavités; la cloison résiste à des injections même fortes (fig. 297).

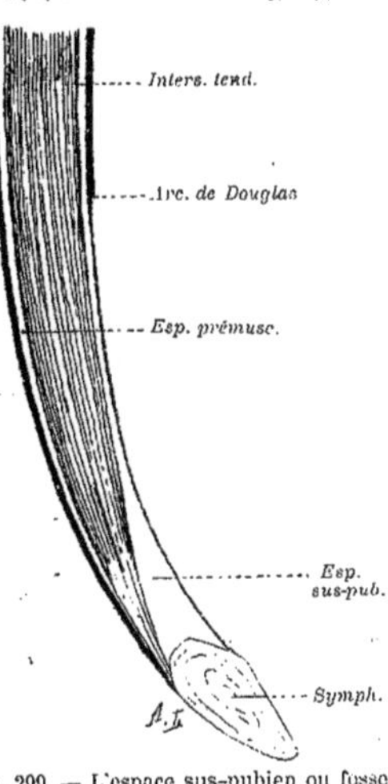

FIG. 299. — L'espace sus-pubien ou fosse rétro-musculaire.
Coupe ant.-post. un peu en dehors de la ligne médiane.

Dans la gaine fibreuse est contenu le muscle droit. Revêtu d'un périmysium mince qui se continue sur la face interne de la gaine, le muscle semble être dans un sac séreux, permettant son glissement dans le fourreau inextensible; de chaque côté, les attaches latérales de ce périmysium forment deux ailerons ou mésos, par où pénètrent les vaisseaux nourriciers.

Le muscle avec les expansions de son périmysium divise le canal fibreux en deux espaces antérieur et postérieur. L'espace antérieur ou *prémusculaire* est serré, étroit, peu injectable. Il finit en bas en pointe devant le pubis, entre le tendon du droit et les tendons entre-croisés du gr. oblique; en haut, il est cloisonné par les intimes adhérences qui unissent les intersections fibreuses avec le feuillet antérieur de la gaine. L'espace postérieur ou rétro-musculaire est au contraire plus large, plus dilatable; il règne sur toute la longueur, des côtes au pubis, car il est exceptionnel que les intersections fibreuses contractent des adhérences avec le feuillet postérieur; il se termine en bas au-dessus de la symphyse par une dilatation, l'*espace sus-pubien* (cavum submusculare, cavum supra-pubicum), que j'ai aussi appelée la *fosse rétro-musculaire*. Ce diverticule de forme angulaire, en tous points comparable à l'espace sus-sternal, est dû à ce que le muscle passe en avant de la symphyse, tandis que le feuillet postérieur de sa gaine passe en arrière; la base du triangle n'est autre que le bord supérieur du pubis et le sommet est à 5 ou 6 cm. au-dessus. On y trouve du tissu cellulaire, un amas adipeux, si le sujet a quelque embonpoint, et le rameau pubien de l'artère épigastrique. Les fosses droite et gauche, séparées par l'adminiculum, ne communiquent pas entre elles; elles sont solidement fermées en avant par le tendon du muscle droit, mais elles ne sont limitées en arrière que par une paroi d'une grande minceur, le fascia transversalis, ici peu résistant, facile à déchirer. Aussi les abcès de l'espace sus-pubien, outre qu'ils se confondent facilement avec des abcès intra-abdominaux, ont la plus grande tendance à pénétrer dans la cavité de Retzius qui est placée immédiatement derrière la gaine des droits.

Arcade crurale. — La vaste aponévrose d'insertion du gr. oblique, qui couvre presque toute la face antérieure de l'abdomen, se dispose vers la région inguinale en larges faisceaux aplatis, véritables rubans tendineux qui descendent obliquement vers la ligne blanche et la symphyse pubienne. Par sa face profonde, cette aponévrose adhère intimement à celle du petit oblique sous-jacent, sur une surface triangulaire assez étendue qui correspond à la partie externe du muscle droit, au-dessous de l'ombilic. La face superficielle est recouverte par une lame celluleuse adhérente, qui est le feuillet antérieur de sa gaine ou aponévrose d'enveloppe; cette lame celluleuse se prolonge jusqu'au pli inguinal. Par-dessus l'aponévrose et sa lame celluleuse, se trouve la peau avec son fascia superficialis dédoublé ici en deux feuillets : un feuillet superficiel, qui est le feuillet ordinaire et qui passe dans la cuisse en ne contractant que des adhérences assez lâches avec l'arcade crurale; un feuillet profond tantôt homogène, tantôt lacéré et infiltré de graisse. Ce feuillet profond, inséré sur la ligne blanche au-dessous de l'ombilic, se continue au milieu avec le ligament suspenseur du pénis, le tissu élastique des bourses et des grandes lèvres, et a été décrit sous le nom de ventrier; latéralement il se fixe et se termine à l'arcade crurale, ou quelquefois à l'aponévrose fémorale. On peut le considérer comme un vestige de la *tunique abdominale*, si développée chez les grands herbivores. Atrophiée chez l'homme à petit intestin, à station verticale, sa partie crurale rappelle la capsule élastique qu'il fournit aux mamelles inguinales des mammifères.

Le point de jonction de l'abdomen avec la cuisse est marqué par un sillon extérieur, ou *pli de l'aine*. Ce pli est oblique à 30 ou 35° dans les bassins plats, à 50 ou 55° dans les bassins hauts; le premier de ces types est ordinairement celui de la femme, le second celui de l'homme. On ne confondra pas le pli de l'aine avec le *pli de flexion* qui passe un peu au-dessous de lui, sous l'épine iliaque, et qui ne devient apparent que dans la flexion de la cuisse sur le bassin. Pétrequin (*Anatomie médico-chirurgicale*, 1844) remarquant que le pli de l'aine ne s'efface jamais, même dans l'extension fémorale complète, et que dans l'ascite il devient concave et profond, a cherché la cause de ce fait dans les adhérences de la peau avec les parties profondes. « La peau est fixée par quelques brides entourant l'épine et la crête iliaque; mais son adhérence est surtout prononcée en dedans; j'ai découvert vers la symphyse pubienne une expansion à fibres rayonnantes, de nature cellulo-fibreuse, qui s'implante sur le pubis et y fixe immédiatement la peau; je l'appelle *ligament cutané* ou *suspenseur du pli de l'aine.* »

La peau et ses fascias enlevés, l'arcade crurale se dessine comme une bande tendineuse à faisceaux nacrés.

L'arcade crurale a été décrite par Fallope qui la considérait comme un ligament, et plus tard en 1705, dans une courte note, par Poupart qui en fit un ligament suspenseur de l'abdomen, remplaçant la clavicule dans la ceinture pelvienne, et fibreuse, au lieu d'être osseuse, pour ne pas gêner la distension du ventre. — Sur cet historique, voy. : « Poupart's ligament », dans le *Journ. of anatomy*, 1899, p. 443.

Cette région est étudiée en détail dans tous les ouvrages d'anatomie descriptive ou d'anat. topographique et dans les grands Dictionnaires de médecine, en raison de l'intérêt considérable qu'elle présente aux chirurgiens. Parmi les travaux spéciaux je signalerai : A. Cooper, *Œuvres chirurgicales*, 1804 à 1806, traduction Chassaignac, 1837. — J. Cloquet, *Recherches anatomiques sur les hernies de l'abdomen*, 1817. — Nicaise, Note sur l'anatomie de la région inguino-crurale, *Archives de médecine*, 1866; et Des insertions de l'aponévrose du gr. oblique, *Journal de l'anatomie*, 1890. — Klaatsch, Ueber den Arcus cruralis, *Anat. Anzeiger*, 1888. — Douglas, The anatomy of the transversalis muscle, *Journal of anatomy*, 1890. — Swjasheninow, Zur topographischen Anatomie des Leistenschenkelbuges. *Arch. für Anatomie*, 1892. — Blaise, Le canal inguinal chez l'adulte, *Th. de Paris*, 1894.

L'*arcade crurale* (ligament de Fallope, ligament de Poupart, arcade fémorale, ligament inguinal externe) est une bande fibreuse, étendue de l'épine iliaque antéro-supérieure au bord supérieur du pubis. Pour quelques anatomistes, c'est un faisceau indépendant, un véritable ligament; pour le plus grand nombre, c'est uniquement le bord inférieur de l'aponévrose du grand oblique; pour d'autres enfin sa constitution est mixte. Nous nous rallions à l'opinion qui considère l'arcade crurale comme étant simplement formée par les derniers faisceaux tendineux du grand oblique. Klaatsch a montré que, chez les singes et le fœtus humain, l'insertion de ce muscle se prolonge jusqu'à l'épine iliaque inférieure et que rien chez eux ne rappelle le ligament de Poupart; on peut dès lors considérer le faisceau fibreux qui naît de l'épine supérieure comme une partie du muscle rétrogradé dans le sens tendineux, ainsi qu'on le voit ailleurs, notamment dans l'ischio-coccygien. Dans cette manière de voir, les ligaments de Colles et de Gimbernat ne sont que des parties de l'aponévrose du grand oblique, de même que le ligament iléo-pectiné n'est qu'une partie de l'aponévrose du psoas, et le ligament de Cooper l'insertion de l'aponévrose pectinéale.

L'arcade crurale va de l'épine iliaque antéro-supérieure à l'épine du pubis. Sa longueur mesurée en ligne droite est de 11 à 13 centimètres chez l'homme, de 12 à 14 chez la femme; mais en suivant les contours, elle est sensiblement plus considérable. L'insertion externe se fait à la lèvre externe de l'épine iliaque. L'insertion interne est double; un faisceau direct se fixe à l'épine pubienne, un faisceau réfléchi se recourbe en arrière, en dehors du faisceau direct, et s'attache à la crête pectinéale sur une longueur de 15 à 20 millimètres, constituant ainsi le *ligament de Gimbernat*. Gimbernat (chirurgien espagnol de la fin du XVIIIe siècle) ne l'a d'ailleurs pas décrit comme un ligament, mais « comme un repli de l'arcade dirigé de bas en haut et provenant de la portion de l'aponévrose qui lui correspond ». Ce ligament, ou insertion pectinéale du grand oblique, forme une lame triangulaire, tendue presque horizontalement (sujet debout) et mesurant au plus 2 centimètres de longueur. Son bord antérieur est continu avec l'arcade crurale dont il émane: son bord postérieur est obliquement inséré sur la crête, puis sur l'aponévrose pectinéale; le sommet est à l'épine du pubis; la base concave, coupante, est libre et regarde en dehors et un peu en arrière. Ses faces ne sont point libres; un prolongement de l'aponévrose du pectiné recouvre la face antéro-inférieure, la face postéro-supérieure ou abdominale est renforcée par des faisceaux fibreux que nous décrirons plus tard. Ce ligament est dense, solide; malgré cela on a vu des hernies se faire à travers ses éraillures.

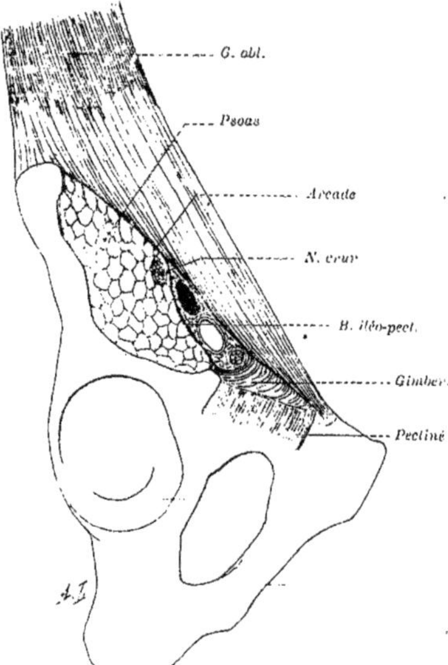

Fig. 300. — Arcade crurale. — Au-dessous d'elle, l'orifice musculaire en dehors, l'orifice vasculaire en dedans. Vue par la face antérieure.

Reprenons le trajet de l'arcade crurale. Examinée dans ses connexions naturelles, alors qu'on n'a pas incisé l'aponévrose fémorale, elle suit une ligne ondulée, en forme d'S couché. A partir de l'épine iliaque, elle contourne la portion saillante et arrondie du psoas iliaque et s'unit intimement à son aponévrose d'enveloppe (fascia iliaca), en formant avec elle un *raphé fibreux*; elle quitte cette aponévrose à son point culminant et passe en pont par-dessus les vaisseaux fémoraux, pour aller se fixer à la crête pectinéale et à l'épine du pubis. Cette seconde partie, qui comprend les deux tiers internes, est convexe en bas, à cause de la traction qu'exerce sur elle l'aponévrose fémorale soudée à sa lèvre antérieure; elle subit en outre d'avant en arrière un reploiement de plus en plus marqué qui l'enroule en gouttière, de sorte que le bord inférieur n'est plus visible, il regarde la cavité abdominale et ce que l'on voit extérieurement c'est le coude du repli. Sur tout son trajet, l'arcade crurale, au lieu d'être un bord libre, se continue avec l'aponévrose fémorale.

L'arcade crurale délimite avec le bord antérieur du bassin une vaste ouverture qui fait communiquer la cavité abdominale avec la cuisse. Cette ouverture est divisée en deux orifices par la *bandelette* ou *ligament iléo-pectiné*. On appelle ainsi, non un ligament isolé, mais la partie interne de la gaine du psoas ou fascia iliaca qui, de l'éminence iléo-pectinée, se dirige obliquement en dehors pour se confondre avec l'arcade crurale, au point où celle-ci va cesser de lui être adhérente. De là deux orifices : un externe ou *musculaire*, de forme ovale, complètement rempli par le psoas iliaque qui s'oppose au passage des hernies, et contenant en haut de son bord interne le nerf crural; un interne ou *vasculaire*, qui est l'*anneau crural* ou orifice supérieur du canal crural.

L'anneau crural est triangulaire, en triangle aplati à long côté antérieur. Le bord antérieur est la portion libre de l'arcade, celle qui passe en pont du psoas au pubis; le bord externe, oblique, correspond au versant interne du psoas iliaque, c'est-à-dire à la portion du fascia iliaca qui porte le nom de ligament iléo-pectiné, et qui peut être très épaisse lorsqu'il y a un petit psoas; le bord interne, oblique aussi, mais plus court, correspond au versant externe du muscle pectiné recouvert par son aponévrose. L'angle externe est très aigu; l'interne est au contraire arrondi, car il est formé par le bord libre, arciforme, de Gimbernat; le postérieur, mousse, est dans la rainure qui sépare le pectiné du psoas. Les vaisseaux sont sur le bord externe, l'artère en dehors, la veine à son côté interne; en dedans sont placés des ganglions lymphatiques. L'anneau crural donne entrée dans l'espace aponévrotique que suivent les vaisseaux fémoraux. Il est fermé du côté de l'abdomen par le *septum crural*, « cloison membraneuse qui s'oppose à la formation des hernies ainsi qu'à l'introduction du doigt (Cloquet) ». Tantôt on réserve ce nom à la membrane qui ferme la partie interne ou lymphatique de l'anneau, tantôt on l'étend au tissu lamelleux qui couvre l'entrée abdominale de tout l'anneau. Dans ce dernier sens, qui me paraît le plus juste, le septum crural, inséré au pourtour de l'anneau, sépare d'abord par une cloison de champ les ganglions lymphatiques qui sont en dedans, des vaisseaux qui sont en dehors, puis il forme entre l'artère et la veine une séparation secondaire. La partie qui couvre l'orifice lymphatique est la plus faible; souvent elle est infiltrée par les ganglions eux-mêmes, comme cela arrive pour l'aponévrose sous-maxillaire, le fascia cribriformis; aussi est-ce le point faible de la région, le lieu de passage de la hernie crurale. On a rattaché l'origine du septum tantôt au fascia propria du péritoine, tantôt au fascia transversalis; je le considère comme la terminaison latérale du fascia prévésical, au moment où celui-ci quitte l'artère ombilicale pour se fixer à la paroi du bassin.

Examinons maintenant le pli de l'aine par sa face interne, c'est-à-dire vu de l'intérieur de la cavité abdominale, après qu'on a enlevé le péritoine (fig. 301). La paroi abdominale et la fosse iliaque interne se rencontrent à angle aigu, au niveau de l'arcade crurale; la première est tapissée sur toute son étendue par le fascia transversalis, la seconde par le fascia iliaca, aponévrose d'enveloppe du muscle iliaque, notablement épaissie à sa partie inférieure. Cooper a donné le nom de *fascia transversalis* à une lame fibreuse qui double la face interne de la paroi abdominale; elle se prolonge en arrière jusqu'au bord postérieur du transverse, en avant jusqu'à la ligne de Spiegel et même, au-dessous de l'ombilic, jusqu'à la ligne blanche; en haut, on la suit jusqu'au diaphragme; en bas elle s'insère à la lèvre interne de la crête iliaque, puis à l'arcade crurale et comme elle à la crête pectinéale et à l'épine du pubis. Nous avons vu plus haut que le fascia transversalis forme à lui seul le feuillet postérieur de la gaine du muscle droit au-dessous de l'arcade de Douglas, et que dans la partie inférieure il se dédouble en deux lames, une antérieure qui se fixe étroitement au bord externe du tendon droit, une postérieure qui passe en arrière et se termine dans la ligne blanche, limitant ainsi l'espace sus-pubien ou fosse rétro-musculaire. Cette partie médiane du fascia est insérée à la lèvre

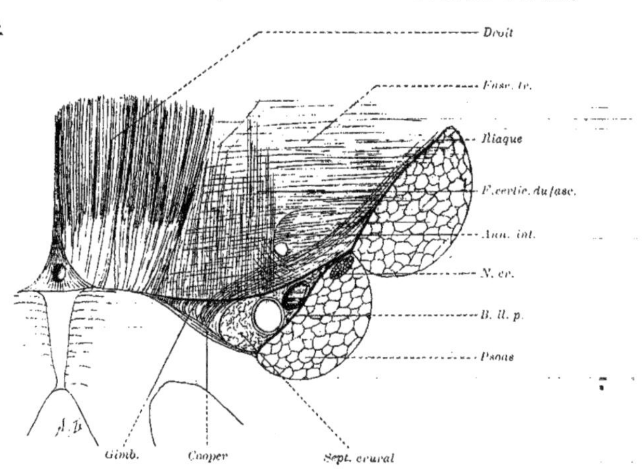

Fig. 301. — Région inguinale, vue par la face postér., le péritoine enlevé. — Anneau crural et anneau inguinal interne.

Les fibres vertic. du fascia transv. formaient sur ce sujet une nappe continue; la partie externe, où est le tiret, répond au ligament de Hesselbach; la partie interne, contre le droit, au lig. de Henle. Le long de l'arcade est un plan de fibres transversales, bandelette iléo-pub. de qq. auteurs.

postérieure du bord supérieur ou même à la face postérieure de la symphyse.

Cooper considérait le fascia transversalis comme une aponévrose indépendante; nous croyons avec Cruveilhier *qu'il est uniquement le feuillet postérieur de la gaine du transverse*, feuillet anormalement condensé et tendinisé dans la région inguinale, en raison de la pression abdominale qui acquiert son maximum à ce niveau dans la station debout. Le fascia transversalis, suivi dans sa ligne d'attache inférieure à partir de l'épine iliaque dont il quitte la lèvre interne, se fixe d'abord au fascia iliaca, suivant une ligne semi-lunaire, avec une pointe qui s'enfonce entre le psoas et l'iliaque; à partir du tiers externe du pli de l'aine, c'est-à-dire à partir du point où l'arcade crurale, quittant elle aussi le fascia iliaca, passe en pont sur les vaisseaux et s'enroule en gouttière, il se fixe sur le bord postérieur de cette gouttière, et enfin avec elle à la crête pectinéale, derrière le ligament de Gimbernat, et à l'épine du pubis.

Dans cette portion crurale, le fascia transversalis est renforcé par deux ordres de fibres, des fibres verticales et des fibres transversales. Toutes deux naissent de la crête pectinéale et de l'arcade crurale, y compris le ligament de Gimbernat. Les fibres verticales forment tantôt une nappe continue qui double toute la paroi postérieure du canal inguinal, depuis le bord externe du droit jusqu'à l'orifice inguinal profond, c'est ce que l'on voit dans le dessin de Henle (Cruveilhier, fig. 414) et dans le nôtre; tantôt, et c'est le cas le plus fréquent, elles se dissocient en deux lames distinctes (fig. 302). Avec Braune, j'appellerai

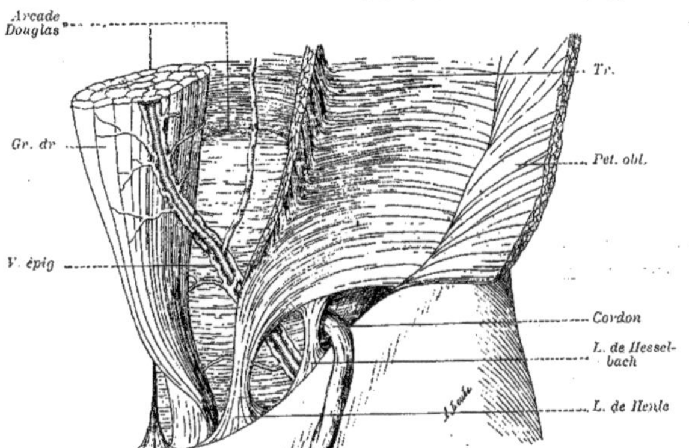

Fig. 302. — Vaisseaux épigastriques. Ligaments de Henle et de Hesselbach (en partie d'après Braune).

la lame interne ligament de Henle, et la lame externe ligament de Hesselbach, du nom d'un chirurgien allemand du commencement de ce siècle qui les a signalées dans ses travaux sur les hernies.

Le *ligament de Henle* est un aileron falciforme émané de la gaine du muscle droit; son bord interne vertical fait corps avec le bord externe de cette gaine; son bord externe, oblique en bas et en dehors, est concave et tranchant; sa base, inférieure, s'attache au ligament de Cooper et à l'arcade crurale. — Le *ligament de Hesselbach* est un ruban tendineux, d'épaisseur très variable, qui descend entre les vaisseaux épigastriques et l'anneau inguinal interne. Sa base élargie s'attache à l'arcade crurale. Quand il est bien développé, son sommet peut atteindre la face postérieure de la gaine du droit, et a été décrit alors comme le pilier externe de l'arcade de Douglas. — Tous ces détails se voient facilement quand on examine la paroi abdominale par sa face postérieure, après avoir enlevé le péritoine. Entre ces deux ligaments est un *point faible*, variable d'épaisseur et d'étendue suivant la disposition de ces ligaments; il répond à la fossette inguinale moyenne (interne de quelques auteurs). Il n'est comblé que par le fascia transversalis, ici lamelleux ou même simplement celluleux; on peut y enfoncer le doigt et arriver jusqu'à l'anneau externe. C'est le chemin des hernies directes.

Les fibres transversales sont considérées par les Allemands comme l'expansion horizontale ou base du ligament de Hesselbach; mais en France on les décrit plutôt comme un faisceau indépendant, la *bandelette iléo-pubienne* (Thomson). Ce ruban fibreux court parallèlement à l'arcade crurale et renforce la paroi inférieure du canal inguinal. Ses deux extrémités sont élargies; l'interne s'insère sur la crête pectinéale et l'épine du pubis; l'externe se perd sur le fascia transversalis au niveau de l'épine iliaque antéro-supérieure; quelques auteurs la font insérer sur la crête et sur l'épine iliaques. Sa partie moyenne, étroite, a 3 à 10 millimètres de hauteur (fig. 301).

Le congrès anatomique de Bâle a fait une révision spéciale de ces ligaments. W. His (*Anat. Nomenclatur* et *Arch. f. Anat.*, 1895) a très clairement exposé la question, avec deux dessins à l'appui. Les Allemands ont convenu d'appeler désormais *Falx inguinalis* le ligament de Henle, et *Ligamentum interfoveolare* celui de Hesselbach.

On n'est pas d'accord sur l'origine des fibres du lig. de Henle. Sont-ce des fibres propres, ou des fibres tendineuses du muscle droit, ou une portion enroulée du tendon du transverse? Blaise, à la suite des auteurs anglais, considère le lig. de Henle comme le *tendon conjoint* et infléchi du petit oblique et du transverse; Braune, du transverse seul. J'ai constaté dans mes dissections des formes variées. Sur certains sujets, le feuillet de Henle est manifestement un tendon accessoire du muscle droit, né des fibres musculaires latérales. Dans la plupart des cas, la partie interne est une expansion de la gaine de ce muscle, tandis que la partie externe est une expansion tendineuse du transverse.

Les mêmes réflexions s'appliquent en partie au lig. de Hesselbach. Ceux qui admettent que les deux ligaments sont des prolongements du transverse considèrent alors la fossette inguinale moyenne comme un trou ou un interstice dans le tendon de ce muscle.

En avant du ligament de Hesselbach et du fascia transversalis, on trouve ordinairement quelques fibres musculaires provenant du petit oblique et du transverse. Dans un certain nombre de cas dont je ne pourrais pas dire la fréquence, il y a en outre un petit muscle indépendant, le *muscle pubo-transverse* de Luschka (Der Musc. pubo-transversalis der Menschen, *Arch. für Anatomie*, 1870). Large de 5 mm., rarement plus, il part de la crête pectinéale vers le sommet du ligament de Gimbernat, et monte obliquement en haut et en dehors sur la face postérieure du canal inguinal, pour finir après un trajet de 4 cm. dans le fascia transversalis ou dans le tendon du transverse.

His, qui considère ce muscle comme constant, a proposé de l'appeler *muscle interfovéolaire*. Eisler conclut de ses recherches d'anatomie comparée qu'il dérive plutôt du muscle droit que du transverse, car son extrémité supérieure se dirige le plus souvent vers l'arcade de Douglas et ne s'unit au transverse que par quelques fibres tendineuses.

L'aponévrose du grand oblique et le fascia transversalis, en s'unissant par leur bord inférieur, transforment l'arcade crurale en une gouttière dont la concavité regarde en haut. Dans son tiers externe, sur le psoas iliaque, l'aponévrose de l'oblique qui n'est pas encore repliée s'unit à l'aponévrose fémorale, et aux deux parties abdominale et fémorale du fascia iliaca; il en résulte un *raphé fibreux* (Nicaise) et une disposition, sur la coupe, que Henle compare à une croix de Saint-André (fig. 302). Le fascia transversalis à ce niveau ne s'insère pas sur l'arcade même, mais un peu plus haut, sur le fascia iliaca. La gouttière est constituée par la portion intermédiaire de ce fascia iliaca; elle donne naissance aux dernières fibres musculaires du petit oblique et du transverse, dont une partie va concourir à la formation du crémaster. La traction que ces fibres musculaires exercent sur l'arcade a peut-être pour effet d'agrandir l'anneau crural dans la contraction des parois de l'abdomen.

Sur toute la longueur de l'anneau crural, l'arcade crurale s'enroule sur elle-même, enroulement qui atteint sa plus grande largeur en dedans avec le ligament de Gimbernat. Le repli est dirigé tantôt directement en arrière, tantôt en arrière et en haut, ce qui lui donne sur la coupe l'aspect d'un crochet (Graser); son bord antérieur reçoit l'insertion du fascia cribriformis, son bord postérieur celle du fascia transversalis, qui d'ailleurs pour quelques auteurs ne s'y termine pas, mais envoie un prolongement au-devant des vaisseaux fémoraux. Dans cette portion interne de la gouttière, ici repli du grand oblique, on trouve en dehors des fibres musculaires du petit oblique et du transverse, en dedans le cordon spermatique ou le ligament rond (fig. 307).

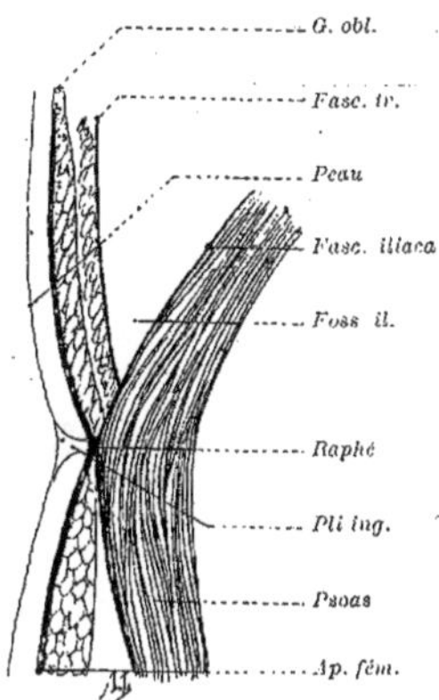

Fig. 303. — Confluence des aponévroses sur l'arcade crurale.
Coupe verticale par le tiers externe de l'arcade.

Remarquons en passant que la crête pectinéale du pubis est un confluent de parties fibreuses; l'aponévrose du pectiné, le ligament de Gimbernat, derrière lui le pilier postérieur de l'anneau inguinal que nous décrirons bientôt et qui s'entre-croise avec les fibres d'origine du muscle pubo-transversalis, enfin, le fascia transversalis renforcé par les ligaments de Henle et de Hesselbach. Aussi l'arête osseuse tranchante, matelassée par toutes ces insertions, se transforme-t-elle en un cordon arrondi qui porte le nom de ligament pubien de Cooper, *ligament de Cooper*. On voit aussi que la face postéro-supérieure ou abdominale du ligament de Gimbernat est séparée du péritoine par deux plans fibreux qui lui adhèrent, le pilier postérieur de l'anneau qui est surtout à son côté interne et le ligament de Henle qui le couvre complètement.

Canal inguinal. — Un peu au-dessus de l'arcade crurale, la paroi abdominale est traversée obliquement par le cordon spermatique chez l'homme, le ligament rond chez la femme. On appelle *canal inguinal* le trajet que suivent ces organes à travers la paroi. Ce canal a deux orifices, un interne ou péritonéal qui s'ouvre sous le péritoine, un externe ou cutané qui s'ouvre sous la peau; tous deux portent le nom d'anneaux inguinaux.

L'*anneau inguinal interne*, le mot interne signifiant ici intérieur (orifice profond, orifice péritonéal), est l'orifice d'entrée pour les organes qui vont de l'abdomen dans les bourses ou dans les grandes lèvres. Sa longueur est de 12 à 15 mm. Il est situé à l'union du tiers moyen et du tiers interne de l'arcade crurale, plutôt du côté du tiers moyen; son point le plus bas est à 1 cm. au-dessus de cette arcade, quelquefois à 15 mm., et plus encore. Il est semi-lunaire; limité en dehors par un bord vertical sans relief, à peine indiqué;

en dedans et en bas par un bord curviligne, *pli falciforme* ou pli semi-lunaire, qui se détache ordinairement en arête tranchante. L'anneau inguinal interne est percé dans le fascia transversalis, et le pli falciforme est à l'union du faisceau vertical et du faisceau horizontal du ligament de Hesselbach (fig. 302). L'angle de rencontre de ces deux faisceaux, arrondi par des fibres arciformes, répond au sommet de la courbe en demi-lune, et donne à ce bord sa forme vive, qu'il doit aussi au reploiement à angle aigu du fascia transversalis dans le canal. La densité du pli falciforme dépend donc de celle du ligament de Hesselbach, et comme le développement de ce ligament est très variable, on constate les plus grandes différences dans la structure de l'anneau, au point que son repli peut manquer; de là des prédispositions variables aussi aux hernies inguinales.

L'anneau interne, par toute sa circonférence, donne attache à une membrane

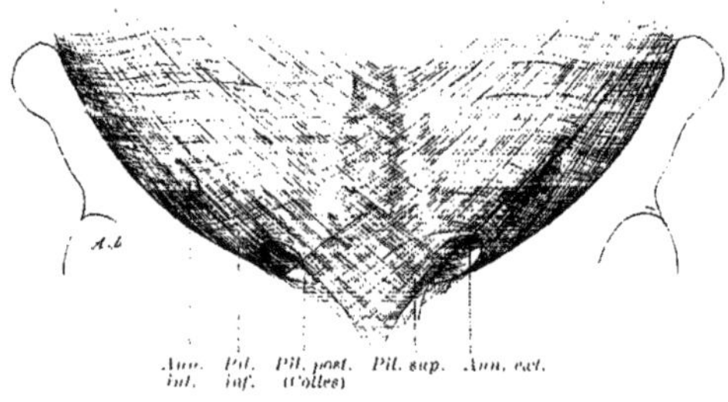

Fig. 301. — Anneau inguinal externe. Fibres arciformes.

On a indiqué la position de l'anneau interne et à gauche le trajet du cordon, supposés vus par transparence

conjonctive qui enveloppe le cordon dont elle constitue la tunique fibreuse, et avec lui se dirige vers l'extérieur à travers le canal inguinal. Sur l'ouverture de l'anneau est appliqué le péritoine pariétal, qui ne s'y enfonce pas, bien qu'assez souvent il se déprime en un petit cul-de-sac infundibuliforme ou *cône péritonéal*; on sait que chez le fœtus il traverse tout le canal. Le rebord falciforme est contourné par l'artère épigastrique qui soulève la séreuse en un repli, dit repli épigastrique. Ce repli sépare deux dépressions du péritoine ou *fossettes inguinales*, une en dehors qui correspond à l'anneau inguinal interne (fossette externe), l'autre qui est en dedans, entre le repli épigastrique et le repli de l'artère ombilicale, fossette moyenne (l'interne est entre l'ouraque et l'artère ombilicale). Il a permis à Hesselbach de distinguer pour la première fois les hernies inguinales connues en deux catégories, les hernies internes et les hernies externes. J'ajouterai que la présence des vaisseaux épigastriques sur le pli falciforme qu'ils contournent rend toute incision dangereuse de ce côté de l'anneau.

L'anneau inguinal externe, externe dans le sens d'extérieur (orifice externe, superficiel ou cutané), est situé au niveau de l'épine pubienne, sur le bord supérieur du pubis; son point moyen chez l'homme est situé, d'après Eisler, à 45 ou 50 mm. de la ligne médiane. L'épine pubienne, où s'attache son pilier inférieur, sert de repère sur le vivant.

Sa forme est ordinairement ovalaire, quelquefois triangulaire si les fibres arciformes font défaut. Son grand diamètre est oblique. Tantôt l'extrémité la plus étroite est en bas, sur le pubis, cas le plus ordinaire, tantôt elle est en haut et en dehors. Il est un peu plus grand chez l'homme que chez la femme (27 mm. contre 22); il laisse passer le bout du petit doigt et au plus la pulpe de l'index. La circonférence de l'orifice donne attache à une membrane celluleuse (fascia de Cooper de quelques auteurs), qui n'est autre que la gaine du grand oblique, laquelle, après avoir recouvert l'aponévrose de ce muscle,

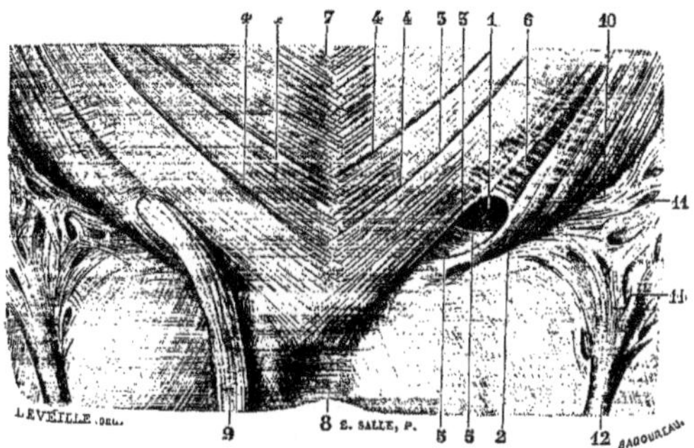

FIG. 305. — Partie inférieure de l'aponévrose abdominale (d'après Sappey).

1. Anneau inguinal externe. — 2. Pilier inférieur. — 3. Pilier supérieur. — 4 et 5. Pilier postérieur ou ligament de Colles. — 6. Fibres arciformes. — 7. Ligne blanche. — 9. Cordon. — 10. Arcade crurale. — 11. Fascia cribriformis. — 12. V. saphène interne.

vient se fixer à l'anneau, pour se prolonger de là sur le cordon spermatique et devenir la gaine du muscle crémaster.

L'anneau inguinal n'est pas la seule ouverture que présente à ce niveau la paroi. Dans la région inguinale et surtout près de la ligne blanche, on voit souvent d'autres orifices semblables (anneaux accessoires), ovalaires ou losangiques, produits par l'écartement des fibres tendineuses du grand oblique, et donnant passage à des nerfs, des vaisseaux et de petits pelotons adipeux. L'anneau inguinal externe ou cutané est un de ces orifices; mais il s'en distingue par la constance de son existence et de sa situation, et par le cordon génital qui le traverse.

La disposition des faisceaux aponévrotiques qui le circonscrivent fait admettre trois piliers autour de son orifice : un inférieur, un supérieur et un postérieur.

Le *pilier inférieur* ou externe, concave, plus petit, plus plat et plus fort, provient des fibres du grand oblique, voisines de celles qui se sont repliées pour former le ligament de Gimbernat; légèrement enroulées elles aussi, elles vont se fixer à l'épine pubienne. Les fibres les plus inférieures du pilier appartiennent donc à l'arcade crurale. Les autres se fixent au côté interne de l'épine, et quelquefois la dépassent par un plan superficiel, qui va sur la face antérieure de la symphyse s'entrecroiser avec le plan opposé.

Le *pilier supérieur* ou interne, rectiligne, plus large, est formé par les faisceaux aponévrotiques qui s'insèrent à la face antérieure de la symphyse, en s'entrecroisant sur la ligne médiane.

Ces deux piliers à leur jonction supérieure laissent un espace angulaire presque toujours comblé et arrondi par des *fibres arciformes*. On appelle ainsi (et encore fibres collatérales, fibres transversales, fibres intercolumnaires, fibres en sautoir) un système de fibres indépendantes, qui de l'épine iliaque et de l'arcade crurale se répandent sur l'aponévrose du grand oblique, en croisant ses faisceaux qu'elles maintiennent au contact et dont elles empêchent l'écartement dans la distension de l'abdomen. Leur développement est très variable suivant les sujets; elles sont ordinairement bien marquées dans les hernies, mais tantôt il s'agit d'un simple tassement, tantôt on peut penser qu'on a affaire à des fibres de soutien de nouvelle formation (Nicaise).

Quand ce système est au complet, on voit naître de l'épine iliaque antéro-supérieure un faisceau qui s'irradie en tous sens en avant; les fibres les plus élevées sont presque verticales; les moyennes, horizontales, couvrent toute la paroi et vont s'entrecroiser avec les fibres opposées au delà de la ligne blanche; les fibres inférieures, contenant dans leur écartement le nerf fémoro-cutané, se répandent sur l'aponévrose fémorale et sur la partie extérieure du fascia iliaca. De ce faisceau de l'épine iliaque, mais bien plus souvent de l'arcade crurale, partent les fibres arciformes qui croisent à angle droit les deux piliers inférieur et supérieur et renforcent, en même temps qu'elles l'arrondissent, l'extrémité supéro-externe de l'anneau inguinal. Exceptionnellement des fibres croisées en huit de chiffre sur la ligne médiane unissent les anneaux droit et gauche.

Le *pilier postérieur* ou *ligament de Colles*, de forme triangulaire, est situé derrière le pilier supérieur, sur la moitié interne de l'anneau. Ses fibres s'irradient en haut et en dedans. On le considère comme formé par l'aponévrose du grand oblique du côté opposé, et ce qui confirme cette manière de voir, c'est qu'il est ordinairement plus fort du côté gauche, où il provient du grand oblique droit. En effet sur la partie inférieure de la ligne blanche, dans une étendue de 3 à 4 cm. au-dessus de la symphyse, l'aponévrose du grand oblique d'un côté, du côté droit par exemple, s'entre-croise avec celle du côté opposé et va se fixer à la lèvre antérieure du bord supérieur du pubis gauche, ainsi qu'à l'origine de la crête pectinéale, où elle confond ses fibres avec le ligament de Gimbernat qui semble même lui fournir quelques insertions. La face postérieure du ligament de Colles est appliquée contre la gaine des muscles droit et pyramidal et lui adhère. Son bord externe, qui paraît libre, est en fait intimement uni au ligament de Henle.

En regardant directement devant soi l'anneau inguinal externe et en disséquant couche par couche, on voit dans le fond et sur la moitié interne : le pilier postérieur ou ligament de Colles, derrière lui le muscle pyramidal et derrière celui-ci le muscle droit en partie tendineux ; — sur la moitié externe, le bord externe du pyramidal et du droit qui empiètent en dehors sur une étendue très variable, quelquefois fermant tout le fond de l'anneau, puis la fin du petit oblique et du transverse; derrière eux, enfin, est le fascia transversalis doublé par le péritoine.

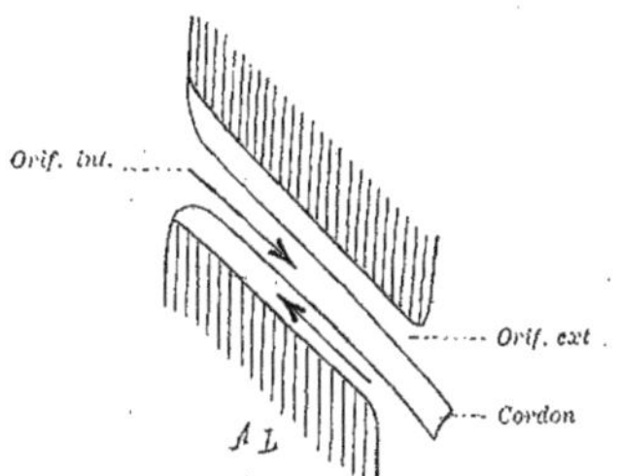

Fig. 306. — Schéma montrant que les anneaux ou orifices externe et interne du canal inguinal ne communiquent pas directement.

Les deux anneaux inguinaux externe et interne ne communiquent pas directement, en raison de la gaine conjonctive que chacun fournit au cordon. Une sonde introduite par l'anneau interne pénètre au milieu du cordon et sort avec lui par l'anneau externe, mais séparée de cet anneau par la tunique fibreuse de ce même cordon; introduite par l'anneau externe, elle ne peut franchir l'anneau interne et pénétrer sous le péritoine, car elle est arrêtée dans le cul-de-sac que forme l'insertion de cette même tunique fibreuse sur l'orifice interne (Voy. fig. 306).

Le *canal inguinal* s'étend d'un anneau à l'autre. Sa longueur est de 4 à 5 cm.; il est un peu plus étroit du côté gauche. Il est situé dans le tiers interne de l'arcade crurale, empiétant sur le tiers moyen, mais ne lui est point parallèle; il limite avec elle un angle d'environ 15° dont le sommet est à l'épine pubienne. Son trajet est oblique de haut en bas, d'arrière en avant, et de dedans en dehors.

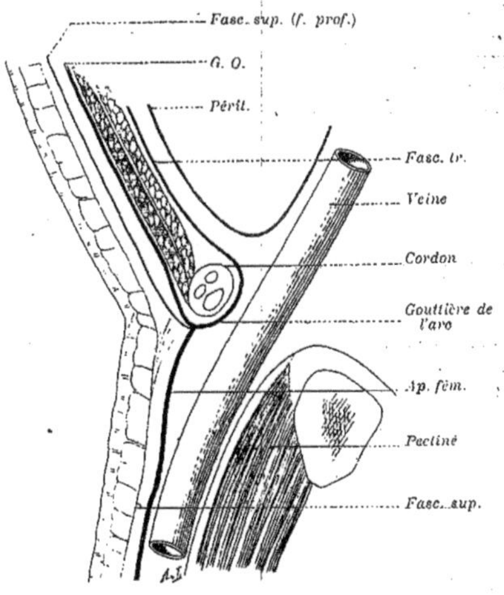

Fig. 307. — Coupe antéro-post. du pli de l'aine, passant par le canal inguinal et la veine fémorale.

En partie, d'après le dessin schématique de Swijasheninow. — La gaine de la veine fémor. n'est pas figurée.

Ce n'est pas un canal au sens exact du mot; il n'y a pas de parois propres et préformées, le cordon se fraye un chemin à travers les parties musculaires et aponévrotiques qu'il écarte. Le mot paroi indique donc seulement les parties en rapport avec telle ou telle face du cordon. La paroi antérieure, longue de 3 cm., est représentée par l'aponévrose du grand oblique et, dans la partie externe du trajet, par les fibres inférieures du petit oblique et du transverse. — La paroi postérieure, longue de 5 cm. et plus, comprend en dedans le ligament de Colles, en dehors le fascia transversalis renforcé par les fibres verticales de Henle et de Hesselbach (tendon conjoint); il peut s'y joindre quelques fibres musculaires du transverse (m. pubo-transv.). C'est elle qu'on est obligé de reconstituer dans la cure radicale des hernies. Son épaisseur et sa résistance dépendent de celles des fibres verticales du fascia. Le point le plus faible (hernies directes) est dans sa partie externe, en dedans des vaisseaux épigastriques, au niveau de la fossette inguinale moyenne, elle-même placée entre les ligaments de Henle et de Hesselbach. Cette paroi répond en arrière au péritoine qui y forme les trois fossettes inguinales; entre elle et le péritoine sont les vaisseaux épigastriques et l'artère ombilicale; en arrière du péritoine, elle est en rapport indirect avec l'intestin grêle, assez souvent avec le cæcum ou l'S iliaque. — La paroi inférieure est la gouttière de l'arcade crurale, gouttière formée par le repli de l'aponévrose du grand oblique et par les fibres horizontales du fascia transversalis (bandelette iléo-pubienne); le cordon n'occupe du reste que la partie interne de cette gouttière. — Il y a un bord supérieur, constitué par les fibres musculaires inférieures du petit oblique et du transverse; en dedans ces fibres n'existant plus, les parois antérieure et postérieure se rapprochent et le bord devient un angle aponévrotique.

En d'autres termes le cordon, que nous supposons pénétrer par l'orifice interne, s'entoure immédiatement du feuillet fibreux que lui abandonne le fascia transversalis et s'engage derrière le muscle transverse; il parcourt le tiers postérieur du canal, entre les fibres du transverse et du petit oblique, au-dessus de l'arcade crurale dont il se rapproche de plus en plus; il l'atteint au tiers moyen et repose sur elle, sous les fibres des muscles précédents dont il entraîne une partie avec lui, et enfin, contournant l'épine pubienne, dont la face supérieure est creusée en gouttière pour le recevoir à ce point de réflexion, il va sortir par l'orifice externe qui lui abandonne une seconde gaine, celle-là celluleuse, destinée au crémaster.

Eisler (Zur Anat. der Regio inguinalis des Weibes. *Münch. medicin. Wochenschrift*, 1898, avec fig.), a étudié la région inguinale chez la femme. Le canal a une longueur de 35 à 40 millimètres. Son orifice externe est plus rapproché de la ligne médiane; la distance qui l'en sépare est de 4 centimètres au plus, alors que chez l'homme elle atteint 5 centimètres. Par suite de la petitesse de son contenu, cet orifice est situé plus au-dessus de l'épine du pubis, et sa longueur moindre est de 1 centimètre, plus rarement de 2 centimètres. En général, et sauf dans certains cas d'aplasie, la grossesse a pour effet de renforcer les aponévroses dans la région inguinale, ainsi que les fibres arciformes, les fascia superficiels et le pannicule adipeux sous-cutané. Le canal inguinal contient le ligament rond qui, très atténué et éparpillé vers l'anneau externe, va se fixer à l'épine du pubis, les fibres musculaires qui l'entourent, des veinules, une artériole de l'épigastrique, des nerfs du plexus lombaire, et un *bouchon adipeux* qui ferme en partie l'orifice externe et atteint, chez les femmes obèses, le volume d'une grosse noisette.

CHAPITRE SIXIEME

MUSCLES DE LA RÉGION POSTÉRIEURE DU TRONC

MUSCLES DU DOS ET DE LA NUQUE

Répartis en deux masses symétriques que séparent les apophyses épineuses et les ligaments qui les unissent, les muscles de la région postérieure du tronc comprennent, avec des muscles unissant les diverses pièces squelettiques du tronc, d'autres muscles, plus superficiels, qui se détachent des parois du tronc pour gagner le membre supérieur.

Ces muscles sont superposés en plusieurs couches. Les couches superficielles sont formées par des muscles dont les fibres affectent une direction plus ou moins transversale, s'étalant largement sur les parois postérieures et latérales du tronc. — La couche profonde, placée de chaque côté de la colonne vertébrale, comprend des muscles à faisceaux longitudinaux.

COUCHES SUPERFICIELLES

TRAPÈZE. — M. trapezius.

Le trapèze est le plus superficiel des muscles de la région postérieure du tronc; il est large, plutôt triangulaire que trapézoïde; sa base répond à la colonne vertébrale, tandis que son sommet tronqué est dirigé vers l'épaule. Réunis, les deux trapèzes affectent la forme d'un grand losange musculaire, s'étendant en hauteur de l'occipital au bas de la colonne dorsale, et en largeur d'une épaule à l'autre, recouvrant ainsi la nuque, le dos et la partie supérieure des épaules, d'une sorte de capuchon (cucullaris).

L'insertion fixe se fait : 1° par l'angle supérieur, au *tiers interne de la ligne courbe occipitale supérieure et à la protubérance occipitale externe*, par une lamelle tendineuse mince et étroitement unie à la peau; — 2° par la base, au *bord postérieur du ligament cervical postérieur* (raphé médian cervical postérieur), aux sommets des *apophyses épineuses de la septième vertèbre cervicale, et de toutes les vertèbres du dos et aux ligaments interépineux correspondants* (ligament surépineux).

Les insertions que prend le trapèze sur le ligament cervical postérieur se font d'abord par des fibres tendineuses courtes; sur la moitié inférieure du cou, ces fibres augmentent progressivement de longueur jusqu'à la septième cervicale, pour diminuer à la partie supérieure du dos jusque vers la troisième dorsale. Ainsi est formée en cette région une large aponévrose ovalaire ou elliptique, au niveau de laquelle les fibres des deux trapèzes semblent se continuer directement ; les insertions aponévrotiques aux apophyses épineuses et aux ligaments interépineux des vertèbres dorsales moyennes sont très courtes, si bien que le muscle apparait charnu presque dès son origine. En bas, au niveau des trois ou quatre dernières dorsales, elles redeviennent de plus en plus longues et forment un petit triangle aponévrotique dont la pointe aiguë est dirigée en bas.

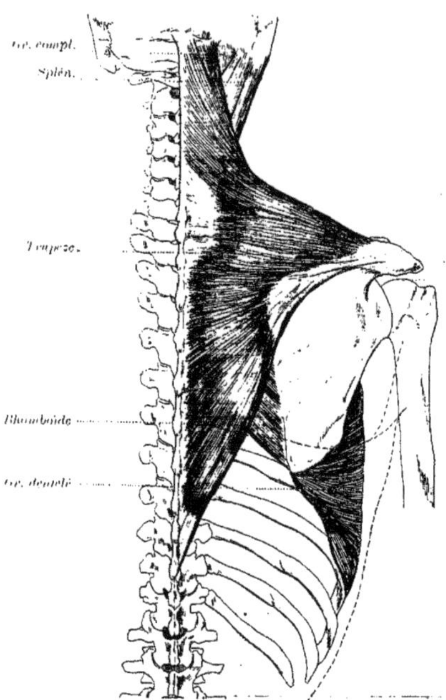

Fig. 308. — Le trapèze.

De ces insertions, les fibres musculaires convergent vers la ceinture thoracique, en suivant des directions diverses. Bien qu'elles forment un plan unique, on peut distinguer dans le muscle trois portions ou faisceaux. Les fibres supérieures, venues de l'occipital et du ligament cervical descendant, d'abord presque verticales, deviennent de plus en plus obliques, et vont, par un trajet curviligne, s'insérer au *tiers externe du bord postérieur de la clavicule et sur la face supérieure de cet os* (*Ost.*, fig. 118). Les fibres moyennes, transversales, nées de la septième cervicale et des premières dorsales, se dirigent transversalement en dehors et s'attachent au *bord interne et à la face supérieure de l'acromion et au versant supérieur de l'épine de l'omoplate*, jusqu'au tubercule que présente cette épine, en dehors de la facette triangulaire par laquelle elle rejoint le bord spinal de l'os (*Ost.*, fig. 120). — Ces insertions scapulaires se font par des fibres charnues à la face profonde du faisceau, par des fibres aponévrotiques à la face superficielle.

La portion inférieure est formée de fibres qui suivent une direction d'abord transversale, puis d'autant plus ascendante qu'elles sont plus inférieures. Ces fibres se rassemblent en une aponévrose triangulaire, qui s'engage sous le bord inférieur de la portion moyenne, glisse à l'aide d'un tissu cellulaire lâche sur la facette triangulaire qui forme la base de l'épine, et va s'insérer au versant

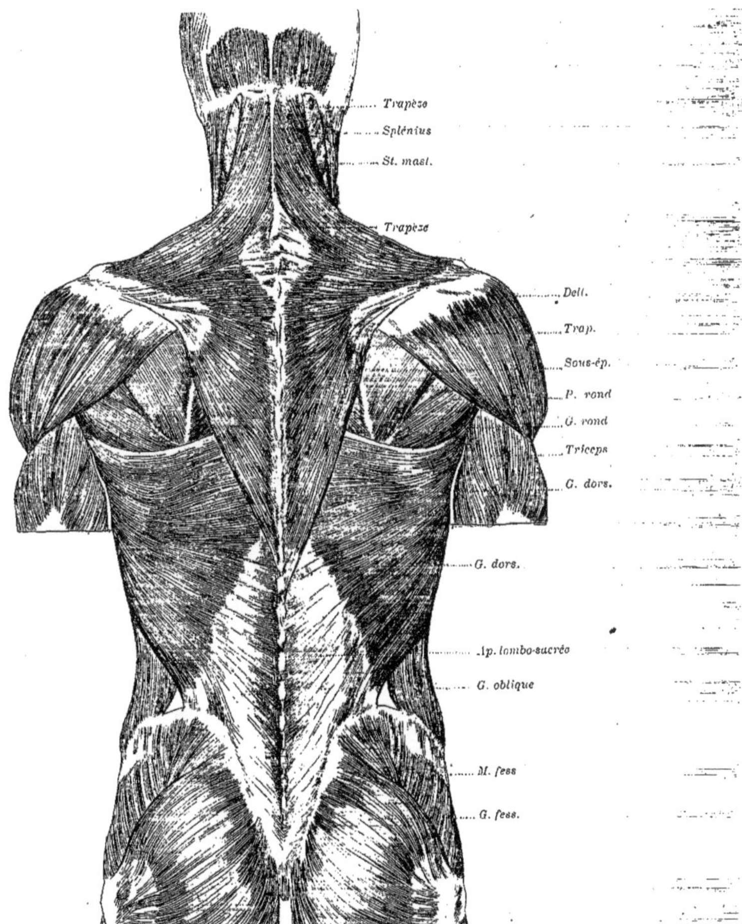

FIG. 309. — Muscles de la face postérieure du tronc (couche superficielle).

[POIRIER.]

supérieur du tubercule auquel se rendent les derniers faisceaux de la portion moyenne.

Rapports. — En rapport par sa face postérieure avec le tissu cellulaire sous-cutané très dense et la peau, le trapèze répond par sa face antérieure, de haut en bas, au grand complexus, à l'angulaire, au rhomboïde débordé par la partie la plus élevée du petit dentelé supérieur, au sus-épineux et à une petite portion du sous-épineux, à l'angle supérieur et interne du grand dorsal, au-dessus duquel apparaissent le sacro-lombaire et le long dorsal recouverts par l'aponévrose qui unit les dentelés. — Le bord antérieur et supérieur, très rapproché du sterno-cléido-mastoïdien à l'insertion occipitale, s'en écarte de plus en plus en descendant, limitant avec lui les bords du triangle sus-claviculaire dont la base est formée par la clavicule. Le bord postérieur et inférieur est rectiligne et très oblique en haut et en dehors. La base ou bord vertical répond à la ligne des apophyses épineuses.

Action. — Les expériences physiologiques de Duchenne de Boulogne ont démontré que chaque portion du trapèze possède une action qui lui est propre : la portion claviculaire (dite respiratoire) incline vivement la tête du côté excité et un peu en arrière, en même temps qu'elle lui imprime un mouvement de rotation du côté opposé ; ultérieurement, il se produit un mouvement d'élévation de la clavicule et, par suite, du moignon de l'épaule. Les faisceaux supérieurs de la portion moyenne produisent d'abord un mouvement d'élévation de l'acromion par le fait d'une rotation de l'omoplate sur son angle supérieur et interne, puis un mouvement d'élévation en masse du scapulum ; les faisceaux inférieurs de cette portion élèvent peu l'angle externe de l'omoplate, mais le rapprochent puissamment de la ligne médiane ; ils sont surtout adducteurs.

L'excitation de la partie inférieure abaisse l'angle interne du scapulum et le rapproche du plan médian, attirant le moignon en arrière et l'élevant de un ou deux centimètres ; lorsque ces faisceaux sont atrophiés, le scapulum s'éloigne de la ligne médiane, malgré l'obliquité des autres portions de ce muscle, et le moignon de l'épaule se porte en avant, creusant la poitrine.

L'excitation simultanée de toutes les portions du trapèze élève l'omoplate par un mouvement composé de rotation sur son angle interne et d'élévation en masse, et le rapproche de la ligne médiane, de telle sorte que le moignon de l'épaule s'efface en arrière, étalant la poitrine.

Duchenne dit qu'il ne connaît pas de faisceaux musculaires plus excitables que ceux qui composent la portion claviculaire du trapèze ; cette portion est aussi l'*ultimum moriens* dans les atrophies du muscle ; il attribue cette grande excitabilité à la branche interne du spinal, interprétation mauvaise à notre avis, puisqu'elle est basée sur une erreur anatomique. Nous verrons que le nerf spinal distribue ses rameaux aux trois portions du trapèze.

Par sa force tonique le trapèze maintient le moignon de l'épaule à la hauteur normale. Ce rôle appartient surtout à la portion moyenne si épaisse ; aussi, dans l'atrophie de cette portion, voit-on le moignon de l'épaule s'abaisser : l'angle externe de l'omoplate bascule et descend de 1 à 3 centimètres, tandis que l'angle inférieur relevé fait saillie sous la peau.

Innervation. — Le muscle trapèze reçoit son innervation de deux sources : le spinal et le plexus cervical. La branche externe du spinal descend en avant du bord supérieur du trapèze, puis sur sa face antérieure, et se divise en deux ordres de filets : les uns, ascendants, se distribuent dans la partie cervicale du muscle; les autres, descendants, s'étalent en éventail dans la portion dorsale. Les branches qui viennent du plexus cervical se détachent des branches antérieures de la troisième ou quatrième paire, se portent en bas, en arrière et en dehors, vers le bord supérieur du trapèze dans lequel elles pénètrent pour s'anastomoser avec le spinal (Hirschfeld).

Variations et anomalies. — Sa division en fascicules n'est pas très rare (Ledouble).

Les variations principales consistent : 1° dans la réduction des insertions épineuses qui peuvent s'arrêter à la huitième dorsale (Chudzinski), à la quatrième (Whinnie). Dans les races de couleur, cette réduction des origines du trapèze est plus rare (Chudzinski). Cependant sur deux nègres que je dissèque en ce moment, il s'arrête à la neuvième dorsale. Chez quelques sujets il n'atteint pas l'occipital, s'arrêtant à la cinquième cervicale (Halleth). L'asymétrie est presque la règle; ordinairement, l'un des deux trapèzes descend plus bas que l'autre.

Parfois l'insertion occipitale est rejetée en dehors, sur la partie externe de la ligne courbe supérieure de l'occipital. Wood a vu un faisceau accessoire naissant de l'apophyse mastoïde. L'insertion claviculaire est d'étendue assez variable; si elle manque dans quelques cas, il est moins rare de la voir s'étendre jusqu'au sterno-cléido-mastoïdien, en arrière duquel elle peut même s'engager. Dans ces cas, les vaisseaux et nerfs sus-claviculaires passent par les interstices du muscle. Gruber a signalé un cas intéressant dans lequel cette portion sus-claviculaire, très développée, s'insérait à un arc tendineux cléido-sternal sous lequel s'engageait la jugulaire externe. Tiedmann a observé le dédoublement du trapèze. Wood a vu un faisceau aponévrotique allant à l'angle inférieur de l'omoplate. Chudzinski a vu les faisceaux inférieurs du muscle s'isoler en un faisceau allant à l'aponévrose d'insertion du grand dorsal. J'ai vu le triangle aponévrotique inférieur du trapèze contenu dans un dédoublement de l'aponévrose d'insertion du grand dorsal.

Quelquefois la portion cervicale et la portion dorsale du trapèze sont séparées par un interstice plus ou moins large. Chudzinski signale une anomalie intéressante : sur deux nègres, il a rencontré dans la région cervicale une véritable intersection tendineuse sur le trajet du faisceau occipital entre l'atlas et l'axis; une autre fois, sur un cadavre de Fuégien, il a observé une intersection près du triangle aponévrotique de l'angle inférieur.

Cléido-omo-transversaires. — Ce sont des faisceaux musculaires étendus des apophyses transverses cervicales à la clavicule et, plus rarement, à l'omoplate. Wood les a rencontrés 5 fois sur 202 sujets; Gruber 6 fois sur 24; Macalister 1 fois sur 60. Leur insertion cervicale se fait le plus souvent à l'atlas, à l'axis, plus rarement aux troisième, quatrième ou sixième vertèbres. Ils s'insèrent au bord postérieur de la clavicule près de l'extrémité acromiale, parfois à la partie moyenne. Ils se rencontrent normalement, dit Cuvier, chez tous les mammifères, l'homme excepté, ce qui semblerait prouver qu'ils sont une des conditions de la station quadrupède. — On les a considérés à tort comme appartenant au système scalénique : ils semblent bien plutôt devoir être rattachés au trapèze.

GRAND DORSAL. — M. latissimus dorsi.

Le grand dorsal, large, aplati, mince, de forme triangulaire, monte de la région lombaire vers le bras, en contournant la moitié inférieure du thorax et le bord postérieur de l'aisselle.

Il prend ses insertions fixes : 1° par une mince aponévrose, aux *apophyses épineuses et aux ligaments surépineux des 5 à 6 dernières vertèbres dorsales*; — 2° *par l'intermédiaire de l'aponévrose lombo-sacrée*, essentiellement formée par les fibres du grand dorsal, *aux apophyses épineuses lombaires et sacrées et aux ligaments surépineux qui unissent ces apophyses*. En effet, si les fibres musculaires de cette portion du grand dorsal paraissent se fixer sur l'aponévrose lombo-sacrée, on peut toujours saisir leur continuité avec des fibres de cette aponévrose, qui, bien que tissées avec les fibres des autres muscles concourant à la formation de l'aponévrose lombo-sacrée, continuent la direction des faisceaux musculaires du grand dorsal et se rendent aux apophyses épineuses; — 3° sur le *tiers postérieur de la lèvre externe de la crête iliaque*, le plus souvent par une lame aponévrotique longue de 3 à 5 centimètres; —

4° Sur la *face externe et le bord supérieur des trois ou quatre dernières côtes*, par des languettes charnues qui forment autant de digitations entrecroisées avec celles du grand oblique.

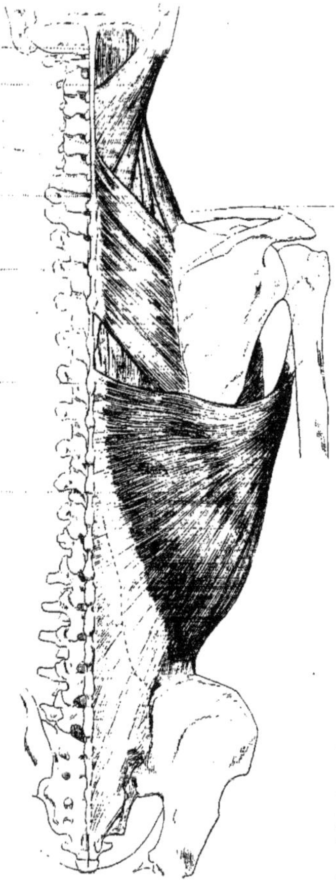

Les fibres supérieures se portent presque horizontalement en dehors, passant sur la pointe de l'omoplate et la partie inférieure de l'insertion du grand rond; elles sont maintenues à ce niveau par des adhérences celluleuses allant de la gaine du muscle à l'aponévrose du sous-épineux. Je n'ai point trouvé la bourse séreuse que quelques auteurs ont décrite à ce niveau. Souvent un faisceau musculaire se détache de la pointe de l'omoplate. — Les fibres moyennes montent très obliquement en haut et en dehors, d'autant plus obliques qu'elles sont plus externes. — Enfin, les fibres inférieures, nées de la crête iliaque et des côtes, montent presque verticalement.

Fig. 310. — Le grand dorsal.

Toutes les fibres convergent, contournent la paroi thoracique à laquelle elles sont appliquées et montent vers l'aisselle. Ainsi, la nappe musculaire se résume en un faisceau plus épais qui monte vers l'aisselle, longeant le muscle grand rond, qui le sépare du bord externe de l'omoplate. Au niveau de la paroi postérieure de l'aisselle, le grand dorsal contourne le grand rond et passe à la face antérieure de ce muscle, pour se diriger vers le bras. Le tendon du grand rond apparaît au niveau du point où le grand dorsal contourne ce muscle; ce tendon aplati, rectangulaire, long de 6 à 8 cm., et large de 3 à 5, adhère d'abord à la face antérieure du grand rond et va s'insérer *au fond de la coulisse bicipitale*, sur une ligne rugueuse qui traverse obliquement le fond de cette gouttière. Là, le tendon du grand dorsal s'unit d'ordinaire avec le tendon du grand rond, tandis que plus haut les tendons en contact se meuvent l'un sur l'autre par l'intermédiaire d'une large bourse séreuse. Toujours, le tendon du grand dorsal donne par son bord inférieur une expansion à l'aponévrose brachiale.

Le tendon apparaît dans l'épaisseur du muscle, recevant par ses deux faces les fibres charnues des portions supérieure et moyenne; les fibres inférieures, les plus externes, subissant un mouvement de torsion, se rendent à la face antérieure et au bord supérieur du tendon; elles croisent à angle très aigu les fibres du tendon principal.

Rapports. — Par sa face postérieure, le grand dorsal répond à la peau, à laquelle il est fixé par un tissu cellulaire assez dense : seul, son angle dorsal supérieur est recouvert par la pointe du trapèze. Par sa face antérieure, il recouvre le petit dentelé inférieur, les muscles spinaux, l'angle inférieur de l'omoplate et du rhomboïde, le bord postérieur du grand dentelé, les septième, huitième et neuvième côtes et les espaces intercostaux correspondants. Son bord supérieur, mince, curviligne, est uni au rhomboïde par une aponévrose. — Le bord externe, presque vertical, épais, enroulé, recouvre les faisceaux d'origine du grand oblique et les faisceaux inférieurs du grand dentelé. Le tendon, appliqué par sa face postérieure à la face antérieure du grand rond auquel il adhère assez intimement, répond aux vaisseaux et nerfs axillaires par sa face antérieure.

Action. — Le grand dorsal prend ordinairement son point fixe sur la colonne vertébrale. — Lorsque *le bras est élevé et écarté du tronc*, le grand dorsal l'abaisse, le rapproche du tronc en le portant en arrière, lui imprime un mouvement de rotation qui porte en dehors sa face postérieure. — Lorsque *le bras est placé dans une direction parallèle à l'axe du tronc*, le grand dorsal agit surtout sur l'omoplate. Cette action varie d'ailleurs, comme l'a bien montré Duchenne, suivant la portion du muscle qui entre en action. Le tiers supérieur du grand dorsal rapproche l'omoplate de la ligne médiane de 2 à 3 cm.; pendant ce mouvement, le bord spinal de l'omoplate devient plus saillant, *mais il reste parallèle à l'axe du tronc*. Les deux tiers inférieurs du muscle abaissent le moignon de l'épaule; sous l'influence de leur action isolée, « la tête de l'humérus est abaissée avec force et tend à se subluxer en bas sur le rebord de la cavité glénoïde de l'omoplate » (Duchenne). Cette tendance à la luxation de la tête humérale serait dangereuse dans le mouvement d'abaissement du bras, si elle n'était neutralisée par l'action synergique des autres abaisseurs et notamment de la longue portion du triceps.

Lorsque le grand dorsal prend son point fixe sur l'humérus, il soulève le tronc. Par ses faisceaux externes, il élève les côtes et prend part aux inspirations forcées.

On peut résumer la triple action du grand dorsal sur le bras, l'épaule et le tronc, en disant qu'il contribue à placer le sujet dans la *position du soldat sans armes*.

Innervation. — Le nerf qui va au grand dorsal naît de la partie inférieure et postérieure du plexus brachial; il descend verticalement, passe en arrière du grand dentelé et en avant du sous-scapulaire, atteint le bord supérieur puis la face antérieure du muscle et se ramifie dans son épaisseur.

Variations et anomalies. — Le grand dorsal de l'homme peut : 1° être divisé en minces fascicules (Ledouble); 2° avoir des insertions spinales, costales et iliaques plus ou moins étendues. Gruber a vu les costales réduites à deux; Chudzinski en a compté cinq chez un nègre, c'est le nombre constant chez certains gibbons. Le même auteur ajoute qu'il n'a jamais vu l'absence complète des digitations costales chez l'homme, fait constant chez les anthropoïdes. — Le faisceau de l'omoplate est presque constant; parfois il est fort large et s'insère à l'aponévrose du sous-épineux. — Les insertions iliaques peuvent faire défaut ou être plus étendues, d'où les dimensions variables du triangle de J.-L. Petit, qui peut même disparaître complètement. — 3° Il peut avoir des connexions plus intimes avec le grand rond : le fait est très fréquent, et la séparation des deux muscles, tant au niveau du corps charnu, qu'au niveau du tendon peut être malaisée ou impossible.

Les anatomistes qui évitent avec soin de vérifier les citations bibliographiques pour la plupart inexactes, dont ils surchargent leurs compilations, enseignent que « Langer a donné en 1844 le nom d'Achselbogen (arc axillaire) à un faisceau musculaire qui, se détachant du bord externe du grand dorsal au niveau de l'aisselle, va se fixer sur le bord inférieur du grand pectoral ou sur l'aponévrose brachiale, dans sa portion axillaire, ou dans l'aponévrose axillaire. » Or Langer n'a jamais rien dit de pareil; ce qu'il appelle Achselbogen, c'est une arcade aponévrotique que j'ai décrite en même temps que l'aponévrose du petit pectoral, non un faisceau musculaire (Voy. Aponév. de l'aisselle).

Parfois, un faisceau musculaire, détaché du grand dorsal, large de 1 à 3 cm., va se fixer à la face postérieure du tendon du grand pectoral, près de la coulisse bicipitale. Dans son trajet, il croise les vaisseaux et nerfs axillaires, le coraco-brachial et les deux portions du biceps. Ce faisceau reçoit en général un filet nerveux du nerf thoracique postérieur du plexus brachial, et plus rarement, des nerfs perforants des deuxième et troisième intercostaux ou du brachial cutané interne. — La fréquence de ce faisceau anormal (1 fois sur 15 environ) doit être présente à l'esprit du chirurgien qui procède à la ligature de l'axillaire. — Langer lui fait jouer le rôle d'un tenseur de l'aponévrose, s'opposant à la compression des vaisseaux axillaires; Calori estime que ce faisceau musculaire sert à tendre les aponévroses et à comprimer la veine axillaire et à favoriser la marche centripète du sang qu'elle contient. — En présence de ces deux opinions diamétralement opposées, je me demande s'il est nécessaire de chercher le rôle d'un faisceau musculaire qui réapparaît accidentellement chez l'homme.

Ledouble (De l'interprétation des variations morphologiques du grand dorsal dans l'espèce humaine, *Bulletin Soc. d'Anthrop.*, Paris, 1893) considère comme variétés de ce faisceau les faisceaux venant des aponévroses du biceps, du coraco-brachial, de l'aponévrose axillaire, de l'apophyse coracoïde. — Les auteurs ont beaucoup varié sur l'interprétation de ce muscle. Wood et Perrin le regardent comme un dorso-épitrochléen incomplètement développé. Pour Macalister, il serait l'homologue du quatrième pectoral.

Humphry le regarde comme un vestige de la séparation incomplète de la masse commune à laquelle appartenaient primitivement le grand dorsal et le grand pectoral.

Dorso-épitrochléen. — Chez les quadrupèdes et les singes (y compris les anthropoïdes), on constate la présence d'un ruban charnu étendu du tendon du grand dorsal, près de son insertion humérale à l'épitrochlée; rare chez l'homme à l'état charnu, on le rencontre 1 fois sur 19 (Ledouble) sous la forme d'une expansion tendineuse cheminant le long du biceps pour aller se terminer à l'olécrâne. — Pour Lavocat, ce muscle est un vestige du peaucier pectoral. — En général, on le regarde comme une dépendance du grand dorsal. Mais Pozzi, se fondant sur ce fait que le dorso-épitrochléen est innervé par le radial, tandis que le grand dorsal est innervé par une branche collatérale du plexus brachial, rattache le dorso-épitrochléen au triceps brachial.

RHOMBOÏDE. — M. rhomboïdei.

Large, mince, régulièrement rhomboïdal, le rhomboïde est formé de faisceaux parallèles descendant obliquement de la colonne vertébrale vers le bord spinal de l'omoplate.

Il naît de la partie inférieure du *ligament cervical*, de *l'apophyse épineuse de la septième cervicale* et des *quatre premières dorsales, ainsi que des ligaments interépineux correspondants*. Ces origines se font par des fibres aponévrotiques, courtes, entremêlées de fibres musculaires dans la partie supérieure, plus longues et réunies en une lame large de 2 à 3 cm. dans la partie inférieure du muscle. Les fibres charnues continuent la direction des fibres aponévrotiques et vont se fixer au bord spinal de l'omoplate, jusqu'au voisinage de l'extrémité supérieure, sous l'angulaire; — parfois, l'insertion du rhomboïde ne dépasse pas le niveau de l'épine. Cette insertion se fait par des fibres charnues et aussi par une bandelette aponévrotique qui longe le bord interne de l'omoplate, allant s'attacher à son angle inférieur, immédiatement au-dessus et en arrière du grand dentelé.

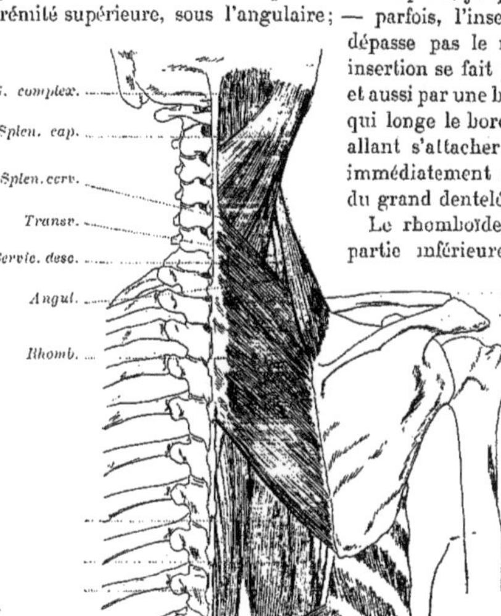

FIG. 311. — Les rhomboïdes.

Le rhomboïde est plus épais dans sa partie inférieure; aussi, verrons-nous, en étudiant l'action de ce muscle, que son action principale s'exerce sur l'angle inférieur.

A l'union du cinquième supérieur avec les quatre cinquièmes inférieurs, on trouve presque toujours une intersection celluleuse qui le divise en deux parties; quelques anatomistes ont décrit ces deux portions à part, sous les noms de *petit* et *grand* rhomboïdes.

Rapports. — Recouvert par le trapèze excepté au niveau de son angle inférieur et externe, qui est en rapport avec la peau et les faisceaux supérieurs du grand dorsal, le rhomboïde répond par sa face antérieure au petit dentelé supérieur, au long dorsal, au sacro-lombaire, aux deuxième, troisième, quatrième, cinquième côtes et aux muscles intercostaux correspondants.

Action. — Par sa force tonique le rhomboïde concourt à maintenir le bord spinal du scapulum solidement appliqué contre la paroi thoracique. — Au début de son action, le rhomboïde communique à l'omoplate un mouvement de rotation sur son angle externe, élevant l'angle interne et rapprochant l'angle inférieur de la colonne vertébrale; dans un second temps, l'omoplate est porté en masse dans l'élévation directe.

Cette prédominance d'action du rhomboïde sur l'angle inférieur s'explique bien par les détails que j'ai donnés. Ce déplacement de l'angle inférieur est arrêté par le grand dentelé, principal antagoniste du rhomboïde. Le mouvement d'élévation directe de l'épaule résulte de l'action combinée du rhomboïde et du trapèze.

Innervation. — Le nerf du rhomboïde naît, tantôt de la dernière branche du plexus cervical, tantôt de la première branche du plexus brachial. Quelquefois confondu avec celui de l'angulaire, il peut descendre seul en bas et en arrière; il aborde le muscle par son bord supérieur et s'épuise au milieu de ses fibres.

Variations et anomalies. — Les insertions spinales du rhomboïde peuvent être plus ou moins réduites : c'est ainsi que l'on a signalé son insertion soit à la moitié supérieure, soit à la moitié inférieure du bord interne de l'omoplate. On observe tantôt la réduction, tantôt l'extension de ses insertions vertébrales : ainsi, il s'arrête parfois à la deuxième ou troisième vertèbre dorsale et parfois il atteint la cinquième. Fréquemment, il dépasse la sixième vertèbre cervicale, s'insérant à l'une quelconque des vertèbres sus-jacentes. Il peut même atteindre l'occipital. Mais, en général, ce faisceau occipital du rhomboïde est assez distinct du corps charnu pour avoir été décrit à part sous le nom de muscle occipito-scapulaire par Wood. — On rencontre parfois des faisceaux anastomotiques entre le rhomboïde et le grand dorsal, le grand dentelé, le grand rond. — Macalister a observé le dédoublement de la partie inférieure du rhomboïde en deux plans superposés. L'interstice séparant les portions cervicale et dorsale du rhomboïde peut être assez marqué pour justifier la description de deux rhomboïdes, l'un supérieur, petit, l'autre inférieur, grand. — De la face profonde du rhomboïde peut partir un petit faisceau qui va se fixer à l'apophyse transverse de l'atlas : c'est le *rhombo-atloïdien de Macalister*.

ANGULAIRE DE L'OMOPLATE. — M. levator scapulæ.

Situé sur la partie postérieure et latérale du cou, sur le même plan que les scalènes, l'angulaire présente la forme d'un gros faisceau musculaire allongé descendant de la partie supérieure de la colonne cervicale vers l'angle supérieur et interne de l'omoplate.

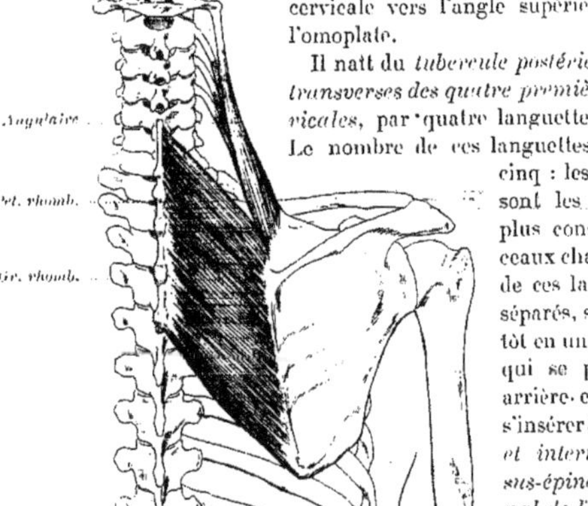

FIG. 312. — Le rhomboïde et l'angulaire.

Il naît du *tubercule postérieur des apophyses transverses des quatre premières vertèbres cervicales*, par quatre languettes tendineuses. — Le nombre de ces languettes varie de deux à cinq : les deux supérieures sont les plus fortes et les plus constantes. Les faisceaux charnus qui naissent de ces languettes, d'abord séparés, se réunissent bientôt en un ventre musculaire qui se porte en bas, en arrière et en dehors et va s'insérer à *l'angle supérieur et interne et à la partie sus-épineuse du bord spinal de l'omoplate*.

Rapports. — Les languettes d'origine sont réunies en avant aux languettes d'origine du scalène postérieur et à celles du splénius en arrière. Le corps charnu est en contact avec le petit complexus, le splénius du cou, le transversaire cervical, le cervical descendant et le trapèze; à son insertion il entre en rapport avec la partie supérieure du rhomboïde et la dent supérieure du grand dentelé.

Action. — La contraction de l'angulaire : 1° imprime à l'omoplate un mouvement de rotation autour d'un axe passant par l'angle externe qui reste fixe; dans ce mouvement, les deux autres angles s'élèvent de 1 à 2 cm. environ, l'inférieur se rapprochant de la ligne médiane; — 2° élève en masse l'omoplate de 2 à 3 cm. environ. — L'existence d'un mouvement de rotation autour d'un axe passant par l'angle externe a bien été démontrée par Duchenne. Avant lui on croyait depuis Winslow que l'omoplate tournait autour d'un axe passant par la partie centrale de l'os et on admettait que l'angulaire, en élevant l'angle interne, abaissait l'angle externe, et avec lui, le moignon de l'épaule. — La contraction tonique de l'angulaire joue un rôle important dans le maintien de l'attitude du scapulum. Cependant lorsque ce muscle est paralysé, la déformation produite par son antagoniste (grand dentelé) n'est bien marquée que si le rhomboïde participe à la paralysie (Duchenne).

Innervation. — L'angulaire est innervé d'ordinaire par des branches antérieures du plexus cervical. Venu de la quatrième paire cervicale, le filet se porte en dehors et en arrière pour se perdre bientôt dans le muscle. Il reçoit aussi quelquefois des nerfs de la cinquième paire cervicale; Froment décrit un filet venu du nerf du grand dentelé et un autre venu du grand nerf occipital d'Arnold, qui vont se perdre dans les parties correspondantes du muscle.

Variations et anomalies. — Chudzinski a observé sur un sujet nègre un angulaire ne s'insérant qu'à l'atlas et à l'axis. — L'angulaire peut s'insérer accessoirement aux sixième et septième vertèbres cervicales. — On a signalé des insertions accessoires à l'apophyse mastoïde (Blandin), au temporal (Meckel, Chudzinski). Chudzinski a vu le chef atloïdien rester distinct du corps charnu dans toute son étendue. — Meckel, Macalister et Blandin ont signalé une insertion accessoire de ce muscle à l'épine de l'omoplate. — On a signalé des faisceaux de l'angulaire allant se perdre sur les aponévroses du grand dentelé, du petit dentelé postérieur et supérieur; sur la première, la deuxième côte, dans le tissu cellulaire séparant le grand dentelé des côtes. Meckel l'a vu se prolonger sur les apophyses épineuses des deuxième, troisième, quatrième vertèbres dorsales. — Henle a trouvé une fois un angulaire accessoire profond, qui naissait par deux chefs des cinquième et sixième vertèbres cervicales. Souligoux a observé un petit faisceau qui, né de l'atlas, se détachait du corps charnu pour se terminer sur l'apophyse épineuse de la septième vertèbre cervicale. — Il existe des faisceaux d'anastomose entre l'angulaire, le trapèze, les scalènes, le splénius, le complexus.

MUSCLES DENTELÉS POSTÉRIEURS

Les muscles dentelés postérieurs sont au nombre de deux : l'un descend de la région cervico-dorsale vers les côtes supérieures; l'autre monte de la région dorso-lombaire vers les dernières côtes. — Ces deux muscles sont unis par une aponévrose mince, transparente, fixée en dedans à la crête épineuse, en dehors à l'angle des côtes. Cette aponévrose, formée de fibres transversales, diminue d'épaisseur de bas en haut et se perd entre le petit dentelé et le splénius; avec ses deux muscles, elle ferme et bride la loge des muscles vertébraux.

PETIT DENTELÉ SUPÉRIEUR. — M. serratus post. superior.

Situé à la partie postéro-supérieure du dos, ce muscle, aplati, très mince, quadrilatère, naît de la partie inférieure du *ligament cervical postérieur*, de *l'apophyse épineuse de la septième cervicale et de celles des deux ou trois premières vertèbres du dos.* Ces attaches se font par une aponévrose mince, resplendissante, dont les fibres parallèles descendent jusqu'au voisinage de l'angle des côtes. Là, à cette aponévrose succèdent les fibres charnues qui suivent la même direction, et, se divisant en quatre digitations légèrement imbriquées, vont s'insérer, par de courtes languettes tendineuses, *au bord supérieur et à la face externe des deuxième, troisième, quatrième et cinquième côtes,* à deux travers de doigt en dehors de l'angle costal. Elles s'étendent en dehors jusqu'aux faisceaux costaux du grand dorsal et jusqu'à l'origine de l'oblique externe.

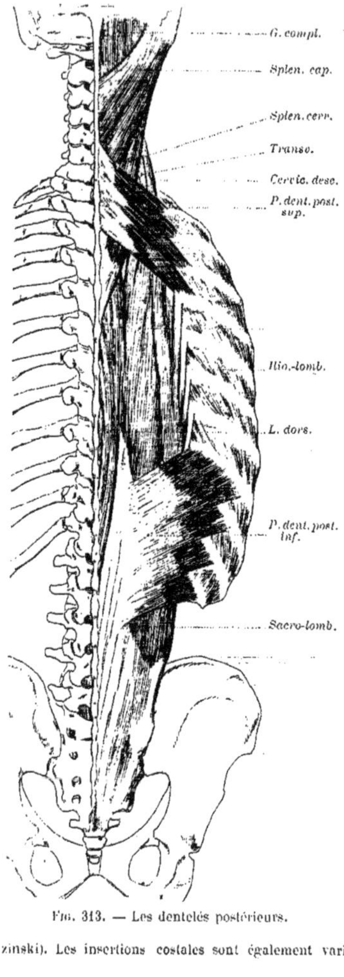

Rapports. — Recouvert par le rhomboïde qu'il déborde en haut, où il entre en rapport avec le trapèze et l'angulaire, il répond, par ses insertions costales, au grand dentelé. Il s'applique par sa face antérieure au splénius, au transversaire, au long dorsal, au sacro-lombaire et aux intercostaux externes des deuxième, troisième et quatrième espaces.

Action. — Élévateur des côtes supérieures, il contribue à l'élargissement de la cavité thoracique.

Innervation. — Ce muscle reçoit quelques filets émanés des branches postérieures des premiers nerfs dorsaux et un filet plus considérable né de la branche du rhomboïde.

Variétés. — Ce muscle n'a de constantes que ses origines à la septième cervicale et à la première dorsale (Theile); les autres peuvent manquer. — Dans les races de couleur, les insertions spinales du petit dentelé supérieur sont, en général, plus étendues que dans la race blanche (Chudzinski). Les insertions costales sont également variables; elles peuvent s'étendre de la

FIG. 313. — Les dentelés postérieurs.

première côte à la sixième ou se réduire à deux. Isenflamm et Testut ont observé l'absence totale du muscle.

PETIT DENTELÉ INFÉRIEUR. — **M. serratus post. inferior.**

Mince, aplati, quadrilatère, plus large et plus haut que le petit dentelé supérieur, ce muscle répond à la partie inférieure du dos et supérieure des lombes. Il naît des *apophyses épineuses des trois premières lombaires et des trois dernières dorsales et des ligaments interépineux correspondants*, par une aponévrose intimement unie dès son origine à l'aponévrose du grand dorsal, avec laquelle elle concourt à former l'aponévrose lombo-sacrée. Les fibres musculaires qui succèdent aux fibres aponévrotiques au niveau du point où le muscle croise l'ilio-costal, se dirigent en haut et en dehors, parallèles et ascendantes. Elles se partagent en quatre digitations, de largeur inégale et progressivement décroissante des supérieures aux inférieures. Ces digitations vont s'insérer au *bord inférieur et à la face externe des quatre dernières côtes*, par de très courtes fibres tendineuses entremêlées de fibres charnues; elles se recouvrent de haut en bas comme les tuiles d'un toit. La digitation supérieure se fixe au bord inférieur de la neuvième côte, sur une longueur de 8 à 10 cm., surtout au bord inférieur, et, par une mince languette, à la face externe. Parfois, les deux dents moyennes sont les plus longues et les plus larges. — Ces insertions s'étendent d'autant plus en dehors qu'elles se font sur une côte plus élevée. Parfois, une même languette, prenant son insertion ordinaire au bord inférieur d'une côte, envoie une languette à la face externe de la côte sous-jacente.

Rapports. — Recouvert par le grand dorsal, il recouvre le long dorsal, le sacro-lombaire, les trois dernières côtes et les intercostaux externes correspondants.

On a vu les insertions costales réduites à trois digitations et même à deux : Isenflamm a observé l'absence du muscle, normale chez les anthropoïdes. H. Virchow a observé cinq digitations sur un sujet porteur de treize côtes.

Action. — Le petit dentelé inférieur abaisse les côtes et doit prendre rang parmi les expirateurs. Comme le petit dentelé supérieur auquel il est uni par une aponévrose, il contribue à brider les muscles des gouttières vertébrales.

Innervation. — Quelques filets grêles venus des branches postérieures des derniers nerfs dorsaux se perdent dans ce muscle, qui reçoit en outre un filet du nerf du grand dorsal.

MUSCLES DE LA COUCHE PROFONDE

Les muscles de la couche profonde (spinaux-dorsaux de Gegenbaur) appartiennent en propre à la région dorsale du corps, tandis que les muscles superficiels (spino-huméraux de Gegenbaur) se rattachent en réalité au membre supérieur. Ils sont logés dans les gouttières vertébrales, qu'ils débordent au dos et surtout au cou, et sont formés de faisceaux à direction longitudinale ; les plus superficiels sont longs en général ; les profonds, de plus en plus courts. — Ils échangent des faisceaux en assez grand nombre et sont malaisés à séparer. Ils présentent une structure métamérique, surtout dans les couches profondes où nous les trouverons divisés en plusieurs parties qui correspondent plus ou moins aux segments vertébraux.

Nous les diviserons en deux régions : *muscles spinaux postérieurs* et *mus-*

cles de la nuque. Contrairement à l'ordre suivi par nos classiques, nous décrirons d'abord les premiers : il nous sera plus facile de déterminer l'identité et les analogies des seconds.

MUSCLES SPINAUX POSTÉRIEURS

Au nombre de trois de chaque côté, ils ont reçu les noms de *sacro-lombaire*, *long dorsal* et *transversaire épineux* ; — à la vérité, il existe un quatrième muscle, l'*épi-épineux* ou *long épineux*, rattaché par nombre d'auteurs au long dorsal.

Masse commune. — Les trois muscles qui occupent, de chaque côté, toute la longueur des portions lombaire et dorsale de la colonne vertébrale, sont réunis en bas en une masse musculaire, qui remplit complètement la gouttière sacro-lombaire correspondante ; cette masse, dite *masse commune*, d'abord grêle dans la partie inférieure de la gouttière formée par le sacrum et l'os coxal, se renfle de bas en haut, en même temps que la gouttière s'élargit ; à la région lombaire, c'est une masse cuboïde très épaisse; mais, déjà, des faisceaux s'en détachent, allant aux parties latérales des vertèbres ou à leurs annexes osseuses, de telle sorte que la masse diminue graduellement de volume et s'effile en remontant le long de la gouttière dorsale. — Plus haut, ces faisceaux de terminaison, éparpillés en éventail, sont renforcés et continués par des faisceaux d'origine dorsale qui forment de nouveaux muscles, continuation des muscles spinaux du dos, les *spinaux du cou* ou *muscles de la nuque*.

La *masse commune* est bridée dans la gouttière sacro-lombaire par une aponévrose très épaisse, l'aponévrose *lombo-dorsale*, qui a été décrite et représentée en traitant des aponévroses de l'abdomen. — La face postérieure de cette masse est exclusivement tendineuse; elle représente le *tendon commun d'origine* du *sacro-lombaire* et du *long dorsal*. Les faisceaux de ce tendon sont dirigés en haut et un peu en dehors; ils sont très rapprochés en bas, où ils forment un feuillet continu, dans lequel on ne distingue guère que les faisceaux venant des épines lombaires : les fibres musculaires naissent des deux faces de ce tendon commun, celles du sacro-lombaire en dehors, celles du long dorsal en dedans.

Ce *tendon commun* est recouvert par l'aponévrose lombo-dorsale avec laquelle il s'unit intimement vers la partie inférieure de la gouttière sacrée.

En examinant avec attention la face postérieure de la masse commune, on voit que, complètement indivise dans sa partie inférieure, elle présente, dans la région lombaire, un commencement de division en deux portions parallèles, indiqué surtout par la présence de vaisseaux émergeant par un interstice tendineux. En creusant cet interstice, bien plus marqué à la région dorsale, on arrivera sans trop de peine à diviser la masse commune en une portion externe (muscle sacro-lombaire) et une portion interne (muscle long dorsal).

Le troisième des muscles de la masse commune, accolé aux apophyses épineuses et transverses, forme la portion la plus interne de celle-ci; pour le montrer, il faut détacher les insertions lombaires du tendon commun et rejeter en dehors ce tendon avec les muscles.

M. SACRO-LOMBAIRE OU ILIO-COSTAL. — M. ilio-costalis.

Le plus externe des trois muscles longs, il s'étend de l'os iliaque à l'apophyse transverse des quatre ou cinq dernières vertèbres cervicales, répondant successivement aux lombes, au thorax et à la moitié inférieure du cou.

Très allongé dans l'ensemble, il est volumineux, prismatique et triangulaire aux lombes; il devient de plus en plus grêle, à mesure qu'il s'élève sur le thorax et le cou, présentant sur sa face postérieure une longue série de rubans aponévrotiques juxtaposés et parallèles.

Bien qu'il soit confondu à son origine avec le long dorsal dans la *masse commune*, on peut constater qu'il naît plus particulièrement : 1° *de cette partie externe du tendon commun* qui descend vers l'épine iliaque postérieure et supérieure, *et de la crête iliaque*, par des fibres charnues, entremêlées de quelques fibres tendineuses; — Cruveilhier, isolant artificiellement ce bord externe du tendon commun, l'a désigné sous le nom de *tendon d'origine du sacro-lombaire*; — 2° un peu aussi de l'aponévrose lombo-iliaque; — 3° de la face externe d'une cloison aponévrotique sagittale qui sépare la masse commune en deux parties, l'externe appartenant au sacro-lombaire, l'interne au long dorsal.

Le corps charnu ainsi constitué se porte en haut et légèrement en dehors, le long de la région lombaire; il se sépare du long dorsal un peu au-dessous de la dernière côte, et, s'appliquant à la face postérieure des côtes, en dedans de l'angle, se décompose en cinq ou six faisceaux aplatis; ceux-ci décroissent de volume de bas en haut, tout en augmentant de longueur, deviennent aponévrotiques, et vont s'insérer par étages *au bord inférieur des côtes, au niveau de l'angle* (fig. 314). — Le premier de ces faisceaux s'attache au bord inférieur de la douzième côte; entièrement charnu, il est remarquable par sa longueur (2 à 4 cm.) et son épaisseur.

Ces faisceaux musculaires se détachent de la face externe du muscle qui s'amincit progressivement et finirait en pointe effilée vers la partie moyenne du dos, s'il n'était reconstitué, au fur et à mesure, par des faisceaux de renforcement qui le prolongent jusque dans la région cervicale.

Faisceaux de renforcement. — Longs et grêles, ils naissent du bord supérieur des côtes, immédiatement en dedans de l'angle, par une lame tendineuse large, et se dirigent en haut et un peu en dedans. Les inférieurs, c'est-à-dire ceux qui naissent des six ou sept dernières côtes, s'unissent en un corps charnu et se terminent par des bandelettes aponévrotiques et parallèles qui prolongent la série des bandelettes inférieures du sacro-lombaire jusqu'à la tubérosité de la première côte. Les supérieures se réunissent aussi en un corps charnu qui continue la direction du sacro-lombaire, mais qui peut en être assez facilement séparé, et se terminent par quatre ou cinq languettes tendineuses au tubercule postérieur des apophyses transverses des quatre ou cinq dernières vertèbres cervicales.

Le sacro-lombaire, tel que je viens de le décrire, semble aller contre la loi des muscles spinaux, loi d'après laquelle ces muscles se comportent d'une façon identique, quant à leurs insertions mobiles, dans toutes les régions de la colonne. Or, le sacro-lombaire, qui a les côtes comme attaches mobiles au

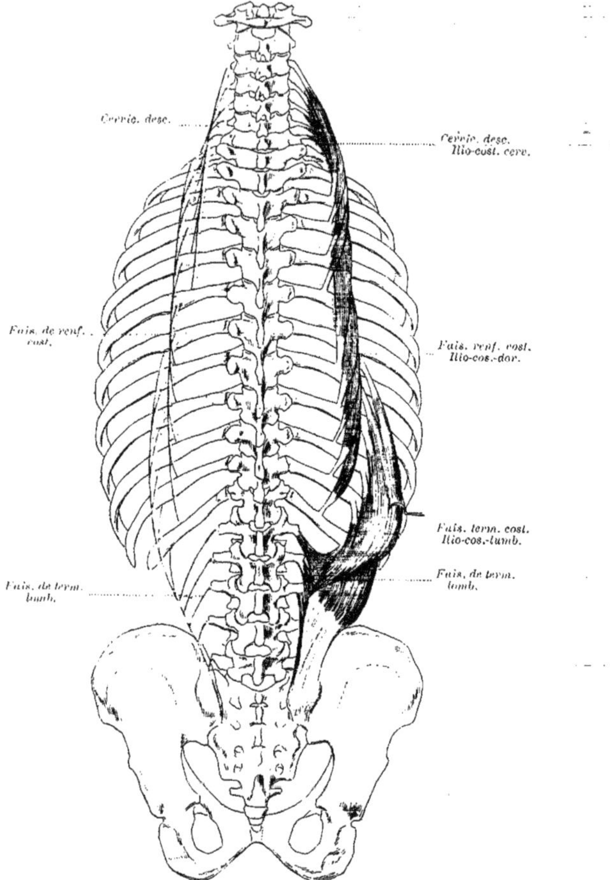

FIG. 314. — Sacro-lombaire (ilio-costal).

dos, traverserait la région lombaire sans prendre attache sur les homologues des côtes. — Il n'en est rien. Trolard a complété ce muscle en montrant qu'il s'insérait par cinq languettes musculaires au *sommet des apophyses costiformes des vertèbres lombaires* (homologues des côtes). Il suffit de récliner en dedans la masse commune pour voir ces languettes d'insertion nettement distinctes des faisceaux du long dorsal, qui vont au tubercule accessoire, lequel représente la véritable apophyse transverse (fig. 314).

Krause a signalé une bourse séreuse au niveau de la tubérosité de la première côte, sous le tendon du sacro-lombaire; Trolard en a rencontré une seconde sur la deuxième côte.

Variations et anomalies. — Depuis Diemerbrœck, on considère le corps charnu formé par les faisceaux de renforcement supérieurs comme un muscle particulier, le *cervical descendant*, accessoire du sacro-lombaire, etc. Luschka et Henle vont plus loin : ils distinguent dans le sacro-lombaire, — qu'ils appellent avec raison ilio-costal, — trois parties : une partie lombaire, le sacro-lombaire proprement dit, *ilio-costalis lumborum*; une partie dorsale, *ilio-costalis dorsi*, formée par les faisceaux de renforcement nés des six dernières côtes; une partie cervicale, *ilio-costalis cervicis* (cervicalis descendens ou ascendens) formé par les faisceaux de renforcement supérieurs allant aux vertèbres cervicales.

LONG DORSAL. — **M. longissimus dorsi.**

Constituant la partie interne de la masse commune, dont le sacro-lombaire forme la partie externe, il recouvre le transversaire épineux. Épais à son origine, il diminue progressivement de volume; avec Sappey, on peut le comparer à une longue pyramide verticalement ascendante dont le sommet se dirige vers le crâne.

Il naît : 1° de la *partie interne du tendon commun*; cette partie interne constitue un tendon large et fort, venant des apophyses épineuses du sacrum et des trois ou quatre vertèbres lombaires inférieures, et est formée par des bandelettes aponévrotiques qui continuent le plan et la direction des bandelettes du tendon commun; — 2° par des fibres charnues, sur les *rugosités de la face interne de l'os iliaque*; — 3° d'une cloison aponévrotique qui le sépare du sacro-lombaire. De plus, dans l'intérieur du corps charnu, on trouve un feuillet tendineux qui vient de la tubérosité iliaque et des faces duquel naissent aussi des fibres charnues.

Le corps charnu, confondu d'abord avec le sacro-lombaire, s'en sépare d'ordinaire un peu au-dessous de la douzième côte et monte en diminuant progressivement de volume jusqu'à la hauteur de la deuxième côte.

De la partie antérieure du corps charnu se détachent les faisceaux de terminaison, rangés en deux longues séries, l'une interne, l'autre externe.

Les *faisceaux de terminaison externes, costaux* (pour les mettre en évidence, il faut renverser le corps charnu du muscle en dedans), affectent une disposition différente, mais en apparence seulement, aux régions lombaire et dorsale : à la région lombaire, ils sont forts, épais, et vont s'insérer, par des fibres charnues entremêlées de quelques fibres tendineuses, à tout le bord inférieur des apophyses costiformes (les côtes lombaires, encore appelées apophyses transverses par quelques-uns); celles qui vont à la cinquième lombaire se dirigent presque horizontalement d'arrière en avant; — à la région dorsale, ces faisceaux vont s'insérer au bord inférieur des côtes, entre l'angle de la côte et l'apophyse transverse de la vertèbre correspondante, tantôt par des languettes tendineuses minces, tantôt par un large faisceau musculaire. D'après Trolard, cette dernière disposition serait la plus fréquente. — Ces languettes, obliquement dirigées en haut et en dehors, deviennent d'autant plus minces et

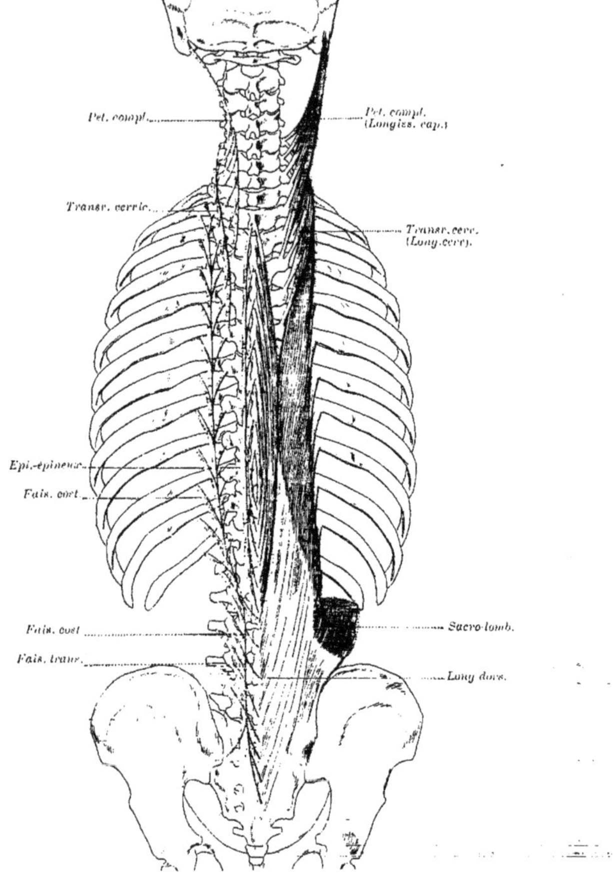

Fig. 315. — Long dorsal et épi-épineux.

étroites qu'elles sont plus supérieures, en même temps que leur partie tendineuse s'allonge. Elles se rapprochent d'autant plus de la tubérosité qu'elles sont plus élevées. — Ordinairement, la première côte ne reçoit point de languette ; le nombre des languettes est alors limité à onze, parfois il est réduit à huit et peut descendre jusqu'à six. Ce sont les supérieures et les inférieures qui manquent le plus souvent.

Les *faisceaux de terminaison internes* ou *transversaires* vont se fixer aux apophyses accessoires (véritables apophyses transverses. Voy. *Ostéologie*, tome I, pages 322 et 323) de toutes les vertèbres lombaires et aux apophyses transverses de la colonne dorsale. Ici donc, comme pour les faisceaux costaux, la différence d'insertion n'est qu'apparente ; — ces insertions se font au sommet et au bord inférieur des apophyses transverses. La direction de ces faisceaux se rapproche d'autant plus de la verticale qu'on envisage un faisceau plus élevé : celui qui va au tubercule accessoire de la cinquième lombaire est presque horizontal d'arrière en avant. D'abord formés de fibres charnues et tendineuses, ces faisceaux diminuent de volume de haut en bas, les plus élevés se terminent par un tendon épais et plat d'autant plus long qu'il va à une vertèbre plus élevée. Régulièrement, le nombre de ces faisceaux internes devrait s'élever à 17 (5 lombaires, 12 dorsaux) ; cependant il est rare qu'il atteigne ce chiffre.

Dans le corps charnu on trouve une cloison aponévrotique plus ou moins développée, donnant naissance comme je l'ai dit, par ses deux faces à des fibres charnues.

Faisceaux de renforcement. — Le long dorsal reçoit des faisceaux accessoires de nombre et d'origine variables. Les uns viennent du sommet des tubercules accessoires des deux ou trois premières lombaires et des cinq ou six dernières dorsales (Theile, Henle). Les autres sont constitués par de longs tendons naissant de l'apophyse épineuse des premières lombaires et des dernières dorsales, au-dessus du tendon proprement dit du long dorsal ; avec Winslow et nombre d'autres anatomistes, nous considérerons ces derniers faisceaux comme formant un muscle distinct, l'*épi-épineux du dos*.

Rapports. — Le long dorsal, recouvert sur son bord externe par le sacro-lombaire, recouvre le transversaire épineux. Des artères, des veines et des nerfs s'engagent dans les interstices celluleux qui séparent le long dorsal du sacro-lombaire en dehors, du transversaire en dedans ; les extrémités des vaisseaux qui viennent percer le tendon commun sont d'excellents points de repère pour la séparation des muscles. La face postérieure est recouverte par l'aponévrose lombo-sacrée et les petits dentelés. La face antérieure, en rapport avec l'aponévrose du transverse des lombes, recouvre au dos les côtes, les muscles surcostaux et intercostaux externes.

De même que le sacro-lombaire est continué au cou par le cervical ascendant, de même le long dorsal est continué dans cette région par le transversaire du cou et le petit complexus.

Variations et anomalies. — Le long dorsal peut se prolonger jusqu'à l'occipital (Morgagni et Walther). — Il peut s'anastomoser par des faisceaux plus ou moins grêles avec le splénius et le petit complexus, avec le petit transversaire du cou (Ledouble). — Chudzinski a vu chez deux nègres ce muscle atteindre la septième vertèbre cervicale et s'anastomoser avec le transversaire du cou et le petit complexus. — Chez le gorille, le long dorsal monte jusqu'au rachis cervical et même jusqu'à l'occipital (Duvernoy).

[POIRIER.]

ÉPI-ÉPINEUX DU DOS. — **M. spinalis dorsi.**

Ce muscle, séparé des muscles spinaux pour la première fois par Winslow, et décrit par lui comme muscle distinct, n'est plus décrit par les anatomistes français comme muscle autonome : la plupart de nos auteurs (Cruveilhier, Sappey, etc.) le rattachent au long dorsal et le décrivent sous les noms de *faisceaux internes épineux du long dorsal.*

Étroit, fusiforme, il est placé sur le côté des apophyses épineuses des vertèbres dorsales, sur le transversaire épineux, à côté des faisceaux internes du long dorsal, avec lequel il est intimement uni par son bord externe. Il naît, par trois ou quatre languettes tendineuses, bien distinctes, *du sommet des apophyses épineuses des deux premières lombaires et des deux dernières dorsales* (quelquefois des trois premières lombaires et de la douzième dorsale, plus rarement de la dernière dorsale et de la dernière lombaire seulement). — Les fibres charnues apparaissent sur la face antérieure de ces tendons et forment un corps charnu fusiforme auquel viennent s'ajouter quelques faisceaux venus du long dorsal. Le ventre charnu ne tarde pas à se diviser en languettes, qui vont, partie charnues, partie tendineuses, s'insérer *au sommet des apophyses épineuses des sept ou huit vertèbres dorsales comprises entre la première et la dixième*; parfois, le nombre de ces languettes est moindre : on en compte seulement six, quatre ou même trois, allant aux cinquième, sixième, septième épines dorsales. On voit que, de leur origine à leur insertion, les faisceaux de ce muscle décrivent des arcs aplatis, allant d'une épine lombaire à une épine dorsale, les faisceaux plus profonds formant des arcs plus petits, concentriques aux précédents.

Rapports. — Le muscle épi-épineux du dos, en rapport en dedans avec les faces latérales des apophyses épineuses, tend à se confondre en dehors avec le long dorsal ; sa face antérieure est en contact avec le transversaire épineux ; sa face postérieure est recouverte par l'aponévrose lombo-sacrée et les petits dentelés.

TRANSVERSAIRE ÉPINEUX. — **M. multifidus spinæ.**

Muscle fusiforme, placé sur les parties latérales des apophyses épineuses, sous-jacent aux muscles sacro-lombaire (ilio-costal), long dorsal et épi-épineux, il est séparé de ces muscles par une couche celluleuse traversée par des vaisseaux et des nerfs. Il occupe la partie interne de la grande gouttière vertébro-costale, divisée comme on sait en deux gouttières parallèles, par la crête mousse que forment les sommets des apophyses transverses. Étendu du sacrum jusqu'à l'axis, il présente un volume variable, tour à tour croissant et décroissant, suivant la mobilité des diverses régions qu'il traverse.

Il est constitué par un très grand nombre de faisceaux montant obliquement d'une apophyse transverse aux apophyses épineuses des trois ou quatre vertèbres qui surmontent celle-ci. De ces faisceaux, les superficiels sont plus longs et plus obliques ; les profonds, plus courts, ont une direction qui tend à se rapprocher de la transversale. Ces faisceaux, superposés en trois couches, sont en partie confondus.

La plupart des auteurs étrangers, à l'exemple de nos vieux auteurs français, distinguent dans le transversaire épineux trois couches; ils décrivent : 1° un transversaire épineux superficiel, divisé en trois portions : le transversaire épineux du dos (semi-spinalis dorsi); le transversaire épineux du cou (semi-spinalis cervicis); et le transversaire épineux de la tête (semi-spinalis capitis) qui n'est autre chose que le grand complexus des auteurs français. — 2° Une couche moyenne formée par le *muscle compliqué de l'épine* (*m. multifidus*), en connexion immédiate avec les transversaires épineux du dos et du cou; et dont les faisceaux, déjà plus obliques, ne couvrent que deux ou trois vertèbres. — 3° Une couche profonde, difficile à séparer de la précédente, formée par des faisceaux musculaires aplatis, dits *muscles rotateurs*, qui s'étendent, les uns, peu obliques, de l'apophyse transverse d'une vertèbre à la base de l'apophyse épineuse d'une autre vertèbre (rotateurs longs), les autres, presque transversaux, à l'arc vertébral de la vertèbre immédiatement supérieure (m. rotateurs courts).

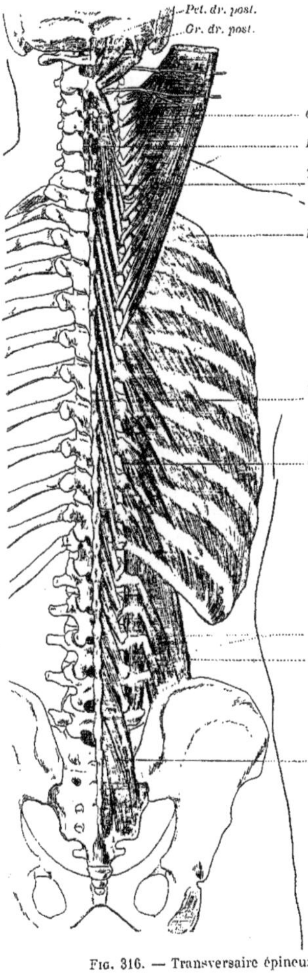

Pet. dr. post.
Gr. dr. post.
Gr. complex.
Interépin.
Transv. épin. (p. cervic.)
Interc. ext.
Transv. épin. (p. dors.)
Surcost.
Carré des lombes
Inter.tran. lomb.
Transv. épin. (p. sacrée).

FIG. 316. — Transversaire épineux.

[POIRIER.]

Krause, puis Trolard ont montré que le transversaire épineux était constitué par une série de faisceaux musculaires se détachant de chaque apophyse transverse, pour monter plus ou moins obliquement aux diverses parties des apophyses épineuses des vertèbres sus-jacentes.

Trolard a résumé ce type du transversaire épineux dans une formule descriptive satisfaisante par sa simplicité et son exactitude. « Le transversaire épineux se compose de muscles, de *chevrons musculaires*, dont chacun a son insertion fixe à l'apophyse transverse et se compose de quatre faisceaux superposés, dont les insertions mobiles sont les suivantes : le faisceau le plus externe et le plus long va s'insérer au sommet de l'apophyse épineuse de la quatrième vertèbre située au-dessus de celle qui donne l'insertion fixe : c'est le faisceau *sus-épineux ou long-épineux*. Ils forment la couche superficielle, les semi-épineux de quelques auteurs. Le second va à la base de l'apophyse épineuse de la troisième vertèbre située au-dessus : c'est le faisceau *sous-épineux* ; leur succession constitue le muscle multifide des auteurs, deuxième couche. Le troisième va à la partie interne du bord inférieur de la lame de la deuxième vertèbre placée au-dessus, c'est le faisceau *lamellaire interne ou long lamellaire* (long rotateur des auteurs). Enfin le dernier faisceau, le plus profond, le plus interne et le plus court, se fixe à la partie externe du bord inférieur de la lame de la vertèbre immédiatement au-dessus : c'est le faisceau *lamellaire externe ou court lamellaire* (court rotateur des auteurs). »

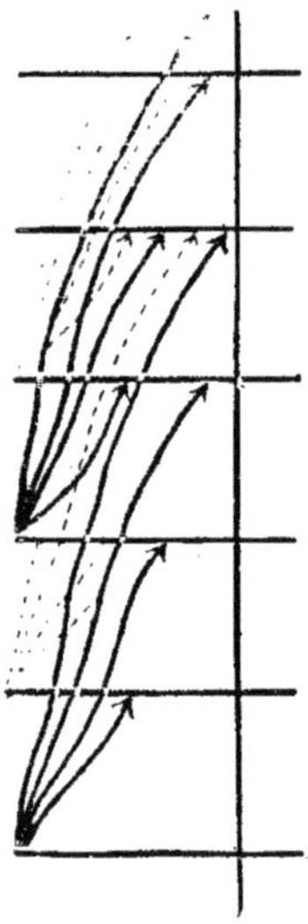

Fig. 317. Schéma de Trolard.

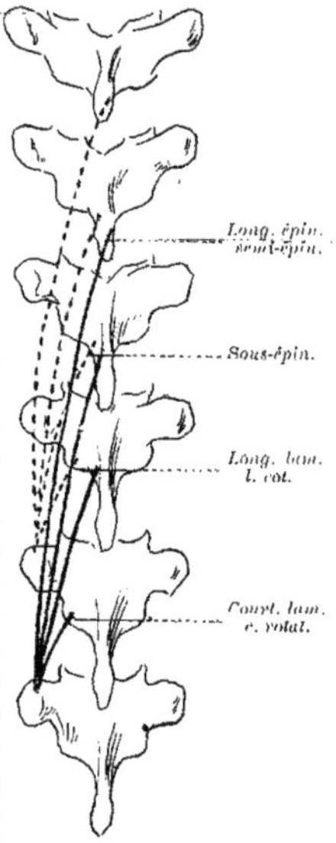

Fig. 318. — Schéma du transversaire épineux.

J'accepte volontiers cette formule du transversaire épineux, assez facile à vérifier le scalpel à la main, surtout si l'on choisit les chevrons naissant des deuxième et troisième lombaires. Toutefois, il ne faut point s'attendre à en retrouver toujours et partout le type aussi nettement dégagé : parfois, des faisceaux manquent, ou bien les faisceaux sont réunis par des fascicules allant de l'un à l'autre, etc.

Trolard signale quelques particularités suivant les régions : au sacrum, les chevrons sont confondus en une masse charnue naissant des tubercules sacrés externes, comblant toute la gouttière sacrée interne, et entrant largement en rapport, par sa face postérieure, avec le tendon d'origine des muscles ilio-costal et long dorsal. Déjà à la partie supérieure du sacrum, on distingue les deux premiers faisceaux ; dès la cinquième lombaire, on les découvre tous les quatre. — Aux lombes, l'insertion supérieure des faisceaux s'élève d'un échelon, c'est-à-dire que le superficiel doit être cherché sur l'épine de la cinquième vertèbre au-dessus, et le profond, quelquefois confondu avec l'intertransversaire, sur la lame de la deuxième vertèbre sus-jacente. — Au cou, ce n'est guère qu'à partir de la cinquième cervicale que l'on rencontre le premier chevron, encore n'a-t-il que trois faisceaux; celui qui naît de la quatrième n'en a que deux, et celui qui naît de la troisième est formé par un seul faisceau allant à l'épine de l'axis. Ce trouble est en rapport avec le développement du *grand complexus* qui continue au cou le transversaire épineux, formant le transversaire épineux de la tête.

Action des muscles spinaux. — Le *sacro-lombaire* étend la colonne vertébrale et l'incline de son côté, en lui faisant décrire une courbe dont la convexité regarde du côté opposé. Les deux portions de ce muscle peuvent se contracter isolément. Dans ce cas, la portion inférieure de l'ilio-costal n'agit que sur les vertèbres lombaires et les dernières dorsales. La partie supérieure agit sur les premières dorsales et sur la colonne cervicale.

Le *long dorsal* (faisceaux de terminaison externe, c'est-à-dire faisceaux costaux et faisceaux transversaires) produit un mouvement analogue à celui que produit le sacro-lombaire; cependant l'inclinaison latérale est moins prononcée (Duchenne).

L'*épi-épineux* produit l'extension directe de la colonne vertébrale.

Le *transversaire épineux* produit dans toutes les régions de la colonne vertébrale un mouvement de rotation qui porte la face antérieure des corps vertébraux du côté opposé.

En résumé, le sacro-lombaire et les faisceaux de terminaison externe du long dorsal sont extenseurs et fléchisseurs latéraux de la colonne vertébrale; l'épi-épineux est un extenseur direct. Le transversaire épineux est un rotateur.

La contraction synergique des muscles spinaux détermine l'extension de la colonne vertébrale. Ils ont pour collaborateurs dans la production de ce mouvement les interépineux des différentes régions. Leurs antagonistes sont les muscles de l'abdomen (pour les vertèbres lombaires et dorsales), les scalènes et les faisceaux inférieurs du long du cou (pour les vertèbres cervicales).

Par leur tonicité, les muscles spinaux prennent une part importante au maintien de l'équilibre du corps pendant la station ou la marche.

Il existe entre les muscles abdominaux et la portion lombaire des muscles spinaux une sorte d'équilibre sous la dépendance duquel est l'inclinaison du bassin. L'insuffisance musculaire des muscles de l'abdomen et la prédominance consécutive des muscles spinaux lombaires, détermine une inclinaison exagérée du bassin et la production d'une ensellure plus ou moins marquée.

La paralysie unilatérale de cette portion lombaire des muscles spinaux détermine une scoliose ordinairement très nette. — La paralysie bilatérale produit une lordose spéciale : « le bassin se place dans la plus grande extension possible, afin de reporter le tronc plus en arrière et d'en faire supporter le poids par les muscles abdominaux valides. Il en résulte une sorte de lordose bien différente de la lordose consécutive à la paralysie des muscles abdominaux » (Duchenne). Dans cette variété, les fesses sont aplaties : une ligne verticale partant des apophyses dorsales les plus postérieures, tombe très en arrière de la face postérieure du sacrum. Cette paralysie bilatérale des spinaux lombaires détermine encore des troubles très importants dans la station et la marche.

La paralysie unilatérale des spinaux dorsaux provoque la formation d'une scoliose assez bien marquée; leur paralysie bilatérale produit une cyphose dorsale sans trouble appréciable de la station ni de la marche.

La paralysie des spinaux cervicaux est suivie de déformations analogues dans la région cervicale.

Innervation des muscles spinaux. — Ces muscles reçoivent leur innervation des branches postérieures des nerfs dorsaux et lombaires. Les filets externes des branches rachidiennes postérieures se portent obliquement en dehors et en bas, traversent le long dorsal auquel ils donnent de nombreux filets, et viennent s'épuiser dans chacun des faisceaux costaux du sacro-lombaire venant de la côte sous-jacente au trou rachidien d'où sort le nerf.

MUSCLES SPINAUX DU COU

MUSCLES DE LA NUQUE

SPLÉNIUS. — M. splenius.

Le trapèze, le rhomboïde et le petit dentelé supérieur étant enlevés, on découvre une masse musculaire qui, se détachant de la partie cervico-dorsale de la colonne vertébrale, se dirige en haut et en dehors vers le crâne et les apophyses transverses des vertèbres cervicales supérieures : cette masse forme le *muscle splénius*. — Quelques anatomistes l'ont divisé en deux : le splénius de la tête et le splénius du cou.

Le *splénius de la tête* naît de la moitié ou des deux tiers inférieurs du ligament cervical postérieur, des *apophyses épineuses de la septième cervicale et des cinq premières dorsales*, ainsi que des ligaments sur-épineux correspondants. Ses fibres charnues se portent obliquement en haut et en dehors : elles se partagent, vers le tiers moyen du muscle, en deux faisceaux considérés par quelques auteurs comme deux muscles superposés. Les origines du faisceau qui se rend à la tête (splenius capitis, cervico-mastoïdien) ne dépassent guère les deux premières dorsales, elles se font par des fibres charnues. Ce faisceau, volumineux, se dirige en haut et en dehors, et va s'attacher par des fibres tendineuses au *bord postérieur, à la face externe de l'apophyse mastoïde, au sommet et aussi un peu au bord antérieur de cette apophyse qu'il engaine* — et à la partie voisine de la *ligne courbe occipitale supérieure*.

Le splénius du cou (splenius colli, dorso-trachélien) *naît des apophyses épineuses des troisième, quatrième et cinquième dorsales* et des ligaments interépineux correspondants par des fibres aponévrotiques d'autant plus longues qu'elles sont plus inférieures. Le ventre formé par la réunion des fibres charnues nées de cette aponévrose monte presque verticalement le long du bord externe du splenius capitis, contourne ce bord et se partage en deux ou trois faisceaux qui vont se fixer *aux tubercules postérieurs des apophyses transverses de la première, de la deuxième et quelquefois aussi de la troisième vertèbre cervicale.*

Rapports. — Recouvert par le sterno-cléido-mastoïdien à son insertion occipito-mastoïdienne, et par la partie supérieure du trapèze, il devient sous-cutané, entre le bord antérieur du trapèze et le bord postérieur du sterno-cléido-mastoïdien; il est recouvert dans sa partie inférieure par le rhomboïde et le petit dentelé supérieur. Il répond, par sa face antérieure, aux complexus, au long dorsal et au transversaire du cou. Son bord externe est rejoint et longé par l'angulaire; son bord supérieur, très court et très oblique, forme avec celui du côté opposé et la ligne courbe occipitale supérieure, un triangle dans lequel apparaît l'extrémité supérieure des grands complexus.

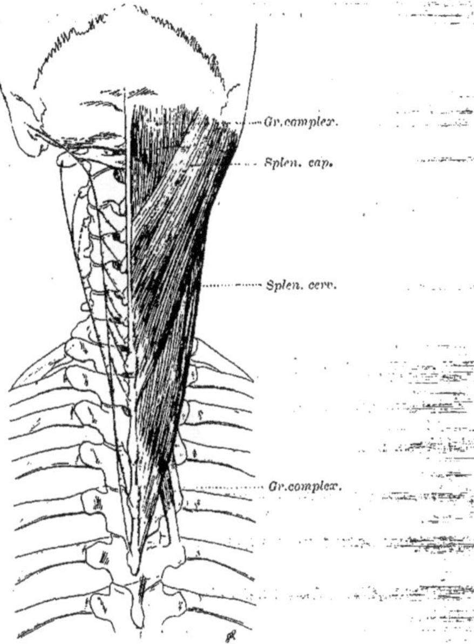

Fig. 319. — Splénius.

Action. — Le splénius prenant son point fixe sur la colonne : 1° porte la tête dans l'extension; 2° l'incline de son côté; 3° lui imprime un mouvement de rotation en vertu duquel la face se porte du côté qui correspond au muscle contracté. La contraction bilatérale des deux splénius produit l'extension directe.

Innervation. — Le grand nerf occipital d'Arnold envoie dans la partie supérieure du muscle un filet qui remonte jusqu'à son insertion occipitale. Les troisième et quatrième branches cervicales postérieures donnent des filets à sa portion inférieure.

Variations et anomalies. — Parfois, surtout dans les races de couleur, les splénius de la tête et du cou sont nettement séparés jusqu'à leur origine vertébrale. Chudzinski les a vus séparés par un intervalle large de 5 mm. — On a trouvé le splénius de la tête divisé en deux portions, l'une allant à la ligne courbe de l'occipital, l'autre à l'apophyse mastoïde. — Chez les quadrupèdes, les splénius s'insèrent à toute la hauteur du ligament cervical postérieur; chez les anthropoïdes, les insertions cervicales, un peu moins étendues, remontent encore plus haut que chez l'homme; anormalement, l'homme peut présenter un splénius dont les insertions cervicales remontent jusqu'à l'apophyse épineuse de l'atlas (Chudzinski). — Testut a constaté l'absence du splénius du cou chez un nègre. Macalister a vu des faisceaux détachés du splénius allant à la protubérance occipitale. Parfois, le splénius reçoit un faisceau venant de l'angulaire ou de l'aponévrose des muscles longs du dos ou de celle du petit dentelé.

GRAND COMPLEXUS. — **M. complexus major.**

Situé à la partie supérieure du dos et postérieure du cou, il est triangulaire, à sommet tronqué occipital.

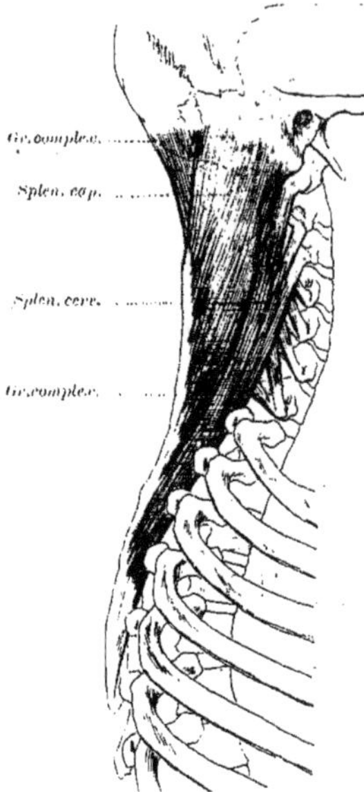

Fig. 320. — Splénius, vue latérale.

Il naît en général : 1° des *quatre, cinq ou six premières vertèbres dorsales et de la septième cervicale*, par des faisceaux tendineux assez longs, fixés au sommet des apophyses transverses, en dedans des insertions du long dorsal : — 2° par deux courtes dents, *des quatre vertèbres cervicales inférieures*, à l'aide de faisceaux plutôt charnus que tendineux, insérés à la face interne des apophyses articulaires et à la base des apophyses transverses ; — et, assez souvent, par un ou deux faisceaux charnus très grêles, de l'apophyse épineuse de la septième cervicale et de la première dorsale.

Tous ces faisceaux se dirigent de bas en haut et de dehors en dedans, d'autant plus courts et plus obliques qu'ils sont plus élevés ; ils se réunissent pour former un corps charnu qui monte, en se rassemblant sur les côtés du ligament cervical postérieur, et va s'insérer *à l'occipital*, sur une large surface rugueuse, située entre les deux lignes courbes de cet os, immédiatement sur le côté de la crête occipitale externe.

Le corps charnu est ordinairement formé de deux chefs accolés. Le *chef interne*, venant des vertèbres dorsales, est étroit ; il présente, sur la partie moyenne de sa face postérieure, un long tendon qu'il ne faut point confondre avec une intersection tendineuse transversale que l'on trouve d'ordinaire près de l'extrémité supérieure, et revêt ainsi l'aspect d'un muscle digastrique. Ce chef interne est décrit par quelques anatomistes sous le nom de *digastrique cervical, biventer cervicis*.

Le chef externe, plus large, comprenant des fibres d'origine cervicale, s'engage, par son bord interne, sous le chef interne ; il présente à l'union de son tiers supérieur avec ses deux tiers inférieurs, une intersection aponévrotique transversale. — Le grand complexus continue au cou le transversaire épineux du tronc (fig. 316) : c'est *le transversaire épineux de la tête*, bien qu'il n'ait qu'une parenté éloignée avec ses homologues du tronc. S'il est juste, en raison de certaines différence d'insertion, de le séparer du transversaire épineux, il est plus juste encore de ne le décrire qu'après celui-ci.

Rapports. — Recouvert par le trapèze, le splénius et le petit complexus, et, en bas, par le petit dentelé supérieur, recevant quelquefois par sa face postérieure un ou plusieurs faisceaux du long dorsal, il recouvre le transversaire épineux, les obliques et les droits postérieurs de la tête. Par leur bord interne, long, les complexus droit et gauche convergent vers le ligament cervical postérieur et la protubérance occipitale externe. Le bord externe, libre et très court, croise le petit oblique.

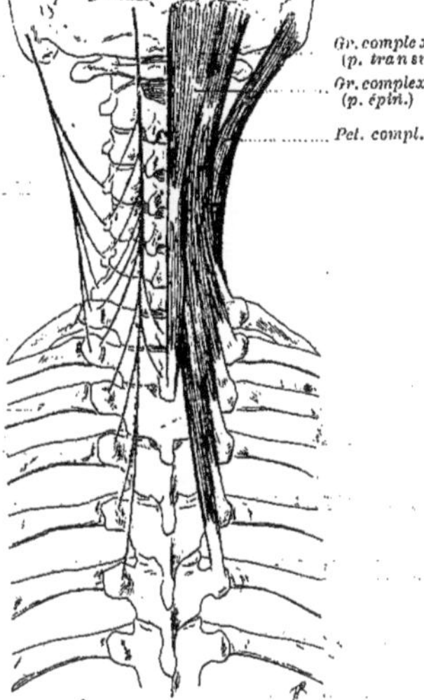

Fig. 321. — Les complexus.

Variations et anomalies. — Les insertions peuvent descendre jusqu'à la huitième vertèbre dorsale et remonter jusqu'à la première cervicale (Chudzinski). De même, les insertions épineuses peuvent manquer ou descendre jusqu'à la cinquième dorsale. Il s'anastomose tantôt avec le long dorsal, tantôt avec le petit complexus. Testut décrit sous le nom de grand complexus profond un faisceau étendu de la deuxième vertèbre dorsale à l'occipital et situé en avant du muscle normal; ce faisceau très rare a été vu par Henle.

PETIT COMPLEXUS. — **M. complexus minor.**

C'est un muscle allongé, aplati, large et mince dans sa partie inférieure, plus étroit en haut, situé sur les parties latérales de la nuque, entre le grand complexus et le transversaire du cou; il naît par quatre, cinq ou six faisceaux, *de la base des apophyses transverses des vertèbres cervicales inférieures et dorsales supérieures*; ces faisceaux d'origine, plus tendineux que charnus, étroitement unis avec ceux du grand complexus, se fixent dans l'angle rentrant que forment les apophyses transverses et les apophyses articulaires, plus près de la transverse au dos, uniquement sur l'articulaire au cou.

Ces faisceaux se réunissent en un ventre mince et plat, orienté dans un plan sagittal, qui monte verticalement entre le grand complexus et le transversaire du cou, et va se fixer *au bord postérieur et au sommet de l'apophyse mastoïde*, par de courtes fibres tendineuses; il présente d'ordinaire une intersection tendineuse, plus ou moins marquée.

Rapports. — Situé dans un plan sagittal, le petit complexus repose, par sa face interne, sur le grand complexus, dont il s'éloigne dans son tiers supérieur, formant avec le bord externe de ce muscle un triangle dans lequel on aperçoit le petit oblique. La face externe est en rapport en bas avec le transversaire et l'angulaire, en haut avec le splénius. Par son bord postérieur, très long, le petit complexus reçoit presque toujours un faisceau du long dorsal : aussi quelques anatomistes décrivent-ils ce muscle comme partie céphalique du long dorsal sous le nom de *longissimus capitis* (Voy. fig. 296).

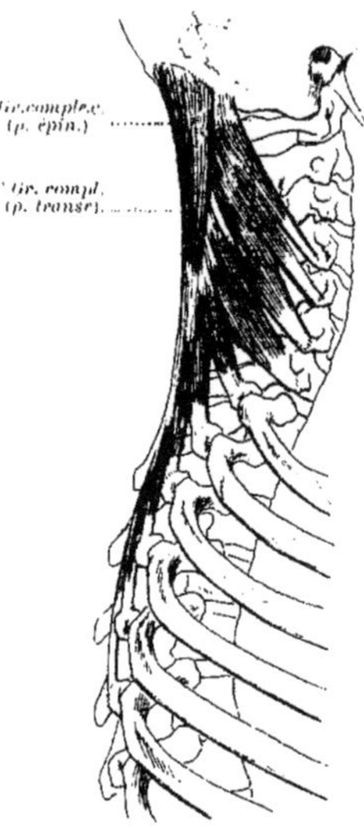

Fig. 322. — Grand complexus.

Variations et anomalies. — Le petit complexus peut manquer. — Macalister l'a vu s'insérer seulement aux tubercules postérieurs des apophyses transverses des sixième et septième vertèbres cervicales; il a observé assez fréquemment des petits complexus, constitués de la façon suivante : deux chefs absolument distincts et insérés tous deux en haut à la mastoïde tandis qu'en bas l'un se fixe aux tubercules postérieurs des apophyses des cinq dernières cervicales, l'autre, aux cinq premières dorsales. Chudzinski a trouvé chez un nègre un petit complexus constitué par deux faisceaux distincts à leur origine; il a observé un faisceau digastrique qui anastomosait le petit et le grand complexus. — Le même auteur a vu l'insertion supérieure de ce muscle s'étendre jusque sur la ligne courbe occipitale supérieure, disposition constante chez les singes anthropoïdes (Duvernoy).

Action des complexus. — Le grand et le petit complexus : 1° étendent la tête; — 2° l'inclinent légèrement de leur côté. D'après Sappey et Cruveilhier, le grand complexus imprime à la tête un mouvement de rotation en vertu duquel la face est tournée du côté opposé. Duchenne n'a jamais pu constater dans ses expériences l'existence de ce mouvement de rotation. — La contraction bilatérale des complexus produit l'extension directe de la tête.

Innervation des complexus. — Le grand reçoit son innervation des trois premières branches postérieures des nerfs cervicaux (Voy. fig. 297). Le filet que lui envoie la première paire cervicale se porte en haut et en arrière et pénètre dans le milieu de la face antérieure du grand complexus; son faisceau digastrique reçoit un filet spécial venu du grand nerf occipital d'Arnold (Froment).

Le nerf qui se rend au petit complexus vient du grand nerf occipital; il reçoit aussi des filets des troisième et quatrième branches cervicales postérieures. Ces filets se portent en dehors et en arrière et pénètrent le muscle par sa face profonde.

TRANSVERSAIRE DU COU. — M. longissimus cervicis (Henle).

Situé en dehors du petit et du grand complexus, en dedans de la partie supérieure du long dorsal et de la portion cervicale du sacro-lombaire, le transversaire du cou est un muscle grêle et allongé, étendu des apophyses transverses des premières dorsales aux apophyses transverses des dernières cervicales.

Il naît du *sommet des apophyses transverses* des cinq premières dorsales par de courts tendons auxquels font suite les fibres charnues. Celles-ci constituent de petites languettes qui se fusionnent en un corps charnu aplati qui se porte verticalement en haut et vient se terminer sur les *tubercules postérieurs* des six dernières cervicales.

Le transversaire du cou est souvent uni au long dorsal et au petit complexus. Aussi peut-on regarder ces trois muscles comme constituant un seul et même système. C'est ce que font quelques auteurs et notamment Henle qui rattachent le transversaire du cou et le petit complexus au long dorsal sous les noms de longissimus cervicis et de longissimus capitis (fig. 315).

Action. — Il incline latéralement la colonne cervicale de son côté.

Innervation. — Le transversaire du cou est innervé par les branches postérieures des derniers nerfs cervicaux et des premiers dorsaux.

Variations et anomalies. — Le transversaire du cou est extrêmement variable. Il n'est pas rare de le voir prolonger ses origines en haut jusqu'à la cinquième cervicale, en bas jusqu'à la dixième et même la onzième dorsale (Theile); inversement, le nombre des faisceaux d'origine peut se réduire à trois. — Le mode de terminaison est plus constant. L'insertion sur l'atlas n'est pas rare; celle sur l'axis est très fréquente. Theile la regarde comme normale. — L'union avec le petit complexus et le long dorsal est presque constante.

MUSCLES DROITS POSTÉRIEURS DE LA TÊTE

Au nombre de deux, ils s'étendent de l'apophyse épineuse des deux premières cervicales à l'occipital, continuant la série des muscles interépineux, qui s'arrêtent à la deuxième vertèbre cervicale.

GRAND DROIT POSTÉRIEUR DE LA TÊTE. — M. rectus capitis posterior major.

Triangulaire, à sommet axoïdien, aplati de dehors en dedans, il naît, par des fibres tendineuses et charnues, de l'*apophyse épineuse de l'axis*, sur les côtés de la crête de celle-ci et avant sa bifurcation. D'abord arrondi, il s'aplatit et s'élargit en montant obliquement, en dehors, pour aller s'insérer, très large, *à la moitié externe de la ligne courbe inférieure de l'occipital, et à la surface de l'os au-dessous de cette ligne.*

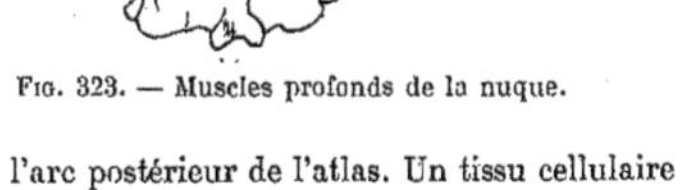

FIG. 323. — Muscles profonds de la nuque.

Rapports. — Recouvert par le grand complexus et le petit oblique au niveau de son insertion supérieure, il répond en avant à l'occipital, à l'arc postérieur de l'atlas. Un tissu cellulaire dense, traversé par de nombreuses veines, l'unit à toutes ces parties. Ce muscle limite avec les deux obliques un espace triangulaire dans lequel on aperçoit l'artère vertébrale et par lequel passe la branche postérieure du premier nerf cervical. Les petits droits postérieurs de la tête sont encadrés dans le triangle limité par les deux bords internes des grands droits et l'occipital.

Action. — Il étend la tête, l'incline de son côté et lui imprime un mouvement de rotation qui porte la face de son côté. — La contraction bilatérale des grands droits produit l'extension directe.

Innervation. — Son nerf, né de la branche postérieure de la première paire cervicale, s'enfonce dans la face antérieure du muscle où il s'épuise après un très court trajet.

Variations et anomalies. — Le grand droit postérieur de la tête peut manquer. Il peut être dédoublé en deux faisceaux (Macalister, Wood, Ledouble) comme chez le cheval, le chien, etc. — Il peut recevoir un faisceau venu du grand complexus ou des interépineux (Theile).

PETIT DROIT POSTÉRIEUR DE LA TÊTE. — **M. rectus capitis posterior minor.**

Rayonné, triangulaire, assez épais, il s'attache, par un faisceau de fibres tendineuses, à *la face latérale du tubercule postérieur* (apophyse épineuse) de *l'atlas*, se porte presque verticalement en haut, en s'épanouissant en éventail et va s'insérer, par des fibres charnues, *au tiers interne de la ligne occipitale inférieure et à la surface osseuse placée immédiatement au-dessous de celle-ci.*

Rapports. — En rapport par sa face postérieure avec le complexus, auquel il est uni par un tissu cellulaire dense, il répond par sa face antérieure au ligament occipito-atloïdien postérieur. Son bord externe, très oblique, est recouvert par le grand droit; son bord interne, vertical, est séparé de celui du petit droit du côté opposé par le ligament cervical très mince en ce point.

Action. — Il étend directement la tête; d'après Winslow, il paraîtrait encore « avoir pour usage de garantir les membranes articulaires afin qu'elles ne soient pas pincées dans les grands mouvements ».

Innervation. — Né de la branche postérieure de la première paire cervicale, le nerf de ce muscle se porte en arrière, en dedans du nerf du grand complexus auquel il est parallèle et s'épuise dans le muscle.

Variations et anomalies. — L'absence du petit droit postérieur est signalée par Beaunis et Bouchard; son dédoublement par Wood, Macalister, Gruber, Ledouble. — Chudzinski a vu, chez un nègre, les deux petits droits postérieurs envoyer par leurs bords internes un petit faisceau musculaire grêle qui allait s'insérer sur le raphé médian postérieur.

GRAND OBLIQUE DE LA TÊTE. — **M. obliquus capitis inferior.**

Relativement gros et épais, fusiforme, il naît, par de courtes fibres tendineuses, entremêlées de fibres charnues, de la face latérale de *l'apophyse épineuse de l'axis*, excavée par cette large insertion, se dirige très obliquement en haut, en avant et en dehors, et va s'insérer par de courtes fibres tendineuses à la *face inférieure de l'apophyse transverse de l'atlas.*

Rapports. — Sa face postérieure est recouverte par le grand et le petit complexus; sa face antérieure répond à l'axis et au ligament atloïdo-axoïdien postérieur. Un tissu cellulaire dense l'unit aux parties voisines. J'ai dit comment son bord supérieur circonscrivait avec le grand droit et le petit oblique un espace triangulaire.

Action. — Il prend son point fixe sur l'axis et porte en arrière et en dedans le sommet de l'apophyse transverse de l'atlas qui représente son insertion mobile; il tourne donc la face de son côté.

Variations et anomalies. — Le dédoublement du grand oblique est assez fréquent. — Dursy a signalé un faisceau qui, s'étant isolé du corps charnu, allait s'insérer à l'apophyse mastoïde.

Le *long droit latéral de la tête* est un muscle surnuméraire décrit par Otto. Il va du tubercule postérieur de la deuxième vertèbre cervicale à l'occipital.

PETIT OBLIQUE. — **M. obliquus capitis superior.**

Il naît *du sommet et de la face supérieure de l'apophyse transverse de l'atlas* par un trousseau tendineux, entremêlé de fibres charnues, se dirige obliquement en haut, en arrière et en dedans (direction inverse de celle du grand oblique) en s'élargissant et s'amincissant, et va se fixer, par des fibres charnues et un faisceau tendineux profond, au *tiers externe de la ligne courbe inférieure de l'occipital*, immédiatement au-dessus et en dehors de l'insertion du grand droit qu'il recouvre.

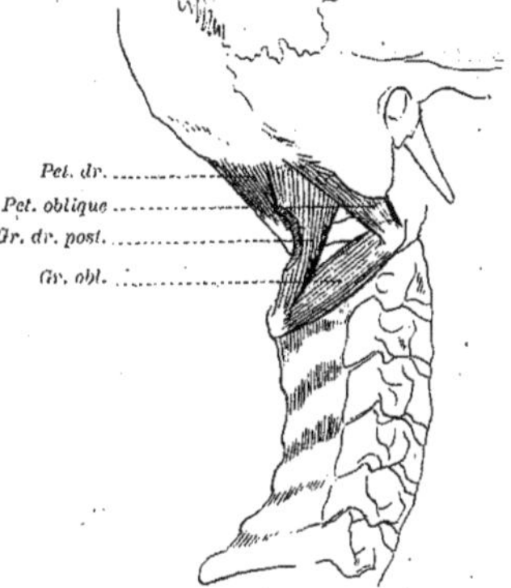

Fig. 324. — Muscles profonds de la nuque; vue latérale.

Rapports. — Recouvert par le grand complexus et le splénius, il répond par sa face antérieure à l'artère vertébrale, au ligament atloïdo-occipital et à l'insertion du grand droit. Le grand oblique est un épineux-transversaire, le petit oblique doit être rapproché des intertransversaires : c'est à tort que Cruveilhier assimile le premier à un faisceau du long dorsal, alors qu'il doit être rapproché des faisceaux supérieur du splénius; le même auteur fait du second un transversaire épineux.

Action. — Il étend la tête et l'incline latéralement de son côté lorsque son action est isolée. Lorsque les deux petits obliques se contractent synergiquement, ils produisent l'extension directe.

Variations et anomalies. — Macalister a noté son dédoublement.

Innervation du grand et du petit oblique. — Le grand oblique de la tête est innervé par le rameau inférieur de la branche postérieure de la première paire cervicale. Le grand nerf occipital lui envoie aussi un rameau au moment où il le croise.

Le petit oblique est innervé par un petit rameau venu de la première branche postérieure cervicale. Ce rameau monte en dehors et bientôt se bifurque en pénétrant dans le muscle où il s'épuise.

ÉPI-ÉPINEUX DU COU. — **M. spinalis cervicis.**

On rencontre ordinairement un épi-épineux du cou dont le développement est d'ailleurs très variable, même sur les deux côtés d'un même sujet; il naît d'ordinaire des épines des deux cervicales inférieures ou dorsales supérieures, et va s'attacher aux épines de la deuxième et de la troisième cervicales. —

Parfois les muscles des deux côtés sont réunis en un seul, placé au-dessus des épines, dans le sillon qui sépare leur pointe.

MUSCLES INTERTRANSVERSAIRES. — M. intertransversarii.

Muscles courts et arrondis réunissant les apophyses transverses des vertèbres, les intertransversaires doivent être étudiés au niveau du cou, du dos et des lombes.

INTERTRANSVERSAIRES DU COU

Les intertransversaires du cou sont au nombre de deux pour chaque espace intertransversaire, l'un, antérieur, qui a la valeur d'un intercostal, l'autre postérieur, qui représente un intertransversaire proprement dit. Les deux premiers réunissent les apophyses transverses de l'atlas et de l'axis; les deux derniers l'apophyse transverse de la septième cervicale à l'apophyse transverse de la première dorsale et à la première côte.

Les *intertransversaires postérieurs* sont au nombre de sept. Presque entièrement charnus, ils naissent *de la face inférieure de la gouttière creusée sur la partie externe des apophyses transverses* et descendent s'attacher sur *la partie la plus externe de la lèvre postérieure de la gouttière de la vertèbre sous-jacente.* Le premier de ces muscles, allant de l'atlas à l'axis, fait souvent défaut ou se confond intimement avec le splénius ou le transversaire du cou. Le septième, assez souvent absent, s'étend du tubercule postérieur du sommet de l'apophyse transverse de la septième cervicale au sommet de l'apophyse correspondante de la première dorsale.

Les *intertransversaires antérieurs*, également au nombre de sept, sont situés en avant et en dedans des précédents : ils naissent de la *face antérieure et du bord inférieur de la racine antérieure des apophyses transverses*, descendent verticalement et se terminent sur le *bord supérieur de la racine antérieure de la vertèbre sous-jacente.*

Plus larges que les postérieurs, ils diminuent de volume de haut en bas. Le premier, ordinairement très étalé, se fixe sur la branche antérieure de l'apophyse transverse de la première cervicale, depuis sa base jusqu'à son sommet. En partie tendineux, il se rétrécit dans le voisinage de son insertion axoïdienne; le sixième, ordinairement assez mince, se termine sur le sommet de l'apophyse transverse de la septième vertèbre cervicale; l'artère vertébrale passe entre son bord interne et le corps de la vertèbre pour gagner le trou de conjugaison de la sixième cervicale. Le septième est souvent absent; quand il existe, il est presque entièrement fibreux : il naîtrait, d'après Theile, en arrière de la racine postérieure de l'apophyse transverse de la septième cervicale et viendrait se terminer sur le col de la première côte; son homologie avec les autres transversaires est d'ailleurs douteuse.

Rapports. — Les intertransversaires postérieurs répondent en avant à l'artère vertébrale, au plexus veineux qui accompagne cette artère, au nerf vertébral et aux branches antérieures des premiers nerfs cervicaux. Il sont recouverts en arrière par le splénius, l'angulaire et le petit complexus.

Les intertransversaires antérieurs répondent en avant au grand droit antérieur et au long du cou : en arrière, ils répondent aux intertransversaires postérieurs, séparés d'eux par l'artère vertébrale et les branches antérieures des nerfs cervicaux.

Action. — Les intertransversaires rapprochent les apophyses transverses des vertèbres sur lesquelles ils s'attachent et impriment ainsi à la colonne cervicale un mouvement de flexion latérale.

Variations et anomalies. — Les intertransversaires peuvent se dédoubler, manquer, s'insérer à un processus transversaire plus élevé. — C'est ainsi que le long intertransversaire cervical de Sandifort est constitué par un faisceau charnu qui, né de la cinquième vertèbre cervicale se porte aux deuxième et troisième vertèbres cervicales.

DROIT LATÉRAL. — M. rectus capitis lateralis.

Je décris ici le droit latéral de la tête, qui a la valeur d'un intertransversaire étendu entre les parties latérales de l'occipital et les apophyses transverses de l'atlas. Il naît : 1° de la partie externe de la *branche antérieure de l'apophyse transverse de l'atlas ;* 2° *d'une arcade fibreuse* étendue du sommet de cette branche antérieure à sa base d'implantation sur les masses latérales, par un tendon assez grêle auquel font suite les fibres charnues. Celles-ci se réunissent en un corps musculaire court et aplati qui vient se fixer sur la face inférieure de l'apophyse jugulaire de l'occipital, frappant une empreinte triangulaire rugueuse à sommet dirigé en dedans vers le condyle de l'occipital.

Rapports. — Il répond en avant à la jugulaire interne, aux neuvième, dixième et onzième paires, à l'apophyse styloïde, à l'origine des muscles styliens et au digastrique; en arrière, il répond à l'artère vertébrale et à la branche antérieure de la première paire cervicale.

Action. — Il incline la tête de son côté.

Innervation. — Le droit latéral de la tête reçoit son nerf de l'anastomose qui unit les première et deuxième paires cervicales.

INTERTRANSVERSAIRES DU DOS

Les intertransversaires du dos sont très peu développés, surtout au niveau des vertèbres supérieures où les ligaments intertransversaires en représentent les vestiges. Cependant, il n'est pas exceptionnel de rencontrer quelques languettes charnues entre les apophyses transverses des vertèbres dorsales inférieures. L'intertransversaire qui va de l'apophyse transverse de la douzième dorsale à l'apophyse correspondante de la première lombaire est constant; il rappelle, par sa forme, les intertransversaires lombaires.

MUSCLES INTERTRANSVERSAIRES DES LOMBES

Les muscles intertransversaires des lombes sont au nombre de cinq. Le premier réunit les apophyses transverses des première et deuxième vertèbres lombaires; le dernier s'étend de l'apophyse transverse de la cinquième lombaire à la saillie qui représente l'apophyse transverse de la première vertèbre sacrée (Voy. fig. 316).

Chacun de ces muscles est formé de deux faisceaux de valeur morphologique différente; l'un, *interne*, qui représente le vrai muscle intertransversaire, l'autre, *externe*, qui a la valeur d'un intercostal. — Le faisceau interne (*M. intertransversarii lumborum posteriores*) naît, soit du *tubercule mamillaire*, soit de *l'apophyse accessoire* de chaque vertèbre lombaire et va se fixer sur le *tubercule mamillaire* de la vertèbre sous-jacente. — Le faisceau externe (*M. intertransversarii lumborum anteriores; intertransversarii lumborum laterales* de Henle), plus volumineux que l'interne, s'étend du bord inférieur du *processus costiforme de chaque vertèbre* au bord supérieur de *l'apophyse de la vertèbre sous-jacente*.

Action. — Ils impriment à la colonne lombaire un mouvement de flexion latérale.

CARRÉ DES LOMBES. — **M. iliocostalis lumborum.**

Aplati, de forme quadrilatère, le carré des lombes est situé sur les parties latérales de la colonne lombaire. — Il est formé de deux portions, l'une externe, l'autre interne.

La *portion externe*, la plus volumineuse, naît : 1° du bord supérieur du ligament ilio-lombaire; 2° de la *crête iliaque* sur une longueur de 2 ou 3 cm. Cette origine se fait par implantation directe des fibres charnues et par des fibres tendineuses d'autant plus longues qu'elles sont plus externes. Ces fibres constituent par leur réunion un corps musculaire aplati qui monte verticalement en s'étalant de plus en plus. Il se termine : 1° *sur le sommet des apophyses transverses des premières lombaires; 2° sur les parties latérales du corps de la douzième dorsale et souvent sur l'apophyse transverse de cette vertèbre; 3° sur les deux tiers internes du bord inférieur de la douzième côte.*

La *portion interne*, située sur un plan plus antérieur que la précédente qu'elle croise obliquement, naît du sommet des apophyses transverses des *quatre dernières vertèbres lombaires*, par les languettes charnues qui se fusionnent en une lame assez mince. Celle-ci vient se terminer sur le *bord inférieur de la douzième côte* (Voy. fig. 316).

En somme, le carré des lombes est formé par trois ordres de fibres : 1° des fibres externes, verticales (fibres ilio-costales); — 2° des fibres internes, obliques en haut et en dedans (fibres ilio-lombaires); — 3° des fibres encore internes, mais obliques en haut et en dehors (fibres lombo-costales).

Rapports. — Il répond en arrière au ligament lombo-costal de Henle (fig. 269), à la masse commune qu'il déborde en dehors. En avant et en dedans, il est en rapport avec le psoas dont le sépare le feuillet antérieur de son aponévrose d'enveloppe. Entre le psoas et le carré, passent le grand et le petit abdomino-génital. Son bord supérieur est longé par le douzième nerf intercostal. En avant et en dehors, il répond à la face postérieure du rein dont le sépare la capsule adipeuse; à droite, au côlon ascendant; à gauche, au côlon descendant.

Action. — Lorsque le carré des lombes prend son point fixe sur la crête iliaque, il abaisse la douzième côte et incline la colonne lombaire de son côté. Par son action sur la douzième côte, il intervient dans l'expiration. Lorsqu'il prend son point fixe en haut, il relève le bassin de son côté.

Innervation. — Ce muscle est innervé à la fois par des ramifications de la douzième paire intercostale et par des filets émanés des premiers nerfs lombaires.

Variations et anomalies. — On a vu le carré des lombes atteindre par quelques faisceaux soit la dixième côte, soit le corps des dixième et onzième vertèbres dorsales. L'une ou l'autre des parties constitutives du muscle peut ou se réduire ou augmenter de volume.

MUSCLES INTERÉPINEUX. — M. interspinales.

Muscles courts et arrondis, les interépineux recouvrent les apophyses épineuses; ils sont au nombre de deux pour chaque espace, séparés l'un de l'autre par le ligament interépineux.

Au cou il en existe six paires, dont la première réunit *l'apophyse épineuse de l'axis à l'apophyse de la troisième cervicale*, la dernière réunissant *les apophyses de la septième cervicale et de la première dorsale.* Assez épais et de forme arrondie, ils naissent et se terminent sur les tubercules de l'extrémité postérieure des apophyses épineuses.

Dans la *région dorsale*, ils font le plus souvent défaut; cependant il n'est pas exceptionnel de rencontrer des interépineux entre les trois premières dorsales, et il est constant de rencontrer une paire d'interépineux entre la douzième dorsale et la première lombaire.

Aux lombes, les interépineux, plats et minces, s'attachent sur *le sommet et le bord inférieur des apophyses épineuses.* On en compte cinq paires : la première réunit les apophyses épineuses de la première et de la deuxième lombaire. La cinquième s'étend de l'apophyse épineuse de la cinquième lombaire au bord supérieur de la crête sacrée.

Aux interépineux connus, Trolard ajoute un interépineux du sacrum : « Dans la masse musculaire logée dans la gouttière sacrée, on trouve un faisceau épais qui s'insère en bas sur les tubercules de la crête ouverte à ce niveau, et qui s'insère en haut par un fort tendon à l'apophyse épineuse de la première sacrée ou de la dernière lombaire. »

Action. — Les interépineux rapprochent les apophyses épineuses, ils sont donc extenseurs du rachis.

MUSCLES DE LA RÉGION CAUDALE

L'atrophie de la région caudale, que nous avons vue se traduire par une fusion et une diminution des éléments squelettiques, se traduit également par la régression des muscles moteurs du coccyx; ces muscles atrophiés sont au nombre de trois.

L'extenseur du coccyx, M. sacro-coccygeus posterior, homologue de l'extenseur de la queue, naît de la face postérieure des deux dernières vertèbres sacrées, quelquefois de l'épine iliaque postérieure et inférieure (Theile) et va se terminer sur le bord de la petite corne du coccyx et parfois sur un tubercule situé à la base de la deuxième pièce coccygienne. Il porte le coccyx en arrière. Son absence est loin d'être rare. Le plus souvent, il est remplacé par un plan aponévrotique formé de fibres étendues du sacrum au coccyx, soit directement, soit après entrecroisement sur la ligne médiane. Compris entre deux plans aponévrotiques, l'un postérieur formé par des fibres du grand fessier, l'autre antérieur constitué par le ligament sacro-coccygien postérieur, l'extenseur du coccyx répond sur ses parties latérales à l'appareil suspenseur du pli interfessier.

Le fléchisseur du coccyx, M. sacro-coccygeus anterior, souvent absent ou remplacé par un trousseau fibreux, naît de la partie inférieure de la face antérieure de la dernière vertèbre sacrée ou de la première pièce coccygienne, et va se terminer sur la face antérieure des dernières pièces coccygiennes en entre-croisant ses fibres avec celles du fléchisseur de l'autre côté. Appliqué contre le coccyx, ce muscle est en rapport en avant avec la terminaison des artères sacrées moyennes et latérales, avec la glande de Luschka, les ganglions coccygiens du sympathique et la paroi postérieure du rectum.

C'est l'homologue de l'abaisseur de la queue des mammifères.

L'abducteur du coccyx, M. abductor coccygeus, ischio-coccygien, naît : 1° de la face interne de l'épine sciatique ; 2° de l'insertion sciatique du petit ligament sacro-sciatique ; 3° de la partie voisine de l'aponévrose de l'obturateur interne. Cette origine se fait par des fibres charnues, entremêlées de nombreuses fibres aponévrotiques. Ces fibres se dirigent en bas, en arrière et en dedans, et viennent se terminer sur le bord externe du coccyx et sur la partie inférieure des bords correspondants du sacrum. L'ischio-coccygien comprend dans sa constitution un grand nombre de fibres tendineuses qui accusent sa tendance à l'atrophie.

Rapports. — La face inférieure de l'ischio-coccygien répond au petit ligament sacro-sciatique auquel elle adhère intimement. On s'accorde d'ailleurs aujourd'hui à regarder ce ligament comme une portion de l'ischio-coccygien en voie de régression ; il ferait, paraît-il, défaut chez les animaux ayant un abducteur de la queue bien développé. La face supérieure du muscle continue le plan musculaire formé par la face supérieure du releveur. Légèrement concave en haut, en avant, et en dedans, elle répond aux faces latérales du rectum dont elle est séparée par l'aponévrose sacro-recto-génitale ; à l'épanouissement des vaisseaux hypogastriques et aux plexus sympathiques correspondants. Le bord antéro-inférieur du muscle est contigu au bord postérieur du releveur.

Action. — L'action de l'ischio-coccygien en tant que moteur du coccyx est pour ainsi dire nulle. Il prend part avec le releveur de l'anus à la constitution du diaphragme pelvien.

MUSCLES DE LA RÉGION COSTALE

MUSCLES INTERCOSTAUX

Les muscles intercostaux, comme leur nom l'indique, sont situés entre les côtes dont ils remplissent les intervalles. Ils sont au nombre de deux pour chaque espace. — Il y en a donc onze paires. On divise les intercostaux en *intercostaux externes* et *intercostaux internes*.

INTERCOSTAUX EXTERNES. — M. intercostales externi.

Les intercostaux externes s'étendent d'une côte à une autre depuis les articulations costo-transversaires, jusqu'à l'extrémité externe des cartilages costaux. Ils n'occupent donc que les trois quarts postérieurs des espaces intercostaux. Les intercostaux externes naissent sur *la lèvre externe de la gouttière de la côte supérieure*. Cette origine se fait par implantation directe des fibres charnues et par quelques fibres tendineuses. Ces fibres se portent en bas et en avant et viennent se fixer sur le *bord supérieur de la côte inférieure*. Chaque intercostal externe constitue une nappe mi-charnue, mi-tendineuse dont l'épaisseur peu considérable en arrière augmente ensuite pour diminuer de nouveau en avant. Au niveau des extrémités externes des cartilages costaux les fibres charnues disparaissent complètement et sont remplacées par des fibres aponévrotiques qui conservent la direction des fibres charnues.

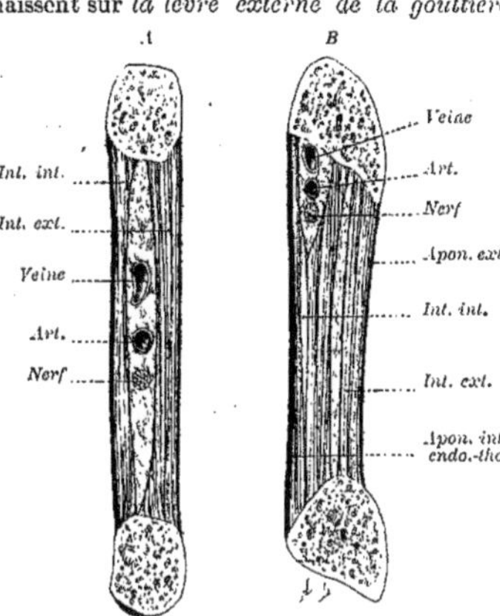

Fig. 325. — Coupes des intercostaux.

Ordinairement l'extrémité antérieure des intercostaux supérieurs se rapproche davantage de la ligne médiane que celle des intercostaux des espaces inférieurs. Au niveau du premier espace, il n'est pas rare de voir le premier intercostal externe arriver au contact du sternum.

Rapports. — Les intercostaux externes, recouverts en dehors par une mince toile celluleuse, sont en rapport avec les deux pectoraux, les grands et les petits dentelés, le grand dorsal et le grand oblique. Leur face interne est en rapport dans ses trois quarts antérieurs avec l'intercostal interne correspondant dont elle est séparée par une couche de tissu cellulaire et, pour les classiques, par les vaisseaux et nerfs intercostaux. En arrière, les intercostaux externes sont en rapport avec une toile fibreuse qui prolonge l'intercostal interne jusqu'à la colonne vertébrale, avec l'aponévrose endothoracique et la plèvre pariétale. Ils sont traversés par les rameaux perforants postérieurs et latéraux des intercostaux internes.

Variations et anomalies. — Le dernier muscle intercostal externe peut manquer. — Il existe un ou plusieurs muscles intercostaux externes surnuméraires lorsqu'il y a une ou plusieurs côtes supplémentaires. — Quelques fibres des intercostaux externes peuvent se continuer plus ou moins directement soit avec le grand oblique, soit avec le grand dentelé. — Les intercostaux externes des premier et quatrième espaces présentent des insertions chondrales.

INTERCOSTAUX INTERNES. — **M. intercostales interni.**

Les intercostaux internes, plus minces que les précédents, s'étendent dans chaque espace intercostal de l'angle des côtes au sternum. Obliques en bas et en arrière, ils croisent à angle aigu la direction des intercostaux externes. Leur mode d'origine varie suivant le point considéré, comme l'ont établi les recherches récentes de Souligoux (Th. Paris, 1894). En arrière et dans le voisinage de l'angle des côtes ils naissent uniquement *de la lèvre interne de la gouttière sous-costale* et se portent en bas et en avant pour aller s'insérer sur *le bord supérieur de la côte sous-jacente*. Plus en avant, ils naissent par deux ordres de fibres : les unes, de beaucoup les plus nombreuses, naissent, comme les fibres de l'intercostal externe, de la *lèvre externe de la gouttière sous-costale*, les autres, beaucoup plus clairsemées, s'attachent sur *la lèvre interne de la même gouttière*. Quelques-unes de ces fibres s'attachent sur la face interne de la côte sus-jacente et vont même se continuer avec les fibres de l'intercostal interne de l'espace intercostal supérieur (Cruveilhier).

De cette origine résulte la formation d'un canal limité en haut par la gouttière sous-costale, en dehors et en dedans par les deux portions du muscle qui convergent inférieurement. A ce niveau c'est dans cette gouttière et, par conséquent, *dans un dédoublement de l'intercostal interne que cheminent les vaisseaux et nerfs intercostaux*. De là, les fibres charnues se portent en bas et en arrière, constituant par leur ensemble une lamelle aplatie, mince en arrière, plus épaisse en avant, que segmentent des prolongements du feuillet aponévrotique qui tapisse la face interne du muscle (aponévrose endo-thoracique). Ces faisceaux s'insèrent inférieurement par l'intermédiaire de courtes fibres aponévrotiques, sur *le bord supérieur de la côte sous-jacente*.

Rapports. — Dans leurs trois quarts postérieurs, ces muscles sont recouverts par les intercostaux externes, dont ils sont séparés par une couche de tissu celluleux. C'est dans cette couche que cheminent les vaisseaux et nerfs intercostaux. Souligoux a montré que, plus en avant, c'est dans l'épaisseur même de l'intercostal interne que cheminent ces organes. Par leur face interne les intercostaux sont en rapport avec l'aponévrose endo-thoracique et la plèvre. (Voy. Schema A et B, *fig.* 315.)

Variations et anomalies. — Les dixième et onzième muscles intercostaux internes, ordinairement très réduits, peuvent manquer. — Les fibres des derniers intercostaux se continuent directement avec les fibres du petit oblique ; — très souvent les intercostaux internes se fusionnent avec les sous-costaux ; — les intercostaux internes peuvent être constitués par deux faisceaux, l'un intercostal, l'autre interchondral, nettement distincts (Schræmæker, Macalister, etc...). — Ce sont surtout les muscles troisième, quatrième, cinquième et sixième intercostaux qui présentent cette division. — Les intercostaux des trois premiers espaces peuvent s'étendre jusqu'à la colonne vertébrale.

Action. — Le rôle des intercostaux est un des points les plus discutés de la physiologie musculaire.

Beau et Maissiat (*Archives générales de médecine*, 1842-1843), et Jobelin (Étude critique sur les muscles intercostaux, *Th. de Strasbourg*, 1870) ont dressé la liste des multiples opinions émises. Nous la reproduisons ici, en lui ajoutant quelques travaux plus récents, dont nous empruntons l'indication au *Manuel de physiologie* du professeur Mathias Duval.

Ces opinions peuvent être réduites à sept :

1° Les intercostaux externes et internes sont les uns et les autres inspirateurs (Borelli, Sénac, Boerhaave, Winslov, Haller, Cuvier, Duchesne de Boulogne, Marcellin Duval) ;

2° Ils sont les uns et les autres expirateurs (Vésale, Diemerbroek, Sabatier, Beau et Maissiat, etc.);

3° Les intercostaux externes sont expirateurs et les internes sont inspirateurs (Galien, Bartholin);

4° Les intercostaux externes sont inspirateurs et les intercostaux internes inspirateurs (Spiegel, Vesling, Hamburger);

5° Les intercostaux externes et internes sont à la fois inspirateurs et expirateurs (Magendie);

6° Le rôle des intercostaux varie suivant l'espace intercostal considéré. C'est ainsi que pour Sibson et Hermann « les intercostaux externes sont partout inspirateurs, excepté à leur partie antérieure dans les cinq espaces intercostaux inférieurs; les intercostaux internes sont inspirateurs à la partie antérieure des cinq premiers espaces, partout ailleurs expirateurs »;

7° Les intercostaux externes et internes sont passifs dans les mouvements d'inspiration et d'expiration et font l'office d'une paroi immobile (Van Helmont, Arantius, Cruveilhier), ou bien ils se contractent mais seulement pour résister pendant ces deux mouvements soit à la pression de l'air extérieur, soit à celle de l'air intérieur (Kuss et Mathias Duval).

Cette dernière opinion, qui est la plus généralement admise, a été modifiée récemment par Wilmart qui a conclu : 1° que les intercostaux internes et externes sont inspirateurs et expirateurs en faisant office de paroi rigide; 2° que les muscles des premiers espaces sont inspirateurs et expirateurs par modification des diamètres thoraciques transverses seulement; 3° que les intercostaux des dixième et onzième espaces sont inspirateurs et expirateurs, par modification des diamètres transverses, longitudinaux et antéro-postérieurs du thorax (L. Wilmart, Contribution à l'étude de l'action des muscles intercostaux. *Journal de la société royale des sciences médicales et naturelles de Bruxelles*, 1894, n° 46).

Il est difficile de choisir entre les opinions multiples, d'autant plus que les mêmes moyens d'investigation ont donné entre les mains des différents observateurs les résultats les plus variés. C'est ainsi que l'expérimentation directe a démontré à Duchenne que les intercostaux sont tous inspirateurs alors que, en se basant sur la même expérimentation, Beau et Maissiat ont affirmé qu'ils sont expirateurs. Il nous semble d'autre part bien difficile d'accorder une grande confiance aux démonstrations géométriques où aux appareils comme celui d'Hamburger, reproduisant dans des figures ou appareils trop schématiques les muscles en question.

Les observations cliniques de Duchenne ont peut-être une importance plus grande; cependant, l'impossibilité dans laquelle il était de constater l'état des surcostaux enlève beaucoup de valeur à ses conclusions.

D'ailleurs, il nous semble que l'importance de la question a été exagérée. L'étude phylogénique des intercostaux, la tendance de leurs éléments contractiles à être remplacés par du tissu fibreux nous montrent d'une façon nette que ce sont des organes en voie de régression dont l'importance physiologique diminue de jour en jour.

SURCOSTAUX

Muscles courts, aplatis, de forme triangulaire, les surcostaux sont étendus des apophyses transverses de la dernière cervicale et des onze premières dorsales aux douze côtes. — Dans la partie inférieure du thorax, ils sont formés de deux faisceaux : l'un, interne, va à la côte sous-jacente (surcostal court); l'autre, externe, plus long, saute une côte (surcostal long, fig. 316).

Surcostaux courts (*Levat. cost. breves*). — Ils s'étendent du sommet d'une apophyse transverse à la côte immédiatement sous-jacente. Ils sont au nombre de douze. Le premier va de l'apophyse transverse de la dernière cervicale à la première côte; le dernier, de l'apophyse transverse de la onzième dorsale à la douzième côte. Ils naissent *du sommet des apophyses* par un petit tendon cylindrique qui s'épanouit bientôt en demi-cône : à ce tendon font suite les fibres charnues qui divergent en éventail et vont s'attacher sur *la face postérieure et sur le bord supérieur de la côte sous-jacente*, entre la tubérosité et l'angle de cette côte. D'aspect triangulaire, ils sont épais et charnus au niveau de leur bord interne, minces et tendineux vers leur bord externe. Leur volume va en augmentant de haut en bas. Tandis que l'insertion costale des surcostaux supérieurs ne dépasse pas deux centimètres, celle des surcostaux inférieurs atteint quatre centimètres et au delà.

Longs surcostaux (*Levat. cost. longi*). — Plus superficiels et plus externes que les précédents, les longs surcostaux se rencontrent au niveau des espaces intercostaux. Ils naissent aussi du *sommet des apophyses transverses*, immédiatement à côté et en dehors des précédents, mais vont se terminer non pas sur la côte sous-jacente, mais sur la suivante, sautant ainsi une côte et deux espaces intercostaux. Cette insertion se fait en dehors de celle du court surcostal, au niveau de l'angle de la côte. Ils sont d'ordinaire au nombre de quatre. Le premier va du sommet de l'apophyse transverse de la septième dorsale à la neuvième côte; le dernier du sommet de l'apophyse transverse de la dixième dorsale à la douzième côte. Plus tendineux que charnus, ils augmentent de volume de haut en bas. Le supérieur, très réduit, fait souvent complètement défaut.

Action. — Prenant leur point fixe sur les apophyses transverses, ils élèvent les côtes et sont inspirateurs.

Variations et anomalies. — Morgagni a observé la fusion des différents surcostaux en un muscle unique situé de chaque côté du rachis. — Très fréquemment le premier surcostal se continue avec le scalène postérieur. — Les longs surcostaux sont constants dans leur existence mais variables dans leur situation et leur configuration.

MUSCLES ENDO-THORACIQUES

On trouve, appliqués sur la face interne de la cage thoracique, un muscle aplati et triangulaire, situé derrière le sternum (*le triangulaire du sternum*) et une série de petits muscles reliant en arrière la face interne des différentes côtes (les *sous-costaux*). Albinus, Meckel, Rosenmüller, etc., et la majorité des anatomistes considèrent le triangulaire du sternum comme représentant le reliquat d'un muscle presque totalement disparu, le triangulaire du thorax :

Henle lui donne le nom de *transversus thoracis anterior*. Mais tandis que l'on s'accorde à considérer les sous-costaux comme une dépendance des intercostaux internes, l'anatomiste allemand les regarde comme représentant un muscle unique qu'il appelle *transversus thoracis posterior*, partie postérieure d'un transverse du thorax, dont le triangulaire forme la partie antérieure.

TRIANGULAIRE DU STERNUM. — M. sterno-costalis.

Muscle court et aplati, en grande partie tendineux, ce muscle naît, par une courte aponévrose, des *bords latéraux de l'appendice xyphoïde, des parties latérales du tiers inférieur du corps du sternum et souvent du cartilage de la quatrième côte*. A cette aponévrose font suite les fibres charnues, qui se portent en dehors, les inférieures horizontalement, les supérieures en suivant un trajet obliquement ascendant; elles s'ordonnent en digitations, qui vont se terminer par de courtes fibres tendineuses au bord inférieur et à la face interne des troisième, quatrième, cinquième et sixième cartilages costaux.

Souvent les fibres supérieures viennent s'attacher sur le deuxième cartilage costal; de même il n'est pas rare de voir les fibres inférieures se terminer sur le cartilage de la septième côte.

Rapports. — En rapport en avant avec la face postérieure du sternum, les cartilages costaux, les muscles intercostaux et les vaisseaux mammaires internes, il répond par sa face postérieure au péricarde et à la réflexion de la plèvre costale.

Action. — Le triangulaire, prenant son point fixe en bas, abaisse les cartilages costaux; il est donc expirateur.

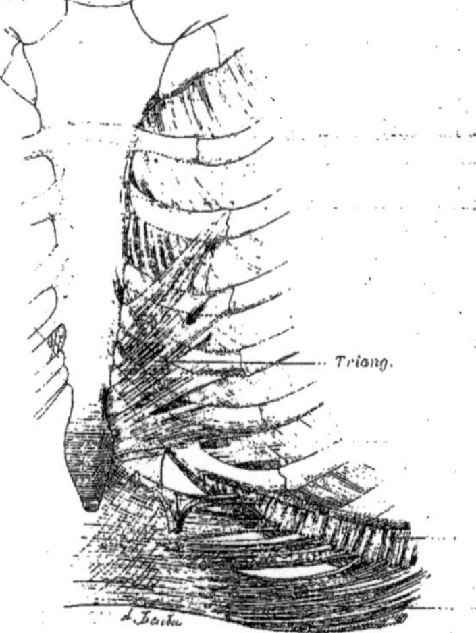

Fig. 326. — Triangulaire du sternum (d'après Henle).

Variations et anomalies. — Le triangulaire du sternum est l'un des muscles les plus variables de l'économie. Très souvent, presque toujours, il se continue avec le transverse dont il n'est qu'une dépendance thoracique. Quelques-unes de ses digitations peuvent s'arrêter sur les cartilages costaux sans atteindre le sternum. — Le triangulaire peut manquer, être très réduit, ou au contraire présenter des digitations supplémentaires. Il n'est pas rare de voir une de ses digitations allant à la première côte. Il peut s'arrêter au quatrième cartilage costal. — Il peut être constitué par deux faisceaux bien distincts dans toute leur étendue. Macalister a vu certains faisceaux de ce muscle s'isoler complètement.

MUSCLES SOUS-COSTAUX. — M. subcostales.

Situés entre la plèvre costale et les intercostaux internes, à 2 ou 3 cm. en dehors de l'articulation costo-vertébrale, les sous-costaux sont de minces languettes, charnues à leur partie moyenne, tendineuses à leurs deux extrémités, descendant obliquement, en bas et en dedans, de la face interne d'une côte à la deuxième côte sous-jacente.

Théoriquement ils devraient être au nombre de dix, le premier allant de la première côte à la troisième : le dixième, de la dixième côte à la douzième. Mais cette disposition est absolument exceptionnelle : le premier des sous-costaux fait presque toujours défaut et l'absence d'un certain nombre d'entre eux est fréquente.

Variations et anomalies. — Parfois les sous-costaux paraissent se continuer les uns avec les autres et constituent de longs corps charnus étendus de la troisième à la douzième côte (Macalister). — Testut a observé l'absence de tous les sous-costaux inférieurs.

DIAPHRAGME. — M. diaphragma.

Muscle plat et rayonné, le diaphragme constitue une cloison musculo-tendineuse qui divise la grande cavité du tronc en deux cavités secondaires, le thorax et l'abdomen.

Forme. — Le diaphragme à la forme d'une voûte implantée autour de l'orifice inférieur du thorax. Pour bien apprécier cette forme sur le cadavre, quelque précaution est nécessaire. Veut-on examiner le diaphragme par sa face supérieure, il faut éviter d'ouvrir la cavité abdominale et exercer une certaine pression sur son contenu, pour donner au diaphragme la forme qu'il possède sur le vivant.

Veut-on étudier le muscle par sa face concave, on ne le peut que si les deux cavités pleurales sont intactes, car leur ouverture a pour conséquence immédiate l'affaissement de la voûte diaphragmatique.

Cette voûte est d'ailleurs loin d'être régulière. Ses dimensions transversales l'emportent de beaucoup sur les dimensions antéro-postérieures. Cette prédominance des dimensions transversales apparaît très nette, lorsqu'on examine le diaphragme par sa face postérieure ; on voit alors qu'elle est due en grande partie à la profonde échancrure que présente en arrière la coupole diaphragmatique. Cette échancrure, creusée par la saillie des corps vertébraux, tend à diviser la voûte du diaphragme en deux voûtes secondaires, l'une droite, l'autre gauche (fig. 328).

Cette tendance à la division en deux voûtes secondaires s'accentue encore grâce à *l'irrégularité de la courbure du diaphragme*. La partie centrale, sur laquelle repose le cœur est comme repoussée en bas par le poids de ce viscère. Les parties latérales sont au contraire fortement convexes et la convexité est beaucoup plus marquée du côté droit que du côté gauche (Voy. fig. 330).

La forme du diaphragme, telle que je viens de la décrire, est celle qu'affecte le muscle sur le cadavre, en expiration forcée. Sur le vivant cette forme est modifiée au cours des mouvements respiratoires. Pendant l'inspiration, les deux coupoles latérales disparaissent et se fusionnent en une voûte unique dont le point culminant répond à la partie moyenne du diaphragme. Si l'on en croit les figures de Henke qui a soigneusement étudié les modifications de forme du diaphragme (HENKE, *Top. anat.*, fig. 26 et 28), le muscle affecterait alors l'aspect d'un cône tronqué. Cette forme varie encore sous l'influence de différents facteurs : modification des pressions intra-abdominale ou thoracique, ordre physiologique ou pathologique, configuration du thorax... etc., etc.

De ces variations de forme résultent forcément quelques variations dans la

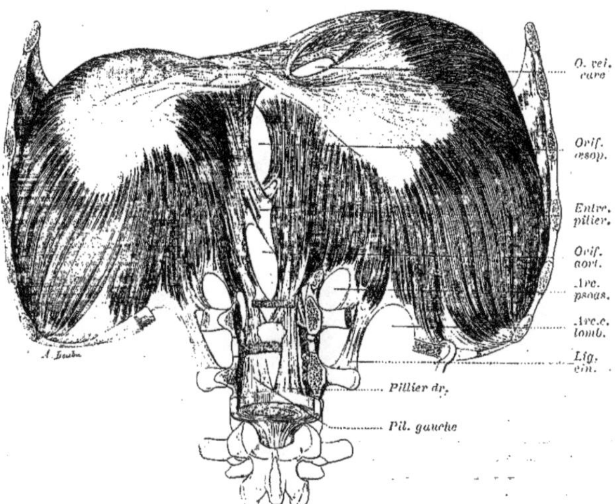

FIG. 327. — Le diaphragme, vue postérieure (d'après Bourgery et Jacob).

topographie générale du diaphragme. Chez un individu en état d'expiration forcée, une ligne horizontale, tangente à la partie la plus élevée, c'est-à-dire à la partie droite de la coupole diaphragmatique, passe immédiatement au-dessus de l'extrémité sternale du quatrième cartilage costal. Une tangente à la partie gauche de la même coupole coupe ce cartilage soit au niveau de sa partie moyenne, soit au niveau de son bord inférieur. Chez certains individus, le diaphragme peut remonter très haut et atteindre le niveau de la troisième côte.

Inversement, chez d'autres sujets, la courbure du diaphragme est beaucoup moins marquée, et son point culminant ne déborde pas l'extrémité sternale du cinquième intercostal.

Le diaphragme comprend deux parties, l'une *centrale, aponévrotique*, l'autre *périphérique, charnue*.

Centre phrénique. — La *partie centrale* (centre phrénique, centrum tendinosum, aponeurosis diaphragmatis, speculum Helmontii) se présente sous l'aspect d'une nappe tendineuse, resplendissante et nacrée; elle affecte, suivant la comparaison classique depuis Winslow, la forme d'une feuille de trèfle dont le pédicule serait remplacé par la large échancrure qui embrasse les corps vertébraux. Les trois folioles de ce trèfle aponévrotique se distinguent en foliole antérieure, foliole droite et foliole gauche.

La foliole antérieure ou moyenne est ordinairement plus développée que les deux autres. Étendue surtout dans le sens transversal, elle s'approche, par son extrémité antérieure très arrondie, de la face postérieure du sternum. Il est rare qu'elle soit absolument médiane, et, dans l'immense majorité des cas, elle est notablement déviée à gauche du plan médian. — Les folioles latérales, plus

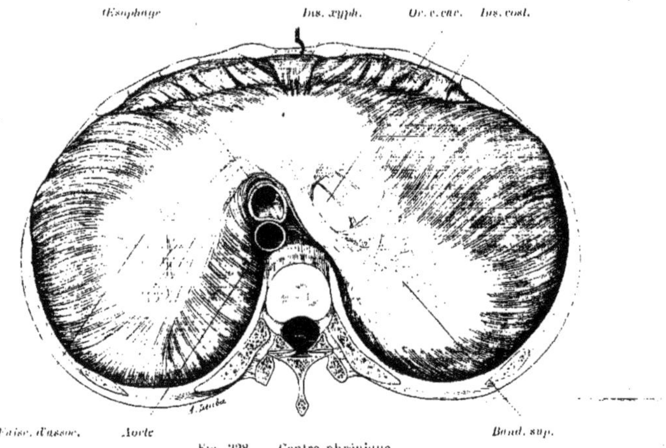

Fig. 328. — Centre phrénique.

allongées, le cèdent en surface à la foliole antérieure; elles sont réunies à la partie centrale du trèfle par une partie rétrécie qui leur forme une sorte de pédicule. Dans le plus grand nombre des cas, la foliole droite est plus étendue que la foliole gauche. Le trou de la veine cave est taillé en plein centre phrénique; nous le décrirons plus loin.

Portion charnue. — C'est sur la périphérie du centre aponévrotique que viennent se fixer les fibres charnues. Celles-ci se détachent de *tout le pourtour de l'orifice inférieur du thorax*. Les unes naissent de la colonne lombaire (*portion vertébrale*); — les autres *des six dernières côtes* (*portion costale*); — les autres enfin *de l'extrémité inférieure du sternum* (*portions ternale*). L'ensemble de ces origines décrit une courbe assez régulière, située dans un plan fortement oblique en arrière et en bas et dont le degré d'obliquité est donné par la distance verticale qui sépare l'appendice xyphoïde de la troisième vertèbre lombaire (Voy. fig. 331).

Portion vertébrale. — Les fibres de la portion vertébrale se détachent : 1° *des corps des vertèbres lombaires*; 2° d'une *arcade aponévrotique* étendue du corps de la première ou de la deuxième lombaire à l'apophyse transverse de la première lombaire, arcade qui embrasse l'origine du psoas.

Les fibres qui naissent des corps vertébraux se groupent en deux faisceaux triangulaires, *les piliers du diaphragme*.

Le pilier droit, plus volumineux que le gauche, naît du corps de la deuxième et de la troisième vertèbres lombaires et des disques intervertébraux qui réunissent ces deux vertèbres entre elles et aux vertèbres voisines, il n'est pas rare de voir l'origine de ce pilier se prolonger jusque sur la quatrième lombaire. Cette origine se fait par un large tendon étalé sur la partie antérieure des corps vertébraux. Ce tendon présente dans sa disposition d'assez grandes variétés; en général, sa partie principale est formée par un large faisceau vertical venant du corps de la troisième lombaire. En dehors, ce faisceau principal est renforcé par un deuxième faisceau également vertical, mais beaucoup plus grêle, se détachant du corps de la deuxième lombaire. En dedans, il reçoit une série de fibres tendineuses qui l'abordent obliquement. Ces fibres, venues de la face antérieure des corps vertébraux, sont d'autant plus courtes et se rapprochent d'autant plus de l'horizontale que leur origine est plus élevée. Assez souvent on les voit s'entre-croiser sur la ligne médiane avec celles du côté opposé, formant ainsi sur la face antérieure des corps vertébraux un véritable raphé tendineux dont les fibres s'intriquent avec celles du grand ligament longitudinal antérieur. Ainsi formé, le tendon du pilier se dirige en haut, en avant et un peu en dehors, abandonnant peu à peu la face antérieure des corps vertébraux pour se placer sur leur face latérale droite. Ce tendon donne naissance aux fibres charnues par ses deux faces et par son bord externe. Son bord interne resté libre se recourbe en dedans, pour se continuer au niveau de la ligne médiane avec le bord interne du tendon du pilier gauche. Les fibres charnues, d'abord condensées en un faisceau assez épais, ne tardent pas à s'étaler et forment ainsi une lame aplatie, de forme triangulaire. Les moyennes montent directement en haut et en avant et viennent se fixer sur l'échancrure postérieure du centre phrénique, tout près de son sommet. Les fibres externes obliquent légèrement en dehors et viennent s'insérer sur le bord droit de l'échancrure. Les fibres internes se dirigent en dedans, franchissent la ligne médiane et vont se jeter dans le pilier gauche dont elles constituent la partie interne.

Le pilier gauche présente une disposition à peu près analogue, mais ses origines vertébrales sont toujours moins étendues. Le plus souvent, le tendon d'origine ne se fixe que sur la deuxième lombaire et les disques intervertébraux adjacents; lorsqu'il s'attache sur la troisième lombaire son insertion sur cette vertèbre est toujours beaucoup moins forte que celle du pilier droit; uni à ce dernier par son bord interne, il donne naissance à des fibres charnues dont les plus internes l'abandonnent pour gagner le pilier droit, tandis que les moyennes vont se fixer au sommet et les externes au bord gauche de l'échancrure postérieure.

Comme on le voit, les deux piliers s'unissent : 1° par le bord interne de leur tendon d'origine; 2° par les deux faisceaux anastomotiques qu'ils s'envoient réciproquement.

De l'union des deux piliers résulte une arche tendineuse élancée de forme régulière, qui limite avec la face antérieure des corps vertébraux un orifice livrant passage à l'aorte. — De même, l'entre-croisement des deux faisceaux

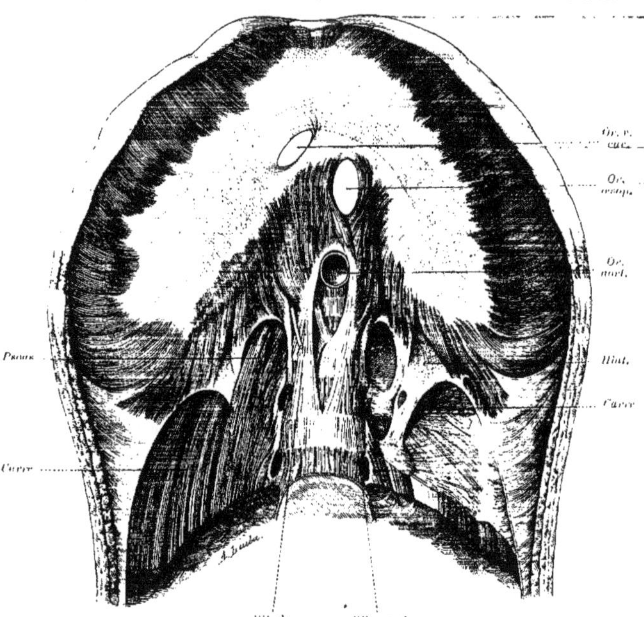

FIG. 329. — Insertions vertébrales : les piliers.

charnus détermine la formation d'un deuxième orifice, l'*orifice œsophagien*. — La disposition des deux faisceaux musculaires qui circonscrivent ce dernier présente les plus grandes variétés. Le plus souvent, comme l'avait bien remarqué Albinus, le faisceau émané du pilier gauche passe en avant de celui qui vient du pilier droit. Toutefois, dans quelques cas, c'est ce dernier qui est le plus antérieur; pour quelques anatomistes et notamment pour Bichat, ce serait la disposition normale. Le faisceau émané du côté droit est remarquable par sa constance; à ce point de vue, il contraste singulièrement avec celui venu du pilier gauche, dont l'absence est relativement fréquente.

Le corps charnu de chacun des deux piliers présente un ou deux interstices celluleux : l'un, interne, constant, livre passage au grand splanchnique; l'autre, externe, qui fait souvent défaut, est traversé par le cordon du sympathique. Lorsque ces interstices se prolongent inférieurement jusqu'à l'origine vertébrale du pilier, déterminant ainsi la division de son tendon, le pilier unique que nous avons décrit se trouve divisé en deux et même trois piliers secondaires. Dans tous les cas, les deux piliers externes sont beaucoup plus grêles que le pilier interne; leur tendon, déjeté latéralement, descend moins bas que le tendon de ce dernier.

Cette division de chaque pilier en trois piliers secondaires ne peut être regardée comme une disposition anatomique constante; dans un grand nombre de cas, en effet, le grand sympathique pénètre dans la cavité abdominale soit par le même orifice que le grand splanchnique, soit, plus souvent encore, entre le pilier et les fibres émanées de l'arcade du psoas. En revanche, le passage du grand splanchnique à travers les piliers étant constant, on peut considérer comme constante aussi la division de chaque pilier en deux piliers secondaires, l'un interne, l'autre externe. Le premier, pilier principal, est le plus volumineux, il répond au pilier interne de Theile, Luschka, etc. Le deuxième, plus grêle, forme un véritable *pilier accessoire* : c'est le pilier moyen de ces auteurs. — Il faut avouer d'ailleurs que, si dans quelques cas la séparation de chaque pilier en deux piliers est très facile, dans d'autres elle devient tout à fait artificielle.

Arcade du psoas. — L'*arcade* qui embrasse l'origine du psoas se détache du corps de la *deuxième vertèbre lombaire*; elle est souvent confondue, à ce niveau, avec les fibres externes du tendon des piliers. Elle décrit une courbe dont la concavité regarde en arrière et en bas, contourne le bord externe du psoas et vient s'attacher en arrière de ce muscle sur la face antérieure de l'*apophyse transverse de la première lombaire*, près de la base de cette apophyse. Dans quelques cas, c'est sur l'apophyse de la deuxième lombaire qu'elle va se terminer. Chez certains sujets, cette arcade ne prend d'ailleurs sur les apophyses transverses que des insertions très limitées et se continue alors en grande partie avec le ligament cintré du diaphragme que nous étudierons plus loin. Les fibres charnues qui naissent de cette arcade constituent un plan musculaire aplati, souvent continu, parfois divisé par plusieurs interstices celluleux plus ou moins développés en deux ou trois faisceaux secondaires. Ce plan répond *au pilier externe* des anatomistes allemands. Les fibres les plus internes sont toujours séparées du bord externe du pilier correspondant par un intervalle très net, à travers lequel le sympathique passe, ordinairement, dans la cavité abdominale. Toutes les fibres de ce plan viennent se fixer sur la partie postérieure des bords latéraux de l'échancrure du centre phrénique.

Portion costale. — Les fibres charnues de la portion costale se détachent *des six dernières côtes* et de *trois arcades aponévrotiques* réunissant la dixième, la onzième et la douzième côte et l'apophyse transverse de la première lombaire. Les fibres charnues qui s'attachent sur le septième arc costal forment une digitation aplatie, large de quatre travers de doigt environ, qui se fixe sur la face interne du cartilage costal au niveau de son tiers moyen,

Cette digitation est souvent divisée en trois ou quatre languettes qui s'entre-croisent avec des languettes identiques du transverse. — La digitation qui naît de la huitième côte se détache de la moitié externe de son cartilage. — Au niveau de la neuvième côte, les fibres charnues naissent à la fois de la portion osseuse et de la portion cartilagineuse de cet arc costal. — Les fibres venant des septième, huitième, neuvième côtes s'intriquent avec les fibres du transverse. Mais, à ce niveau, il n'y a jamais continuité de fibres entre les deux muscles, comme l'a bien montré Luschka, dans l'important mémoire qu'il a consacré à l'étude des insertions costales du diaphragme (LUSCHKA, Ueber den Rippenursprung des Zwerchfelles, *Arch. de Müller*, 1857, p. 333).

Au niveau des dixième et onzième côtes, les fibres charnues s'insèrent sur la face interne de l'extrémité antérieure de ces os, immédiatement en arrière de leur extrémité cartilagineuse. L'origine sur la douzième côte est des plus variables. Tantôt elle se fait par un petit faisceau charnu très grêle; plus rarement, c'est une large digitation qui occupe toute la moitié externe de la côte. — La plupart des fibres qui s'attachent sur les trois dernières côtes se continuent avec les fibres du transverse. Cette continuité se fait par des fibres aponévrotiques intermédiaires aux deux muscles et adhérentes aux côtes par leur face externe; on peut cependant, avec quelques précautions, les séparer de ces dernières en conservant la continuité du diaphragme et du transverse.

Arcades aponévrotiques. — Les fibres qui naissent des trois arcades aponévrotiques postérieures forment ce que Luschka appelle la *portion intercostale du diaphragme*.

La première de ces arcades va du sommet de la dixième côte à celui de la onzième; la deuxième unit les extrémités de la onzième et de la douzième côtes; la troisième s'étend de l'extrémité de la douzième côte à la face antérieure et quelquefois au sommet de l'apophyse transverse de la première ou de la deuxième lombaire.

Cette dernière arcade (*ligament cintré du diaphragme de nos classiques*) est regardée par certains auteurs (et notamment par Tuffier et Lejars, *Archives de Physiologie*, janvier 1891) comme une simple dépendance de l'aponévrose postérieure du transverse. Nous avons toujours pu l'isoler dans nos dissections; et nous pensons que cette arcade, qui réunit les côtes, ou les apophyses transverses qui ont la valeur de côtes, doit être regardée comme un véritable ligament intercostal.

Quoi qu'il en soit, le nombre des fibres charnues qui naissent sur l'arcade du carré des lombes varie beaucoup suivant les sujets. Dans quelques cas elles forment un plan continu intermédiaire aux fibres insérées sur la douzième côte et à celles qui vont s'attacher sur l'arcade du psoas. D'autres fois, les plus externes de ces fibres font défaut; parfois même le faisceau du ligament cintré manque en totalité. Il existe alors, entre la portion costale du diaphragme et sa partie vertébrale, un espace absolument dépourvu de fibres musculaires, au niveau duquel le tissu cellulaire rétro-rénal communique avec le tissu cellulaire sous-pleural : c'est l'*hiatus costo-lombaire*.

Portion sternale. — Les fibres de la portion sternale naissent de la partie inférieure de la face postérieure du sternum, par de courtes fibres aponévrotiques et vont se terminer sur la partie antérieure de la foliole médiane. Elles se groupent ordinairement de façon à former deux petits faisceaux charnus séparés sur la ligne médiane par un interstice celluleux. Parfois, cet interstice fait défaut et la portion sternale représente un plan charnu indivis. Ordinairement la portion sternale est séparée de la portion costale par un interstice assez large, la *fente de Larrey*. Cet interstice est souvent comblé en partie par un petit faisceau qui se détache de la face postérieure de l'aponévrose antérieure du muscle transverse. Souvent d'après Theile, ce petit faisceau n'atteindrait pas le centre phrénique et se fixerait sur le péritoine.

Architecture. — Le diaphragme peut être considéré comme formé par la réunion d'une série de muscles digastriques dont le centre phrénique représenterait le tendon intermédiaire. En fait, l'étude de l'architecture de la portion centrale montre que le centre est essentiellement constitué par des fibres tendineuses se continuant par leurs deux extrémités avec des fibres charnues.

Dans les folioles latérales, ces fibres tendineuses forment une nappe continue dirigée obliquement en avant et en dehors. Dans la foliole antérieure, elles paraissent beaucoup moins nombreuses et cheminent dans le sens antéro-postérieur. Ces fibres, que l'on pourrait appeler fibres fondamentales, sont maintenues par des fibres qui les coupent obliquement et qui paraissent constituer un véritable *système d'association*.

Ces fibres d'association dont la continuité avec les fibres charnues est encore plus malaisée à démontrer que pour les fibres précédentes, se groupent de façon à donner naissance à deux bandelettes de direction générale transversale. Ces bandelettes, vues depuis longtemps par Santorini, ont été bien décrites par Theile et surtout par Bourgery. La bandelette supérieure (bandelette antéro-postérieure de Bourgery) chemine sur la face convexe *du centre phrénique*. Elle naît comme le montre la figure 309 de toute l'étendue de la foliole droite, se dirige en avant, passe en arrière de l'orifice de la veine cave, et vient s'épanouir sur la foliole antérieure. — La bandelette inférieure (bandelette demi-circulaire postérieure de Bourgery) doit être étudiée sur la face concave du diaphragme (Voy. fig. 329). Elle apparaît sur la face inférieure de la foliole droite, se dirige en avant et en dedans, et forme la partie antérieure de l'orifice de la veine cave. Au delà, elle se recourbe en arrière et vient s'épanouir dans la foliole gauche. Au niveau du point où elle prend part à la constitution de l'orifice quadrilatère et près de sa terminaison, elle est à la fois visible sur les deux faces du centre phrénique. — Ces deux longues bandelettes ne constituent pas à elles seules tout le système d'association; mais les autres fibres qui remplissent ce même rôle sont encore mal connues. D'ailleurs il paraît exister dans l'architecture du centre phrénique d'assez grandes variations individuelles.

Orifices. — Le diaphragme, comme nous l'avons déjà vu au cours de notre description, présente trois grands orifices, livrant passage à la veine cave, à l'aorte et à l'œsophage.

L'orifice de la veine cave (foramen venæ cavæ, f. dextrum, f. quadrilaterum), le plus grand des trois, présente, un diamètre de 3 centimètres à 3 centimètres et demi environ. Placé en plein centre phrénique à l'union de la foliole médiane et de la foliole droite, il est distant d'environ 2 cm. du plan médian. Répondant pendant l'expiration au bord supérieur du corps de la neuvième dorsale, il s'abaisse d'un centimètre environ pendant les grandes inspirations (Luschka).

Pour la plupart des auteurs, il aurait la forme d'un quadrilatère limité par quatre bandelettes se coupant perpendiculairement et dont les angles seraient émoussés par des bandelettes obliques. Theile et Bourgery lui donnent avec plus de raison une forme ellipsoïde. Reportez-vous à la fig. 329, vous voyez que le tiers antérieur de cet orifice est formé par la bandelette semi-circulaire inférieure, ses deux tiers postérieurs par la bandelette semi-circulaire supérieure. Au point de croisement des deux bandelettes, il existe deux commissures; mais étant donné que les fibres de la bandelette semi-circulaire supérieure s'enroulent autour de l'orifice, les commissures de celui-ci sont à peine marquées. — La veine cave inférieure remplit totalement l'orifice qui lui livre passage. Elle est unie à ses bords par un tissu fibreux très serré qui lui interdit tout déplacement. Inutile d'ajouter qu'en raison de sa structure exclusivement aponévrotique, l'orifice ne saurait exercer aucune action sur le calibre de la veine.

L'orifice aortique (hiatus aorticus, foramen sinistrum, inferius), est limité en avant et sur les côtés par l'arcade aponévrotique qui unit le bord interne des deux piliers, et en arrière, par la deuxième vertèbre lombaire. Il n'est pas exactement médian, mais le plus souvent dévié à gauche. De forme ovalaire, il est allongé de haut en bas et d'avant en arrière.

Son grand diamètre mesure 4 à 5 cm.; son petit diamètre 1 cm. 1/2 environ. Il livre passage à l'aorte et au canal thoracique. En avant, l'aorte adhère assez intimement au pourtour de l'orifice: en arrière et sur les côtés, elle ne lui est unie que par un tissu cellulaire assez lâche.

L'orifice œsophagien (hiatus œsophageus, foramen sinistrum superius, foramen œsophageum) est situé en avant du précédent; comme lui, il est ordinairement placé un peu à gauche du plan médian. De forme elliptique, il a environ 3 cm. de long sur 1 cm. de large. Son contour, entièrement musculaire, est formé latéralement par les bords internes des deux faisceaux anastomotiques, en bas, par l'entre-croisement de ces faisceaux, en haut par l'entrecroisement partiel que subissent leurs fibres internes avant de s'insérer sur le centre phrénique. Lorsque cet entre-croisement supérieur ne se fait pas, l'orifice présente en haut et en avant une portion tendineuse formée par le sommet de l'échancrure postérieure du centre phrénique. Cet orifice livre passage à l'œsophage et aux deux pneumogastriques. L'œsophage est uni au contour de l'orifice par un tissu conjonctif très dense. De plus, on voit presque toujours se détacher de l'anneau œsophagien des fibres signalées depuis longtemps par Haller et bien décrites par Rouget, fibres qui se dirigent sur l'œsophage et « s'y terminent en décrivant le plus souvent des anses qui s'entre-croisent avec celles du côté opposé ». (Rouget, Le diaphragme chez les mammifères, *Bull. Soc. de Biologie*, t. III, 1851, p. 165).

Le diaphragme est encore traversé par quelques organes de moindre importance que les précédents; ces organes se glissent dans les interstices qui existent entre les faisceaux musculaires des piliers. — La *grande azygos* passe ordinairement à travers l'origine du pilier droit, entre la partie principale de ce pilier et sa portion interne, ou pilier accessoire (pilier moyen de Luschka). Quelquefois elle passe par l'orifice aortique. — La *petite azygos* passe de même entre le pilier gauche principal et son pilier accessoire. — C'est par ces mêmes interstices mais sur un plan plus élevé que les *grands splanchniques* pénètrent dans la cavité abdominale. — Le trajet des *petits splanchniques* est plus irrégulier. Tantôt ils passent par le même orifice que les grands splanchniques; tantôt ils pénètrent dans la cavité abdominale par l'orifice aortique. — Le *grand sympathique* s'insinue ordinairement entre les piliers et les fibres nées de l'arcade du psoas.

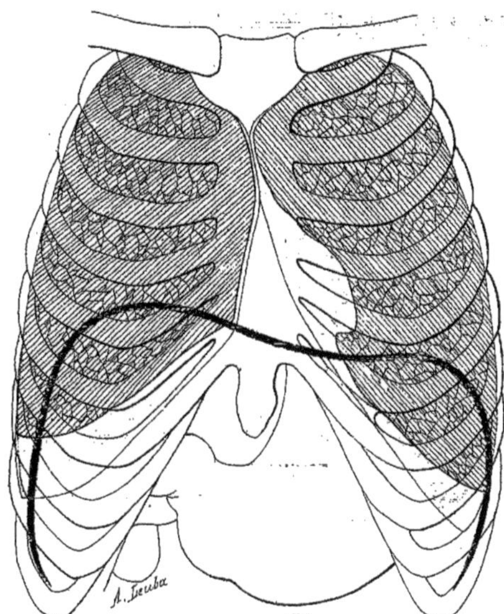

FIG. 330. — Rapports du diaphragme, d'après un schéma des Quinze Leçons d'anatomie pratique.

Rapports. — Lorsqu'on examine *la face supérieure* ou convexe du diaphragme pendant l'expiration, on voit que cette face présente deux parties bien distinctes : l'une, périphérique, verticale, appliquée contre la paroi thoracique; l'autre centrale, horizontale, formant le plancher de la cage thoracique. — L'étendue de la première portion, minima en avant, augmente graduellement d'avant en arrière et atteint au-devant de la colonne vertébrale une hauteur considérable, comme le montre la fig. 331 qui représente une coupe sagittale du diaphragme. Cette portion verticale, forme avec la paroi thoracique un sillon à peine marqué en avant, très profond en arrière, le *sillon costo-diaphragmatique*. Dans ce sillon s'insinuent le cul-de-sac pleural et, pendant l'inspiration, le bord inférieur du poumon.

La portion horizontale de la face supérieure du diaphragme répond latéralement aux plèvres et à la face inférieure des poumons ; à sa partie moyenne, elle répond à la base du sac fibreux du péricarde. Celui-ci couvre toute la foliole antérieure du diaphragme ; il la déborde même latéralement, sur une étendue un peu plus considérable à droite qu'à gauche, d'après Luschka. Le péricarde n'adhère d'ailleurs pas au centre phrénique dans toute cette étendue : comme l'avait bien vu depuis longtemps Portal (*Cours d'anatomie médicale*, Paris, 1803, t. III, p. 5), ces adhérences sont limitées à la partie antérieure de la surface de contact ; dans tout le reste de leur étendue, péricarde et centre phrénique sont séparés l'un de l'autre par du tissu cellulaire souvent chargé de graisse.

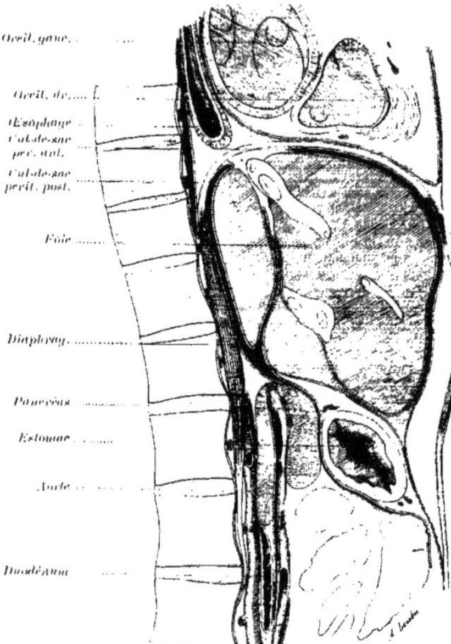

FIG. 331. — Rapports du diaphragme. Coupe sagittale médiane, d'après Braune.

La face inférieure du diaphragme est recouverte, comme la supérieure, par une aponévrose mince, mais résistante, intimement unie aux fibres charnues. Elle est tapissée par le péritoine qui la recouvre entièrement, sauf au niveau du bord postérieur du foie. Elle donne attache au ligament suspenseur et aux ligaments gastro- et spléno-diaphragmatiques, ainsi qu'aux replis phrénico-coliques. Par l'intermédiaire du péritoine, le diaphragme répond à droite à la face supérieure du foie, à gauche à la grosse tubérosité de l'estomac et à la face externe de la rate. Les reins et les capsules surrénales sont immédiatement appliqués sur les fibres naissant du ligament cintré.

Les piliers présentent des rapports spéciaux. Leur face postérieure s'applique sur la colonne vertébrale. Leur face antérieure répond à la face postérieure de l'estomac dont elle est séparée par l'arrière-cavité des épiploons, aux vaisseaux spléniques, au pancréas et à la troisième portion du duodénum qui croise l'origine des piliers sur la colonne vertébrale. Elle entre encore en rapport avec l'origine des vaisseaux rénaux et spermatiques ou utéro-ovariens et avec les ganglions semi-lunaires,

Action. — Le diaphragme est avant tout un muscle inspirateur. Ce rôle du diaphragme est connu depuis la plus haute antiquité et n'a jamais été sérieusement contesté; en revanche, le mécanisme par lequel il peut jouer ce rôle d'inspirateur a donné lieu à de nombreuses discussions. Je renvoie pour l'historique de ces discussions au mémoire de Beau et de Maissiat (*Arch. gén. de méd.*, 4e série, I) et à Duchenne de Boulogne (*loc. cit.*, p. 612 et suiv.). Je me contenterai d'exposer ici le mécanisme de l'action du diaphragme tel qu'il est admis aujourd'hui.

Le diaphragme augmente la capacité de la cage thoracique : 1° en modifiant sa propre courbure ; 2° en s'abaissant; 3° en élevant les côtes.

Lorsque le diaphragme se contracte, ses fibres charnues tendent à prendre une direction rectiligne et à perdre leur forme cintrée. Cette modification dans la courbure des fibres charnues, peu marquée pour les fibres sternales, déjà plus nette pour les fibres vertébrales, est surtout prononcée pour les fibres de la portion costale. Il est facile de comprendre, sans qu'il soit besoin d'insister davantage, qu'elle a pour résultat d'augmenter le diamètre vertical du thorax.

Cette augmentation du diamètre vertical se produit également grâce à l'abaissement du centre phrénique. Cet abaissement, très faible en avant, est surtout marqué au niveau de la partie postérieure et des parties latérales de ce centre. Il s'accomplit avec une grande énergie. Dans les expériences qu'ils ont faites sur le cheval, Duchenne et Leblanc ne pouvaient arriver, malgré tous leurs efforts, à s'opposer à la descente du diaphragme ; cette descente est d'ailleurs limitée. Sur l'animal éventré, Duchenne n'a jamais pu faire descendre le muscle au-dessous de ses insertions costales; cet abaissement est encore moins considérable lorsque la cavité abdominale n'a pas été ouverte. Nous sommes loin, comme on le voit, de l'opinion de Fontana et de Haller qui pensaient que dans les grandes inspirations, le diaphragme se renversait complètement et devenait convexe du côté de l'abdomen.

En élevant les six dernières côtes, le diaphragme allonge les diamètres transverse et antéro-postérieur du thorax. Le mécanisme de cet allongement est des plus simples. Comme l'a bien montré Sappey, toute côte qui s'élève se porte en dehors, agrandissant ainsi le diamètre transverse du thorax; mais elle ne peut se porter en dehors sans repousser le sternum en avant, c'est-à-dire sans agrandir en même temps le diamètre antéro-postérieur de la cage thoracique. Cette action élévatrice ne saurait être contestée. Les expériences de Galien avaient déjà établi son existence; celles de Magendie, de Beau et Maissiat, de Duchenne, ne laissent place au moindre doute et on a peine à comprendre les objections de Debrou, de Béclard, etc.

[POIRIER.]

Mais si la réalité du mouvement d'élévation est indéniable, le mécanisme de cette élévation est plus difficile à établir. D'après Beau et Maissiat, le point d'appui nécessaire aux fibres charnues pour élever les côtes leur serait fourni par les connexions du centre phrénique et du péricarde qui représenterait pour le diaphragme un véritable tendon creux. — Duchenne, reprenant une opinion déjà soutenue par Magendie, a vivement combattu l'opinion de Beau et Maissiat. Pour cet auteur, le péricarde n'offre point au diaphragme un point d'appui suffisant pour lui permettre d'élever les côtes. En réalité, ce point d'appui lui est fourni par les viscères abdominaux. En effet, en faisant contracter le diaphragme chez des animaux préalablement éventrés, Duchenne a constaté de la façon la plus nette que les côtes étaient fortement attirées en dedans au lieu d'être portées en haut. Ce même observateur a pu également démontrer que le point d'appui fourni par les viscères abdominaux ne pourrait favoriser le mouvement d'expansion des côtes diaphragmatiques, s'il ne se faisait sur la surface large et convexe de ces viscères. C'est en effet en vain que, sur des animaux éventrés, Duchenne a essayé de suppléer par des pressions directes à l'absence des viscères abdominaux.

Grâce à son rôle d'inspirateur, le diaphragme intervient dans l'accomplissement de certains cas normaux ou anormaux, comme le rire, le bâillement, le sanglot, le hoquet, etc. ; il se contracte violemment pendant l'effort. En refoulant en bas les viscères abdominaux, il intervient dans la défécation, la miction forcée, le vomissement. Son rôle dans le vomissement est peut-être plus important que celui de la tunique musculaire de l'estomac, comme semble le montrer l'expérience classique de Magendie.

La contraction du diaphragme agit sur l'orifice œsophagien, dont il diminue le calibre. D'après Bérard, cette compression de l'œsophage empêcherait le reflux du contenu stomacal comprimé par le diaphragme pendant chaque inspiration. — Quant aux orifices de l'aorte et de la veine cave, étant donnée leur constitution anatomique, ils ne sauraient être influencés par la contraction du diaphragme.

Innervation. — Le diaphragme est innervé : 1°) par les deux nerfs *phréniques*; 2°) par les *rameaux diaphragmatiques des six derniers nerfs intercostaux*; 3°) par les *rameaux diaphragmatiques du grand sympathique*. Les rameaux des intercostaux se distribuent à un territoire peu étendu, limité à la zone margino-costale; les phréniques innervent la plus grande partie du muscle. Pansini (*Il progresso medico*, 1888) a vu les nerfs intercostaux et phréniques s'anastomoser et former un plexus très compliqué, aux points nodaux des mailles duquel il a décrit de nombreux renflements ganglionnaires. Cavalié (Thèse de Toulouse, 1898) admet au contraire, chez l'homme du moins, une certaine indépendance entre les deux territoires intercostaux et phréniques du diaphragme. Les rameaux sympathiques gagnent le muscle soit isolément, soit en suivant les branches diaphragmatiques des artères intercostales, soit avec les phréniques; ils sillonnent les deux territoires précédents et s'anastomosent avec les branches des phréniques.

Vaisseaux sanguins et lymphatiques. — La mammaire interne fournit la diaphragmatique supérieure qui rejoint le phrénique et descend avec lui jusqu'au diaphragme à la face supérieure duquel elle se distribue. Elle se divise là en deux branches : l'une, externe, musculo-phrénique, qui fournit quelques ramuscules au diaphragme, l'autre, interne, qui sort du thorax entre les faisceaux sternaux et costaux du muscle pour aller s'anastomoser dans la gaine des droits avec l'épigastrique. — De l'aorte abdominale, juste sous le diaphragme, naissent soit isolément, soit par un tronc commun, les deux diaphragmatiques inférieures qui cheminent à la face inférieure du diaphragme et se divisent en deux branches : la branche interne se dirige en avant, s'anastomose avec son homonyme du côté opposé, formant avec elle une arcade à concavité antérieure. La branche externe se dirige en dehors pour s'anastomoser avec l'intercostale aortique et la mammaire interne. — De la face antérieure de l'aorte descendante naissent encore des artères médiastines postérieures qui vont se perdre sur les piliers du diaphragme (diaphragmatiques postéro-inférieures).

Lymphatiques. — Ils naissent au niveau des deux parties charnues et aponévrotiques du muscle. Très grêles, suivant Sappey, au niveau du centre phrénique, ils atteignent rapidement un volume considérable dans les parties charnues; ils se jettent dans six troncs collecteurs : deux antérieurs, quatre postérieurs. Les troncs antérieurs, droit et gauche, convergent vers les deux ou trois ganglions situés au niveau de la base du péricarde; de là, ils gagnent les ganglions mammaires internes. Les troncs postérieurs traversent l'orifice aortique pour aller se jeter dans les ganglions sus-pancréatiques.

Sur la face convexe du diaphragme, au niveau du centre phrénique, se trouvent les puits lymphatiques de Ranvier par l'intermédiaire desquels communiqueraient les lymphatiques sous-péritonéaux et sous-pleuraux (Recklinghausen, Ludwig, Schweigger-Seidel, Tourneux, Hermann, Bizzozero).

Variations et anomalies. — L'absence du diaphragme, normale chez les animaux les plus inférieurs de la série, n'a été que fort rarement observée chez l'homme; encore était-ce sur des sujets présentant de nombreux vices de développement. Il est relativement plus fréquent de rencontrer l'absence congénitale de la partie postérieure de l'une ou l'autre des moitiés du diaphragme. — Beaunis et Bouchard, Huber signalent la présence de faisceaux charnus dans le centre phrénique (le diaphragme du marsouin est charnu dans toute son étendue). — Cruveilhier a vu le diaphragme s'insérer à la sixième côte; il a observé l'absence de son insertion à la douzième. — Le pilier gauche s'insère tantôt à une, deux ou trois vertèbres; le pilier droit à une, deux, trois et même quatre vertèbres. — Quelques faisceaux de ce dernier peuvent aller se perdre dans le psoas du côté correspondant (Macalister). — Parfois, quelques fibres du diaphragme s'épanouissent sur l'aponévrose d'enveloppe du psoas par l'intermédiaire de laquelle elles vont s'insérer à l'arcade crurale et à l'os iliaque. — Thompson a vu quelques faisceaux de la portion costale de ce muscle se terminer sur la crête iliaque. — Assez fréquemment, quelques fibres du diaphragme se continuent directement avec les fibres du transverse (Santorini). — Or, chez les cétacés, le diaphragme se continue tout entier avec les muscles de l'abdomen et particulièrement le transverse (Cuvier). — Très rarement, les fibres du diaphragme se continuent avec celles du carré des lombes (Bonamy). — Beaunis et Bouchard ont vu une fois des fibres musculaires à la place de l'arcade fibreuse du carré des lombes. — Rouget a pu suivre des fibres qui, émanées du diaphragme au voisinage de l'orifice œsophagien, allaient se perdre sur la face antérieure de l'estomac. Suivant Rouget, ce faisceau de fibres gastro-diaphragmatiques, inconstant chez l'homme, se rencontre normalement chez le lapin. — De la moitié gauche du centre phrénique, naît parfois un faisceau musculaire qui inférieurement se bifurque en deux languettes dont l'une va se perdre dans le péritoine, dont l'autre s'arrête à la face inférieure du foie, se fixant sur la capsule de Glisson. Ce petit faisceau musculaire, décrit par Knox sous le nom de muscle hépatico-diaphragmatique, observé une fois par Macalister, signalé par Huschke, a été retrouvé et décrit chez les oiseaux par Rouget. — Rouget a vu et décrit sous le nom de *faisceaux péritonéo-diaphragmatiques* des fibres de développement variable, mais constantes suivant lui, qui, parties du pilier droit, se terminent dans le mésentère en cheminant soit au-dessous de la splénique, soit au niveau de la mésentérique supérieure. Quelques faisceaux du diaphragme vont parfois se perdre sur les faces antérieure, postérieure et latérales de l'aorte.

42154. — PARIS, IMPRIMERIE GÉNÉRALE LAHURE
9, rue de Fleurus, 9

www.ingramcontent.com/pod-product-compliance
Ingram Content Group UK Ltd.
Pitfield, Milton Keynes, MK11 3LW, UK
UKHW021839190726
13855UKWH00001B/59